FISIOLOGIA
UM LIVRO PARA COLORIR

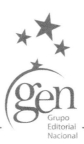

O GEN | Grupo Editorial Nacional – maior plataforma editorial brasileira no segmento científico, técnico e profissional – publica conteúdos nas áreas de ciências da saúde, exatas, humanas, jurídicas e sociais aplicadas, além de prover serviços direcionados à educação continuada e à preparação para concursos.

As editoras que integram o GEN, das mais respeitadas no mercado editorial, construíram catálogos inigualáveis, com obras decisivas para a formação acadêmica e o aperfeiçoamento de várias gerações de profissionais e estudantes, tendo se tornado sinônimo de qualidade e seriedade.

A missão do GEN e dos núcleos de conteúdo que o compõem é prover a melhor informação científica e distribuí-la de maneira flexível e conveniente, a preços justos, gerando benefícios e servindo a autores, docentes, livreiros, funcionários, colaboradores e acionistas.

Nosso comportamento ético incondicional e nossa responsabilidade social e ambiental são reforçados pela natureza educacional de nossa atividade e dão sustentabilidade ao crescimento contínuo e à rentabilidade do grupo.

FISIOLOGIA
UM LIVRO PARA COLORIR

2ª EDIÇÃO

Wynn Kapit
Desenhista e ilustrador

Robert I. Macey
Professor Emérito de Fisiologia
University of California, Berkeley

Esmail Meisami
Professor de Fisiologia
University of Illinois

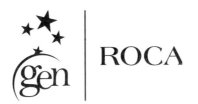

- Os autores deste livro e a editora empenharam seus melhores esforços para assegurar que as informações e os procedimentos apresentados no texto estejam em acordo com os padrões aceitos à época da publicação, *e todos os dados foram atualizados pelos autores até a data do fechamento do livro*. Entretanto, tendo em conta a evolução das ciências, as atualizações legislativas, as mudanças regulamentares governamentais e o constante fluxo de novas informações sobre os temas que constam do livro, recomendamos enfaticamente que os leitores consultem sempre outras fontes fidedignas, de modo a se certificarem de que as informações contidas no texto estão corretas e de que não houve alterações nas recomendações ou na legislação regulamentadora.

- Os autores e a editora se empenharam para citar adequadamente e dar o devido crédito a todos os detentores de direitos autorais de qualquer material utilizado neste livro, dispondo-se a possíveis acertos posteriores caso, inadvertida e involuntariamente, a identificação de algum deles tenha sido omitida.

- **Atendimento ao cliente: (11) 5080-0751 | faleconosco@grupogen.com.br**

- THE PHYSIOLOGY COLORING BOOK, SECOND EDITION
  Copyright © 2000 by Pearson Education, Inc., edited by Benjamin Cummings.
  All rights reserved.
  ISBN: 0-321-03663-8

- **Fisiologia – um livro para colorir – 2ª edição**
  ISBN 978-85-7241-559-0
  Direitos exclusivos para a língua portuguesa
  Copyright © 2004 da 1ª Edição pela Editora Roca ltda.
  Copyright © 2010 da 1ª Reimpressão pela Editora Roca Ltda.
  Copyright © 2012 da 2ª Reimpressão pela Editora Roca Ltda.
  Copyright © 2013 da 3ª Reimpressão pela Editora Roca Ltda.
  Copyright © 2015 da 4ª Reimpressão pela Editora Roca Ltda.
  Copyright © 2016 da 5ª Reimpressão pela Editora Roca Ltda.
  Copyright © 2018 da 6ª Reimpressão pela Editora Roca Ltda.
  Copyright © 2020 da 7ª Reimpressão pela Editora Roca Ltda.
  Copyright © 2021 da 8ª Reimpressão pela Editora Roca Ltda.

  Uma editora integrante do GEN | Grupo Editorial Nacional
  Travessa do Ouvidor, 11
  Rio de Janeiro – RJ – CEP 20040-040
  www.grupogen.com.br

  Reservados todos os direitos. É proibida a duplicação ou reprodução deste volume, no todo ou em parte, sob quaisquer formas ou por quaisquer meios (eletrônico, mecânico, gravação, fotocópia, distribuição na internet ou outros), sem permissão expressa da editora.

  Tradução: Doutor Silvio Carvalhal Filho
  Especialista em Geriatria pela Associação Médica Brasileira

- CIP-BRASIL. CATALOGAÇÃO-NA-FONTE
  SINDICATO NACIONAL DOS EDITORES DE LIVROS, RJ.

K26f

Kapit, Wynn
Fisiologia – um livro para colorir / Wynn Kapit, Robert I. Macey, Esmail Meisami; [tradução Silvio Carvalhal Filho]. – [Reimpr.]. – São Paulo : Roca, 2021.
il. ;

Tradução de: The physiology coloring book

ISBN 978-85-724-1559-0

1. Fisiologia humana. 2. Livros para colorir. I. Macey, Robert I. II. Meisami, Esmail. III. Título.

04-1174.   CDD 612
                                   CDU 612

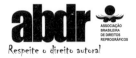

ELOGIOS À PRIMEIRA EDIÇÃO

DOS ESTUDANTES:

"A arte é formidável. De fato, eu gosto de como o livro divide os tópicos em blocos, de forma que os leitores possam se dirigir especificamente às suas áreas fracas... É perfeito para um novo estudante de fisiologia."
Tracey Mullauer, Culver-Stockton College (MO)

"O uso de analogias no texto e as ilustrações incríveis... produzem uma explicação dos conceitos, consistentemente mais memorizáveis e mais prontamente compreensíveis que o livro de texto A&P que eu estava usando. O estilo é uma boa mistura de analogia, exemplo e detalhes, cuidadosamente tecidos em formato muito legível... Os desenhos simples, memorizáveis e, freqüentemente, bonitos são uma das partes mais fortes do livro."
John Pozar, Chemeketa Community College (OR)

"O nível é simplesmente perfeito – Um resumo completo... Eu gosto da brevidade deste estilo e prefiro que se ofereçam 'apenas os fatos', comparado com os livros de texto que são excessivamente amigáveis e charladores."
Jacqueline Tilly, Mesa Community College (AZ)

"*Fisiologia – Um Livro para Colorir* oferece explicações melhores e mais completas que o Princeton *Physiology Coloring Workbook,* o qual é um pouco simplista demais e contém ilustrações muito abstratas. Este, definitivamente chega com mais autoridade e conhecimento."
Peter Kaye, Brookdale Community College (NJ)

"Os desenhos são absolutamente eficazes e as analogias ilustrativas são divertidas, como o super-homem agindo como uma bomba de íons... Este livro é dinâmico, excitante e divertido."
Meredith Blodget, Middlesex Community-Technical College (CT)

DOS PROFESSORES:

"*Fisiologia – Um Livro para Colorir* apresenta os tópicos em um estilo imaginativo, interessante e arejadamente inovador. Focaliza a atenção nos pontos principais com eficiência e precisão. O livro é valioso para estudantes de graduação e pós-graduados em medicina, enfermagem e odontologia, bem como para outros interessados nas ciências biológicas e clínicas básicas."
Thomas Adams, Michigan State University

"Excelente, conciso, explicações escritas com clareza sobre muitos princípios físicos básicos, essenciais para fisiologia, mas que muitas vezes são confusos para estudantes... As ilustrações são excelentes."
Terry Machen, University of California – Berkeley

"Uma das forças deste texto é seu detalhamento, impressionante em um tratamento breve de vários tópicos. Ele também insiste no básico para facilitar a compreensão."
Jim Herman, Texas A&M University

"Os gráficos são excelentes e proporcionam uma aparência visual brilhante para ajudar a ilustrar os conceitos. Ao mesmo tempo, um texto muito bem escrito acrescenta detalhes... A arte é, de longe, superior à linha simplista da arte da série Princeton Review e é muito mais rico em texto."
Steve Wickler, California State Polytechnic University – Pomona

"Eu acho que o livro fornece uma ajuda divertida e útil para estudantes."
Mark Nelson, University of Illinois, Urbana-Champaign

"Eu revi numerosos livros para colorir antes de escolher este. Selecionei-o por causa da minha familiaridade com o livro de anatomia para colorir, deste autor. Gostei dos desenhos, do texto de apoio e do preço... O livro para colorir, no meu curso, é parte integrante do processo de aprendizado."
Stanley Irvine, College of Eastern Utah

SOBRE OS AUTORES

WYNN KAPIT

Wynn Kapit é o desenhista do *Fisiologia – Um Livro para Colorir*. Ele também desenhou os imensamente populares *Anatomia – Um Livro para Colorir* (*Anatomy Coloring Book*) e o *The Geography Coloring Book*. *Anatomia – Um Livro para Colorir* criou o gênero de livros científicos para colorir e tornou-se um clássico com mais de 2,5 milhões de cópias impressas. Kapit recebeu um B.B.A. e um L.L.B. da University of Miami e um M.A. da University of California, Berkeley.

ROBERT I. MACEY

Robert Macey é Professor Emérito no Departamento de Biologia Molecular e Celular, na University of California, Berkeley. Foi professor de Fisiologia e Chefe do Departamento de Fisiologia-Anatomia em Berkeley. Doutor Macey escreveu extensos artigos de pesquisa e revisões sobre transporte de membrana, além de um texto de sucesso sobre fisiologia humana. Recebeu seu PhD da University of Chicago.

ESMAIL MEISAMI

Esmail (Essie) Meisami é professor no Departamento de Fisiologia Molecular e Integrada na University of Illinois, em Urbana-Champaign. Autor e editor de livros sobre biologia, fisiologia, crescimento e desenvolvimento humano, e neurobiologia do desenvolvimento. Escreveu numerosos trabalhos de pesquisa sobre sistemas sensoriais e hormônios no desenvolvimento cerebral. Recebeu seu PhD em Fisiologia da University of California, Berkeley.

ÍNDICE

xiii PREFÁCIO
xiv INTRODUÇÃO

FISIOLOGIA DA CÉLULA

1 Estrutura da Célula
2 Células Epiteliais
3 Replicação de DNA e Divisão Celular
4 Expressão do DNA e Síntese Protéica
5 Metabolismo: Função e Produção do ATP
6 Metabolismo: Respiração e Ciclo do Ácido Cítrico
7 Estrutura das Membranas Celulares
8 Soluto e Movimentos da Água
9 Vias para Transporte de Membrana
10 Bomba de Sódio-Potássio
11 Potenciais de Membrana
12 Comunicação Celular I: Proteína G/cAMP
13 Comunicação Celular II: Proteínas G/IP$_3$, Ca^{++} e Canais
14 Comunicação Celular III: Receptores Catalíticos

NERVO, MÚSCULO E SINAPSE

15 Impulso Nervoso
16 Controle dos Canais de Íons pelo Potencial de Membrana
17 Base Iônica para o Limiar, Resposta Tudo ou Nada e Período Refratário
18 Transmissão dos Impulsos Nervosos
19 Transmissão Sináptica
20 Sinapse Neuromuscular
21 Transporte Axonal, Microtúbulos e Motores Moleculares
22 Estrutura do Músculo e Filamentos Deslizantes
23 Motores de Miosina e Filamentos de Actina
24 Cálcio Intracelular Desencadeia a Contração
25 Relação entre Tensão e Comprimento do Músculo
26 Somação de Contração e Recrutamento da Unidade Motora
27 Fontes de Energia para Exercício
28 Músculo Liso
29 Sistema Nervoso Autônomo
30 Sistema Nervoso Autônomo: Neurotransmissores e Receptores

CIRCULAÇÃO

31 Introdução ao Sistema Cardiovascular
32 Potencial de Ação do Coração
33 Eletrocardiograma e Condução do Impulso no Coração

34	Acoplamento Excitação–Contração no Músculo Cardíaco
35	Controle Nervoso do Coração
36	Ciclos Cardíacos: O Coração como uma Bomba
37	Física do Fluxo Sangüíneo
38	Pressão Arterial e sua Mensuração
39	Estrutura do Capilar e Difusão de Soluto
40	Filtração e Reabsorção nos Capilares
41	Sistema Linfático
42	Reservatório Venoso e Retorno do Sangue ao Coração
43	Controles Local e Sistêmico de Pequenos Vasos Sangüíneos
44	Controle e Medida do Débito Cardíaco
45	Reflexos Barorreceptores e Controle da Pressão Sangüínea
46	Hemorragia e Postura
47	Reguladores da Pressão Sangüínea

RESPIRAÇÃO

48	Estrutura do Trato Respiratório
49	Mecânica da Respiração
50	Surfactante, Tensão Superficial e Complacência Pulmonar
51	Volumes Pulmonares e Ventilação
52	Difusão de O_2 e CO_2 no Pulmão
53	Função da Hemoglobina
54	Transporte de Oxigênio pelo Sangue
55	Transporte de CO_2, H^+ e O_2
56	Controle da Respiração
57	Hipóxia

RIM

58	Introdução à Estrutura do Rim
59	Filtração, Reabsorção e Secreção
60	Funções do Túbulo Proximal
61	Medindo Filtração, Reabsorção e Secreção
62	Regulação da Taxa de Filtração Glomerular
63	Introdução ao Equilíbrio Ácido-base
64	Regulação Renal do Equilíbrio Ácido-base
65	Regulação do Potássio do Nefro Distal
66	Conservação da Água e Hormônio Antidiurético
67	Multiplicador Contra-corrente na Alça de Henle
68	Trocador de Contra-corrente no Suprimento Sangüíneo Medular
69	Regulação do Volume Extracelular: ADH e Aldosterona
70	Regulação do Volume Extracelular: Sistema Angiotensina-renina

DIGESTÃO

71	Organização e Funções do Sistema Digestivo
72	Digestão na Boca: Mastigação, Saliva e Deglutição
73	Fisiologia do Estômago
74	Regulação Hormonal da Digestão
75	Regulação Nervosa da Digestão
76	Função do Pâncreas na Digestão
77	Fígado e Bile na Digestão
78	Estrutura e Motilidade do Intestino Delgado

79	Mecanismos de Absorção no Intestino Delgado
80	Funções do Intestino Grosso
81	Alterações Digestivas e Doenças

SISTEMA NERVOSO

82	Organização Funcional do Sistema Nervoso
83	Estruturas Cerebrais e Funções Gerais
84	Organização da Medula Espinal
85	Sistema Nervoso Periférico
86	Estrutura e Função dos Nervos Periféricos
87	Mecanismos de Excitação e Inibição
88	Sinapses do Sistema Nervoso Central
89	Tipos de Receptores Sensoriais
90	Receptores e Transdução Sensorial
91	Unidades Sensoriais, Campos de Recepção e Discriminação Tátil
92	Vias Sensoriais Somáticas
93	Organização e Função do Córtex Sensorial
94	Fisiologia da Dor e Nocicepção
95	Reflexos
96	Controle Motor Voluntário
97	Gânglios Basais e Cerebelo no Controle Motor
98	Funções Ópticas dos Olhos
99	Retina na Fototransdução e no Processamento Visual
100	Cérebro e Visão
101	Sons e Ouvido
102	Discriminação Auditiva; Cérebro Auditivo
103	O Sentido do Equilíbrio
104	O Sentido do Gosto
105	O Sentido do Olfato
106	Eletroencefalograma, Sono/Vigília e Formação Reticular
107	Hipotálamo e Regulação Interna
108	Emoções, Instinto e Cérebro Límbico
109	Fisiologia do Aprendizado e da Memória
110	Aminas Biogênicas, Comportamento e Alterações Mentais
111	Lateralidade, Linguagem e Especialização Cortical
112	Metabolismo Cerebral e Fluxo Sangüíneo na Função Cerebral

REGULAÇÃO ENDÓCRINA E HORMONAL

113	Sistema Endócrino e Formas de Comunicação Hormonal
114	Mecanismos Celulares de Ação Hormonal
115	Mecanismos de Regulação Hormonal
116	Pituitária, Hipotálamo e Neurossecreção: Pituitária Posterior
117	Glândula Pituitária Anterior e seu Controle Hipotalâmico
118	Hormônio do Crescimento: Crescimento e Efeitos Metabólicos
119	Ações dos Hormônios da Tiróide
120	Glândulas Paratiróides e Regulação Hormonal do Cálcio Plasmático
121	Estrutura e Crescimento do Osso
122	Pâncreas Endócrino: Síntese e Liberação de Insulina
123	Ações da Insulina e do Glucagon
124	Efeitos da Deficiência de Insulina: Diabetes
125	Medula Adrenal: Regulação e Ação das Catecolaminas

126 Córtex Adrenal: Regulação e Ações da Aldosterona
127 Córtex Adrenal: Ações do Cortisol
128 Esteróides Sexuais Adrenais; Alterações do Córtex Adrenal
129 Hormônios Locais: Prostaglandinas

FISIOLOGIA METABÓLICA

130 Fisiologia Metabólica dos Carboidratos
131 Regulação Nervosa do Açúcar do Sangue
132 Regulação Hormonal do Açúcar Sangüíneo
133 Metabolismo das Gorduras
134 Regulação do Metabolismo das Gorduras
135 Fisiologia do Colesterol e Lipoproteínas
136 Proteínas: Metabolismo e Regulação
137 Oxidação dos Nutrientes, Calor Metabólico e Taxa Metabólica
138 Regulação da Ingestão de Alimentos, Combustíveis do Corpo e Equilíbrio de Energia
139 Obesidade e Controle de Peso
140 Temperatura do Corpo, Produção e Perda de Calor
141 Regulação da Temperatura do Corpo

SANGUE E DEFESA

142 Origem, Composição e Funções do Sangue
143 Glóbulos Vermelhos
144 Fisiologia do Sangue: Aglutinação e Grupos
145 Hemostasia e Fisiologia da Coagulação Sangüínea
146 Glóbulos Brancos e Defesa do Corpo
147 Imunidade Adquirida: Linfócitos B e Respostas Mediadas por Anticorpos
148 Linfócitos T e Imunidade Adquirida Mediada por Células

REPRODUÇÃO

149 Visão Geral do Sistema Reprodutor Humano
150 Funções dos Testículos: Formação dos Espermatozóides
151 Funções Seminais e Liberação de Espermatozóides; Respostas de Ereção e Ejaculação
152 Ações da Testosterona e Regulação Hormonal dos Testículos
153 Funções do Ovário: Formação do Óvulo e Ovulação
154 Funções do Ovário: Secreção e Ações dos Hormônios Sexuais Femininos
155 Regulação Hormonal da Atividade Ovariana
156 Fisiologias do Espermatozóide, do Óvulo e da Fertilização
157 Desenvolvimento Inicial, Implantação e Interações Embrião-mãe
158 Regulação da Gravidez e do Parto
159 Regulação do Crescimento Mamário e da Lactação
160 Regulação da Determinação do Sexo e do Desenvolvimento Sexual
161 Fertilidade e Contracepção

ÍNDICE REMISSIVO

PREFÁCIO

Nesta nova edição de *Fisiologia – Um Livro para Colorir,* nossos métodos e aspirações permanecem substancialmente inalterados. Oferecemos uma sinopse moderna e suficiente da fisiologia humana. O material começa pelo princípio – é desenvolvido a partir da base e serve tanto para colegiais como para estudantes das profissões da saúde, bem como para leigos autodidatas. Para atingir nossos objetivos, dentro dos limites de 161 lâminas, utilizamos as caraterísticas pedagógicas únicas, disponíveis no processo ativo de colorir. O resultado é um livro não convencional que oferece uma alternativa ou um suplemento para os livros de texto, comumente usados.

Quais são essas caraterísticas e como se aplicam à fisiologia? No caso da anatomia, as virtudes do colorir são indiscutíveis. A anatomia clássica é uma ciência visual, preocupada com as estruturas físicas bem definidas. Desenhar essas estruturas é um processo que funciona porque não pode ser realizado sem atenção pessoal ao detalhe. De várias maneiras, colorir estruturas é semelhante a desenhar. Desenvolve observação das formas, de proporções relativas e, talvez, o mais importante, introduz uma noção cinestética no processo de aprendizado, à proporção que o movimento da mão se integra com o estímulo visual; o uso do código de cores aumenta a consciência das relações e simplifica desenhos complexos, algo difícil de se atingir por outros meios. Além do mais, o uso das cores para associar nomes com estruturas traz à vida o jargão científico.

Até onde a fisiologia depende da estrutura, os mesmos benefícios se aplicam a ela. Entretanto, as descrições das estruturas estáticas da anatomia são meramente um ponto de partida. A caraterística mais distinta da fisiologia é que ela lida com processos dinâmicos, o que se reflete no uso prevalente e efetivo de ilustrações de fluxo para descrever forças, reações químicas, fluxos, estados, sinais e realimentações. Sendo esses conceitos necessariamente abstratos, eles não foram padronizados em nenhuma representação simbólica universalmente aceita e isso introduz dificuldades importantes para os estudantes iniciantes. Este livro se dedica a essas dificuldades de diversas maneiras.

Em primeiro lugar, o uso liberal de ilustrações e mesmo de quadrinhos dá uma grande ajuda às ilustrações de fluxo, permitindo que os estudantes associem o processo com seu ambiente ou outras idéias mais familiares. Além disso, usando cores para associar nomes com estruturas e processos, encontram-se meios para adquirir vocabulário científico. Também o uso de códigos de cor torna mais fácil seguir os elementos comuns (por exemplo, íons H^+ no equilíbrio ácido-base) em ilustrações complexas. Porém, o mais importante é que o processo de colorir oferece um foco muito necessário para o primeiro encontro com fenômenos complexos. Nessas situações, os iniciantes geralmente se desesperam, ao passo que os mais experientes dividem o problema em partes menores e mais manejáveis, para gradualmente recompor o problema inteiro. O ato de colorir força o estudante a confrontar a ilustração complexa, cada parte de uma vez, fazendo o novato sentir-se mais seguro, em um estado de "não saber", por períodos mais longos, de forma que se dá mais chance para o aprendizado. Finalmente, as escolhas individuais de cores tornam o projeto pessoal e divertido – um bem-vindo desvio dos estudos estereotipados, nos quais se gastam longas horas em enxurradas de informações. Nós nos divertimos ao produzir este volume; esperamos que você se divirta também.

Embora os capítulos se situem em seqüência linear, nem sempre é necessário segui-los na ordem de apresentação. Alguns leitores podem achar as lâminas iniciais muito abstratas, no primeiro contato; podem achar mais lucrativo começar com um dos sistemas de órgãos, nas últimas sessões do livro, voltando para as primeiras lâminas se necessário. De qualquer forma, é altamente desejável que se leia (e se volte a ler) a "Introdução" e as páginas que a seguem, as quais explicam vários códigos e símbolos que são utilizados no livro.

Ao preparar esta nova edição, trabalhamos novamente os textos e/ou as figuras de quase cada lâmina, fazendo correções e melhorias pedagógicas e introduzindo inovações recentes. Acrescentamos também nove lâminas com novo material. Nossas tentativas de caricaturizar os fenômenos fisiológicos inevitavelmente envolvem concessões; alguns tópicos são desenvolvidos mais intensamente à custa de outros. Estamos interessados nas opiniões dos leitores desses assuntos e agradeceríamos também se nos apontassem quaisquer imperfeições.

Somos gratos pelo aconselhamento especializado e crítico de numerosos dos nossos colegas, os quais reviram sessões da primeira edição e recomendaram mudanças. Agradecemos Thomas Adams, Michigan State University; Sonya Conway, Northern Illinois University; John Forte, University of California, Berkeley; Jim Herman, Texas A&M University; Matilde Holzwarth, University of Illinois, Urbana-Champaign; Stanley R. Irvine, College of Eastern Utah; John J. Lepri, University of North Carolina, Greensboro; John Lovell, Kent State University; Terry Machen, University of California, Berkeley; Ann Nardulli, University of Illinois, Urbana-Champaign; Mark E. Nelson, University of Illinois, Urbana-Champaign; Shelia L. Taylor, Ozarks Technical Community College; e Steve Wickler, California Polytechnic State University. Fomos também afortunados em sermos guiados pelas perspectivas de nossos próprios alunos, bem como de estudantes revisores: Meredith Blodget, Suzanne Click, Dorislee Jackson, Peter Kaye, Tracy Mullauer, Tami Platisha, John Pozar e Jackie Tilley. Agradecemos ainda a Jim Breedon, nosso excelente editor de cópias e Gerry Ichikawa do TypeStudio em Santa Barbara pela sua ótima contribuição.

Agradecimentos especiais para Lauren Kapit, Christa Zvegintzov e Nooshin Meisami pela paciência, bem como pelo valioso conselho em assuntos literários e artísticos. Finalmente agradecemos a Amy Folsom, nosso editor na Benjamin Cummings, por seu entusiástico encorajamento e sua mão graciosa, mas firme, na condução desta revisão até seu desfecho.

Wynn Kapit

Robert I. Macey

Esmail Meisami

INTRODUÇÃO

(Apenas alguns pontos simples para seguir)

QUANTAS CORES SÃO NECESSÁRIAS

Você deve ter ao menos 10 canetas coloridas ou lápis (não use creions). Os lápis são mais maleáveis porque podem colorir mais claro ou escuro, dependendo do quanto você pressiona. As canetas, por outro lado, geralmente fornecem cores mais luminosas e seu trabalho, ao fim, parecerá mais com uma página impressa.

Seja qual for o meio escolhido, quanto mais cores você tiver, maior será o prazer de colorir e melhor será o resultado. Se você comprar suas cores separadamente (em lugar de um jogo completo), adquira mais cores claras e certifique-se de incluir cinza e preto.

COMO FUNCIONA O SISTEMA DE COLORIR

É muito simples: cada ilustração tem certas partes, desenhadas com contornos escuros, rotuladas com pequenas letras (A, B, C, etc.). Cada uma dessas partes a serem coloridas também se identifica com seu nome em letras grandes com contornos de traço escuro e seguido pelo mesmo rótulo de letra pequena. Você deve colorir o nome e a parte da ilustração a que se refere, com a mesma cor. Onde um nome for apenas um título geral e não se referir a uma estrutura específica, a pequena letra que rotula é seguida por um traço (A–, B–) e deverá ser colorido apenas o nome.

Você não deve usar a mesma cor para diferentes letras-rótulo, na mesma página, a menos que a lâmina peça mais cores do que você tem e, nesse caso, você terá que começar a repetir cores já usadas.

Ocasionalmente, diferentes partes, com nomes diferentes terão suficiente relação umas com as outras, para serem assinaladas com a mesma letra-rótulo. Nesses casos, a letra-rótulo terá diferentes números sobrescritos (A^1, A^2, etc.) e os nomes e as estruturas receberão todos a mesma cor. Por favor, procure na capa os exemplos de rótulos com sobrescritos.

Se os nomes ou as estruturas destacados com contornos escuros estiverem rotulados com ($*$), use a cor cinza. Se estiverem com o rótulo "não colorir" ($+$), deixe-os sem colorir.

COMO O LIVRO ESTÁ ORGANIZADO

O livro é dividido em sessões: Respiração, Digestão, etc. Cada sessão contém um grupo de lâminas. Cada lâmina é composta por uma página de texto à esquerda e uma página de ilustração à direita. A página de texto introduz o assunto da lâmina e oferece uma visão geral.

Uma lâmina geralmente lida com apenas um assunto, assim, não deverá ser necessário você se dirigir a páginas anteriores ou seguintes quando focalizar um determinado tópico.

COMO ABORDAR CADA LÂMINA

Você provavelmente decidirá, por si mesmo, se vai ler o texto primeiro e colorir depois ou se vai colorir as ilustrações e, depois, ler o texto. Você pode achar que ler, colorir e reler seja a melhor abordagem. Mas, mesmo que prefira colorir primeiro, você ainda será ajudado pela presença de legendas, colocadas adiante de cada ilustração.

Antes de começar a colorir, por favor, observe as notas de como colorir (NC), colocadas no canto inferior direito da página de texto. Elas estão lá para destacar alguma coisa incomum a ser observada ou quando usar uma cor especial ou seguir uma certa seqüência ao colorir.

ONDE COMEÇAR

Você pode começar por qualquer lugar, mas recomendamos que seja pelo início da sessão escolhida.

Se você não pretende colorir o livro inteiro e quer apenas trabalhar em certas lâminas, então pode colorir qualquer uma que desejar. Cada lâmina é completa em si mesma e oferece informação suficiente para colorir facilmente e compreender o material.

SÍMBOLOS USADOS NESTE LIVRO

Estes símbolos pretendem economizar espaço e reduzir a necessidade de explicações repetidas de certas ações, processos ou agentes, nos vários eventos fisiológicos.

Não é necessário memorizá-los, pois rapidamente tornar-se-ão familiares, conforme você começar a colorir o livro. Eles são relacionados aqui como um guia de referência para o caso de se esquecer o que representam. Pode ser que seja necessário colori-los. Isso dependerá de como são usados e rotulados na ilustração.

Qualquer estrutura, substância ou ação conectada a um desses símbolos está aumentada em intensidade ou em tamanho.

Esses símbolos representam a atividade oposta: uma diminuição de intensidade, declínio ou redução de tamanho.

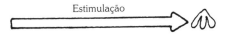

Uma seta longa e contínua indica uma ação estimulante ou de ativação.

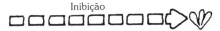

Uma seta longa e fragmentada indica uma ação de lentificar ou inibir.

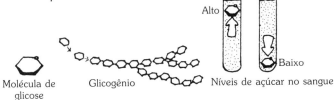

Uma seta pontilhada sugere que o objeto da ação foi inibido ou interrompido.

Uma molécula de glicose (açúcar); sua combinação em glicogênio; e os símbolos de teste em tubo para níveis de glicose (açúcar) alto ou baixo no sangue.

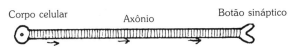

Representação comum de uma célula nervosa típica.

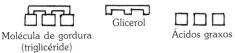

A molécula de gordura comum (triglicéride), seu glicerol e os ácidos graxos componentes.

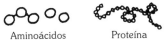

Moléculas individuais de aminoácido e sua ligação em proteínas.

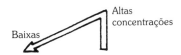

Um símbolo de gradiente, representando o movimento de substâncias da concentração alta para a baixa.

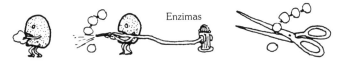

Símbolos para várias enzimas e suas atividades: destruir, quebrar ou separar moléculas.

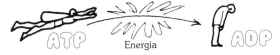

A poderosa molécula de ATP e a energia liberada ao transformar-se na fraca ADP.

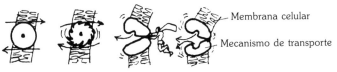

Mecanismos diferentes de transporte para substâncias que se movem através de membranas celulares.

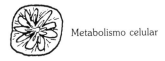

Um símbolo para o metabolismo que ocorre dentro de uma célula.

ESTRUTURA DA CÉLULA

FISIOLOGIA DA CÉLULA

"As coisas vivas são constituídas de uma ou mais células".
"Cada célula pode viver independentemente das restantes".
"As células podem surgir apenas de outras células".

Essas três afirmações expressam a "doutrina da célula", a qual implica em que aquelas partes do nosso corpo que vivem – que comem, respiram, se movem e se reproduzem – o fazem somente através das células que constituem cerca de dois terços do peso do nosso corpo. Se a fisiologia procura descobrir como as coisas vivas funcionam, precisa expressar as explicações em atividades celulares.

As células têm diferentes tamanhos, formas e estruturas internas. As células do fígado são diferentes das células do cérebro, as quais se diferem das células do sangue. Todas elas contêm "mini-órgãos", chamados *organelas*, cada um especializado em uma função. Embora a célula retratada na lâmina possa não representar todas as células, ela contém todas as estruturas e organelas que normalmente, na maioria, são encontradas.

Membrana celular – Esse limite externo da célula consiste em uma lâmina fina (4 a 5nm) de moléculas gordurosas (lipídicas) com proteína embutida. Além das proteínas estruturais, algumas dessas proteínas permitem passagens para transporte e regulação do fluxo de materiais para dentro e para fora da célula. Outras servem como receptores para sinais químicos, provindos de outras células. Além disso, algumas proteínas da membrana servem como enzimas, enquanto ainda outras funcionam como antígenos que identificam o indivíduo.

Núcleo – A organela mais proeminente da célula, o núcleo, contém material genético: genes, DNA e cromossomos. A informação armazenada nos genes se utiliza na vida diária da célula e na reprodução. O núcleo também contém um corpo menor, o *nucléolo*, o qual consiste em regiões cromossômicas densamente agrupadas, junto com alguma proteína e filamentos de RNA. O nucléolo começa a formação dos *ribossomos*, estruturas necessárias para a síntese de proteína. O núcleo é cercado por uma dupla membrana que contém poros, envolvidos no transporte de materiais entre o núcleo e o restante da célula.

Citoplasma/Citosol – Ocupando o espaço entre o núcleo e a membrana plasmática, o citoplasma contém organelas revestidas por membrana, os ribossomos para síntese de proteínas citoplasmáticas e uma rede complexa de filamentos e túbulos, chamada de *citoesqueleto*. A porção fluida do citoplasma, entre essas estruturas, o *citosol*, contém muitas enzimas protéicas (catalisadoras, usadas na química celular).

Mitocôndria – Essas "casas de força" da célula são os locais onde a energia química, contida nos nutrientes, é capturada e armazenada por intermédio da formação de moléculas de *ATP*. O ATP, por sua vez, serve como uma moeda de energia para se realizar o trabalho celular, suprindo a energia necessária para movimento, secreção e síntese de estruturas complexas.

Retículo endoplasmático – O retículo endoplasmático (RE) é uma rede de túbulos e sacos achatados, formada por membranas, distribuída pelo citoplasma. Alguns RE (*RE rugoso*) têm uma aparência granular por causa da aderência de partículas ribossômicas. Esses são locais para a síntese de proteínas, destinadas às organelas, aos componentes da membrana celular ou à secreção para o exterior da célula (por exemplo, hormônios). O *RE liso* não tem ribossomos aderidos. Geralmente está envolvido com o metabolismo lipídico, mas também serve para desintoxicação de drogas e desativação de hormônios esteróides. Nas células musculares, o RE liso (chamado retículo sarcoplasmático) seqüestra grandes quantidades de cálcio, usado para desencadear a contração muscular.

Aparelho de Golgi – Os conjuntos de membranas lisas, formando sacos achatados, cheios de fluido, empilhados como panquecas são chamados aparelho de Golgi, envolvido em modificar, arrumar e agrupar proteínas para entregá-las a outras organelas ou para secreção fora da célula. Numerosas vesículas, revestidas por membrana, são freqüentemente encontradas em torno do aparelho de Golgi. Elas geralmente carregam material entre o aparelho de Golgi e outras organelas da célula (por exemplo, recebendo vesículas cheias de proteína do retículo endoplasmático rugoso ou enviando outras vesículas para a membrana plasmática).

Vesículas endo e exocitóticas – Vesículas, envolvidas por membrana, que viajam da (e para) membrana plasmática são importantes transportadoras de proteínas para dentro (ou para fora) da célula. A exocitose (secreção) envolve uma real fusão da membrana vesicular com a membrana plasmática, possibilitando expelir os conteúdos da vesícula (secreção) para fora da célula. Na *endocitose (pinocitose, fagocitose)* ocorre o inverso: a membrana plasmática invagina-se e engloba material extracelular; então a vesícula, revestida por membrana (contendo o material e o líquido circundante) destaca-se e se incorpora na célula.

Lisossomos – Vesículas, revestidas por membrana, que contém muitas enzimas capazes de digerir produtos celulares ou organelas danificadas, bem como bactérias trazidas para dentro da célula, via endocitose. A doença fatal de Tay-Sachs surge de uma falta congênita de enzimas lisossomais que digerem componentes das células nervosas (glicolípides). Estes se acumulam nas células e causam inchaço e degeneração.

Peroxissomos – Vesículas, também revestidas por membranas, que contêm enzimas digestivas. Elas quebram os ácidos graxos de cadeia longa, bem como algumas substâncias tóxicas. Defeitos genéticos no transporte de membrana do peroxissomo causam doenças fatais da infância: a síndrome de Zwellinger e a adreno-leucodistrofia ligada ao cromossomo X.

Citoesqueleto – O citoesqueleto consiste em formações de filamentos de proteína que constituem rede dentro do citosol, dando forma à célula. Esses filamentos também fornecem uma base para o movimento de toda a célula, bem como para movimentos internos de suas organelas e proteínas componentes. Os três principais tipos de filamentos do citoesqueleto são microtúbulos (25nm de diâmetro), filamentos de actina (25nm – ver a próxima lâmina) e filamentos intermediários (10nm – próxima lâmina). Os filamentos intermediários são estruturas fortes e estáveis, as quais protegem as células do estresse mecânico. Os microtúbulos sofrem freqüentes mudanças, alongando ou retraindo, por meio da adição ou da subtração das suas partes moleculares constituintes (*tubulina*). Geralmente crescem a partir de centros organizadores, isto é, *centrossomos* (os quais são importantes durante a divisão celular). Conforme se estendem formam um sistema de trilhos intracelulares que são usados para transportar vesículas, organelas e outros componentes celulares para diferentes posições dentro da célula. Esse movimento é conduzido por *moléculas motoras* especializadas (*dineína e quinesina*). Por meio de mudanças sutis na forma, essas moléculas motoras podem unir, separar e, depois, reatar, em sucessivas posições, de maneira que a molécula motora "ande" no filamento. A outra extremidade do motor pode estar atada à carga que é movida. Embora os filamentos de actina possam formar estruturas permanentes e rijas, como microtúbulos, podem também crescer e retrair-se, e estão envolvidas em um grande conjunto de movimentos celulares, incluindo o rastejar da célula, fagocitose e contração muscular. Numerosas proteínas diferentes podem se ligar aos filamentos. A ação dos filamentos é determinada pelas proteínas específicas acopladas. As proteínas chamadas miosina são moléculas motoras (Lâmina 21).

NC: Use suas cores mais leves para A e G.
1. Comece no canto superior esquerdo, colorindo o título, o exemplo de estrutura e a respectiva estrutura na célula inteira da ilustração do centro da página. Faça isso para cada estrutura, percorrendo a página no sentido horário. Observe que o espaço entre as membranas do retículo endoplasmático rugoso (I) não é colorido no exemplo à direita, mas é colorido no desenho central, por razões de identificação.

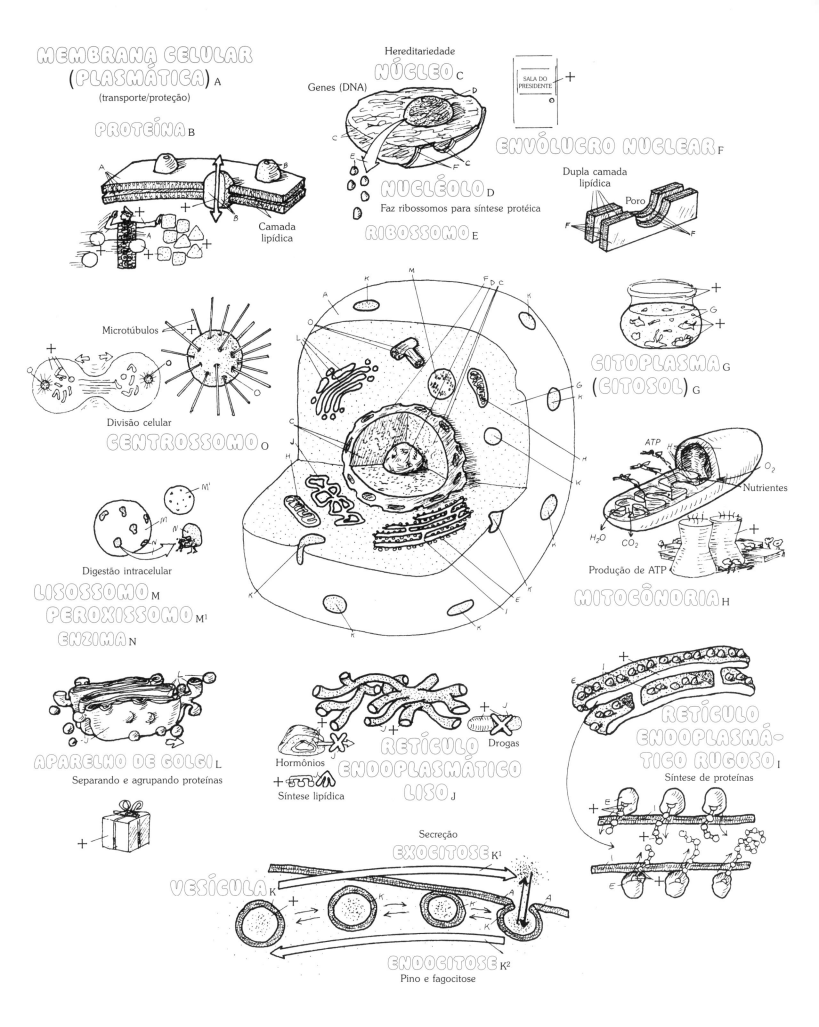

As células em diferentes órgãos do corpo são altamente especializadas e essa especialização freqüentemente se reflete em variações estruturais. Embora a célula genérica, retratada na lâmina, não possa representar nenhuma célula em particular, ela contém estruturas e organelas que ocorrem mais comumente. Todas as células são contidas por uma membrana plasmática, uma lâmina contínua de dupla camada de moléculas lipídicas, contendo proteínas embutidas. Membranas semelhantes formam numerosas estruturas dentro da célula. Essencialmente, todas as células têm um núcleo revestido por membrana, o qual armazena instruções genéticas (genes). Mediante a expressão das informações armazenadas nos genes, o núcleo dirige a vida diária da célula e a reprodução. O espaço entre a membrana plasmática e o núcleo se chama citoplasma. As organelas revestidas por membranas, bem como os filamentos e microtúbulos que compõem o citoesqueleto ficam em suspensão no fluido citoplasmático, chamado citosol.

FISIOLOGIA DA CÉLULA

Embora existam muitos tipos diferentes de células humanas, elas podem ser classificadas em quatro grandes tipos: (1) células musculares, especializadas para gerar força mecânica e movimento; (2) células nervosas, especializadas para comunicação rápida; (3) células de tecido conectivo e de suporte, incluindo sangue e linfa; e (4) células epiteliais para proteção, secreção seletiva e absorção. Esta lâmina focaliza as células epiteliais para ilustrar como grupos dessas células aderem uns aos outros para formar tecidos e como estruturas especializadas – pontes celulares, microvilos e cílios – cumprem funções especiais. Outros tipos de células serão tratados com mais pormenores, no contexto de órgãos específicos.

LÂMINAS DE CÉLULAS EPITELIAIS DIVIDEM COMPARTIMENTOS DO CORPO

As células epiteliais aderem umas às outras e, freqüentemente, formam camadas com espaço muito pequeno entre as células. São encontradas nas superfícies que cobrem o corpo ou que limitam as paredes de estruturas tubulares ou cavidades. Assim, as células epiteliais se encontram na pele, rins, glândulas e revestimentos dos pulmões, trato gastrointestinal, bexiga e vasos sangüíneos. Camadas dessas células freqüentemente formam os limites entre diferentes compartimentos do corpo, onde regulam as trocas de moléculas entre os compartimentos. Virtualmente, todas as substâncias que entram ou saem do corpo devem atravessar, ao menos, uma camada epitelial. Por exemplo, o intestino delgado forma uma cavidade cilíndrica, cujo revestimento interno é povoado por muitos tipos de células. Algumas secretam enzimas digestivas, outras absorvem nutrientes, outras secretam muco protetor. Em cada caso, as células epiteliais são convocadas a transportar materiais apenas em uma direção: ou dos vasos sangüíneos (existentes dentro das paredes intestinais) para o interior da cavidade (lúmen) do cilindro, no caso de secreção, ou do lúmen para o sangue, no caso da absorção. Assim, a célula deve ter um "senso de direção"; ela deve "saber" a diferença entre o lado do lúmen e o lado do sangue. A célula não pode ser completamente simétrica e sua assimetria na função se reflete em uma estrutura assimétrica ou polar.

A assimetria estrutural, revelada pela forma da célula e pela posição das organelas, é estabelecida e mantida por um elaborado citoesqueleto. Além disso existem marcadas diferenças nas membranas plasmáticas, localizadas nos vários lados das células. Nós identificamos três diferentes tipos de superfícies das células epiteliais: (1) A superfície apical ou mucosa, voltada para o ambiente externo ou para o lúmen de um determinado órgão. (2) A superfície basal, situada no lado oposto, o lado que fica mais próximo dos vasos sangüíneos. (3) As superfícies laterais, voltadas para as células epiteliais vizinhas. Cada uma dessas superfícies de membrana, contém diferentes proteínas e estruturas, requeridas para a função normal.

CÉLULAS EPITELIAIS ADEREM E SE COMUNICAM COM SUAS VIZINHAS

As superfícies laterais das células epiteliais devem aderir umas às outras para manter sua estrutura laminar e para permitir ligações fortes que retardam a ruptura ou vazamento de solutos e água, entre células adjacentes. Se substâncias se movem por meio da camada epitelial, geralmente é porque são seletivamente reconhecidas e transportadas pelas próprias células. Estruturas discretas, chamadas desmossomos são as principais responsáveis por essa adesividade. Elas ficam próximas ou dentro da membrana e mantém as células unidas, onde elas se tocam. Outros pontos especializados de contato (zonas de aderência) são usados para tampar possíveis vazamentos. Outras (hiatos juncionais) se usam para comunicação entre as células. Coletivamente, esses pontos de contato são chamados junções celulares.

DESMOSSOMOS PROPORCIONAM FORTE ADERÊNCIA

Os desmossomos são regiões de forte aderência entre as células e dão integridade estrutural ao tecido. No desmossomo existe um pequeno espaço extracelular entre as membranas celulares, o qual é preenchido com um material filamentoso fino que, provavelmente, cola as duas células unidas. Existem dois tipos de desmossomos: desmossomos em faixa (zonas contínuas de ligação que envolvem e circundam a célula) e desmossomos em disco (ligações para pequenas regiões de contato, geralmente comparadas a "ponto de solda").

ZONAS DE ADERÊNCIA IMPEDEM VAZAMENTO E PRESERVAM POLARIDADE

As zonas de aderência formam contatos muito próximos entre células vizinhas, não restando, virtualmente, espaço entre elas. Essas junções se estendem ao redor de toda a circunferência da célula, proporcionando um selamento apertado que impede vazamento de fluidos e materiais. Também preservam a assimetria, ao impedirem a migração de proteínas ligadas à membrana celular, no interior da membrana, ao longo da circunferência da célula, de um lado para outro.

HIATOS JUNCIONAIS PERMITEM COMUNICAÇÃO

Os hiatos juncionais são especializadas para comunicação entre células adjacentes. Elas consistem em uma formação de seis subunidades cilíndricas protéicas que se estende pela membrana plasmática e alcança uma curta distância no espaço extracelular. As subunidades são enfeixadas com seus eixos longitudinais paralelos uns aos outros, formando um espaço aberto ou um canal de cerca de 1,5nm de largura, ao longo de todo o comprimento da formação. Esses canais agem como poros perfurantes da membrana, mas os túneis não se esvaziam no espaço extracelular. Ao contrário, cada formação adere a uma formação semelhante de uma célula adjacente, formando um túnel com o dobro do comprimento com entrada em uma célula e saída em outra adjacente. Esses túneis são suficientemente amplos para permitir a passagem de pequenos solutos e íon comuns. Assim as junções deixam passar sinas elétricos e químicos entre as células, permitindo que funcionem em uníssono. Sob certas circunstâncias (por exemplo, uma elevação do Ca^{++} intracelular), o canal central fecha, isolando a célula envolvida das demais. Os hiatos juncionais são particularmente importantes na coordenação das atividades de células cardíacas, do músculo liso e epiteliais.

MICROVILOS AUMENTAM A ÁREA DE SUPERFÍCIE DA CÉLULA

Os microvilos são projeções pequenas e digitiformes, encontradas na superfície apical de células epiteliais. São mais abundantes em tecidos que primariamente transportam moléculas através da lâmina epitelial. Os microvilos são vantajosos porque aumentam muito a área de superfície disponível para transporte (por exemplo, em um fator de 25 no intestino). Os filamentos de actina, ancorados em sua base, na rede terminal de fibras e dispostos ao longo de todo o comprimento dos vilos, dão suporte a sua posição erecta.

CÍLIOS PROPELEM FLUIDOS E PARTÍCULAS AO LONGO DA SUPERFÍCIE CELULAR

Os cílios são projeções muito longas da superfície apical, envolvidos no transporte de materiais ao longo (isto é, tangencialmente) da superfície epitelial e não por meio dela. São abundantes no trato respiratório, trompas uterinas e útero. Funcionam "batendo" (isto é, por intermédio de movimentos de chicote que mecanicamente propelem fluidos e partículas, na superfície celular, na direção de um rápido ondular). Uma formação de microtúbulos que percorre o comprimento de cada cílio é que medeia estes movimentos.

NC: Para a membrana plasmática (F) use a mesma cor que usou na Lâmina 1.

1. Comece com o desenho tridimensional de células epiteliais à direita. À proporção que você colorir cada estrutura, complete a correspondente estrutura no diagrama da seção de corte à esquerda. Esse último contém estruturas adicionais que devem ser coloridas também. Observe que A, D e L são todas partes da membrana plasmática (F), mas recebem cores diferentes.
2. Entre os títulos da lista, observe que as funções das estruturas H-N estão colocadas entre parênteses e se pintam de cinza.

SUPERFÍCIE APICAL

CÍLIOS A
  MICROTÚBULO B
  CORPO BASAL C
MICROVILOS D
  MICROFILAMENTO E (ACTINA)

SUPERFÍCIE LATERAL +

MEMBRANA PLASMÁTICA LATERAL F
ZONAS DE ADERÊNCIA G
  (IMPERMEÁVEL) *
DESMOSSOMO: FAIXA H ⎫ ADERÊNCIA *
DESMOSSOMO: DISCO I ⎬ CÉLULA
                     ⎭ A CÉLULA *

HIATOS JUNCIONAIS J
  (COMUNICAÇÃO INTERCELULAR *) *[1]

SUPERFÍCIE BASAL +

HEMIDESMOSSOMO K (ADERÊNCIA) *
MEMBRANA PLASMÁTICA BASAL L
REDE TERMINAL M
CITOESQUELETO N (FILAMENTOS INTERMEDIÁRIOS)
ESPAÇO EXTRACELULAR O
NUTRIENTES E METABÓLITOS P

As células epiteliais aderem umas às outras, freqüentemente formando camadas de lâminas que cobrem o corpo e órgãos ou revestem o interior de estruturas tubulares ou cavitárias (pele, rins, glândulas e revestimentos dos pulmões, trato gastrointestinal, bexiga e vasos sangüíneos). Elas têm três superfícies distintas: (1) a superfície apical, voltada para o ambiente externo ou lúmen de um órgão; (2) a superfície basal, no pólo oposto, voltada para os vasos sangüíneos; e (3) as superfícies laterais, voltadas para as células epiteliais vizinhas.

A SUPERFÍCIE APICAL algumas vezes contém microvilos e cílios. Os **microvilos** aumentam muitas vezes a área da superfície apical. Os **filamentos**, ancorados na rede terminal e dispostos no comprimento de cada microvilo, acredita-se, suportam sua posição ereta. Os **cílios** estão envolvidos no transporte de material, tangencialmente à superfície epitelial, por movimentos em chicote que propelem fluidos e partículas na superfície celular, na direção de um rápido ondular. Esses movimentos são mediados por **microtúbulos**, dispostos no comprimento de cada cílio, em uma formação caraterística 9 + 2 (9 pares de microtúbulos, formando um anel em torno de um par central). Cada cílio está ancorado em um **corpo basal.** O cílio verga conforme os pares de microtúbulos deslizam uns sobre os outros.

A SUPERFÍCIE LATERAL contém três tipos de junções:

(1) **desmossomos**, para aderência entre células vizinhas,
(2) **zonas de aderência,** para vedação de vazamentos entre células e
(3) **hiatos juncionais**, que formam canais abertos entre células para comunicação elétrica e química.

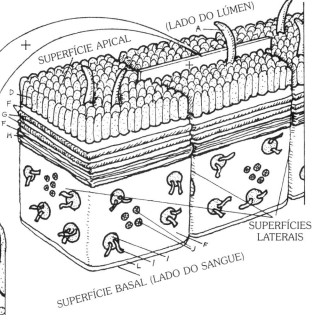

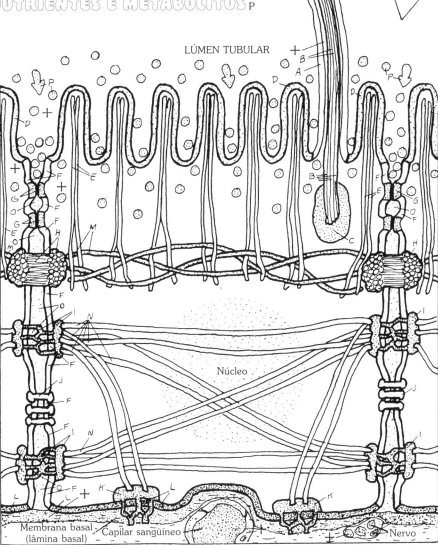

Os **desmossomos em disco** soldam juntas as células em locais discretos. Dentro dessas células, conectam-se por uma profusa rede de filamentos que são parte do **citoesqueleto**, o qual ajuda na estabilidade mecânica. Os **desmossomos em faixa** circundam toda a célula com uma cola filamentosa intracelular. Dentro da célula o desmossomo em faixa tem uma faixa de filamentos cilíndricos de actina (mostrados em sessão de corte) adjacente à parte interna da membrana celular.

A **membrana plasmática** da SUPERFÍCIE BASAL adere-se à membrana basal (lâmina basal), uma estrutura porosa, contendo colágeno e glicoproteínas, a qual separa as células epiteliais dos tecidos conectivos subjacentes, nervos e vasos sangüíneos. As ligações são fortalecidas por **hemidesmossomos** (desmossomos de meio ponto).

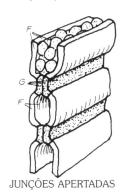

JUNÇÕES APERTADAS   HIATOS JUNCIONAIS

FISIOLOGIA DA CÉLULA

REPLICAÇÃO DE DNA E DIVISÃO CELULAR

Nenhuma célula vive para sempre. Com umas poucas exceções (notadamente células nervosas e musculares) as células do seu corpo não são as mesmas que estiveram presentes há uns poucos anos apenas. Células "velhas", aparentemente degeneram, morrem e são continuamente substituídas por novas. Em média, células intestinais vivem apenas 36 horas, glóbulos brancos, 2 dias e glóbulos vermelhos, 4 meses; células do cérebro podem viver 60 anos ou mais. O crescimento também requer a produção de novas células. Na proporção em que aumenta o tamanho das células, elas se tornam menos eficientes porque as distâncias entre a membrana plasmática e as porções mais centrais da célula também aumentam, tornando mais difícil o transporte de elementos essenciais como O_2 para dentro e CO_2 para fora da célula. Essas dificuldades não ocorrem porque o crescimento se dá, originalmente, pelo aumento do número de células, contrário ao aumento da massa de células individuais.

DIVISÃO CELULAR

Na divisão celular, uma célula genitora se divide em duas células filhas, para criar novas células. Embora algumas caraterísticas (por exemplo, peso) das filhas possam ser diferentes das da genitora, são idênticas nos aspectos mais importantes: ambas carregam o mesmo conjunto fundamental de instruções genéticas que governam suas atividades e reprodução. Esse conjunto de instruções, o *código genético*, é dado pela estrutura detalhada das moléculas de DNA (ácido desoxirribonucléico) que estão acondicionadas dentro do núcleo da célula. A replicação dessas moléculas e sua distribuição para cada célula filha garantem a continuidade das caraterísticas celulares, a cada divisão. Os processos envolvidos no ciclo celular se dão em três fases.

1. **Interfase: a célula aumenta em massa** – Isso ocorre por meio da síntese de uma variedade de moléculas, incluindo uma cópia exata do seu DNA. Aquela parte da interfase, na qual se dá a síntese do DNA se chama período S; precedido e seguido por dois intervalos, chamados G1 e G2 respectivamente (ver ilustração). Durante o período S, os centrossomos também duplicam.

2. **Mitose: o DNA é replicado e movido** – Em seguida ao G2, a célula entra em mitose, um estágio no qual os conjuntos replicados de DNA migram para extremidades opostas da célula, em preparação aos estágios finais, nos quais a célula se divide em duas (para detalhes, siga os diagramas na lâmina). A mitose começa quando as moléculas de DNA, as quais se desenrolaram durante a interfase, tornam-se enoveladas e condensam em corpos com forma de bastão, chamados *cromossomos*. Nesse estágio, cada cromossomo se divide longitudinalmente em duas metades idênticas, chamadas *cromátides*. Cada cromátide contém uma cópia do DNA duplicado, junto com uma proteína que dá suporte para as longas moléculas de DNA e ajuda a regular a atividade do DNA. Enquanto isso, o envoltório nuclear começa a degenerar e, fora do núcleo, os *centrossomos* migram para extremidades opostas da célula, para formar uma estrutura elaborada de *microtúbulos*, chamada *fuso*.

   Cada cromossomo, aderido a esses microtúbulos, alinha-se com o equador da célula de tal forma que suas duas cromátides aderem a microtúbulos que se dirigem a extremidades opostas da célula. Os microtúbulos puxam as cromátides, movendo um conjunto completo, a partir delas, para partes opostas da célula. Finalmente as cromátides, em ambas es extremidades da célula, começam a desenrolar e tornar-se indistintas, enquanto um novo envoltório nuclear se forma em torno de cada um dos conjuntos de cromátides.

3. **Citocinese: a célula se divide** – Este é o estágio final. A divisão do citoplasma se dá à proporção que se desenvolve um sulco, tornando-se mais e mais profundo, até a célula original ser partida em duas e os núcleos das filhas, formados durante a mitose, englobados por células separadas. Nesse ponto as células-filhas entram no estágio G1 da interfase, completando o ciclo.

REPLICAÇÃO DO DNA

Se o DNA é o material hereditário, surgem duas questões importantes. Primeira, como se replica o DNA de maneira que possa ser transmitido, inalterado, de geração para geração? Segunda, como o DNA carrega a informação necessária para dirigir as atividades celulares? As respostas para ambas as questões requerem informações sobre a estrutura química do DNA.

O DNA forma uma dupla hélice – Uma molécula de DNA contém duas cadeias em "coluna", extremamente longas, feitas de muitos açúcares pentacarbonados (*desoxirriboses*), conectados extremidade a extremidade, por intermédio de uma ligação de fosfato (por exemplo, ... açúcar-fosfato-açúcar-fosfato...). Como pernas de uma escada, essas cadeias colunares correm paralelas umas às outras. Elas são conectadas, a intervalos regulares, por *bases nitrogenadas*, as quais formam os "degraus" da escada. São necessárias duas bases para cobrir a distância entre as duas pernas; as duas são conectadas no centro do intervalo por fracas ligações químicas, as *pontes de hidrogênio*. Finalmente as pernas da escada são torcidas em uma estrutura helicoidal, fazendo uma volta completa da hélice a cada dez "degraus" da escada. Como cada perna da escada forma uma hélice, o DNA é uma dupla hélice.

Os pares de bases A-T e G-C são complementares – As bases particulares que formam os degraus e sua localização relativa dentro da estrutura da escada são a chave para os nossos problemas. Apenas quatro diferentes espécies de bases formam o DNA: *adenina* (abreviada como A), *guanina* (G), *citosina* (C) e *timina* (T). A formação de cada degrau da escada requer duas dessas, mas não duas quaisquer. As duas bases, como peças de um quebra-cabeça, devem ter o tamanho e a forma certos e devem ser capazes de interligar-se (formar pontes de hidrogênio) dentro de uma determinada constelação. O exame da estrutura do DNA mostra que os degraus podem ser formados por uma combinação de A com T (A-T) ou G com C (G-C), mas quaisquer outras combinações possíveis, como A-A, A-C ou G-T, não funcionarão. A-T e G-C são chamados pares de bases complementares.

Replicação requer separação e agrupamento de pares de bases – Imagine que você e outra pessoa seguram e puxam cada um uma perna da escada. Ela se partirá ao longo das emendas (isto é, no centro dos degraus, onde os pares de bases complementares são unidos por pontes de hidrogênio, relativamente fracas). Cada um de vocês tomará uma metade da estrutura, consistindo em uma longa perna com bases simples grudadas e, separadamente vocês dois começam a reconstruir a metade faltante. A perna faltante não é problema; ela é sempre algum cordão de oxirribose e fosfato. Mas as bases também são prescritas: para cada A você atrela um T, para cada T um A, para cada G um C, para cada G um C. Você construiu então uma réplica exata do DNA original e o mesmo fez o seu companheiro. Existem agora duas cópias no lugar do original. A replicação exata foi completada. Um processo similar se dá dentro da célula, entretanto, nesse caso, as metades são separadas parte por parte e a síntese do novo DNA segue logo atrás da clivagem, ajudada pela ação de enzimas especiais, as DNA-*polimerases*. Uma discussão do nosso segundo problema, como o DNA carrega o material hereditário, se dará na Lâmina 4.

NC: Use uma cor escura para D.

1. Comece colorindo a célula no topo da página, depois, pinte o diagrama circular do ciclo da célula, imediatamente abaixo dela.
2. Pinte os estágios do ciclo da célula, começando com a interfase, perto do topo à esquerda e continue progressivamente pelos estágios da mitose e citocinese.
3. Pinte a representação esquemática da replicação da estrutura do DNA, ao longo do lado direito. Entre essas bases, observe que a guanina (I) e a citosina (I[1]) contêm riscos cruzados.

INTERFASE C¹

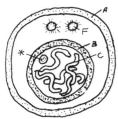

Durante a interfase: 1. O DNA desenrolado (contido na cromatina) replica. 2. Na replicação que se segue, o DNA se torna ativo em dirigir o RNA e a síntese protéica, requeridos para a divisão celular. 3. Os centrossomos se duplicam.

MITOSE D¹

PRÓFASE D¹

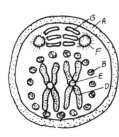

Durante a prófase: 1. O envoltório nuclear começa a se dissolver. 2. As duas cópias do DNA começam a enrolar e superenrolar, formando os cromossomos. 3. Os centrossomos se separam, migrando nas direções dos pólos da célula (localizados na extrema direita e esquerda na ilustração). 4. Os centrossomos organizam microtúbulos que formam o aparelho mitótico.

METÁFASE D¹

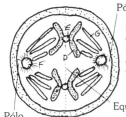

Durante a metáfase: 1. O envoltório nuclear e o nucléolo desaparecem. 2. Os cromossomos se alinham no equador da célula (linha imaginária, conectando o topo e a base, na ilustração).

ANÁFASE D¹

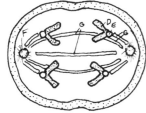

Durante a anáfase: 1. Os microtúbulos aderem a proteínas (cinetocor), as quais estão restritas a uma região constrita (centrômero) da cromátide. 2. As cromátides irmãs são puxadas para pólos opostos da célula por microtúbulos do fuso.

TELÓFASE D¹

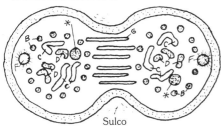

Durante a telófase: 1. Um novo envoltório nuclear se forma em torno dos cromossomos, perto de cada um dos dois pólos, enquanto dois núcleos e dois nucléolos começam a aparecer. 2. Os cromossomos se desenrolam, formando cromatina. 3. As fibras do fuso desaparecem.

CITOCINESE A¹

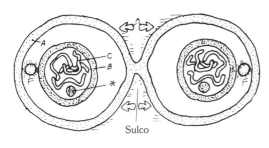

Durante a citocinese, as duas células filhas se separam. Um sulco (acinturamento) se forma ao longo do equador e, progressivamente, constringe a célula até separá-la em duas. Os primeiros sinais do sulco podem ser vistos na anáfase.

MEMBRANA PLASMÁTICA A
ENVOLTÓRIO NUCLEAR B
CROMATINA C
CROMOSSOMO (46) D
CINETOCOR E
CENTROSSOMO F
FIBRAS DO FUSO G

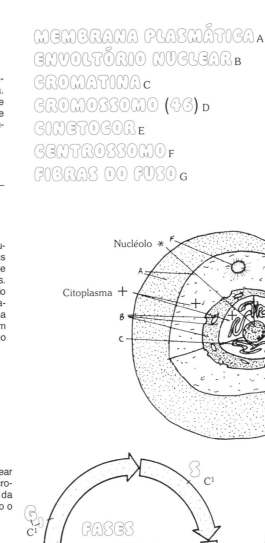

REPLICAÇÃO DO DNA C²

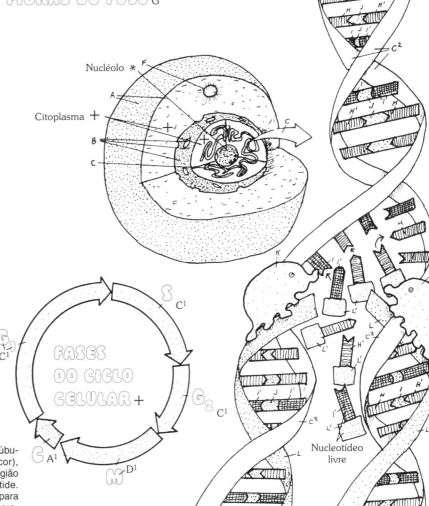

CONJUNTO ORIGINAL C²
BASES: *
ADENINA H, TIMINA H¹
GUANINA I, CITOSINA I¹
LIGAÇÃO DE HIDROGÊNIO J
DNA-POLIMERASE K
NOVO CONJUNTO L
COLUNA L¹

A replicação é o processo no qual se faz uma cópia exata da molécula de DNA. Na cromatina, a dupla estrutura do DNA se cliva, separando-se nos pontos em que as duas metades estão unidas (ligações de hidrogênio entre as bases complementares: adenina, timina, guanina e citosina). Cada metade consiste em uma coluna (perna da escada) com as bases acopladas. Com a ajuda de enzimas, como a DNA-polimerase e usando as metades, separadas como modelos, duas novas metades são sintetizadas, à proporção que partes, constituídas de nucleotídeos (moléculas contendo a base junto com o material da coluna, açúcar e fosfato), se aderem ao modelo. Obtém-se uma cópia exata porque as bases complementares são as únicas que se acoplam. Uma adenina se acoplará somente a uma timina (e vice-versa); uma guanina se liga apenas a uma citosina (e vice-versa).

EXPRESSÃO DO DNA E SÍNTESE PROTÉICA

FISIOLOGIA DA CÉLULA

Para entender como o DNA dirige a célula, começamos por observar que atividades como crescimento, reprodução, secreção e motilidade são todas derivadas, em última análise de reações químicas. De um grande número de produtos que teoricamente podem ser formados de elementos químicos usados pela célula, apenas uns poucos são produzidos dentro da célula. Esses produtos são "selecionados" pela ação das enzimas catalisadoras, que aceleram reações específicas. Deixada ao natural, a maioria das reações plausíveis se dá lentamente demais para ser significativa. A presença de uma enzima específica "liga" uma reação específica, simplesmente acelerando-a. Dessa maneira as enzimas controlam as reações químicas e as atividades celulares. Mas o que controla as enzimas? Elas são feitas de proteína e sintetizadas dentro de cada célula.

Segue daí que o que quer que controle a síntese de proteínas controlará quais enzimas estarão presentes e, portanto controlará a célula. O DNA desempenha aí o papel principal porque contém planos detalhados para cada proteína que é sintetizada. Isso determina o crescimento e o desenvolvimento de células individuais, de tecidos e do organismo inteiro.

AS PROTEÍNAS SÃO FEITAS DE AMINOÁCIDOS

As proteínas são moléculas gigantes, construídas por ligação de grande número de aminoácidos, extremidade com extremidade, por ligações químicas especiais (ligações pépticas), formando uma cadeia. Existem apenas 20 tipos diferentes de aminoácidos nas proteínas e, como as proteínas freqüentemente contêm centenas deles, o mesmo tipo de aminoácido pode aparecer em mais de uma posição ao longo da cadeia. Podemos comparar aminoácidos com letras do alfabeto e moléculas de proteínas com palavras grandes. Da mesma forma que uma palavra é determinada pela seqüência precisa das letras, assim também é a proteína (e suas propriedades), determinada pela seqüência de aminoácidos, ao longo da cadeia. Ocorre que, se o DNA contiver os modelos para a construção da proteína, deve conter a seqüência de aminoácidos daquela proteína. Mas como?

CADA AMINOÁCIDO É CODIFICADO POR UMA SEQÜÊNCIA DE TRÊS BASES

O DNA (Lâmina 3) também é feito de numerosas partes componentes, as *bases nitrogenadas*, e as propriedades da molécula de DNA são determinadas pela posição seqüencial dessas bases, como "degraus" na estrutura em cadeia, semelhante a uma escada. Cada DNA, também, se parece com uma grande palavra, com as bases representando as letras do alfabeto. Contudo, embora as proteínas se baseiem em um "alfabeto" de 20 letras (20 aminoácidos), o DNA tem apenas 4 bases: *adenina* (A), *guanina* (G), *citosina* (C) e *timina* (T). De alguma forma, a seqüência de apenas 4 diferentes tipos de bases, ao longo da escada de DNA, fornece um código para a disposição de 20 diferentes tipos de aminoácidos em uma cadeia protéica. Não deve haver uma correspondência uma a uma entre as letras dos dois alfabetos, pois, se cada base correspondesse a um único aminoácido, então o DNA seria apenas capaz de codificar proteínas que contivessem, no máximo, 4 diferentes aminoácidos. No lugar disso, uma seqüência de três bases é usada para codificar cada aminoácido. Por exemplo, quando as bases C, C, G ocorrem uma em seguida à outra, na escada do DNA, dá-se um código para o aminoácido glicina; a seqüência A, G, T é o código para o aminoácido serina. A seqüência C, C, G, A, G, T é um sinal para parte de uma proteína, na qual, serina segue glicina. Utilizando três bases de cada vez, é possível formar 64 combinações únicas (por exemplo: AAA, AAG,... CCA, CTC,...TTC,...etc.), muito mais do que o necessário para codificar 20 aminoácidos.

RNA MENSAGEIRO E DE TRANSFERÊNCIA

Como as células de fato traduzem o código e constróem proteínas? O DNA sempre permanece dentro do núcleo e, ainda assim, as proteínas são sintetizadas no citoplasma. Um primeiro passo é fazer uma cópia dos "moldes" e transportá-la para o citoplasma, em um processo chamado de *transcrição*. O transcrito (cópia) desse código genético é uma molécula chamada *ácido ribonucléico mensageiro* (mRNA), o qual se move para o citoplasma, onde se associa com partículas, chamadas *ribossomos*, os locais para a montagem das novas proteínas. Enquanto isso, outras moléculas de RNA, tRNA (*ácido ribonucléico de transferência*) pescam aminoácidos livres no citoplasma, os quais tenham sido ativados (energizados), em preparação para uso. Cada molécula de tRNA, com um único aminoácido específico acoplado, migra para os ribossomos, onde seu aminoácido será utilizado na posição apropriada, ao despregar-se do tRNA e acoplar-se na cadeia protéica emergente.

TRANSCRIÇÃO: O mRNA OBTÉM A "MENSAGEM"

Dado este cenário, aparecem dois problemas. O primeiro é a *transcrição*: como as seqüências modelo do DNA são copiadas para o RNA? O segundo é a *tradução*: como se utiliza o código, de maneira que os aminoácidos se liguem, na proteína, na seqüência apropriada? As respostas para ambas as questões estão baseadas na estreita semelhança do RNA com o DNA. Eles diferem em que (1) têm leves diversas nos açúcares (desoxirribose e ribose); (2) o RNA geralmente tem uma única coluna, contendo apenas uma perna da escada com as bases nitrogenadas formando metade dos "degraus", ao longo do comprimento; (3) semelhantemente ao DNA, o RNA contém A, G e C, mas T é substituída por uma molécula muito semelhante, *uracil* (U). Assim, o RNA é uma molécula "alfabeto de 4 letras" semelhante, com as letras A, G, C e U. Todos os RNA, mas particularmente o mRNA, são formados do DNA, da mesma forma que o DNA faz mais DNA. A dupla cadeia de DNA se separa um pouco e uma das pernas serve como um modelo para a construção do RNA. A exemplo da síntese de DNA, a seqüência de bases no RNA é complementar à seqüência no modelo DNA que o formou. Um pedaço do DNA com seqüência AGATCTTGT, por exemplo, fará um pedaço de RNA com a seqüência UCUAGAACA. Cada trinca de bases (três letras) no mRNA se chama um *códon*. O problema da transcrição é resolvido pela construção de um filamento do RNA, o qual não duplica a seqüência de bases do DNA original mas contém a seqüência complementar de bases, como um códon.

TRADUÇÃO: O mRNA E O tRNA INTERAGEM

As moléculas do tRNA têm a forma de um trevo. O talo contém os locais de acoplamento para os aminoácidos e as alças contêm um conjunto específico de três bases (chamado *anticódon*), o qual é um código para o aminoácido que será acoplado. Como os códons do mRNA contêm as bases complementares do DNA e, portanto para o código de aminoácido, sucede que o tRNA e o mRNA têm conjuntos complementares de bases e facilmente formarão ligações frouxas de H. O tRNA simplesmente se alinha com os locais do mRNA, como ilustrado, de forma que agora os aminoácidos estão em seqüência apropriada e podem ser acoplados, por intermédio de ligações pépticas. De fato, o ribossomo se move ao longo do filamento de mRNA e, como ilustrado, lida com apenas dois aminoácidos de cada vez. Depois de formada a ligação péptica entre os dois aminoácidos, o tRNA, que permaneceu mais tempo no ribossomo, se destaca, deixando vaga uma posição para o próximo tRNA (e os aminoácidos) com o anticódon complementar para acoplar. Dessa maneira, a cadeia de proteína cresce até que um ou dois códons finais no mRNA assinalem o fim. Na seqüência deste processo de tradução, as proteínas são freqüentemente modificadas por dobramento, encurtamento ou adição de carboidratos, um processo chamado *modificação pós-tradução*.

NC: Use uma cor escura para E e uma cor muito clara para I. Use as mesmas cores da lâmina anterior para o envoltório nuclear (A), cromatina (B) e membrana celular (L). Observe que as trincas de códon (E) e as trincas de anticódon (H) são bases complementares, mas recebem cores diferentes, para fins de identificação.

1. Comece colorindo a célula no topo da página.
2. Pinte os eventos que sucedem, dentro do núcleo da célula, mostrados ao longo do lado direito.
3. Pinte o esquema para síntese protéica, no terço inferior da lâmina.

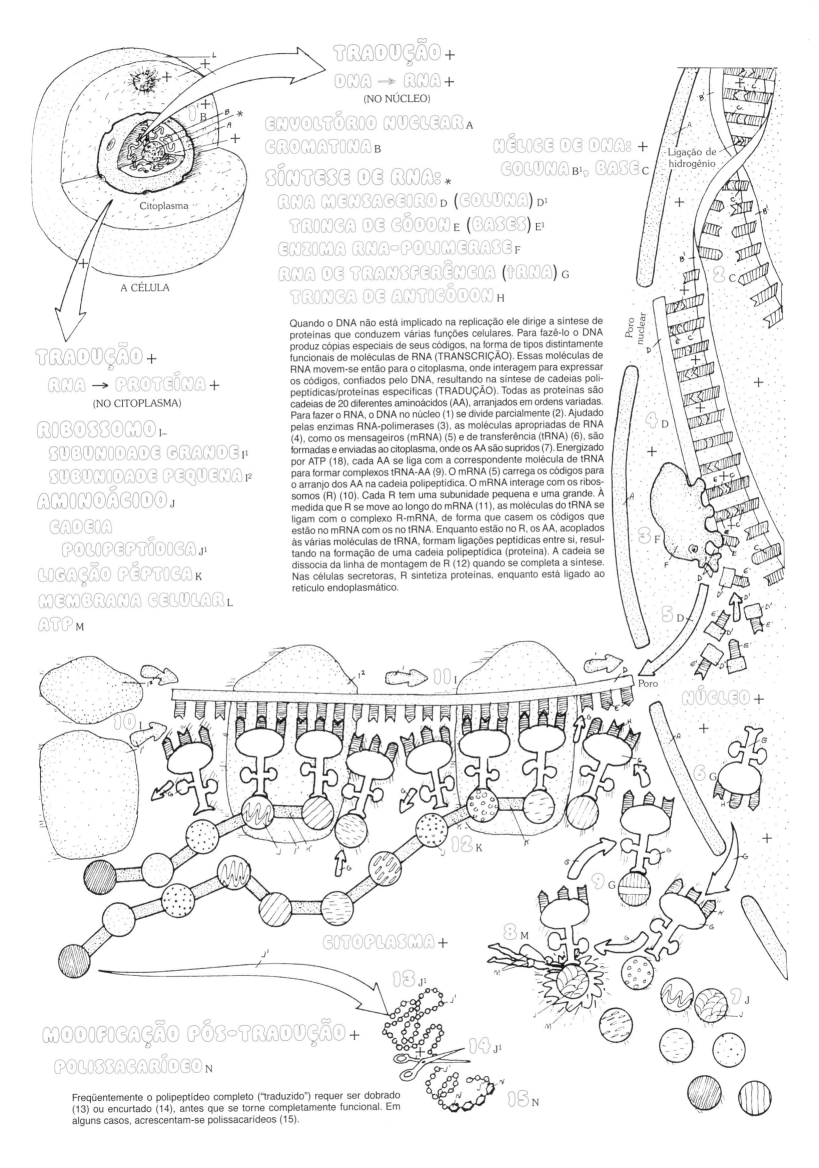

METABOLISMO: FUNÇÃO E PRODUÇÃO DO ATP

FISIOLOGIA DA CÉLULA

Movimentar, bombear o sangue, produzir estruturas celulares complexas, transportar moléculas – essas e outras pressupostas atividades da vida diária, todas cobram um preço: elas requerem energia. Essa energia é suprida pelo alimento. De um lado, nós temos os aparelhos que fazem o trabalho (músculos, por exemplo); por outro, nós temos os alimentos como uma fonte de energia. De alguma forma devem conectar-se; a energia tem que ser extraída do alimento e armazenada em uma forma diretamente utilizável pelo aparelho. A principal forma de armazenagem que os organismos vivos usam é a molécula de ATP (trifosfato de adenosina).

O ATP É A MOEDA DE ENERGIA CELULAR

O ATP contém três grupos fosfato alinhados. Quando o fosfato terminal do ATP se separa, ele se torna um ADP (difosfato de adenosina) e libera uma energia considerável. Se o maquinário apropriado estiver presente, a maior parte desta energia pode ser capturada e usada para trabalho. O ADP não é um simples produto descartável; ele é reciclado e reutilizado para sintetizar novo ATP.

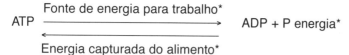

A reação vai para a direita para dar força ao aparelho celular para a contração, transporte e síntese. Se o grupo fosfato, separado simplesmente, for transferido para o aparelho, a energia vai com ele e o aparelho se torna energizado. (A parte molecular do aparelho que recebe o fosfato, agora tem um conteúdo maior de energia, o qual lhe permite ter reações que, de outra forma não seriam possíveis). O ATP é a moeda universal de energia por causa da sua capacidade de fosforilar (transferir o fosfato para) aparelhos celulares e elevá-los a um estado mais alto de energia.

A GLICOSE É QUEBRADA EM PARTES MENORES

A reação vai para a esquerda à medida que os carboidratos, gorduras e proteínas são quebrados por reações químicas, que ocorrem dentro da célula (metabolismo). Nesta lâmina, focalizamos a formação de ATP, por meio do metabolismo de carboidratos. A glicose contém grandes quantidades de energia que podem ser liberadas, quando as ligações químicas, que mantêm seus átomos unidos, forem quebradas. Por exemplo, se 1 mol (180 gramas) de glicose for oxidado, formando CO_2 e água, 686.000 calorias de energia serão liberadas. Podemos imaginar muitas maneiras diferentes de chegar aos mesmos produtos, mas, em cada caso, seria liberada a mesma energia. A célula deve quebrar a glicose em pequenas etapas controladas e capturar a maior parte da sua energia, na forma de ATP, antes que se dissipe como calor. A célula realiza isso, em parte porque contém numerosas enzimas específicas, que aceleram a reação, por uma via específica (isto é, pela sua presença, elas determinam a via da "mínima resistência").

O METABOLISMO ANAERÓBICO (SEM O_2) PRODUZ ÁCIDO LÁCTICO E UM MÍNIMO DE ATP

A liberação de energia da glicose ou do glicogênio (a forma de armazenagem da glicose) sempre começa com uma seqüência de reações, chamada glicólise, a qual converte glicose em piruvato, com a produção concomitante de ATP. Iniciando com com a glicose de 6 carbonos, a seqüência de reações é desencadeada pelo investimento de duas moléculas de ATP para fosforilar a molécula, antes de quebrá-la em dois fragmentos com 3 carbonos. Estes são processados em seguida, para fornecer 4 novos ATP, um lucro final de dois (4 − 2 [ATP para desencadear] = 2). A seqüência inteira envolve dez reações, cada uma catalisada por uma enzima e terminando na produção de duas moléculas de piruvato (uma estrutura com 3 carbonos).

A presença do O_2 não é requerida para nenhum desses passos; embora apenas uma fração (cerca de 2%) da energia, disponível na glicose original, tenha sido capturada como ATP, a célula aparentemente pode gerar ATP anaerobicamente (na ausência de ar ou de oxigênio livre). Contudo, esse processo glicolítico de quebrar glicose funciona apenas se átomos de H forem removidos dos esqueletos de carbono e transferidos para outras moléculas, chamadas NAD^+.

$$2H \text{ (do carboidrato)} + NAD^+ \rightarrow NADH + H^+$$

Para cada glicose, 4H são transferidos para 2 NAD^+. Mas a quantidade total de NAD^+ é muito pequena (ela é construída a partir da vitamina niacina) e a reação cessará se o NAD^+ se esgotar. O NADH necessita desfazer-se do seu H em algum lugar, de maneira que possa retornar para obter mais.

Normalmente, o O_2 serve como o local final para depositar o H, formando H_2O. Na ausência de O_2, o próprio piruvato serve como um receptor do H e assim se forma o ácido láctico. O NAD^+ circula, carregando H desde o topo do esquema glicolítico até o piruvato e vai de volta (ver lâmina).

O METABOLISMO AERÓBICO (O_2) PRODUZ MUITO MAIS ATP, PELA CADEIA RESPIRATÓRIA

Quando o O_2 está presente a glicose procede como antes, porém, agora, o papel do NAD^+ (e o FAD transportador similar de H) torna-se mais evidente. Houve êxito na captura de uma boa porção de energia na glicose original e a presença do O_2 permitiu que essa energia fosse utilizada para formar ATP. Agora, em lugar de usar piruvato, os transportadores de H transferem seu H e a energia para a cadeia respiratória, um sistema de transportadores que se localizam dentro das membranas mitocondriais. Por sua vez, as membranas energizadas da mitocôndria são capazes de produzir 3 ATP para cada NADH que passa (apenas 2 ATP, se o doador de H for FAD).

Além disso, a disponibilidade da cadeia respiratória permite que a energia, contida no piruvato, seja capturada. Em lugar de absorver H e formar lactato, o piruvato libera um CO_2 e a porção remanescente 2-C (acetato) é transferida, via acetil-CoA para o ciclo do ácido cítrico, no qual será degradada em duas moléculas de CO_2 (ver Lâmina 6). Novamente o H é removido dos esqueletos de carbono, por transportadores de H, os quais o entregam à cadeia respiratória e voltam em busca de mais. O balanço registrado para a combustão celular de uma molécula de glicose é:

Glicólise:	2 ATP + 2 NADH + 0 $FADH_2$
2 piruvato → acetil-CoA:	0 ATP + 2 NADH + 0 $FADH_2$
2 voltas do ciclo do ácido cítrico:	2 ATP + 6 NADH + 2 $FADH_2$
Total:	4 ATP + 10 NADH + 2 $FADH_2$

Total de ATP (depois de aplicar 4 + (10 × 3) + (2 × 2) = 38 ATP! Transportadores de H na cadeia resp.)

NC: Use vermelho para A e outra cor clara para B. Use uma cor pálida para D e uma cor clara para M.
1. Comece com a ilustração superior, seguindo o processo do oxigênio e alimento, representando a energia elevada, no metabolismo de uma célula do corpo.
2. Pinte o processo anaeróbico à esquerda e para baixo, na direção do bloqueio do O_2.
3. Pinte o processo aeróbico. Observe que a porção da glicólise (sobre a linha pontilhada) é uma versão simplificada do mesmo processo que ocorre anaerobicamente, exceto em que o ácido láctico não é produzido. Siga este esquema para baixo até a eventual produção de 34 ATP. Uma explicação mais pormenorizada do ciclo do ácido cítrico e da respiração aparece na Lâmina 6.

O ATP TRANSFERE ENERGIA PARA O TRABALHO DA CÉLULA

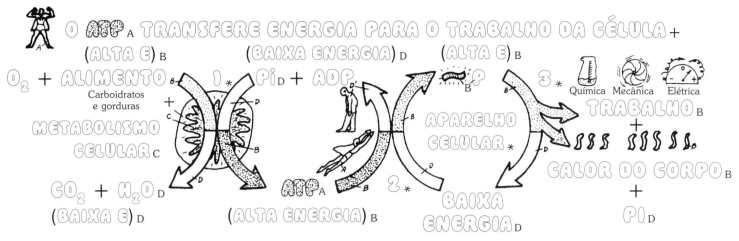

Os aparelhos das células realizam trabalho. Alguns transportam materiais, outros levantam pesos (células musculares) e outras, ainda, constroem moléculas complexas e estruturas de matéria-prima simples. O alimento supre a energia, mas uma substância intermediária, o ATP (trifosfato de adenosina) transfere a energia do alimento para o aparelho celular. Quando o alimento é queimado em um forno, a energia é liberada como calor e luz. Quando o mesmo alimento é "queimado" nas reações metabólicas da célula (1), uma boa parte dessa energia é capturada pela síntese do ATP, partir do ADP e fosfato inorgânico (P_i). O ATP, por sua vez, pode energizar o aparelho celular. Ele o faz (2) ao transferir seu fosfato terminal (~ P) para ele, elevando o aparelho a um estado mais elevado de energia, no qual ele pode participar de mais reações e realizar trabalho celular (3).

COMO É FEITO O ATP

ANAERÓBICO (SEM O_2)
1 MOL. GLICOSE

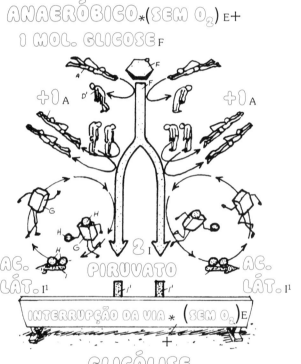

GLICÓLISE

A formação de ATP pode ocorrer na ausência do O_2, por meio da glicólise. Começando com o açúcar glicose de 6 carbonos (6-C), a sequência de reações é desencadeada pelo investimento de duas moléculas de ATP para fosforilar a molécula antes que se clive em dois fragmentos de 3 carbonos, que são processados para fornecer quatro novos ATP, um lucro final de dois (4 − 2 [para desencadear ATP] = 2). O processo funciona apenas se átomos de H forem removidos dos esqueletos de carbono e transferidos para transportadores de H, os NAD^+. Para cada glicose, 4H são transferidos para 2 NAD^+. Mas a quantidade total de NAD^+ é muito pequena e a reação cessará se se esgotarem os NAD^+. O NAD^+ deve desfazer-se de seus H em algum lugar, antes que volte para obter mais. Normalmente, o O_2 serve como o local final de descarte do H e se forma H_2O. Na ausência do O_2, o piruvato, um produto da glicólise, serve como um terreno de descarte para H, formando-se ácido láctico. O NAD^+ circula, transportando H desde o alto do esquema glicolítico até piruvato e de volta.

GLICÓLISE + RESPIRAÇÃO

Quando o O_2 está presente, a glicólise procede como antes, mas agora o papel do NAD^+ (e do FAD, um transportador similar de H) se torna mais evidente. Quando eles transferem seus H para o sistema respiratório (no lugar do piruvato), energizam as membranas da mitocôndria, que são capazes de produzir 3 ATP para cada NADH processado (apenas 2 ATP se o doador de H fosse FAD). Além disso, a disponibilidade do sistema respiratório permite que a energia, contida no piruvato, seja capturada quando ele se quebrar e transformar em acetil coenzima A e, depois, via ciclo do ácido cítrico, em CO_2. Novamente os H são removidos dos esqueletos de carbono e transferidos aos transportadores de H, os quais os conduzem à cadeia respiratória e voltam em busca de outros. O resultado final de 2 turnos do ciclo é a produção de 10 NADH e 2 $FADH_2$. A partir destes, o sistema respiratório produz 10 × 3 + (2 × 2) = 34 ATP. Somem-se os dois ATP, produzidos durante a glicólise mais os dois adicionais, produzidos no ciclo do ácido cítrico e temos um total de 38 ATP! Compare isso com os dois, formados quando O_2 estava ausente e se tomou a via do lactato.

FISIOLOGIA DA CÉLULA

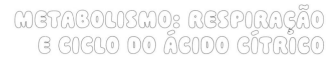

METABOLISMO: RESPIRAÇÃO E CICLO DO ÁCIDO CÍTRICO

A Lâmina 5 focalizou a degradação dos carboidratos, particularmente da glicose, para formar ATP. As gorduras e as proteínas também são usadas para este fim, mas a via final comum é a mesma – por meio do ciclo do ácido cítrico e da cadeia respiratória, como se explicou antes. Em uma visão geral dos processos envolvidos na geração de ATP, podemos convenientemente dividir a oxidação do material alimentar em três estágios:

Estágio I. Obtenção de Glicose, Glicerol, Ácidos Graxos e Aminoácidos – As grandes moléculas no alimento são quebradas até formas simples. As *proteínas* são quebradas até *aminoácidos*, *gorduras* são quebradas até *glicerol* e *ácidos graxos* e grandes *carboidratos* (por exemplo, amido, glicogênio, sacarose) se quebram até *açúcares simples de 6 carbonos*, semelhantes à glicose.

Estágio II. Os Metabolismos da Glicose, Glicerol, Ácidos Graxos e Aminoácidos Convergem para Acetil-CoA – Esses elementos desempenham um papel central no metabolismo. A maioria deles, incluindo açúcares simples, ácidos graxos, glicerol e muitos aminoácidos, é quebrada até o mesmo fragmento de 2 carbonos, chamado *acetato*, o qual se liga à mesma molécula *coenzima A* (abreviada *CoA*) e entra no ciclo do ácido cítrico como um composto *acetil-CoA*.

Estágio III. A Via Final Comum: O Ciclo do Ácido Cítrico e a Cadeia Respiratória – Este estágio final consiste no ciclo do ácido cítrico e cadeia respiratória (também chamada cadeia de transporte do elétron) junto com a decorrente síntese de ATP. Da acetil-CoA em diante, a via metabólica é a mesma para todos os alimentos. Esta lâmina focaliza essa via final comum, o estágio III, o qual ocorre apenas na presença do O_2.

ACETIL-CoA INICIA O CICLO DO ÁCIDO CÍTRICO, PRODUZINDO 3 NADH, 1 FADH$_2$, 1 ATP

Voltando ao nosso exemplo do metabolismo da glicose, lembre-se de que uma molécula da glicose produz um ganho final de dois ATP, dois NADH e dois piruvatos. Na presença de O_2, o piruvato não é utilizado para formar ácido láctico porque o NADH deposita seus H no O_2 (via cadeia respiratória – ver adiante), liberando o piruvato para entrar em reações subseqüentes. Os dois piruvatos entram na mitocôndria, em preparação para sua entrada no ciclo do ácido cítrico. Uma etapa pré-ciclo os quebra até fragmentos 2-C (acetato) que se ligam à coenzima A (CoA), formando acetil-CoA. No processo, se obtém energia por meio da transferência do H para o NAD^+ e se forma CO_2. A acetil-CoA, também, se forma durante a combustão das gorduras e das proteínas e desempenha um papel-chave na alimentação do ciclo do ácido cítrico com acetato 2-C. O acetato é separado da coenzima A e combina com uma estrutura 4-C, formando a molécula *citrato 6-C* e começa o ciclo. Como ilustrado, *cada volta do ciclo produz 3 NADH, 1 FADH$_2$ e 1 ATP* com o carbono remanescente do acetato original, finalmente descartado como 2 CO_2.

NADH E FADH$_2$ DESCARREGAM SEUS H NA CADEIA RESPIRATÓRIA

Como na glicólise, o ciclo do ácido cítrico chega ao seu limite quando os transportadores de H, o NADH e o FADH$_2$ estão carregados de H. Entretanto os H são descarregados na cadeia respiratória, na membrana mitocondrial, gerando NAD^+ e FAD que participarão no metabolismo subseqüente. *A cadeia respiratória é um sistema de transportadores de elétrons e H*, sediado na porção interna da dupla membrana que circunda a mitocôndria.

Além de gerar NAD^+ e FAD a cadeia respiratória também bombeia íons H^+ para o interior do espaço entre as membranas mitocondriais. Estes íons serão usados na síntese final do ATP.

CADEIA RESPIRATÓRIA BOMBEIA H^+ PARA DENTRO DO ESPAÇO DAS MEMBRANAS MITOCONDRIAIS

Para entender a cadeia respiratória, lembre-se de que um átomo neutro H consiste em um elétron e um H^+ (isto é, H = H^+ + 1 elétron). Quando o NADH chega ao primeiro transportador da cadeia respiratória, na face interna da membrana mitocondrial interna, transfere dois elétrons e um H^+. Outro H^+ é pescado na solução circunjacente e os elétrons e o H^+ (= 2H) são transportados da face interna para a externa. Nesse ponto, os componentes H, H^+ e elétrons, se separam. O H^+ é depositado no pequeno espaço entre as membranas mitocondriais e os elétrons voltam à face interna para captar outro par de H^+ da solução circunjacente. Essa viagem pela face interna se repete duas vezes, em um total de três voltas. Após a terceira viagem, os elétrons são captados pelo O_2 e, juntamente com H^+ dos fluidos circunvizinhos, formam água.

FORMA-SE ATP, ENQUANTO H^+ VOLTA

A cada uma de três viagens, dois H^+ se depositam no espaço entre membranas, de forma que a concentração de H^+ se eleva. Esses H^+ voltam para dentro da matriz da mitocôndria, por um complexo de proteínas especiais, chamado ATP sintetase, o qual forma um canal por meio da membrana. A energia, dissipada pelo H^+, produzida por sua alta concentração, bem como pela força elétrica, através desses canais, é usada para sintetizar ATP, a partir de ADP e fosfato (P_i).

O FADH$_2$ difere do NADH; ele transfere seus 2H para a cadeia respiratória, corrente abaixo do ponto de transferência do NADH, onde apenas duas passagens pela membrana estão disponíveis. Como resultado, ele transfere apenas 4 H^+ através da membrana mitocondrial e isso em decorrência do fato de que ele fornece energia para síntese de dois (em vez de três) ATP.

SISTEMAS ESPECIAIS TRANSPORTAM SUBSTRATOS ATRAVÉS DA MEMBRANA MITOCONDRIAL

O ciclo do ácido cítrico e a síntese de ATP se dão dentro da mitocôndria; outras funções (por exemplo, glicólise) ocorrem no citoplasma. Sistemas especiais de transporte, dentro da membrana mitocondrial, os quais movem materiais para dentro e para fora, superam estas restrições. O sistema de transporte para ATP recém-sintetizado levam ATP para fora em troca (contra-transporte, ver Lâmina 9) de ADP, o qual será usado para produção posterior de ATP.

Outros sistemas especializados de transporte estão disponíveis para o piruvato e o NADH que surgem da glicólise. O NADH não atravessa a membrana. No lugar disso, ele transfere seus H na face externa para transportadores de H, os quais levam o H para as superfícies internas. Aqui, o H é captado pelo NAD^+ que está aprisionado, dentro da mitocôndria. Ele se torna NADH, o qual, agora, tem acesso à cadeia respiratória. Em algumas mitocôndrias, os H são captados pelo FAD em vez de pelo NAD^+, resultando em alguma perda de energia. Nessa mitocôndrias, a produção final de ATP, a partir de uma molécula de glicose, será de 36 e não 38.

NC: Use a mesma cor para os títulos seguintes, como se usou na página anterior (observe que os rótulos de letras são diferentes, portanto verifique com cuidado): A, C, D, E, F, G, I, J, P, Q, R e S. Use cores escuras para B e K.

1. Comece no topo de página com a entrada, a partir do citoplasma, do piruvato no ciclo do ácido cítrico. Não é necessário colorir os títulos dos vários ácidos, neste ciclo.
2. Comece a ilustração inferior com o pequeno desenho de corte de uma mitocôndria inteira. Pinte a porção retangular de aumento, observando as setas à esquerda, representando a entrada do piruvato (F) e íons hidrogênio (D).
3. Pinte o próximo aumento. Observe que a matriz interna (N) e o espaço intermembranoso (L) permanecem incolores. Comece colorindo no alto à esquerda, com a passagem do H^+ através da membrana, via transportador de elétron (P). Observe que não se mostram os elétrons que são transportados pela via desse sistema. Acompanhe o acúmulo de H^+ no espaço intermembranoso e sua passagem de volta para a matriz.

CICLO DO ÁCIDO CÍTRICO

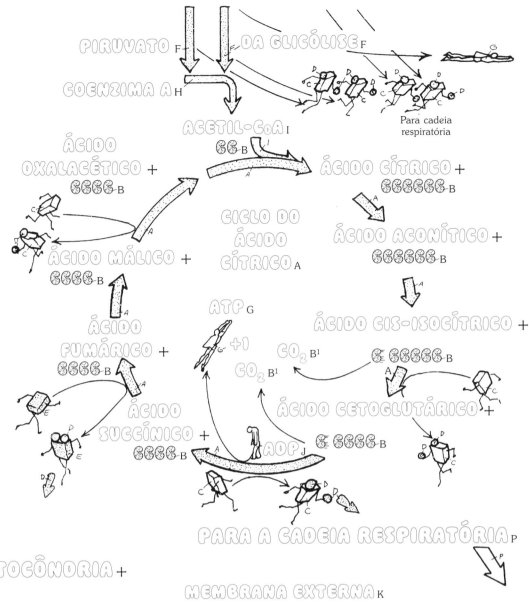

CICLO DO ÁCIDO CÍTRICO A
CARBONO B
NAD+ C
HIDROGÊNIO D
NADH
FAD E
FADH₂

Durante a glicólise, cada glicose forma dois piruvatos, os quais se movem para dentro da mitocôndria em preparação para sua entrada no ciclo do ácido cítrico. Um passo pré-ciclo os quebra em fragmentos 2-C (acetato), os quais se ligam à coenzima A (CoA), formando um composto, chamado acetil-CoA. Nesse processo, a energia é obtida por transferência de H para NAD+ e se forma CO_2. A acetil-CoA também se forma durante a combustão de gorduras e proteínas. O acetato combina com uma estrutura 4-C, formando a molécula de citrato 6-C e começa o ciclo. Como na ilustração, cada volta do ciclo produz 3 NADH (+ 3H+), 1 $FADH_2$ e 1 ATP, com os C remanescentes do acetato original, descartados, finalmente como 2 CO_2.

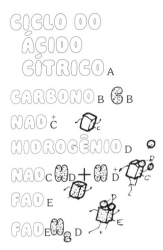

MITOCÔNDRIA +

MEMBRANA EXTERNA K
ESPAÇO INTERMEMBRANOSO L
MEMBRANA INTERNA M
MATRIZ N
CITOPLASMA O

A mitocôndria tem uma membrana dupla. A cadeia respiratória é um sistema de transportadores de elétron e H+, situado na membrana interna. O NADH chega ao primeiro transportador e transfere dois elétrons e um H+. Outro H+ é captado da solução circundante e os dois elétrons e os 2 H+ são transportados da face interna para a externa, onde o H+ é depositado no espaço intermembranoso. Os elétrons voltam, pescam outro par de H+ e repetem a viagem duas vezes mais, até um total de três voltas. Cada vez, dois H+ se depositam no espaço intermembranoso, de forma que se eleva a concentração de H+. Esses H+ vazam de volta para a matriz da mitocôndria, pela ATP sintetase. A energia dissipada pelo H+, movendo-se por meio desses canais, da concentração alta para a baixa, é utilizada, de alguma forma, para sintetizar ATP a partir de ADP e fosfato (P_i). O ATP, recém-sintetizado, sai da matriz mitocondrial, por um sistema especial de transporte que o troca por ADP, a ser usado posteriormente na produção de ATP. Observe que, após a terceira volta, os elétrons não são mais "úteis"; sua energia foi "sangrada" e, se empilharem, o processo respiratório pode parar. O papel do O_2 é simplesmente impedir esse empilhamento. O O_2 capta os elétrons e, juntamente com o H+ dos fluidos circunjacentes, forma água.

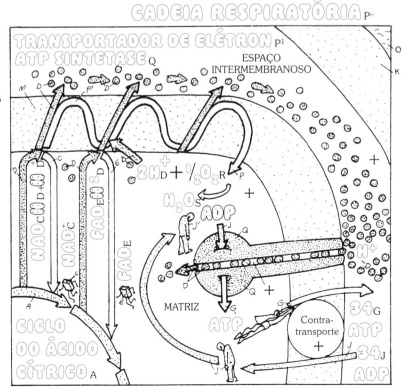

CADEIA RESPIRATÓRIA P
TRANSPORTADOR DE ELÉTRON P¹
ATP SINTETASE Q

FISIOLOGIA DA CÉLULA

As membranas são ubíquas. Elas não apenas definem os limites das células e organelas subcelulares, transmitem sinais por esses limites, contêm cascatas de enzimas que são essenciais para o metabolismo e regulam quais substâncias entram e quais saem. De várias maneiras a membrana celular lembra a parede em torno de uma cidade antiga; ao regular o tráfego para dentro e para fora, a membrana é o principal determinante da economia celular.

MEMBRANAS CELULARES SÃO COMPOSTAS DE PROTEÍNAS QUE FLUTUAM EM UMA DUPLA CAMADA FLUIDA DE LÍPIDES

Embora diferentes membranas tenham composições diferentes, todas as membranas celulares partilham uma estrutura primitiva comum. Elas se compõem de proteínas que flutuam em uma *dupla camada* fluida (duas camadas que se dão as costas) de *lípides*. Como se formam essas duplas camadas? O que as mantém unidas? Embora as moléculas da membrana interajam umas com as outras, as forças primitivas que sustentam as membranas juntas parecem surgir das interações entre a membrana e a água e das interações da água com água.

MOLÉCULAS DE ÁGUA INTERAGEM UMAS COM AS OUTRAS E COM OUTRAS MOLÉCULAS POLARES

A água não é uma molécula simétrica; os dois hidrogênios estão em um lado da molécula e o oxigênio no outro. Além disso, as nuvens de elétrons que formam a molécula tendem a pairar mais próximas do oxigênio que do hidrogênio. Como resultado e porque a água não tem carga final, haverá um pólo negativo, perto do oxigênio e um pólo positivo, perto dos hidrogênios. Nós classificamos a água como *polar*, para contrastá-la com as moléculas eletricamente simétricas, como *hidrocarbonetos*, os quais são *apolares*. Na água comum, não apenas está a extremidade positiva do hidrogênio de uma molécula, ligada à extremidade negativa do oxigênio da molécula vizinha, mas pode até formar uma ligação química fraca (chamada uma ligação H$^+$). Assim, a água líquida tem uma estrutura. Embora ela não seja um cristal rígido, como o gelo, ela contém numerosos agregados de oito até dez moléculas, fracamente justapostas por ligações H$^+$.

Da mesma maneira que as moléculas de água interagem umas com as outras, por meio das atrações polares ou formação de ligações H$^+$, elas também interagem e formam estruturas com outras moléculas polares. Entretanto elas não interagem com moléculas apolares. Como resultado, as moléculas apolares são excluídas da fase aquosa; elas são insolúveis. As moléculas de água (em busca umas das outras) ejetam o soluto apolar, tal como um sabonete se ejeta de um punho fechado. As forças que surgem nesse fenômeno se chamam *forças hidrofóbicas* e os solutos não polares se chamam *solutos hidrofóbicos*.

FOSFOLÍPIDES TÊM CABEÇAS POLARES E CAUDAS APOLARES

A maioria dos lípides de membranas é *fosfolípide*. Os fosfolípides têm uma estrutura dupla, uma extremidade, a "cabeça" é polar (*hidrofílica*) e é atraída à água. A "cauda" restante é apolar (*hidrofóbica*) e é ejetada da água. Essa incompatibilidade das duas extremidades é a chave para a estrutura da membrana. Quando os fosfolípides se misturam à água, surgem forças que tendem a incorporar a cabeça na água e repelir a cauda. As ilustrações mostram como ambas as forças podem acomodar-se, por intermédio da formação de *micelas* ou *camadas duplas*. O *colesterol* é outro lípide comum, constituinte das membranas celulares. Ele preenche alguns dos espaços entre as caudas de fosfolípides adjacentes e modera a fluidez da membrana ao influenciar interações e movimentos das caudas.

PROTEÍNAS DE MEMBRANA TÊM REGIÕES POLARES EXPOSTAS À ÁGUA E REGIÕES APOLARES, SITUADAS NA CAMADA DUPLA

Princípios semelhantes se aplicam àquelas *proteínas* que são parte da membrana. As proteínas consistem em longas cadeias de aminoácidos, alguns dos quais são mais polares e outros mais hidrofóbicos. Embora as proteínas não tenham cabeça e cauda tão evidentes, elas se dobram de maneira que suas porções hidrofóbicas fiquem fora da fase aquosa, situadas no corpo hidrofóbico da membrana; suas porções polares são ancoradas na água.

PROTEÍNAS ESPECÍFICAS DE MEMBRANA REALIZAM FUNÇÕES ESPECÍFICAS

Algumas estão envolvidas no transporte de materiais para dentro e para fora da célula, outras servem como receptores de hormônios, outras catalisam reações químicas específicas e outras agem como ligações entre células ou como "âncoras" para elementos estruturais dentro da célula.

Aquelas proteínas que ocupam toda a espessura da membrana se expõem em ambas as superfícies. Freqüentemente estão envolvidas no transporte de materiais para dentro e para fora da célula. Algumas parecem formar grumos de talvez duas ou quatro moléculas, na membrana e outras, acredita-se que se dobrem de forma que confinem as partes polares em um núcleo interior que corre no centro da molécula, ou através do centro de um grumo. Isso formaria um *canal* para pequenas moléculas polares, particularmente água e íons, se moverem através da membrana. Alguns desses canais podem conter "portões", "filtros" ou outros dispositivos de regulação do tráfego. Isso será objeto dos lâminas seguintes.

SUPERFÍCIE DA CÉLULA COM REVESTIMENTO DE CARBOIDRATO

Algumas proteínas são confinadas a um único lado da membrana. As proteínas, bem como os fosfolípides, expostos à superfície externa (olhando para fora da célula), freqüentemente têm cadeias de *carboidratos* acopladas; chamam-se *glicoproteínas* e *glicolípides*, respectivamente. Esses carboidratos externos lubrificam a superfície da célula, impedindo que "grudem", e protegem a célula de danos mecânicos e químicos. Além disso, desempenham papel importante para permitir o reconhecimento célula-célula e aderência. Esses carboidratos também têm propriedades antigênicas (por exemplo, eles formam os antígenos sangüíneos ABO – Lâmina 144).

NC: Use azul-claro para B e uma cor escura para H.
1. Comece com a porção polar da molécula de fosfolípide, observando o contorno escuro que a divide em três áreas de cor (C, D e E). Essas áreas formam a cabeça (A) na representação simbólica à direita.
2. Pinte a porção apolar e continue com o desenho central. Depois, pinte as duas formas que o resultado pode assumir: micela ou dupla camada lipídica.
3. Pinte o material que descreve a membrana celular, incluindo o desenho pequeno de uma célula. Observe que as áreas de água, limitando ambos os lados da membrana, permanecem incolores, exceto os títulos que descrevem sua localização.

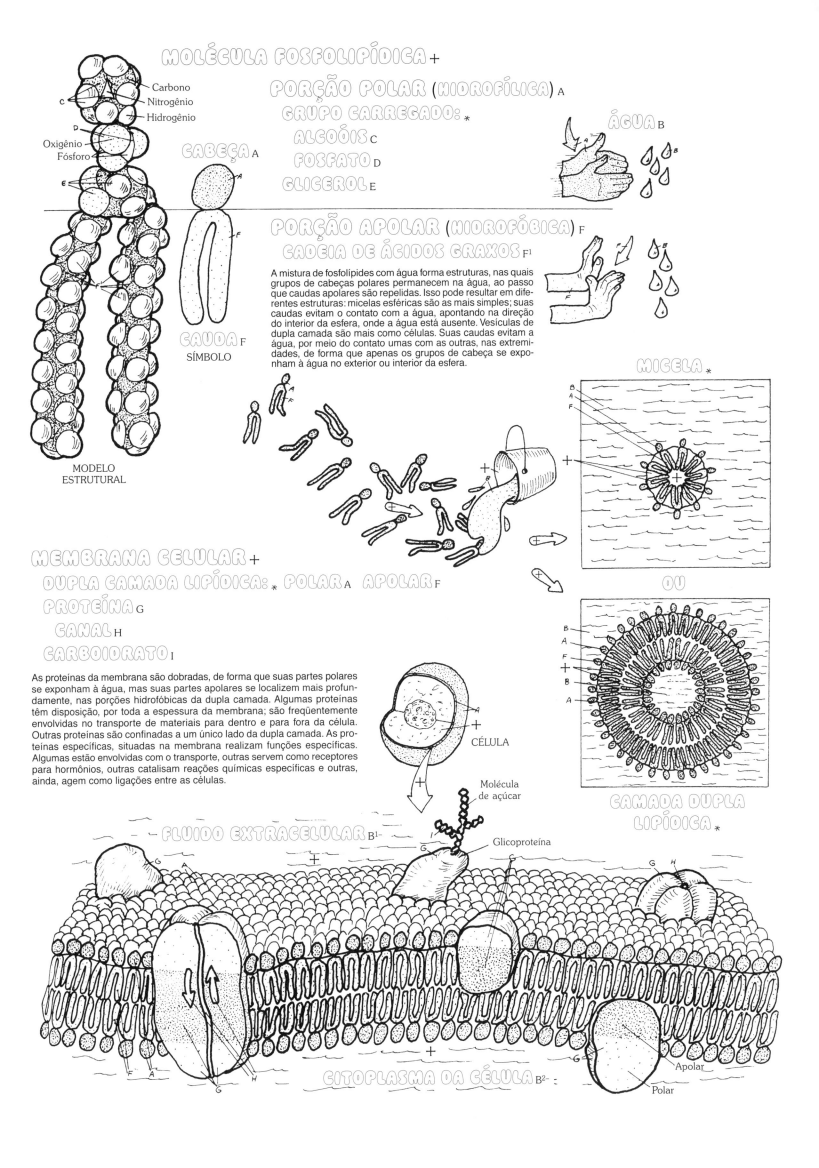

FISIOLOGIA DA CÉLULA

Existem vários tipos diferentes de força; as bolas rolam morro abaixo, por causa da força gravitacional e elétrons (carga negativa) fluem na direção dos prótons (carga positiva), por causa das forças elétricas. Os movimentos através das membranas são causados por forças que surgem de diferenças de concentração, pressão e carga elétrica dos dois lados da membrana. As forças criadas por essas diferenças são chamadas gradientes. Se todo o restante for igual, quanto maior o gradiente (isto é, quanto maior a diferença) maior o fluxo através da membrana. Os *gradientes de concentração* geram movimentos, chamados *difusão*, *gradientes de pressão* causam *fluxo de massa* ("*bulk flow*") e *gradientes elétricos*, mais comumente chamados *gradientes de voltagem* ou *potenciais de membrana*, causam o *fluxo de íons* (*corrente iônica*). Além disso, a água flui para o lado da membrana que tiver a solução mais concentrada, em um processo conhecido como *osmose*.

DIFUSÃO: SOLUTOS SE MOVEM PARA BAIXO, NO GRADIENTE DE CONCENTRAÇÃO

Sempre que há uma diferença de concentração de um soluto, entre duas regiões, o soluto tende a se mover (difundir), da região de concentração mais alta para a de concentração mais baixa. Os solutos difundem ou reduzem, por difusão, seu gradiente de concentração. Esse movimento resultante surge porque as moléculas estão sempre se movimentando e ao acaso. À primeira vista, parece surpreendente que um movimento final orientado surja de um caos molecular, mas o simples exemplo, descrito na legenda para difusão, ilustra como isso se dá. O movimento final pára quando as concentrações forem iguais. Na maioria das circunstâncias, as difusões de substâncias sem carga são independentes umas das outras. Por exemplo, a difusão do açúcar, de acordo com seu gradiente de concentração, deverá se dar à mesma velocidade, mesmo que uma outra substância se difunda, como a uréia.

O tempo necessário para a difusão, por meio de pequenas distâncias como o tamanho de uma célula é apenas uma fração de segundo. Mas, para distâncias maiores pode levar tempo surpreendentemente mais longo. Para difundir 10cm leva cerca de 53 dias e levaria anos para o O_2 difundir dos seus pulmões até os seus artelhos. Mas o O_2 não viaja dos pulmões aos tecidos do corpo por difusão. No lugar disso, ele é transportado pelo fluxo da circulação sangüínea. Uma vez que o O_2 atinge os tecidos, ele difunde na curta distância, pela parede do vaso sangüíneo (capilar) para o interior dos tecidos e para qualquer célula nas vizinhanças. O processo termina em segundos.

FLUXO DE MASSA: MOVIMENTO MACIÇO DE FLUIDO DESCENDENTE NOS GRADIENTES DE PRESSÃO

Em contraste com a difusão, no fluxo de massa, toda a massa (o fluido mais qualquer soluto dissolvido) se move. Por exemplo, quando você empurra o êmbolo na extremidade de uma seringa, o fluido flui para fora da agulha (por fluxo de massa). No diagrama, o homem à esquerda está empurrando com mais força que o da direita, de maneira que o fluido se movimenta da esquerda para a direita. Chamamos isso de *pressão de fluxo* ("*push pressure*"). (Mais precisamente, a pressão é a força que ele exerce em cada centímetro quadrado do êmbolo.) O fluido obedece aos gradientes de pressão, das altas para as baixas pressões, por meio de fluxo de massa.

O desenho à direita mostra como a pressão pode ser medida. Uma divisória leve (idealmente sem peso) e móvel, é colocada na superfície do fluido e despeja-se mercúrio sobre ela até que o peso do mercúrio seja apenas suficiente para parar o fluxo. Nesse ponto, o gradiente de pressão caiu a zero; as pressões à direita e à esquerda são iguais. Mas a pressão à direita é determinada pelo peso do mercúrio (dividido pela área da divisória) e isso se determina pela altura da coluna de mercúrio. Nós medimos a pressão em milímetros de mercúrio (mmHg); é a altura da coluna de mercúrio, necessária para equilibrar a pressão, de forma que não ocorra movimento nenhum.

OSMOSE: A ÁGUA FLUI ASCENDENTEMENTE NOS GRADIENTES OSMÓTICOS

O desenho (próximo ao pé da página) mostra uma membrana, separando duas soluções. A membrana é permeável à água, mas impermeável ao soluto. A água fluirá da esquerda para a direita, da região onde a concentração do soluto é baixa (na verdade é zero, no nosso exemplo) na direção da região em que ela é alta. O fluxo se chama osmose. As forças que causam osmose podem ser medidas pela mesma técnica usada para medida da pressão (ver ilustração à direita). Use o pistão "sem peso" móvel para cobrir a solução e despeje mercúrio até que o movimento pare. A altura do mercúrio mede a pressão requerida para parar o fluxo osmótico; é a chamada *pressão osmótica*. A pressão osmótica vai depender da solução usada no lado direito; quanto mais concentrada a solução, maior a pressão osmótica. Como resultado, identificamos a pressão osmótica com a solução. A pressão osmótica de uma solução é simplesmente a pressão que se mediria se a solução fosse colocada no lado direito do nosso dispositivo. Observe que, de acordo com essa convenção, a água flui ascendentemente no gradiente de pressão osmótica. Para uma boa aproximação, todas as moléculas e íons contribuem igualmente para pressões osmóticas.

A osmose envolve fluxo de massa. Suponha, no nosso exemplo, que o soluto à direita é proteína e que dissolvemos iguais concentrações de açúcar em ambos os lados da membrana. Como as proteínas são muito maiores que o açúcar, fica muito fácil encontrar uma membrana porosa que permitirá que a água e o açúcar passem, porém retendo proteína. O que acontece nesse caso? Como antes, a água flui da esquerda para a direita, mas agora carrega açúcar com ela como se a água fosse determinada pelo mesmo tipo de gradiente de pressão, descrito na ilustração de fluxo de massa. O fluxo osmótico se dá em massa ("*bulk*"); o solvente (água) leva todos os solutos com ele, exceto aqueles que são retidos pela membrana.

CORRENTE IÔNICA: ÍONS POSITIVOS FLUEM DESCENDENTEMENTE E OS ÍONS NEGATIVOS FLUEM ASCENDENTEMENTE, NOS GRADIENTES DE VOLTAGEM

O diagrama da base mostra movimentos iônicos (correntes) que surgem das mínimas diferenças em cargas elétricas, nas duas superfícies da membrana. Os íons de sinal igual se repelem; íons de sinais opostos se atraem. Quando íons positivos e negativos estão separados eles tenderão a se mover para juntar-se. Os gradientes associados com esta atração (ou repulsão) são fáceis de medir. São chamados gradientes de voltagem. Os íons positivos movem-se descendentemente nos gradientes de voltagem; os íons negativos movem-se ascendentemente nos gradientes de voltagem.

GRADIENTES DE ENERGIA

Em cada um dos nossos exemplos os materiais se moveram das regiões de alta energia para regiões de energia mais baixa. Os gradientes de concentração, gradientes de pressão, gradientes osmóticos e gradientes de voltagem, todos são exemplos de *gradiente de energia* (mais precisamente gradientes de energia livre – ver Lâmina 9). Nossa discussão pode ser generalizada: *os gradientes de energia são forças que geram movimentos*.

NC: Use azul-claro para D.
1. Comece no topo da página e complete cada ilustração antes de passar ao próximo.
2. Fluxo, difusão, osmose e correntes iônicas, todos são exemplos de movimento (A).
3. Os gradientes de energia, gradientes de pressão, gradientes de concentração, gradientes osmóticos, pressão osmótica e gradientes de voltagem, todos são exemplos de forças que causam fluxo (B).

FLUXO α A GRADIENTE DE ENERGIA LIVRE

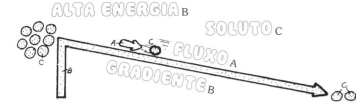

As substâncias fluem descendentemente, nos gradientes de energia livre (isto é, das regiões de alta energia livre para regiões de baixa energia livre). Os gradientes de energia livre são as forças que propelem o fluxo. Quanto mais íngreme o gradiente de energia livre (isto é, quanto maior a diferença em energias), mais rápido é o fluxo.

DIFUSÃO: GRADIENTE DE CONCENTRAÇÃO

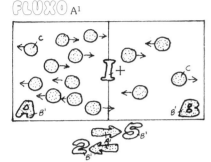

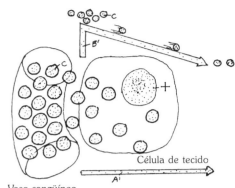

Quanto mais alta a concentração, mais alta a energia livre. Os solutos fluem (difundem) descendentemente nos gradientes de concentração. Isso é um resultado de movimento a esmo; em média, números iguais de moléculas se movem em todas as direções. No compartimento A, cinco se movem para a direita (cinco também se movem para a esquerda). Em B, com uma concentração menor, apenas duas se movem para a esquerda. O saldo de fluxo pela interface, em I é 5 – 2 = 3, movendo para a direita. A difusão é de A (concentração alta) para B (concentração baixa). Ela pára quando as concentrações nos dois compartimento são iguais. A difusão é o processo para transportar O_2 e nutrientes, dos vasos sanguíneos capilares (concentração alta) para células dos tecidos (concentração baixa).

FLUXO DE MASSA: GRADIENTE DE PRESSÃO
MERCÚRIO LÍQUIDO (CONTRA-PRESSÃO)

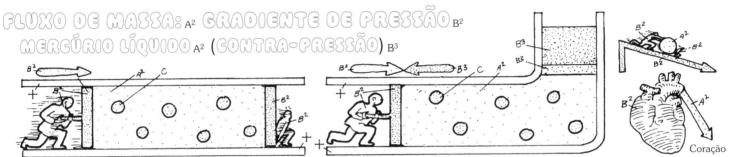

A pressão ("empurrão" mecânico) também contribui para a energia livre. Os fluidos fluem descendentemente nos gradientes de pressão, das regiões onde a pressão é alta para onde ela é baixa. Na direita a pressão é equilibrada por uma coluna de mercúrio (fluido pesado) a qual empurra na direção oposta. A altura do mercúrio, requerida para parar o fluxo é uma medida da pressão original. No corpo, as contrações do coração geram gradientes de pressão para propelir o sangue.

OSMOSE: GRADIENTE OSMÓTICO
ÁGUA (SOLVENTE) MEMBRANA

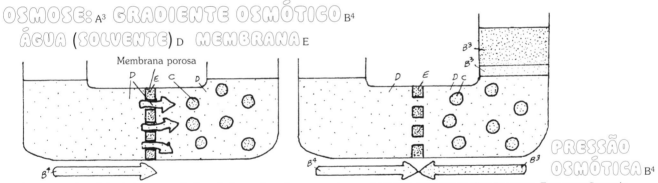

A presença de solutos baixa a energia livre da água. Quando uma membrana, ao separar duas soluções, permite que a água passe, mas retém o soluto, a água flui descendentemente no gradiente de energia, na direção do soluto, pelo processo chamado osmose. Esse fluxo osmótico pode ser evitado aplicando-se uma pressão (coluna de mercúrio) para empurrar na direção oposta. Essa pressão mede a pressão osmótica. Observe que, segundo essa definição, o fluxo osmótico da água vai de regiões de baixa para alta pressão osmótica. O fluxo osmótico é responsável por inchaço e aumento do volume do tecido.

CORRENTE IÔNICA: GRADIENTE DE VOLTAGEM
ÍONS POSITIVOS ÍONS NEGATIVOS FORÇA ELÉTRICA

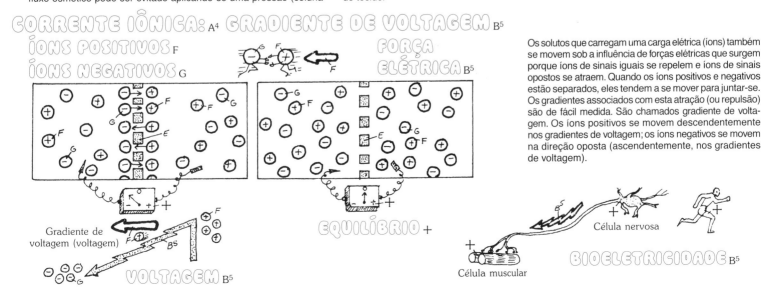

Os solutos que carregam uma carga elétrica (íons) também se movem sob a influência de forças elétricas que surgem porque íons de sinais iguais se repelem e íons de sinais opostos se atraem. Quando os íons positivos e negativos estão separados, eles tendem a se mover para juntar-se. Os gradientes associados com esta atração (ou repulsão) são de fácil medida. São chamados gradiente de voltagem. Os íons positivos se movem descendentemente nos gradientes de voltagem; os íons negativos se movem na direção oposta (ascendentemente, nos gradientes de voltagem).

FISIOLOGIA DA CÉLULA

Para lidar com movimentos através de membranas, precisamos de um "denominador comum" que nos permita comparar magnitudes de forças e predizer movimentos. A energia livre fornece aquele conceito. A energia livre é a quantidade de energia que pode ser "liberada" para fazer trabalho. Quando a substância se move de regiões onde a sua energia livre é alta para regiões onde ela é baixa, descendentemente no gradiente de energia, chamamos o movimento de passivo porque se dá sem qualquer "ajuda" ou trabalho, feito por um agente externo. A substância simplesmente perde parte de sua energia para o ambiente. Entretanto as substâncias não podem se mover na direção oposta (da baixa para a alta energia livre) sem obter energia (trabalho) a partir do ambiente. Quando as substâncias se movem "morro acima", da baixa para a alta energia livre, chamamos o processo de ativo. Um dos maiores problemas da fisiologia da membrana é identificar a fonte de energia, fornecida pelo ambiente e descrever em detalhe como ela é utilizada.

Os gradientes favoráveis de energia livre não são suficientes, por si mesmos, para garantir transporte. Não importa quão grande é um gradiente se a membrana não permitir que a substância atravesse. Além de um gradiente favorável, também deve existir uma passagem. As vias comuns de passagem, descritas nesta lâmina, não foram completamente identificadas. Nosso entendimento é incompleto e as descrições dos mecanismos são simplificadas.

CANAIS DE PROTEÍNA E TRANSPORTADORES FORNECEM VIAS DE TRANSPORTE

Alguns solutos, particularmente hormônios esteróides, vitaminas lipossolúveis, oxigênio e dióxido de carbono são *lipossolúveis*. Eles simplesmente dissolvem nas porções de *dupla camada lipídica* da membrana e difundem para o outro lado (1). Muitos outros solutos importantes, incluindo íons, glicose e aminoácidos são mais polares; eles são solúveis em água, mas não em lípides. Essas substâncias se movem por vias especiais, fornecidas por *proteínas* que se estendem pela membrana. Solutos pequenos como Na^+ passam pelos *canais* (2). Os maiores como a glicose entram na célula pela difusão facilitada (3). Eles se ligam a um transportador protéico que "balança" para trás e para frente ou se move de alguma outra forma, expondo os pontos de ligação, primeiro para um lado, depois para o outro lado da membrana. Os solutos saltam para o local ou dele, dependendo da concentração. Se houver uma concentração mais alta fora da célula, então o local de ligação terá uma chance maior de captar um soluto de fora e mais solutos se deslocarão para dentro que para fora. Isso continuará até que as concentrações dos dois lados se igualem. Nesse ponto, o movimento em uma direção é apenas equilibrado por movimento na direção oposta. O saldo de movimento cessa. Este é chamado um *transporte passivo* porque qualquer movimento de soluto é sempre descendente no *gradiente de concentração*. Existem sistemas de difusão facilitada, semelhantes para muitas substâncias diferentes.

TRANSPORTE ATIVO PRIMÁRIO: CONTRA GRADIENTES

As proteínas também fornecem vias de passagem para movimentos de solutos contra gradientes de concentração ("morro acima"). O *transporte ativo primário* (4) é, provavelmente, semelhante à difusão facilitada. A molécula transportada se liga a um local na proteína, a qual pode "balançar" ou então expor o local de ligação para um lado, depois para o outro lado da membrana. Agora, em contraste com a difusão facilitada passiva, descrita, suponha que as propriedades dos pontos de ligação mudem e dependam de para qual lado da membrana o local se volta. No caso extremo, suponha que o soluto possa ligar-se em apenas um lado da membrana – digamos, na superfície voltada para dentro da célula – então o transporte é apenas em uma direção, de dentro para fora, mas não o contrário. Se a concentração é menor dentro que fora, nossa proteína vai transportar contra um gradiente; será um sistema de transporte ativo. É necessária energia para o transporte, de maneira a mudar as propriedades do local de ligação, durante cada ciclo. Essa energia, geralmente, deriva da quebra do ATP.

TRANSPORTE ATIVO SECUNDÁRIO: PASSIVO-ATIVO COMBINADOS

Sob certas condições, os solutos também podem se mover contra gradientes, por co e contra-transporte. Ambos utilizam o transporte passivo de um soluto para transportar um soluto diferente. O nosso exemplo de co-transporte (5) é semelhante ao transporte facilitado, mas agora o transportador protéico tem pontos de ligação para dois diferentes solutos, Na^+, representado por círculos e glicose (triângulos). O transportador não vai "balançar" se apenas um dos locais estiver ocupado. Para que "balance", os dois locais têm de estar vazios ou ocupados (ambos, um Na^+ e uma glicose têm de estar acoplados). Fora da célula, o Na^+ é muito mais concentrado que a glicose, mas dentro da célula a concentração de Na^+ é muito baixa porque ele é constantemente bombeado para fora, por um processo de transporte ativo, operando em outro lugar da membrana. Ambos, Na^+ e glicose mover-se-ão para dentro da célula, mas poucas moléculas retornarão ao exterior porque a baixa concentração do Na^+ intracelular torna difícil para a glicose encontrar um Na^+ parceiro para a jornada no sistema de co-transporte, na direção contrária. Por meio desse mecanismo, a glicose pode ser empurrada para dentro da célula, mesmo contra o seu gradiente de concentração. A energia para transportar glicose "morro acima", contra seu gradiente de concentração, vem da energia, dissipada pelo Na^+, à medida que se move descendentemente, no seu gradiente de concentração. O gradiente de concentração para Na^+ se obtém por uma bomba de transporte ativo primário, movida pela energia, liberada na quebra de ATP, de forma que o ATP está indiretamente envolvido, nesse exemplo de co-transporte. Sistemas semelhantes de co-transporte existem para outros solutos como os aminoácidos.

O contra-transporte (6) é semelhante ao co-transporte, mas agora os dois solutos se movem em direções opostas. No nosso exemplo, existem pontos de ligação para dois diferentes solutos, digamos Na^+ (círculos) e Ca^{++} (triângulos). Novamente o transportador não vai "balançar" se apenas um dos locais estiver ocupado. Para que balance, ambos os locais têm de estar ocupados (Na^+ e Ca^{++} têm de estar ligados). Como a concentração de Na^+ é muito mais alta que a de Ca^{++}, ela tende a dominar e manter o contra-transporte, movendo em uma direção que permita Na^+ fluir descendentemente no seu gradiente (para dentro da célula). Segue que Ca^{++} fluirá para fora da célula, embora a concentração de Ca^{++} seja mais alta fora do que dentro. Mais uma vez, a energia dissipada pelo movimento de Na^+, descendentemente no seu gradiente, é aproveitada no transporte "morro acima" do outro soluto. Qualquer processo que use energia de um soluto que se move descendentemente, para bombear outro soluto para cima, se chama *transporte ativo secundário*.

Para poder simplificar, negligenciamos a influência das forças elétricas nos íons. A combinação de gradientes elétricos e de concentração é abordada na Lâmina 11.

NC: Use uma cor escura para F.

1. Comece com o exemplo 1, solubilidade lipídica e observe que as setas, representando fluxo (F), recebem uma cor diferente. Pinte o sumário desse processo no desenho da célula central. Os vários mecanismos de transporte, nesses sumários, receberam uma forma circular para finalidades diagramáticas.

2. Pinte os outros cinco métodos de transporte. As setas de fluxo em (F), que vão contra o gradiente (morro acima), são desenhadas com o contorno em negrito. Observe que em 5 e 6 a seta de gradiente mais larga (B^1) é o gradiente dominante. Um gradiente de fora para dentro da célula é usado na maioria desses exemplos. Se fosse o contrário, o fluxo seria na direção oposta.

DUPLA CAMADA LIPÍDICA SOLUTO
CANAL DE PROTEÍNA ATP FLUXO

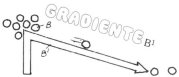
GRADIENTE

Os solutos se movem passivamente (descendentemente nos gradientes de concentração) por meio das membranas celulares, contanto que haja uma passagem. Alguns solutos, como os esteróides são lipossolúveis (1). Eles se dissolvem na membrana e difundem para o outro lado. A maioria dos solutos não é lipossolúvel; movem-se pelas vias especiais proporcionadas por proteínas que se estendem ao longo da espessura da membrana (2). Solutos pequenos como o Na^+ passam pelos canais. Os maiores, como a glicose, entram na célula por difusão facilitada (3). Ligam-se a um transportador de proteína que "balança" para frente e para trás, expondo os pontos de ligação, primeiro, para um lado, depois, para outro da membrana. O soluto salta no local ou dele, dependendo da concentração do soluto. Os solutos se movem pela membrana até que as concentrações nos dois lados sejam iguais. Nesse ponto, o movimento em uma direção é equilibrado pelo movimento na direção oposta; cessa o saldo de movimento.

TRANSPORTE PASSIVO (MORRO ABAIXO)

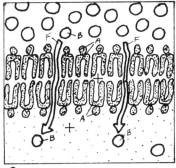

1. SOLUBILIDADE LIPÍDICA

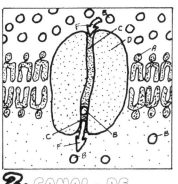

2. CANAL DE PROTEÍNA

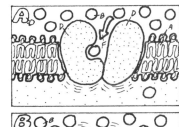
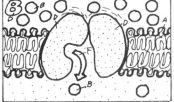

3. TRANSPORTE FACILITADO

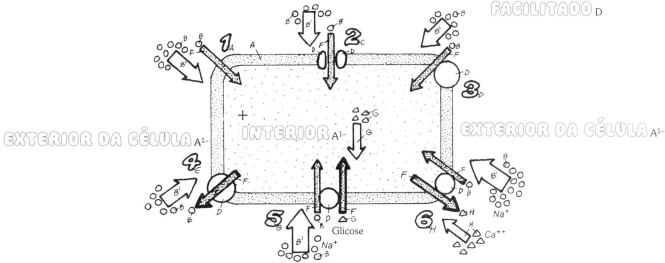

EXTERIOR DA CÉLULA INTERIOR EXTERIOR DA CÉLULA
Glicose Na^+ Na^+ Ca^{++}

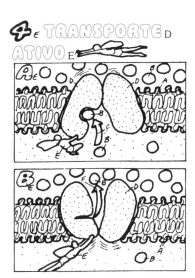

4. TRANSPORTE ATIVO

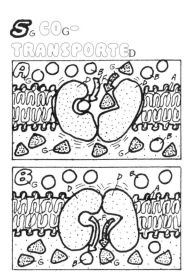

5. CO-TRANSPORTE

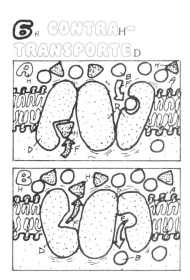

6. CONTRA-TRANSPORTE

TRANSPORTE CONTRA GRADIENTES (MORRO ACIMA)

As proteínas também criam passagens para o movimento de solutos contra os gradientes de concentração (ascendente). O transporte ativo primário é provavelmente semelhante à difusão facilitada, exceto em que mudam as propriedades dos pontos de ligação e dependem de para qual lado da membrana os locais estão voltados. No caso extremo, no qual o soluto pode se ligar em apenas um lado da membrana, o transporte é apenas em uma direção. A energia necessária para mudar as propriedades dos locais provém da quebra de ATP (4). Os solutos também podem ter movimento ascendente por meio de um co ou contra-transporte. Ambos usam o transporte passivo de um soluto para exportar um soluto diferente. No co-transporte, um soluto (triângulo) pega carona no transportador de outro que tem movimento descendente, no seu gradiente; os triângulos podem se mover morro acima (5). O contra-transporte é semelhante, mas agora os dois solutos se movem em direções opostas (6).

FISIOLOGIA DA CÉLULA

A bomba de Na⁺-K⁺ se refere a um sistema de transporte ativo que bombeia, continuamente, Na⁺ para fora e K⁺ para dentro da célula. Geralmente três Na⁺ são bombeados para fora, para cada dois K⁺ bombeados para dentro. Esta bomba se encontra nas membranas plasmáticas de todas as células do corpo e é um dos processos que mais consome energias no corpo. A bomba pode ser responsável por mais de um terço do consumo da energia de repouso do corpo inteiro. Que funções a bomba desempenha, para justificar esse alto investimento de energia?

FUNÇÕES DA BOMBA

Estabilidade osmótica – As proteínas e muitas outras substâncias intracelulares menores exercem uma pressão osmótica que é equilibrada por solutos extracelulares, dos quais Na⁺ e Cl⁻ são os mais abundantes. Ambos, Na⁺ e Cl⁻ passam para dentro das células. Se nada interferisse, esta passagem criaria um gradiente osmótico contínuo, levando água para o interior da célula, o que a incharia e explodiria. Nas células das plantas, isso se evita com uma parede espessa. As células animais são mais flexíveis e móveis; elas não têm parede. Em lugar disso, as células animais têm uma bomba de Na⁺-K⁺ que bombeia Na⁺ para fora, mantendo as concentrações internas do soluto suficientemente baixas para evitar que as células inchem e explodam. (Alguns Cl⁻ acompanham para manter a neutralidade elétrica.) Mantém-se um nível regular e baixo de Na⁺ interno, porque ele é bombeado para fora, tão rapidamente quanto entra. Se a bomba de Na⁺-K⁺ estiver envenenada, as células animais incharão e, eventualmente, explodirão.

Bioeletricidade – O gradiente de K⁺, mantido pela bomba, é o principal determinante do gradiente de voltagem (negativo dentro), através da membrana. Em muitas células isso se deve, primariamente, ao fato do K⁺ sair das células (levando cargas positivas para fora), muito mais rapidamente que outros íons passam em qualquer direção. A bomba também contribui para essa voltagem porque bombeia três Na⁺ para fora, para cada dois K⁺ para dentro, dando o saldo de uma carga positiva para o exterior, cada vez que a bomba cicla.

Transporte ativo secundário – (Lâmina 9) O gradiente de Na⁺, gerado pela bomba, é usado para dirigir o transporte de outros solutos. O transporte da glicose e de aminoácidos por células do intestino e do rim é bom exemplo de co-transporte. Nessas células, o soluto (glicose ou aminoácido) entra ou deixa a célula apenas quando acompanhado por Na⁺. Fora da célula (Na⁺ alto), o soluto, facilmente encontra um Na⁺ parceiro; dentro é difícil porque o Na⁺ foi bombeado para fora. O resultado: mais solutos entram que deixam, mesmo quando o soluto é de concentração mais alta dentro que fora da célula. O contra-transporte é exemplificado pela troca entre Na⁺ e Ca⁺⁺, no coração. Nesse caso, a energia do movimento descendente do Na⁺ no seu gradiente é contrabalançado pelo movimento de saída do Ca⁺⁺.

Metabolismo – A bomba cria um ambiente intracelular rico em K⁺ e pobre em Na⁺. Essas condições são ótimas para a operação de uma variedade de processos celulares, incluindo-se aqueles envolvidos em síntese protéica e na ativação de algumas enzimas.

PROPRIEDADES DA BOMBA

A bomba de Na⁺-K⁺ transporta Na⁺ para fora e K⁺ para dentro da célula. O Na⁺ é mais de dez vezes mais concentrado no plasma que dentro da célula. O inverso é verdadeiro para o potássio. Como resultado, o Na⁺ passa para dentro e o K⁺ passa para fora. Entretanto, um nível regular desses dois íons se obtém porque, na mesma velocidade em que passam para dentro (ou para fora) eles são bombeados de volta; se tornam estáveis ("*steady state*").

Sob condições normais, ambos os íons são bombeados contra um gradiente de concentração e a energia para esse transporte ativo se obtém da degradação do ATP. Esse último fato é facilmente demonstrado em células isoladas, cujo maquinário metabólico tenha sido inicialmente desativado ou removido. Essas células não conseguem bombear ativamente Na⁺ ou K⁺, a menos que o ATP seja introduzido no citoplasma; outros substratos não funcionarão. Estudos detalhados mostram que, para cada ATP quebrado, três Na⁺ são bombeados para fora e dois K⁺ são bombeados para dentro:

$$3Na^+_{in} + 2K^+_{ex} + ATP_{in} \rightarrow 3Na^+_{ex} + 2K^+_{in} + ADP_{in} + P_{in}.$$

Dado o esquema, podemos pensar em uma bomba, não apenas como uma máquina de bombear íons, mas também como uma máquina de quebrar ATP, isto é, ela se comporta como uma enzima que quebra ATP; por essa razão a chamamos ATPase. Além disso, a reação descrita não se processará, a menos que ambos, Na⁺ e K⁺ estejam presentes; por essa razão, nós a chamamos Na⁺-K⁺ ATPase.

A bomba parece operar como segue: três íons Na⁺, surgindo de dentro da célula, ligam-se a locais na superfície interna da bomba, a qual mostra uma forte preferência por Na⁺, em relação a K⁺. Isso desencadeia a quebra de ATP em ADP e, no processo, um fosfato de alta energia é transferido para a proteína da bomba (isto é, a bomba é fosforilada). Em seguida, a bomba muda de forma (conformação); o Na⁺ ligado, agora se volta para o lado de fora e se alteram os pontos de ligação. Eles não favorecem mais o Na⁺ em relação ao K⁺, mas o contrário é verdadeiro. Dessa maneira, liberam os três Na⁺ e captam dois K⁺. Os K⁺ acoplados favorecem a desfosforilação; as proteínas revertem para a sua forma original, com os pontos de ligação novamente voltados para o interior, liberando K⁺ porque, outra vez, se transformaram no estado de preferência por Na⁺. O ciclo se repete até cem vezes por segundo, sob condições ótimas de bombeamento.

OUTRAS BOMBAS DE ÍONS, MOVIDAS A ATP

Existem numerosas outras bombas de íons que operam como uma ATPase, com características semelhantes às da bomba Na⁺-K⁺. Uma é a *Ca⁺⁺ ATPase*, presente em todas as membranas celulares, bem como em alguns retículos endoplasmáticos; ela funciona para manter o Ca⁺⁺ intracelular em níveis extremamente baixos. Outras são uma *H⁺ ATPase*, a qual mantém um interior ácido nos lisossomos e vesículas endocitóticas e uma *H⁺-K⁺ ATPase*, que regula a acidez no estômago e no rim.

NC: Use vermelho para C e cores escuras para F e G.
1. Comece com os quatro painéis superiores, completando cada um antes de seguir para o restante em sentido horário. Depois, pinte o desenho de resumo, entre os painéis.
2. Pinte três funções da bomba, começando com a estabilidade osmótica.

MEMBRANA CELULAR +
DUPLA CAMADA A
BOMBA DE SÓDIO B
ATP/ADP D*
FOSFATO E
SÓDIO (Na+) F
LOCAL DE LIGAÇÃO F1
POTÁSSIO (K+) G
LOCAL DE LIGAÇÃO G1

A bomba de Na+-K+ transporta Na+ para fora e K+ para dentro da célula. Ambos são transportados contra um gradiente de concentração: a energia deriva da degradação de ATP. Começando no desenho superior à esquerda, temos uma versão da bomba. Ela consiste em dois pares de subunidades protéicas. Três íons Na+, surgindo de dentro da célula, ligam-se a locais na superfície interna da bomba. Isso desencadeia a quebra de ATP em ADP; no processo um fosfato de alta energia se transfere para a proteína da bomba (isto é, a bomba está fosforilada). Em seguida, a bomba muda de forma (conformação): o Na+ ligado agora se volta para fora e os pontos de ligação foram alterados. Eles liberam os três Na+ e acoplam dois K+. O K+ acoplado favorece a desfosforilação: as proteínas revertem à forma original, com os pontos de ligação, novamente voltados para o interior, liberando K+ porque, outra vez, se transformaram em estado de preferência por Na+. A bomba se comporta como uma enzima que quebra ATP, mas apenas na presença de Na+ e K+, daí o nome Na+-K+ ATPase.

O resultado final: $3Na^+_{in} + 2K^+_{ex} + ATP_{in} \rightarrow 3Na^+_{ex} + 2K^+_{in} + ADP_{in} + P_{in}$

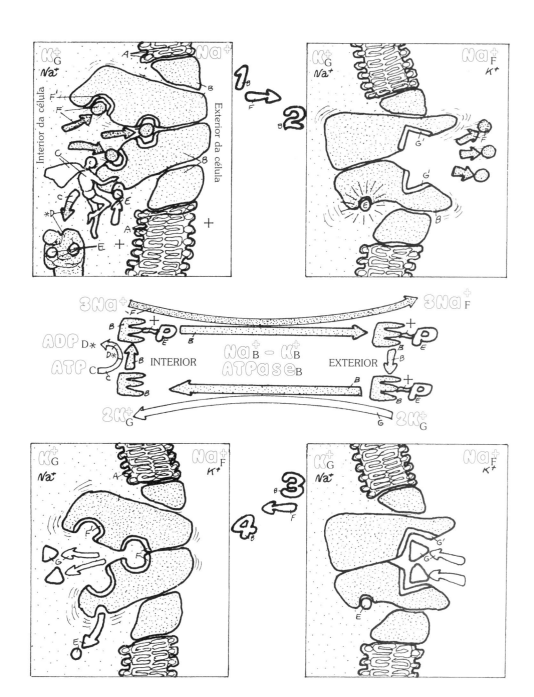

FUNÇÕES DA BOMBA DE SÓDIO +
ESTABILIDADE OSMÓTICA *−

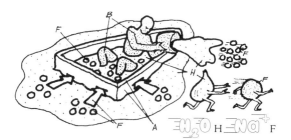

O gradiente de Na+, gerado pela bomba, é usado para dirigir o transporte de outros solutos (por exemplo, nas células intestinais, glicose entra ou deixa a célula, somente quando acompanhada por Na+). Fora da célula (Na+ mais elevado), facilmente encontra um Na+ parceiro; dentro é difícil porque o Na+ foi bombeado para fora. O resultado: entra mais glicose que sai, quando a glicose é mais concentrada dentro que fora.

GRADIENTE PARA CO-TRANSPORTE *−

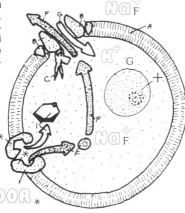

A pressão osmótica, exercida por solutos aprisionados dentro da célula (como proteínas) atrai água para dentro. A bomba de Na+-K+ contrabalança ao bombear Na+ para fora, de maneira que as concentrações internas de solutos se mantenham sificientemente baixas para evitar que as células inchem ou explodam. Um nível interno baixo e estável de Na+ se mantém porque ele é bombeado para fora, na mesma velocidade em que entra.

CARGA POSITIVA J
CANAL DE K+ G2
CARGA NEGATIVA K

BIOELETRICIDADE *−

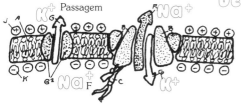

TRANSPORTADOR DE GLICOSE I

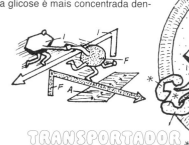

O gradiente de K+, gerado pela bomba cria um gradiente de voltagem (negativo dentro), através da membrana, porque o K+ passa para fora das células (carregando cargas positivas para fora), mais depressa que o Na+ entra. A bomba também contribui para esta voltagem porque bombeia três Na+, para fora, para cada dois K+ para dentro (ver próxima lâmina).

FISIOLOGIA DA CÉLULA

As Lâminas 8 e 9 focalizam os gradientes de concentração como a força para o transporte, através das membranas. Quando partículas com carga (íons) estão envolvidas, as *forças elétricas dirigentes* se tornam igualmente efetivas. Essas forças aparecem como diferenças de voltagem (gradientes de voltagem) através das membranas celulares. As forças surgem da separação de *carga positiva e negativa* pela membrana. A superfície interna da membrana celular, geralmente tem, ligeiramente mais carga negativa na sua vizinhança imediata e a superfície externa tem levemente mais cargas positivas.

Isso cria uma força elétrica (diferença de voltagem) que pode ser de até 0,1 Volt (100mV), atraindo carga positiva para dentro e carga negativa para fora. Essa diferença de voltagem é chamada de *potencial de membrana* e sempre é expressa como a voltagem do interior da célula menos a voltagem do exterior. Como geralmente o interior é negativo (e o exterior positivo), o potencial de membrana normal será negativo. Ele vai de –10mV, em glóbulos vermelhos, até cerca de –90mV, em músculos cardíaco e esquelético. A magnitude dessas forças pode ser bem avaliada, se constatarmos que, quando o K^+ está dez vezes mais concentrado, em um lado da membrana, sua difusão, para o lado de menor concentração, pode ser completamente interrompida, opondo-se a ela com um potencial de membrana de apenas 60mV.

Os potenciais de membrana são medidos ao se fazer um contato elétrico entre cada lado da membrana e um eletrodo (um fio metálico em condições apropriadas). Quando esses eletrodos são conectados, por meio de um dispositivo de medição, os elétrons fluirão pelo fio, do lado negativo para o positivo. Em princípio, a magnitude do fluxo, detectado pelo medidor é proporcional à diferença de voltagem. Na prática, a medida pode não ser tão direta, já que se tomam precauções para assegurar que a drenagem de carga, por meio dos eletrodos seja tão pequena que não perturbe a voltagem original.

OS POTENCIAIS DE EQUILÍBRIO REFLETEM OS GRADIENTES DE CONCENTRAÇÃO

Como surge a separação de cargas, responsável pelos potenciais de membrana? Para simplificar, considere a membrana impermeável, demonstrada na ilustração A do diagrama do meio. O KCl é mais concentrado à esquerda que à direita. Como ambos os lados são eletricamente neutros ($[K^+] = [Cl^-]$ em cada lado) o medidor não mostra diferença de voltagem entre os dois lados. Na ilustração B, os *canais de K^+* estão incrustados na membrana, permitindo que K^+, mas não Cl^-, atravesse. O K^+ começa a difundir para a direita, elevando a carga positiva à direita e abandonando carga negativa à esquerda; um *gradiente de voltagem* se cria, através da membrana, a qual tende a mover o K^+ na direção oposta (da esquerda para a direita). Cada vez que o K^+ se move, a separação de carga torna-se maior, de maneira que se torna maior a voltagem que se opõe à difusão. Finalmente (de fato, depois de um curto intervalo de tempo), a voltagem chega a equilibrar o gradiente de concentração, e cessa o movimento resultante de K^+ (ilustração C). Nesse ponto, o sistema está em equilíbrio. O gradiente de voltagem, necessário para parar a difusão do íon K^+, se chama *potencial de equilíbrio* do K^+. Quanto maior o gradiente de concentração, maior o potencial de equilíbrio. O desenvolvimento de um potencial de equilíbrio não zero depende do fato de que o Cl^- é considerado impermeável. Se ambos, K^+ e Cl^- fossem permeáveis, então KCl simplesmente difundiria, até que as concentrações ficassem iguais nos dois lados e não haveria nenhum potencial de membrana no equilíbrio.

O SALDO DE CARGA ESTÁ SEMPRE PRÓXIMO DA MEMBRANA

Observe, na ilustração C, que os íons excedentes, dando carga à membrana, pairam próximos dela; os íons excedentes, positivos e negativos, atraem-se uns aos outros. Estes íons em excesso ficam confinados a uma camada muito fina, adjacente à membrana e são de número pequeno, comparado ao número de íons presente no restante da massa de solução. Mesmo assim, eles produzem forças elétricas significativas. *Dentro da massa de solução (longe da membrana), os números de cagas positivas e negativas são iguais.*

Ao invés de usar canais de K^+, poderíamos usar canais de Cl^-. A nossa análise seria semelhante, apenas agora os íons em difusão teriam carga negativa; o íon positivo é deixado para trás à esquerda e o lado direito se torna carregado negativamente. O equilíbrio ocorre quando o potencial de membrana tem a mesma magnitude de antes, mas orientado na direção oposta (negativo à direita). Nesse caso, o potencial de equilíbrio do Cl^- é igual e oposto ao potencial de equilíbrio do K^+. Quando se lida com misturas complexas de íons, seus gradientes de concentração são mais independentes e cada íon tem seu próprio potencial de equilíbrio.

POTENCIAIS DE MEMBRANA CELULAR: POTENCIAIS DE ESTABILIDADE (*STEADY STATE*)

Efeitos semelhantes ocorrem em membranas celulares, mas agora lidamos com mais íons e o sistema não estabelece equilíbrio. A bomba Na^+-K^+ mantém um gradiente de K^+ elevado no exterior, baixo no interior (ela também mantém um gradiente de Na^+, dirigido em oposição, mas isto não é tão importante porque há mais canais de K^+ operantes que canais de Na^+). O K^+ difunde, por meio dos canais de K^+, para estabelecer potencial de membrana com o lado de dentro negativo. A magnitude do potencial de membrana não é exatamente igual ao potencial de equilíbrio do K^+, por duas razões: (1) outros íons, além do K^+ (por exemplo, Na^+ e Cl^-) também podem permear a membrana e (2) a bomba Na^+-K^+ pode também fazer uma contribuição direta, através de carga de bombeamento. Lembre-se de que, cada vez que a bomba cicla, três Na^+ saem, mas dois K^+ entram; isso resulta em um saldo de movimento de uma carga positiva para fora. Assim, a bomba não apenas desempenha um papel indireto, ao restabelecer o gradiente original de concentração de K^+, de maneira que ele possa difundir para fora, por meio dos canais de K^+, mas também bombeia cargas positivas para fora. Esta última (e direta) contribuição varia com as circunstâncias. Geralmente é pequena.

As concentrações de Na^+ e K^+ são razoavelmente constantes, mas *não estão em equilíbrio*. Elas chegam a valores de estabilidade porque, tão rápido quanto passam para dentro (ou para fora) são bombeadas de volta para fora (ou para dentro). Se a bomba estiver envenenada, as concentrações de Na^+ e de K^+ mudarão à proporção que se aproximam do equilíbrio e diminuem o potencial de membrana. O equilíbrio final é então determinado, primariamente, pelos íons carregados negativamente dentro da célula (por exemplo, ânions protéicos) que não permeiam a membrana. Esses são representados por A na ilustração maior.

NC: Use cores bem leves para A e B.
1. Comece com a ilustração superior.
2. Pinte os estágios de desenvolvimento de um potencial de membrana. Inclua os símbolos de gradiente sob cada estágio.
3. Pinte a ilustração grande no canto inferior direito, ilustrando os potenciais de membrana nas células.

FORÇAS ELÉTRICAS +
CARGA POSITIVA A
CARGA NEGATIVA B

Alguns átomos ou moléculas carregam uma carga elétrica [+] ou (−). São chamados íons. Os íons com carga [+] repelem-se uns aos outros; os íons (−) também se repelem, mas os íons [+] atraem os (−) e vice-versa. As voltagens são altas em torno dos íons [+] e baixas em torno dos íons (−). Os íons [+] fluem das voltagens altas para as baixas. Os íons (−) fluem na direção oposta.

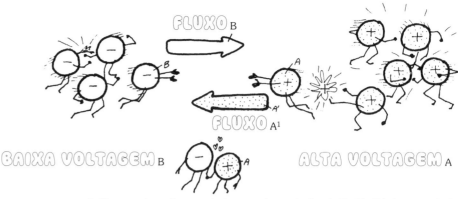

POTENCIAL DE MEMBRANA +
MEMBRANA DE DUPLA CAMADA C
ÍON POTÁSSIO (K^+) A^1
PROTEÍNA DE CANAL DE K^+ A^2
GRADIENTE DE CONCENTRAÇÃO A^3
ÍON CLORO (Cl^-) B^1
GRADIENTE DE VOLTAGEM D

A. Uma membrana impermeável separa duas soluções de K^+, Cl^-. O lado esquerdo é mais concentrado que o direito. Nada acontece porque os íons não podem permear a membrana. **B.** Agora, os canais de K^+ foram introduzidos; o K^+ pode atravessar, mas o Cl^- não. O K^+ começa a se difundir para a direita, elevando a carga [+] à direita e abandonando carga (−) à esquerda. O gradiente de voltagem se cria, através da membrana, a qual tende a movimentar K^+ na direção oposta (da esquerda para a direita). **C.** À medida que mais K^+ difunde, o gradiente de voltagem cresce, até ser capaz de equilibrar o gradiente de concentração. Nesse ponto, cessa o saldo de movimento de K^+; o sistema está em equilíbrio. O gradiente de voltagem, necessário para parar a difusão de qualquer íon, se chama potencial de equilíbrio.

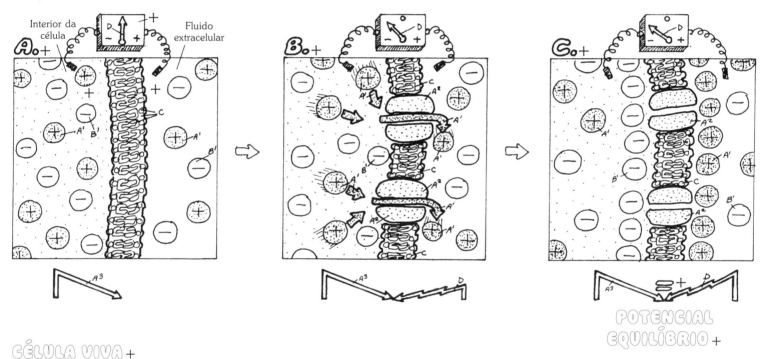

POTENCIAL EQUILÍBRIO +

CÉLULA VIVA +
ÍON SÓDIO (Na^+) E
CANAL DE Na^+ E^1
BOMBA SÓDIO-POTÁSSIO
ATPase F ATP G
ÂNION (A^-) H

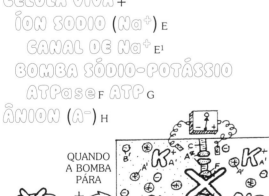

Eventos semelhantes ocorrem por meio das membranas celulares. A bomba Na^+-K^+ mantém um gradiente *estável* (*steady state*) de K^+ (K^+ elevado dentro e baixo fora). Mínimas quantidades de K^+, o íon mais permeável, difundem através dos canais de K^+, para estabelecer um potencial de membrana com o interior negativo (exterior positivo). A magnitude do potencial de membrana não é exatamente igual à do potencial de equilíbrio de K^+, porque outros íons (por exemplo, Na^+ e Cl^-) também podem permear a membrana e, porque a bomba Na^+-K^+ também pode transportar carga. Quando a bomba pára, os íons se equilibram e o potencial de membrana diminui até valores determinados pelo A^-.

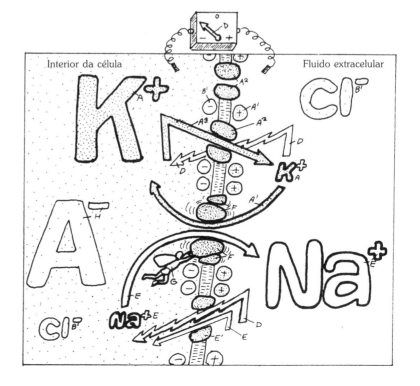

COMUNICAÇÃO CELULAR I: PROTEÍNA G/cAMP

As células do nosso corpo não existem em isolamento. Elas se comunicam por meio da liberação de moléculas sinalizadoras (por exemplo, hormônios e neurotransmissores) para controlar processos vitais, incluindo metabolismo, movimento, secreção e crescimento. Embora essas ações sejam complexas, um estudo detalhado é essencial porque os pontos de controle são alvos estratégicos para toxinas patológicas, bem como para intervenções terapêuticas com drogas.

As moléculas sinalizadoras iniciam suas ações, ligando-se a proteínas, chamadas receptores. Embora algumas moléculas sinalizadoras importantes (por exemplo, esteróides, hormônio da tiróide) sejam lipossolúveis e difundam para o interior da célula, a maioria das moléculas sinalizadoras não o é. São impermeáveis e restritas a reagir com receptores contidos na membrana celular. Como pode uma reação, na superfície da célula, controlar ações no interior da célula? E como se amplificam pequenos números de moléculas sinalizadoras para uma grande resposta envolvendo um grande número de moléculas?

LIGANDO O SINAL

A resolução desses problemas é ilustrada na primeira figura, na qual um receptor se estende através da membrana. Acompanhamos um caso relevante, no qual o receptor está ligado a uma proteína da membrana, a proteína G, que, por sua vez, está ligada à produção de um segundo "mensageiro" interno, o AMP cíclico. Reconhecem-se nove passos típicos:

1. **Primeiro mensageiro** – A molécula sinalizadora (freqüentemente chamada de primeiro mensageiro) se liga à superfície externa de uma proteína receptora. Essa proteína longa se dobra sobre si mesma, originando sete passagens pela membrana.

2. **Conformação do receptor** – A ligação causa uma mudança em conformidade no receptor (isto é, mudanças sutis na forma tridimensional da proteína). Os efeitos da mudança são propagados a regiões distantes da proteína, onde resultam na ativação da parte do receptor, exposta ao citoplasma. Assim, o sinal externo é transmitido para a superfície interior da membrana.

3. **Proteína G** – O receptor ativado pode ligar-se e ativar outra proteína da membrana, chamada proteína G. Essa proteína G tem um local de ligação para GTP/GDP, os quais são análogos de ATP e ADP (ver lâmina). Em repouso, o GDP está ligado à proteína G, mas, quando o receptor e a proteína G formam um complexo, o GDP ligado é trocado por GTP. Isso permite que a proteína G se dissocie do receptor e se divida em duas partes ativadas. Uma parte, chamada alfa, consiste em uma subunidade única que contém o GTP acoplado. A outra, composta de duas subunidades, é chamada beta-gama. Ambas as partes são livres para mover ao longo da superfície da membrana. Tanto o fragmento alfa como o fragmento beta-gama ativarão outras proteínas de membranas, chamadas efetores. Isso deixa o receptor ativado livre para ativar proteínas G adicionais. Uma molécula sinalizadora pode resultar na ativação de várias proteínas G. O efeito está começando a multiplicar; este é o primeiro estágio da amplificação.

4. **Efetor** – Nesse caso, o efetor é uma enzima, a adenilciclase. Cada enzima ativada por uma proteína G, que catalisará a formação de muitas moléculas de cAMP intracelular (monofosfato cíclico de adenosina), as quais continuarão a transportar o sinal e agir como segundos mensageiros. Ao mesmo tempo, a enzima complementar cAMP-fosfodiesterase, continuamente converte cAMP em AMP ordinário (não cíclico). O saldo de cAMP depende do equilíbrio entre as taxas de formação e de remoção. A produção de cAMP é um estágio subseqüente da amplificação; um efetor catalisa a formação de muitos cAMPs.

5. **Segundo mensageiro** – Os segundos mensageiros (por exemplo, cAMP) carregam o sinal para dentro do citoplasma, onde podem difundir para qualquer local e ativar seus alvos. O sinal não está mais confinado à membrana celular.

6. **Proteinocinase** – O cAMP atua por intermédio da ligação e ativação de uma enzima chamada proteinocinase A, a qual catalisa a fosforilação (adição de grupos fosfato) de outras enzimas ou proteínas-alvo. A adição de grupos fosfato eletricamente carregados é suficiente para mudar a atividade do alvo, pela mudança da sua conformação – isto é, pelo "encurvamento" da proteína, para a forma ou da sua forma original. Assim, a fosforilação pode agir como um "interruptor molecular", ligando ou desligando a proteína. Outras enzimas, chamadas fosfatases, podem ter efeito oposto. Elas desfosforilam, desligando a proteína (ou ligando).

7. **Proteína-alvo final** – O alvo final é uma proteína funcional, dentro da célula, que causa uma resposta específica (por exemplo, secreção, divisão).

DESLIGANDO O SINAL

Como na maioria dos constituintes do corpo, cada membro de uma seqüência de sinal está sob um constante estado de renovação; existem dispositivos para removê-los, bem como produzi-los. Nos casos das proteínas-alvo, ativadas por fosforilação, a proteinocinase, responsável pela ativação por catalisação, geralmente se acompanha de uma enzima fosfatase complementar, a qual remove o fosfato e desliga a ativação. O estado de cada membro ativado da cascata, em qualquer tempo particular, reflete o equilíbrio entre as taxas de produção e as taxas de remoção. A remoção do primeiro mensageiro alterará esse equilíbrio. Se o primeiro passo é interrompido, a taxa de produção do segundo passo é interrompida, o que, por sua vez, interrompe a produção do terceiro passo e assim por diante.

8. **A proteína G age como uma GTPase** – A proteína G tem um mecanismo novo de autodesativação. A porção alfa, dissociada da proteína, serve como sua própria fosfatase e catalisa a hidrólise do seu GTP, acoplado para GDP, em segundos. Isso permite a unidade alfa reunir-se com a unidade beta-gama para formar o complexo original desativado.

9. **Remoção do sinal** – Se falhar a comunicação das moléculas sinalizadoras, a sua concentração local cai e elas se dissociam do receptor.

EXEMPLOS DE AÇÃO DE CAMPO

O sistema proteína G/cAMP pode produzir diversos efeitos, dependendo do tecido. No músculo esquelético e no fígado, o sistema é usado pela epinefrina (adrenalina) para iniciar a quebra do glicogênio em glicose; no coração, ele aumenta a taxa e força a contração. Nas células gordurosas ele promove a quebra da gordura para obter energia.

A importância de cancelar os sinais é ilustrada pela doença cólera. A toxina da cólera, produzida por bactérias intestinais, catalisa uma alteração química da subunidade alfa, mantendo-a em um estado permanente de ativação. Essa subunidade particular atua estimulando uma secreção contínua de Cl^-, Na^+ e água para a luz do intestino, acarretando diarréia aquosa grave (até 20 litros por dia). A desidratação resultante pode ser fatal se não for tratada.

NC: Use cores claras para C e F.
1. Siga os passos 1-9, colorindo cada número.
2. Pinte todas as estruturas químicas na ilustração inferior à esquerda.

LIGANDO O SINAL

- MOLÉCULA SINALIZADORA (1º MENSAGEIRO) A
- PROTEÍNA RECEPTORA B
- PROTEÍNA G C
  - BETA-GAMA C¹
  - ALFA C²
- GTP D¹ / GDP D
- PROTEÍNA EFETORA E
- FOSFATO (●) C
- cAMP (2º MENSAGEIRO) G
- PROTEINOCINASE A H
- PROTEÍNA FOSFORILADA I

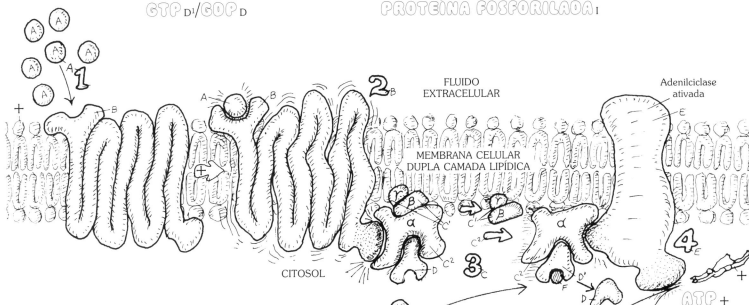

LIGANDO O SINAL

(1) A molécula sinalizadora (1º mensageiro) – a molécula sinalizadora se liga à superfície externa de uma proteína receptora, composta de segmentos os quais passam sete vezes pela membrana. (2) Conformação do receptor – A ligação causa a mudança em conformação com o receptor, ativando sua superfície citoplasmática. (3) Proteína G – O receptor ativado estimula a proteína G com a troca de GDP por GTP, permitindo que a proteína G se dissocie do receptor e se divida em duas partes ativadas, alfa e beta-gama. (4) Efetor – A proteína G ativa a proteína efetora (adenilciclase tardia) a qual catalisa a formação de muitas moléculas de cAMP intracelular, a partir de ATP. (5) O cAMP (2º mensageiro) – O cAMP carrega o sinal para dentro do citoplasma, onde pode difundir para qualquer lugar. (6) Proteinocinase – o cAMP ativa a proteinocinase A que catalisa a fosforilação de outras enzimas ou de proteínas-alvo. Os alvos recém-ativados podem, em seguida, ativar membros de uma cadeia, até atingir: (7) proteína-alvo final – A proteína funcional dentro de uma célula, que causa respostas específicas.

DESLIGANDO O SINAL

O processo se interrompe quando a molécula sinalizadora deixa o receptor (8). A proteína G catalisa a conversão do seu GTP ligado em GDP, de forma que as subunidades alfa e beta-gama se reúnam (9), que a adenilciclase não esteja mais ativada e que caiam os níveis de cAMP.

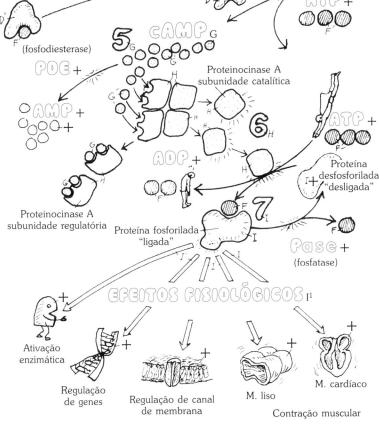

EFEITOS FISIOLÓGICOS

- Ativação enzimática
- Regulação de genes
- Regulação de canal de membrana
- M. liso
- M. cardíaco — Contração muscular

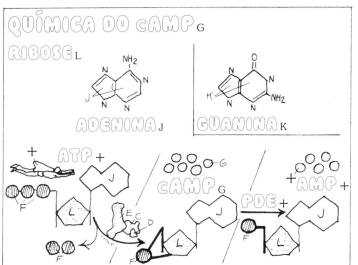

QUÍMICA DO cAMP
- RIBOSE L
- ADENINA J
- GUANINA K

O ATP é composto de um anel, contendo nitrogênio, a adenina, a qual está ligada a três fosfatos, via ribose, um açúcar de 5 carbonos. Da remoção de um único fosfato resultará o ADP (não ilustrado). Quando dois fosfatos são removidos pela enzima adenilciclase, o ATP se torna cAMP, onde o fosfato remanescente está ligado à ribose em duas posições (portanto "cíclico"). A fosfodiesterase (PDE) catalisa a remoção de uma dessas, criando o AMP (não-cíclico). Estruturas e reações químicas semelhantes ocorrem com GTP, GDP, cGMP, GMP, onde a adenina é substituída por guanina.

DESLIGANDO O SINAL

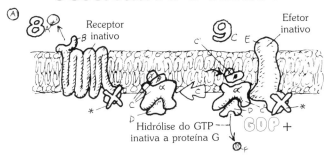

Hidrólise do GTP inativa a proteína G

COMUNICAÇÃO CELULAR II: PROTEÍNA G/IP₃, Ca⁺⁺ E CANAIS

FISIOLOGIA DA CÉLULA

O CÁLCIO É UM IMPORTANTE SINAL INTRACELULAR

Os íons cálcio agem para desencadear respostas, envolvendo secreção, contração e ativação de enzimas. Para funcionar, o Ca⁺⁺ deve ser apresentado ao local de ação para ligar a resposta e deve ser removido para desligá-la. Diferentemente do controle dos sinais como o cAMP, esses processos não se dão pela simples produção química e destruição (o Ca⁺⁺ é um elemento químico). No lugar disso, realizam-se por meio de drenagem para o interior de reservatórios de armazenagem de Ca⁺⁺, para ligar o processo e bombeando Ca⁺⁺ de volta para os reservatórios ou para fora da célula, para desligá-lo. Para ser eficaz, as células precisam manter uma concentração de Ca⁺⁺ intracelular de repouso muito baixa, da ordem de 0,1mM ou menos. Desse modo, apenas pequenas quantidades de Ca⁺⁺ precisarão se mover para fazer grandes diferenças (é como dizer, para aumentar a concentração por um fator de 10 por 1μM). A lâmina mostra dois mecanismos proeminentes, usados pela célula para manter o cenário de baixa concentração de Ca⁺⁺ intracelular. Existe uma bomba de Ca⁺⁺, movida a ATP, que bombeia Ca⁺⁺ contra gradientes para fora da célula, em direção aos espaços extracelulares e para fora do citosol, na direção do retículo endoplasmático (retículo sarcoplasmático, no músculo). O segundo mecanismo utiliza um trocador Na-Ca (contra-transportador; ver Lâmina 9), na membrana plasmática, o qual transporta 3Na⁺ para o interior da célula, a cada Ca⁺⁺ que sai. Novamente, o Ca⁺⁺ é bombeado para o exterior da célula contra o seu gradiente, mas, dessa vez, a energia para o bombeamento provém do Na, movendo-se de acordo com o gradiente. A fração 3Na⁺/Ca⁺⁺ produz uma transferência de carga de 3+ para dentro e 2+ para fora = total de 1 carga positiva para dentro, em cada ciclo. Essa transferência de carga, promovida pelo potencial negativo interno na membrana, contribui para a proficiência do transporte.

LIGANDO O SINAL

Em algumas células – por exemplo, extremidades nervosas – o Ca⁺⁺ entra no citosol, através dos canais de Ca⁺⁺ que estão abertos (ativados) pelas mudanças no potencial de membrana. Estes serão abordados nos próximas lâminas. Em muitas outras células – por exemplo, músculo liso – a liberação do Ca⁺⁺ para dentro do citosol, de dentro dos reservatórios internos de armazenamento, é mediada pelo sistema da proteína G, descrito nesta lâmina.

IP₃, DAG E Ca⁺⁺

Siga a seqüência numérica no topo da lâmina, a qual ilustra a formação e a ação de três segundos mensageiros relacionados – IP₃, DAG e Ca⁺⁺. Uma molécula sinalizadora ativa a proteína receptora (1), a qual ativa uma proteína G (2). O receptor, como todos aqueles que estão ligados à proteína G, passa através da membrana sete vezes. Em vez de ter a adenilciclase como alvo, esta proteína G ativa a enzima fosfolipase C (3). Esta nova enzima ataca um componente especial inositol fosfolipídico (bifosfato de fosfatidilinositol) da própria membrana celular, separando seu grupo da cabeça polar, chamado IP₃ (trifosfato de inositol), da sua cauda apolar, DAG (diacilglicerol), que permanece atrás, na membrana (1a). A separação desse fosfolípide especial não ameaça a integridade estrutural da membrana porque estão presentes apenas quantidades mínimas.

O DAG difunde lateralmente, na porção interna da membrana (4), onde participa da ativação de uma enzima fosforilante, proteinocinase C (9). O IP₃ é hidrossolúvel e livre para difundir através do citoplasma. Seus alvos são os canais de Ca⁺⁺, localizados na membrana do retículo endoplasmático (5). O IP₃ abre esses canais e permite que os íons Ca⁺⁺, os quais foram seqüestrados, em altas concentrações, no retículo endoplasmático por uma bomba de Ca⁺⁺ (6), escapem para dentro do citosol. (5) o Ca⁺⁺ pode, então, ligar-se e ativar diferentes tipos de proteínas, que se ligam ao Ca⁺⁺ (por exemplo, calmodulina) (7), as quais estão envolvidas em ações posteriores (8). Além disso, o Ca⁺⁺ se liga à proteinocinase C (C pela ligação com Ca⁺⁺) e, juntamente com o DAG, ativa essa enzima (9).

A proteinocinase C atua, então, por meios semelhantes aos da proteinocinase A, pela catalisação da fosforilação e ativação de outras proteínas (10).

FOSFORILAÇÃO – DESFOSFORILAÇÃO: UM INTERRUPTOR MOLECULAR

Esta lâmina, bem como a última, ilustra o tema que recorre repetidamente na fisiologia celular: As proteínas (enzimas, canais, moléculas motoras, etc.) são freqüentemente controladas pela inserção e remoção de fosfato (*fosforilação ou desfosforilação*) para a molécula ou da molécula. A introdução do fosfato altamente carregado modifica a forma da proteína. Dependendo da proteína, ela se "dobra" para entrar ou sair do seu estado ativo – ela é "ligada" ou "desligada". Semelhantemente, a remoção do fosfato pode "dobrar", para entrar ou sair de um estado ativo. Dessa forma, o fosfato atua como um interruptor molecular. A fonte de fosfato é geralmente, mas nem sempre, o ATP. Uma enzima que catalisa a fosforilação se chama *cinase*. Uma que catalise a desfosforilação se chama *fosfatase*.

AS PROTEÍNAS G FORMAM UMA GRANDE FAMÍLIA

O termo "proteína G" se refere a uma grande família de moléculas reguladoras que acoplam GTP. Geralmente, são identificadas mais de 20 diferentes subunidades alfa, 5 diferentes subunidades beta e 12 diferentes subunidades gama. Teoricamente, elas podem se combinar para formar mais de mil diferentes membros alfa-beta-gama, da família da proteína G. Assim, não é surpreendente encontrar proteínas G, envolvidas em uma ampla variedade de ações celulares. O efeito específico, que sucede a ativação da proteína G, depende de qual proteína G foi ativada e disponível em quais efetores (qual célula).

Algumas proteínas G ativam, outras inibem – Embora nossos exemplos mostrem proteínas G ativando processos celulares, também são importantes os casos em que a proteína G inibe. Por exemplo, nas células adiposas (gordura), os hormônios epinefrina e ACTH estimulam a enzima adenilciclase, via proteína G, enquanto ambas, prostaglandina e adenosina utilizam a proteína G para inibir esta enzima.

Algumas proteínas G agem diretamente, nos canais da membrana – Algumas proteínas G que regulam os canais de íons, não utilizam segundos mensageiros. Em lugar disso, atuam diretamente e mais rapidamente, no próprio canal. Por exemplo, a lâmina mostra como o neurotransmissor acetilcolina, liberado pela estimulação do nervo vago, atua no coração. A captação da acetilcolina pelos receptores, nas membranas celulares no coração, ativa a proteína G que se dissocia no complexo usual alfa e beta-gama. Nesse caso, os complexos beta-gama desempenham o papel ativo, migrando para canais de K⁺ e abrindo-os, sem nenhuma intervenção de segundos mensageiros. Isso resulta em uma diminuição da freqüência cardíaca (ver Lâmina 35).

NC: Use as mesmas cores para A-D que foram usadas na lâmina anterior. Use uma cor clara para M.

1. Siga as lâminas numeradas como citado. Apenas o título "Efeitos Fisiológicos" é colorido e não os desenhos.
2. Pinte os cinco passos seguintes. Observe que uma molécula sinalizadora diferente, a acetilcolina (O) inicia o processo.
3. Observe a ilustração sobre fosforilação, inferior à direita, que mostra como a adição de um fosfato (M) desliga a proteína – no décimo passo a fosforilação tem efeito oposto.

PROTEÍNA G E SEGUNDOS MENSAGEIROS IP₃ DAG Ca⁺⁺

MOLÉCULA SINALIZADORA (1º MENSAGEIRO) A
PROTEÍNA RECEPTORA DE MEMBRANA B
PROTEÍNA G C
  GDP D **GTP** D¹
  FOSFOLIPASE C E
  FOSFOLÍPIDE INOSITOL F
  IP₃ (2º MENSAGEIRO) G
  RETÍCULO ENDOPLASMÁTICO H
  CANAL DE Ca⁺⁺ I **BOMBA** I¹
  Ca⁺⁺ (2º MENSAGEIRO) I²
  CALMODULINA J (*PROTEÍNA DE LIGAÇÃO COM Ca⁺⁺*)
  DAG (2º MENSAGEIRO) K
  PROTEINOCINASE C L

Uma molécula sinalizadora ativa uma proteína receptora (1), a qual ativa uma proteína G, que ativa a enzima fosfolipase C (2). Essa enzima divide um componente fosfolípide inositol (bifosfato de fosfatidilinositol) (3) da membrana celular em seu grupo da cabeça polar IP₃ (trifosfato de inositol) e sua cauda apolar DAG (diacilglicerol), a qual fica para trás, na membrana. O DAG difunde, lateralmente, no folheto interno da membrana, onde participa (4) na ativação de uma enzima fosforilante, proteinocinase C. O IP₃ difunde-se para os canais de Ca⁺⁺, que se localizam na membrana do retículo endoplasmático (5). O IP₃ abre esses canais e permite que os íons Ca⁺⁺, que haviam sido seqüestrados em alta concentração, no retículo endoplasmático, por uma bomba de Ca⁺⁺ (6), escapem para o citosol. O Ca⁺⁺ pode, então, ligar-se e ativar vários tipos de proteínas de ligação com Ca⁺⁺ (7), as quais estão envolvidas em ações ulteriores (8). Além disso, o Ca⁺⁺ se liga à proteinocinase C (9) e, juntamente com o DAG, ativa essa enzima proteinocinase C e, então, age de maneira semelhante à da proteinocinase A (ver lâmina precedente), por intermédio da catalisação da fosforilação e ativação de outras proteínas, envolvidas com uma gama diversificada de funções fisiológicas (10).

As células mantêm uma concentração de Ca⁺⁺ intracelular muito baixa, primariamente por dois mecanismos: a) Uma bomba de Ca⁺⁺, movida a ATP, que bombeia Ca⁺⁺ contra gradientes para fora da célula aos espaços extracelulares e para fora do citosol ao retículo endoplasmático. b) Um trocador de Na⁺-Ca⁺⁺ (contra-transportador), na membrana plasmática transporta 3 Na⁺ para dentro da célula, para cada Ca⁺⁺ que sai. Novamente, o Ca⁺⁺ é bombeado para fora da célula, contra seu gradiente, mas, dessa vez, a energia para bombear provém do Na⁺, fluindo descendentemente no seu gradiente (alto fora e baixo dentro).

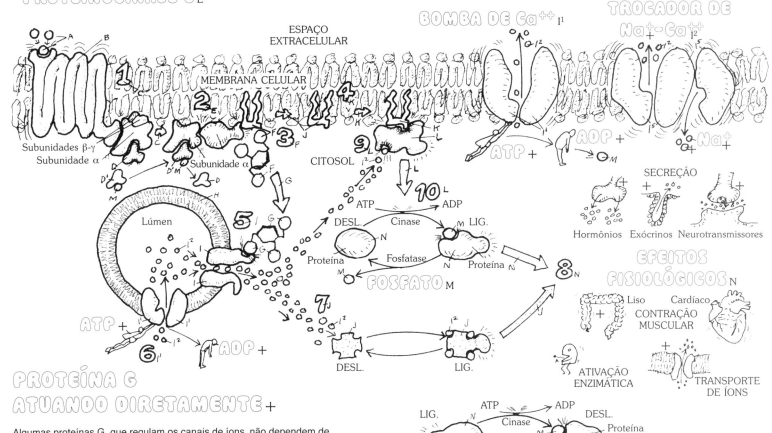

PROTEÍNA G ATUANDO DIRETAMENTE +

Algumas proteínas G, que regulam os canais de íons, não dependem de segundos mensageiros. Esse exemplo mostra que o acoplamento do neurotransmissor acetilcolina pelos receptores, nas membranas celulares no coração (11), ativa a proteína G (12), a qual se dissocia em um complexo alfa e em um βγ (13). O complexo migra para os canais de K⁺ e os abre (14), sem intervenção de segundos mensageiros. *Isso resulta em diminuição da freqüência cardíaca.* Quando a acetilcolina é removida, a proteína G é desativada *pela sua própria atividade GPTase*, a qual separa um fosfato da GTP acoplada, deixando um GDP ligado (15). O canal se fecha e o coração acelera.

ACETILCOLINA O
K⁺ P **CANAL DE K⁺** P¹

As proteínas (enzimas, canais, moléculas motoras, etc.), freqüentemente são controladas pela introdução ou remoção de fosfato (*fosforilação* ou *desfosforilação*) para a molécula ou da molécula. A introdução de fosfato altamente carregado modifica a forma da proteína e "liga" algumas proteínas (10) e "desliga" outras (ilustração superior); o fosfato age como interruptor molecular. A fonte de fosfato geralmente é (mas não sempre) o ATP. Uma enzima que catalisa a fosforilação se chama uma *cinase*. Uma enzima que catalisa a desfosforilação, uma *fosfatase*.

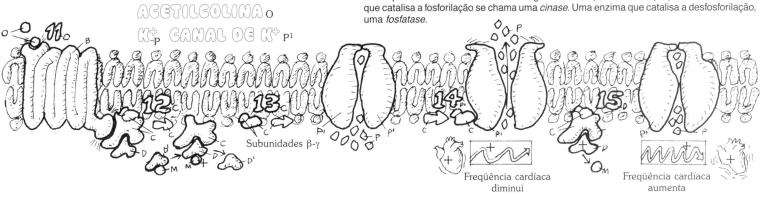

FISIOLOGIA DA CÉLULA

Existem muitos receptores que *não* são ligados à proteína G. Esses incluem os receptores intracelulares para hormônios lipossolúveis (esteróides e tiroxina), canais de íons e receptores que são enzimas (receptores catalíticos). Os receptores intracelulares são cobertos pela Lâmina 108 e os canais de íons, nas Lâminas 13 e 16. Esta lâmina trata dos receptores de enzima e regulação de receptores.

RECEPTORES DE ENZIMAS: TIROSINOCINASES

Os receptores catalíticos são enzimas, localizadas na membrana e ativadas por moléculas sinalizadoras extracelulares, quando se ligam ao local receptor. A maior classe de receptores de enzimas inclui aqueles cujos locais citoplasmáticos agem como uma proteinocinase. Eles medeiam a diferenciação celular, o crescimento e os movimentos. A resposta aos fatores de crescimento é, geralmente lenta, da ordem de muitas horas.

As moléculas sinalizadoras para esses receptores incluem:

Fator de crescimento epidérmico (EGF) – age em uma variedade de células, especialmente células epiteliais, estimulando-as a entrar no ciclo celular e dividir-se.

Fator de crescimento derivado de plaquetas (PDGF) – estimula a divisão das células do tecido conectivo.

Fator de crescimento nervoso (NGF) – ajuda o crescimento do axônio e a sobrevida de neurônios do sistema simpático e alguns do sistema nervoso central.

Fator de crescimento fibroblástico 2 (FGF-2) – estimula a divisão celular em muitos tipos de células, incluindo fibroblastos, células endoteliais e células musculares primitivas.

Insulina – estimula o transporte da glicose, o metabolismo e o crescimento (ver Lâminas 123, 124, 132).

As proteinocinases agem pela catalisação da fosforilação de componentes aminoácidos das suas proteínas-alvo. As proteinocinases das últimas duas lâminas – proteinocinase A (ativada por cAMP) e proteinocinase C (ativada por Ca^{++}) – fosforilam os aminoácidos serina e treonina. Em contraste, a maior classe de receptores de enzima fosforila o aminoácido tirosina. Essas enzimas são conhecidas como tirosinocinases.

As tirosinas fosforiladas servem como locais iniciais para ativação de cascatas ulteriores de fosforilação – A exemplo de outras moléculas proteinocinases (por exemplo, proteinocinase A) esses receptores têm um local regulador e um local catalítico. Diferentemente de outras proteinocinases, os locais regulador e catalítico comungam uma única hélice hidrofóbica alfa, que passa através da membrana, separando os dois locais; o regulador é exterior, e o catalítico está dentro da célula. As moléculas sinalizadoras são ativadoras de enzimas, mas alterações conformacionais raramente acontecem dentro de uma única cadeia. Quando as moléculas sinalizadoras se ligam a locais receptores, os receptores formam pares, juntando-se para formar um dímero e tornando mudanças conformacionais factíveis. Cada receptor do par fosforila componentes tirosina do seu parceiro. Esses locais de fosforilação tornam-se, então, portos para moléculas adaptadoras, que fornecem pontos de ligação e de ativação para outras proteínas sinal intracelulares. Elas podem, por exemplo, ativar a fosfolipase C e liberar os segundos mensageiros (IP_3, e Ca^{++}). Alternativamente, uma cascata pode ser dirigida para controlar genes no núcleo.

Da membrana plasmática para o núcleo: a via ativada por *proteína ras* – A via da tirosinocinase para o núcleo, onde a síntese de proteína, proliferação celular e diferenciação são controladas, envolve uma proteína ligada à membrana, a proteína *ras*. Embora menor, a *ras* lembra a subunidade alfa da proteína G. Em repouso, ela se liga à GDP. Após interação com uma proteína adaptadora, torna-se ativada pela troca de GDP por GTP. Em seguida, a exemplo da subunidade alfa, a ras é uma GTPase e desativar-se-á quando degradar sua ligação GTP para GDP. A proteína ras ativa uma cascata de serina-treonino-cinases que, eventualmente, fosforilam uma enzima chamada proteinocinase ativada por mitógeno (*MAPK*). A MAPK entra no núcleo, onde ativa fatores de transcrição; estes são proteínas que iniciam a cópia do DNA, na sua seqüência complementar RNA. Dependendo de quais genes se ativam, o resultado final pode ser crescimento celular, proliferação ou diferenciação.

As proteínas ras hiperativas estão implicadas no câncer – Dado que as tirosinocinases são as principais controladoras da proliferação e diferenciação celular, não é surpreendente encontrar associação entre câncer e as anormalidades ao longo da via do receptor ao núcleo. De fato, 30% dos cânceres humanos associam-se com mutações dos genes que codificam a proteína ras. Se a proteína ras for ativada, mas não puder desativar-se, pela perda da capacidade de degradar seus GTP para GDP – então as células se comportarão como se estivessem sob estimulação inexorável do correspondente fator de crescimento. O resultado? Divisão celular incontrolável e crescimento, as marcas do câncer.

REGULAÇÃO DO RECEPTOR

Os receptores, em geral – aqueles que são ligados a proteínas G, bem como catalíticos – não são estáticos. Ambos, número e natureza, mudam, em reação às condições. Seguindo-se à estimulação contínua de uma molécula sinalizadora, os receptores podem tornar-se dessensibilizados. O tamanho do estímulo (concentração local da molécula sinalizadora) permanece constante, mas a resposta diminui.

A ocupação do local de ligação por uma molécula sinalizadora aumenta a remoção do receptor, por meio de endocitose – Em algumas situações – por exemplo, EGF, insulina e PDGF – o número de receptores realmente diminui. Em "repouso", o número de receptores representa um equilíbrio estável entre a inserção na membrana celular de "novos" receptores, chegando via vesículas endocíticas e a remoção de "velhos" receptores via vesículas endocíticas. A ocupação dos receptores por moléculas sinalizadoras aumenta a taxa em que eles são removidos, de maneira que, ocorrendo a agregação das moléculas sinalizadoras, os receptores ficam menos tempo na membrana plasmática. O equilíbrio de repouso se perturba, até que um novo estado seja atingido, com menos receptores na membrana, um fenômeno conhecido como *down regulation*. O sistema é dessensibilizado porque existem menos receptores disponíveis para as moléculas sinalizadoras. Uma vez internalizado, o receptor pode ser degradado por lisossomos e pode precisar de substituição por receptores recém-sintetizados; se não for degradado, será reciclado de volta para a membrana. Quando se remove a molécula sinalizadora, o novo estado estável mostrará número aumentado de receptores de membrana.

Os receptores são freqüentemente sujeitos a inibição por retroalimentação – Em outros casos, o número de receptores permanece constante, mas não funciona tão eficazmente. Por exemplo, com receptores adrenérgicos ligados ao cAMP. Uma vez fosforilado, o receptor se liga a uma proteína "bloqueante", que evita a interação ulterior entre o receptor e a proteína G.

NC: Use uma cor escura para F e cores claras para P e Q.
1. Os componentes da tirosinocinase recebem três cores (C-E) na ilustração superior, mas apenas uma cor (B) na inferior.
2. Pinte os números (exceto 1) para cada passo.
3. Não pinte a membrana celular, mas, na ilustração inferior, pinte as membranas da vesícula (P) e a lisossômica (Q).

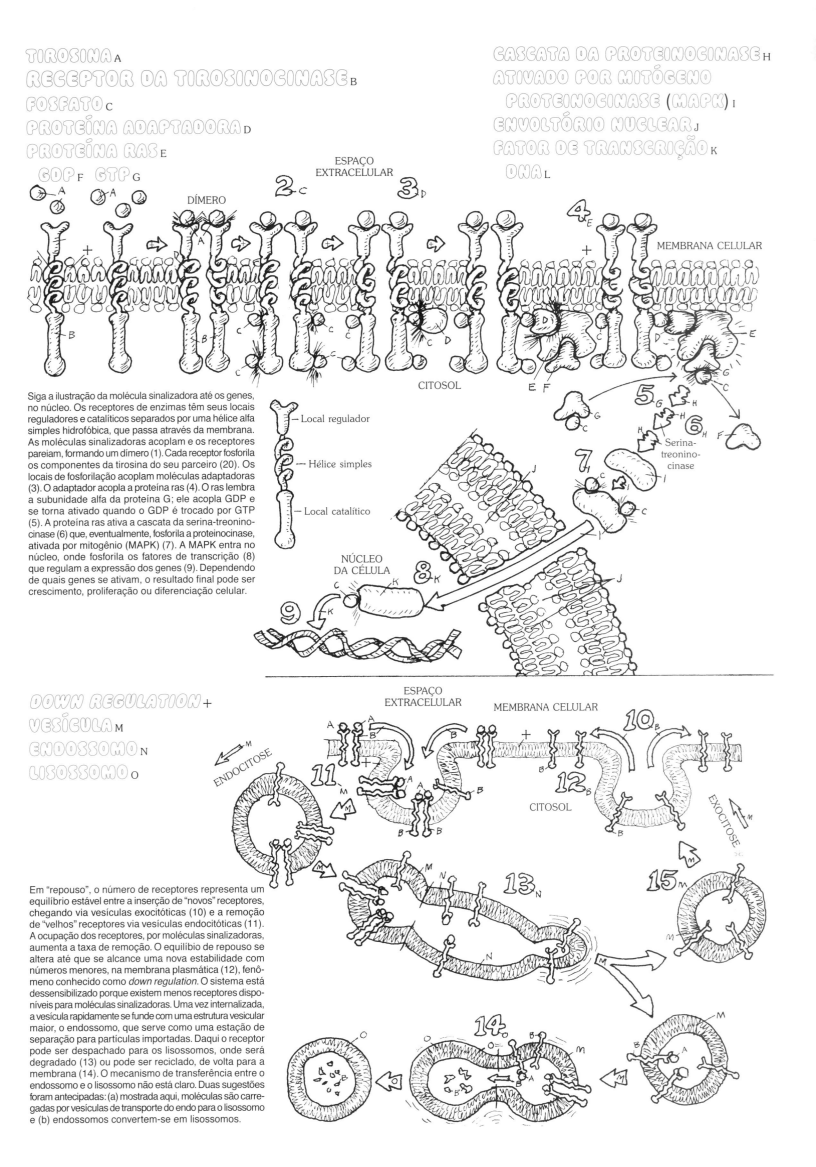

NERVO, MÚSCULO E SINAPSE

As células que transmitem "mensagens" ou impulsos ao longo do sistema nervoso são chamadas neurônios. Embora o tamanho e a forma destas células mostrem grandes variações, um neurônio típico consiste de três partes características. (1) Os *dendritos* se especializam na recepção de estímulos de outros neurônios, de células epiteliais sensitivas ou, simplesmente, de seu ambiente. Estes constituem extensões afiladas da célula e, freqüentemente, são curtos e ramificados. (2) O *corpo celular* também pode receber impulsos. Contém o núcleo, as mitocôndrias e outras estruturas padrões da célula. (3) O *axônio*, uma extensão única e cilíndrica da célula, se especializa na condução de impulsos em longas distâncias para outras células nervosa, muscular ou glandular. A porção final do axônio geralmente é ramificada e cada ramo acaba em um *terminal do axônio*, uma estrutura inchada bulbar, importante na transmissão de informação para a próxima célula. Os *nervos* – os fios esbranquiçados, facilmente vistos em dissecação macroscópica, que conectam o cérebro e a medula espinal às várias partes do corpo – são feitos de numerosos axônios, mantidos juntos por tecido conectivo.

IMPULSOS NERVOSOS TRAFEGAM EM VELOCIDADES DE 0,5 A 120m/s

A existência das "mensagens" ou "sinais", mais freqüentemente chamados de *impulsos nervosos*, se demonstra facilmente. Se o axônio de um membro for cortado, o membro fica paralisado. Os músculos do membro permanecem sadios e movem-se ao serem estimulados diretamente por choques elétricos fracos, mas, de outra forma, os músculos nunca obterão mensagem para se mover. Depois de algum tempo, a paralisia cede e o retorno à atividade normal coincide com a regeneração dos axônios cortados, restabelecendo-se as conexões.

Usando-se um axônio, juntamente com seu músculo correspondente, podem-se estudar as propriedades das mensagens. Estimulando-se o axônio com um choque elétrico, o movimento subseqüente do músculo revelará se o axônio recebeu a "mensagem". Esta estratégia primitiva foi usada para estudar a velocidade em que as mensagens viajam. Suponha-se que se estimula um axônio num ponto específico A e mede-se o tempo que o músculo leva para se contrair. Em seguida, estimula-se o ponto B, 5cm mais perto do músculo. Desta vez, o músculo responde cerca de 0,001s (1ms) mais cedo porque a mensagem não tem que viajar muito e a diferença entre os dois tempos (0,001s) reflete o tempo que a mensagem leva para viajar 5cm de A até B. Se mensagem leva 0,001s para percorrer 5cm, então sua velocidade deve ser 5/0,001 = 5000cm/s = 50m/s. Outros nervos têm velocidades do impulso entre 0,5 e 120m/s, ou seja, cerca de 1 a 268mph.

IMPULSOS NERVOSOS SÃO POTENCIAIS DE AÇÃO

O que são estas "mensagens"? Quando se estimula um axônio, ocorrem muitas mudanças, mas as alterações elétricas são as mais fáceis de medir e interpretar. Em repouso, o axônio se comporta como qualquer célula; em comparação com o exterior, o seu interior contém uma carga elétrica negativa. Eletrodos em contato com os dois lados da membrana registram um potencial de membrana de cerca de –70mV (com o interior negativo). Quando o axônio é estimulado, este potencial de membrana se inverte, mudando momentaneamente para um interior positivo e, então, volta rapidamente para o estado negativo de repouso. Esta súbita mudança no potencial de membrana, que acompanha a atividade, chama-se *potencial de ação*. Primeiramente, ocorre no ponto de estimulação e, momentos mais tarde, em cada posição ao longo do axônio; quanto mais longe do ponto de estimulação, maior o atraso até aparecer o potencial de ação. Em outras palavras, o potencial de ação começa no estímulo e viaja, ao longo do axônio, na direção do músculo. A velocidade de deslocamento é idêntica à velocidade da "mensagem" (medida como descrito anteriormente). De fato, ao se comparar às propriedades das "mensagens" com aquelas dos potenciais de ação, conclui-se que são as mesmas; as "mensagens" são potenciais de ação. À altura do potencial de ação, o exterior da membrana é carregado negativamente; esta região negativa se move ao longo do axônio. Visto de fora do axônio, o potencial de ação parece uma *onda de negatividade elétrica*, trafegando pelo axônio.

POTENCIAIS DE AÇÃO SÃO TUDO OU NADA

Para produzir um potencial de ação, a intensidade do estímulo tem que ultrapassar um valor crítico chamado limiar. Além deste nível, todos os potenciais de ação são da mesma intensidade, independentemente da força do estímulo. A resposta é tudo ou nada. A magnitude do sinal enviado por um axônio não pode estar contida num único impulso. No lugar disto, está contida na *freqüência* de impulsos. Quanto mais impulsos por segundo, maior o sinal.

POTENCIAIS DE AÇÃO SURGEM DO MOVIMENTO DE SÓDIO E POTÁSSIO

Como surgem os potenciais de ação? Em repouso, o potencial de membrana é cerca de –70mV. Por causa desta polaridade (positivo dentro e negativo fora), diz-se que a membrana está *polarizada*. Lembre-se (Lâmina 11) de que o fluido intracelular (por exemplo, nos axônios) tem concentração alta de K^+ e baixa de Na^+ e o fluido extracelular é rico em Na^+ e pobre em K^+. Em repouso, a maioria dos canais operativos permite a passagem de K^+, mas não a de Na^+. O K^+ se difunde descendentemente no seu gradiente de concentração, dando carga positiva à superfície externa, enquanto deixa parceiros de carga negativa para trás, na superfície interna. A membrana se torna polarizada com o interior negativo.

Um estímulo causa uma breve elevação no número de canais abertos de Na^+. Se o estímulo é fraco, apenas poucos canais abrem e o potencial de membrana se altera pouco. Entretanto, se o estímulo é mais forte que o *limiar*, o número de canais de Na^+ abertos torna-se substancial. Os íons Na^+, mantidos em alta concentração fora do axônio, deixam seus parceiros, negativamente carregados, para trás, do lado de fora, e passam para o interior, suficientemente depressa, superando o movimento do K^+ para fora. A superfície interna da membrana celular é inundada com carga positiva e, assim, a polaridade é invertida; a partir disto, o interior está positivo e o exterior negativo. Um momento mais tarde, os canais de Na^+ fecham e os canais extras de K^+ se abrem. O K^+ se move para fora, fazendo o potencial de membrana ainda mais negativo que em repouso, levando-o muito próximo do potencial de equilíbrio do K^+. Finalmente (depois de muitos milissegundos), os canais extras de K^+ fecham e a membrana retorna à sua condição de repouso.

NC: Use as mesmas cores da lâmina anterior para K^+ (G) e Na^+ (L).
1. Comece com os elementos da célula nervosa.
2. Pinte cada estado da membrana, incluindo o esquema à direita, antes de passar para o seguinte.

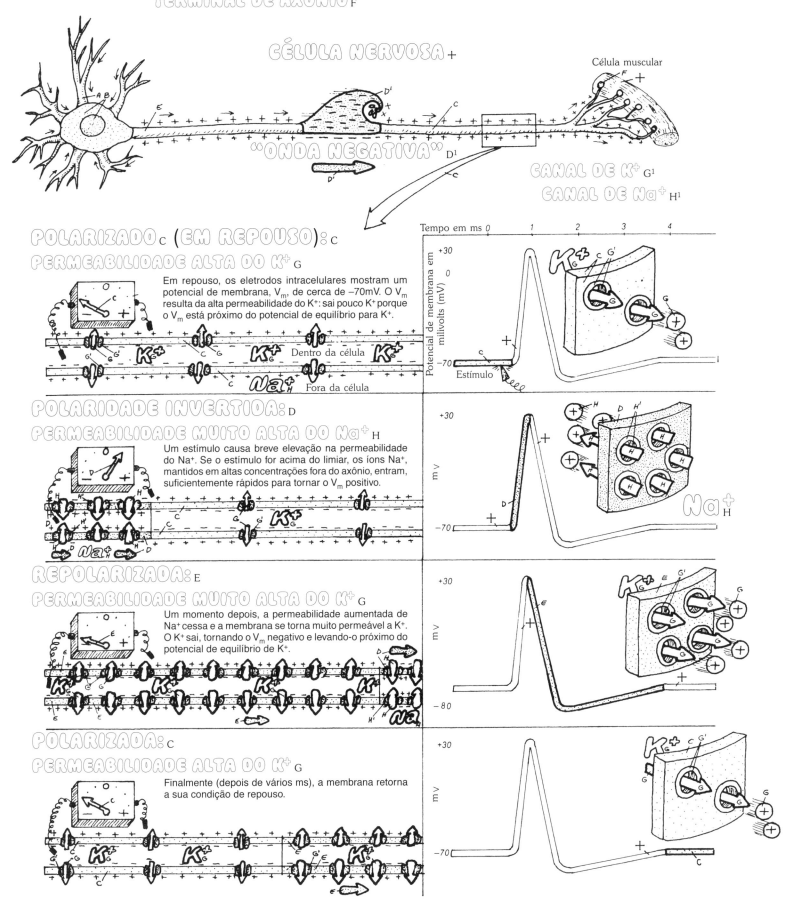

NERVO, MÚSCULO E SINAPSE

CONTROLE DOS CANAIS DE ÍONS PELO POTENCIAL DE MEMBRANA

As interpretações modernas da excitação em nervo e músculo se baseiam na abertura e no fechamento seqüenciais de *canais de íons* na membrana. Existem canais separados para diferentes íons. De alguma forma, cada canal "reconhece" o íon apropriado (por exemplo, K$^+$) e permite sua passagem enquanto retém os outros (Na$^+$, por exemplo). O mecanismo do canal, responsável por esta seletividade, chama-se *filtro de seletividade*. O estado (aberto ou fechado) de muitos canais depende de potencial de membrana. Quando o potencial de membrana muda, as porções eletricamente carregadas da proteína que formam o canal podem se mover levemente. Estes movimentos criam pequenas mudanças na forma da proteína do canal, o qual funciona como "portões" que podem abrir ou fechar em resposta ao potencial de membrana (voltagem).

Existem dois tipos de canais de K$^+$. Um tipo é ativado pela voltagem, mas a maioria destes está fechada durante o repouso, quando o potencial de membrana é de –70mV. O outro tipo não é ativado pela voltagem; está sempre aberto e dá passagem para um fluxo pequeno e contínuo de K$^+$ que cria o potencial de repouso. Um potencial de membrana de –70mV implica em interior negativo e exterior positivo. Por causa desta distinção elétrica entre as superfícies interna e externa da membrana, diz-se que a membrana está *polarizada*. Por definição, a membrana está *despolarizada* sempre que a magnitude deste potencial de membrana se torna menor que o potencial de repouso (isto é, perto de zero); inversamente, quando aumenta a magnitude, a membrana está *hiperpolarizada*.

ESTÍMULOS DESPOLARiZAM A MEMBRANA

Quando se excitam os nervos com choques elétricos, o impulso sempre surge no eletrodo carregado negativamente (o catodo). Ao atrair os íons positivos e repelir os negativos, o eletrodo reduz o potencial de membrana, de maneira que a membrana do nervo se torne despolarizada (ver lâmina a seguir). Esta observação simples pode ser generalizada: *Um estímulo será efetivo apenas se despolarizar a membrana.*

A despolarização da membrana funciona porque a permeabilidade da membrana dos nervos nos íons é muito sensível ao gradiente de voltagem (potencial de membrana). A relação crucial entre potencial de membrana e fluxo de íons foi estudada em detalhes por meio de um método elétrico engenhoso denominado *clampeamento de voltagem*. Usando este método, pode-se colocar o potencial de membrana em qualquer valor desejado e mantê-lo neste valor por um período prolongado. Ao mesmo tempo, estima-se que as quantidades de Na$^+$ e K$^+$ as quais fluem através da membrana em resposta ao potencial de membrana imposto. Então, estes resultados são interpretados em relação à abertura e ao fechamento dos canais de Na$^+$ e K$^+$, formando as bases do presente entendimento. Em particular, isso permite indagar o que acontece quando a membrana é estimulada (ou seja, quando é despolarizada).

EFEITOS DA DESPOLARIZAÇÃO

Se a membrana é despolarizada (por exemplo, o potencial de membrana é alterado do valor de repouso de –70mV para um novo valor de –50mV e *mantido* neste novo potencial), então, a resposta dos canais de íons pode ser, arbitrariamente, dividida em duas fases: (1) uma resposta inicial (< 1ms) quando se abrem os canais de Na$^+$ e (2) uma resposta tardia (> 1ms), quando os canais de Na$^+$ se fecham e os canais de K$^+$ se abrem. Durante este período tardio, os canais de Na$^+$ parecem estar inativos; estes não respondem a mais despolarização.

Podem-se interpretar estas mudanças, em relação a portões hipotéticos, como segue:

Resposta Inicial: Abre-se o Portão Rápido de Na$^+$ – O canal de Na$^+$ contém dois portões, um lento e um rápido. Em repouso (membrana polarizada), na maioria dos canais, o portão lento está aberto e o rápido fechado, de forma que grande parte dos canais está fechada. Sob despolarização, o portão rápido se abre depressa, assim, ambos os portões ficam abertos e muitos canais tornam-se livremente permeáveis ao Na$^+$ que rapidamente entra no axônio.

Resposta Tardia: Fecha-se o Portão Lento de Na$^+$, Abre-se o Portão Lento de K$^+$ – Um momento mais tarde, o portão lento de Na$^+$ fecha. A membrana não está mais totalmente permeável ao Na$^+$ e cessa o rápido influxo de Na$^+$; abrem-se os portões de resposta lenta nos canais de K$^+$ e o K$^+$ flui para fora do axônio. Assim, uma despolarização mantida, conduz para a elevação transitória da permeabilidade do Na$^+$ seguida pela elevação mantida na permeabilidade do K$^+$. O aumento na permeabilidade do Na$^+$ é atribuída à presença de dois portões com respostas opostas à despolarização. Abre-se o portão rápido e o portão lento fecha. O tempo entre a abertura do portão rápido e o fechamento do portão lento corresponde ao período da elevação da permeabilidade do Na$^+$. Em contraste, um canal de K$^+$ tem apenas um portão ativado pela voltagem e que abre (lentamente). Uma vez aberto, permanece aberto enquanto a despolarização se sustentar.

PORTÕES LENTOS SÃO VAGAROSOS PARA ABRIR E PARA FECHAR

Seguindo imediatamente a despolarização, embora o potencial de membrana tenha retornado ao nível de repouso (–70mV), o axônio não está totalmente recuperado porque os portões lentos requerem um ou dois milissegundos para responder ao potencial de repouso recém-estabelecido. Se, durante este breve período, um rápido segundo estímulo (despolarização) acontecer, os canais de Na$^+$ não conseguirão abrir. Os portões rápidos respondem e abrem, mas os portões lentos ainda estão fechados, como resultado da despolarização original. Apenas depois de um período de recuperarão de um ou dois ms é que se abrem os portões lento, permitindo que um segundo estímulo desencadeie o aumento transitório na permeabilidade do Na$^+$.

A aplicação destes resultados no potencial de ação está detalhada na Lâmina 17.

NC: Use as mesmas cores da lâmina anterior para Na$^+$ (D) e K$^+$ (H). Use cores escuras para E, F e G. Embora as cargas positivas tenham cor separada, estas podem ser tanto Na$^+$ quanto K$^+$.

1. Pinte a ilustração superior.
2. Complete cada estágio seguinte, antes de ir para o seguinte.

ESTÍMULO: DESPOLARIZA A MEMBRANA +
ELETRODO NEGATIVO A
MEMBRANA B
CARGA POSITIVA C
CARGA NEGATIVA A¹

Quando se excitam os nervos com choques elétricos, o impulso sempre surge no eletrodo de carga negativa (o catodo). É aí que a membrana do nervo torna-se despolarizada. Ao atrair íons positivos e repelir os negativos, o eletrodo reduz o potencial de membrana, o que é necessário para a excitação. Um estímulo será eficaz apenas se despolarizar a membrana.

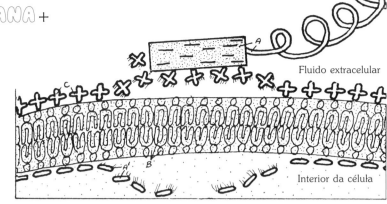

EFEITOS DA DESPOLARIZAÇÃO NOS CANAIS DE ÍONS +
ÍONS SÓDIO (Na⁺) D
  CANAL D¹
    FILTRO DE SELETIVIDADE E
    PORTÃO RÁPIDO F
    PORTÃO LENTO G
  FLUXO DESPOLARIZANTE DE Na⁺ D²
ÍONS POTÁSSIO (K⁺) H
  CANAL H¹
    FILTRO DE SELETIVIDADE E¹
    PORTÃO LENTO G
  FLUXO POLARIZANTE DE K⁺ H²
  CANAL DE PASSAGEM H³

As membranas das células nervosas contêm canais separados para diferentes íons. Cada canal "reconhece" o íon apropriado (por exemplo K⁺) e permite sua passagem enquanto retém os outros (íons Na⁺, por exemplo). O mecanismo do canal responsável é chamado de filtro de seletividade. Além disto, muitos canais contêm "portões" ativados por voltagem, os quais abrem ou fecham o canal, dependendo da polarização da membrana. A resposta de uma membrana excitável a uma despolarização mantida (estímulo) pode ser arbitrariamente dividida em duas fases: (1) uma resposta inicial (< 1ms) quando se abrem os canais de Na⁺ e (2) uma resposta tardia (> 1ms) quando se fecham os canais de Na⁺ e abrem-se os canais de K⁺. Durante este período, os canais de Na⁺ não responderão à despolarização.

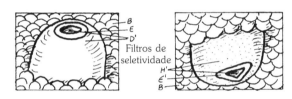

Filtros de seletividade

NORMAL *
(POTENCIAL DE REPOUSO) *

Existem dois tipos de canais de K⁺. Um está sempre aberto; é a passagem para o pequeno fluxo de K⁺ que cria o potencial de repouso. Outro é ativado pela voltagem; está quase sempre fechado, quando a membrana é altamente polarizada. Os canais de Na⁺, ativados pela voltagem, também estão fechados no estado de alta polarização.

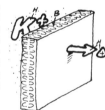
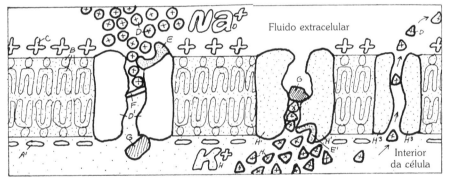

DESPOLARIZAÇÃO D²
INICIAL (< 1ms) D²

O canal de Na⁺ contém dois portões, um lento e um rápido. Em repouso (membrana polarizada), o portão lento está aberto e o portão rápido está fechado, de maneira que o canal fica fechado. Sob despolarização, o canal rápido abre depressa, tornando a membrana permeável ao Na⁺.

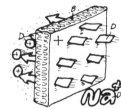
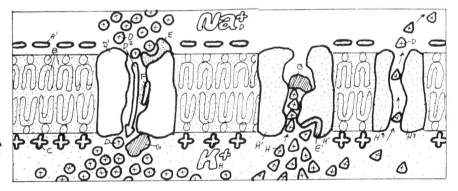

DESPOLARIZAÇÃO
MANTIDA H²
TARDIA (> 1ms) H²

Um momento mais tarde, o portão lento de Na⁺ se fecha e a membrana não está mais permeável ao Na⁺. Além disto, um canal lento de K⁺ se abre, tornando a membrana mais permeável ao K⁺ que no momento em que estava em repouso.

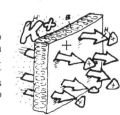
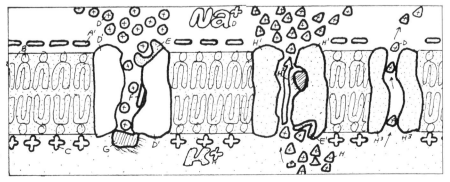

BASE IÔNICA PARA O LIMIAR, RESPOSTA TUDO OU NADA E PERÍODO REFRATÁRIO

Nesta lâmina, definem-se e interpretam-se três das mais importantes características da excitação: um estímulo limiar, uma resposta tudo ou nada e um período refratário.

LIMIAR: FORÇA MÍNIMA DE ESTÍMULO PARA EXCITAÇÃO

Se um axônio for estimulado com choques elétricos fracos, parece não acontecer nada. Quando se repete muitas vezes o estímulo, cada vez mais forte, eventualmente, atinge-se um ponto no qual aparecerá um potencial de ação. A força do estímulo, suficiente apenas para excitar, chama-se limiar. Os estímulos abaixo do limiar não funcionam e os acima produzem potenciais de ação.

POTENCIAIS DE AÇÃO TUDO OU NADA

Um estímulo acima do limiar excita o nervo, mas a intensidade da resposta é independente da força do estímulo. Todos os potenciais de ação são iguais, não importa a força do estímulo; a resposta é *tudo ou nada*. Este comportamento é semelhante ao de um rastilho; uma vez aceso, o tamanho da fagulha que o percorre independe do tamanho da chama que o acendeu.

MUDANÇAS EM Na+ E K+ SÃO NEGLIGENCIÁVEIS

Para interpretar estas propriedades, deve-se lembrar que o interior do axônio tem K+ elevado, o exterior Na+ elevado e o potencial de membrana, abreviado como V_m, é uma medida da força elétrica numa carga positiva. Lembre-se também (Lâmina 11) que a quantidade de movimento de carga necessária para fazer mudanças substanciais no V_m (potencial de membrana) é muito pequena. Durante um curto tempo de um potencial de ação, as quantidades de Na+ e K+ que se movem para dentro e para fora do axônio são muito pequenas; possuem efeitos significativos no V_m, mas a mudança na concentração de Na+ e K+ é tão pequena que não é detectável em de testes químicos.

Em repouso, o axônio é permeável, principalmente de K+, porém, não sai muito K+ porque o potencial de membrana que se opõe a V_m, está fechado para o *potencial de equilíbrio do K+* (isto é, o gradiente de concentração do K+ é quase equilibrado pelo V_m, que empurra na direção oposta).

EFEITOS DA DESPOLARIZAÇÃO SÃO DEPENDENTES DO TEMPO

Neste momento o nervo está estimulado. A *despolarização* (estimulação) tem dois efeitos:

1. Inicialmente, abrem os canais de Na+ ativados por voltagem (portões rápidos).
2. Mais tarde, fecham os canais de Na+ e abrem os canais de K+ (portões lentos, em atraso de cerca de 1ms).

Com um estímulo fraco, *subliminar* (Lâminas 1 e 2), flui Na+ para dentro, insuficiente para superar o fluxo de saída de K+ e o axônio repolariza.

INFLUXO DE Na+ É REGENERATIVO DURANTE A EXCITAÇÃO INICIAL

Com um estímulo mais forte, *supralimiar* (Lâminas 3 e 5), abrem-se mais canais de Na+, de maneira que o influxo de Na+ excede o fluxo de K+ para fora; o saldo de fluxo de carga fica positivo para dentro e o axônio se despolariza ainda mais. Porém, isto abre ainda mais canais de Na+, causando mais despolarização. Dá-se um círculo vicioso; o potencial de membrana decola em direção ao positivo com uma velocidade explosiva, ao passo que o interior do axônio se torna muito mais positivo. Mas este rápido movimento ascendente do potencial de membrana não persiste.

Logo (Lâmina 5), o V_m se torna positivo e suficientemente grande para fazer oposição à entrada de Na+ em relação aos canais abertos (o V_m afeta o *potencial de equilíbrio* de Na+ no qual o gradiente de concentração, movendo Na+ para dentro, equilibra-se pelo V_m, empurrando Na+ para fora). Ao mesmo tempo, os efeitos retardados (portões lentos) começam a aparecer (Lâmina 6). Os canais de Na+ se fecham e os canais de K+, ativados por voltagem, abrem, e o fluxo de saída de K+ ultrapassa o de entrada de Na+, sendo que o saldo de fluxo de carga fica positivo no exterior. O V_m mergulha na direção do seu valor de repouso, ultrapassa-o momentaneamente e chega muito próximo do potencial de equilíbrio do K+ porque os canais de K+, ativados por voltagem, ainda estão abertos, tornando a membrana ainda mais permeável a K+ que em repouso. Finalmente (Lâmina 7), a membrana repolarizada fecha os canais de K+ ativados por voltagem e o V_m retorna ao seu valor de repouso.

Nesta descrição se percebe que o *limiar* é determinado pela força do estímulo que causa a entrada de Na+ suficiente para ultrapassar a saída de K+. Deste ponto em diante, o estímulo não tem nenhuma função porque as sementes da retroalimentação positiva (círculo vicioso) estão no próprio axônio. A resposta tudo ou nada surge naturalmente da retroalimentação positiva. Uma vez desencadeada a resposta, a retroalimentação positiva conduz o potencial de membrana ao seu valor máximo (dado pelo potencial de equilíbrio do Na+). O tamanho do potencial de ação é determinado pelos gradientes de concentração de Na+ e K+, porque o gradiente de concentração do K+ limita o potencial de repouso (potencial de equilíbrio de K+) e o gradiente de concentração do Na+ limita a intensidade do potencial de ação (potencial de equilíbrio de Na+). Do mesmo modo que um bastão de dinamite contém sua própria energia de explosão, a membrana do axônio está "carregada" de energia "explosiva" na forma de gradientes de íons.

PERÍODO REFRATÁRIO: PORTÕES LENTOS (DE Na+ FECHADOS E DE K+ ABERTOS)

Por um ou dois milissegundos, seguintes à excitação, o axônio não é excitável. Esta fase de recuperação denominada *período refratário* se divide em duas partes. A fase inicial é o *período refratário absoluto* na qual o limiar parece ser infinito e nenhum estímulo é suficiente. Na fase tardia, o *período refratário relativo*, o limiar retorna ao normal. A base para o período refratário se encontra nos "efeitos retardados". Após o primeiro milissegundo de excitação, os portões lentos de Na+ se fecham, permanecendo assim por um breve tempo, a despeito do fato de o V_m estar próximo do valor de repouso. Estes portões são lentos para responder à despolarização inicial, sendo igualmente lentos na resposta à membrana repolarizada. Além disto, os portões de K+, ativados por voltagem continuam estão abertos. Com os portões lentos de Na+ fechados e portões de K+ abertos, tornando difícil, senão impossível, para o Na+ entrar e ultrapassar o fluxo exterior de K+ (atingir o limiar).

BOMBA DE Na+ – K+ É INUNDADA DURANTE O POTENCIAL DE AÇÃO

Como as atividades da bomba Na+ – K+ influenciam o potencial de ação? Não influenciam pelo menos diretamente. As contribuições da bomba para o V_m são superadas por movimentos maciços dos íons pelos canais. A bomba não passa por um ciclo com freqüência suficiente para fazer diferença durante a atividade. Entretanto, os potenciais de ação são muito breves e o axônio está em repouso, na maior parte do tempo. Durante o repouso, existe vasto tempo para o lento ciclo da bomba restaurar as pequenas quantidades de Na+ e K+ que passaram através dos canais ativados durante o potencial de ação.

NC: Use as mesmas cores da lâmina anterior para membrana celular (B), K+ (C), Na+ (D), carga positiva (E) e carga negativa (F).

1. Antes de prosseguir, pinte completamente cada um dos painéis.
2. Pinte o círculo (vicioso) do Na+.
3. Pinte a ilustração no canto inferior esquerdo; pinte os numerais escuros de cinza e observe sua relação com os painéis à direita.

ESTÍMULO (DESPOLARIZAÇÃO) A
MEMBRANA CELULAR B
POTÁSSIO (K⁺) C
  GRADIENTE DE CONCENTRAÇÃO C¹
  CANAL DE PASSAGEM C²
  CANAL DO PORTÃO DE VOLTAGEM C³
SÓDIO (Na⁺) D
  GRADIENTE DE CONCENTRAÇÃO D¹
  CANAL COM PORTÃO DE VOLTAGEM D²
CARGA POSITIVA E
GRADIENTE ELÉTRICO E¹
CARGA NEGATIVA F

Em repouso, o axônio é permeável, principalmente, ao K⁺, porém não sai tanto K⁺ porque o gradiente elétrico V_m que se opõe está próximo do potencial de equilíbrio do K⁺. A despolarização (estimulação) tem dois efeitos: (a) De início (rápido), abrem-se os canais de Na⁺ ativados por voltagem. (b) Mais tarde (depois de 1ms – portões lentos), fecham-se os canais de Na⁺ e abrem-se os de K⁺. **Com um estímulo fraco** (1-2), Na⁺ insuficiente flui para superar o fluxo exterior de K⁺ causado pela redução de V_m, induzida por estímulo. Como resultado, o axônio tende a repolarizar. **Com um estímulo mais forte** (3-5), abrem-se mais canais de Na⁺, de maneira que o fluxo de entrada de Na⁺ supera a saída de K⁺; o saldo de fluxo de carga fica positivo no interior e o axônio está ainda mais despolarizado. Mas isto abre mais canais de Na⁺ e causa mais despolarização. Estabelece-se um círculo vicioso. O interior do axônio torna-se cada vez mais positivo. O processo começa a ficar lento (5) conforme o V_m se torna suficientemente grande para se opor, significativamente, à entrada de Na⁺. Neste momento (6), fecham-se os canais de Na⁺ e abrem-se os canais de K⁺ ativados por voltagem. O V_m mergulha na direção do valor de repouso, ultrapassa-o momentaneamente e se aproxima muito do potencial de equilíbrio do K⁺ antes (7) que a membrana repolarizada feche os canais ativados por voltagem e o V_m retorne ao seu valor de repouso.

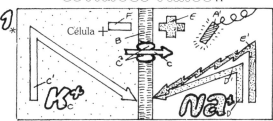

ESTÍMULO FRACO A¹

Despolarização subliminar – aumenta a passagem de K⁺, causando

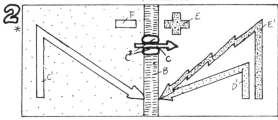

depolarização – retorno ao potencial de repouso

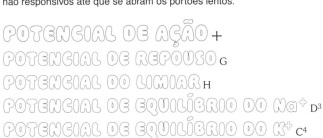

CÍRCULO VICIOSO

Identifique as porções do potencial de ação (abaixo) com painéis relevantes à direita. O potencial de ação é tudo ou nada; seu tamanho é limitado pelo potencial de equilíbrio de K⁺ (base) e pelo potencial de equilíbrio de Na⁺ (topo). Observe que o período refratário que sucede o potencial de ação, no qual o limiar se torna infinito e, lentamente, retorna ao normal. Isto surge, parcialmente, porque os portões lentos de K⁺ ainda estão abertos, no entanto, mais importante que isto é o fato dos portões lentos de Na⁺ estarem ainda fechados, o que mantém os canais de Na⁺ inativos e os torna não responsivos até que se abram os portões lentos.

POTENCIAL DE AÇÃO +
POTENCIAL DE REPOUSO G
POTENCIAL DO LIMIAR H
POTENCIAL DE EQUILÍBRIO DO Na⁺ D³
POTENCIAL DE EQUILÍBRIO DO K⁺ C⁴

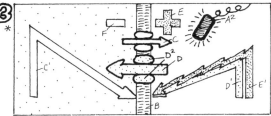

ESTÍMULO FORTE A²

Despolarização supraliminar – mais canais de Na⁺ são abertos, causando

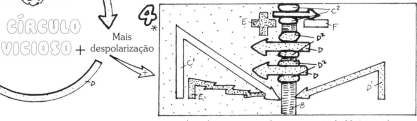

mais despolarização – ainda mais canais de Na⁺ são abertos

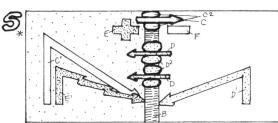

a despolarização termina no potencial de equilíbrio do Na⁺

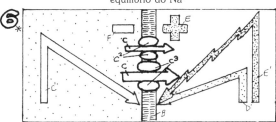

repolarização – abrem-se canais de K⁺

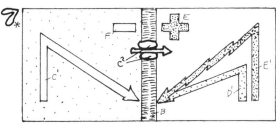

volta-se ao potencial de repouso

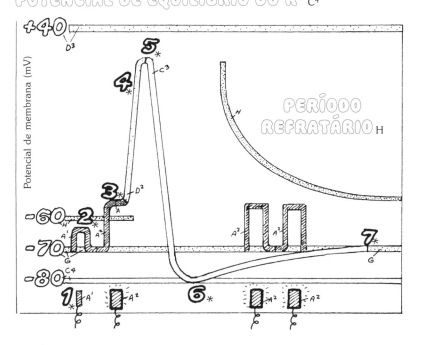

NERVO, MÚSCULO E SINAPSE

A Lâmina 17 descreve como a despolarização de uma localização particular, em uma membrana de axônio, conduz à formação do potencial de ação *nessa localização*. Mas, uma vez excitado o axônio, o potencial de ação se move, propagando-se ao longo de todo o comprimento do axônio. A primeiro ilustração na lâmina mostra um axônio com um impulso, localizado em B, que trafega da esquerda para a direita. A região excitada em B está à altura do potencial de ação no qual a polaridade da membrana é invertida. Esta discrepância de carga entre regiões excitadas e não excitadas do axônio causará, ao longo do axônio, o movimento da carga. Para simplificar, será descrito apenas o movimento da carga positiva. (Se os mesmos argumentos se aplicarem aos movimentos da carga negativa, as mesmas conclusões serão alcançadas).

REGIÕES EXCITADAS DESPOLARIZAM REGIÕES ADJACENTES EM REPOUSO

Na superfície externa do axônio, a carga positiva será atraída para a carga negativa da região excitada, de forma que as regiões adjacentes A e C, em qualquer lado, perderão algumas cargas positivas. Adiante, na superfície interna, a carga positiva em B será atraída para a carga negativa nas regiões adjacentes. Estas ações levam a carga positiva da superfície externa em A e C e acrescentam carga positiva à superfície interna. O resultado final é despolarizar a membrana em ambas, A e C. Mas, a despolarização estimula. O estímulo é eficaz em C, mas não em A porque A ainda se recupera do impulso que acabou de passar (isto é, A se encontra em um período refratário). A condução do impulso nervoso é análoga à faísca que percorre um rastilho. O calor da fagulha acende a pólvora da região adiante dela. A fagulha não trafega para trás porque a extremidade já se queimou. No nervo, o impulso excita a região adiante, liberando alguma energia contida nos gradientes de íons; não caminha para trás por causa do período refratário. Ao se acender um rastilho no meio, a fagulha trafegará em ambas as direções. Semelhantemente, excitando-se um axônio no meio, o argumento refratário não se aplica mais e o impulso trafegará em ambas as direções (distanciando-se da fonte de excitação).

AXÔNIOS MAIORES CONDUZEM MAIS RÁPIDO

Os axônios variam em diâmetro, bem como em comprimento. Quanto maior o diâmetro, mais rapidamente conduzirá os impulsos. Isto ocorre porque a velocidade de condução depende, primariamente, de quanto de queda alcançam os efeitos elétricos do impulso excitatório. Quanto mais alcançam, mais depressa se excitam as regiões distantes. Estes efeitos elétricos são propagados por movimentos de carga (corrente elétrica) tanto dentro como fora do axônio e, quanto mais estreito o axônio, mais resistente se torna a estes movimentos. Resultado: a alteração elétrica, criada por um potencial de ação em um axônio estreito, confina-se em regiões próximas; a velocidade de condução é pequena.

Reflexos rápidos requerem condução rápida do impulso ao longo dos nervos. Os invertebrados obtêm respostas rápidas com o uso de axônios muito grossos. Entretanto, seu comportamento é descomplicado e não necessita de muitos destes nervos. Mas os vertebrados têm comportamento complexo e necessitam de muito mais axônios. Se estes fossem todos grossos, haveria superlotação e se criaria um problema de espaço (ver a seguir). O problema se resolve mantendo-se pequenos os diâmetros dos axônios e usando-se outros meios, *bainhas de mielina*, para atingir velocidades rápidas de condução.

BAINHAS DE MIELINA ACELERAM A CONDUÇÃO EM AXÔNIOS FINOS

A maioria dos axônios está embrulhada numa bainha branca e gordurosa de mielina que possui intervalos chamados *nodos de Ranvier*. Estes nodos são separados em 1 ou 2mm e constituem o único local em que a membrana do axônio se expõe à solução externa. As bainhas de mielina são formadas por *células de Schwann* satélites, que envolvem os axônios em espiral; a bainha é feita de camadas de membranas de células de Schwann impermeáveis a íons. (No sistema nervoso central, as bainhas de mielina são formadas por *oligodendroglióticos*, no lugar de células de Schwann).

A condução do impulso em axônios mielinizados e não mielinizados difere porque as bainhas de mielina alteram a distribuição de carga ao longo do axônio. Nas regiões nodais, as cargas positivas e negativas são separadas pela fina membrana plasmática; ficam suficientemente próximas para se cancelarem, parcialmente, umas às outras. Entre os nodos, a bainha de mielina, com 300 membranas estreitamente sobrepostas, impõe uma distância muito grande entre as cargas intra e extracelulares e o cancelamento parcial se reduz consideravelmente. Como resultado, para um determinado potencial de membrana de, por exemplo, −70mV, haverá menos carga acumulada nas regiões internodais (ao longo da bainha entre os nodos) que nos nodos. Similarmente, será necessária menos remoção de carga para despolarizar os internodos. Assim, quando um nodo é excitado, rapidamente despolariza a região internodal adjacente e atinge o próximo nodo com maior alcance para conseguir mais carga. O nodo vizinho torna-se despolarizado e o impulso pula de nodo para nodo. A região internodal não se torna excitada porque a despolarização precisa ser "partilhada" por muitas membranas, empilhadas em série e, também, porque há poucos, ou nenhum, canais de Na^+ nas regiões internodais. Estes fatores resultam em condução mais rápida porque o impulso passa a pular de nodo para nodo e não precisa esperar que cada sessão (internodal) da membrana seja excitada. Os nervos dos vertebrados, freqüentemente, contêm alguns nervos pequenos, de condução lenta e não mielinizados, misturados com os mielinizados e mais rápidos.

NERVOS MIELINIZADOS ECONOMIZAM ESPAÇO E ENERGIA

As bainhas de mielina são importantes. Quando se destroem em doenças incapacitantes como a esclerose múltipla e a síndrome de Guillain-Barré, o atraso resultante ou o bloqueio da condução do impulso é responsável pela grande quantidade de sintomas. Em axônios normais, as bainhas de mielina economizam espaço. Isto se ilustra por meio de cálculos, mostrando que, se axônios de condução rápida de mamíferos tiverem que fazer o trabalho sem as suas bainhas, estes teriam que ser 38 vezes mais grossos – isto é, sem mielina, um nervo de 1mm deveria ter um diâmetro de 38mm = 1 ½ polegada. Além disto, as bainhas de mielina ajudam a poupar energia. Ao restringir os movimentos de íons através da membrana para os nodos de Ranvier, a bainha de mielina minimiza a dissipação dos gradientes de Na^+ e K^+, cada vez que o nervo funciona. Conseqüentemente, menos energia é necessária para restabelecer estes gradientes.

NC: Use as mesmas cores da lâmina anterior para Na^+ (B), carga positiva (E) e carga negativa (F). Use cores escuras para C e D, cores claras para G e H.
1. Pinte o painel superior começando com o potencial de repouso, no lado direito, e trabalhe em direção à esquerda.
2. Pinte o painel superior de sessão transversal de um axônio mielinizado e depois a vista longitudinal que se encontra abaixo. Embora tenham diferentes cores, a bainha de mielina (H) é simplesmente feita de membranas achatadas de células de Schwann (G) (a bainha é parte da célula de Schwann).

AXÔNIO NÃO-MIELINIZADO

MEMBRANA DO AXÔNIO A
CANAL DE Na+ B, ÍONS B¹
PORTÃO RÁPIDO C
PORTÃO LENTO D
CARGA POSITIVA E
CARGA NEGATIVA F
IMPULSO NERVOSO F¹

Uma vez excitado o axônio, um impulso se propaga ao longo de seu comprimento. A área B mostra um segmento do axônio que é excitado e está no nível do potencial de ação, no qual a polaridade da membrana está invertida. Siga o fluxo da carga [+] da e para a área C, adjacente de membrana. Como a carga [+] é atraída para a carga [−], é removida da superfície externa e acrescentada à superfície interna em C. Ambos os efeitos despolarizam a membrana em C. Mas a despolarização estimula. Um impulso (B) seguinte estimula a membrana na sua frente (C), mas não a região atrás (A) porque esta se encontra em um período refratário.

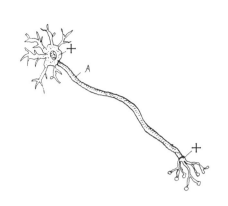

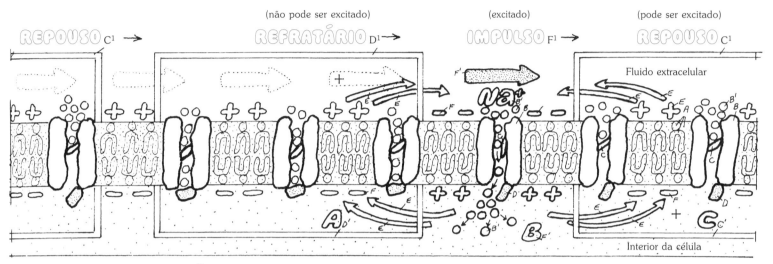

AXÔNIO MIELINIZADO

CÉLULA DE SCHWANN G
BAINHA DE MIELINA H
NODO DE RANVIER I

A maioria dos axônios está contida numa bainha branca e gordurosa de mielina, a qual possui intervalos (nodos). Os nodos constituem o único lugar onde a membrana, desprovida do axônio, expõe-se à solução do exterior. As bainhas de mielina são formadas por células satélites de Schwann que envolvem o axônio em espiral. A bainha é feita de camadas de membranas de células de Schwann, impermeáveis a íons. A condução do impulso em axônios mielinizados e não mielinizados é semelhante, porém, neste caso, apenas as cargas intra e extracelular, responsável pela polarização da membrana, tendem a pairar em torno dos nodos (onde [+] e [−] podem se aproximar). Ademais, os canais ativados por voltagem estão virtualmente confinados às regiões nodais. Estes fatores resultam em condução mais rápida porque o impulso agora pula de nodo para nodo e não tem que esperar que cada sessão (internodal) da membrana se torne excitada.

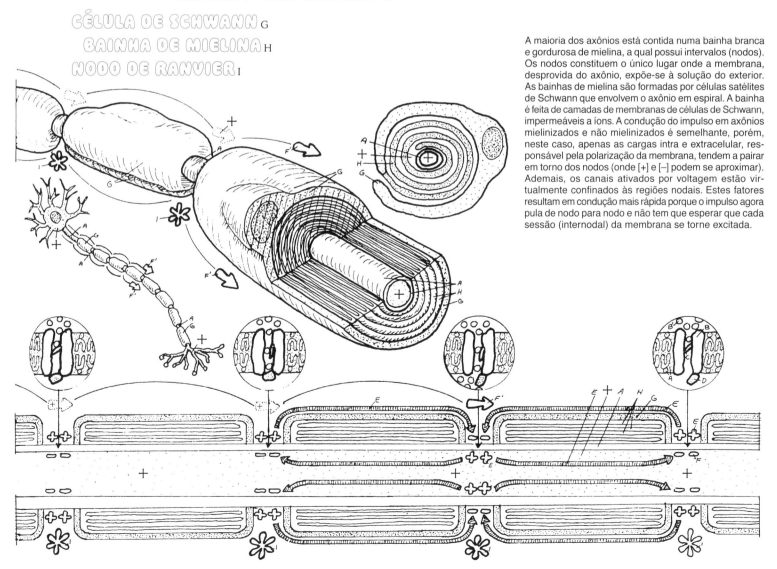

NERVO, MÚSCULO E SINAPSE

Os impulsos nervosos se transmitem de duas formas: ao longo dos axônios e de célula para célula. A transmissão de célula nervosa para nervosa, de célula nervosa para muscular e de célula nervosa para glandular se chama transmissão sináptica e os pontos desta transmissão são denominados *sinapses*. A sinapse típica possui um ramo terminal de axônio nervoso aferente – a célula *pré-sináptica* – em estreito contato com a célula-alvo *pós-sináptica* (nervosa, muscular ou glandular). Em uma sinapse, a distância entre estas duas células é cerca de, apenas, 20nm (1nm = 1milionésimo de mm) e o espaço entre estas células é conhecido como *fenda sináptica*.

SEQÜÊNCIA DA TRANSMISSÃO QUÍMICA

Em alguns casos, a transmissão é elétrica; o impulso que chega estimula o fluxo de íons nas junções que conectam as duas células e a perturbação elétrica resultante despolariza e excita a célula pós-sináptica. Mais freqüentemente, a transmissão é diferente, operando por liberação de uma substância química, o *neurotransmissor*. Este sistema permite a transmissão em apenas uma direção: da célula pré para a pós-sináptica. A seqüência de eventos em transmissão química é a seguinte.

1. **Potencial de ação abre os canais de Ca^{++}** – O impulso chega no ramo terminal de um axônio aferente e despolariza a *membrana pré-sináptica*. Esta despolarização abre os *canais de Ca^{++},* na membrana pré-sináptica; o Ca^{++} flui descendentemente no seu gradiente do exterior da célula, no qual sua concentração é alta, para o interior, onde é muito baixa.

2. **Ca^{++} promove a liberação do neurotransmissor na fenda sináptica** – O Ca^{++} intracelular elevado promove a fusão das *vesículas sinápticas* com a membrana pré-sináptica. Este processo, chamado *exocitose*, libera os neurotransmissores armazenados para dentro da fenda sináptica no interior das *vesículas*.

3. **Neurotransmissor ativa os receptores pós-sinápticos** – As moléculas do neurotransmissor se difundem pela fenda sináptica e se ligam em proteínas, denominadas *receptores*, nas membranas pós-sinápticas. Por meio da distância muito curta, o tempo necessário para esta difusão é desprezível (menos de um microssegundo).

4a. **Alguns receptores abrem diretamente os canais de íons** – O complexo transmissor-receptor promove a abertura de *canais pós-sinápticos de íons* específicos. Neste caso, os canais são parte do próprio receptor. Aqui, o intervalo de tempo entre a excitação do terminal nervoso e a abertura dos canais (*retardo sináptico*) é mínimo – tem cerca de 0,5ms. Este retardo acontece, primariamente, graças ao tempo necessário para a liberação do neurotransmissor.

4b. **Outros receptores ativam segundos mensageiros/enzimas** – Neste caso, quando a abertura dos canais é mediada por segundos mensageiros (Lâmina 13), o retardo sináptico pode ser consideravelmente mais longo – até 1s ou 2.000 vezes mais longo que a ação direta no canal.

5a. **Alguns canais de íons excitam o potencial excitatório pós-sináptico** – Os íons fluem pelos canais abertos e, se os canais *excitatórios* estiverem abertos, a membrana pós-sináptica está *despolarizada*. O potencial de membrana resultante, gerado pela membrana pós-sináptica, é chamado *EPSP (potencial excitatório pós-sináptico)*.

Esta despolarização (EPSP) estimula canais ativados por voltagem, adjacentes à região sináptica. Se for ativado um número suficiente destes canais, a membrana celular pós-sináptica se torna excitada e o impulso se propaga na região sináptica e sobre a superfície da membrana celular pós-sináptica através do mesmo mecanismo elétrico que, no axônio pré-sináptico, trouxe o impulso para a sinapse. Os EPSP duram, tipicamente, mais que os potenciais de ação; quando vários impulsos são enviados ao terminal do axônio em sucessão rápida, são somados e resultam em EPSP combinado, que é mais alto que o EPSP resultante de impulso individual. Semelhantemente, os EPSP produzidos pelos potenciais de ação, chegando simultaneamente às sinapses adjacentes, também podem ser somados.

5b. **Outros canais inibem o potencial inibitório pós-sináptico** – Se os canais abertos forem *inibitórios*, a membrana pós-sináptica *hiperpolariza*. A partir disto, o potencial de membrana, gerado pela membrana pós-sináptica, é chamado *IPSP (potencial inibitório pós-sináptico)* porque a hiperpolarização se espalha em alguma extensão de canais ativados por voltagem adjacentes, tornando mais difícil que estes respondam a um estímulo (despolarização) de qualquer outra fonte (isto é, ficam inibidos).

CANAIS PÓS-SINÁPTICOS NÃO FUNCIONAM COMO PORTÃO DE VOLTAGEM

Em qualquer dos casos (EPSP ou IPSP), os canais pós-sinápticos, na fenda sináptica, são diferentes dos canais de excitação ordinária que povoam as outras porções das membranas das células nervosas e musculares. Os canais pós-sinápticos *não* são ativados pela despolarização; no lugar disto, a ativação ocorrerá apenas se uma substância química específica se ligar aos seus receptores associados. Uma vez ativados quimicamente, *produzem* a despolarização elétrica (despolarização), necessária para excitar (inibir) canais ordinários ativados por voltagem, situados em áreas adjacentes.

POTENCIAL EXCITATÓRIO PÓS-SINÁPTICO: Na^+ ENTRA

O que distingue um canal "excitatório" de um "inibitório" na membrana pós-sináptica? Tudo depende de quais íons passam livremente através do canal. Em uma sinapse excitatório típica, os canais, ativados quimicamente, são permeáveis a ambos, Na^+ e K^+. A célula absorve mais Na^+ que K^+ sai porque o gradiente (elétrico + de concentração) é maior para Na^+. Como resultado, o saldo positivo de carga se move para dentro e a membrana pós-sináptica despolariza. Tem-se, então, um EPSP.

POTENCIAL INIBITÓRIO PÓS-SINÁPTICO: K^+ SAI, Cl^- ENTRA

Numa sinapse inibitória, o transmissor reage com a membrana pós-sináptica e abre canais quimicamente ativados, que são permeáveis a K^+ e Cl^-, mas a Na^+. O K^+ sai da célula; os movimentos de Cl^- podem contribuir, mas, geralmente, são mais limitados porque seus gradientes são menores. Assim, o saldo positivo de carga sai e a membrana pós-sináptica se torna mais polarizada (hiperpolarizada). Tem-se um IPSP que dificulta a ação de qualquer impulso excitatório de despolarizar a membrana. A célula pós-sináptica está inibida.

SINAPSES DIFERENTES, DIFERENTES TRANSMISSORES

Nem todas as sinapses são parecidas. Aquelas que ocorrem nas junções neuromusculares, entre nervo e músculo esquelético, usam *acetilcolina* como um neurotransmissor; são sempre excitatórias. Aquelas que ocorrem em órgãos viscerais (isto é, sinapses autonômicas – Lâminas 20 e 29) usam norepinefrina ou acetilcolina e são excitatórias ou inibitórias. As sinapses que ocorrem entre neurônio e neurônio, no sistema nervoso central, são as mais variadas; utilizam uma grande variedade de neurotransmissores (Lâmina 87).

DESLIGANDO O TRANSMISSOR

A ação do neurotransmissor não persiste por um longo tempo porque este é constantemente removido da fenda sináptica por ataque enzimático ou por recaptura pelo terminal nervoso. Pode-se ter uma resposta persistente da célula pós-sináptica apenas através da oferta de uma seqüência, igualmente persistente, dos impulsos nervosos para a sinapse.

NC: Use as mesmas cores da lâmina anterior para J e K e cor escura para C.
1. Comece com a ilustração superior.
2. Pinte a seqüência EPSP à esquerda. Isto representa um aumento (com estruturas acrescentadas à ação que se dá na ilustração central superior). Complete o estágio 1, antes de ir para o 2. Pinte tudo nos quatro exemplos, mesmo que somente o estágio 1 tenha sido rotulado. (Os rótulos foram postos nos outros três, apenas onde era necessário.)
3. Faça o mesmo para a seqüência IPSP.

CÁLCIO (Ca^{++}) E
VESÍCULAS SINÁPTICAS F
MEMBRANA PRÉ-SINÁPTICA F^1
MEMBRANA PÓS-SINÁPTICA G
NEUROTRANSMISSOR H

Quando um impulso chega no terminal, abre os canais de Ca^{++} sensíveis à voltagem e o Ca^{++} entra. A entrada de Ca^{++} promove a fusão de vesículas com as membranas celulares pré-sinápticas, liberando o neurotransmissor (exocitose). O transmissor se difunde pela fenda sináptica, abrindo canais quimicamente ativados; o resultado pode ser excitação ou inibição.

FENDA SINÁPTICA I

CARGA J + J
CARGA K − K
CANAL QUIMICAMENTE ATIVADO +
PERMEÁVEL A Na$^+$ E K$^+$ L
PERMEÁVEL A Cl$^-$ E K$^+$ M
RECEPTOR O
CANAL ATIVADO POR VOLTAGEM N

CORPO CELULAR A E DENDRITO A^1
AXÔNIO B
IMPULSO NERVOSO C
TERMINAL SINÁPTICO D

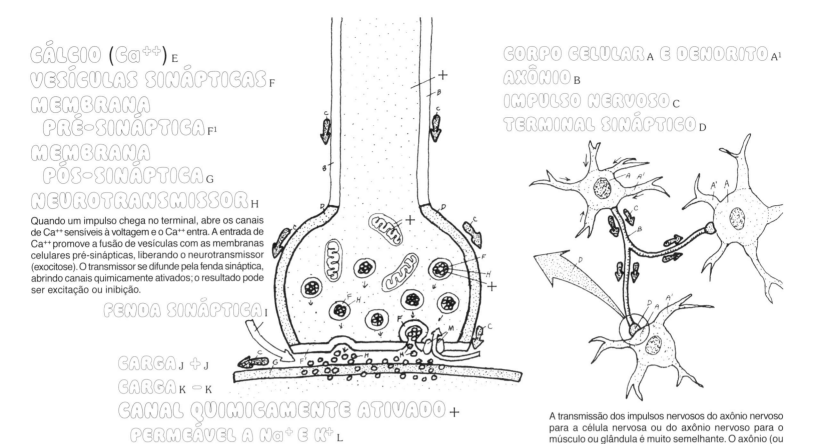

A transmissão dos impulsos nervosos do axônio nervoso para a célula nervosa ou do axônio nervoso para o músculo ou glândula é muito semelhante. O axônio (ou seus ramos) termina num terminal especializado, muito próximo da célula-alvo. O terminal nervoso está pronto para ação; contém muitas pequenas vesículas, carregadas com neurotransmissores.

POTENCIAL PÓS-SINÁPTICO EXCITATÓRIO L (EPSP) L

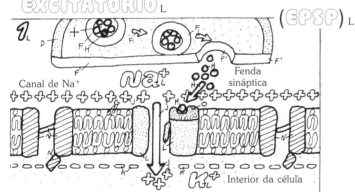

Em uma sinapse excitatória, o neurotransmissor (substância química) reage com a membrana pós-sináptica e abre canais quimicamente ativados permeáveis a Na$^+$ e K$^+$. Mais Na$^+$ entra na célula que K$^+$ sai, desde que o gradiente (concentração elétrica +) seja maior para Na$^+$.

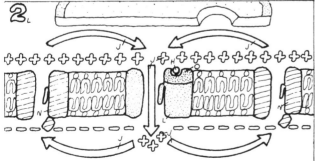

Como resultado, o saldo positivo de cargas entra e a membrana pós-sináptica despolariza. Esta despolarização é suficientemente forte para estimular os canais ativados por voltagem, localizados nas porções adjacentes da membrana celular pós-sináptica. Estas regiões estimulam-se e esta excitação se dissemina por toda a superfície celular através do mesmo mecanismo de transmissão elétrica (descrito na Lâmina 18).

DESPOLARIZADA L−

POTENCIAL PÓS-SINÁPTICO INIBITÓRIO M (IPSP) M

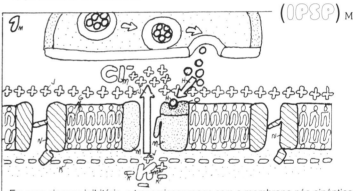

Em uma sinapse inibitória, o transmissor reage com a membrana pós-sináptica e abre canais quimicamente ativados permeáveis a K$^+$ ou Cl$^-$, mas não a Na$^+$. O K$^+$ sai da célula, porém, o movimento de Cl$^-$ é limitado porque seus gradientes são muito menores.

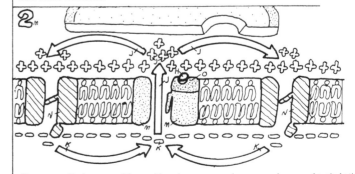

Como resultado, um saldo positivo de cargas sai e a membrana pós-sináptica torna-se ainda mais polarizada (hiperpolarizada). Esta hiperpolarização é suficientemente forte para se espalhar nas porções adjacentes da membrana pós-sináptica (contendo canais de Na$^+$), dificultando a ação qualquer impulso excitatório para despolarizar a membrana. A célula pós-sináptica está inibida.

HIPERPOLARIZADA M−

NERVO, MÚSCULO E SINAPSE

Na Lâmina 19, foi visto que a transmissão sináptica sucedeu a liberação de neurotransmissores estimulada por Ca^{++} das vesículas para a fenda sináptica. A liberação de transmissor, na superfície do terminal, não se dá uniformemente; existem áreas preferidas, chamadas *zonas ativas*, onde vesículas, canais de Ca^{++} e receptores se agrupam. Nesta lâmina, estes processos dentro do terminal nervoso serão abordados com mais detalhes. Embora neste livro se utilize a sinapse mais amplamente estudada, a junção neuromuscular, como um exemplo conveniente, o esquema geral se aplica à maioria das sinapses de ação rápida.

PREPARANDO AS VESÍCULAS PARA A AÇÃO

Sintetizando a acetilcolina no citosol – O transmissor *acetilcolina (ACh)* se forma no citosol por meio da combinação de *acetato* e *colina*. O acetato se forma no metabolismo ordinário e reage primeiro com a coenzima A (CoA) para formar um *acetil-CoA* ativado (Lâminas 5 e 6) que, prontamente, reage com colina para formar acetilcolina na presença de uma enzima específica.

Concentrando acetilcolina nas vesículas – A ACh é, então, concentrada dentro das vesículas por um carregador de contratransporte que concilia o transporte do transmissor, em sentido ascendente no interior da vesícula, com o transporte descendente do H^+, no exterior. Isto requer o gradiente significativo do H^+ da vesícula para o citosol, o que é proporcionado por uma bomba de H^+ movida por ATP.

Distribuição de vesículas carregadas: sinapsina e SNARE – A maioria das vesículas carregadas é mantida como reserva; fica ancorada perto da zona ativa, por uma proteína, a sinapsina I, que as prende aos filamentos de actina. Outras vesículas carregadas são atracadas em zonas ativas da membrana do terminal. Acredita-se que atracam nestes locais específicos por causa das interações de uma família de proteínas de membrana chamadas SNARE: as v-SNARE, na membrana da vesícula, formam complexos com t-SNARE complementares, nas suas membranas-*alvo* – neste caso, o alvo está na zona ativa. Esta interação garante que as vesículas atraquem na localização correta.

Proteínas citosólicas são necessárias para fusão – Quando se funde com a membrana plasmática, uma vesícula entrega seus conteúdos à fenda sináptica. Isto acontece, apenas quando as camadas lipídicas duplas se distanciam, uma da outra, cerca de 1,5nm – mais próximas que a distância de atracação. Isto é facilitado por um conjunto de fusão de proteínas citosólicas que se posicionam depois da atracação inicial. Não está claro como funcionam. A vesícula contendo numerosas moléculas de ACh está pronta e aguarda um grande sinal de Ca^{++} para fundir e entregar seu conteúdo para a fenda.

Neste livro, as descrições de atracação e de fusão de membrana são bastante gerais e se aplica à maioria dos processos exocitóticos, por exemplo, secreção das proteínas. Entretanto, diferentemente da transmissão sináptica, em alguns destes processos, a fusão sucede o atracação sem qualquer regulação pelo Ca^{++}.

DESCARGA RÁPIDA

Organização da zona ativa emite resposta rápida – O terminal pré-sináptico pode transmitir impulsos, via liberação de ACh, de forma estável e em altas freqüências. Para manter estas freqüências, todos os eventos de pré e pós-sinapse devem se dar muito rapidamente. Isto se reflete na existência de vesículas atracadas. Cada uma é capaz de liberar 5.000 moléculas de ACh em menos de um milissegundo, um feito que não poderia ser realizado por transportadores ou canais no quais os transmissores teriam que se difundir por intermédio do citosol. A resposta rápida também requer a organização da zona ativa. As vesículas atracadas ficam em estreita proximidade com os canais de Ca^{++} e receptores Ach que permanecem seqüestrados no lado diretamente oposto na fenda pós-sináptica. Quando o potencial de ação chega no terminal nervoso e ativa os canais de Ca^{++}, as proteínas de atracação adjacentes são, momentaneamente, expostas à torrente de Ca^{++} concentrado. A alta concentração se dissipa rapidamente, ao passo que o Ca^{++} difunde no citosol, sendo captado por outras proteínas. Entretanto, esta exposição é suficiente para desencadear diretamente a fusão da membrana e liberar ACh.

Um pouco mais tarde, o Ca^{++} citosólico aumentado tem outra função. Ele inicia a seqüência, via proteinocinase, ativada por calmodulina (Lâmina 13), que fosforila a sinapsina I, levando-a a liberar vesículas mantidas em reserva de maneira que possam se mover para as posições de atracação.

Acetilcolinesterase desliga a resposta – Ao difundir, por meio da fenda, o ACh liberado alcança os pontos receptores, em cerca de $2\mu s$. Quando duas moléculas de ACh se ligam, o canal receptor se abre e permanece aberto por cerca de 1,5ms. Depois que a ACh se dissocia do receptor, esta pode se ligar novamente, mas, geralmente, é acoplada por uma enzima rápida, a acetilcolinesterase (AChase) confinada na fenda. A ACh é dividida em dois componentes inativos, a colina e o acetato. A AChase também ataca algumas das ACh antes mesmo que cheguem ao receptor pela primeira vez, no entanto, o primeiro jorro de ACh é tão grande que supera a enzima e sua maior parte escapa.

RECUPERAÇÃO DE VESÍCULAS E TRANSMISSOR

Em determinado momento não existem vesículas ou transmissores suficientes no terminal para sustentar uma taxa rápida de descarga com duração substancial e não há tempo para mais sintetização. O problema é resolvido com a reciclagem dos componentes. A maior parte da colina, separada da Ach, é recapturada para o terminal via contratransportador que concilia Na^+ descendendo no interior da célula com colina sobe na mesma direção. As vesículas descarregadas, primeiramente, tornam-se parte da membrana plasmática e, então, são recuperadas pela endocitose. A membrana nascente da vesícula é revestida por clatrina, uma proteína; as moléculas revestidas por clatrina se associam umas às outras e tendem a formar uma estrutura geodésica cupuliforme que dirige a invaginação da membrana. Outra proteína, a dinamina, é responsável pela constrição do colo. Uma vez que a vesícula completa esteja internalizada, esta perde seu revestimento de clatrina, freqüentemente, fundindo-se com uma vesícula maior, o endossomo. As vesículas que brotam para fora do endossomo, podem iniciar um novo ciclo de carregamento com ACh.

TOXICOLOGIA DA SINAPSE NEUROMUSCULAR

Na sinapse neuromuscular, com todos os processos acontecendo em taxas rápidas, não é surpresa encontrá-la vulnerável a drogas e agentes tóxicos paralisantes. Alguns destes estão indicados nas lâminas.

A toxina botulínica degrada as proteínas de atracação de forma que a ACh não é liberada; o veneno da aranha viúva-negra libera toda a ACh. Gases nervosos (*tabun*, *sarin*, *soman*) e pesticidas (parationa, malation) inibem a AChase, mantendo a fenda inundada com o transmissor, enquanto o curare (veneno das flechas dos índios da América do Sul) e bungarotoxina (de cobra venenosa) bloqueiam o receptor da ACh, tornando, totalmente ineficaz a liberação de ACh. A Tetrodotoxina (do peixe baiacu) e a saxitoxina (dos dinoflagelados da "maré vermelha") bloqueiam os canais de Na^+, de modo que o potencial de ação nunca alcance o terminal.

NC: Use cores claras para A, B e C.
1. Comece com o neurônio motor no alto à direita e depois siga os passos numerados.
2. Pinte a ilustração da fusão da membrana, a qual detalha os eventos que ocorrem no passo 4 da ilustração principal.
3. Pinte os eventos toxicológicos afetando a sinapse.

TERMINAL DO AXÔNIO A
MEMBRANA PRÉ-SINÁPTICA A¹
SINAPSE NEUROMUSCULAR +
MEMBRANA PÓS-SINÁPTICA B
ACETILCOLINA (ACh) C
VESÍCULA SINÁPTICA D
FILAMENTO DE ACTINA E
SINAPSINA F
ZONA ATIVA: +
PROTEÍNA DE ANCORAGEM (v-SNARE) G
PROTEÍNA DE ANCORAGEM (t-SNARE) H
CANAL DE CÁLCIO I, Ca++ I¹
IMPULSO NERVOSO J
RECEPTOR DE ACh C¹
ACETILCOLINESTERASE K
CLATRINA L (AChase) K
ENDOSSOMO M

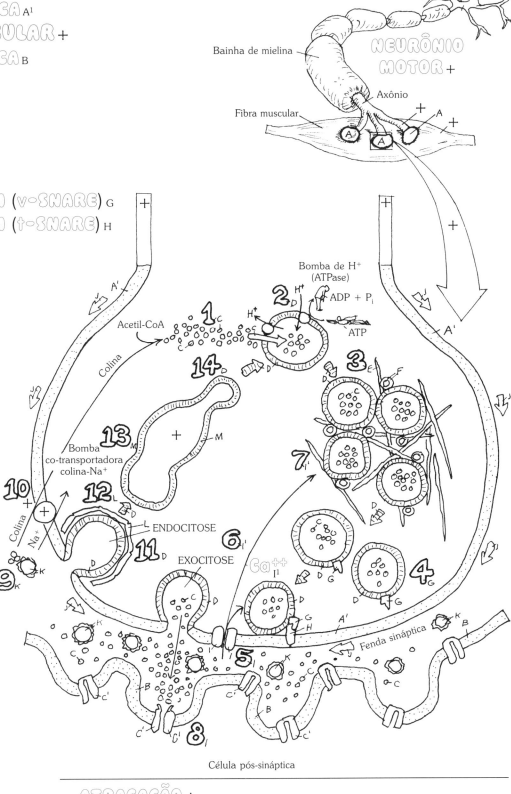

A acetilcolina (ACh) é formada pela combinação de *acetato* e *colina*. O acetato reage com a coenzima A (CoA), formando *acetil-CoA* que, então, reage com colina para formar ACh (1). A ACh é concentrada nas vesículas por um contratransporte que concilia o transporte ascendente da ACh no interior da vesícula com o transporte descendente do H+ no exterior. Isto requer um gradiente de H+ da vesícula para o citosol que é fornecido por uma bomba de H+ movida a ATP (2). As vesículas de reserva são ancoradas perto da zona ativa por uma proteína, a sinapsina I, a qual as mantém atadas aos filamentos de actina (3). Outras vesículas estão "atracadas" nas zonas ativas da membrana do terminal. Estas atracam nos locais corretos porque um complexo da proteína v-SNARE, na membrana da *vesícula*, liga-se ao complexo de t-SNARE complementar, localizado sua membrana-*alvo* (4). O potencial de ação no terminal nervoso ativa os canais de Ca++. O Ca++ flui para dentro (5). O Ca++ interno elevado desencadeia a fusão da membrana e a liberação da ACh (6). Esta também causa a liberação das vesículas de reserva (7). A ACh se difunde na fenda, ligando-se aos pontos de receptores e abrindo canal durante cerca de 1,5ms (8). Geralmente, depois que a ACh se dissocia do receptor, é desmembrada em colina e acetato por uma acetilcolinesterase, enzima ligada às fibras colágenas, na fenda (9). A maior parte da colina é recuperada para dentro do terminal por meio de um co-transportador que concilia Na+ (em sentido descendente) com colina (em sentido ascendente) (10). As vesículas descarregadas, primeiramente, tornam-se parte da membrana plasmática e, depois, são recuperadas por endocitose (11). A membrana nascente de vesícula é revestida por clatrina que é essencial para a invaginação (12). Uma vez internalizada, a vesícula perde seu revestimento de clatrina e se funde com um endossomo (13). A eclosão de vesículas para fora do endossomo inicia um novo ciclo de carregamento de ACh (14).

A atracagem ocorre quando o complexo da proteína SNARE da vesícula, v-SNARE, liga-se, na membrana plasmática, com seu t-SNARE complementar. A fusão de membrana ocorrerá apenas quando as camadas lipídicas duplas se aproximarem 1,5nm umas das outras, o que é mais próximo que a distância de atracação. Isto se dá por um conjunto de proteínas citosólicas de fusão de membrana quais estão posicionadas depois da atracagem inicial. Ainda não se esclareceu como funcionam.

ATRACAÇÃO +

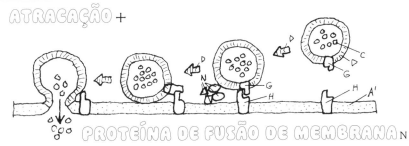

PROTEÍNA DE FUSÃO DE MEMBRANA N

TOXICOLOGIA DA SINAPSE NEUROMUSCULAR +

TOXINA BOTULÍNICA
Degrada as proteínas atracadas; nenhuma ACh é liberada

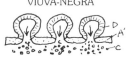

VENENO DE VIÚVA-NEGRA
Libera toda a ACh

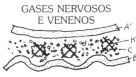

GASES NERVOSOS E VENENOS
Mantém as fendas sinápticas inundadas com transmissor

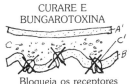

CURARE E BUNGAROTOXINA
Bloqueia os receptores de ACh

TETRODOXINA E SAXITOXINA
Bloqueia os canais de Na+

NERVO, MÚSCULO E SINAPSE

TRANSPORTE AXONAL, MICROTÚBULOS E MOTORES MOLECULARES

Neste livro, a descrição de transmissão sináptica mostra o terminal do axônio repleto de atividades associadas com secreção dos neurotransmissores. Embora os neurotransmissores possam ser sintetizados dentro do terminal, isto não ocorre com proteínas e organelas necessárias para sua síntese. Estas incluem enzimas metabólicas, transportadores de membrana, bombas e canais, proteínas necessárias para exocitose, mitocôndrias e vesículas sinápticas. Alguns destes itens se reciclam, mas, cedo ou tarde, todos se degradam e precisam ser repostos. O axônio e o terminal não contêm ribossomos e a única fonte de síntese de proteína ou formação de organela está no corpo celular, o qual pode se situar à distância de até um metro (da medula ao artelho) do terminal. Esta dependência do corpo celular fica evidente quando um axônio é amputado. A porção adiante do corte (mais distante do corpo celular) se degenera enquanto sobrevivem o corpo da célula e o axônio anexo.

O tempo necessário para a difusão, mesmo de pequenas proteínas, na distância de 1 metro, da medula espinal ao artelho, é proibitivo; levaria cerca de 150 anos. Os movimentos das organelas, segundo a movimentação browniana levaria até mais tempo. No lugar disto, a célula usa um mecanismo mais eficiente para estes movimentos críticos, obtendo interações de produtos celulares com *moléculas – motores moleculares* que trafegam ao longo de trilhos microtubulares. Este sistema de transporte intracelular é comum à maioria das células; neste livro foi ilustrado num axônio, onde a sua necessidade é evidente e o sistema foi estudado em detalhe.

TRANSPORTE AXONAL TEM COMPONENTES RÁPIDOS E LENTOS

Os mecanismos de transporte axonal são capazes de movimentar material (carga) na direção *anterógrada*, distanciando-se do corpo celular ou na direção *retrógrada* no sentido do corpo celular. Além disto, a carga pode se mover em velocidades substancialmente diferentes. Os mecanismos de transporte axonal rápidos movem organelas e vesículas em velocidades entre 250 e 400mm/dia em direção anterógrada e entre 100 a 200mm/dia não sentido retrógrado. Ademais, existe transporte *intermediário*, medido a 50mm/dia e transporte *lento* que carrega proteína citoesquelética entre 2 e 4mm/dia. Utilizando-se o componente rápido, observa-se que a longa viagem de 1 metro, da medula espinal até o artelho, pode ser realizada de 2,5 a 4 dias (não tão rápido como um impulso nervoso e não antes de 150 anos).

MICROTÚBULOS SÃO FEITOS DE SUBUNIADES DE TUBULINA

Os *microtúbulos* são feitos de proteínas de subunidades, chamadas *tubulina*s, unidas pelas extremidades para formar filamentos lineares denominado *protofilamentos*. Um microtúbulo completo é um cilindro, formado por 13 protofilamentos paralelos (ilustrados na lâmina). Cada subunidade tubulínica, por sua vez, composta de duas subunidades, chamadas α e β-tubulina que conferem polaridade à tubulina – uma extremidade α e uma extremidade β. No microtúbulo montado, esta polaridade axial se evita com as tubulinas α e β alternando ao longo do comprimento da cadeia, de maneira que uma extremidade tenha apenas uma α-tubulina exposta e, a extremidade oposta, possua uma β exposta. Os microtúbulos são estruturas dinâmicas; podem crescer em comprimento com a adição de tubulina ou retrair por meio de sua remoção. Adição e remoção, geralmente, acontecem em uma extremidade chamada (+) que, supostamente, faz correspondência com a que tem a β-tubulina exposta. A outra extremidade é (–).

A habilidade para montar e desmontar é um fator importante que permite que os microtúbulos desempenhem, na divisão celular, papéis cruciais na organização da célula e na formação do fuso mitótico. A inibição do processo de montagem-desmontagem microtubular do fuso mitótico, por exemplo, é o foco primário de drogas anticâncer, como *colchicina* e taxol, as quais impedem a divisão celular. De outro lado, alguns microtúbulos são naturalmente estabilizados pela ligação com uma proteína de encobrimento, que anula a extremidade (+). Os microtúbulos estáveis são os principais componentes, por exemplo, dos cílios e flagelos, nos quais, juntamente com um motor molecular, produzem os movimentos de curvar que são característicos destas organelas.

Nos axônios, muitos microtúbulos crescem a partir de um centro organizador, localizado no corpo celular próximo da parte basal do axônio. Os microtúbulos do axônio se orientam na mesma direção; as extremidades (–) localizadas perto do corpo celular, as (+) mais perto do terminal. Estes microtúbulos indicam o caminho para o transporte de proteínas, vesículas e organelas do corpo celular até as partes distais do axônio e o terminal do axônio.

MOLÉCULAS MOTORAS "CAMINHAM" NOS MICROTÚBULOS

Os motores moleculares são uma classe de proteínas ATPase que pode se ligar a microtúbulos ou filamentos de actina e se mover, regularmente, na mesma direção ao longo do túbulo (ou filamento). Os motores, utilizados no transporte do axônio, pertencem a duas famílias – *cinesinas*, as quais sempre movimentam na direção da extremidade positiva do microtúbulo e *dineínas*, as quais caminham na direção oposta. Tipicamente, estas moléculas têm duas cabeças globulares e uma região de cauda. As regiões de cabeça formam ligações cíclicas com o túbulo, ao passo que a molécula sofre mudanças cíclicas na conformação (forma) e propelem o complexo. Ao mesmo tempo, a região da cauda, ligada a uma determinada proteína, vesícula ou organela, carrega sua carga. Estes movimentos requerem o aporte de energia suprido por ciclos repetitivos de quebra de ATP na região da cabeça motora.

CINESINA SE MOVE PARA A EXTREMIDADE (+), DINEÍNA PARA A EXTREMIDADE (–)

Nos axônios, a cinesina sempre caminha em passos de 8nm (a dimensão de uma unidade tubulínica), distanciando-se do corpo celular (direção anterógrada), na direção de uma extremidade positiva. Aparentemente, o ponto de ligação para cinesina é assimétrico e orientado de forma que esta se pode ligar apenas quando "se volta" na direção (+). Algumas moléculas podem transportar produtos celulares como vesículas, contendo canais de Na^+ para serem inseridos, ao longo do caminho, nos nodos de Ranvier e outras podem transportar mitocôndrias e vesículas sinápticas, destinadas ao terminal.

A dineína se move na direção oposta, no sentido do corpo celular; carrega fatores nervosos de crescimento e outros produtos extracelulares captados por endocitose. Além disto, carrega componentes de membranas velhas, do terminal para o corpo celular, para reciclagem. Infelizmente, também transporta fatores patológicos, como a toxina tetânica e o vírus da pólio.

MIOSINAS "CAMINHAM" NOS FILAMENTOS DE ACTINA

Uma terceira família de motores moleculares, as *miosinas*, move-se ao longo dos filamentos de actina, de maneira semelhante a cinesina e dineína que se movimentam nos microtúbulos. No terminal do axônio, a actina se distribui densamente. Quando a vesícula alcança o início do terminal, continua seu caminho, ligada a um motor de miosina que caminha num filamento de actina. O movimento produzido pela actina e miosina será abordado na próxima lâmina sobre músculo.

NC: Use cores claras para G e H.
1. Comece com as partes do neurônio longo e pinte o aumento de uma sessão do axônio, mostrando 3 microtúbulos (D). Pinte toda a sessão aumentada do microtúbulo e um de seus 13 protofilamentos com cores alternadas (E e F).
2. Pinte o transporte de vesículas e ilustrações relacionadas na extremidade aumentada do axônio.

TRANSPORTE NO AXÔNIO

CORPO CELULAR A
AXÔNIO B
TERMINAL C

O movimento das proteínas e vesículas dos seus pontos de síntese, do corpo celular aos terminais dos axônios que podem estar à distância de até 1 metro, é realizado por moléculas de motor molecular que carregam estes produtos ao longo de "caminhos" microtubulares.

MICROTÚBULO D
PROTOFILAMENTO D¹
α-TUBULINA E
β-TUBULINA F

Os *microtúbulos* são feitos de proteínas de subunidades, chamadas *tubulina*, as quais são unidas pelas extremidades para formar filamentos lineares denominados *protofilamentos*. O microtúbulo completo é o cilindro formado por 13 protofilamentos paralelos. Cada subunidade de tubulina é composta de duas subunidades menores conhecidas com α e β-tubulina que conferem a polaridade para a tubulina – uma extremidade α e uma β. Na montagem do microtúbulo, esta polaridade axial é evitada por meio da alternância de α e β-tubulina ao longo do comprimento da cadeia, de forma que uma extremidade tenha somente a-tubulina exposta e, α extremidade oposta, possua a β exposta. Os microtúbulos podem mudar seu comprimento por acréscimo ou remoção da tubulina, geralmente, na extremidade (+).

MOTOR MOLECULAR +
CINESINA G
DINEÍNA H

Os motores moleculares, utilizados no transporte axonal, pertencem a duas famílias – *cinesinas* que se movem a partir do corpo da célula na direção da extremidade positiva do microtúbulo e *dineínas*, as quais caminham na direção oposta. Estas moléculas têm duas cabeças globulares e uma região de cauda. As regiões de cabeça formam ligações cíclicas com o túbulo, ao passo que a molécula sofre transformações cíclicas na conformação (forma) que propelem o complexo. Ao mesmo tempo, a região da cauda, ligada a uma determinada proteína, vesícula ou organela, leva sua carga adiante. Estes movimentos requerem um aporte de energia suprido por ciclos repetidos de quebra de ATP na região da cabeça motora.

MIOSINA I
FILAMENTO DE ACTINA J

Quando a vesícula alcança o início do terminal e está ligada a um motor de miosina, pode continuar seu caminho que percorre filamentos de actina. Isto é factível, se miosina e cinesina estiverem ligadas à mesma vesícula. Nos microtúbulos, a cinesina carrega a vesícula juntamente com a miosina acoplada mas, quando a vesícula chega até a actina, a miosina, enquanto carrega a vesícula, caminha juntamente com a cinesina acoplada. Um transporte cooperativo semelhante, na direção retrógrada, nos filamentos de actina com orientação oposta, deve ocorrer quando a vesícula acopla miosona e dineína.

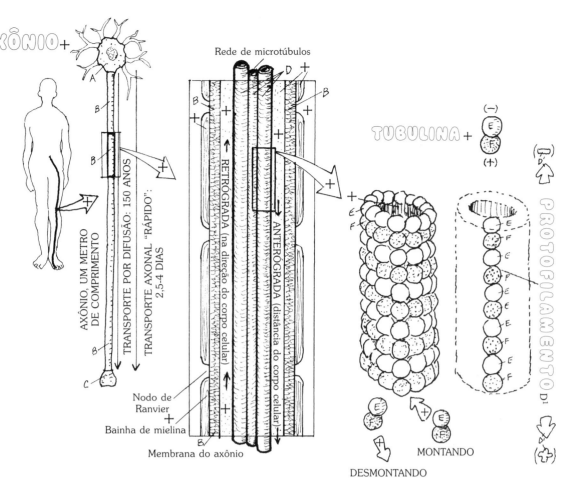

NERVO, MÚSCULO E SINAPSE

ESTRUTURA DO MÚSCULO E FILAMENTOS DESLIZANTES

Bater o coração, piscar um olho, respirar ar fresco – estes sinais óbvios de vida são todos proporcionados pela contração muscular. Como se encurtam os músculos? Algo deve se mover "dentro", mas o quê é? Anos atrás, muitos fisiologistas acreditavam que os músculos se contraíam porque as proteínas que os constituem realmente encurtavam por dobramento ou por mudanças na forma ou diâmetro das moléculas helicoidais. Nos anos 50, surpreenderam-se ao descobrir que não é este o caso. Na verdade, o aparelho contrátil é feito de proteína mas a contração não ocorre por dobramento da proteína. Em lugar de mudar suas dimensões, as proteínas deslizam umas sobre as outras e mudam as suas posições relativas.

CONTRAÇÃO: FAIXA A ENCURTA, FAIXA I NÃO ENCURTA

Uma pista importante veio dos estudos iniciais do padrão estriado do músculo esquelético visto sob o microscópio óptico. As listas se localizam em cilindros fibrosos longos chamados miofibrilas que percorrem o comprimento da célula muscular. A célula muscular contrai porque as miofibrilas contraem; contém o aparelho contrátil. Cada miofibrila é pontuada com faixas claras e escuras alternadas, chamadas faixas A e I. Estas faixas são "alinhadas" de maneira que uma faixa A, numa miofibrila, está mais próxima de uma faixa A da próxima. Quando se olha para a célula inteira, vêem-se estrias em lugar de um tabuleiro de xadrez. Quando um músculo se contrai, a faixa I encurta, mas a faixa A não muda de tamanho. O mistério da contração parecia se localizar na faixa I. Logo que o microscópio eletrônico se tornou disponível, entretanto, surgiu um novo cenário.

FILAMENTOS DE ACTINA E MIOSINA CONSTITUEM O APARELHO CONTRÁTIL

O exame feito com microscópio eletrônico revela que cada miofibrila contém muitas fibras, chamadas filamentos, que correm paralelos ao eixo miofibrilar. Os filamentos mais grossos ficam na faixa A; os outros, mais finos, parecem surgir no meio da faixa I, no disco Z (uma estrutura que se dispõe perpendicularmente a miofibrila, ao longo da faixa I, conectando miofibrilas vizinhas). Os filamentos percorrem o comprimento da faixa I e seguem dentro da faixa A, na qual se sobrepõem (interdigitam) aos filamentos grossos. O próximo passo é identificar os filamentos e determinar seu papel na contração.

Pode-se obter a identidade química dos filamentos, usando-se soluções concentradas de sal que, seletivamente, extraem proteínas musculares. Quando a actina é extraída, desaparecem os filamentos finos e, quando se extrai a miosina, desaparecem os filamentos grossos. Além disto, quando a membrana celular é destruída e outras proteínas estiveram além destas duas, os filamentos grossos e finos permanecem intactos e o músculo ainda pode se contrair (contanto que se forneça ATP como fonte de energia). Estes resultados indicam que os filamentos grossos e finos constituem o aparelho contrátil e que os filamentos grossos são feitos de miosina e os finos, de actina.

FILAMENTOS DESLIZAM DURANTE A CONTRAÇÃO

Uma faixa grossa possui uma região mediana mais clara (zona H) com regiões mais densas em cada lado. Nas beiradas mais densas se sobrepõem os filamentos mais grossos de miosina e finos de actina. O meio (zona H) contém apenas miosina. As faixas I contêm somente actina. Sempre que um músculo ou miofibrila muda de comprimento, por contração ou estiramento, os filamentos de actina e os de miosina não mudam de comprimento, mesmo sendo o aparelho contrátil. Segue que eles devem deslizar ao longo uns dos outros, aumentando suas áreas de sobreposição, durante a contração e as diminuindo, durante o alongamento. Durante a contração, a faixa I diminui à proporção que mais e mais fragmentos de actina são "sepultados" na região de sobreposição com miosina. A faixa A não pode mudar porque representa o comprimento dos filamentos de miosina que são invariáveis. Contudo, se este quadro estiver correto, espera-se que a zona H diminua na contração e alongue no estiramento. E isto acontece!

Como a força motriz para a contração é fornecida pelo deslizamento conjunto dos filamentos de actina e miosina, devem existir alguns elementos "de conexão" que os permitam interagir. Estas são as pontes cruzadas, feitas de cabeças globulares de miosina (ver ilustração da próxima lâmina).

NC: Use cores escuras para G e H.

1. Comece no topo com músculo esquelético (A) e pinte descendo em direção ao lado direito da lâmina no sentido dos componentes celulares. Observe que a extremidade da superfície de cada exemplo de cilindro recebe a cor dos seus componentes. No caso da miofibrila (D), apenas o título e as miofibrilas que fazem a extremidade da célula (C) recebem a cor (D). O comprimento da miofibrila recebe as cores de várias faixas dos elementos contráteis.

2. Pinte as ilustrações dos elementos contráteis do lado esquerdo da lâmina. Observe que a primeira ilustração mostra como os dois tipos de filamentos realmente formam as faixas coloridas anteriormente. Observe que os filamentos finos (E) realmente penetram na faixa A. Isto não é mostrado na ilustração de miofibrila à direita. Observe também que as duas ilustrações inferiores representam um aumento vertical (para mostrar a atividade da ponte cruzada) da ilustração superior, mas não um aumento horizontal. Os discos Z (H) ainda coincidem com a ilustração superior.

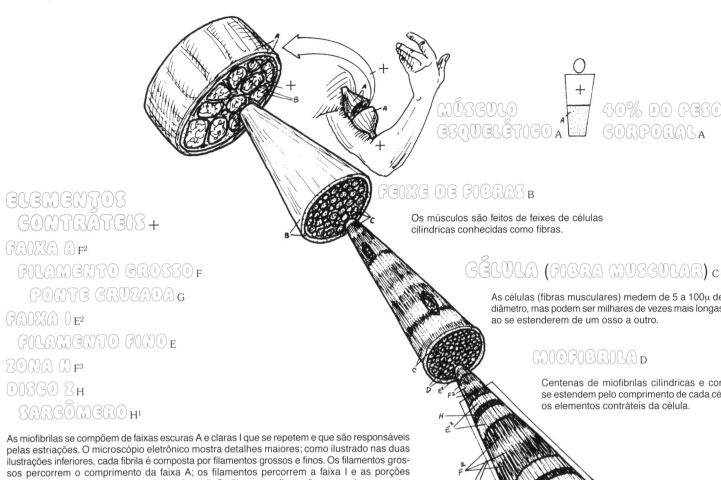

MÚSCULO ESQUELÉTICO A — 40% DO PESO CORPORAL A

FEIXE DE FIBRAS B

Os músculos são feitos de feixes de células cilíndricas conhecidas como fibras.

CÉLULA (FIBRA MUSCULAR) C

As células (fibras musculares) medem de 5 a 100μ de diâmetro, mas podem ser milhares de vezes mais longas ao se estenderem de um osso a outro.

MIOFIBRILA D

Centenas de miofibrilas cilíndricas e com faixas se estendem pelo comprimento de cada célula; são os elementos contráteis da célula.

ELEMENTOS CONTRÁTEIS +
- FAIXA A F²
- FILAMENTO GROSSO F
- PONTE CRUZADA G
- FAIXA I E²
- FILAMENTO FINO E
- ZONA H F³
- DISCO Z H
- SARCÔMERO H¹

As miofibrilas se compõem de faixas escuras A e claras I que se repetem e que são responsáveis pelas estriações. O microscópio eletrônico mostra detalhes maiores; como ilustrado nas duas ilustrações inferiores, cada fibrila é composta por filamentos grossos e finos. Os filamentos grossos percorrem o comprimento da faixa A; os filamentos percorrem a faixa I e as porções periféricas mas não a zona central H da faixa A. Os filamentos finos são ancorados no centro da faixa I, pelo disco Z. Esta porção da miofibrila (2,5μ de comprimento), entre os dois discos Z, chama-se sarcômero. Os filamentos grossos e finos interagem por intermédio das pontes cruzadas, as quais são extensões, semelhantes a brotos, dos filamentos grossos. Para fins de identificação, as pontes cruzadas recebem cores distintas.

Quando o músculo vivo se contrai, a faixa I e a zona H encurtam mas o comprimento da faixa A não muda. Assim, nem os filamentos grossos nem os finos mudam de comprimento; simplesmente deslizam uns sobre os outros, aumentando a área de sobreposição.

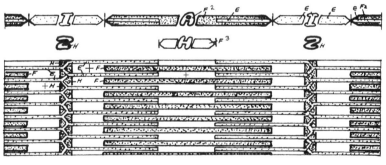

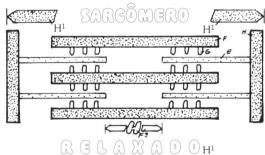

SARCÔMERO — RELAXADO H¹

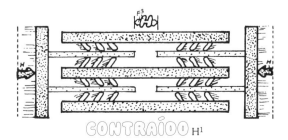

CONTRAÍDO H¹

FILAMENTO DE ACTINA (FINO) E

Os filamentos finos são arranjos altamente ordenados de moléculas de actina.

MOLÉCULA DE ACTINA E¹

As moléculas de actina têm a forma de pêra (aproximadamente 4nm de diâmetro). Nos filamentos finos, estão agrupadas como dois cordões de contas, entrelaçados em intervalos regulares. (Observe: os filamentos finos contêm também outras proteínas além da actina.)

FILAMENTO DE MIOSINA (GROSSO) F

Os filamentos grossos são arranjos altamente ordenados de moléculas de miosina.

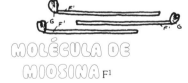

MOLÉCULA DE MIOSINA F¹

As moléculas de miosina têm caudas longas (160nm) em forma de vara, com cabeças globulares. As cabeças formam pontes cruzadas entre os filamentos finos e grossos.

NERVO, MÚSCULO E SINAPSE

MOTORES DE MIOSINA E FILAMENTOS DE ACTINA

No músculo relaxado, as *pontes cruzadas* de miosina se desligam dos *filamentos de actina*. Durante a contração, unem-se e produzem a força contrátil. Como isto acontece? Os *filamentos grossos* são composições ordenadas de moléculas de *miosina*; cada molécula contém uma cauda em forma de vara, um colo da mesma forma (mais curto) e duas cabeças globulares que formam as pontes cruzadas. Apenas uma cabeça é mostrada nas ilustrações. A cabeça adere ao filamento de actina, formando uma ponte cruzada entre os filamentos de actina e miosina. A cabeça, então, sofre uma mudança de conformação (muda sua forma), o que propele a actina numa distância de 10nm. Em seguida a este movimento, a cabeça se desliga e então repete o ciclo. Cada filamento de miosina contém cerca de 300 cabeças e cada cabeça pode repetir o ciclo cerca de 5 vezes por segundo, movendo os filamentos em velocidade de até 15mm/s. Esta velocidade pode mover um músculo desde a sua maior extensão até o estado de maior contração em 0,1s.

Como se mostra, os ciclos de ligação de cabeças individuais não são sincronizados. São defasados, alguns aderindo e outros se destacam. Assim, em cada momento, algumas das cabeças estão entrando no curso de potência (*power stroke)* e outras estão saindo. O movimento não acontece aos arrancos e os filamentos não tendem a escapar.

TRIFOSFATO DE ADENOSINA FORNECE ENERGIA PARA CONTRAÇÃO

Os movimentos da massa muscular são produzidos por uma reação cíclica das pontes cruzadas: *conexão* (de actina) → *báscula* (produzindo movimento) → *desconexão, conexão* (com o próximo ponto) → etc. Pela repetição do ciclo, muitas vezes, os pequenos movimentos se somam em ações macroscópicas suaves e coordenadas, as quais são experimentadas por todos nós. Mas as reações cíclicas não podem ocorrer sem uma fonte de energia (se pudessem, seríamos capazes de construir motos perpétuos). Ademais, o músculo pode fazer trabalho físico (levantar um peso) e isso requer energia. A fonte imediata desta energia é *trifosfato de adenosina (ATP)*. Quando se incorpora ATP ao sistema do corpo humano, os detalhes de cada ciclo tornam-se mais complexos. À proporção que se distinguem mais passos. Estes são mostrados nas ilustrações a ilustraçõada lâmina. A conexão do ATP aos grupos de cabeças da miosina permite que as cabeças de miosina liberem a actina. Depois disto, um *fosfato de alta energia* se transfere do ATP para a miosina, a qual se torna "energizada", enquanto o ATP original, tendo perdido um fosfato, torna-se *ADP*. A ponte cruzada energizada está pronta para ação. Se o músculo é estimulado, a ponte cruzada vai se conectar com actina bascular e mover a actina. (O *curso de potência*). Em seguida ao curso de potência, a miosina e a actina permanecem conectadas até o início do próximo ciclo, quando o ATP novamente se liga, solta a conexão e energiza a ponte cruzada de miosina. Observa-se que, se o ATP tiver sido todo usado, as cabeças de miosina permanecem presas aos filamentos de actina, não ocorrendo deslizamento. O músculo se tornará rígido, incapaz de contração ou alongamento. Esta é a condição conhecida como *rigor mortis*, muito comum depois da morte quando o ATP se degenerou. Percebe-se, também, que a quebra do ATP não está diretamente envolvida com o curso de potência. Sua energia é usada para aprontar a cabeça de miosina que se conecta com a actina e repete o ciclo.

Ca++ É NECESSÁRIO PARA CONTRAÇÃO

Se o ATP está presente, por que o músculo não continua a contrair até que todo o ATP seja consumido? A resposta envolve uma substância adicional, o Ca++, necessário para a fase de conexão do ciclo. Se houver Ca++ suficiente, a conexão pode ocorrer; em níveis mais baixos não acontece. A ação do Ca++ é como um gatilho para a contração. Sua remoção para relaxamento será abordada na Lâmina 24.

MOTORES DE MIOSINA

A miosina muscular é designada miosina II; é um membro da família de motores musculares de miosina. Exatamente como cinesinas e dineínas "caminham" nos microtúbulos, as miosinas caminham nos filamentos de actina. Durante a contração muscular, a miosina II caminha na actina, mas o filamento de miosina não se move porque as duas extremidades do filamento andam em direções opostas. Ao contrário, os filamentos de actina se movem. (Imagine caminhar em um barco enquanto se segura no cais; você não se move, mas o barco sim!)

O segredo da contração parece estar nas cabeças de miosina. (Cabeças de miosina isoladas, cujas caudas tenham sido removidas por digestão, são capazes de caminhar na actina com velocidades inalteradas.) Os estudos detalhados da estrutura molecular da miosina mostram uma fenda proeminente na região da cabeça, identificada com o ponto de ligação do ATP. Acredita-se que outra fenda, distante 3,5nm (distância molecular grande), é ponto de ligação da actina. Estas fendas podem oferecer espaços maleáveis, necessários para iniciar as mudanças deconformação que envolvem a ligação e o movimento.

A actina e a miosina II, bem como as outras duas miosinas proeminentes, miosina I e miosina V, são encontradas na maioria das células. Uma diferença importante entre as miosinas é que as I e V possuem caudas mais curtas que contêm pontos de ligação para membranas. Em muitas células, estes motores, freqüentemente, transportam vesículas nos filamentos de actina (Lâmina 21). Por outro lado, as caudas mais longas de miosina são especialmente adequadas para interagir com outras, formando os filamentos vistos no músculo. A miosina II é proeminente em realizar a citocinese, o estágio final da divisão celular (Lâmina 3), além da contração muscular.

FILAMENTOS DE ACTINA

Os filamentos de actina são encontrados em todas as células. São *polímeros* lineares, isto é, formados por união de muitas unidades menores idênticas (actina-G) num estilo repetitivo. Assim como os microtúbulos, crescem, primeiramente, em uma extremidade denominada extremidade (+) e a miosina caminhará apenas na direção desta extremidade (a qual está localizada no disco Z do músculo). Ao interagir com outras proteínas, os filamentos de actina tornam-se instrumentais em numerosas e diversas funções celulares, como formação do córtex celular, uma trama de filamentos de actina logo abaixo da membrana plasmática, a qual dá forma e força mecânica à célula. Os rearranjos da actina no córtex são responsáveis pela capacidade que algumas células possuem – como glóbulos brancos – de rastejar (ver microvilos na Lâmina 2).

NC: Use as mesmas cores para A, B, C e D que foram usadas nestas estruturas na lâmina anterior.

1. Comece com as ilustrações superiores que demonstram como a contração da miosina puxa os filamentos de actina.
2. Pinte completamente cada passo do ciclo de contração antes de ir para o próximo.

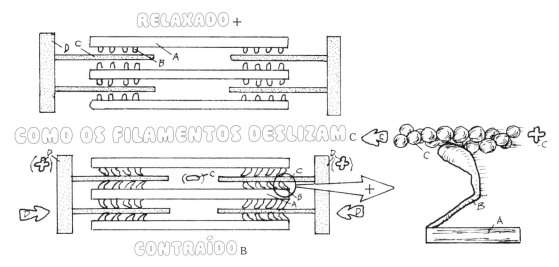

MIOSINA (FILAMENTO GROSSO) A
MIOSINA (PONTE CRUZADA) B
ACTINA (FILAMENTO FINO) C
DISCO Z D
ATP E **ADP** F
FOSFATO G

No músculo relaxado, as pontes cruzadas estão separadas dos filamentos de actina. Durante a contração, ligam-se e fornecem a força contrátil. Os filamentos grossos são feitos de moléculas de miosina; cada molécula consiste de uma longa cauda em forma de vara, um colo mais curto da mesma forma e 2 cabeças globulares que formam as pontes cruzadas (somente uma é ilustrada). Durante a contração, as cabeças se conectam com a actina, basculam, soltam-se e depois se conectam à próxima posição como se estivessem caminhando no filamento. Porém, os filamentos de actina estão ancorados com suas extremidades (+) no disco Z e as cabeças de miosina podem apenas "caminhar" na direção da extremidade (+). Na direita, as cabeças de miosina "caminham" na direção do disco Z, à direita, enquanto as cabeças, à esquerda, caminham na direção do disco Z, à esquerda. Como resultado, os filamentos grossos de miosina não se movem, mas os filamentos de actina são puxados.

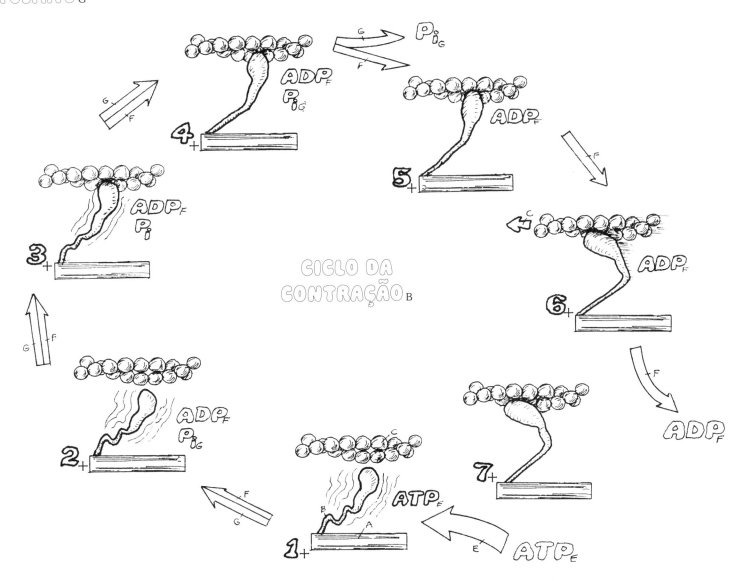

1-2 Relaxado: Em seguida ao movimento contrátil, a miosina acopla um ATP, permitindo entrar em um estado relaxado no qual está desligada da actina e tem grau de liberdade para se agitar. O ATP conectado tem vida curta porque a própria miosina é uma ATPase (enzima que quebra o ATP). A miosina quebra o ATP e (2) os produtos ADP e P_i permanecem ligados à miosina. Ainda existe liberdade para flanar. **3-4 Conexão:** A miosina faz contato com a actina. Primeiro, fracamente (3), mas, conforme a conexão se torna mais forte (4), a mobilidade da miosina diminui. **4-5 Geração de força:** Com a soltura do P_i, aumenta a afinidade entre actina e miosina. Ao se aplicar mais tensão à região do colo, a ligação fica mais forte e a miosina torne-se mais rígida. Tem inicio o curso de potência. **5-6 Filamento deslizante:** a cabeça de miosina báscula propele a actina associada. **6-7 Rigor:** Logo depois do movimento deslizante, o ADP é liberado e a miosina está, momentaneamente, presa com a actina. **7-1 Soltura:** O ATP se liga à cabeça, soltando-a e tornando o músculo maleável. Não havendo ATP disponível, as cabeças de miosina permanecem presas à actina e o músculo torna-se rígido. Esta é a rigidez do *rigor mortis* que se segue à morte.

CÁLCIO INTRACELULAR DESENCADEIA A CONTRAÇÃO

Se, na presença do ATP, as pontes cruzadas fazem repetidos ciclos de *conexão*, propulsão (bascular) e soltura, então, como se param estes processos? Como os músculos relaxam? Duas descobertas essenciais oferecem pistas importantes. Uma é a percepção que a presença de quantidades mínimas de íons Ca++ livres é essencial para a contração. Este fato deixou de ser percebido por muitos anos, porque era, virtualmente, impossível remover traços de Ca++ das substâncias químicas do laboratório ou mesmo da água destilada. Aparentemente, estes traços eram suficientes para o processo contrátil. Depois de se aprender a controlar traços de Ca++, sabe-se agora que, elevar o Ca++ citoplasmático (dentro da célula muscular) até concentrações baixas, como 0,0001mM, é suficiente para sustentar a contração (20.000 vezes mais diluído que o nível de Ca++ livre no plasma). Quando o Ca++ está neste nível ou acima, dá-se a contração. Quando o Ca++ está abaixo deste nível, a contração não pode acontecer e o músculo relaxa.

TROPOMIOSINA ENCOBRE OS PONTOS DE LIGAÇÃO DA MIOSINA

Como o Ca++ exerce a sua influência? Uma indicação de como isto acontece foi a descoberta de que os filamentos finos contêm outras proteínas além da actina. Em particular, contêm *tropomiosina* e *troponina*. Nos sistemas artificiais altamente purificados, estas proteínas podem ser removidas da actina. Quando isto é feito, a necessidade de Ca++ desaparece. O sistema se contrai na presença de ATP e na ausência do Ca++.

Para que um músculo se contraia, as pontes cruzadas energizadas devem, primeiramente, fazer conexão com os filamentos de actina. Durante o relaxamento, isto não ocorre porque os *pontos para conexão da miosina*, nos filamentos de actina, estão ocupados por moléculas de tropomiosina; neste estado, os pontos ficam mascarados e indisponíveis para as pontes cruzadas. Outra proteína, a troponina, liga-se e serve como "cabo" da tropomiosina. A troponina pode se ligar ao Ca++ e mudar de forma. Quando o Ca++ se liga, a troponina remove a tropomiosina. Os pontos se expõem, ocorrendo conexões entre as pontes cruzadas e, possivelmente, a contração. Quando o Ca++ está ausente, a tropomiosina reverte para a sua posição original e bloqueia a conexão; acontece o relaxamento. Mas o que controla o Ca++? Como a sua concentração se eleva para desencadear a contração e cai para permitir o relaxamento?

RESERVATÓRIOS RETÍCULO-SARCOPLASMÁTICOS DE Ca++ O LIBERAM PARA CONTRAÇÃO

Embora a concentração de Ca++ livre, no músculo relaxado, seja extremamente baixa no citoplasma, outras estruturas vesiculares dentro da célula podem contê-lo em abundância. Isto é verdade, especialmente para o *retículo sarcoplasmático (RS)*, um compartimento contendo íons Ca++ separados do citoplasma pelas membranas que formam as paredes do compartimento. Cada miofibrila é cercada por uma capa de retículo sarcoplasmático que lembra uma polaina rendada estendendo-se de um disco Z ao seguinte. É o movimento de Ca++ do interior do RS para o citoplasma e de volta que controla a contração e o relaxamento.

TÚBULOS T CARREGAM POTENCIAIS DE AÇÃO PARA O INTERIOR

Quando os impulsos nervosos ativam os músculos, a excitação é transmitida através da *placa motora* e um *potencial de ação* muscular rapidamente se espalha na superfície da célula muscular. A contração de todas as miofibrilas, incluindo aquelas no interior da célula, acontece em milissegundos. Esta resposta tudo ou nada é possível porque um sistema de minúsculos tubos – os *túbulos T* (túbulos transversos) – se estende, profundamente, da superfície da membrana ao interior do músculo, circundando o perímetro de cada miofibrila, no nível do disco Z, em alguns músculos (músculo esquelético de sapo, coração de mamíferos) ou no nível da junção das faixas A e I do músculo esquelético de mamíferos. Os lúmens dos túbulos T são contínuos com os espaços extracelulares e as membranas que formam as paredes conduzem o potencial de ação, da superfície até a profundidade da célula, para cada sarcômero no qual os túbulos estão perto do RS. Uma proteína de membrana celular sensível à voltagem (receptor diidropiridina) muda de conformação quando é despolarizada pelo potencial de ação que avança. Esta proteína se dispõe em contato com os canais de Ca++ do RS e, quando assume a forma despolarizada, força a abertura dos canais do RS, liberando o Ca++ para o citoplasma.

Uma vez dentro do citoplasma, o Ca++ reage com troponina, a tropomiosina se move (expondo os pontos de ligação da actina para a miosina) e ocorre a contração. Em seguida à onda excitatória, o Ca++ é bombeado de volta para o RS por um sistema de transporte ativo e movido a ATP. Isto baixa o Ca++ citoplasmático e, quando reduz bastante, não se sustenta ligação com a troponina. Neste ponto, a tropomiosina volta a encobrir os pontos de ligação para a miosina e ocorre o relaxamento.

CA++ DESENCADEIA MUITOS PROCESSOS DIFERENTES

O papel dos íons Ca++ na contração muscular é apenas um exemplo das múltiplas funções do Ca++ intracelular como regulador dos processos celulares. Além da contração da musculatura esquelética, cardíaca e lisa, aqueles processos incluem atividade ciliar, movimentos amebóides, exocitose, transmissão sináptica, ativação enzimática e divisão celular. No exemplo anterior, o nível de Ca++ se elevou pela sua liberação a partir das reservas intracelulares. Ter Ca++ armazenado perto de seu ponto de ação permite resposta muito rápida, característica do músculo esquelético. Algumas vezes, o nível de Ca++ se eleva pela simples abertura dos canais de Ca++ na membrana celular, permitindo que o Ca++ proveniente do exterior flua para dentro.

NC: Use as mesmas cores da lâmina anterior para actina (C) e miosina (D).
1. Comece pela célula muscular no canto superior direito. Observe que os títulos para o axônio (G) e terminal do axônio (H) estão listados abaixo. As miofibrilas, dentro da célula, são deixadas incolores, nesta região e abaixo.
2. Complete o filamento aumentado de actina e os estágios da ativação da ponte cruzada.
3. Comece pelas três ilustrações inferiores pela ilustração anatômica no canto inferior esquerdo. Então, pinte o aumento superior da junção neuromuscular e liberação e retirada do Ca++. Observe que, no aumento inferior, a descrição da liberação do Ca++ para o citoplasma (passos 4A, 4B, 4C) é mais precisa que a vista geral (4) na ilustração superior.

CÁLCIO LIVRE ᴮ
DESENCADEIA +
CONTRAÇÃO ᴮ⁺

ACTINA c
MIOSINA d
PONTE CRUZADA d¹
TROPOMIOSINA e
TROPONINA f

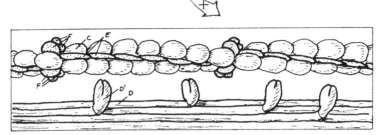

A tropomiosina é uma proteína de dupla hélice quase paralela ao eixo dos filamentos finos de actina. A troponina é um complexo de proteína de três subunidades globulares, localizada em intervalos regulares (separadas, aproximadamente por 7 moléculas de actina) ao longo dos filamentos finos. Uma das subunidades se liga à tropomiosina, outra à actina e a terceira subunidade pode se associar a íons Ca⁺⁺.

LOCAL DE LIGAÇÃO DA MIOSINA D²
ÍONS Ca⁺⁺ B
1. RELAXAMENTO D¹
2. LIGAÇÃO DA MIOSINA D¹
3. CURSO CONTRÁCTIL D¹

1. Relaxamento: As *pontes cruzadas de miosina* não se ligam ao filamento fino porque o ponto de ligação está bloqueado pela *tropomiosina*.
2. Ligação da miosina: Os *íons Ca⁺⁺* aparecem na cena. Quatro Ca⁺⁺ se ligam a cada troponina e o complexo remove a tropomiosina dos pontos de ligação. A miosina pode, então, ligar-se à *actina*. **3. Curso contráctil:** Uma vez *energizada a miosina*, associa-se a actina e cabeça báscula e propele o filamento fino.

RETÍCULO SARCOPLASMÁTICO ᴮ¹ E ARMAZENAGEM DE Ca⁺⁺ ᴮ

AXÔNIO G
TERMINAL DE AXÔNIO H
POTENCIAL DE AÇÃO I
ACETILCOLINA J
PLACA MOTORA K
MEMBRANA CELULAR A¹
TÚBULO T L
PROTEÍNA SENSÍVEL À VOLTAGEM M

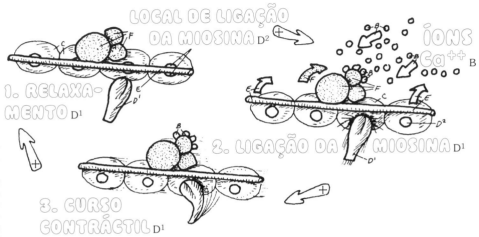

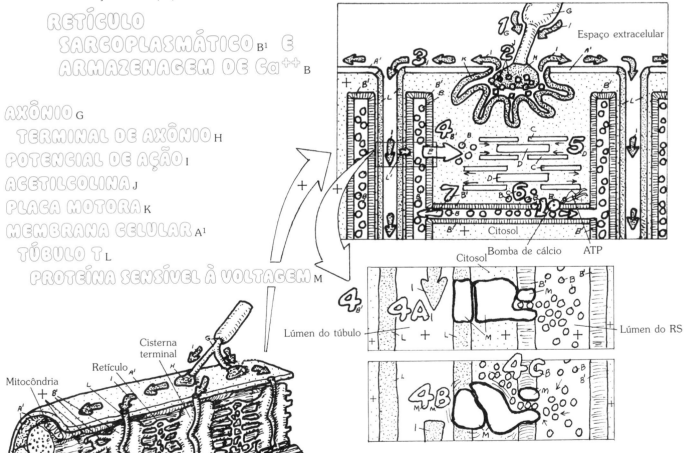

Relaxamento: O Ca⁺⁺ é capturado no retículo sarcoplasmático (RS) e não pode se ligar à troponina para desencadear a contração. **Contração:** (1, 2, 3) – Um potencial de ação na superfície da célula invade o interior, via túbulos T, fazendo contato próximo com o RS. (4) A despolarização, produzida pelo avanço do potencial de ação (4A no aumento inferior) muda a conformação de uma proteína de membrana tubular sensível à voltagem (*diidropiridina* ou *receptor DHP*). A forma modificada desta proteína força a abertura dos canais RS (4B), liberando Ca⁺⁺ para o citosol (4C). (5) Os íons Ca⁺⁺ se ligam à troponina e expõem os pontos de ligação para a miosina. Segue-se, então, a contração.
Relaxamento: (6, 7) – Uma bomba de Ca⁺⁺, movida a ATP, transporta ativamente o Ca⁺⁺ de volta para o RS. O nível citoplasmático de Ca⁺⁺ cai e ocorre o relaxamento.

NERVO, MÚSCULO E SINAPSE

RELAÇÃO ENTRE TENSÃO E COMPRIMENTO DO MÚSCULO

Embora a contração de cada célula muscular seja tudo ou nada, é óbvio que não é assim para os movimentos do corpo. Algumas vezes são forçados, outras vezes são leves. Isto se compreende facilmente ao se perceber que os movimentos do corpo são produzidos por músculos inteiros (grupos de células musculares) e não por células atuando isoladamente. Aumentar a força de um movimento pode, simplesmente, ser uma questão de recrutar cada vez mais células numa ação cooperativa. Entretanto, ainda existem meios sutis para se mudar o desempenho de células individuais.

NÚMERO DE CONTATOS DE PONTE CRUZADA (FORÇA) DEPENDE DO COMPRIMENTO DO MÚSCULO

A resistência ou, mais precisamente, a força que um músculo exerce depende do seu *comprimento*. Para cada célula muscular existe um comprimento ótimo ou faixa de comprimentos na qual a força contrátil é a mais forte. Isto se explica facilmente pela teoria do deslizamento de filamento. A força da contração depende do número de pontes cruzadas que podem fazer contato com os filamentos de actina. Quando o músculo está muito longo, poucas pontes cruzadas podem fazer contato e a contração é fraca. Quando o músculo está muito curto, o contato das pontes cruzadas pode ser feito, mas os filamentos ficam uns no caminho dos outros e se atrapalham. A contração novamente é fraca. A força máxima se desenvolve apenas numa estreita faixa de comprimentos na qual o recrutamento de pontes cruzadas operáveis é máximo e os filamentos não interferem uns nos outros. Para o músculo humano bíceps, o comprimento ótimo é obtido quando o antebraço e o braço ficam em ângulo reto. Quando o braço é estendido, de maneira que o antebraço e o braço fiquem a 180° graus, o bíceps é alongado e a contração é mais fraca. Isto explica a experiência comum aos levantadores de peso: quando realizam um arremesso, é muito difícil levantá-lo da posição no chão com o braço estendido. É mais fácil progredir depois que o peso está elevado ao ponto em que o antebraço e o braço estão em ângulo reto.

MÚSCULO EM CONTRAÇÃO PROMOVE ELASTICIDADE EM SÉRIE

Ao se levantar um peso leve, os músculos encurtam e movimentam o esqueleto. Chama-se isto *contração isotônica*. O que acontece ao se tentar levantar um peso que é muito grande? O músculo se tensiona mas não encurta. Isto se chama *contração isométrica*, uma contração sem mudança do comprimento. Como se resolve esta aparente contradição? Na verdade, quando um músculo realiza uma contração isométrica, o *aparelho contrátil*, de fato, encurta levemente; os filamentos de actina e miosina deslizam uns nos outros, mas outras partes passivas da célula, ligadas ao aparelho contrátil – tendão e o tecido conectivo – são estirados, de maneira que não haja movimento final. Aquelas partes do músculo, estiradas pelo aparelho contrátil, se chamam *elasticidade em série (ES)*. A identificação exata da ES é um pouco vaga, mas sabe-se que inclui tendões, tecido conectivo e elasticidade das regiões do colo das pontes cruzadas.

A ES estira um pouco, mesmo quando o músculo realiza contrações isotônicas. No começo de uma contração, a ES tem folga e, à proporção em que o aparelho contrátil encurta, esta folga é recolhida até que a ES possa suportar o peso a ser levantado. Deste ponto em diante, o músculo encurta.

FORÇA CONTRÁTIL AUMENTA POR SUMAÇÃO E RECRUTAMENTO

Mudar o comprimento de um músculo não é o único modo de alterar a força de contração. Se uma sucessão rápida de impulsos estimulantes for dada ao músculo, o efeito cumulativo causará uma contração mais forte que a contração que resulta de um impulso; as contrações se somam. A contração de um músculo todo também pode ser aumentada, simplesmente ao se estimular cada vez mais as células musculares, este processo é chamado recrutamento. A somação e o recrutamento estão descritos na Lâmina 26.

NC: Use as mesmas cores da lâmina anterior para actina (A), miosina (B) e discos Z (C).
1. Na ilustração superior pinte os eixos de força e comprimento da ilustração, incluindo as porcentagens. Depois pinte as partes A-C de cada um dos quatro comprimentos musculares, observando a posição da curva de força para as várias percentagens do comprimento muscular.
2. Pinte os três estados musculares da parte inferior e observe o estiramento extremo da elasticidade em série na contração isométrica e o estiramento mínimo na contração isotônica, o que permite levantar peso mais leve.

TENSÃO – COMPRIMENTO MUSCULAR

A força contrátil depende do número de pontes cruzadas que se possam recrutar para "cursos de potência". Isto depende do comprimento do músculo porque as pontes cruzadas, para serem efetivas, precisam fazer contato com a actina. Quando o músculo se alonga, o contato é pobre e a contração, fraca (4). Quando o músculo é muito curto, os filamentos se atrapalham, interferindo uns com os movimentos dos outros (1). A força máxima de contração ocorre quando todas as pontes cruzadas fazem contato com os filamentos de actina e quando ainda há espaço para deslizamento sem a interferência das actinas, trombando umas com as outras (2-3).

ACTINA A
MIOSINA B
PONTE CRUZADA B1
DISCO Z C
TENSÃO MUSCULAR E
COMPRIMENTO MUSCULAR E

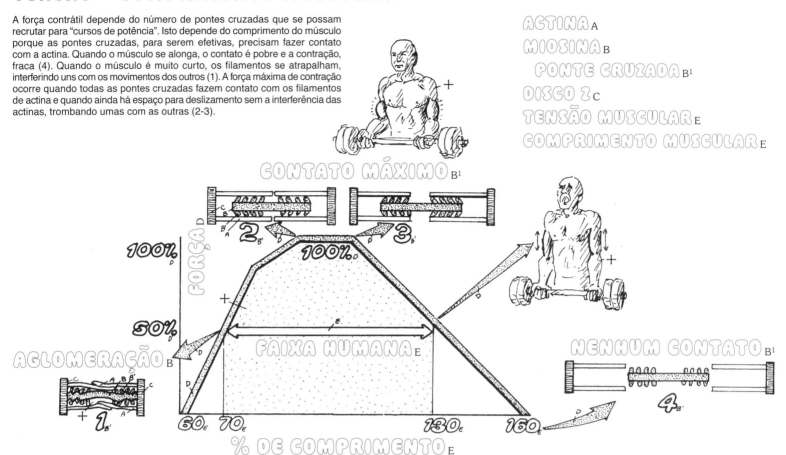

CONTRAÇÃO ISOTÔNICA versus CONTRAÇÃO ISOMÉTRICA

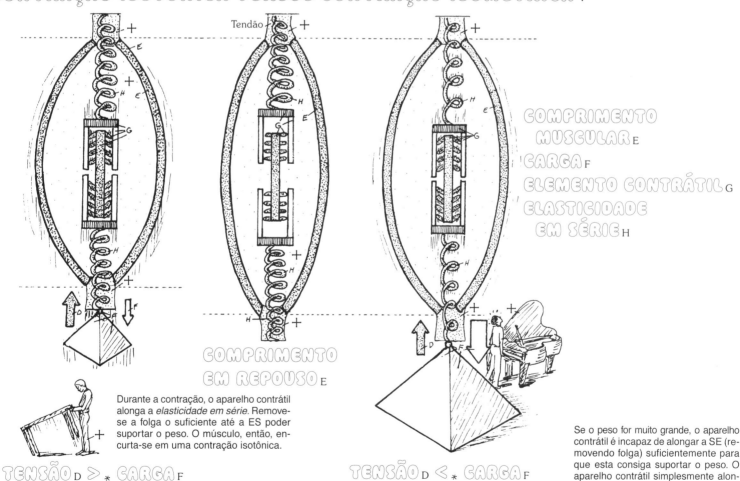

COMPRIMENTO MUSCULAR E
CARGA F
ELEMENTO CONTRÁTIL G
ELASTICIDADE EM SÉRIE H

Durante a contração, o aparelho contrátil alonga a *elasticidade em série*. Remove-se a folga o suficiente até a ES poder suportar o peso. O músculo, então, encurta-se em uma contração isotônica.

TENSÃO D > * **CARGA** F
(MOVIMENTO)
CONTRAÇÃO ISOTÔNICA
(tensão constante)

TENSÃO D < * **CARGA** F
(NENHUM MOVIMENTO)
CONTRAÇÃO ISOMÉTRICA
(comprimento constante)

Se o peso for muito grande, o aparelho contrátil é incapaz de alongar a SE (removendo folga) suficientemente para que esta consiga suportar o peso. O aparelho contrátil simplesmente alonga a SE o máximo possível, porém, nenhum movimento final ocorre. Isto é uma contração isométrica; o aumento do comprimento da SE = diminuição no comprimento do aparelho contrátil. (Para fins ilustrativos, a quantidade de movimentos dos elementos contráteis mostrada na ilustração é exagerada.)

SOMAÇÃO DE CONTRAÇÃO E RECRUTAMENTO DA UNIDADE MOTORA

NERVO, MÚSCULO E SINAPSE

Tarefas diferentes pedem diferentes tipos de movimento. Em algumas vezes, os movimentos humanos são rápidos e vigorosos, em outras, podem ser lentos e, ainda em outras vezes, podem ser precisos e delicados. Nesta lâmina, exploram-se mecanismos de músculos que são utilizados para variar a força e o padrão das contrações.

ABALO SIMPLES: PERÍODOS DE LATÊNCIA, CONTRAÇÃO E RELAXAMENTO

Um músculo pode ser estimulado por um choque elétrico aplicado diretamente numa célula muscular ou por um potencial de ação que chega à junção neuromuscular. Quando, por uma destas vias, um estímulo limiar atinge uma célula muscular, o músculo responde com um *abalo* em três fases. (1) O *período latente* consiste no breve atraso de 2 ou 3s entre a chegada do estímulo e o primeiro movimento, quando se observa alguma contração. Durante este tempo, o Ca^{++} é liberado e ativa o aparelho contrátil, estirando a elasticidade em série. Quando se medem as mudanças no comprimento do músculo, durante uma contração isotônica, não se observa nenhuma mudança até que a tensão desenvolvida se iguale e comece a superar a carga (peso). Em contraste, quando se medem mudanças na tensão de contrações isométricas, a alteração será observável assim que se distenda a elasticidade em série. O período latente isotônico será mais longo que o isométrico e a duração do período latente isotônico ficará maior com o aumento da carga. (2) Durante o *período de contração*, numa contração isotônica, assim que a tensão iguala a carga, a contração continuada do aparelho contrátil causa saldo de encurtamento ou contração do músculo inteiro. Numa contração isométrica, a fase de contração começa logo que a tensão passa a se elevar. Em ambos os casos, a fase de contração registrada dura entre 5 e 50ms, dependendo do músculo. No caso isotônico, a velocidade de encurtamento diminui quando a carga aumenta. (3) A *fase de relaxamento* se estabelece quando o nível de Ca^{++} diminui e este é bombeado novamente o retículo sarcoplasmático (RS). O Ca^{++} deixa a troponina, de forma que os pontos de ligação para as pontes cruzadas para a actina ficam cobertos por tropomiosina, sendo que actina e miosina não podem interagir. Os filamentos deslizam passivamente retornando para suas posições originais.

ABALOS PODEM SER SOMADOS EM CONTRAÇÕES SUSTENTADAS

Um abalo não expressa todo o potencial de uma contração muscular. O abalo é breve e começa a ceder antes que a força máxima ou o encurtamento tenham chance de se desenvolver. Se vários abalos são excitados em sucessão rápida, eles somam e realizam uma contração combinada, maior que uma só. Numa contração isométrica, esta somação ocorre porque, em um só abalo, a atividade contrátil é terminada pelo bombeamento do Ca^{++} de volta para o RS, antes que o aparelho contrátil tenha tempo de estirar a elasticidade em série totalmente. Se outro estímulo seguir nos calcanhares do primeiro, também vai iniciar um abalo mas este último abalo colhe os benefícios do primeiro. Encontra o SE parcialmente estendido e ambos os esforços são somados. Numa contração isotônica, um abalo possui tempo suficiente para desenvolver a tensão (de outra forma, o músculo não encurtaria), mas a extensão do encurtamento é comprometida pela brevidade da duração do abalo. Novamente, um segundo abalo, surgindo antes do músculo relaxar totalmente, vai colher os benefícios do primeiro. Encontrará o músculo parcialmente encurtado e vai se somar. Em qualquer dos casos (isotônico ou isométrico), quando a freqüência dos estímulos é suficientemente rápida, cada estímulo incidente chega antes que o abalo do anterior tenha começado a relaxar. O resultado é uma contração suave e sustentada, chamada um tétano.

RECRUTAMENTO DA UNIDADE MOTORA AUMENTA FORÇA CONTRÁTIL

A força de contração de uma célula muscular pode ser alterada pela mudança do seu comprimento ou da freqüência de estimulação (freqüência dos impulsos nervosos). Como o músculo todo é uma coleção de células, a força da contração também pode ser aumentada, simplesmente, por meio do engajamento da contração simultânea de mais células, um fenômeno conhecido como *recrutamento*. Cada axônio nervoso motor, que transmite impulsos para um músculo, é ramificado muitas vezes antes de fazer conexões sinápticas com células musculares. Os ramos de um axônio inervam muitas células musculares. Cada célula muscular, nos mamíferos, recebe ramos de, apenas, um axônio. Assim (no corpo), os músculos, inervados por um axônio, contraem todos somente se este axônio emitir o impulso. Um neurônio motor e as fibras musculares, conectadas a este, agem como uma unidade, denominada *unidade motora*. O recrutamento de unidades motoras é o principal meio para variar a força da contração.

Em cada unidade motora, o número de células musculares (fibras) varia em diferentes partes do corpo. As unidades motoras, envolvidas em movimentos finamente graduados e de habilidade (por exemplo, aqueles que movem os dedos ou os olhos), contêm um pequeno número de células musculares (cerca de dez). Isto oferece, ao sistema nervoso, a opção de se fazer pequenos ajustes no desempenho destes músculos. Aquelas unidades, envolvidas em contrações mais grosseiras (as que controlam os músculos posturais das costas, por exemplo) têm muitas células musculares (talvez acima de duzentas) para cada axônio nervoso. Neste caso, o sistema nervoso faz ajustes poderosos em poucos nervos.

DISPAROS ASSINCRÔNICOS PROMOVEM CONTRAÇÕES SUAVES

Os músculos fadigam; suas atividades não se mantêm indefinidamente. Ainda assim, alguns músculos (por exemplo, os posturais) são convocados para contrações prolongadas, mantidas, suaves. No laboratório, podem-se demonstrar contrações suaves (vistas no lado direito) por intermédio de estimulação rápida e produção de um tétano completo. No corpo, as unidades motoras são raramente estimuladas com aquelas freqüências. As contrações de uma unidade motora, freqüentemente, envolvem uma série de abalos não completamente fundidos; as células musculares têm alguns instantes para relaxar e, assim, o movimento de qualquer unidade motora individual parece desencontrado. A contração do músculo todo é suave porque estão envolvidas muitas unidades motoras que não se disparam em sincronia. Quando uma unidade começa a relaxar, a outra está começando a contração. Os movimentos individuais são somados e o movimento final fica suave.

NC: Use cores escuras para A, O e P.

1. Comece com os exemplos de um abalo à esquerda, observando que esta medida do encurtamento do músculo recebe as cores das suas três fases e, no almiograma à direita, o abalo recebe sua cor única, A (desenhado no tambor rotativo).
2. Pinte o instrumento que mede o abalo (no canto superior direito).
3. Pinte a ilustração que distingue as várias contrações.
4. Pinte o painel de recrutamento, começando pela unidade motora. Pinte apenas a unidade motora com contornos reforçados (O, P e G). A unidade sem colorir representa inatividade.

SOMAÇÃO DE CONTRAÇÕES

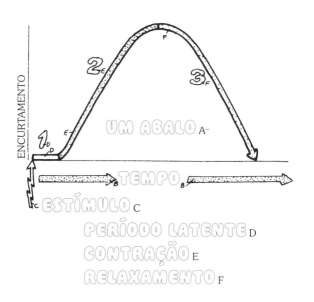

UM ABALO A
TEMPO B
ESTÍMULO C
PERÍODO LATENTE D
CONTRAÇÃO E
RELAXAMENTO F

MEDINDO O ABALO A

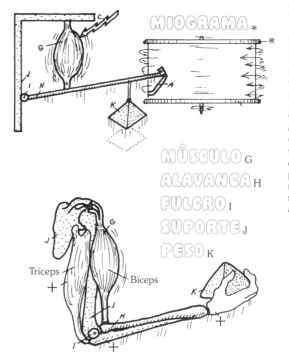

As contrações de músculos isolados podem ser registradas prendendo uma extremidade em suporte fixo, enquanto a outra é atada a uma alavanca, de forma que fique livre para rodar em torno de um pivô ou fulcro. Isto é muito semelhante aos movimentos no corpo, nos quais os ossos são suportes e alavancas. Quando o músculo se contrai, a alavanca (ou osso) é puxada, sendo que a ponta da alavanca está equipada para registrar o movimento numa faixa móvel de papel. Termina-se com um registro do movimento da alavanca em cada momento.

MIOGRAMA
MÚSCULO G
ALAVANCA H
FULCRO I
SUPORTE J
PESO K

Quando um estímulo limiar atinge um músculo, este responde com um "abalo" em três fases; (1) breve retardo ou período de latência de 2 ou 3ms no qual não ocorre nenhum movimento registrado; (2) período de contração mais longo em que o registro mostra encurtamento (isotônico) ou desenvolvimento de tensão (isométrico); e (3) período de relaxamento no qual o músculo retorna ao seu estado de repouso. O período latente corresponde a tempo para liberação do Ca^{++}, sua subseqüente ativação do aparelho contrátil e, numa contração isotônica, tempo para que os movimentos necessários estirem a *elasticidade em série* até que sua tensão se iguale à carga (peso).

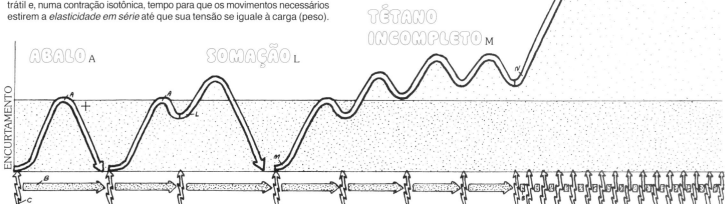

ABALO A
SOMAÇÃO L
TÉTANO INCOMPLETO M
TÉTANO N

Uma forma de aumentar a força de contração é elevar a freqüência do estímulo excitatório. Se, em sucessão rápida, muitos abalos forem excitados, serão somados para realizar uma contração combinada maior que o abalo individual. Isto acontece porque, em um só abalo, a atividade contrátil termina tão rapidamente que o aparelho contrátil não possui tempo para o encurtamento máximo. Se outro estímulo se seguir, logo após o primeiro, então, também iniciará um abalo que colhe o benefício do primeiro. Quando os estímulos são suficientemente rápidos, os abalos se fundem em contração suave chamada tétano.

RECRUTAMENTO DE FIBRAS MUSCULARES

UNIDADE MOTORA
NEURÔNIO MOTOR O
TERMINAL DO AXÔNIO P
FIBRA MUSCULAR (CÉLULA) G¹

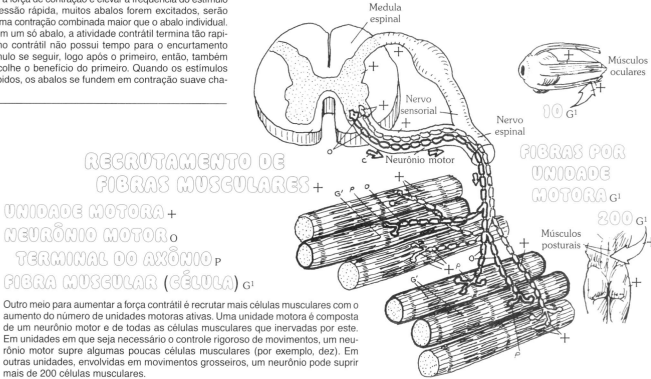

FIBRAS POR UNIDADE MOTORA G¹

Outro meio para aumentar a força contrátil é recrutar mais células musculares com o aumento do número de unidades motoras ativas. Uma unidade motora é composta de um neurônio motor e de todas as células musculares que inervadas por este. Em unidades em que seja necessário o controle rigoroso de movimentos, um neurônio motor supre algumas poucas células musculares (por exemplo, dez). Em outras unidades, envolvidas em movimentos grosseiros, um neurônio pode suprir mais de 200 células musculares.

NERVO, MÚSCULO E SINAPSE

Todas as células usam *ATP* como combustível para suas reações e para realizar trabalho (Lâmina 5). A concentração de ATP, dentro da maioria das células, geralmente, fica em torno de 5mm; é mantida neste nível estável porque novos ATP são sintetizados tão rapidamente quanto utilizados. As células musculares representam um caso especial porque são recrutadas para surtos súbitos e longos que mantêm períodos de atividade intensa. Durante a manutenção do exercício, o músculo pode utilizar entre 100 a 1.000 vezes a quantidade de ATP utilizada em repouso. De alguma forma, o suprimento precisa se ajustar e atender estas enormes demandas. O ATP (como mostrado na parte superior da ilustração) é fornecido pelas vias de três fontes separadas: *fosfocreatina* (2) *o sistema de glicólise-ácido láctico* e (4) *metabolismo aeróbico ou fosforilação oxidante* (3).

SISTEMA FOSFATO DE ALTA ENERGIA (20 A 25s)

A quantidade de ATP presente em células musculares, em qualquer momento, é pequena. É, por si, suficiente apenas para sustentar 5 a 6s de intensa atividade, ou seja, uma corrida de 50m rasos. Mas, à proporção que o ATP é utilizado, é rapidamente reabastecido pela pequena reserva de energia armazenada como fosfocreatina. O fosfocreatina fornece, rapidamente, o seu fosfato de alta energia para o ADP no momento em que este se forma, convertendo-o em ATP. Esta fonte extra de ATP é facilmente mobilizada, muito eficaz e de alta durabilidade. Infelizmente, é limitada porque o reservatório de fosfocreatina é pequeno, tem apenas quatro ou cinco vezes a quantidade do reservatório original de ATP. Normalmente, o suprimento de fosfocreatina é restabelecido por metabolismo oxidante por meio do ATP produzido pelo ciclo do ácido cítrico (Lâmina 6). Mas, durante exercício intenso sustentado, não existe tempo suficiente para isto ocorrer. Assim, depois de 20 a 25s de intensa atividade, volta-se mesma situação – sem ATP. Fontes adicionais são necessárias.

SISTEMA GLICÓLISE-ÁCIDO LÁCTICO (SEM NECESSIDADE DE O_2)

O ATP pode ser suprido às pressas pela *quebra anaeróbica de glicose* (ou *glicogênio* armazenado). Cada vez que uma glicose é partida por via anaeróbica, formam-se dois ATP. A vantagem é que se produz o ATP rapidamente e sem O_2. Embora tenha metade da rapidez do sistema fosfocreatina, é duas a três vezes mais rápida que o metabolismo aeróbico. É limitada, entretanto, porque, nesta via, os hidrogênios, extraídos da glicose, que normalmente estão ligados a O_2 para formar água, são capturados pelo piruvato para formar ácido láctico. Para cada novo ATP, um ácido láctico se forma também. A produção de energia por esta via é limitada pelo acúmulo de ácido láctico, o qual produz fadiga. Além disto, a glicólise anaeróbica produz quantidades muito pequenas de ATP – dois por glicose consumida – comparada com fosforilação oxidante que fornece 36 ATP por glicose.

METABOLISMO AERÓBICO – FOSFORILAÇÃO OXIDANTE (MAIS LENTA, PORÉM MAIS PRODUTIVA)

Este sistema utiliza *gorduras*, bem como glicose e glicogênio, em contraste com fosfocreatina ou glicólise. O *metabolismo aeróbico* é lento, mas é eficiente e pode dar energia para durações quase ilimitadas, contanto que durem os nutrientes. Tipicamente, leva cerca de 0,5 a 2m para o metabolismo aeróbico ajustar-se às demandas aumentadas do exercício. Assim, os processos anaeróbicos são necessários não apenas para picos breves de exercício físico, mas também para suprir energia no início de uma atividade muscular de longa duração, antes que o metabolismo aeróbico esteja inteiramente mobilizado. Assim que isto ocorre, um corredor exausto pode experimentar um "segundo fôlego".

TIPOS DIFERENTES DE MÚSCULO PARA DIFERENTES TAREFAS

Nem todas as células musculares esqueléticas são iguais. Os três tipos – *vermelha/lenta*, *vermelha/rápida* e *branca/rápida* – diferem quanto às suas capacidades para gerar ATP, às suas velocidades de contração e às suas resistências à fadiga. Estas propriedades e as relacionadas estão ilustradas na lâmina. Em geral, músculos esqueléticos inteiros de humanos contêm os três tipos, mas em diferentes proporções. Os músculos posturais das costas, por exemplo, estão continuamente ativos e têm uma alta proporção de fibras vermelhas/lentas. Estas fibras são especializadas em metabolismo aeróbico; possuem o pigmento respiratório vermelho *mioglobina* que armazena O_2 e facilita, dentro do músculo, a difusão do O_2 para as mitocôndrias. Além disto, as fibras são pequenas, envolvidas por muitos capilares e contraem lentamente de maneira que o suprimento sangüíneo de O_2 seja capaz de suprir a demanda. As fibras vermelhas/rápidas são intermediárias entre as vermelhas/lentas e brancas/rápidas. As fibras brancas/rápidas são abundantes nos músculos que sofrem surtos rápidos e intensos de atividade. A mioglobina está ausente, as mitocôndrias são esparsas e os capilares são menos profusos. A glicólise é bem desenvolvida, de modo que o ATP é produzido rapidamente, porém, o músculo fadiga rapidamente quando os reservatórios limitados de glicogênio são esgotados. Os músculos dos braços, que podem ser convocados para produzir contrações fortes, por períodos curtos de tempo (por exemplo, levantamento de peso), têm uma proporção relativamente grande de fibras do tipo brancas/rápidas.

NC: Use roxo para A, vermelho para J e cor escura ou clara para E.
1. Comece colorindo primeiro as fronteiras do capilar (A) e a célula da fibra muscular (B). Então, pinte cada título na coluna da direita, começando com o número 1 e colorindo cada processo na célula, a que se refira o título. Observe que os grupos de ilustrações de esporte, ao longo da margem direita, não devem ser coloridos. As ilustrações superiores são representativas de um exercício no qual se forma ATP aerobicamente.
2. Pinte as características das três fibras musculares esqueléticas.

FONTES DE ENERGIA NA FIBRA MUSCULAR

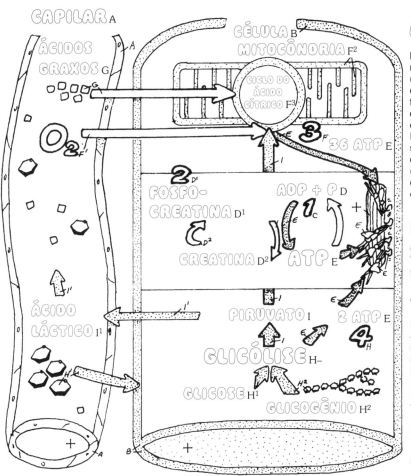
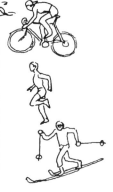

AERÓBICO

Durante o exercício, os músculos requerem suprimento rápido de ATP. Nas células, o ATP é usado rapidamente (1), formando ADP e fosfato inorgânico. A próxima fonte disponível é fosfocreatina (2). Esta, de fato, doa seu fosfato de alta energia para o ADP, a fim de formar ATP + creatina. O fosfocreatina é também rapidamente exaurido e os ácidos graxos e a glicose começam a ser utilizados. Em atividade, mantida em níveis baixos, o suprimento sanguíneo de O_2 é adequado para satisfazer as demandas, de forma que a utilização destes combustíveis é aeróbica (3); esta termina em fosforilação oxidante na qual O_2 é o receptor final do H extraído das moléculas combustíveis e produz muito ATP.

1. ADP + FOSFATO
2. FOSFOCREATINA
3. FOSFORILAÇÃO OXIDANTE
4. GLICÓLISE

Durante o exercício intenso, envolvendo surtos de intensa atividade, o sangue não consegue suprir O_2 com rapidez suficiente. As células musculares se valem do metabolismo anaeróbico de glicose e glicogênio (4) para suprir ATP rapidamente. O piruvato não é mais metabolizado pelas mitocôndrias, é convertido em ácido láctico que escapa no sangue. O metabolismo anaeróbico é muito rápido, mas ineficiente, porque, ao se comparar com o metabolismo aeróbico, a quantidade de ATP produzida por molécula combustível é pequena.

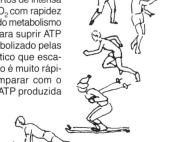

ANAERÓBICO

TRÊS TIPOS DE FIBRA MUSCULAR ESQUELÉTICA

1. VERMELHA/LENTA 2. VERMELHA/RÁPIDA 3. BRANCA/RÁPIDA

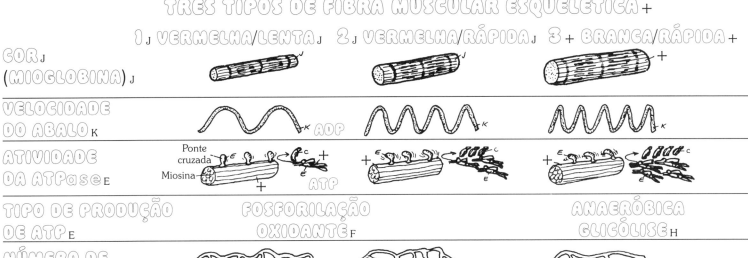

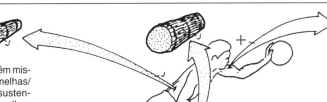

Os músculos esqueléticos, geralmente, contêm misturas dos três tipos de fibras. **1.** Fibras vermelhas/lentas são especializadas em atividade sustentada lenta e resistência à fadiga. São vermelhas porque contêm o pigmento respiratório mioglobina, o qual, a exemplo da hemoglobina dos glóbulos vermelhos, armazena O_2, ligando-se fracamente a este. As fibras são pequenas, circundadas por muitos capilares e se contraem lentamente, de maneira que o suprimento sanguíneo do O_2 consegue dar conta da demanda. Seu metabolismo é essencialmente aeróbico. Os músculos posturais das costas contêm altas proporções destas fibras.

2. As fibras vermelhas/rápidas são intermediárias entre as vermelhas/lentas e as brancas/rápidas. **3.** As fibras brancas/rápidas são abundantes em músculos que sofrem surtos rápidos e intensos de atividade. A mioglobina está ausente, as mitocôndrias são esparsas e os capilares menos profusos. A glicólise é bem desenvolvida, de forma que o ATP é produzido rapidamente, mas o músculo fadiga prontamente quando os reservatórios limitados de glicogênio se esgotam.

NERVO, MÚSCULO E SINAPSE

Os *músculos lisos* são responsáveis pelos movimentos das vísceras e dos vasos sangüíneos. Diferentes dos músculos esqueléticos, são involuntários e adaptados para contração longa e mantida. Embora estas contrações sejam mais lentas, podem gerar forças da mesma magnitude das do músculo esquelético, sem fadiga e com pequeno consumo de energia. A estrutura dos dois tipos musculares também difere. Os músculos lisos fusiformes são menores (cerca de 50-400μm de comprimento e 2-10μm de espessura), estes contêm um núcleo, um *retículo sarcoplasmático* pouco desenvolvido e não têm placa motora evidente. Os axônios de nervos autônomos, que inervam o músculo liso, são *varicosidades* numerosas e tumefeitas, contendo *neurotransmissores*. Embora o músculo liso use miosina ao "caminhar" sobre a actina para se contrair, os filamentos não permanecem em ordem, de modo que não mostram estriações. Não existem discos Z, em lugar disto, os filamentos de actina parecem estar ancorados em pequenos *corpos densos* que estão dispersos pelo *citoplasma*. Esta falta de organização rígida, provavelmente, é responsável pela habilidade do músculo liso de se distender quatro a cinco vezes o seu comprimento e, depois, contrair-se. A bexiga, por exemplo, distende-se enormemente ao se encher, mas desenvolve tensão substancial ao se esvaziar.

MÚSCULOS UNITÁRIOS SIMPLES MOSTRAM CONTRAÇÕES SUSTENTADAS ESPONTÂNEAS

Os músculos lisos se dividem em classes: *unitários simples* e *multiunitários*. Os músculos unitários simples agem juntos, em grupos, porque são interconectados por *junções abertas* (*gap junctions*) e são capazes de transmitir excitações de uma célula para a próxima com velocidades de 5-110cm/s. Estes músculos, freqüentemente, mostram atividade espontânea com potenciais de repouso de surgimento lento (*marca-passos*) que culminam em *potenciais de ação* inteiramente independentes do suprimento nervoso. As contrações que resultam são lentas e prolongadas. Uma simples contração, provocada por um potencial de ação, pode durar vários segundos. Se os estímulos ocorrem em uma freqüência de um por segundo, os abalos individuais se fundem em uma contração tetânica mantida. Apenas se difere do músculo esquelético pela notável baixa freqüência dos estímulos produtores de tensão contínua. Entretanto, como um resultado, os músculos lisos estão, geralmente, num estado de contração parcial, ou tensão, chamado *tônus*. O suprimento nervoso não inicia esta atividade, simplesmente a aumenta ou a inibe. Quando a acetilcolina (transmissor para nervos parassimpáticos) é aplicada ao músculo liso do intestino grosso, as células marca-passo se despolarizam, aproximando-se dos níveis limiares, de maneira a aumentar a freqüência dos potencias de ação, fundindo-se, e os abalos são somados. Quanto maior a freqüência, mais forte a contração final. Se a norepinefrina (transmissor para nervos simpáticos) for aplicada, as células marca-passo se hiperpolarizam, baixando a freqüência dos potenciais de ação e o tônus (tensão gerada).

A resposta do músculo liso ao estiramento nem sempre é predita. Algumas vezes, apresenta comportamento plástico; quando é estirada, libera tensão. Em outros casos, o estiramento funciona como estímulo para a contração; quando os músculos se estiram, produzem mais tensão. Nestas situações, o estiramento parece despolarizar as células marca-passo que respondem liberando potenciais de ação em taxa elevada. Esta resposta está implicada na auto-regulação dos vasos sangüíneos (Lâmina 62) e no esvaziamento automático de bexiga urinária cheia, na ausência de regulação neural (por exemplo, após lesões da medula espinal). Músculos lisos unitários simples, freqüentemente, localizam-se em grandes superfícies e são encontrados em paredes de órgãos viscerais ocos como intestino, útero e bexiga, bem como em vasos sangüíneos pequenos e ureteres.

Ca^{++} INTRACELULAR CONTROLA CONTRAÇÃO

O Ca^{++} intracelular é o gatilho para a contração, tanto do músculo esquelético quanto do liso. Entretanto, o músculo liso não contém *troponina* e o mecanismo primário da ação do Ca^{++} parece ser diferente no músculo liso. Em lugar da troponina, o Ca^{++}, que surge (passo 5, na ilustração da base), reage com uma proteína intracelular chamada *calmodulina*, formando um complexo que, por sua vez, ativa uma forma inativa da enzima *cadeia leve* de miosinacinase (MLCK). A MLCK catalisa a *fosforilação* (transferência de um grupo fosfato para uma molécula orgânica) de cadeias leves específicas de aminoácidos, contidas nos grupos de cabeças de miosina. Neste processo, o fosfato é fornecido pelo ATP. Sem esta fosforilação, as cabeças de miosina são incapazes de formar pontes cruzadas com a actina. Esta fosforilação ativa a miosina-ATPase, a qual permite que se utilize mais ATP na formação de pontes cruzadas ativas, provocando contração. Enquanto o nível da concentração do Ca^{++} intracelular se mantém, a miosina permanece fosforilada e a tensão permanece. Quando se reduz o Ca^{++} (por exemplo, com uma membrana Ca^{++}-ATPase que bombeia Ca^{++} para fora do citoplasma), a MLCK fica inativa e a miosina, desfosforilada. Segue o relaxamento muscular esperado, mas, freqüentemente, não tão rapidamente quanto se antecipou. De alguma forma, a miosina do músculo liso consegue manter a sua ligação e sustentar a tensão (como se contivesse uma trava), mesmo quando sua atividade ATPase está deprimida ou cancelada. Este mecanismo, pouco compreendido, permite ao músculo manter tensão com gasto mínimo de energia.

Além dos potenciais de ação espontâneos, a contração do músculo liso pode ser iniciada ou modificada por: excitação nervosa, estiramento, hormônios ou estimulação elétrica direta. Em cada caso, a estimulação resulta em um aumento do Ca^{++} intracelular ou a partir de fontes extracelulares via canais de Ca^{++} ou do retículo sarcoplasmático. A despolarização abre os canais de Ca^{++} ativados por voltagem e o estiramento abre os canais de Ca^{++} ativados por estiramento na membrana plasmática, permitindo um influxo de Ca^{++} extracelular. A acetilcolina estimula a tensão do músculo liso pelo aumento do Ca^{++} intracelular via sistema do segundo mensageiro fosfolipase-IP_3 (Lâmina 13). A norepinefrina inibe a tensão pelo segundo mensageiro cAMP que inativa MLCK e aumenta a saída de Ca^{++} do citoplasma.

ATIVIDADE MULTIUNITÁRIA DEPENDE DO SUPRIMENTO NERVOSO

O músculo liso *multiunitário* é mais parecido com o músculo esquelético porque não mostra atividade inerente, mas depende do seu suprimento nervoso. Entretanto, este suprimento nervoso é mais difuso, estendendo-se sobre uma ampla área de membrana muscular. Os músculos lisos multiunitários são encontrados em grandes vias aéreas de pulmões, grandes artérias, dutos seminais, íris e alguns esfíncteres.

NC: Use cores escuras para D, J e L.
1. Comece pela região superior da ilustração, observe que a varicosidade (C) não será pintada.
2. Pinte a comparação entre músculo liso unitário simples e multiunitário.
3. Seguindo a seqüência numerada, pinte a ilustração inferior que mostra como o Ca^{++} desencadeia a contração. Observe que o tamanho dos filamentos de miosina (F) está reduzido em comparação com MLCK (O).

CÉLULA MUSCULAR LISA A
ACTINA E
MIOSINA F
CORPÚSCULO DENSO G
RETÍCULO SARCOPLASMÁTICO H

AXÔNIO DE NERVO AUTÔNOMO B
VARICOSIDADE C+
NEUROTRANSMISSOR D

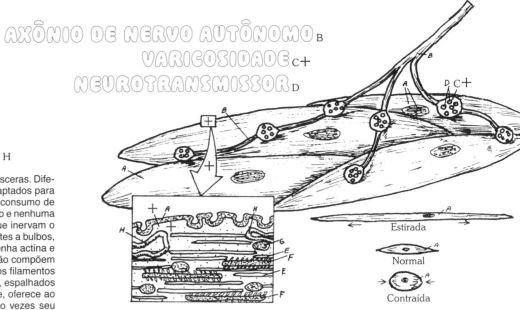

Os músculos lisos são responsáveis por movimentos das vísceras. Diferentemente do músculo esquelético, são involuntários e adaptados para contrações longas e mantidas, sem fadiga e com pequeno consumo de energia. Têm um retículo sarcoplasmático pouco desenvolvido e nenhuma placa motora definida. Os axônios nervosos autônomos, que inervam o músculo liso, possuem numerosas varicosidades, semelhantes a bulbos, contendo neurotransmissores. Embora o músculo liso contenha actina e miosina, estes filamentos não se ordenam, de forma que não compõem estrias transversais. Não existem discos Z; em lugar disto, os filamentos de actina parecem estar ancorados em corpúsculos densos, espalhados pela célula. Esta falta de organização rígida, provavelmente, oferece ao músculo liso a habilidade para se distender quatro a cinco vezes seu comprimento e, ainda, contrair-se.

MÚSCULO LISO UNITÁRIO SIMPLES (VISCERAL) A
POTENCIAL DE AÇÃO I
JUNÇÃO ABERTA J
POTENCIAL MARCA-PASSO K

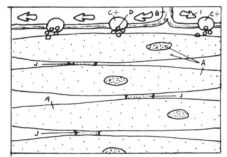
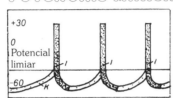

MÚSCULO LISO MULTIUNITÁRIO A

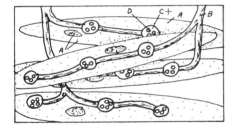
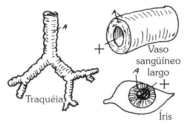

O músculo liso se divide em duas classes: unitário simples e multiunitário.

1. Músculos lisos unitários simples agem juntos, em grupos, porque são interconectados por junções abertas. Mostram atividade espontânea com potenciais de repouso de surgimento lento (marca-passos), os quais culminam em potenciais de ação independentes de suprimento nervoso. As contrações que se seguem são lentas e prolongadas; como resultado, os músculos estão geralmente em um estado de contração parcial ou tensão chamado tônus. O suprimento nervoso não inicia esta atividade, este a aumenta ou a inibe. A resposta do músculo liso ao estiramento não é sempre predita. Algumas vezes, mostra comportamento plástico; quando é estirado, libera tensão. Noutros casos, o estiramento atua como estímulo para a contração. O músculo unitário simples, freqüentemente ocorre em grandes superfícies e se encontra em paredes de órgãos viscerais ocos, como intestino, útero e bexiga. É encontrado também em pequenos vasos sangüíneos e ureteres. **2. Músculo liso multiunitário** é mais parecido com o músculo esquelético porque não mostra atividade inerente e depende de seu suprimento nervoso, entretanto, este suprimento nervoso é mais difuso, estendendo-se sobre uma área ampla da membrana do músculo.

Ca^{++} E+ CONTRAÇÃO A
MUSCULAR A
RECEPTOR DE MEMBRANA M
CANAL DE CÁLCIO L¹
CALMODULINA N
CADEIA LEVE DE MIOSINACINASE (MLCK) O

Além dos potenciais de ação espontâneos, a contração do músculo liso pode se iniciar ou se modificar por excitação nervosa, estiramento, hormônios ou estimulação elétrica (1). Em cada caso, a estimulação resulta em aumento do Ca^{++} intracelular ou de fontes extracelulares via canais de Ca^{++} (2) ou do retículo sarcoplasmático (3). O Ca^{++} (4) que surge, reage com uma proteína intracelular, calmodulina (5), formando um complexo (6), o qual, por sua vez, ativa uma enzima, em forma inativa, cadeia leve de miosinacinase (MLCK) (7). A MLCK, ativada, catalisa a transferência de fosfatos para cadeias pequenas específicas de aminoácidos, contidas nos grupos de cabeça da miosina. Neste processo, o fosfato é transferido pela reação ATP → ADP + Pi. De alguma forma, esta fosforilação permite que actina ative a miosina para, adiante, utilizar ATP na formação de pontes cruzadas ativas e a contração ocorre. Enquanto a concentração de Ca^{++} intracelular permanece acima do limiar, a miosina permanece fosforilada e se mantém a tensão. Quando se reduz o Ca^{++}, a MLCK fica inativa, a miosina é desfosforilada e o músculo relaxa.

MIOSINA FOSFORILADA F¹
ATIVA O

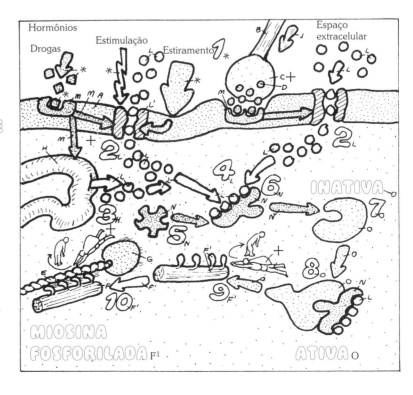

NERVO, MÚSCULO E SINAPSE

SISTEMA NERVOSO AUTÔNOMO

O *sistema nervoso autônomo* (SNA), juntamente com o sistema endócrino (hormônios), controla os órgãos internos do corpo. Inerva o músculo liso, músculo cardíaco e glândulas, controlando circulação do sangue, atividade do trato grastointestinal, temperatura do corpo e várias outras funções. A maior parte deste controle não é consciente.

O SNA se divide em duas partes, *sistemas nervosos simpático* e *parassimpático*, cujas ações são, quase todas, antagonistas. Muitos órgãos são supridos por nervos de cada divisão, mas alguns não. A tabela seguinte resume algumas destas ações.

EFEITOS AUTÔNOMOS EM ÓRGÃOS SELECIONADOS

Órgão	Efeito da estimulação simpática	Efeito da estimulação parassimpática
Coração:		
Músculo	Aumenta a freqüência	Diminui a freqüência
	Aumenta a força de contração	Diminui a força de contração (primariamente átrio)
Coronárias	Dilata (β); constringe (α)	Dilata
Arteríolas sistêmicas:		
Abdominais	Constringe	Nenhum
Muscular	Constringe (α)	Nenhum
	Dilata (β)	
Pele	Constringe	Nenhum
Pulmões:		
Brônquios	Dilata	Constringe
Vasos sangüíneos	Constringe (levemente)	Dilata?
Secreção medular adrenal	Aumenta	Nenhum
Fígado	Glicose liberada	Pequena síntese de glicogênio
Glândulas sudoríparas	Sudorese copiosa	Nenhum
Glândulas: Nasal, lacrimal, salivar, gástrica	Vasoconstrição e alguma secreção	Secreção copiosa
Intestinos:		
Lúmen	Diminui peristaltismo e tônus	Aumenta peristaltismo e tônus
Esfíncter	Aumenta o tônus	Relaxa
Vesícula e dutos biliares	Relaxa	Constringe
Rim	Diminui a urina e secreção de renina	Nenhum
Bexiga:		
Detrusor	Relaxa (levemente)	Excita
Trígono	Excita	Relaxa
Pênis	Ejacula	Ereção
Metabolismo basal	Aumenta	Nenhum
Olho:		
Pupila	Dilata	Constringe
Músculo ciliar	Relaxa levemente	Constringe

Modificado de A. C. Guyton e J. E. Hall, *Textbook of Medical Physiology*, 9th Edition, 1966, W.B. Saunders.

SISTEMA SIMPÁTICO É ATIVADO EM EMERGÊNCIAS

Examinando-se os efeitos da estimulação simpática, emerge um padrão útil. Em muitas situações, a estimulação simpática parece preparar um animal para emergências – para correr ou lutar. Por exemplo, as vias aéreas, nos pulmões (brônquios) dilatam, tornando a respiração rápida mais fácil; o coração bate mais rápida e fortemente e o fígado libera mais glicose na corrente sangüínea. Além disto, embora não esteja evidente na tabela, a constrição dos vasos sangüíneos é mais proeminente no trato intestinal e menos nos músculos esquelético e cardíaco; assim, o sangue se desloca para os músculos cardíaco e esquelético, onde é mais necessário. Desta perspectiva, o sistema nervoso parassimpático, freqüentemente antagonista, parece servir a uma função vegetativa. Entretanto, a generalização que o sistema nervoso prepara o animal para emergências tem várias exceções importantes; por exemplo, o controle simpático dos vasos sangüíneos da pele é primariamente responsivo às mudanças da temperatura do corpo. De qualquer forma, a generalização serve para lembrar as diversas funções das duas divisões do SNA.

SINAIS DO SISTEMA NERVOSO AUTÔNOMO PASSAM POR GÂNGLIOS

Os diagramas, na parte inferior da ilustração, mostram que os nervos autônomos diferem daqueles que vão para o músculo esquelético. Em lugar de ir diretamente aos seus alvos, os nervos autônomos fazem, primeiramente, conexões sinápticas com outros neurônios, os quais transmitem, então, impulsos para os órgãos. Estas estações de transmissão sinápticas se chamam gânglios. Os nervos que conduzem impulsos para os gânglios são chamados *fibras pré-ganglionares*; aquelas que transmitem os impulsos para os órgãos são as *fibras pós-ganglionares*. Ambas as divisões do SNA usam o mesmo neurotransmissor – acetilcolina – para transmitir impulsos por meio das conexões sinápticas, das fibras pré para as pós-ganglionares, dentro dos gânglios do SNA. Entretanto, as duas divisões, ao fazer conexão com os órgãos, liberam diferentes transmissores químicos nos seus terminais pós-ganglionares. A transmissão pós-ganglionar parassimpática novamente usa acetilcolina; a transmissão pós-ganglionar simpática emprega norepinefrina (Lâmina 20).

MEDULA ADRENAL SECRETA NEUROTRANSMISSOR NO SANGUE

A medula adrenal lembra um gânglio simpático. É estimulada pela acetilcolina liberada por nervos pré-ganglionares simpáticos, os quais fazem conexões sinápticas diretamente com a glândula. Entretanto, nenhuma fibra pós-ganglionar sai desta glândula, semelhante a gânglio. Em lugar disto, as células ativadas secretam, diretamente na corrente sangüínea, misturas de norepinefrina e a epinefrina estreitamente relacionada. Mais detalhes sobre a medula adrenal estão na Lâmina 125. Os centros cerebrais que controla o SNA são abordados nas Lâminas 107 e 108.

NC: Use uma cor escura para D.
1. Comece pela parte superior da ilustração e trabalhe em direção da porção central, colorindo os símbolos mais e menos que representam efeitos dos nervos simpáticos e parassimpáticos sobre glândulas e músculos do corpo. Pinte os pequenos círculos que representam gânglios parassimpáticos (B[1]) nestes vários órgãos. A ilustração inferior (sob os genitais) mostra uma regra geral para a localização dos gânglios em cada sistema (os títulos estão no canto inferior esquerdo). Observe que os três gânglios de cima, do sistema parassimpático, constituem uma exceção; ficam fora do órgão efetor.
2. O painel inferior expande a ilustração superior, introduzindo neurotransmissores pré-ganglionares e pós-ganglionares. Observe que os títulos para as várias células efetoras são pintados, mas as próprias células não.

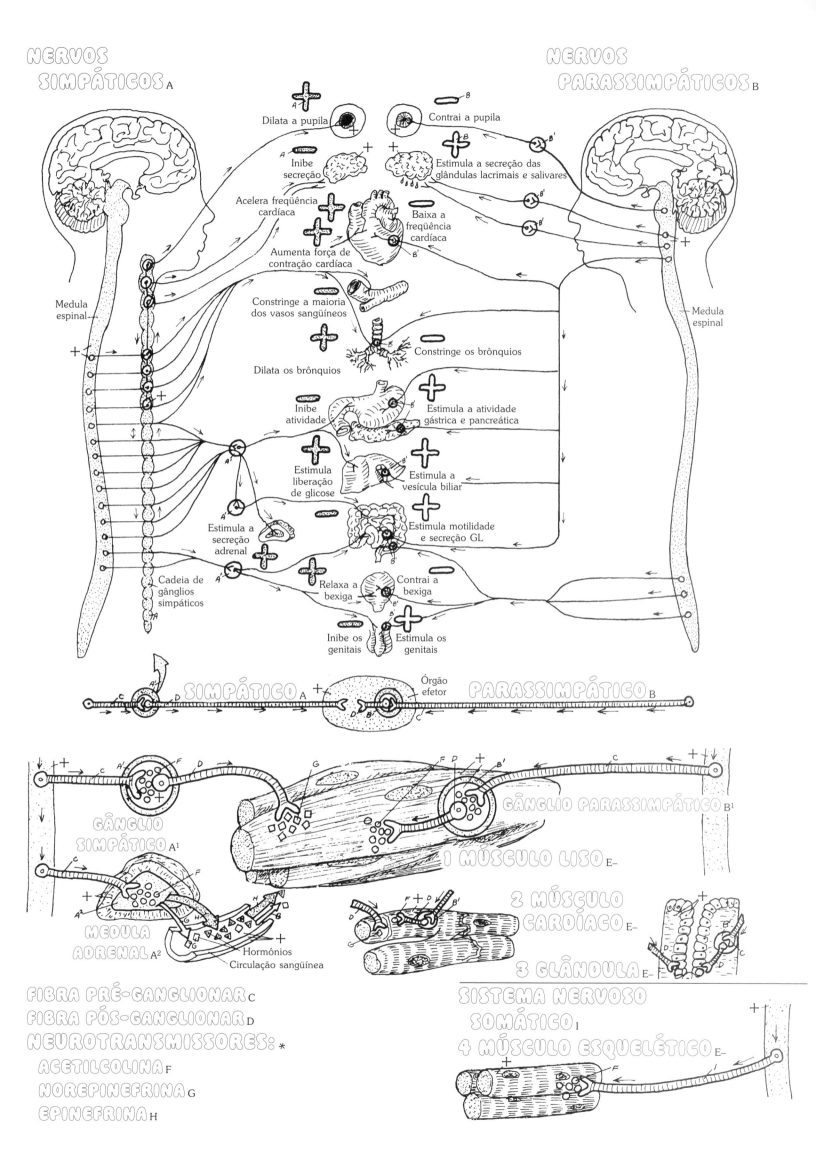

SISTEMA NERVOSO AUTÔNOMO: NEUROTRANSMISSORES E RECEPTORES

Prossegue-se, nesta lâmina, a discussão sobre o sistema nervoso autônomo (SNA), oferecendo atenção à diversidade dos receptores. O número de receptores identificados está crescendo rapidamente. Como cada tipo de receptor inicia sua própria resposta característica, os detalhes das suas ações estão ligados a interpretações dos eventos fisiológicos e são cruciais para o desenvolvimento de drogas altamente seletivas.

SINAPSES COLINÉRGICAS

Receptores nicotínicos rápidos são encontrados nas sinapses pré-ganglionares do sistema nervoso autônomo, bem como na sinapse neuromuscular – Os eventos pré-sinápticos, nas sinapses *colinérgicas* (liberadoras de acetilcolina) foram discutidas em detalhe na Lâmina 20. As respostas a drogas mostram que nem todos os receptores colinérgicos são idênticos. São classificados em dois grupos – *nicotínicos* e *muscarínicos*. Os receptores nicotínicos respondem à nicotina como se ela fosse acetilcolina, mas são insensíveis à muscarina, um veneno encontrado em alguns cogumelos e em peixes podres. Os receptores nicotínicos são todos excitatórios e suas respostas são rápidas, completando-se em milissegundos. São encontrados em junções neuromusculares e sinapses pré-ganglionares do SNA. Estes receptores são bloqueados pelo curare.

Receptores muscarínicos formam uma família de subtipos – Os receptores muscarínicos respondem à muscarina, mas não à nicotina. São receptores acoplados à proteína G; podem ser excitatórios ou inibitórios e suas respostas são freqüentemente prolongadas, durante segundos. São encontrados em músculo cardíaco, músculo liso e glândulas exócrinas, bem como em neurônios. Diferentemente dos receptores nicotínicos, são insensíveis ao curare, mas são bloqueados pela atropina. Existem três membros principais da família dos receptores muscarínicos.

1. **Receptores M₁ (neurais)** se encontram nos neurônios do SNC, nos neurônios simpáticos pós-ganglionares e nas células gástricas que secretam ácido estomacal. Agem pela formação de IP₃ e DAG e aumento do Ca⁺⁺ intracelular (Lâmina 13).

2. **Receptores M₂ (cardíacos)** se encontram nos músculos cardíaco e liso. Funcionam abrindo os canais de K⁺ (Lâmina 130) e por meio da inibição da adenilciclase com conseqüente redução da produção de cAMP (Lâmina 12).

3. **Receptores M₃ (glandulares/do músculo liso)** produzem, principalmente, efeitos excitatórios. Agindo por intermédio dos segundos mensageiros IP₃, DAG, Ca⁺⁺, estimulam as secreções glandulares e a contração do músculo liso visceral. Além disto, alguns receptores M₃ mediam o relaxamento do músculo liso vascular (vasodilatação) via liberação de ácido nítrico nas vizinhanças das células endoteliais (Lâmina 43).

SINAPSES ADRENÉRGICAS

Eventos pré-sinápticos seguem um padrão comum – nas sinapses *adrenérgicas* (liberadoras de norepinefrina), os eventos pré-sinápticos seguem o mesmo padrão, descrito para axônios colinérgicos (Lâmina 20). A síntese dos transmissores começa com o aminoácido *tirosina*, que é obtido pelo terminal nervoso por um co-transportador de Na⁺-tirosina. A síntese usa um caminho comum, também seguido em outros tecidos nervosos e na glândula adrenal, para a formação de dois transmissores adicionais, dopamina e epinefrina. (Todos os três – *norepinefrina*, *epinefrina* e *dopamina* – são membros da família química das *catecolaminas*.) O armazenamento de norepinefrina em vesículas sinápticas intracelulares é essencial para protegê-la da ação de uma enzima degradadora intracelular, a *monoamina oxidase* (MAO), ligada à superfície externa da mitocôndria. Uma vez secretada, na fenda sináptica, a norepinefrina continua a agir até que seja recapturada no terminal axônico pré-sináptico (por um co-transportador de Na⁺-norepinefrina) ou se dissipa. Cerca de 70% da norepinefrina liberada é recuperado intacto por um mecanismo de recaptura e devolvido às vesículas sinápticas nas quais será reutilizado. Embora exista a enzima degradadora *COMT (catecol-O-metiltransferase)* que inativa a norepinefrina, esta não fica concentrada na região sináptica e parece operar, principalmente, nas catecolaminas que escapam ou que foram secretadas (pela glândula adrenal) na circulação.

Receptores adrenérgicos formam uma família – Os receptores adrenérgicos também são classificados em dois grupos principais – receptores *alfa* e *beta*. Os receptores α são mais sensíveis à norepinefrina que à epinefrina, enquanto o inverso é verdadeiro para os receptores β. Ambos os receptores α e β têm subtipos distintos – α₁, α₂, β₁ e β₂. Cada subtipo inicia uma seqüência de segundos mensageiros que começa com ativação de uma proteína G. Os exemplos de suas ações são dados a seguir.

Os efeitos da ativação do **receptor** α₁, freqüentemente, refletem a característica *flight or fight* (luta ou fuga) do sistema nervoso simpático. Causam a constrição dos vasos sangüíneos, ajudando a manter a pressão sangüínea e inibem a motilidade do intestino, contraindo os músculos dos esfíncteres, mas relaxando o tecido não esfincteriano. Além disto, ajudam a mobilizar energia ao quebrar o glicogênio em glicose. Estes receptores operam pela formação de IP₃, DAG e Ca⁺⁺ intracelular aumentado (Lâmina 13).

Os **receptores** α₂ são encontrados em terminais pré-sinápticos de nervos adrenérgicos nos quais são elementos essenciais em um aparente controle de retroalimentação de secreção de neurotransmissor. Quando transmissor adrenérgico é liberado, este se difunde em todas as direções. Algumas moléculas alcançam o seu receptor-alvo na membrana pós-sináptica, mas outros ativam os receptores α₂, na membrana pré-sináptica. Neste ponto, inibem os canais de Ca⁺⁺, diminuindo o influxo de Ca⁺⁺ e induzindo liberação ulterior do transmissor (norepinefrina) (ver lâmina). Estes receptores são também encontrados em músculo liso vascular, no qual induzem contração. Em geral, reduzem a produção do cAMP, inibindo a adenilciclase.

Os **receptores** β₁ são bastante conhecidos pelos seus efeitos no coração, onde causam aumento da freqüência cardíaca e da força de contração. Também induzem o relaxamento da musculatura lisa no intestino. Suas ações são mediadas por um aumento de cAMP.

Os receptores β₂ agem via cAMP para induzir broncodilatação, vasodilatação, relaxamento de músculo liso visceral e conversão de glicogênio em glicose, no fígado.

Um tecido pode conter mais de um tipo de receptor – Na parte inferior direita da lâmina, as duas ilustrações mostram como a compreensão dos tipos de receptor pode resolver a aparente contradição do observado. A primeira ilustração mostra que a injeção de epinefrina aumenta a pressão sangüínea, isso porque a epinefrina, atuando primariamente por meio de receptores α, constringe pequenos vasos sangüíneos. A segunda ilustração mostra o que acontece quando os receptores α são bloqueados com uma droga. Neste momento, a ação da epinefrina nos receptores β está desmascarada. A mesma dose de epinefrina, atuando via receptores β, dilata vasos sangüíneos e abaixa a pressão sangüínea.

NC: Use cores claras para B e H.

1. Comece com Tirosina (A), entrando no axônio adrenérgico, na ilustração superior à esquerda e seguindo a seqüência numérica.
2. Observe o aumento do receptor α (F1) na membrana pré-sináptica (B) da ilustração principal; os outros receptores, incluindo os exemplos colinérgicos, estão todos na membrana pós-sináptica (H).
3. Complete as ilustrações de epinefrina, na parte inferior direita da ilustração.

Nas sinapses adrenérgicas (liberadoras de norepinefrina), a síntese começa com o aminoácido tirosina, capturado pelo terminal nervoso, via um co-transportador de Na+-tirosina (1). A via da síntese da norepinefrina produz dois intermediários, dopa e dopamina (também um transmissor) (2), (Os neurotransmissores dopamina e norepinefrina, bem como o hormônio adrenal epinefrina, são membros da família química *catecolaminas*). A dopamina é transportada em vesículas nas quais é convertida em norepinefrina (3). O armazenamento de norepinefrina, em vesículas intracelulares, a protege da ação de uma enzima intracelular de degradação, MAO (4), aderente à superfície externa da mitocôndria. Um potencial de ação ativa os canais Ca++ (5) e a entrada do Ca++ induz a exostose das vesículas sinápticas, liberando a norepinefrina (6). Uma vez na fenda sináptica, a norepinefrina continua a agir até que seja recapturada pelo terminal axônico, via um co-transportador Na+ (7) ou se dissipe, tornando-se inativa pela ação de uma enzima extracelular, a COMT (8). A norepinefrina, recuperada para a célula, entra nas vesículas sinápticas pelo mesmo transportador vesicular que importa dopamina.

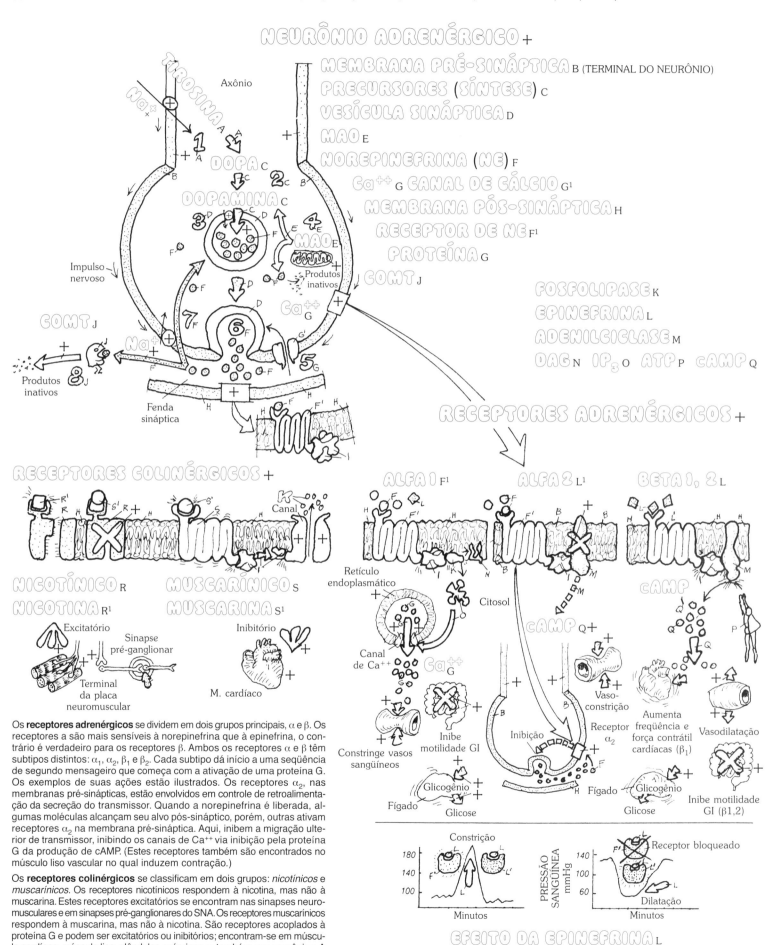

Os **receptores adrenérgicos** se dividem em dois grupos principais, α e β. Os receptores a são mais sensíveis à norepinefrina que à epinefrina, o contrário é verdadeiro para os receptores β. Ambos os receptores α e β têm subtipos distintos: α$_1$, α$_2$, β$_1$ e β$_2$. Cada subtipo dá início a uma seqüência de segundo mensageiro que começa com a ativação de uma proteína G. Os exemplos de suas ações estão ilustrados. Os receptores α$_2$, nas membranas pré-sinápticas, estão envolvidos em controle de retroalimentação da secreção do transmissor. Quando a norepinefrina é liberada, algumas moléculas alcançam seu alvo pós-sináptico, porém, outras ativam receptores α$_2$ na membrana pré-sináptica. Aqui, inibem a migração ulterior de transmissor, inibindo os canais de Ca++ via inibição pela proteína G da produção de cAMP. (Estes receptores também são encontrados no músculo liso vascular no qual induzem contração.)

Os **receptores colinérgicos** se classificam em dois grupos: *nicotínicos* e *muscarínicos*. Os receptores nicotínicos respondem à nicotina, mas não à muscarina. Estes receptores excitatórios se encontram nas sinapses neuromusculares e em sinapses pré-ganglionares do SNA. Os receptores muscarínicos respondem à muscarina, mas não à nicotina. São receptores acoplados à proteína G e podem ser excitatórios ou inibitórios; encontram-se em músculo cardíaco, músculo liso, glândulas exócrinas e, também, em neurônios. A ilustração mostra um receptor M$_2$, encontrado nas células cardíacas e que abre os canais de K+, diminuindo a freqüência cardíaca. Outros receptores muscarínicos, encontrados em neurônios, músculos lisos e glândulas exócrinas, operam via IP$_3$/Ca++/DAG ou pela inibição da produção do cAMP.

CIRCULAÇÃO

À primeira vista, a anatomia da circulação é um emaranhado. No entanto, a sua simplicidade funcional básica é obscurecida pelo fato de que o coração parece ser um órgão anatômico, quando, na realidade, é composto por duas bombas separadas e funcionalmente distintas. O coração direito bombeia sangue para os pulmões, onde o sangue capta oxigênio e libera dióxido de carbono e o coração esquerdo bombeia sangue para os tecidos, nos quais acontece o inverso. Além disto, embora os pulmões pareçam ser dois órgãos (direito e esquerdo), ambos fazem exatamente a mesma coisa, constituindo, em última análise, um só órgão. Podem-se utilizar essas idéias para desfazer o emaranhado da circulação.

Começa-se separando o coração em suas duas unidades funcionais, em um corte imaginário pelo septo (parede) espesso, o qual divide o coração nas bombas direita e esquerda. Afastam-se essas duas bombas e colocam-se os vasos entrando ou saindo de cada coração em disposição paralela. Isso pode ser efetuado sem comprometer a via funcional tomada pelo sangue. Finalmente, representam-se os pulmões como um só órgão, obtendo-se um círculo simples, mostrado na ilustração do canto superior direito. Neste círculo, todas as *artérias pulmonares* (isto é, artérias que saem do coração direito e se dirigem para os pulmões) estão reunidas em uma via funcional, assim como todas as *veias pulmonares* (que deixam os pulmões e entram no coração esquerdo). Do mesmo modo, todas as *artérias sistêmicas* (aquelas que saem do coração esquerdo, rumo a todos os tecidos não pulmonares do organismo), estão agrupadas e, também, todas as *veias sistêmicas* (que deixam os tecidos não pulmonares e desembocam no coração direito). Como está ilustrado a seguir, o hemiciclo do norte (entre os corações direito e esquerdo), que supre os pulmões, é denominado *circulação pulmonar*. O hemiciclo do sul (entre os corações esquerdo e direito) supre o resto dos tecidos corporais, sendo denominado *circulação sistêmica*. O hemiciclo do leste contém sangue rico em oxigênio e o do oeste contém sangue pobre em oxigênio.

PROPRIEDADES DE FLUXO E VELOCIDADE

Siga as ilustrações da lâmina seguinte que demonstram as propriedades importantes do fluxo sangüíneo por meio da via circular.

1. **O fluxo sangüíneo no estado de equilíbrio é o mesmo em qualquer seção transversal da circulação** – Durante cada minuto do estado de equilíbrio, a quantidade de sangue, que deixa o coração direito, iguala-se à quantidade que chega ao esquerdo. Se isso não acontecer – por exemplo, se o débito do coração direito for maior que o aporte ao esquerdo – ocorrerá, continuamente, acúmulo de sangue nos pulmões. Inversamente, se o débito do coração direito for menor que o aporte ao esquerdo, o sangue é drenado dos pulmões. Momentaneamente, pode haver algum desvio de líquido, mas, na média, no decorrer de um período de tempo substancial, esta conclusão está correta. Este argumento pode ser aplicado a qualquer parte da ilustração. Quando um adulto de idade média está em repouso, esse fluxo chega próximo de 5.000mL/min.

2. **Fluxo sangüíneo = velocidade do sangue × área de seção transversal** – A *velocidade* do sangue representa a celeridade de uma "partícula" do sangue na corrente – isto é, com que rapidez a partícula se move durante 1 minuto. *O fluxo sangüíneo* representa quantas partículas passam (mais precisamente, o volume destas "partículas" que passam) numa determinada seção transversal, durante 1 minuto e é medido em mL/min. A ilustração representa a relação entre essas duas entidades.

3. **A área da seção transversal total da árvore vascular é maior nos capilares** – Área da seção transversal total significa a soma das seções transversais de todos os ramos de um tipo semelhante, ou seja, artérias maiores e menores, capilares e grandes veias. Começando na aorta e progredindo até os tecidos, a seção transversal total da árvore vascular aumenta cada vez mais, até alcançar o máximo nos capilares. Embora cada ramo seja menor que o seu antecessor, o número de ramos aumenta tanto, que supera a compensação pela diminuição das dimensões de qualquer ramo individual. Progredindo de capilares para vênulas, destas para veias e, novamente, para o coração, ocorre o inverso.

4. **A velocidade mais lenta do sangue ocorre nos capilares** – Isso acontece porque o fluxo sangüíneo é constante ao longo da árvore vascular e a área de seção transversal total é maior nos capilares. A equação *fluxo sangüíneo total = velocidade do sangue × área de seção transversal total* mostra que, à proporção que a área de seção transversal aumenta, a velocidade do sangue diminui, de maneira que o produto desses dois parâmetros não se modifica (o mesmo argumento aplica-se a um rio, onde o alargamento do leito é acompanhado da diminuição da corrente). Conclui-se que a velocidade será menor quando a área for maior (como nos capilares). Isso é importante porque os capilares são muito curtos (aproximadamente 0,1cm) e, se o sangue não diminuísse a sua velocidade, não haveria tempo suficiente para ocorrer a troca (de O_2, por exemplo) entre o sangue e os tecidos. Se normalmente o sangue gasta cerca de 1 segundo num capilar, caso fluísse nesta área na mesma velocidade em que flui na aorta, esse tempo se reduziria para apenas 0,001s, o que representa uma redução de 1.000 vezes.

NC: Use azul para o B, roxo para o C e vermelho para o D.

1. Comece com a descrição anatômica do fluxo sangüíneo. Siga a seqüência numerada começando pelo número 1 no átrio direito (marcado com um asterisco).
2. Pinte a descrição funcional do fluxo sangüíneo, novamente começando pelo átrio direito.
3. Pinte os diagramas, descrevendo a relação entre fluxo, área e velocidade.
4. Pinte o diagrama no canto inferior direito, que demonstra como esses princípios físicos ocorrem no organismo.

MIOCÁRDIO A
SANGUE DESOXIGENADO B
 VEIAS SISTÊMICAS B¹
  ARTÉRIAS PULMONARES B²
CAPILARES C
SANGUE OXIGENADO D
 ARTÉRIAS SITÊMICAS D¹
 VEIAS PULMONARES D²

FLUXO ANATÔMICO

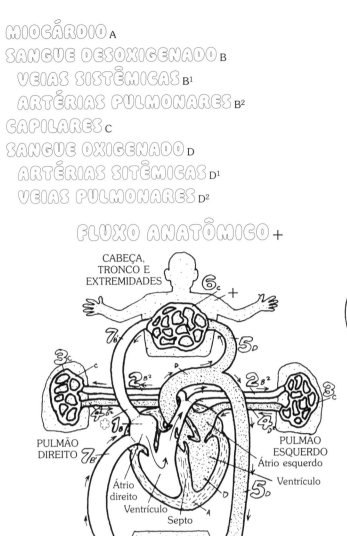

FLUXO FUNCIONAL

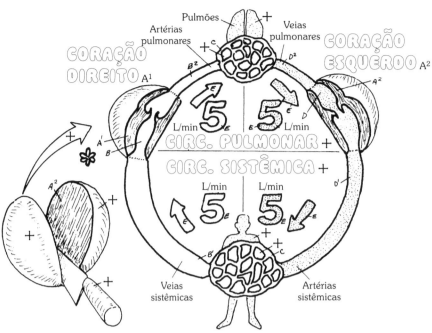

Em condições estáveis, o fluxo sangüíneo, através de qualquer seção transversal da circulação é o mesmo. Durante cada minuto, a quantidade de sangue que sai do coração direito é igual à que deixa o coração esquerdo; se não fosse assim, o sangue se acumularia continuamente nos pulmões. Momentaneamente, ocorrem alguns deslocamentos de fluidos, mas, na média, esta conclusão é correta durante um período substancial de tempo. Pode-se aplicar o mesmo argumento em qualquer parte da ilustração. Em repouso, este fluxo é cerca de 5.000mL/min em um adulto de meia-idade.

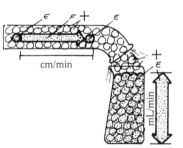

A velocidade do sangue representa a velocidade de uma "partícula" na corrente sangüínea, isto é, representa quanto a partícula se desloca em 1 minuto. O fluxo sangüíneo representa quantas partículas passam (mais precisamente, o volume destas "partículas" que passa), numa determinada seção transversal, em 1 minuto; é medido em mL/min.

VARIAÇÕES NA VELOCIDADE

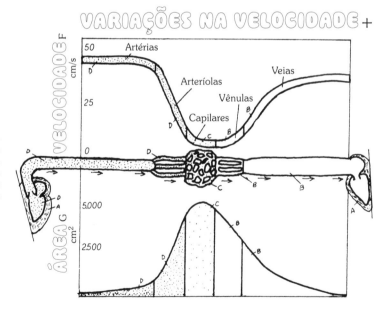

FLUXO = VELOCIDADE × ÁREA

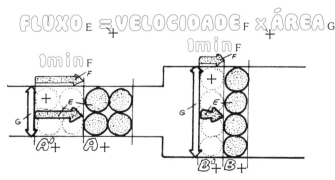

Fluxo sangüíneo = velocidade × área da seção transversal. Isto pode ser verificado, no caso especial, mostrado anteriormente. A seção transversal total da tubulação, em B, é duas vezes a seção transversal em A, de maneira que um determinado comprimento de tubulação, perto de B, contém quase as mesmas unidades cúbicas que um mesmo comprimento, perto de A. Com fluxo constante, o número de elementos fluidos cúbicos a passar pelo plano, em A, em 1 minuto, deve ser igual ao número a passar através do plano, em B, em 1 minuto (= 4, no exemplo citado). Para que isto ocorra, os elementos em A devem ter ultrapassado o ponto A¹, 1 minuto antes, enquanto aqueles em B, passam em B¹. Durante o mesmo minuto, os que estão em A percorrem o dobro da distância coberta por os que estão em B; sua velocidade é duas vezes maior.

Começando na aorta e progredindo na direção dos tecidos, a seção transversal total da árvore vascular torna-se cada vez maior, até atingir seu tamanho máximo nos capilares. Embora cada ramo seja menor que aquele que o gerou, o número de ramos é tal, que supera a compensação da redução do tamanho do ramo individual. Avançando dos capilares para as vênulas, as veias e, de volta, ao coração, ocorre o inverso. Como a área é maior nos capilares e o fluxo sangüíneo é o mesmo em todas as seções, resulta que a menor velocidade sangüínea se dá, nos capilares. Isto é importante porque os capilares são muito curtos (aproximadamente, 0,1cm) e, se o sangue não desacelerasse, não haveria tempo suficiente para as trocas (por exemplo, de O_2) entre o sangue e os tecidos. Se o sangue, normalmente, gasta cerca de 1 segundo em um capilar, caso fluísse à mesma velocidade com que corre na aorta, aquele tempo se reduziria para apenas 0,0001s, uma diminuição de 1.000 vezes.

CIRCULAÇÃO

O coração é um órgão oco, com paredes feitas de *músculo cardíaco*. Quando excitados, estes músculos encurtam, engrossam e comprimem as cavidades do coração, forçando o sangue a fluir, nas direções permitidas pelas valvas cardíacas. Os músculos cardíaco e esquelético são semelhantes em muitas maneiras: ambos são estriados, contêm filamentos de actina e miosina (ver Lâmina 22), os quais se interdigitam e deslizam próximos, durante a contração; podem ser excitados eletricamente e mostram potenciais de ação que se propagam, ao longo da superfície da membrana, levando a excitação para todas as partes do músculo. No entanto, há diferenças significativas entre estes músculos.

1. **A duração do potencial de ação cardíaco é muito longa, persistindo durante a contração** – Os potenciais de ação do músculo cardíaco são 100 vezes mais longos que no músculo esquelético.

2. **Um período refratário longo** – Associado com o potencial de ação prolongado, também persiste na contração. Isto implica em:

3. **As contrações do músculo cardíaco sempre são abalos breves** – No músculo esquelético, as contrações, resultantes da estimulação repetitiva rápida, podem se somar ou "fundir", promovendo contrações suaves e constantes. Isto não pode acontecer no músculo cardíaco porque, antes que o coração tenha chance de relaxar, o período refratário longo "cancela" qualquer estímulo. O relaxamento entre os batimentos é essencial para o coração se encher de sangue, a ser bombeado no batimento seguinte.

4. **Os músculos cardíacos são interconectados por junções abertas (nexo)** – Estes são canais que permitem aos potenciais de ação passarem de uma célula para a próxima e garantem que todo o coração participe de cada contração. O batimento cardíaco é *tudo ou nada*. Ao contrário, as células musculares esqueléticas são eletricamente isoladas. Uma célula pode contrair enquanto a célula vizinha permanece em repouso.

5. **O músculo cardíaco se excita** – Normalmente, o músculo esquelético contrairá apenas se receber o impulso nervoso. Os nervos, que levam impulsos para o coração, influem na freqüência e na força de contração, mas não iniciam o batimento cardíaco primitivo. Quando se destroem estes nervos, o coração continua a bater, sem qualquer estímulo externo. Ao contrário, quando se destroem os nervos do músculo esquelético, este músculo paralisa.

POTENCIAL DE AÇÃO PROLONGADO SE MANTÉM PELA ENTRADA DE Ca^{++}

A forma do potencial de ação varia em diferentes partes do coração. A ilustração superior mostra um registro intracelular de uma *fibra de Purkinje*. Estas fibras de músculo cardíaco são particularmente afeitas à condução de impulsos; também podem excitar-se. Quando uma fibra de Purkinje fica isolada, esta continua a bater em seu próprio ritmo. Observa-se que o potencial de repouso não é nivelado; eleva-se lentamente para um limiar e inicia um potencial de ação.

A "espícula" inicial (elevação muito rápida do potencial) é semelhante àquelas observadas no nervo e no músculo esquelético. Em cada caso, a elevação é decorrente da abertura dos canais de Na^+, permitindo que os íons Na, positivamente carregados, fluam, de fora para dentro da célula, onde são altamente concentrados. Em todos os casos, a abertura dos canais de Na^+ é causada pela despolarização da membrana, de forma que uma retroalimentação positiva (despolarização → abrindo os canais de Na^+ → despolarização) é ativada. Em nervo e músculo esqueléticos, isto é seguido por inativação dos canais de Na^+ e abertura dos canais de K^+, o que repolariza, rapidamente, a membrana.

O músculo cardíaco é diferente; seus canais de Na^+ ficam inativos, mas a abertura de seus canais de K^+ é retardada. Enquanto isto, o potencial de membrana é mantido num platô elevado por meio de pequenas quantidades de Ca^{++}, as quais fluem por canais de Ca^{++} que abriram em resposta à despolarização. As pequenas quantidades de Ca^{++} que entram, equilibram as pequenas quantidades liberadas de K^+. Finalmente, depois de 0,2 a 0,3s, os canais de K^+ abrem, os canais de Ca^{++} fecham e a membrana rapidamente se despolariza. O potencial cai para um mínimo e, então, tem início uma lenta subida na direção do limiar, repetindo-se o ciclo. Este tipo de potencial de membrana "de repouso", que espontaneamente se eleva na direção da excitação, chama-se *potencial marca-passo*. Potenciais de ação, registrados em outras áreas do ventrículo são semelhantes mas seus potenciais de repouso permanecem nivelados. Quando isoladas, não batem.

NÓ SA É MARCA-PASSO

Os potenciais de ação, registrados em *nós SA* ou *AV* são diferentes. No lugar dos canais de Na^+, os canais de Ca^{++} são ativados por despolarização da membrana e o influxo do Ca^{++} é responsável pela fase de elevação do potencial de ação. Depois, a elevação do potencial marca-passo é ligeira e alcança, rapidamente, o limiar; quando as células do nó SA são isoladas, batem em freqüência rápida – mais velozmente que aquelas do nó AV e estas batem mais rapidamente que as fibras de Purkinje. No coração intacto, as células do nó SA estabelecem o ritmo para todo o coração; o nó SA é o *marca-passo*. Estas células, que batem rapidamente, excitam-se primeiro e transmitem a excitação para todas as outras. Embora muitas células sejam capazes de bater em suas próprias freqüências (mais lentamente), estas nunca o fazem porque são superadas por impulsos, originados em nó SA a uma freqüência mais rápida.

O fluxo iônico, durante o potencial marca-passo, é menor e pouco compreendido. Acredita-se que resulte de três diferentes canais: (1) canais especiais de Na^+ (chamados canais *funny*) que abrem enquanto seu potencial retorna ao valor de "repouso"; (2) os canais de Ca^{++} que abrem com a despolarização; e (3) os canais de K^+, de fechamento muito lento, que são responsáveis por terminar o platô do batimento anterior. As fibras de Purkinje têm um marca-passo similar, mas os canais de Ca^{++} não têm grande importância.

FIBRAS DE PURKINJE PROPORCIONAM CONDUÇÃO RÁPIDA NOS VENTRÍCULOS

O marca-passo somente pode iniciar um batimento coordenado se houver uma condução rápida do impulso, para todas as partes do coração. Isto é importante porque os átrios e os ventrículos são separados por uma faixa de tecido conectivo, a qual não conduz impulsos. O caminho necessário é fornecido pelo nó AV e o sistema de Purkinje, mostrado na ilustração seguinte. O nó AV proporciona a única ponte condutora normal entre os átrios e os ventrículos. O impulso leva apenas cerca de 0,04s para ir de sua origem, no nó SA, até o começo do nó AV, mas quando deixa o nó AV para percorrer o feixe, ocorre um atraso de cerca de 0,11 s. Este atraso AV dá tempo para os átrios completarem seus batimentos antes que os ventrículos comecem. Uma vez percorrido o nó AV, o impulso é rapidamente transmitido pela rede de Purkinje para todas as partes do ventrículo, garantindo que batam em uníssono a fim de imprimir máxima impulsão ao sangue.

NC: Use cores escuras para as estruturas J e K e cores muito claras para H e I.

1. Comece pelo o canto superior à direita. Pinte a ilustração da membrana, no topo, e, depois, cada fase do potencial de ação. Pinte o gráfico menor.
2. Pinte os dois gráficos, representando a excitação de outros pontos do coração.
3. Pinte a ilustração grande do coração, seguindo a seqüência de títulos, no canto inferior esquerdo. Nesta região, pinte também à direita.

POTENCIAL MARCA-PASSO A
POTENCIAIS DE AÇÃO: +
  ALTA PERMEABILIDADE DE Na+ B
  ALTA PERMEABILIDADE DE Ca++ C
  ALTA PERMEABILIDADE A K+ D
PERÍODO REFRATÁRIO E
RESPOSTA CONTRÁTIL F
ELETRODO G

O potencial de ação numa célula cardíaca de Purkinje começa com o potencial de repouso que se eleva até alcançar o limiar, quando há uma rápida elevação na permeabilidade ao Na+, o qual entra na célula. A alta permeabilidade ao Na+ se torna, rapidamente, inativa, seguindo um período prolongado de platô, no qual o potencial estagnante é produzido por uma entrada lenta de Ca++ e, também, saída lenta de K+, quase equilibradas. Por fim, a permeabilidade ao K+ aumenta, sua saída predomina e seu potencial rapidamente retorna aos níveis de repouso. O potencial de ação perdura na contração, produzindo um longo período refratário que impede contrações tetânicas e garante o relaxamento, enchendo do coração.

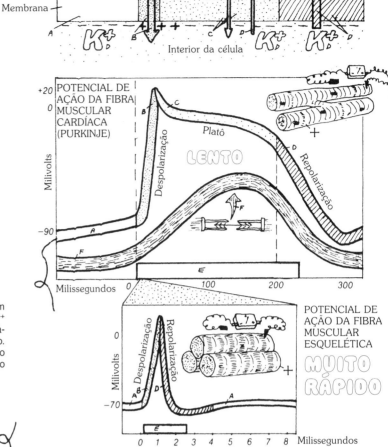

VENTRÍCULO I

Os potenciais de ação de células musculares comuns, dos ventrículos, são semelhantes àqueles das células de Purkinje, com a exceção de seus potenciais de repouso não mostrarem qualquer despolarização lenta. Estas células não excitam si próprias.

Em nós SA ou AV, os canais de Na+ não têm mais função. Em lugar disto, os canais de Ca++ são ativados e um influxo de Ca++ é responsável pela fase de elevação do potencial de ação. Mais adiante, a elevação do potencial diastólico é bem desenvolvida. As células do nó SA são o marca-passo do coração.

No músculo esquelético, a duração do potencial de ação é muito breve. No músculo cardíaco é cerca de 100 vezes mais prolongada.

POTENCIAL DE AÇÃO DA FIBRA MUSCULAR ESQUELÉTICA
MUITO RÁPIDO

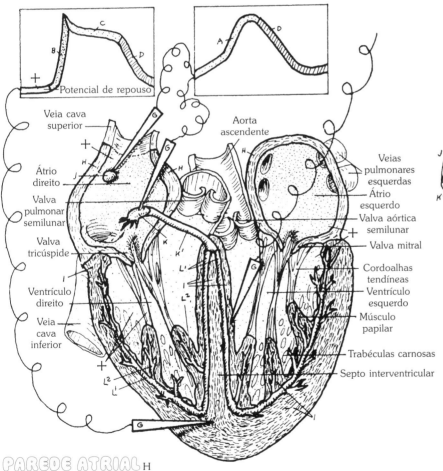

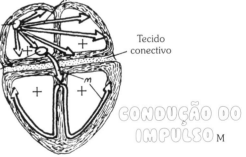

CONDUÇÃO DO IMPULSO M

Embora os átrios e os ventrículos sejam quase inteiramente separados por uma faixa de tecido conectivo, que não conduz impulsos, um caminho de condução é fornecido pelo nó AV e pelo sistema de Purkinje. As fibras de Purkinje, partindo do nó AV para os ventrículos, conduzem os impulsos muito rapidamente, de maneira que todas as partes do coração batam em uníssono, fornecendo o máximo impulso ao sangue.

PAREDE ATRIAL H
PAREDE VENTRICULAR I
NÓ SINOATRIAL, (NÓ SA) (MARCA-PASSO) J
NÓ ATRIOVENTRICULAR (NÓ AV) K
SISTEMA DE PURKINJE: L
  RAMOS DIREITO E ESQUERDO DO FEIXE L1
  FIBRAS DE PURKINJE L2

MARCA-PASSO ARTIFICIAL J1

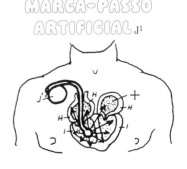

Quando o sistema de condução falha, pode-se usar um marca-passo artificial. O ventrículo é estimulado artificialmente por cabos que conduzem impulsos elétricos de uma bateria implantada sob a pele.

CIRCULAÇÃO

ELETROCARDIOGRAMA E CONDUÇÃO DO IMPULSO NO CORAÇÃO

O registro preciso dos potenciais de membrana do coração, descrito na lâmina anterior, requer a introdução de um microeletrodo no citoplasma de uma única célula. Entretanto, existem outros métodos, não invasivos, para avaliar a atividade elétrica do coração. Embora estes métodos sejam menos precisos, têm a vantagem de oferecer informações gerais sobre a integração das atividades de diversas partes do coração num batimento coerente.

ATIVIDADE ELÉTRICA DO CORAÇÃO PODE SER REGISTRADA POR ELETRODOS DE SUPERFÍCIE

Para entender estas medidas, primeiro se considera o caso simples mostrado no topo da ilustração, onde dois eletrodos são colocados perto da superfície do coração. As células à esquerda estão ativas e suas superfícies extracelulares carregadas negativamente, enquanto as superfícies das células em repouso, à direita, estão positivas. Esta diferença é captada por eletrodos de superfície. O *eletrodo* à esquerda, perto da carga negativa, é mais negativo que o eletrodo à direita (perto da carga positiva). O medidor detecta apenas a *diferença* entre os eletrodos. Quando se invertem as circunstâncias, com células à esquerda em repouso, enquanto as da direita estão ativas, então o eletrodo da mão direita fica perto da carga negativa e será negativo em relação ao da esquerda.

Quão próximos devem ficar os eletrodos para fazer esta mensuração? Felizmente, o coração é grande e os fluidos corporais contêm íons que conduzem eletricidade, de modo que os eletrodos podem ser colocados a alguma distância do coração, em qualquer parte da superfície do corpo, desde de que exista bom contato elétrico com os fluidos corporais.

A ilustração do meio mostra um ECG típico. Embora não seja óbvio, este registro representa a soma de todos os potenciais de ação das células musculares cardíacas durante um batimento. Lembre-se que o registro é feito a alguma distância do coração, que várias células cardíacas estão orientadas em direções diferentes e que são excitadas em instantes diferentes, se recuperando em outros instantes. Por ser "visto" como um eletrodo, na superfície do corpo, o sinal elétrico de uma célula pode facilmente ser ampliado ou suprimido pelo sinal de outra. Não é de admirar que o ECG, assim composto, não se pareça com um potencial de uma célula. Mesmo assim, anos de observação cuidadosa e de correlações estabeleceram as bases para interpretação de ECG. Os marcos principais de um registro típico são designados pelas letras P, QRS e T.

Onda P – A onda P assinala o início do batimento cardíaco. Corresponde à disseminação da excitação sobre os dois átrios.

Intervalo P-R – O tempo entre o começo da onda P e o começo da onda R é o que leva a condução do impulso dos átrios aos ventrículos. Embora o coração pareça estar em "silêncio elétrico", durante este tempo, está se propagando uma onda de despolarização elétrica; o tempo inclui a passagem do impulso para o nó AV, o retardo imposto pelo nó AV e a passagem pelo feixe AV, pelos ramos do feixe e pela rede de Purkinje. As alterações da condução AV, induzidas por inflamação, circulação precária, drogas ou mecanismos nervosos, freqüentemente, são reveladas por um prolongamento anormal do intervalo P-R.

Complexo QRS – Equivale à invasão da musculatura ventricular por impulsos excitatórios. É maior que a P porque a massa ventricular é muito maior que a atrial. A duração do complexo QRS é mais curta que a onda P porque a condução do impulso, através dos ventrículos (parcialmente via rede de Purkinje), é muito rápida.

Segmento S-T – Durante o intervalo entre S e T, o ECG registra zero. Todo o músculo ventricular está no mesmo estado despolarizado (lembre-se do longo platô do potencial de ação das fibras ventriculares) e não se registram diferenças.

Onda T – A onda T resulta da repolarização ventricular, quando diferentes partes do ventrículo se repolarizam em tempos diferentes.

Estes são apenas rudimentos da informação que existe num ECG. Ao examinar estes registros, um cardiologista obtém sinais da orientação anatômica do coração, alterações da freqüência cardíaca e da condução do impulso, extensão e localização de tecido lesado e efeito de alteração dos eletrólitos do plasma.

BLOQUEIO CARDÍACO: DISSOCIAÇÃO DA EXCITAÇÃO ATRIAL E VENTRICULAR

O *bloqueio cardíaco* e a *fibrilação* são condições patológicas fáceis de se detectar em registros de ECG. No *bloqueio cardíaco*, a propagação do impulso através do nó AV está interrompida. No bloqueio de primeiro grau, o impulso é simplesmente lentificado, de forma que o intervalo P-R se alonga anormalmente. Numa forma de bloqueio de segundo grau, o nó AV falha na condução de alguns impulsos. Entre dois ou três impulsos, apenas um passa e o ECG contém duas ou três ondas P para cada QRS. Em casos mais graves (bloqueio de terceiro grau ou completo), o nó AV falha completamente, e nenhum impulso passa os átrios ficam eletricamente isolados dos ventrículos. Os marca-passos ventriculares assumem e, então, os ventrículos batem independentes uns dos outros. Neste caso, o ECG não mostra nenhuma correlação entre as ondas P e os complexos QRS.

FIBRILAÇÃO: DESORGANIZAÇÃO NO VENTRÍCULO

Na *fibrilação ventricular*, porções individuais do coração batem independentemente, sem coordenação. O coração se reduz a uma massa tremulante, sem definição de um período de excitação ou de repouso. O sangue não é mais bombeado. A fibrilação ventricular parece resultar de atividades rápidas e caóticas de marca-passos que se desenvolvem em diferentes localizações juntamente com vias longas e circulares de condução. Uma vez iniciado, um impulso pode continuar a circular nestas vias e nunca cessar. A fibrilação, confinada aos átrios, pode causar alterações sérias no ritmo ventricular mas pode ser tolerada porque, em repouso, a contribuição atrial para o enchimento do ventrículo é pequena. A fibrilação ventricular, ao contrário, é sempre fatal, a menos que possa ser corrigida imediatamente.

DROGAS ANTIARRÍTMICAS

As drogas, comumente usadas para ajudar no controle da condução ou excitação patológicas no coração, agem em pontos estratégicos diferentes do ciclo excitatório. Lidocaína, por exemplo, é um bloqueador dos canais de Na^+, propranolol é um bloqueador de receptor β-adrenérgico e diltiazen é um bloqueador de canais de Ca^{++}. Outras drogas (por exemplo, amiodarona) prolongam o período refratário, aumentando a probabilidade de o impulso circular ser extinto ao entrar numa região que ainda esteja refratária. Alguns bloqueadores dos canais de Na^+ são muito interessantes porque seus pontos de ligação, dentro do canal, ficam muito mais expostos quando os portões estão abertos. Isto indica que estes serão mais efetivos sobre canais de descarga rápida (ou seja, aqueles que estão provocando o problema).

NC: 1. Comece com o terço superior da lâmina.
2. Pinte o coração e o ECG. Ao pintar cada título, complete as estruturas correspondentes nos diagramas do coração e no ECG.
3. Pinte a parte inferior da ilustração, onde se encontram o bloqueio cardíaco e a fibrilação.

MEDINDO ATIVIDADE ELÉTRICA

ATIVIDADE CELULAR A

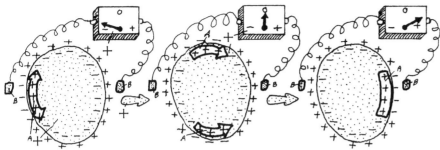

Dois eletrodos são colocados na superfície do coração. O medidor detecta apenas a **diferença** entre os dois eletrodos (da esquerda – da direita). Se as células à esquerda estiverem ativas enquanto aquelas da direita mantiverem repouso, o eletrodo à esquerda estará negativo em relação ao eletrodo da direita. Quando as células à esquerda estiverem em repouso e as células da direita estiverem ativas, o eletrodo do lado direito estará negativo em relação ao da esquerda; ou, em outras palavras, o eletrodo da esquerda estará positivo em relação ao da direita.

REGISTRANDO O ECG

ELETRODO B

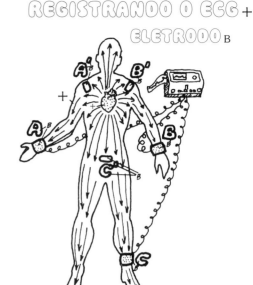

No ECG, os eletrodos estão colocados nos braços e na perna esquerda. Os fluidos do corpo conduzem sinais elétricos da superfície do coração para os eletrodos. As medidas são as diferença entre dois ou três eletrodos, as pernas e os braços servem como simples extensões dos eletrodos. As medidas, a partir do tornozelo (C), aproximam-se de variações elétricas que seriam mensuráveis com um eletrodo colocado na virilha (C^1). Acontece de forma semelhante para A e A^1, B e B^1.

ECG

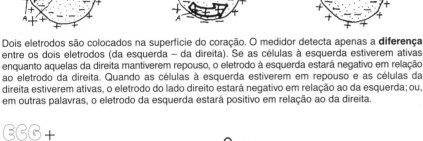

EVENTOS ELÉTRICOS NO CORAÇÃO

Em um ECG típico, a onda P corresponde à despolarização, o complexo QRS ocorre quando o impulso invade o ventrículo, o intervalo isoelétrico entre S e T significa despolarização ventricular completa e a onda T equivale à repolarização do ventrículo.

POTENCIAL DE REPOUSO C*
ONDA P D
EXCITAÇÃO DO NÓ SA E
DESPOLARIZAÇÃO ATRIAL F
NÓ AV, EXCITAÇÃO DO FEIXE AV G
COMPLEXO QRS H
EXCITAÇÃO DE PURKINJE I
DESPOLARIZAÇÃO DO VENTRÍCULO J
DESPOLARIZAÇÃO TOTAL J^1
ONDA T K
REPOLARIZAÇÃO DO VENTRÍCULO J^2

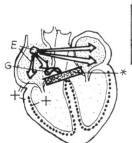

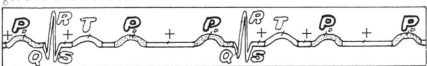

BLOQUEIO CARDÍACO *
BATIMENTO ATRIAL E
BATIMENTO VENTRICULAR G

No bloqueio cardíaco de segundo grau, alguns impulsos não passam pelo nó AV, de maneira apenas um entre dois ou três impulsos circula. Nestes casos, o ECG contém duas ou três ondas P, para cada complexo QRS.

FIBRILAÇÃO K

Na fibrilação, porções individuais do coração parecem bater independentemente e sem qualquer coordenação. O coração se reduz a uma massa tremulante de tecido. Esta condição fatal se reflete num ECG caótico.

ACOPLAMENTO EXCITAÇÃO-CONTRAÇÃO NO MÚSCULO CARDÍACO

Tal como na excitação, as propriedades de contração do coração são muito semelhantes às do músculo esquelético (ver Lâmina 24). Ambos são estriados. A contração do músculo cardíaco, a exemplo da contração do músculo esquelético, tem base nos filamentos de *actina* e *miosina* que se interdigitam e deslizam próximos uns dos outros na presença de Ca^{++} livre no *citosol*. Em ambos os casos, o deslizamento é mediado por pontes cruzadas de miosina, as quais atingem pontos especiais de contato nos filamentos de actina. Ambos, músculos esquelético e cardíaco contêm *túbulos T*, que conduzem, perpendicularmente, impulsos da superfície da célula para o seu interior; ambos contêm uma rede bem desenvolvida de túbulos, o *retículo sarcoplasmático* (RS) que libera Ca^{++} para desencadear a contração e o seqüestra para causar relaxamento; e ambos contêm as proteínas reguladoras *troponina* e *tropomiosina*, as quais mantêm separadas as pontes cruzadas de actina e miosina na ausência de Ca^{++} livre.

MÚSCULO CARDÍACO PODE ELEVAR A FORÇA DE CONTRAÇÃO PELO AUMENTO DO Ca^{++} LIVRE

Existem também diferenças importantes. Quando o músculo esquelético é excitado, libera-se Ca^{++} suficiente para reagir com toda a troponina, de maneira que todos os pontos reativos, na actina tornem-se disponíveis e todas as *pontes cruzadas* sejam ativadas. Normalmente, no músculo cardíaco em contração, isto não acontece; a troponina não é completamente encoberta pelo Ca^{++}, liberado na excitação. Isto é importante porque indica que, qualquer coisa que aumente a disponibilidade de Ca^{++} dentro das células, aumentará o número de pontes cruzadas que podem se formar; do mesmo modo como o aumento do número de pessoas a puxar uma corda, em um "cabo de guerra", eleva a extensão ou a tração na corda, este aumento no número de pontes cruzadas ativas ampliará a força da contração cardíaca. O que quer que controle o Ca^{++} interno, regulará o desempenho cardíaco.

O Ca^{++} INDUZ SUA PRÓPRIA LIBERAÇÃO

Como o Ca^{++} livre é controlado? Os níveis de Ca^{++} livre, no citosol, são, aproximadamente, 20.000 vezes mais baixos que o Ca^{++} livre externo. A maior parte do Ca^{++}, dentro da célula, está ligada a proteínas ou está seqüestrada dentro das mitocôndrias ou do RS. O Ca^{++} é elevado a concentrações mais altas, no exterior da célula e no RS, esperando para entrar no citosol, onde terá fácil acesso à troponina e aos filamentos contráteis. Durante a atividade, os potenciais de ação trafegam na membrana da superfície e invadem os túbulos T, no quais as ondas de excitação chegam próximas do RS. Nesta área, os canais de Ca^{++}, sensíveis à voltagem nos túbulos, abrem e o Ca^{++} externo flui para pequenos espaços entre os túbulos e o RS; este Ca^{++} induz a liberação de grandes quantidades de Ca^{++} do RS por meio de canais na membrana do RS. *É essencial que Ca^{++} induza a sua própria liberação.* Se o Ca^{++} induz sua liberação, pode-se esperar uma retroalimentação positiva: quanto mais se libera Ca^{++}, há mais estimulação para liberação posterior. O processo cessa apenas quando *todo* o Ca^{++} estiver liberado. Mas isso não acontece. A explicação atual é que o Ca^{++} interage com o seu canal, em mais de um local; um ponto de ação rápida é responsável pela abertura do canal e um ponto mais lento o fecha.

Ca^{++} LIVRE É BOMBEADO PARA O EXTERIOR DO CITOSOL POR BOMBA DE Ca^{++} E TROCADOR DE Na^+-Ca^{++}

Durante o relaxamento, o nível interno do Ca^{++} livre está reduzido, primariamente, porque é bombeado de volta para o RS por uma *bomba de Ca^{++} movida a ATP*. Se houver mais Ca^{++} na célula, mais Ca^{++} será devolvido ao RS e mais Ca^{++} será liberado no próximo batimento, produzindo contração mais forte. O Ca^{++} que passa continuamente para o citosol (por exemplo, pelo potencial de ação) é removido por três caminhos.

1. Uma bomba de Ca^{++}, movida a ATP, bombeia Ca^{++} para dentro do RS.
2. Uma bomba de Ca^{++} na membrana plasmática, movida a ATP, bombeia o Ca^{++} para fora da célula.
3. Um *trocador* de Na^+-Ca^{++}, na membrana, bombeia o Ca^{++} para fora da célula.

DIGITÁLICOS AUMENTAM INDIRETAMENTE O Ca^{++} AO AUMENTAR Ca^{++} INTERNO

Embora uma descrição completa do equilíbrio de Ca^{++} livre, dentro da célula cardíaca, seja essencial para compreender o desempenho cardíaco, ainda faltam detalhes. A história da droga cardíaca comum, *digitálico,* é um exemplo de como os detalhes conhecidos têm sido usados para interpretar a experiência clínica. Esta droga vem sendo usada por muitos anos, com sucesso, nos pacientes cardíacos para aumentar força de contração cardíaca deles, entretanto, as experiências não demonstraram qualquer efeito da droga no aparelho contrátil. Tudo o que se demonstrou foi que os digitálicos são potentes inibidores da *bomba de Na^+-K^+*. O que a bomba de Na^+-K^+ tem a ver com a contração cardíaca? A atual interpretação deste livro envolve o trocador de Na^+-Ca^{++}. Este trocador funciona porque Na^+ é mais concentrado fora da célula que dentro e os seus movimentos para dentro da célula são casados com os movimentos do Ca^{++} para o exterior. A energia para mover o Ca^{++} das baixas concentrações internas para concentrações externas altas (bombear o Ca^{++} para fora) é fornecida por perda de energia acompanhada dos movimentos de Na^+ de concentrações externas altas para concentrações internas baixas. Quando os digitálicos são administrados, inibem a bomba de Na^+-K^+, de forma que menos Na^+ é bombeado para fora da célula, a sua concentração interna aumenta e o trocador de Na^+-Ca^{++} (que requer Na^+ interno baixo) se inibe. O Ca^{++} interno aumenta, ficando disponível para ativar as pontes cruzadas, o que resulta em contrações vigorosas.

NC: Use vermelho para M e cores escuras para A e K.
1. Comece pela segunda ilustração do topo, uma descrição anatômica das células musculares cardíacas.
2. Pinte esquema do mesmo assunto, logo abaixo da segunda ilustração. Pinte também a ilustração da esquerda.
3. Na base da lâmina, trabalhe pintando em direção a seqüência de relaxamento. Os dois retângulos, no topo, ilustram a operação da bomba de Na^+-Ca^{++} e do trocador de Na^+-Ca^{++}. Pinte primeiro o da esquerda, depois o outro, o qual sugere como os digitálicos aumentam a contração muscular cardíaca, ao impedir a remoção do Ca^{++}.

POTENCIAL DE AÇÃO A
MEMBRANA PLASMÁTICA B
TÚBULO T C
RETÍCULO SARCOPLASMÁTICO D
Ca++ NO CITOSOL E¹
$_E$
TROPONINA F TROPOMIOSINA G
ACTINA H DISCO Z I
PONTE CRUZADA DE MIOSINA J

MÚSCULO CARDÍACO

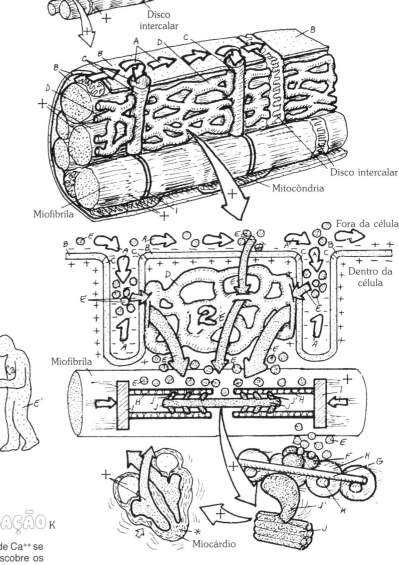

CONTRAÇÃO MUSCULAR

Durante a atividade, os potenciais de ação trafegam sobre a membrana celular e invadem os túbulos T, nos quais as ondas excitatórias se aproximam do RS (1) e o Ca++ externo entra no citosol através de canais ativados por voltagem. Esta quantidade de Ca++ externo não é suficiente para iniciar a contração. Entretanto, estimula a liberação de mais Ca++ dos reservatórios internos no RS (2). Geralmente, o Ca++, liberado em cada excitação, é suficiente para a contração máxima, o que torna a liberação do Ca++ do RS um determinante essencial para o desempenho cardíaco.

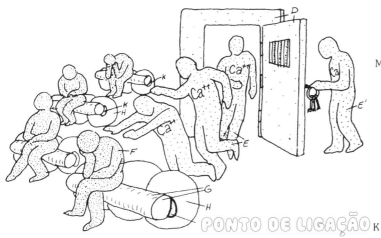

PONTO DE LIGAÇÃO K

De alguma forma, o Ca++ desencadeia sua própria liberação. O nível de Ca++ se eleva e, pela interação com o complexo troponina-tropomiosina, descobre os pontos da actina que formam ligações com as pontes cruzadas de miosina.

BOMBA DE Ca++ E² (ATP) M
BOMBA L¹ DE Na+-K+ (ATP) M
$_L$
TROCADOR DE Na+-Ca++
$_L$ $_E$
Ca++ NO CITOPLASMA E¹
ATIVIDADE DE PONTE CRUZADA J¹

RELAXAMENTO MUSCULAR

Depois do potencial de ação, o músculo relaxa com a redução do nível interno de Ca++ livre por três caminhos: (1) mais predominantemente, é bombeado de volta para o RS por uma bomba de Ca++ movida a ATP; (2) é bombeado para o exterior da célula por uma bomba de Ca++ movida a ATP; e (3) é bombeado para o exterior da célula por um trocador de Na+-Ca++, no qual a energia, necessária para o movimento ascendente e para fora da célula, é suprida pelo fluxo duplo de Na+ descendente e para dentro da célula. Promovendo este fluxo, o gradiente de Na+ descendente é criado pela bomba Na+-K+ (4).

As drogas digitálicas aumentam a força de contração do coração. Parecem agir pela inibição da bomba de Na+-K+ (5) e da redução do Na+ intracelular, diminuindo o gradiente favorável para a entrada de Na+. Assim, o trocador de Na+-Ca++ (6) é menos eficaz e acumula-se Ca++ dentro da célula na qual é bombeado para o interior do RS, disponibilizando mais Ca++ para liberação sob excitação. Mais liberação de Ca++ → mais ativação de ponte cruzada → contração mais forte.

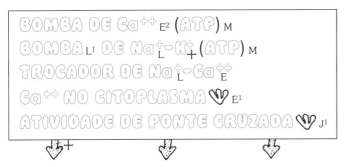

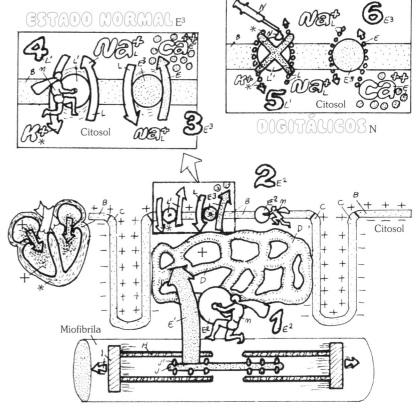

ESTADO NORMAL E³

DIGITÁLICOS N

Durante a atividade, o coração bate mais rápida e fortemente; durante o repouso, desacelera. Estas alterações ocorrem, em grande parte, pela ação de *nervos simpáticos* e *parassimpáticos* e, em menor escala, por meio das secreções de *catecolaminas* (epinefrina) da *medula* da glândula *adrenal*. Os efeitos fisiológicos destes dois nervos são simples: os nervos simpáticos liberam norepinefrina (noradrenalina) que estimula o coração, aumentando suas freqüência e força de contração; os nervos parassimpáticos (nervos vagos) liberam a acetilcolina que inibe o coração, baixando sua freqüência. Ambos os conjuntos de nervos inervam os *nós SA* e *AV* e afetam a freqüência do coração por suas influências na atividade primitiva de marca-passo do nó SA. Entretanto, diferentemente dos nervos simpáticos, os nervos parassimpáticos não têm efeito substancial na força de contração ventricular; estimular os nervo vagos a *taxas máximas* reduz apenas 15 a 25% da força das contrações ventriculares.

Como estes nervos (ou mais precisamente, estes neurotransmissores) podem controlar a freqüência cardíaca? Lembre-se (Lâmina 32) de que as excitações do coração ocorrem em nó SA como resultado dos movimentos dos íons Ca^{++} e Na^+, nos seus gradientes de concentração, descendentes e para dentro da célula, despolarizando a célula (tornando o interior menos negativo) até que o *potencial de membrana* alcance *o limiar*. Qualquer saída de K^+ da célula, durante este período, faz exatamente o oposto; tende a repolarizar a célula, afastando o potencial de membrana do limiar. A chave deste problema está no equilíbrio entre as ações opostas do K^+ saindo e Na^+ e Ca^{++} entrando na célula para produzir o potencial marca-passo.

NERVOS PARASSIMPÁTICOS

Acetilcolina reduz a freqüência cardíaca ao aumentar a permeabilidade de K^+ nas células do nó SA – A acetilcolina, liberada pelo nervo vago, age nos receptores muscarínicos das células, em nó SA, ativando uma proteína G. A subunidade βγ da proteína G atua sem a intervenção de um segundo mensageiro, abrindo canais de K^+ e aumentando a *permeabilidade de K^+* do nó (Lâmina 13). Conseqüentemente, o potencial de repouso do nó SA torna-se mais negativo, afastando-o do potencial limiar. O efluxo de K^+ diminui a taxa normal de despolarização (o potencial marca-passo) causada pelo influxo de Ca^{++} e Na^+. Isto amplia o tempo necessário para atingir o limiar e lentifica o coração. Além deste efeito, na freqüência de descarga do marca-passo (nó SA), a saída do K^+ impede a excitabilidade de outras células e tende a lentificar a condução do impulso através do átrio e do nó AV.

NERVOS SIMPÁTICOS

Norepinefrina aumenta a freqüência cardíaca ao elevar a inclinação do potencial marca-passo – Ambas, norepinefrina e catecolaminas, secretadas pela medula adrenal, reagem com receptores β, no coração, e aumentam o nível do segundo mensageiro cAMP (Lâmina 12). O cAMP ativa enzimas que fosforilam os canais de Ca^{++}, ação necessária para o funcionamento dos canais. Em qualquer caso, a função da norepinefrina é aumentar a permeabilidade de Ca^{++} com o recrutamento de mais canais. Além disto, parece que a norepinefrina aumentará o lento fluxo marca-passo de Na^+. Em nó SA, ambos os fatores ampliam a taxa de elevação do potencial marca-passo, encurtando o tempo para o alcance do limiar e aumentando a freqüência cardíaca.

Norepinefrina aumenta a contração ventricular ao elevar a permeabilidade de Ca^{++} – No músculo ventricular, a permeabilidade aumentada de Ca^{++}, induzida pela norepinefrina, produz um influxo elevado de Ca^{++} durante o platô de cada potencial de ação. As maiores quantidades entrantes de Ca^{++} resultam em grande liberação induzida de Ca^{++} a partir do RS, tornando cada contração mais forte.

Norepinefrina encurta a duração da contração ao aumentar a taxa de captura do Ca^{++} pelo retículo sarcoplasmático – Finalmente, a norepinefrina também aumenta a taxa de *recaptura do Ca^{++}* pelo *retículo sarcoplasmático*; isto acelera o processo de relaxamento e, conseqüentemente, encurta a duração da contração. Com uma freqüência cardíaca rápida, é importante reduzir o período de contração para proporcionar tempo suficiente para o coração se encher entre os batimentos.

Novamente, esta ação da norepinefrina é mediada pelo aumento dos níveis de cAMP. (Neste caso, o cAMP ativa a fosfocinase que fosforila uma proteína de membrana do RS – *fosfolamban*. A fosfolamban, em sua forma fosforilada, ativa a bomba de Ca^{++} do RS.)

NC: Use vermelho para J e cores escuras para A, B, H e I.
1. Comece pela ilustração superior direita.
2. Pinte os três estágios da atividade nervosa autonômica.
3. Termine nas duas fases do envolvimento do Ca^{++}, no processo de contração.

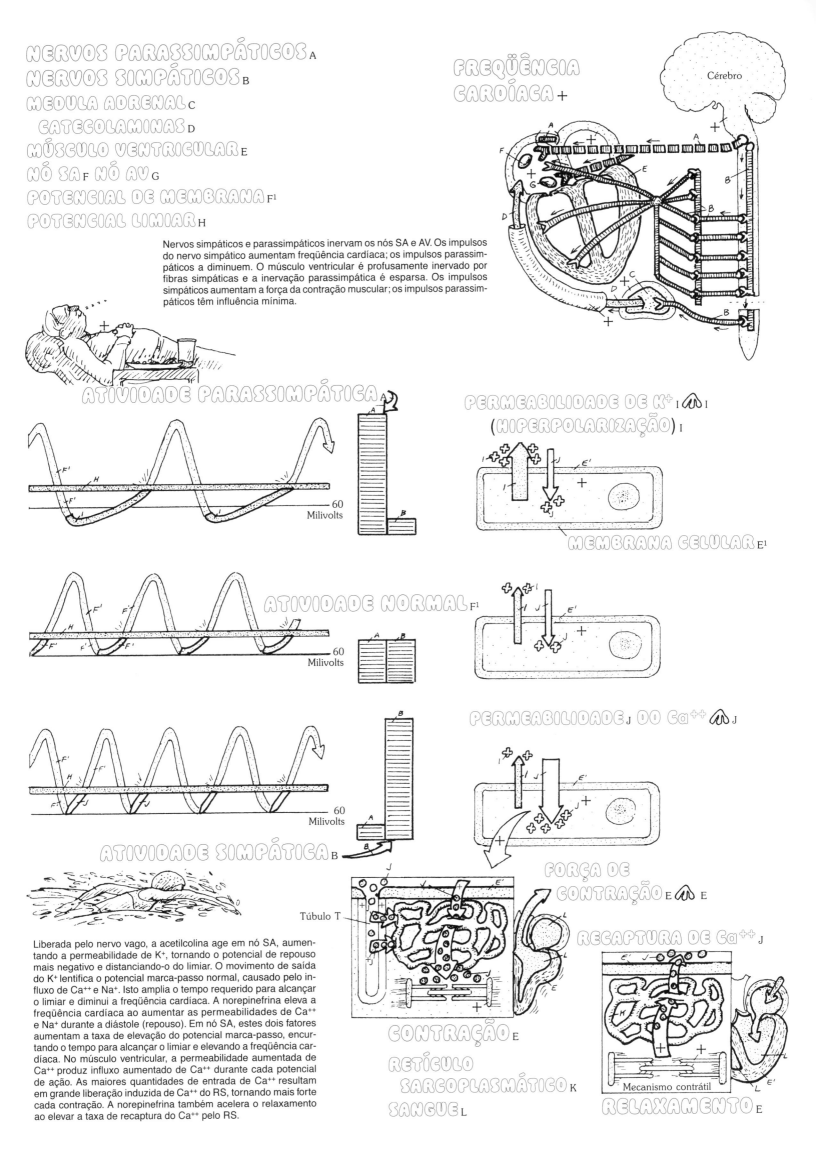

CICLOS CARDÍACOS: O CORAÇÃO COMO UMA BOMBA

A ação de bombear do coração se reflete nas mudanças de volume e de pressão, as quais ocorrem na cada câmara cardíaca e nas grandes artérias enquanto o coração completa um ciclo. Esta lâmina mostra as mudanças que acontecem no lado esquerdo (sistêmico) do coração. As mudanças no lado direito (pulmonar) são semelhantes com a exceção de que as pressões são apenas um oitavo das do lado esquerdo. A ilustração mostra cinco curvas. As três do topo são obtidas pela introdução de instrumentos medidores de pressão na *aorta*, no *átrio esquerdo* e no *ventrículo esquerdo*. A curva seguinte descreve o volume do ventrículo esquerdo e a última curva mostra o ECG. O objetivo é avaliar as inter-relações destas curvas e como se relacionam com o fluxo sangüíneo, em cada momento, durante o ciclo cardíaco.

VALVAS DE SENTIDO ÚNICO DE DIREÇÃO CONTROLAM O FLUXO

Para interpretar estas curvas, observa-se que cada uma das valvas cardíacas normalmente "aponta" na direção do fluxo, trabalhando para evitar o refluxo. Sempre que a pressão a jusante se eleva e excede a pressão a montante (uma condição para refluxo), a diferença de pressão força o fechamento da valva. Semelhantemente, quando a pressão a montante é maior que a jusante, o fluido prossegue no fluxo e as valvas são forçadas a abrir. No coração, as condições de pressão são:

VALVAS	ESTADO	CONDIÇÃO
AV	abertas	P (átrio) > P (ventrículo)
AV	fechadas	P (átrio) < P (ventrículo)
aórtica	aberta	P (ventrículo) > P (aorta)
aórtica	fechada	P (ventrículo) < P (aorta)

(ver exceção a seguir)

O CICLO É DIVIDIDO EM CINCO PERÍODOS

1. **Contração atrial** – A contração atrial é representada pela onda P do ECG. À medida que a pressão atrial cresce, o sangue é lançado no ventrículo através das *valvas AV* abertas. Estas valvas estão abertas (como durante a diástole) porque a pressão é maior no átrio que no ventrículo quiescente. O sangue entra no ventrículo, mas não pode deixá-lo porque a *valva aórtica* está fechada ($P_{aórtica} > P_{ventricular}$). Observa-se que o aumento resultante de volume, na curva de volume ventricular, aparece como uma pequena elevação. O átrio serve como uma bomba de reforço mas sua contribuição para o enchimento ventricular é pequena. A maior parte do enchimento ventricular ocorre no início, quando ambos, átrio e ventrículo, estavam em repouso. Ao se elevar a freqüência cardíaca, como no exercício, existe menos tempo para enchimento entre os batimentos, tornando a contribuição atrial mais significativa. A contração atrial é seguida de:

2. **Contração ventricular isovolumétrica** – O impulso invade o ventrículo (QRS, no ECG), e, depois de um curto retardo, começa a contrair. Este é o começo da sístole. A pressão ventricular se eleva bruscamente e ultrapassa rapidamente a pressão atrial. A valva AV fecha, produzindo a primeira bulha cardíaca – "TUM". Seguindo o fechamento da valva AV, a pressão ventricular continua a se elevar verticalmente até ultrapassar a pressão aórtica. A pressão sobe rapidamente porque a valvas aórtica e AV estão fechadas; o coração continua a contrair, mas não há lugar para o sangue ir, a fim de aliviar a pressão ascendente. (A contração do coração, durante este período é similar a uma contração *isométrica* no músculo esquelético). Durante este período, o volume ventricular não pode mudar – observe o traço horizontal, na curva de volume ventricular. O volume ventricular constante é o motivo deste período ser denominado "contração ventricular isovolumétrica".

3. **Ejeção ventricular** – Assim que a pressão ventricular ultrapassa a pressão aórtica, a valva aórtica é aberta e o sangue é ejetado na aorta. A pressão na aorta começa a crescer porque o sangue, vindo do ventrículo, está entrando mais rapidamente do que consegue escoar pelas artérias menores. Antes disto, a pressão na aorta cai porque a valva aórtica está fechada; o sangue continua a deixar a aorta através de artérias menores, mas não pode entrar quando vem do ventrículo.

O sangue que deixa os ventrículos se reflete na curva de volume ventricular, a qual se precipita em queda assim que começa a ejeção. Logo depois, a força contrátil do ventrículo cede; a elevação da pressão ventricular desacelera e começa a reverter, enquanto a rápida alteração inicial do volume ventricular começa a se nivelar. Conforme o ventrículo começa repolarizar (onda T do ECG) e relaxar, a curva da pressão ventricular cruza a curva aórtica e segue abaixo desta.

Pouco depois, a valva aórtica fecha, produzindo um som seco "TÁ" (a segunda bulha cardíaca), pondo fim aos períodos de ejeção ventricular e de sístole. (Sístole = período de contração ventricular isovolumétrica + período de ejeção ventricular.) O fechamento da valva aórtica produz também uma corcova na curva de pressão aórtica. O fechamento da valva aórtica não é simultâneo com o cruzamento das curvas de pressões ventricular e aórtica porque o sangue que flui através da valva tem uma inércia apreciável (massa × velocidade) na direção de fluxo. Aplicar uma força (diferença de pressão) na direção oposta requer tempo para parar ou reverter o movimento (imagine tentar parar um automóvel em movimento apenas com um empurrão da mão, na direção oposta). Observa-se que em cada batimento, nem todo o sangue contido no ventrículo se ejeta. O sangue residual é quase igual à quantidade ejetada.

4. **Relaxamento ventricular isovolumétrico** – Como na contração isovolumétrica, ambas as valvas estão fechadas e o sangue não pode entrar ou sair dos ventrículos. Desta vez, entretanto, os músculos ventriculares relaxam; é o começo da diástole. A pressão se precipita em queda, mas o volume ventricular não muda. Logo, a pressão ventricular fica abaixo da pressão atrial, abrindo a valva AV e encerrando o relaxamento isovolumétrico.

5. **Enchimento ventricular** – Nesta fase, a pressão atrial está mais alta que a pressão ventricular pelo fato do sangue, proveniente das veias pulmonares, continuar fluindo para o átrio. O sangue flui, do átrio para o ventrículo, pela valva AV aberta. Durante a diástole, o enchimento do ventrículo continua não apenas quando contrai o átrio. A curva de volume ventricular, durante a diástole, mostra que o enchimento ventricular inicial é mais proeminente e que a contração do átrio contribui apenas com uma porção menor do conteúdo ventricular. No final deste período, dá-se a contração atrial e este período, bem como a diástole, terminam com o fechamento da valva AV. (Diástole = período de relaxamento ventricular isovolumétrico + período de enchimento ventricular).

NC: Use vermelho para F e cores escuras para B e D.
1. Comece pelo canto superior esquerdo, colorindo os títulos 1 a 5. Pinte todas as estruturas em cada coração esquerdo no topo da lâmina. Observe que as artérias pulmonares foram deixadas fora das últimas três ilustrações. Inclua as duas bulhas cardíacas e as barras de som, cercando a respectiva valva.
2. Pinte a sessão de pressão, referindo-a à fase relevante citada anteriormente.
3. Faça o mesmo para o volume sangüíneo do ventrículo esquerdo.
4. Pinte o ECG com cinza.
5. Pinte as ilustrações da base da lâmina que representam os intervalos de tempo.

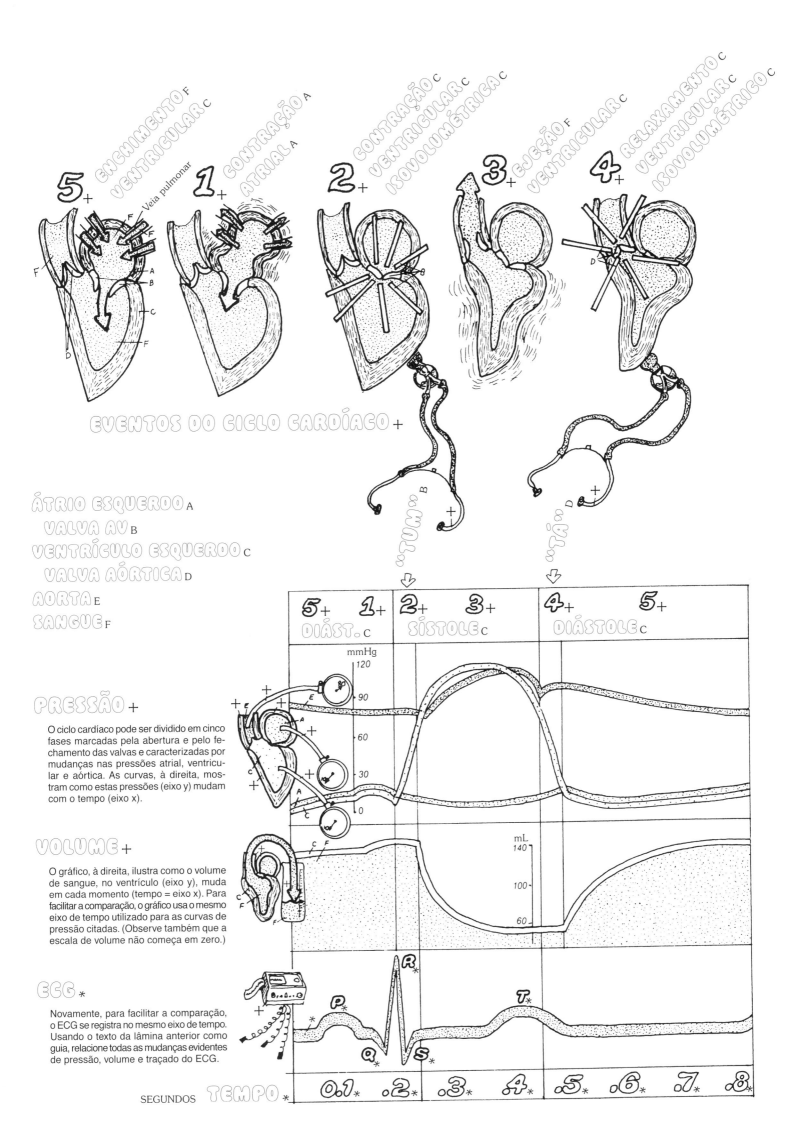

FÍSICA DO FLUXO SANGÜÍNEO

Através dos capilares, o sangue flui das artérias para as veias, porque a pressão é mais alta nas artérias que nas veias. A pressão é a força exercida em cada centímetro quadrado; é uma medida do "empurrão". O sangue flui, das artérias para as veias, porque o sangue das artérias "empurra" mais fortemente que o sangue das veias. É a *diferença na pressão* que constitui a força que dirige o movimento.

MEDINDO A PRESSÃO COM COLUNA DE FLUIDO

Como se mede esta força? Pense numa partícula de fluido na base de um tubo onde não haja movimento (ver a ilustração). A partícula submetida à força exercida pelo peso da coluna de fluido acima dela. Se, por alguma razão, esta força fosse menor que a pressão sobre a partícula, esta se moveria para cima. O fato de não haver nenhum movimento significa que o peso da coluna é exatamente igual à pressão sobre a partícula. Usa-se a altura da coluna de um fluido como um meio conveniente para medir a pressão (o peso da coluna depende do tipo de fluido. O *mercúrio* é mais denso que a água, desse modo, um determinado peso necessitará de uma coluna de mercúrio muito menor que uma de água. Por esta razão, é simplesmente mais conveniente usar o mercúrio como uma referência. Para converter um milímetro de mercúrio em um milímetro de água, multiplica-se o valor por 13,6).

FLUXO = DIFERENÇA DE PRESSÃO/RESISTÊNCIA

Queda da pressão é proporcional à resistência – Na ilustração com o registro fechado, o fluido se eleva ao mesmo nível, em todos os tubos; a pressão é a mesma em cada ponto do tubo horizontal – nenhuma diferença de pressão, nenhuma força atuante, nenhum movimento. Quando se abre o registro, o fluido escoa dos tubos e os níveis diferentes destes indicam pressões diferentes em cada ponto, ao longo do tubo horizontal. A pressão cai uniformemente, da esquerda para a direita, ao longo do plano horizontal. Na ilustração a seguir, um registro parcialmente aberto é colocado mais perto da esquerda, onde obstrui, mas não interrompe o fluxo. Neste momento, o fluido se acumula atrás do registro até que a diferença de pressão, através deste registro, seja suficientemente grande para manter o fluxo em relação à obstrução. A pressão ainda cai da esquerda para a direita, mas a queda não é mais uniforme. A maior queda na pressão ocorre por causa do registro que obstrui. Quando se examinam as pressões, na circulação, descobre-se que a maior queda da pressão ocorre nas artérias terminais, as *arteríolas,* que se dirigem aos capilares. Na circulação sangüínea, as arteríolas oferecem a mais *resistência* ao fluxo.

A noção de *resistência* por fricção pode ser quantificada. Para qualquer vaso ou sistema de vasos, simplesmente divide-se a diferença de pressão entre dois pontos quaisquer pelo fluxo; o quociente é definido como resistência entre dois pontos. (Pensa-se na diferença de pressão como "custo" e fluxo como "pagamento".) Segue que:

Fluxo = diferença de pressão ÷ resistência.

A resistência é muito sensível ao raio do tubo – muito mais que ao seu comprimento. Para uma determinada diferença na pressão, dobrar o raio do tubo aumenta o fluxo (cai a resistência) em 16 vezes. O fluxo é proporcional ao raio elevado à quarta potência.

Resistência é decorrente da pressão viscosa quando as camadas de sangue deslizam umas sobre as outras – A resistência ao fluxo ocorre por causa das forças de fricção que se opõem ao movimento de duas camadas de fluido, deslizando uma sobre a outra. Quanto mais viscoso o fluido, mais potentes são as forças de fricção. Num vaso sangüíneo, a camada de sangue imediatamente adjacente à parede do vaso é retida quando se adere à parede estacionária. Esta camada atrasa a camada seguinte, a qual atrasa a seguinte e assim por diante (ver a ilustração). Isto resulta no movimento telescópico das camadas do fluido. O fluido, no centro do vaso, move-se mais rapidamente enquanto o fluido, na parede, não se move. A resistência ao fluxo nasce das interações de fricção destas camadas quando deslizam umas sobre as outras. A queda da pressão, que ocorre durante o fluxo pelo vaso, reflete a energia perdida nestas interações de fricção.

Arteríolas são os "gargalos" da circulação – O exame da pressão, em diferentes partes da circulação, mostra que a maior queda ocorre nas arteríolas. Como o fluxo é o mesmo em todas as seções da árvore circulatória, a seção com maior queda de pressão, a das arteríolas, terá mais resistência ao fluxo. (Isto concorda com a equação anterior.) Em outras palavras, as arteríolas constituem o gargalo ou o fator limitante da circulação. Os gargalos são locais estratégicos para a regulação e as arteríolas são o principal ponto de regulação da pressão sangüínea e do fluxo para tecidos específicos. Isto é realizado por músculos lisos que circundam as paredes das arteríolas. Estes músculos são controlados por nervos e hormônios. Quando o músculo relaxa, o raio aumenta; quando contrai, o raio diminui. Deve-se lembrar que a resistência de um tubo é muito sensível ao seu raio. Ao controlar os raios das arteríolas, o corpo exerce controle estreito sobre os fluxos e pressões de sua própria circulação.

NC: Use vermelho para C.
1. Comece pelo topo e trabalhe da esquerda para a direita.
2. Pinte as séries seguintes de ilustrações, observando as barras longas (B') que refletem o nível geral de pressão.
3. No gráfico grande, na parte de baixo, a linha de pressão (B') representa a pressão média do sangue. Observe a mudança (para ênfase) na cor do sangue, no nível da arteríola.

MERCÚRIO A
FORÇA B, PRESSÃO B¹
FLUIDO C, SANGUE C¹
RESISTÊNCIA D

A pressão é uma medida do "empurrão" ou força por unidade de área. As pressões podem ser medidas com um tubo, em forma de "U", cheio até a metade com mercúrio (Hg). Quanto mais intensamente o indivíduo empurrar o mercúrio, mais este se elevará. Esta medida (mmHg) mensura seu empurrão (pressão). Semelhantemente, a pressão sangüínea pode ser medida ao se conectar uma artéria a um tubo em "U"; o "empurrão" surge no coração.

Quando o fluido, num tubo horizontal, não está se movendo, a pressão é a mesma em cada ponto, ao longo da horizontal. Verifica-se isto ao instalar tubos verticais, ao longo desta passagem; o nível do fluido se eleva na mesma altura, em cada tubo vertical (neste momento, usa-se o próprio fluido no lugar de Hg para medir a pressão). Quando se abre o registro, o fluido escorre e a pressão cai, uniformemente, ao longo da horizontal. A diferença em pressão, de ponto a ponto, empurra o fluido para diante. Quando um registro aberto pela metade é colocado no meio do tubo, resiste ao fluxo. O fluido se acumula (a montante do registro) até que a diferença de pressão, por meio do registro, seja suficientemente grande para manter o fluxo, apesar da resistência. A pressão ainda cai, da esquerda para a direita, mas a queda não é mais uniforme. A maior queda de pressão ocorre por causa do registro obstruidor. Para manter fluxo, o fluido deve ser continuamente forçado através do tubo para superar resistências de fricção (ilustradas na base da lâmina seguinte) que se opõem ao movimento.

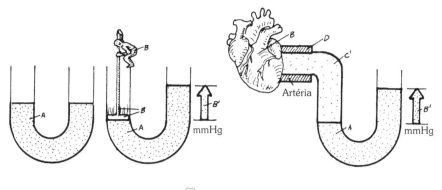

MEDIÇÃO DA PRESSÃO B¹

PRESSÃO B¹ E + FLUXO C

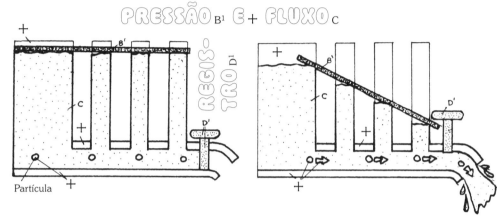

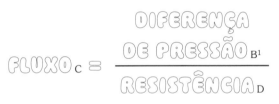

$$\text{FLUXO}_C = \frac{\text{DIFERENÇA DE PRESSÃO}_{B^1}}{\text{RESISTÊNCIA}_D}$$

A resistência ao fluxo é aumentada pela elevação da viscosidade, pelo aumento do comprimento do tubo e pela diminuição do raio do tubo. A resistência é muito mais sensível às mudanças de raio. A redução do raio, pela metade, diminui o fluxo em 16 vezes.

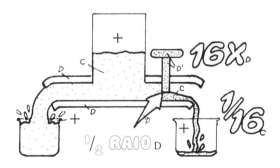

Na circulação sangüínea, o fluxo é constante em cada seção transversal e a maior queda da pressão ocorre nas arteríolas. Isto significa que as arteríolas oferecem mais resistência ao fluxo; constituem o "gargalo". As arteríolas agem como registros. A contração dos músculos lisos, nas paredes das arteríolas, muda o raio do vaso e altera a resistência.

A resistência ao fluxo ocorre por causa das forças de fricção que se opõem ao movimento de duas camadas de fluido que deslizam uma sobre a outra. Num vaso sangüíneo, a camada de sangue imediatamente adjacente à parede do vaso é retida ao tender a aderir à parede estacionária. Esta camada retarda a camada seguinte, a qual retarda a seguinte e assim por diante, resultando em um movimento telescópico das camadas do fluido. O fluido no centro do tubo possui movimento mais rápido, o fluido na parede não se move. A resistência geral ao fluxo surge das interações de fricção destas camadas, conforme deslizam umas sobre as outras. A queda na pressão que ocorre durante o fluxo, através de um vaso, reflete a energia perdida para estas interações de fricção.

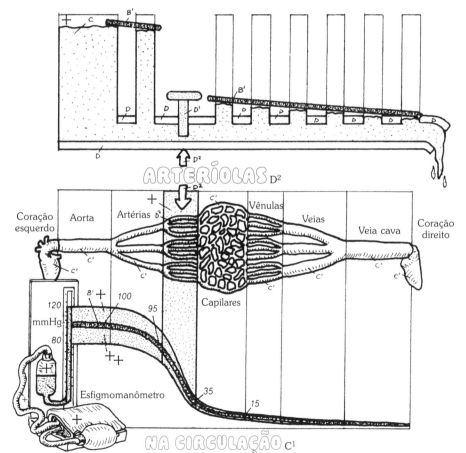

ARTERÍOLAS D²

NA CIRCULAÇÃO C¹

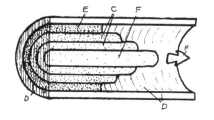

CAMADAS DE FLUIDO DURANTE O FLUXO C

ESTACIONÁRIA E

EM MOVIMENTO C

MAIS RÁPIDA F

CIRCULAÇÃO

O coração bombeia o sangue intermitentemente; durante a *sístole*, são lançados, na aorta, cerca de 70mL, mas, durante a *diástole,* nenhum sangue sai do coração. A despeito deste fluxo sangüíneo entrecortado (descontínuo) através da raiz da aorta, o sangue flui, das artérias para os capilares, num movimento suave e contínuo porque a aorta e outras artérias não são tubos rígidos. Em lugar disto, têm *paredes elásticas* que, passivamente, podem se *expandir* ou *retrair* como uma tira de borracha.

PRESSÃO ARTERIAL

Elasticidade do vaso sangüíneo amortece as mudanças cíclicas na pressão sangüínea – Durante a sístole, o sangue entra nas artérias, pelos leitos capilares, mais depressa do que sai. Acumular mais fluido, nas artérias, tende a aumentar a pressão arterial que força a parede elástica das artérias a se expandir, como um balão de borracha faz quando se força mais ar para dentro dele. O excesso de fluido é acolhido pelas artérias expandidas e isto alivia algum aumento da pressão que pode ocorrer se as paredes forem mais rígidas e não puderem expandir tanto. Em contraste, durante a diástole, o sangue ainda deixa as artérias na direção dos capilares, mas não recebe nada do coração. Neste período, o sangue armazenado nas artérias expandidas, as deixa, propelido, em parte, pela volta da elasticidade das paredes arteriais; é este sangue acumulado que impede a pressão de diminuir, como ocorre se as artérias forem rígidas. As paredes arteriais elásticas minimizam as flutuações da pressão, que acontece em outras circunstâncias – isto é, a elasticidade amortece as mudanças na pressão. Em um sistema com paredes rígidas, a pressão sobe até valores muito altos, durante a sístole e diminui a quase zero durante a diástole. Semelhantemente, o sangue invade abruptamente o leito capilar em cada sístole e, virtualmente, estagna durante a diástole. Imagine o que aconteceria ao fluxo, saído de uma torneira, se o registro fosse aberto e fechado intermitentemente. Num sistema arterial saudável, a pressão arterial flutua com cada batimento, mas não tanto quanto em um sistema rígido. A manutenção de um nível razoável de pressão, ao longo do ciclo inteiro, tem duas vantagens: sustentar um fluxo contínuo para os capilares; e poupar o coração do trabalho necessário para ejetar sangue contra a enorme pressão sistólica desenvolvida.

"Pressão Sangüínea Normal": Sistólica/Diastólica = 120/80mmHg – A pressão arterial pulsa. Com cada batimento cardíaco, a pressão arterial, num adulto normal em repouso, geralmente varia entre 80 e 120mmHg. A pressão mínima ocorre no fim da diástole. É chamada *pressão diastólica* (80mmHg, neste exemplo). A máxima ocorre no meio da sístole. É chamada *pressão sistólica* (120mmHg, neste exemplo). A diferença entre sistólica e diastólica é chamada *pressão de pulso* (120 – 80 = 40mmHg). Da discussão anterior, conclui-se que uma pessoa com artérias mais rígidas (por exemplo, um indivíduo idoso) tem pressão de pulso maior.

Pressão média é uma estimativa comum de força propulsora – Em lugar de lidar com pressões flutuantes, às vezes, é útil ter somente uma medida que represente a pressão média ou a força propulsora, na árvore arterial. (A Lâmina 37 mostra que este número, ao longo da árvore arterial, é aproximadamente o mesmo até atingir as arteríolas.) Tomar simplesmente a média entre as pressões sistólica e diastólica ([120 = 80]/2 = 100mmHg) não é a melhor estimativa porque a observação do contorno da curva pressórica mostra que a pressão arterial fica mais tempo próxima da pressão diastólica que da pressão sistólica. Isto é levado em conta pela pressão média, a qual é representada pela linha horizontal, na ilustração no alto, à esquerda. A posição desta linha pode ser determinada porque divide a área sob a curva da pressão em duas partes iguais, uma área localizada acima da linha horizontal, desenhada no nível da pressão diastólica e abaixo da linha de pressão média e outra acima da pressão média e contida pelas partes superiores da curva de pressão. A pressão média pode ser aproximada pela fórmula: *pressão média = pressão diastólica + (1/3) pressão de pulso*.

MEDINDO A PRESSÃO ARTERIAL

Para medir a pressão arterial sangüínea humana (ilustração inferior), envolve-se um braço com um manguito inflável de borracha, encapado com pano. O manguito é inflado e comprime os vasos sangüíneos no braço. Presume-se que a pressão no manguito seja transmitida ao braço, de maneira que se iguale com a pressão real nos tecidos do braço. Portanto, quando a pressão no manguito ultrapassa a pressão na artéria, a compressão será suficiente para colapsar a artéria. O procedimento é inflar o manguito acima da pressão arterial, para interromper o fluxo sangüíneo. Deixa-se sair o ar do manguito para a pressão cair lentamente. A uma certa pressão do manguito, o fluxo recomeça apenas por um curto intervalo de tempo em que a pressão arterial está no seu limite máximo. Durante este tempo, produzem-se sons ouvidos facilmente com a ajuda de um estetoscópio colocado perto da artéria. A pressão na qual surgem os ruídos é a medida da pressão sistólica. Ao liberar mais e mais pressão, alcança-se um ponto em que os sons se tornam muito abafados. Esta pressão é a diastólica. Os ruídos surgem do fluxo sangüíneo turbulento provenientes da artéria estreitada (parcialmente colapsada) sob o manguito, assim como surgem ruídos do fluxo turbulento de um rio que passa por um leito estreito.

NC: Use vermelho para A, cores escuras para B, C e D.
1. Comece pela comparação entre tubos rígidos e elásticos, no canto superior à direita.
2. Pinte a curva de pressão arterial à esquerda.
3. Pinte a medida da pressão, trabalhando da esquerda para a direita. Complete cada sessão, antes de ir para a próxima.

PRESSÃO ARTERIAL

- SANGUE A
- TUBO B ARTÉRIA B¹ RETORNO B²
- SÍSTOLE C
- DIÁSTOLE D
- PRESSÃO DE PULSO E
- PRESSÃO MÉDIA F

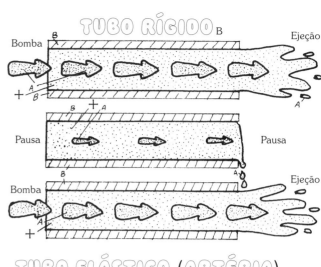

O coração bombeia sangue intermitentemente; durante a sístole, o sangue é lançado na aorta; durante a diástole, não sai nenhum sangue do coração. Nos vasos com paredes rígidas, a pressão sobe para níveis muito altos durante a sístole e cai próxima de zero na diástole. O sangue flui abruptamente, nos capilares, em cada sístole e quase pára na diástole. Porém, as artérias não são tubos rígidos; estas têm paredes elásticas. Durante a sístole, parte do movimento de volume é armazenado por artérias que se expandem; durante a diástole, o sangue, acumulado nas artérias expandidas, flui para os capilares, sendo propelido, em parte, pelo retorno das paredes arteriais. As paredes elásticas amortecem as mudanças, na pressão e no fluxo, causadas pelos batimentos cardíacos intermitentes.

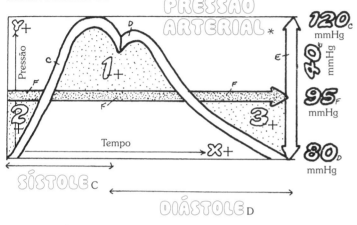

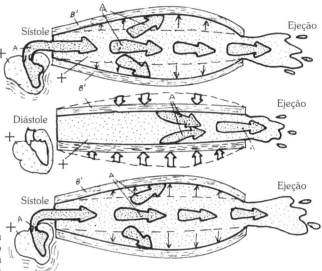

A pressão arterial (eixo y) é mostrada ao longo do tempo (eixo x). Com cada batimento cardíaco, a pressão arterial, num adulto jovem, varia entre 80 (diastólica) e 120mmHg (sistólica). A pressão de pulso = pressão sistólica – pressão diastólica = 120 – 80 = 40mmHg. A pressão média representada pela linha horizontal é determinada pela divisão da área sob a curva de pressão, em duas partes iguais (área 1 = 2 – 3, na ilustração).

MEDIÇÃO DA PRESSÃO

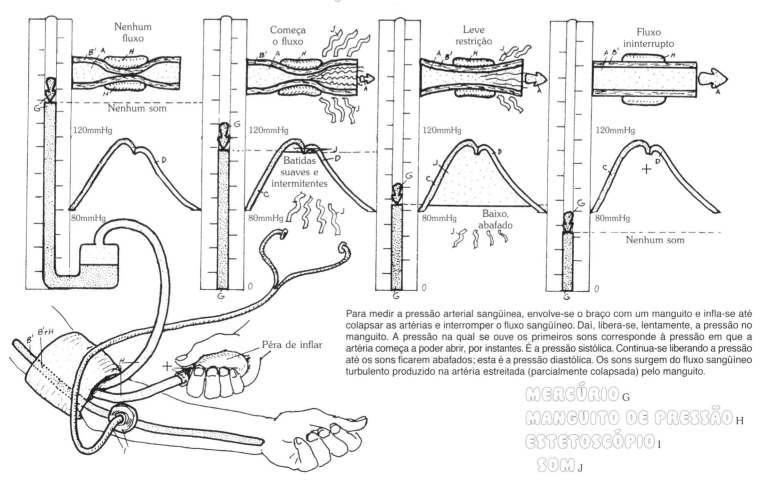

Para medir a pressão arterial sangüínea, envolve-se o braço com um manguito e infla-se até colapsar as artérias e interromper o fluxo sangüíneo. Daí, libera-se, lentamente, a pressão no manguito. A pressão na qual se ouve os primeiros sons corresponde à pressão em que a artéria começa a poder abrir, por instantes. É a pressão sistólica. Continua-se liberando a pressão até os sons ficarem abafados; esta é a pressão diastólica. Os sons surgem do fluxo sangüíneo turbulento produzido na artéria estreitada (parcialmente colapsada) pelo manguito.

- MERCÚRIO G
- MANGUITO DE PRESSÃO H
- ESTETOSCÓPIO I
- SOM J

ESTRUTURA DO CAPILAR E DIFUSÃO DE SOLUTO

CIRCULAÇÃO

A quantidade de sangue que enche o *leito capilar*, em qualquer momento, é apenas cerca de 5% do volume sangüíneo total. Entretanto, é aí que se dão as transações de "trabalho" da circulação. Este é o local onde se troca O_2 e nutrientes por CO_2 e dejetos.

CIRCULAÇÃO CAPILAR

Paredes capilares são finas e porosas – As trocas se dão nos capilares porque suas paredes são compostas de apenas uma camada fina e porosa de *células endoteliais*. As paredes permitem aos solutos, menores que proteínas, difundirem-se rapidamente entre o sangue capilar e os espaços intersticiais. (A *membrana basal* granular, a qual circunda cada capilar, não apresenta nenhuma barreira especial à difusão). Antes de entrar nos capilares, o sangue deve passar através das arteríolas, os vasos da resistência. Possuem diâmetro entre 5 e 100μm e são circundados por paredes espessas de músculo liso que podem contrair, constringindo a arteríola e regulando o fluxo de sangue para o leito capilar. O sangue que deixa os capilares entra para as *vênulas*, as quais servem como vasos coletores. Suas paredes são mais finas que as das arteríolas, porém mais grossas e mais impermeáveis que as dos capilares.

Músculos lisos controlam a distribuição do sangue para os capilares – Em alguns tecidos, o sangue vai diretamente da arteríola para o capilar; em outros, o sangue é conduzido para *metarteríolas* que, então, geram os capilares. As metarteríolas podem servir como vasos supridores dos capilares ou podem contornar os capilares e desviar o sangue, diretamente para vênulas (*bypass*). Os capilares, que surgem como ramos de arteríolas e metarteríolas, têm células musculares em torno da sua origem, o que funciona como comportas ou *esfíncteres pré-capilares*, o último controle no fluxo sangüíneo local antes de se entrar no leito capilar. Algumas vezes, ocorre um segundo tipo de vaso colateral, chamado de *shunt AV*. Estas são conexões diferentes entre arteríolas e vênulas e não originam capilares.

Nem todos os leitos vasculares estão abertos a qualquer momento. Os músculos lisos, que regulam a microcirculação, são controlados por nervos e metabólitos locais (substâncias químicas envolvidas no metabolismo). O músculo liso arteriolar tem um rico suprimento de nervos e é menos sensível aos metabólitos; as metarteríolas e os esfíncteres capilares têm suprimento nervoso pobre e são intensamente governados por metabólitos locais. A ação combinada destes controles musculares produz um fluxo intermitente por meio de qualquer leito capilar. Primeiro, um leito se abre, depois, fecha-se enquanto outros se abrem.

TROCA DE SOLUTO CAPILAR/TECIDO

Os solutos difundem do sangue para o tecido – A maioria dos solutos se difunde livremente pelas paredes capilares. A concentração do O_2 e de nutrientes, fisicamente dissolvidos no plasma sangüíneo, é maior que a concentração nos tecidos porque os solutos são *consumidos* no tecido; o gradiente de concentração promove a difusão de nutrientes, do plasma sangüíneo para o tecido. Ao contrário, o CO_2 e produtos dejetos são constantemente *produzidos* nos tecidos; seus gradientes de concentração promovem a sua difusão do tecido para o plasma sangüíneo. Se puderem atravessar as paredes capilares, não há necessidade de sistemas especiais de transporte para a troca de materiais entre o sangue e os tecidos.

Permeabilidade capilar varia com o tecido – Como os solutos atravessam as paredes capilares? Os gases respiratórios O_2 e CO_2 são lipossolúveis, de modo que não há problemas na permeação; permeiam, com facilidade, todas as membranas celulares, incluindo as células endoteliais que constituem as paredes capilares. Além disto, as paredes capilares se comportam como se tivessem grandes poros, permitindo a passagem de qualquer coisa menor que uma proteína. Em muitos tecidos, como músculos esquelético, cardíaco e liso, a *junção entre células endoteliais* é suficientemente frouxa para permitir a passagem da maioria das moléculas, mas não das proteínas. Esta situação é diferente no cérebro, onde as junções são bem apertadas e limitantes. Os capilares, no cérebro, são impermeáveis para muitas moléculas pequenas, bem como para proteínas. Este obstáculo à troca, chamado *barreira hemoencefálica*, é contornado por sistemas especiais de transporte facilitado, localizados nas células endoteliais dos capilares cerebrais que transportam nutrientes necessários, como glicose e aminoácidos. Em contraste, as células endoteliais capilares em intestinos, rins e glândulas endócrinas, são dotadas de grandes "janelas", chamadas *fenestrações*, que proporcionam amplas superfícies para permeação. Estas fenestrações são mais que simples orifícios; são cobertas por uma membrana fina, muito porosa, muito permeável, que permite a passagem de moléculas relativamente grandes. Finalmente, os capilares, no fígado, podem ser extremamente porosos. As células endoteliais não fazem um revestimento contínuo, deixando grandes falhas entre si, facilmente atravessadas por moléculas grandes, incluindo proteínas.

NC: Use vermelho para A e uma cor próxima do vermelho para glóbulos vermelhos (G). Use roxo para D e azul para F. Use uma cor escura para C.

1. Comece pela ilustração grande, do leito capilar. Observe que, na metade direita, a rede capilar (D) fica sem colorir porque os esfíncteres pré-capilares (C) estão apertados. Pinte, em seguida, o detalhe.

2. Pinte a ilustração do capilar. Observe que os títulos para as várias setas (mostradas entrando e saindo) estão relacionados na parte inferior e, apenas, as porções com reforço do contorno devem ser coloridas.

3. Na parte inferior, pinte os capilares, começando por "CONTÍNUO" e completando esta região antes de ir adiante.

ARTERÍOLA A
METARTERÍOLA B
ESFÍNCTER PRÉ-CAPILAR C
CAPILAR D
SHUNT AV E
VÊNULA F

Em muitos tecidos, o sangue flui para metarteríolas que servem como vasos de suprimento dos capilares. Os capilares que surgem como ramos, de arteríolas ou de metarteríolas, têm células musculares que os circundam, nas suas origens, e que atuam como comportas (esfíncteres pré-capilares). Se as comportas estiverem fechadas nas metarteríolas, o sangue flui diretamente para as vênulas. Algumas vezes, ocorre um segundo tipo de vaso, chamado *shunt* AV. Estes são conexões diretas entre arteríolas e vênulas que não utilizam capilares. Observa-se a ocorrência de músculo liso nos diferentes vasos.

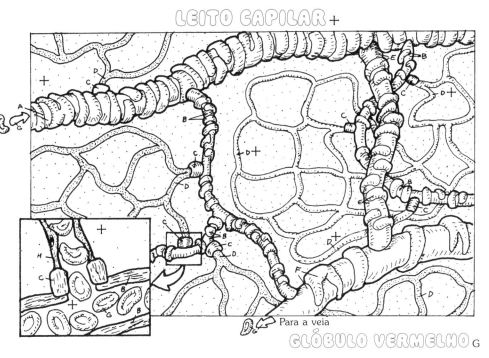

LEITO CAPILAR +
GLÓBULO VERMELHO G

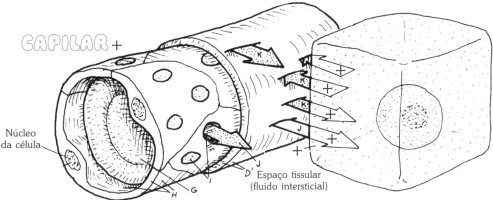

CAPILAR +

CÉLULA ENDOTELIAL H
MEMBRANA BASAL D¹
FENESTRAÇÃO I

A maioria dos solutos se difunde livremente através das paredes capilares. A concentração de O_2 e de nutrientes, dissolvidos no plasma sangüíneo, é mais alta que a dos tecidos porque os solutos são consumidos no tecido; o gradiente de concentração promove a difusão dos nutrientes, do plasma sangüíneo para o tecido. Ao contrário, o CO_2 e dejetos são constantemente produzidos nos tecidos; seu gradiente de concentração promove a difusão, do tecido para o plasma sangüíneo.

TIPOS DE CAPILARES +

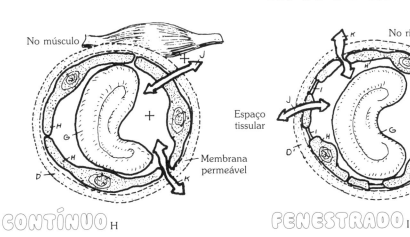

CONTÍNUO H

Em muitos tecidos, como músculos esquelético, cardíaco e liso, a junção entre as células endoteliais é suficientemente frouxa para permitir a passagem da maioria das moléculas, mas não das proteínas.

FENESTRADO I

As células endoteliais capilares em intestinos, rins e glândulas endócrinas são povoadas por grandes "janelas", chamadas fenestrações, que proporcionam grandes superfícies para permeação. Estas fenestrações são mais que simples orifícios. São cobertas por uma membrana fina, porosa e muito permeável.

DESCONTÍNUO H

Os capilares, na medula óssea, fígado e baço, podem ser extremamente porosos. As células endoteliais não fazem um revestimento contínuo, deixando, entre as células, grandes falhas, que são facilmente atravessadas por moléculas grandes, incluindo proteínas.

SOLUTOS +
MOLÉCULA LIPOSSOLÚVEL (O_2, CO_2) J
MOLÉCULA HIDROSSOLÚVEL (GLICOSE, ÍONS, H_2O) K
MACROMOLÉCULA (PROTEÍNA PLASMÁTICA) L

Como os capilares têm paredes porosas, espera-se que o fluido seja filtrado através das paredes do lúmen do capilar, no qual a pressão é mais alta, para os espaços tissulares, onde a pressão é mais baixa. Nesse caso, os tecidos se encheriam de fluido, inchando e pressionando estruturas circunjacentes até que as pressões nos espaços tissulares atingissem um nível em que se equilibrariam com a pressão sangüínea, evitando mais fluxo. Normalmente, isto não acontece porque uma força adicional importante, a *pressão osmótica*, exercida pelas *proteínas do plasma*, se opõe à *pressão sangüínea*.

ESTADO DE EQUILÍBRIO DO FLUIDO

Proteínas plasmáticas produzem um gradiente osmótico – A ilustração, no topo da lâmina, revê a pressão osmótica com ênfase nas proteínas plasmáticas. Falando estritamente, todos os solutos dissolvidos contribuem para a pressão osmótica de uma solução. Entretanto, as soluções dos dois lados da parede capilar (isto é, plasma sangüíneo, nos capilares, e fluidos intercelulares, nos espaços tissulares) são praticamente idênticas na composição, com exceção principal quanto ao plasma conter grandes quantidades de proteína e os espaços intercelulares possuírem quantidades muito pequenas. Isto acontece porque os poros capilares são muito permeáveis a pequenas moléculas e impedem apenas moléculas gigantes de passar, como as proteínas. As pequenas moléculas não contribuem muito para os movimentos de água, porque (1) se distribuem quase igualmente, nos dois lados do capilar, e (2) nas membranas porosas, moléculas extremamente permeáveis, dificilmente influenciam o fluxo osmótico de água, mesmo quando não estão uniformemente distribuídas. Isto simplifica este problema. Para o fluxo osmótico, através de capilares, devem-se considerar apenas as proteínas. A pressão osmótica exercida pelas proteínas plasmáticas é, algumas vezes, chamada *pressão oncótica* ou *pressão coloidosmótica*. Outra força importante, a *pressão sangüínea capilar*, é freqüentemente chamada *pressão hidrostática*.

Gradiente osmótico puxa o fluido para dentro, gradiente hidrostático empurra o fluido para fora dos capilares – O fluxo de fluido através da parede capilar depende do equilíbrio entre o gradiente de pressão hidrostática (pressão sangüínea), ΔP_{hidro}, forçando o fluido para fora do capilar e o gradiente de pressão osmótica (oncótica), ΔP_{osm}, puxando o fluido para dentro. (O símbolo Δ representa a "diferença" ou o "gradiente".) Como mostrado na parte superior da ilustração, a pressão oncótica do plasma é, aproximadamente, 25mmHg. A maior parte desta pressão se deve à albumina, a menor, deve-se à proteína mais abundante no plasma. Por causa do seu tamanho pequeno, uma quantidade reduzida de albumina sai para os espaços tissulares, de forma que a pressão oncótica destes espaços seja cerca de 2mmHg. O gradiente osmótico final que conduz o fluido para dentro do capilar é 25 – 2 = 23mmHg. Como se compara isto com o gradiente de pressão hidrostática, que empurra líquido para fora?

Equilibrando os dois gradientes – O gradiente de pressão hidrostática, DP_{hidro}, é igual à diferença entre a pressão sangüínea, dentro do capilar, P_{cap}, e a pressão hidrostática, nos espaços tissulares, P_{tiss}. Ambas variam de tecido para tecido e a P_{cap} varia até em diferentes locais, dentro do mesmo capilar. Uma situação típica, onde P_{tiss} = 2mmHg é mostrada na ilustração. Na extremidade arterial do capilar, o $\Delta P_{hidro} = P_{cap} - P_{tiss} = 35 - 2 = 33$mmHg. Assim, uma força resultante de 33 – 23 = 10mmHg empurra fluido para fora, em direção aos tecidos, na extremidade arterial do capilar. Examinando-se a extremidade venosa, a pressão sangüínea é mais baixa, cerca de 15mmHg. (Foi reduzida como resultado da fricção que ocorre ao empurrar o sangue através dos capilares estreitos.) As propriedades do espaço tissular, bem como a composição do plasma, permanecem praticamente as mesmas. Então, tem-se apenas $\Delta P_{hidro} = 15 - 2 = 13$mmHg, empurrando fluido para fora, enquanto o mesmo gradiente de pressão oncótica, de 23mmHg, puxa fluido para dentro. Em outras palavras, na extremidade venosa do capilar ficam 23 – 13 = 10mmHg puxando o fluido para dentro. Neste capilar, o fluido sai na extremidade arterial, mas volta imediatamente na extremidade venosa; como resultado, o sangue deixa o capilar com a mesma quantidade de fluido quando entrou. O tecido não ganhou nem perdeu fluido deste capilar.

Nem todos os capilares estão em equilíbrio exato, como neste exemplo. Os números usados para as pressões foram médias grosseiras e pode haver variação considerável de vaso para vaso. Em um capilar a filtração pode dominar e, em outro próximo, a reabsorção pode prevalecer. No todo, na maioria dos órgãos, praticamente se equilibram e os vasos linfáticos drenam (Lâmina 41) qualquer pequeno desequilíbrio existente (em geral, a filtração é levemente maior que a absorção). Estes vasos drenam o fluido em excesso, nos espaços tissulares, juntamente com as proteínas plasmáticas que saem dos capilares e os devolve à circulação por meio de veias grandes. O resultado final é saldo zero, na troca de fluidos.

Equilíbrio de fluido varia com o tecido – Os leitos capilares, nos pulmões, são uma exceção notável. A pressão sangüínea é baixa, na circulação pulmonar, incluindo capilares pulmonares. Isto favorece a reabsorção de fluido, o que é vantajoso porque mantém os pulmões drenados de fluidos congestionantes, os quais poderiam prejudicar a respiração. Nos rins, uma estrutura de capilares (capilares glomerulares) tem uma pressão sangüínea particularmente alta; filtram grandes quantidades de fluido ao longo de todo o seu comprimento. Outro conjunto (capilares peritubulares) possui uma pressão sangüínea particularmente baixa, ao mesmo tempo, uma pressão oncótica elevada; estes capilares reabsorvem fluido.

EDEMA

O equilíbrio de fluido pode se alterar por numerosos fatores, resultando no acúmulo de grande quantidade de fluido nos espaços tissulares. Tal condição que se chama *edema*. O edema é uma ameaça porque prejudica a circulação pelo aumento das distâncias, nas quais as substâncias têm que se difundir. Isto é particularmente verdadeiro nos pulmões, sendo que o edema pulmonar é grave.

As causas de edema são citadas por uma revisão de fatores envolvidos na transferência de fluidos.

1. **Aumento na pressão sangüínea capilar.** Pode resultar da dilatação das arteríolas ou da congestão venosa, transmitida à montante, para os capilares, como pode ocorrer na insuficiência cardíaca.

2. **Pressão oncótica plasmática diminuída.** Provém de desnutrição (deficiência protéica na dieta), alteração de síntese de proteína, como em doença hepática ou perda de proteína plasmática causada por doença renal.

3. **Aumento da permeabilidade das paredes capilares para proteínas.** Reduz o gradiente de pressão oncótica no capilar e diminui a reabsorção. A permeabilidade capilar aumentada ocorre em resposta a alergias, inflamações e queimaduras.

4. **Alteração da drenagem linfática.** Pode ser causada por obstrução dos vasos linfáticos e, ocasionalmente, é um efeito de cirurgias.

NC: Use cores muito claras para A e C e cores escuras para B e D.
1. Comece com a ilustração da parte superior. Primeiro, pinte as áreas de fundo do plasma sangüíneo (A) e fluido intersticial (C) e, depois, pinte, com cores mais escuras, as proteínas (D[1]) e os números de pressão (B e D). Siga este procedimento para as outras ilustrações. Não pinte a membrana capilar.
2. Pinte a ilustração grande começando pelos três exemplos na parte superior da ilustração principal.

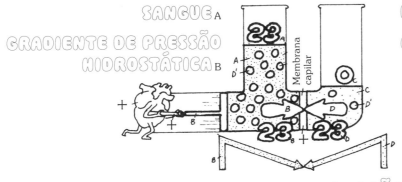

SANGUE A
GRADIENTE DE PRESSÃO HIDROSTÁTICA B
FLUIDO INTERSTICIAL C (FLUIDO INTRACELULAR, NO TECIDO)
GRADIENTE DE PRESSÃO OSMÓTICA (ONCÓTICA) D
PROTEÍNA PLASMÁTICA D¹

GRADIENTES DE PRESSÃO

O plasma sangüíneo e o fluido intersticial são quase idênticos na composição, exceto pela presença de quantidades consideráveis de proteína no plasma e muito pequenas no fluido intersticial. Com plasma em um lado e fluido intersticial no outro lado de uma membrana, feita de parede capilar, verifica-se o fluido se movendo, do interstício para o plasma, como efeito da desigualdade das proteínas plasmáticas nos dois fluidos. Para impedir o fluxo, deve-se aplicar ao plasma uma pressão igual a 23mmHg. Este é o gradiente osmótico, provocado por quantidades desiguais de proteínas (gradiente oncótico). No corpo, esta pressão é aplicada pelo coração; é a pressão sangüínea capilar.

FILTRAÇÃO E REABSORÇÃO NOS CAPILARES
(E, F, G)

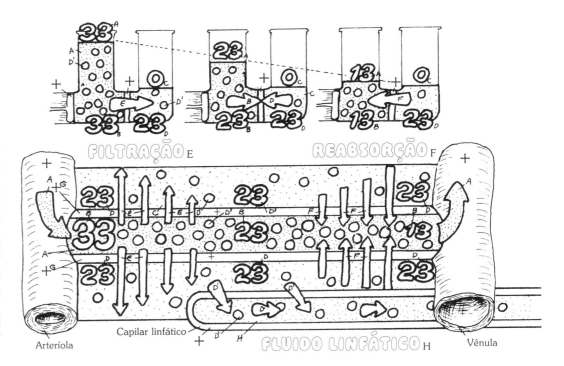

A pressão sangüínea capilar não é a mesma em todas as partes de um capilar; é mais alta na extremidade arterial e, continuamente, cai ao longo do capilar até alcançar o valor mais baixo, na extremidade venosa. Observando o equilíbrio do fluido em um capilar médio, encontra-se, na extremidade arterial, o gradiente de pressão hidrostática = pressão sangüínea – pressão tissular = 35 – 2 = 33mmHg, empurrando fluido para fora (filtração). Gradiente de pressão oncótica = pressão oncótica plasmática – pressão oncótica tissular = 25 – 2 = 23mmHg, puxando fluido para dentro (reabsorção). O resultado final, na extremidade arterial é 33 – 23 = 10mmHg, empurrando fluido para fora. Na extremidade venosa, apenas a pressão capilar muda, ficando em 13mmHg. Repetindo a análise, demonstra-se uma força final de 10mmHg, puxando fluido para dentro na extremidade venosa.

FILTRAÇÃO E — **REABSORÇÃO** F — **FLUIDO LINFÁTICO** H — Arteríola — Capilar linfático — Vênula

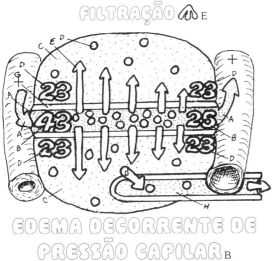

EDEMA DECORRENTE DE PRESSÃO CAPILAR B

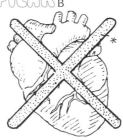

O edema (tecido inchado) freqüentemente resulta da pressão sangüínea capilar aumentada. As forças que favorecem a filtração aumentam e as pressões oncóticas não mudam muito, de maneira que a filtração prevalece ao longo de todo o comprimento do capilar. Isto pode ser o resultado de dilatação das arteríolas ou de congestão venosa, transmitindo a montante para os capilares, como ocorre na insuficiência cardíaca.

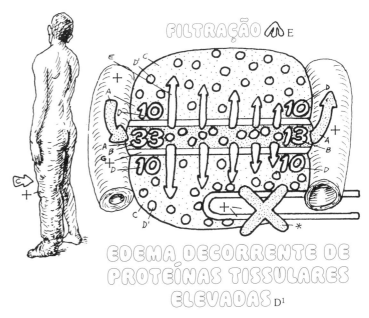

EDEMA DECORRENTE DE PROTEÍNAS TISSULARES ELEVADAS D¹

O edema também resulta de alterações na drenagem linfática. Os linfáticos servem como um sistema para fazer retornar, à circulação, excessos de fluido e proteínas tissulares. Quando a drenagem linfática é precária, as proteínas se acumulam nos espaços tissulares e alteram o gradiente oncótico de pressão, enquanto o gradiente de pressão hidrostática permanece inalterado. Estas alterações seguem as obstruções dos vasos linfáticos e podem ser efeitos de cirurgias ou de invasão (e obstrução) de parasitas nos vasos linfáticos dos membros. Esta condição é conhecida como elefantíase.

CIRCULAÇÃO

A maioria dos tecidos contém enormes quantidades de minúsculos vasos linfáticos chamados *capilares linfáticos*. Cada capilar linfático tem uma extremidade cega (fechada); as extremidades abertas se juntam em vasos maiores, chamados dutos coletores, os quais, por sua vez, formam vasos ainda maiores (denominados *dutos linfáticos*) e assim por diante, até os dutos maiores drenarem para a circulação através das veias grandes (por exemplo, as subclávias na junção com as veias jugulares). Este sistema funciona para devolver proteínas plasmáticas que passaram para os espaços tissulares, bem como retornar o excesso de fluido tissular para a circulação. A recuperação destas proteínas é essencial. Sem isto, as pessoas morreriam em um ou dois dias.

CIRCULAÇÃO LINFÁTICA

Capilares linfáticos são muito porosos – Os dutos linfáticos lembram veias: ambos têm músculo liso, localizado nas suas paredes, e contêm valvas de sentido único, direcionadas para o coração. Embora linfáticos e capilares circulatórios comuns sejam constituídos por células endoteliais semelhantes, existem diferenças importantes entre estes. Os capilares linfáticos não têm membranas basais e as junções entre suas células endoteliais geralmente são abertas, sem conexões intercelulares apertadas. Isto os torna muito permeáveis à proteína, bem como às moléculas menores e à água. Quando os espaços tissulares se enchem de fluido, a pressão elevada não comprime ou fecha os capilares linfáticos porque estes se mantêm abertos graças aos *filamentos de ancoragem,* anexados a uma extremidade das células endoteliais e ao tecido conectivo circunjacente na outra extremidade. As extremidades das células endoteliais se sobrepõem levemente, formando "valvas" que permitem que os fluidos entrem nos capilares linfáticos e não saiam.

Valvas de sentido único dirigem o fluxo linfático para as grandes veias – O fluxo linfático é propelido por meio de contrações periódicas de músculo liso, localizado na parede dos dutos. Estas contrações, que "ordenham" a linfa, ocorrem, em média, duas a dez vezes por minuto. O fluxo unidirecional (saindo dos tecidos, em direção às veias) é garantido pelas numerosas valvas que se encontram em intervalos de poucos milímetros. Além destas contrações, o fluxo linfático tem a ajuda dos mesmos fatores que promovem o retorno venoso (Lâmina 42). Incluem-se as contrações dos músculos esqueléticos regionais, comprimindo os vasos linfáticos (bomba de músculo esquelético), as mudanças periódicas na pressão intratorácica associadas com respiração (bomba respiratória) e, possivelmente, as pulsações das artérias próximas. Finalmente, a alta velocidade do fluxo nas veias, nas quais terminam os dutos linfáticos, produz uma sucção que atrai a linfa.

Sistema linfático permite o acesso das proteínas plasmáticas aos espaços tissulares – A cada 24 horas, o coração bombeia 8.400L de sangue. Destes, 20L filtram dos capilares para os tecidos; destes 20L, cerca de 16 a 18L são devolvidos à circulação através da reabsorção capilar, deixando 2 a 4L retornarem pelo sistema linfático. Comparada com o sangue, a linfa flui muito lentamente. O sistema linfático também devolve a proteína plasmática que tenha passado pelos tecidos, partindo dos capilares. Esta passagem é lenta, numa escala de tempo em minutos, mas, vista na perspectiva de um dia inteiro, a quantidade de proteína devolvida pelos linfáticos está entre 25 e 50% de todas as proteínas plasmáticas do corpo. Deste ponto de vista, os linfáticos parecem um simples sistema para excesso de fluxo, corrigindo desequilíbrio de fluido e recuperando proteínas retidas pelos capilares. Entretanto, esta perspectiva é limitada. A circulação linfática realiza, de fato, uma função e não é simplesmente um meio de compensar a aparente ineficiência dos capilares. A passagem de proteínas plasmáticas para os espaços tissulares é um meio importante de transporte de anticorpos e de muitos hormônios ligados à albumina plasmática. Além disto, a circulação linfática oferece um caminho para o transporte de ácidos graxos de cadeia longa e de colesterol absorvidos no intestino e uma via para a entrada de linfócitos (tipo de leucócito) na circulação.

LINFONODOS FILTRAM PATÓGENOS

Ao trafegar dos tecidos para as veias, a linfa flui por uma ou mais estruturas dilatadas, chamadas *linfonodos*. Os linfonodos contêm células fagocitárias que englobam e destroem material estranho trazido pela circulação linfática. Os nodos também abrigam linfócitos que podem se transformar em células plasmáticas produtoras de anticorpos. Os linfonodos são poderosas estações de defesa; vigiam contra corpos estranhos e bactérias invasoras. Quando há uma infecção local, os linfonodos regionais freqüentemente inflamam, como resultado do acúmulo de toxinas ou bactérias, trazidas aos nodos, pela linfa. A eficiência deste sistema é demonstrada por experiências feitas com animais, nas quais as bactérias são injetadas em um duto linfático que a conduz até um nodo; a linfa coletada do duto, na saída do nodo, acha-se livre de bactérias.

NC: Use vermelho para A, roxo para B, azul para C e cores escuras para E,G e I.
1. Comece pela ilustração simplificada da parte superior, para a circulação sangüínea e linfática, incluindo os dois aumentos do processo de troca de fluido.
2. Pinte a ilustração maior da circulação sangüínea, na parte inferior, começando pelo coração esquerdo e terminando com o coração direito, depois pinte a porção linfática iniciando pelo capilar linfático (D) na parte inferior da lâmina.
3. Pinte, no indivíduo à direita, as três áreas de linfonodos superficiais (H) e a ilustração de corte das estruturas linfáticas mais profundas. Não é necessário colorir os vasos superficiais, desenhados em linhas muito claras.

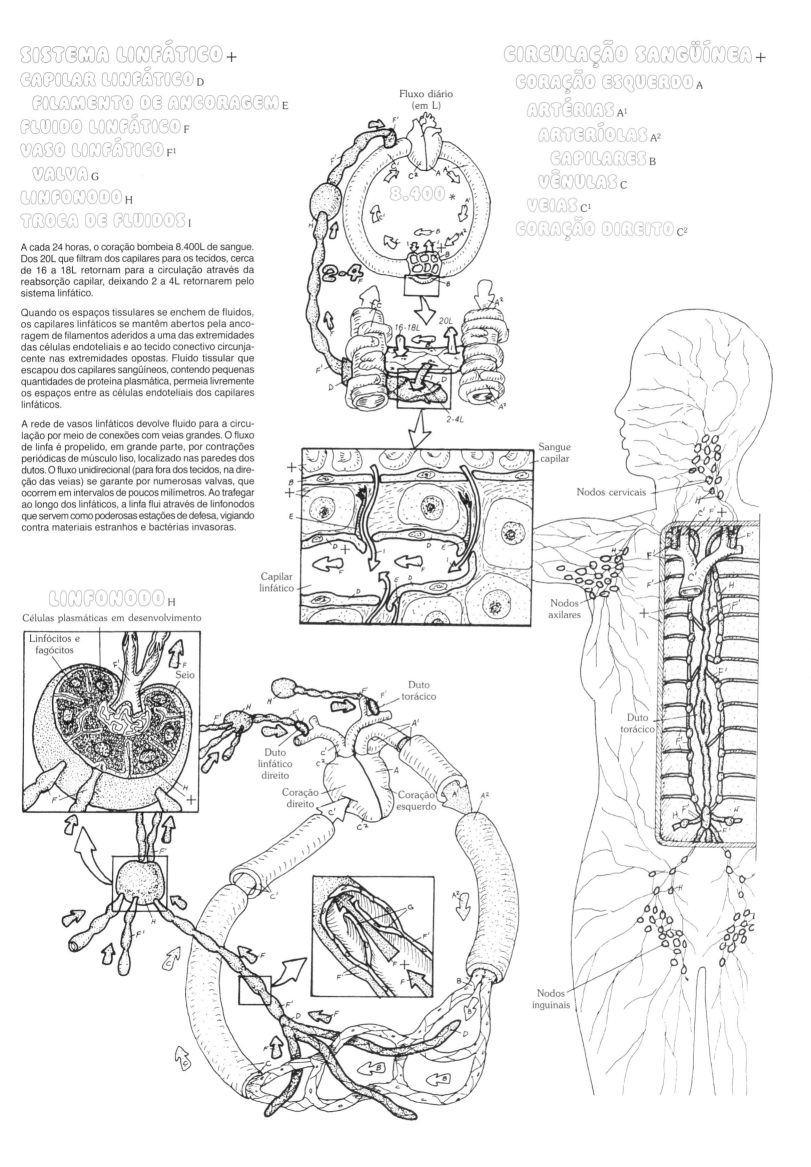

CIRCULAÇÃO

RESERVATÓRIO VENOSO E RETORNO DO SANGUE AO CORAÇÃO

As veias têm duas funções principais: (1) fornecem um *sistema de reservatório a baixa pressão* para o sangue e (2) servem como *canais de baixa resistência* para o retorno de sangue ao coração.

RESERVATÓRIO DE BAIXA PRESSÃO

As paredes das veias são finas; contêm muito pouco tecido elástico e parecem difíceis de se distender ou contrair, a fim de acomodar mudanças no reservatório de sangue. Entretanto, as veias são facilmente distensíveis porque permanecem parcialmente colapsadas. Por outro lado, o volume das veias pode se reduzir pela contração de células musculares lisas, localizadas em suas paredes. De resto, as veias contêm cerca de dois terços do sangue corporal, embora isto possa variar. Em resposta à hemorragia ou ao exercício, por exemplo, os nervos simpáticos estimulam os músculos lisos venosos, constringindo as veias e transferindo o sangue para outras partes da circulação.

Complacência reflete a capacidade de armazenagem — Para entender a capacidade das veias de estocar sangue, toma-se como exemplo os segmentos isolados de veias, fechando todas as suas saídas possíveis e enchendo-as com fluido, assim como se enche de ar um pneumático de bicicleta (ver ilustração na parte superior da lâmina). A questão é "Quanto de fluido (ar) se consegue empurrar para dentro da veia (pneumático), antes que a pressão na veia (a qual se oporá ao esforço feito) aumente 1mmHg?" Esta quantidade é denominada complacência. Quanto maior a complacência, maior a capacidade de armazenagem. Pode-se ver, na ilustração, que as veias têm uma complacência muito maior que as artérias; em pressões venosas normais, estão, apenas em parte, cheias e podem facilmente se distender. Quando estão bem mais cheias que o normal, esgota-se a folga e a pressão começa a subir rapidamente; cai a complacência. A distensibilidade fácil (alta complacência) de veias normais serve muito bem à função de armazenagem; entretanto, pode criar problemas. Por exemplo, quando se levanta da posição supina para a posição ereta, o sangue, retirado principalmente do lado arterial da circulação, tende a encher as veias (sobretudo nas pernas e nos pés). Sem qualquer resposta compensatória, como ativação de nervos simpáticos, o resultado é desastroso. A natureza destes desafios e as respostas compensatórias são abordadas na Lâmina 46.

AJUDA PARA O RETORNO VENOSO

Um gradiente pequeno de pressão leva o sangue ao coração — O sangue flui, de regiões onde sua energia é alta para regiões em que é baixa. Quando se está na posição deitada, a maior parte desta energia está na forma de pressão. Ao passar o sangue através de arteríolas estreitas e capilares, a pressão cai substancialmente. Em muitas vênulas, a pressão sangüínea é cerca de 15mmHg. Nos átrios, a pressão média é próxima de zero. Porém, existe um *gradiente de pressão* pequeno mas definido, disponível para forçar o sangue, de volta, para o coração. O fato deste gradiente pequeno (aproximadamente 15mmHg) ser suficiente para conduzir grandes volumes de sangue, demonstra a baixa resistência da via venosa. Mesmo veias que parecem estar colapsadas têm baixa resistência porque nunca estão completamente achatadas; sempre deixam algum espaço que possa ser facilmente permeado pelo sangue circulante.

Contrações musculares empurram o sangue venoso — Além dos gradientes de pressão, existem outros mecanismos que ajudam no retorno do sangue venoso ao coração. Incluem-se "ações de bombeamento" de músculos não-cardíacos, bem como movimentos do próprio coração e dependem de *valvas* nas veias, as quais apontam na direção do coração. Esta orientação garante um fluxo, na direção do coração: o sangue, fluindo para diante, força a abertura das valvas; o refluxo as fecha. A terceira ilustração, na lâmina seguinte, mostra esta ação numa veia localizada entre dois *músculos esqueléticos*. Quando os músculos estão relaxados, o sangue flui para frente por causa do gradiente de pressão (descrito anteriormente) e a veia se enche com sangue. Quando os músculos contraem, comprimem a veia, forçando o sangue em todas as direções. O sangue que flui para trás, fecha a valva de baixo e o que flui para frente mantém a valva de cima aberta, de maneira que o sangue flui nesta direção. Quando os músculos relaxam, deixa de existir qualquer força externa para empurrar a parede venosa: o gradiente de pressão de baixo (mais distante do coração), força o fluxo sangüíneo na direção do coração, abrindo a valva de baixo e restabelecendo a condição inicial. Assim, cada vez que o músculo se contrai e relaxa, um golpe de sangue venoso é enviado, na direção do coração. Esta ação é chamada de *bomba muscular*.

Uma boa demonstração da importância da bomba muscular durante exercício é oferecida se um corredor permanecer imóvel logo após uma corrida forçada. Seu débito cardíaco ainda é alto e seus capilares e pequenos vasos sangüíneos ainda estão dilatados, em resposta ao exercício. Sem a bomba muscular, as veias são rapidamente drenadas, o retorno venoso ao coração diminui e o débito cardíaco pode reduzir o suficiente para comprometer o suprimento sangüíneo do cérebro. O corredor pode evitar o desmaio se continuar, por alguns minutos, fazendo exercício leve.

Respiração atrai o sangue para as veias torácicas — Uma ação adicional de bomba, a *bomba respiratória*, ocorre durante a respiração. Cada respiração é precedida por um alargamento da cavidade torácica (o *tórax*). O alargamento do tórax age como um fole e "suga" o ar para dentro dos pulmões (ver Lâmina 49). A mesma expansão também "suga" o sangue para dentro das veias torácicas. A gaiola torácica expande suas dimensões laterais (resultado dos músculos esqueléticos puxarem as costelas para cima) e, também, suas dimensões verticais, como resultado da contração do *diafragma*, com forma de cúpula, empurrando para baixo o *abdome*. Ao empurrar o conteúdo do abdome, comprime as veias abdominais. Assim, cada vez que se inspira, o tórax em expansão suga e o abdome comprimido impulsiona o sangue na direção do coração. Durante a expiração, ocorre o inverso e, embora não haja valvas, nas grandes veias do tórax ou do abdome, o refluxo é impedido por valvas nas grandes veias das extremidades.

Expansão dos átrios atrai sangue para o coração — Finalmente, o movimento do próprio coração ajuda no retorno venoso. Cada vez que os ventrículos batem, as porções superiores dos ventrículos, perto das valvas, movem-se na direção da ponta, resultando na expansão dos átrios que trazem sangue para dentro do coração.

NC: Use azul para A, vermelho para C e roxo para D. Use uma cor escura para H.
1. Comece pela ilustração superior, colorindo os diagramas do sistema circulatório com uma pessoa em repouso e, depois, durante exercício. Pinte o gráfico à direita, comparando a relação entre pressão e volume.
2. Pinte os painéis restantes.

RESERVATÓRIO VENOSO
VEIAS A
CORAÇÃO B
ARTÉRIAS C
CAPILARES D
NERVO SIMPÁTICO E

As veias fornecem um sistema de armazenagem a baixa pressão, para o sangue. Em repouso, as veias contêm 63% do sangue do corpo, mas isto pode variar em resposta a hemorragia ou exercício; por exemplo, os nervos simpáticos se tornam ativos e estimulam os músculos lisos, os quais constringem as veias. Como resultado, o sangue é transferido para artérias e outras partes da circulação.

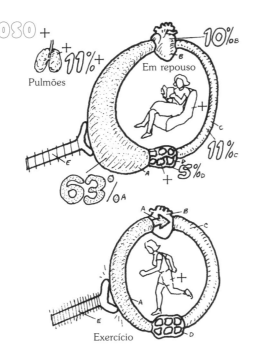

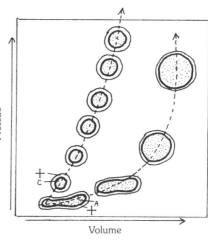

A pressão nas artérias e nas veias (eixo y), em relação ao volume (eixo x). As veias têm mais capacidade de reservatório que as artérias; sob pressões venosas normais, estão apenas parcialmente cheias e podem facilmente se distender. Enchê-las além do normal consome a folga, elevando rapidamente a pressão.

RETORNO VENOSO
GRADIENTE DE PRESSÃO
PRESSÃO ARTERIAL C^1
PRESSÃO VENOSA A^1

Existe um gradiente de pressão pequeno, porém definido, disponível para forçar o sangue de volta para o coração. O fato deste pequeno gradiente (cerca de 15mmHg) ser suficiente para conduzir grandes volumes de sangue ao coração, demonstra a baixa resistência da via venosa.

BOMBA MUSCULAR G
VALVA F
MÚSCULO ESQUELÉTICO G

Quando os músculos estão relaxados, o gradiente de pressão venosa leva o sangue na direção do coração, enchendo a veia. Quando os músculos contraem, comprimem as veias de parede fina, expulsando o sangue em todas as direções. O sangue que flui para trás, fecha a valva abaixo, e o que escapa para frente, mantém a valva de cima aberta. O sangue flui, na direção do coração. Uma artéria pulsante, próxima da veia, pode exercer a mesma ação de "ordenha" do músculo.

BOMBA RESPIRATÓRIA H
DIAFRAGMA H
CAVIDADE TORÁCICA E VIAS AÉREAS I
CAVIDADE ABDOMINAL J

Em cada respiração, o tórax age como um fole. Durante a inspiração, "suga" o ar para os pulmões e o sangue para as veias torácicas. Além disto, o diafragma empurra o conteúdo abdominal, comprimindo as veias abdominais e forçando o sangue para as veias torácicas. Durante a expiração, ocorre o inverso. O refluxo é impedido por valvas nas veias das extremidades.

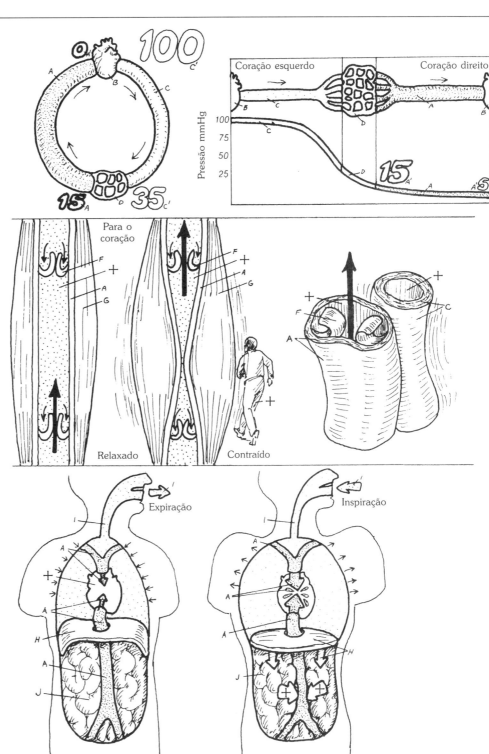

CONTROLES LOCAL E SISTÊMICO DE PEQUENOS VASOS SANGÜÍNEOS

CIRCULAÇÃO

O controle do diâmetro de pequenos vasos sangüíneos é crítico por, pelo menos, duas razões primárias: (1) o diâmetro do vaso sangüíneo controla o fluxo de sangue e, portanto, a nutrição das regiões que se localizam a jusante e (2) o diâmetro dos pequenos vasos sangüíneos controla a resistência ao fluxo da rede vascular. Este é um dos principais determinantes da pressão sangüínea.

REGULAÇÃO LOCAL DA PERFUSÃO DO TECIDO

Quando um tecido se torna ativo, seus vasos sangüíneos dilatam. O fluxo sangüíneo local aumenta, trazendo o tecido ativo mais nutrido e levando produtos de eliminação. Esta resposta é claramente benéfica; supre-se mais sangue para o tecido ativo e menos para tecido quiescente. É uma resposta local, para mudanças locais, em condições locais.

Metabólitos vasodilatadores são liberados por tecido isquêmico (mal difundidos) – A regulação local do diâmetro vascular é ilustrada por um experimento simples. Aplica-se um torniquete em um braço, bloqueando o fluxo sangüíneo por alguns minutos e, então, se solta. Após soltar, os vasos sangüíneos locais dilatam e o fluxo sangüíneo neste braço é temporariamente maior que o normal para compensar o período em que o fluxo esteve obstruído. Se o fluido extracelular, coletado nos tecidos carentes durante o bloqueio, for injetado no braço oposto (normal), os vasos dilatarão e o fluxo sangüíneo aumentará, como se estivessem se recuperando da ação do torniquete. O tecido carente de fluxo libera, nos fluidos das suas cercanias, substâncias que se difundem para vasos sangüíneos locais, causando dilatação.

A busca de substâncias dilatadoras mostra que qualquer das seguintes características do fluido pode causar *dilatação* de *arteríolas* e de *esfíncteres pré-capilares*: alta concentração de *ácidos*, CO_2, *potássio* e *adenosina* e baixa concentração de O_2. O que há de comum em todas estas condições é que são produzidas por células, quando seus suprimentos sangüíneos não dão suporte às suas atividades. Isto gera um esquema muito simples de *retroalimentação negativa,* para adequar o fluxo sangüíneo local à atividade celular: *atividade celular aumentada (suprimento sangüíneo inadequado)* → *acúmulo de metabólitos (ácidos, CO_2, O_2 baixo, etc.)* → *dilatação dos vasos sangüíneos (fluxo sangüíneo aumentado).*

ÓXIDO NÍTRICO: FATOR RELAXANTE DERIVADO DO ENDOTÉLIO

O óxido nítrico (NO), um poluente nebuloso, recentemente foi implicado na regulação do fluxo sangüíneo. Forma-se durante tempestades de relâmpagos, a partir do nitrogênio atmosférico e oxigênio. Também se forma no corpo humano (a partir do aminoácido arginina e oxigênio molecular), onde desempenha papel importante na regulação dos sistemas cardiovascular, nervoso e imunológico.

Produção do ácido nítrico em células endoteliais é estimulada pelo Ca^{++} – No sistema cardiovascular, o óxido nítrico, um potente *vasodilatador,* é produzido por células endoteliais que formam o revestimento interno dos vasos sangüíneos. Sua produção é estimulada por Ca^{++} (via calmodulina), o qual ativa a enzima (NO-sintase), responsável pela síntese do NO. Qualquer coisa que possa aumentar o Ca^{++} intracelular, estimulará a produção de NO. Estes fatores incluem numerosos vasodilatadores, como acetilcolina (um neurotransmissor) e bradicinina (um hormônio circulante), bem como o estresse de cisalhamento do sangue que flui.

Óxido nítrico produz vasodilatação ao relaxar músculo liso vizinho – O NO é um parácrino (Lâmina 113). Exerce sua ação vasodilatadora ao permear facilmente as membranas celulares e se difundir, de sua origem, as células endoteliais, para as células musculares lisas vizinhas. Nestas, ativa a enzima guanilciclase para catalisar a formação de cGMP a partir de GTP (Lâmina 12). O cGMP inicia, então, os passos finais para o relaxamento muscular liso (desfosforilação do MLCK; Lâmina 28).

Óxido nítrico desempenha várias funções cardiovasculares – A produção contínua de NO tem sido implicada na manutenção da pressão sangüínea normal. Além disto, parece ser responsável por até 50% do aumento do fluxo sangüíneo que se segue à isquemia. Aparte da sua ação vasodilatadora, o NO é um potente inibidor da adesividade dos glóbulos brancos às paredes vasculares e da agregação plaquetária sangüínea.

REGULAÇÃO NERVOSA DO FLUXO SANGÜÍNEO

Impulsos nervosos simpáticos constringem os vasos sangüíneos – O músculo liso, nas paredes dos vasos sangüíneos, é controlado por *nervos simpáticos*, em acréscimo ao controle químico local. Estes nervos estão geralmente ativos, constantemente bloqueando os vasos sangüíneos com impulsos que liberam norepinefrina, a qual, por sua vez, se liga a um receptor alfa, no músculo liso vascular. Isto libera Ca^{++} livre no citosol através da seqüência proteína G fosfolipase C Ca^{++} liberada por IP_3 (Lâmina 13). O Ca^{++} livre causa contração muscular, resultando em constrição vascular. Quando a freqüência dos impulsos simpáticos aumenta, a vasoconstrição é mais intensa; quando cai a freqüência, o músculo liso vascular fica mais relaxado e os vasos sangüíneos dilatam. Esta descrição cobriu o principal mecanismo para o controle nervoso dos vasos sangüíneos. Além disto, parece haver numerosos caminhos menores que operam numa base diferente. As fibras parassimpáticas suprem os vasos sangüíneos da cabeça e das vísceras, mas não o músculo esquelético ou a pele. Estas fibras liberam acetilcolina, estimulando a produção de NO e causando vasodilatação. A acetilcolina também é liberada por um pequeno número de fibras vasodilatadoras que trafegam nos troncos nervosos simpáticos, os quais se dirigem ao músculo esquelético. Seu significado não é aparente; são ativadas por excitação e apreensão e sugere-se que estejam envolvidas na vasodilatação que ocorre com a antecipação de exercício. Têm sido encontradas em gatos e cachorros e, provavelmente, estão presentes em humanos.

A densidade da inervação simpática varia amplamente de tecido para tecido. As arteríolas e veias das vísceras e da pele têm um rico suprimento de nervos e exibem intensa vasoconstrição, sob estimulação simpática. Ao contrário, os vasos sangüíneos, no cérebro e na circulação coronariana, não respondem à estimulação simpática. Sua circulação raramente é comprometida por vasoconstrição; nem o cérebro nem o coração podem se manter privados de O_2 por quantidade significativa de tempo.

Necessidades locais e sistêmicas não são sempre compatíveis – O controle químico dá conta do fluxo sangüíneo para a atividade metabólica e os vasoconstritores simpáticos desempenham um papel principal no controle da resistência vascular (e portanto da pressão sangüínea). Facilmente podem surgir situações em que estes dois mecanismos se opõem um ao outro (por exemplo, pressão sangüínea caindo, enquanto um órgão tem suprimento sangüíneo inadequado). Por meio de reflexos, discutidos na Lâmina 45, os nervos simpáticos são ativados em resposta à pressão sangüínea baixa, causando vasoconstrição. Ao mesmo tempo, o órgão em sofrimento começa a produzir substâncias vasodilatadoras. Embora o resultado final dependa do órgão em particular, as respostas vasodilatadoras quase sempre predominam. Há evidências de que as substâncias vasodilatadoras agem apenas vasos sangüíneos e, diretamente, nas extremidades nervosas simpáticas, inibindo liberação de quantidades de norepinefrina pelos impulsos simpáticos.

NC: Use vermelho para A e roxo para G.
1. Comece pela ilustração superior esquerda, observe que o capilar (G) ficará sem colorir porque seu esfíncter (H) está fechado. As ações dos metabólitos (J) abrem os capilares, no alto à direita.
2. Pinte as ações do óxido nítrico na arteríola (A).
3. Na seqüência, pinte as ações do controle nervoso logo abaixo.

Metabolismo celular

CONTROLE (QUÍMICO) LOCAL +

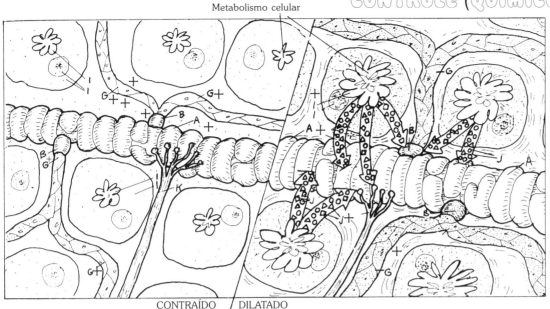

CONTRAÍDO / DILATADO

Quando um tecido se torna ativo, libera numerosos produtos metabólicos que dilatam as arteríolas locais e esfíncteres capilares. O fluxo sanguíneo local aumenta, trazendo mais nutrição ao tecido ativo e levando produtos de eliminação. As altas concentrações de ácidos, CO_2, K^+ e adenosina e a baixa concentração de O_2 são produzidas por células, quando seu suprimento sanguíneo é inadequado para suporte das suas atividades. Todas estas substâncias dilatam os vasos sanguíneos, realizando uma retroalimentação negativa para atender o fluxo sanguíneo local, para atividade celular.

ARTERÍOLA A
CÉLULA ENDOTELIAL B
CÁLCIO C
ÓXIDO NÍTRICO D
CÉLULA MUSCULAR LISA E
cGMP F
CAPILAR G
ESFÍNCTER PRÉ-CAPILAR H
CÉLULA DO TECIDO I
METABÓLITOS J
NERVO SIMPÁTICO K
GÂNGLIO K¹
FREQÜÊNCIA DO IMPULSO K²
NOREPINEFRINA L
RECEPTOR VASCULAR L¹

O óxido nítrico (NO), um vasodilatador, é produzido pelas células endoteliais em resposta a uma elevação do Ca^{++} intracelular, o qual ativa a enzima responsável pela síntese de NO. O NO é um parácrino lipossolúvel. Permeia membranas com facilidade e se difunde para as células musculares lisas vizinhas, onde promove a formação de cGMP a partir de GTP. Então, o cGMP inicia os passos para o relaxamento do músculo liso. Os estímulos que elevam o Ca^{++} e evocam esta resposta incluem acetilcolina (um neurotransmissor) e bradicinina (um hormônio circulante), bem como o estresse de cisalhamento do sangue fluente. A droga cardíaca nitroglicerina é eficaz para tratar angina porque é quebrada em NO e dilata as artérias coronárias.

AÇÕES DE NO D

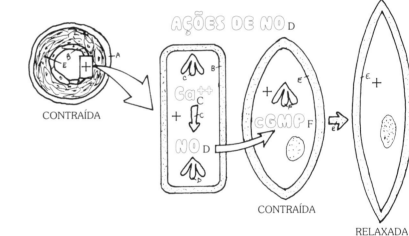

CONTRAÍDA / CONTRAÍDA / RELAXADA

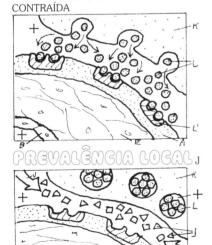

CONTRAÍDA
DILATADA
PREVALÊNCIA LOCAL J

Além de agir diretamente nos vasos sangüíneos, as substâncias metabólicas vasodilatadoras também agem diretamente nas terminações nervosas simpáticas, para inibir a quantidade de norepinefrina, liberada pelos impulsos simpáticos.

CONTROLE (NERVOSO) SISTÊMICO +

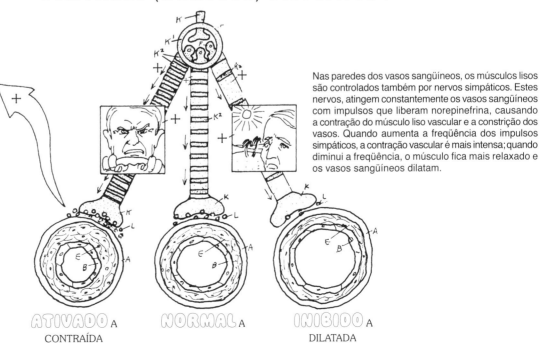

ATIVADO A / NORMAL A / INIBIDO A
CONTRAÍDA / / DILATADA

Nas paredes dos vasos sangüíneos, os músculos lisos são controlados também por nervos simpáticos. Estes nervos, atingem constantemente os vasos sangüíneos com impulsos que liberam norepinefrina, causando a contração do músculo liso vascular e a constrição dos vasos. Quando aumenta a freqüência dos impulsos simpáticos, a contração vascular é mais intensa; quando diminui a freqüência, o músculo fica mais relaxado e os vasos sangüíneos dilatam.

CONTROLE E MEDIDA DO DÉBITO CARDÍACO

O sistema cardiovascular é intrincado e complexo. Ainda assim, sua função é simples: movimenta o sangue. O indicador mais importante do desempenho cardiovascular é "Quanto de sangue é movimentado, nos tecidos, durante cada minuto?" Chama-se esta quantidade de *débito cardíaco*. O débito cardíaco é a quantidade de sangue expelida de um ventrículo durante um batimento (*volume sistólico*) multiplicado pelo número de batimentos por minuto (*débito cardíaco = volume sistólico × freqüência cardíaca*). Em condição de estabilidade, o débito cardíaco do coração esquerdo se iguala ao do coração direito (os fluxos nas circulações sistêmica e pulmonar são iguais). Numa pessoa de tamanho médio, em repouso, o débito cardíaco é de cerca de 5L/min. Entretanto, este cálculo varia; eleva-se com a atividade, alcançando até 25-30L/min durante exercício pesado, podendo ser mais elevado em atletas. O débito cardíaco pode mudar em decorrência de alterações do volume sistólico ou da freqüência cardíaca. Durante o exercício, por exemplo, o volume sistólico pode sofrer um aumento moderado, enquanto a freqüência cardíaca se eleva em até três vezes. Estas mudanças em volume sistólico e freqüência cardíaca são produzidas por mecanismos intracardíacos (resposta do aparelho contrátil ao *estiramento*) e por mecanismos extracardíacos (ações dos nervos *simpático* e *parassimpático*).

MECANISMOS INTRACARDÍACOS

Força de contração da fibra muscular cardíaca depende do seu comprimento – A tensão, desenvolvida pelo músculo cardíaco, a exemplo do músculo esquelético, depende do comprimento. Em condições de repouso, o comprimento de uma fibra muscular cardíaca média pode ser de apenas 20% do seu comprimento ideal, para força máxima. O estiramento da fibra, além da sua norma, revela uma reserva de força adicional para contrações mais poderosas. Esta resposta ao estiramento, chamada *mecanismo de Frank-Starling*, tem implicações importantes. Se retornar mais sangue para o coração, as paredes dos ventrículos são distendidas e o mecanismo de Frank-Starling garante que o coração responda com força extra para se esvaziar. Se a pressão arterial se elevar subitamente, o volume sistólico baixará porque o ventrículo não tem força suficiente para superar a pressão arterial aumentada. O sangue extra que permanece no coração (o *volume residual*), aumentará imediatamente após o batimento e este sangue aumentado contribuirá para o estiramento das paredes, antes do próximo batimento. Conseqüentemente, a força do próximo batimento vai aumentar, ajudando o coração a dar conta da carga adicional produzida pela pressão arterial aumentada. Isto aumentará o volume sistólico, de volta à medida normal.

O mecanismo de Frank-Starling é particularmente importante para ajustar os débitos do coração direito e esquerdo. Se, por exemplo, o débito de um coração direito fosse 1mL/min maior que o do esquerdo, então, após cerca de 15 minutos, cerca de 1.000mL de fluido se acumulariam na circulação pulmonar. A pressão aumentada forçaria o fluido para fora dos capilares e para dentro dos pulmões e a pessoa se afogaria.

MECANISMOS EXTRACARDÍACOS

Impulsos parassimpáticos baixam a freqüência cardíaca – A ação dos nervos autônomos cardíacos é considerada na Lâmina 35. Os nervos *parassimpáticos* para o coração, participam do nervo vago. O nervo vago está geralmente ativo e atinge continuamente os nós SA e AV com impulsos e diminuindo a freqüência cardíaca. Quando se interrompe o suprimento nervoso parassimpático para o coração, este acelera. Se aumentar a freqüência dos impulsos parassimpáticos, o coração desacelera; diminuir a freqüência dos impulsos acelera o coração.

Impulsos simpáticos aumentam a freqüência cardíaca – Os nervos simpáticos para o coração também estão continuamente ativos, mas seus efeitos na freqüência são opostos aos dos nervos parassimpáticos. Os impulsos simpáticos aumentam a freqüência cardíaca e, quando se interrompe esta inervação, o coração desacelera. O aumento da freqüência dos impulsos simpáticos acelera o coração; a diminuição da freqüência dos impulsos desacelera o coração. Geralmente, as atividades destes dois conjuntos opostos de nervos são coordenadas; quando os nervos simpáticos são excitados, os parassimpáticos são inibidos e vice-versa.

Impulsos simpáticos aumentam o volume sistólico – Além disto, os impulsos simpáticos aumentam o volume sistólico através do aumento da força de contração do músculo ventricular. Assim, existem dois mecanismos independentes para mudar o volume sistólico: (1) mudando o comprimento inicial das fibras cardíacas (alterando o volume diastólico final) e (2) aumentando a carga de impulsos simpáticos para a musculatura ventricular e/ou, semelhantemente, liberando catecolaminas da *medula adrenal*.

PRINCÍPIO DE FICK – MEDIDA DO DÉBITO CARDÍACO

O fluxo sangüíneo, em qualquer órgão, pode ser medido pela aplicação simples do princípio da conservação da matéria, conhecido como *princípio de Fick*. Quando se aplica o princípio para o consumo do oxigênio, usando um fluxo em condição estável no pulmão, como exemplo dado. Deixa-se F representar o fluxo sangüíneo em L/min, $[O_2]$ representar a concentração de oxigênio, $\{O_2/min\}$ representar o consumo de oxigênio (oxigênio fornecido para o sangue por minuto). Assim, em cada minuto:

$\{O_2/min\}$ = O_2 consumido = O_2 captado pelo sangue

O_2 captado pelo sangue = O_2 levado pelas veias – O_2 trazido pelas artérias

O_2 levado pelas veias = F × $[O_2]$ venoso

O_2 trazido pelas artérias = F × $[O_2]$ arterial

Juntando estes passos:

$\{O_2/min\}$ = F × $[O_2]$ venoso – F × $[O_2]$ arterial

Resolvendo para F:

F = $\{O_2/min\}/([O_2]$ venoso – $[O_2]$ arterial)

Para medir o débito cardíaco, mensura-se simplesmente o fluxo sangüíneo através dos pulmões. (Este é o fluxo que sai do coração direito e que se iguala ao fluxo de entrada e saída do coração esquerdo.) Neste caso, o $\{O_2/min\}$ – o oxigênio consumido – é obtido pela medida da diferença entre o conteúdo de O_2 no ar inspirado e o conteúdo de O_2 no ar expirado. A medida também requer a análise do $[O_2]$ nas amostras de sangue da artéria e veia pulmonar. Pode-se obter uma amostra representativa do sangue venoso pulmonar a partir de qualquer *artéria* sistêmica. As veias pulmonares e as artérias sistêmicas têm o mesmo conteúdo de O_2 porque o sangue não tem a oportunidade de trocar O_2 até que alcance os capilares sistêmicos, via coração esquerdo e artérias sistêmicas. Obter uma amostra de sangue arterial pulmonar é muito mais difícil. É necessário passar um cateter (tubo estreito, flexível e oco) por uma veia e dirigi-lo até o coração direito, uma rotina pouco trivial. O coração direito e a artéria pulmonar têm o mesmo $[O_2]$. Cálculos típicos para estas quantidades são: $\{O_2/min\}$ = 250mL/min; $[O_2]$ venoso = 150mL/L; e $[O_2]$ arterial = 200mL/L, de maneira que F = 250/(200 – 150) = 5L/min.

NC: Use vermelho para B e azul para G.
1. Comece pela ilustração superior.
2. Pinte a ilustração da freqüência cardíaca.
3. Pinte a ilustração do volume sistólico.
4. Pinte os elementos da medida do conteúdo cardíaco, na parte inferior. Observe os rótulos de letra.

DÉBITO CARDÍACO: $FC_B \times VS_C = DC$

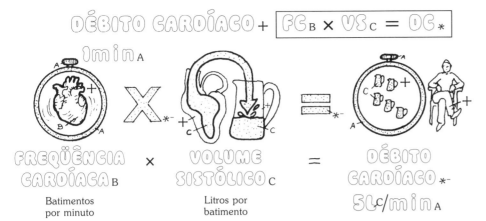

1 min — FREQUÊNCIA CARDÍACA (Batimentos por minuto) × VOLUME SISTÓLICO (Litros por batimento) = DÉBITO CARDÍACO 5 L/min

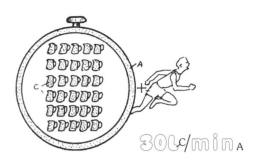

30 L/min

O débito cardíaco é igual à quantidade de sangue expelida por um ventrículo, durante um único batimento (volume sistólico) × o número de batimentos por minuto. O débito cardíaco em repouso tem média de 5L/min. Eleva-se até 30L/min durante exercício.

FREQUÊNCIA CARDÍACA

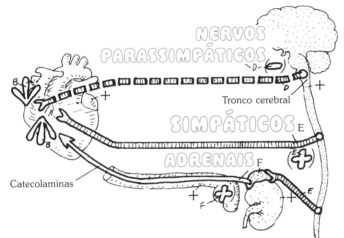

NERVOS PARASSIMPÁTICOS — Tronco cerebral — SIMPÁTICOS — ADRENAIS — Catecolaminas — Medula espinal

Aumentando a freqüência dos impulsos vagais (parassimpáticos) o coração desacelera. Diminuindo-se a freqüência, acelera. Quando a inervação parassimpática é interrompida, o coração acelera. Os efeitos dos nervos simpáticos, na freqüência cardíaca, são o oposto. Aumentando a freqüência dos impulsos simpáticos, o coração acelera; diminuindo-a (ou amputando-se os nervos), desacelera.

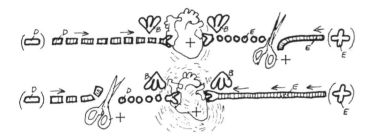

VOLUME SISTÓLICO / PRESSÃO DE ENCHIMENTO VENTRICULAR / INFLUÊNCIA SIMPÁTICA

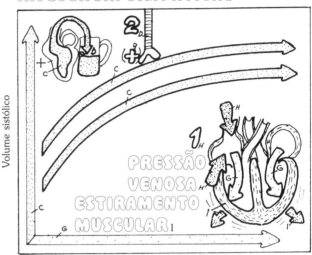

Volume sistólico × Pressão de enchimento ventricular — PRESSÃO VENOSA / ESTIRAMENTO MUSCULAR

Existem dois mecanismos independentes para aumentar o volume sistólico: (1) estirar o comprimento inicial das fibras cardíacas (aumentando a pressão venosa que força sangue para dentro do coração relaxado) e (2) aumentar a carga de impulsos simpáticos para a musculatura ventricular. Este gráfico mostra como volume sistólico aumenta com o aumento da pressão de enchimento ventricular. Quando os nervos simpáticos estão mais ativos, a força de contração aumenta e se obtém uma nova curva (curva de cima).

MEDINDO O DÉBITO CARDÍACO (PRINCÍPIO DE FICK)

LITRO / OXIGÊNIO

O problema é calcular o número de litros por minuto que passam através da linha pontilhada. Cada litro que entra contém dois círculos (oxigênio), mas, cada um que sai, possui quatro círculos, de maneira que existe uma discrepância de dois para cada litro que flui. Quantos litros devem fluir para corresponder à quantidade (10 círculos) que entra, pelos pulmões, durante cada minuto?

10 círculos entrando no sangue = (fluxo × 4) − (fluxo × 2) = (fluxo × 2)

Fluxo = 10/2 = 5

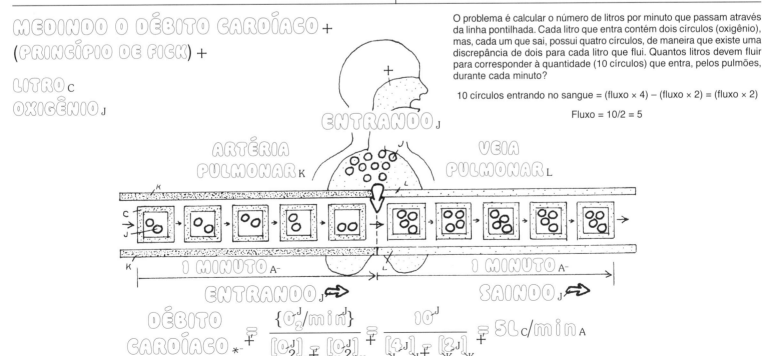

ENTRANDO — ARTÉRIA PULMONAR — VEIA PULMONAR — 1 MINUTO — 1 MINUTO — ENTRANDO — SAINDO

$$\text{DÉBITO CARDÍACO} = \frac{\{O_2/\text{min}\}}{[O_2]_L - [O_2]_K} = \frac{10}{[4]_L - [2]_K} = 5\,L/\text{min}$$

CIRCULAÇÃO

Um tecido obtém seus nutrientes apenas do suprimento sangüíneo. Durante a atividade, consome mais nutrientes e somente será capaz de sustentar a atividade crescente se receber mais sangue. A Lâmina 43 ilustrou como cada tecido é capaz de regular sua própria perfusão (a quantidade de sangue que flui através dele) para realizar suas necessidades metabólicas. Quando o metabolismo aumenta, acumulam-se seus produtos, potentes dilatadores, na circulação. O resultado é uma abertura das redes capilares locais, de modo que o tecido recebe mais sangue. Durante a quiescência, ocorre o oposto. Este esquema funcionará apenas se houver pressão razoavelmente alta nas artérias; abrir ou dilatar vasos sangüíneos ajuda pouco se não houver uma cabeça de pressão para propelir o sangue. Ademais, o suprimento sangüíneo para um determinado tecido pode aumentar apenas por meio do comprometimento do suprimento sangüíneo de outro tecido, pelo aumento do débito cardíaco ou por ambos. Não há alternativas.

PRESSÃO ARTERIAL MÉDIA = DÉBITO CARDÍACO × RESISTÊNCIA

Como o coração "sabe" quando acelerar ou aumentar o volume sistólico? Como o músculo liso, nas arteríolas do tecido quiescente, "sabe" contrair e constringir vasos para o sangue se desviar para áreas mais ativas onde é necessário? De alguma forma, o sistema nervoso deve estar envolvido. Mas como "sabe"? A peça que falta neste "quebra-cabeça" é fornecida pela pressão arterial. Lembre-se de que

a diferença média de pressão = fluxo × resistência

Aplique isto para a circulação inteira (ilustração superior). O fluxo é simplesmente o débito cardíaco. Não se considerando a pequena pressão no sangue, logo antes de entrar nos ventrículos, pode-se igualar a diferença de pressão (artérias – átrio direito) com a pressão nas artérias. Neste caso, a resistência corresponderá à resistência total da árvore inteira do sistema circulatório (do começo da aorta até o átrio direito). Finalmente, deve-se lembrar que o gargalo principal ou *resistência*, nesta árvore vascular, está nas arteríolas, assim, a fórmula aproximada fica:

pressão arterial média = débito cardíaco × resistência arteriolar.

Embora seja apenas uma aproximação, esta expressão é fundamental para as interpretações.

Quando um tecido se torna ativo, acumulam-se produtos metabólicos e a microcirculação local se dilata, reduzindo a resistência. Ao olhar para a nossa fórmula, esperaríamos que a resistência diminuída produzisse uma queda na pressão arterial. Isto não acontece (ao menos, a queda da pressão é pequena) porque o corpo tem numerosos mecanismos para manter a pressão sangüínea, relativamente constante.

BARORRECEPTORES MANTÊM A PRESSÃO ARTERIAL

O controle primário sobre mudanças súbitas da pressão arterial envolve reflexos que se originam em áreas especiais (chamadas *barorreceptores*), nas paredes do arco aórtico (o suprimento de sangue para a circulação sistêmica) e nas paredes das *carótidas internas* (suprimento sangüíneo para o cérebro). Os receptores, nestas áreas, são sensíveis ao estiramento. Sob pressão normal, as paredes se estiram e os receptores ficam ativos, mandando, através dos nervos sensoriais, impulsos para centros no cérebro responsáveis pela coordenação da informação e coordenação do sistema cardiovascular. Estes *centros cardiovasculares*, localizados na medula, controlam o suprimento nervoso autônomo para coração e vasos sangüíneos.

Quando cai a pressão arterial, as paredes ficam submetidas a menos estiramento e os nervos sensoriais, provenientes do *seio carotídeo* (nervo sinusal) e do *arco aórtico* (nervo depressor) tornam-se menos ativos e enviam menos impulsos. Ao receber menos impulsos dos barorreceptores (sinalizando a queda na pressão), os centros cardiovasculares respondem pelos nervos excitatórios simpáticos e inibitórios parassimpáticos. Isto resulta em (1) aumento da freqüência cardíaca, (2) aumento da força de contração (volume sistólico) que eleva o débito cardíaco, (3) constrição geral aumentada das arteríolas (não no cérebro ou no coração, mas em áreas empobrecidas onde prevalecem os efeitos dos vasodilatadores locais) e (4) aumento da constrição das veias. Todos estes fatores contribuem para uma elevação compensatória da pressão sangüínea de volta ao normal. Os fatores 1 e 2 atuam para elevar o *débito cardíaco* (fluxo), o fator 3 aumenta a resistência e o fator 4 aumenta o retorno venoso para a circulação ao redistribuir o sangue, transferindo-o do reservatório venoso para o lado arterial da circulação. Quando a pressão se eleva, ocorre exatamente o contrário (ver lâmina).

Os centros cardiovasculares recebem informações detalhadas sobre o lado (arterial) de pressão alta da circulação. Um estudo cuidadoso dos padrões de impulsos nervosos em seios e nervos depressores, mostra que os barorreceptores respondem à pressão real, em seio carotídeo e arco aórtico, e, também, à taxa de mudança daquela pressão. Parece que os sinais (padrões de impulsos nervosos) enviados aos centros cardiovasculares contêm informação sobre pressão média, inclinação da curva de pulso e freqüência cardíaca. Além disto, os centros cardiovasculares recebem informação relativa ao lado de baixa pressão da circulação. Os barorreceptores, a exemplo daqueles das artérias, encontram-se nos átrios e artérias pulmonares, no entanto, não estão claros seus significados na regulação rápida da pressão sangüínea (aparentam mais envolvimento com regulação lenta e de longo prazo, do volume e da pressão sangüínea – ver Lâmina 47).

Os centros cardiovasculares também sofrem influência dos *centros cerebrais mais altos*. O *hipotálamo* envia impulsos que são conectados às respostas vasculares para regular a temperatura e as reações de defesa e fúria. Há exemplos da influência do córtex cerebral nas respostas vasculares quanto às situações embaraçosas de desmaio à vista de sangue e de rubor de faces.

NC: Use vermelho para A e cores escuras para H e I.
1. Comece pela ilustração superior, pintando completamente cada exemplo antes de seguir para a próxima linha de ilustrações.
2. Pinte a ilustração grande começando (1) no arco aórtico, acima do coração. Observe que os nervos simpáticos (I) estão representados por linhas pontilhadas para indicar que não estão ativos. Embora os nervos parassimpáticos estejam ativos, são representados por uma linha tracejada, indicando que exercem um efeito inibitório no coração.
3. Pinte a ilustração de resumo logo abaixo.

PRESSÃO ARTERIAL MÉDIA A = DÉBITO CARDÍACO B × RESISTÊNCIA C

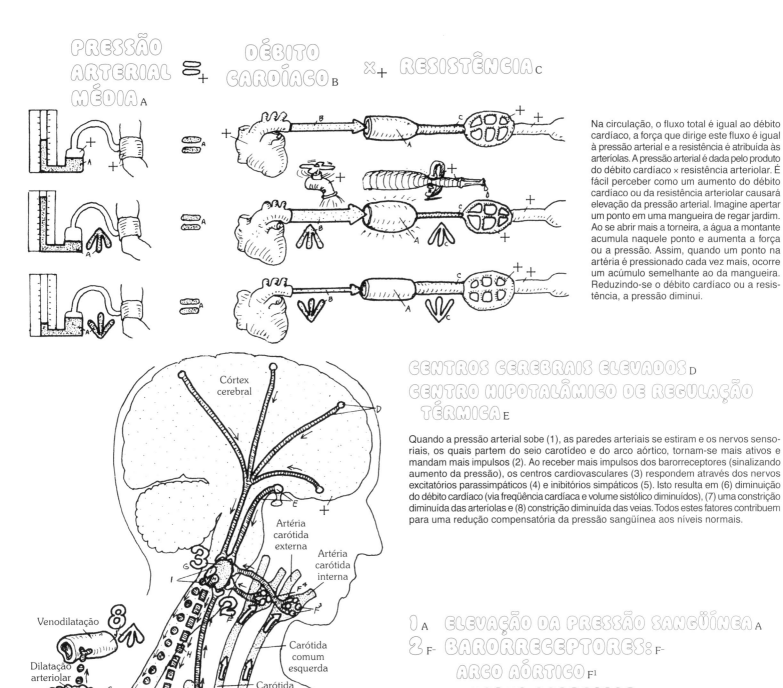

Na circulação, o fluxo total é igual ao débito cardíaco, a força que dirige este fluxo é igual à pressão arterial e a resistência é atribuída às arteríolas. A pressão arterial é dada pelo produto do débito cardíaco × resistência arteriolar. É fácil perceber como um aumento do débito cardíaco ou da resistência arteriolar causará elevação da pressão arterial. Imagine apertar um ponto em uma mangueira de regar jardim. Ao se abrir mais a torneira, a água a montante acumula naquele ponto e aumenta a força ou a pressão. Assim, quando um ponto na artéria é pressionado cada vez mais, ocorre um acúmulo semelhante ao da mangueira. Reduzindo-se o débito cardíaco ou a resistência, a pressão diminui.

CENTROS CEREBRAIS ELEVADOS D
CENTRO HIPOTALÂMICO DE REGULAÇÃO TÉRMICA E

Quando a pressão arterial sobe (1), as paredes arteriais se estiram e os nervos sensoriais, os quais partem do seio carotídeo e do arco aórtico, tornam-se mais ativos e mandam mais impulsos (2). Ao receber mais impulsos dos barorreceptores (sinalizando aumento da pressão), os centros cardiovasculares (3) respondem através dos nervos excitatórios parassimpáticos (4) e inibitórios simpáticos (5). Isto resulta em (6) diminuição do débito cardíaco (via freqüência cardíaca e volume sistólico diminuídos), (7) uma constrição diminuída das arteríolas e (8) constrição diminuída das veias. Todos estes fatores contribuem para uma redução compensatória da pressão sangüínea aos níveis normais.

1 A ELEVAÇÃO DA PRESSÃO SANGÜÍNEA A
2 F BARORRECEPTORES: F
    ARCO AÓRTICO F1
    NERVO DEPRESSOR F2
    SEIO CAROTÍDEO F3
    NERVO SINUSAL F4
3 G CENTRO MEDULAR CARDIOVASCULAR G
4 H NERVO PARASSIMPÁTICO (VAGO) H
5 I NERVO SIMPÁTICO I
6 B DÉBITO CARDÍACO B
7 C RESISTÊNCIA PERIFÉRICA C
8 J RESERVATÓRIO VENOSO J
9 A QUEDA DA PRESSÃO SANGÜÍNEA A

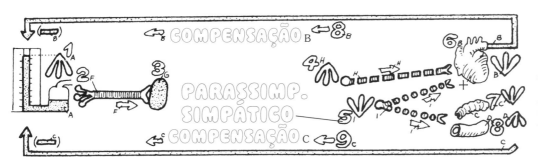

Este resumo do reflexo barorreceptor, descrito anteriormente, enfatiza seu caráter retroalimentador negativo. Comece à esquerda e siga as duas alças que retroalimentam para compensar a pressão alterada (aumentada, neste caso).

As respostas para uma perda súbita de sangue e para redistribuição súbita de sangue que ocorre ao se levantar subitamente da posição deitada, são dois bons exemplos de rápida regulação no sistema cardiovascular.

HEMORRAGIA

Perda significativa de sangue tende a baixar a pressão sangüínea e ilustra os reflexos barorreceptores – O "vazamento" causando perda de sangue pode ocorrer em artérias ou em veias. Quando o sangue é tirado das artérias mais depressa que reposto pelo coração, a pressão arterial média cai. Quando o sangue, subitamente, é retirado das veias mais depressa que é reposto pelo fluxo capilar, a pressão venosa média diminui. Uma queda na pressão venosa resulta em retorno venoso reduzido e isto diminui o débito cardíaco, o qual, por sua vez, reduz a pressão arterial média. Em ambos os tipos de vazamento, a pressão arterial média cai, a menos que ocorra alguma compensação reguladora. Esta queda na pressão arterial é rapidamente compensada pelo mecanismo descrito na Lâmina 45. A conhecida seqüência que se segue é colocada em ação: *pressão arterial diminuída → estiramento reduzido dos barorreceptores do arco aórtico e seio carotídeo → freqüência reduzida dos impulsos nervosos, trafegando nos nervos sensoriais para centros cardiovasculares na medula → inibição dos nervos parassimpáticos e ativação dos simpáticos.*

Os impulsos nervosos parassimpáticos lentificam o coração; se forem inibidos, aceleram-no. Ativar os nervos simpáticos também acelera o coração e o faz bater mais forte. Além disto, os nervos simpáticos causam intensa constrição das arteríolas (aumentando a resistência) e veias (reduzindo o volume da árvore vascular). Todas estas respostas ocorrem em alguns instantes, depois que se perde sangue e tudo eleva a pressão arterial ao nível normal.

Fluido se transfere dos espaços tissulares para o sangue – Constringir as veias reduz o volume vascular total, de maneira que é necessário menos sangue para encher o sistema. Ademais, a constrição venosa transfere sangue para as artérias e eleva a pressão arterial. A constrição das arteríolas aumenta a resistência periférica para elevar a pressão sangüínea. Também diminui o fluxo nos leitos capilares, de modo que a pressão sangüínea cai nos capilares. O equilíbrio do fluido nas paredes capilares (Lâmina 40) se altera e o fluido é filtrado, dos tecidos para os capilares. Depois de vários minutos, a quantidade total de fluido transferida se torna significativa; ajuda a repor o sangue perdido durante hemorragia. Logicamente, este líquido tissular não é sangue; não contém proteínas do plasma ou células sangüíneas; dilui as proteínas plasmáticas e células sangüíneas.

Grandes perdas sangüíneas, vasoconstrição prolongada e intensa: O sistema colapsa – A constrição dos vasos sangüíneos é mais intensa em órgãos como pele, rins, fígado, mas dificilmente ocorre em cérebro, coração e pulmões. A nutrição é mantida em órgãos cujo desempenho, momento a momento, é essencial. Se a vasoconstrição intensa persistir ou se houver grande perda de sangue, a conseqüência pode ser o choque circulatório. Quando o suprimento de oxigênio para qualquer órgão está inadequado, produzem-se ácidos metabólicos que se acumulam e perturbam a função do órgão. Há possibilidade de dano tissular pois se liberam substâncias vasodilatadoras e as paredes capilares se tornam permeáveis, permitindo o escape de proteínas para os espaços tissulares. As substâncias vasodilatadoras expandem a árvore vascular, acumulando sangue em tecidos e veias, reduzindo, assim, o retorno venoso, o débito cardíaco e a pressão arterial. A perda de proteína plasmática para os espaços tissulares altera, novamente, o equilíbrio do fluido nas paredes capilares, porém, na direção do capilar para os tecidos. Assim, *perde-se* fluido da árvore vascular e o sangue se torna mais viscoso e, eventualmente, pode parar, como efeito de coagulação intravascular.

MUDANÇA DE POSTURA

Acúmulos venosos de sangue e edema tendem a ocorrer na posição ereta – O simples ato de mudar da posição deitada para a ereta provoca desafios semelhantes a uma hemorragia. Quando se está de pé, o peso do sangue se torna importante; o sangue em um capilar, no pé, por exemplo, pode ter que agüentar o peso da coluna de sangue contido nas veias, que vão desde o pé até o coração. A pressão numa partícula do fluido, no capilar, aumentará até o mesmo nível que experimentaria no fundo de um tanque d'água, cheio até a mesma altura (mais de um metro). É importante perceber que isto não influi diretamente no fluxo, dentro de um sistema circulatório fechado. O aumento na pressão sobre a partícula, tendendo a empurrá-la para cima, onde a pressão é menor, é contrabalançado exatamente pelo peso da coluna de fluido. Assim, não se perturbam as forças operantes para propelir o sangue, num sujeito deitado. Entretanto, as pressões aumentadas, decorrentes da gravidade, são significativas porque redistribuem os fluidos em duas maneiras. (1) As veias são mais distensíveis que as artérias. Como mostrado na ilustração, a pressão aumentada expande o sistema venoso e o sangue se acumula nas veias sistêmicas. (Até 600mL podem se acumular nas extremidades inferiores de alguém parado e de pé). (2) As altas pressões hidrostáticas, nos capilares, forçam o fluido para fora dos capilares e para os espaços tissulares.

Por causa do acúmulo venoso, as súbitas mudanças na posição deitada para ereta lembram a hemorragia. O sujeito sangra para dentro do seu próprio sistema vascular. Ocorrem as mesmas respostas compensatórias (ativação do simpático, inibição do parassimpático). Nesta situação, entretanto, em contraste com a hemorragia, ocorre filtração de fluido, dos capilares para os tecidos. O acúmulo venoso e o edema podem ser compensados ao se caminhar (Lâmina 42). Os músculos, ao se contraírem, comprimem veias e vasos linfáticos para ajudar a esvaziá-los e aliviar, temporariamente, as pressões venosas. As válvulas fecham, impedindo o refluxo e agüentando o peso do sangue acima delas, até que a veia novamente se encha com sangue dos capilares. Isto proporciona alívio temporário da pressão hidrostática capilar alta e começa a aliviar o edema.

Hipotensão ortostática (postural) – Algumas pessoas encontram dificuldade em ficar de pé, depois de estarem deitadas por um longo tempo. Elas experimentam tontura, escurecimento da visão e zumbido nos ouvidos; todos sinais de circulação cerebral inadequada decorrente da queda da pressão sangüínea que surge após a súbita mudança para a posição em pé. Em casos mais graves, pode ocorrer desmaio (uma resposta afortunada, neste caso, porque restabelece a posição deitada e alivia o estresse). Mesmo em pessoas saudáveis, podem ocorrer reações semelhantes, especialmente quando os vasos sangüíneos da pele ou músculos estão dilatados por causa do calor ou do exercício. Nestes casos, as respostas reguladoras podem falhar porque as intensas demandas para regulação do calor e do metabolismo são prioritárias.

NC: Use vermelho para A e cores escuras para G e H.
1. Comece pela ilustração superior direita e a resposta sistêmica à hemorragia, diretamente abaixo dela. Depois pinte os diagramas à esquerda.
2. Pinte os quatro exemplos na parte inferior, completando-os da esquerda para a direita.

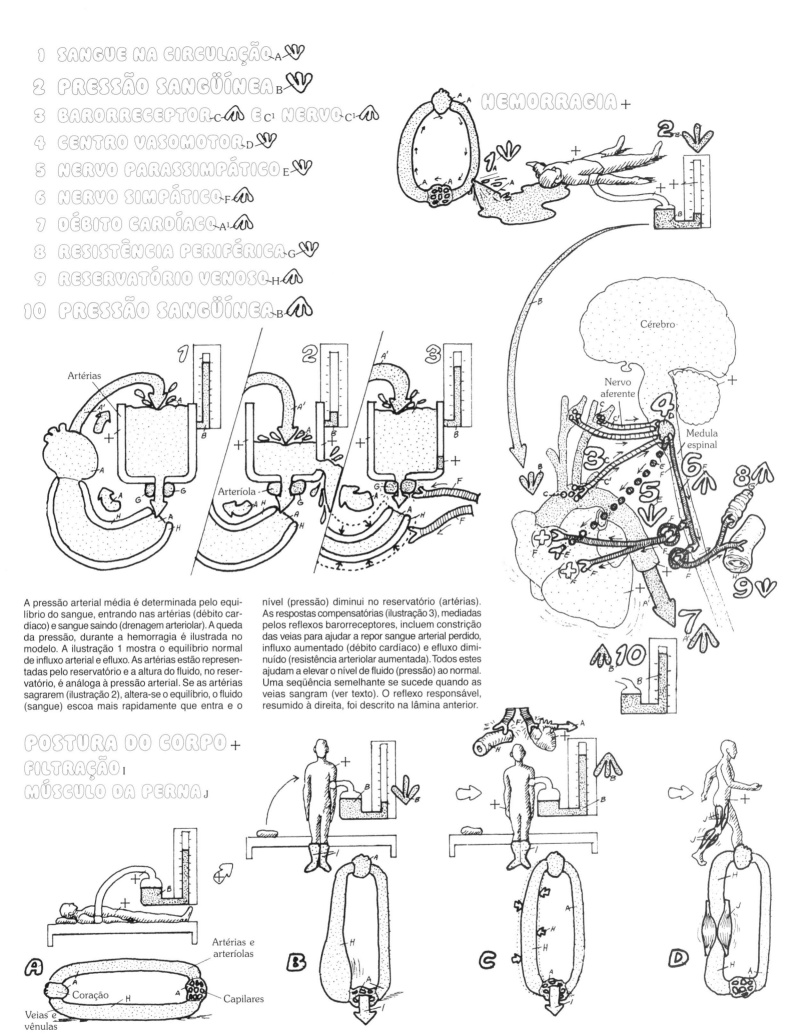

1. SANGUE NA CIRCULAÇÃO
2. PRESSÃO SANGÜÍNEA
3. BARORRECEPTOR E NERVO
4. CENTRO VASOMOTOR
5. NERVO PARASSIMPÁTICO
6. NERVO SIMPÁTICO
7. DÉBITO CARDÍACO
8. RESISTÊNCIA PERIFÉRICA
9. RESERVATÓRIO VENOSO
10. PRESSÃO SANGÜÍNEA

HEMORRAGIA

A pressão arterial média é determinada pelo equilíbrio do sangue, entrando nas artérias (débito cardíaco) e sangue saindo (drenagem arteriolar). A queda da pressão, durante a hemorragia é ilustrada no modelo. A ilustração 1 mostra o equilíbrio normal de influxo arterial e efluxo. As artérias estão representadas pelo reservatório e a altura do fluido, no reservatório, é análoga à pressão arterial. Se as artérias sagrarem (ilustração 2), altera-se o equilíbrio, o fluido (sangue) escoa mais rapidamente que entra e o nível (pressão) diminui no reservatório (artérias). As respostas compensatórias (ilustração 3), mediadas pelos reflexos barorreceptores, incluem constrição das veias para ajudar a repor sangue arterial perdido, influxo aumentado (débito cardíaco) e efluxo diminuído (resistência arteriolar aumentada). Todos estes ajudam a elevar o nível de fluido (pressão) ao normal. Uma seqüência semelhante se sucede quando as veias sangram (ver texto). O reflexo responsável, resumido à direita, foi descrito na lâmina anterior.

POSTURA DO CORPO

FILTRAÇÃO
MÚSCULO DA PERNA

A. Na posição deitada, a circulação do sangue não é praticamente influenciada pelas forças gravitacionais. **B.** Na posição em pé, o peso do sangue se torna importante. Aumenta as pressões abaixo do nível do coração, particularmente nas extremidades inferiores do corpo. As pressões elevadas redistribuem o fluido de duas maneiras: (1) expandem o sistema venoso e o sangue se acumula nas veias sistêmicas; (2) forçam os fluidos para fora dos capilares, na direção dos espaços tissulares. Por causa do acúmulo venoso, a súbita mudança de posição, de deitado para de pé, lembra a hemorragia – o sujeito sangra para dentro do próprio sistema vascular. **C.** Ocorre a mesma resposta compensatória (ativação do simpático, inibição do parassimpático). Nesta situação, entretanto, em contraste com a da hemorragia, tem-se a filtração de fluido dos capilares, causada pela pressão hidrostática alta. As extremidades se tornam edematosas. **D.** O acúmulo venoso e o edema são combatidos ao se caminhar. A contração dos músculos comprime as veias e os vasos linfáticos, ajudando a esvaziá-los e aliviando, temporariamente, as pressões venosas locais.

CIRCULAÇÃO

REGULADORES DA PRESSÃO SANGUÍNEA

A regulação da pressão sanguínea pelos receptores de pressão, descritos na Lâmina 45, é muito eficaz e rápida. Não persiste, mas se a alteração na pressão sanguínea permanecer durante horas, o mecanismo receptor de pressão se "adapta" à nova condição e se torna menos responsivo. Felizmente existem numerosos mecanismos classificados como reguladores rápidos, intermediários e de longo prazo, os quais ajudam a estabilizar a pressão sanguínea. Os reguladores rápidos trabalham em segundos; os *reflexos do receptor da pressão arterial* são exemplos muito importantes destes.

REGULAÇÃO DE DURAÇÃO INTERMEDIÁRIA

Este tipo de regulação começa em minutos, seguindo uma mudança súbita na pressão, mas pode não ser totalmente eficaz até horas mais tarde. Incluem-se três mecanismos sob esta classificação: (1) transferência transcapilar de volume, (2) relaxamento de estresse vascular e (3) mecanismo renina-angiotensina.

Transferências transcapilares de volume (Lâmina 40) ocorrem quando a pressão sanguínea capilar se eleva. Se a pressão capilar está alta, o fluido deixa a rede vascular, tendendo a baixar a pressão sanguínea. Quando a pressão capilar está baixa, ocorre o inverso. Com este mecanismo, o fluido extracelular, nos espaços tissulares, forma uma reserva de fluido disponível para o sistema vascular.

Relaxamento do estresse vascular se refere a uma propriedade peculiar dos vasos sanguíneos que é bem desenvolvida nas veias. Quando estes vasos são distendidos por pressão elevada, expandem-se muito lentamente e, correspondentemente, a pressão se reduz. Do contrário, quando o volume intravascular cai, acontece o inverso. O efeito final é retornar as pressões ao normal, depois de cerca de 10 a 60 minutos, seguindo uma mudança no volume vascular.

Sistema renina-angiotensina (Lâmina 70) é ativado sempre que o fluxo sanguíneo através dos rins está reduzido, como ocorreria com uma brusca queda da pressão arterial sanguínea. A resposta começa com a secreção do hormônio *renina* pelo rim. A renina cinde uma proteína plasmática chamada *angiotensinogênio* (produzida no fígado), produzindo um pequeno peptídeo chamado *angiotensina I*. Uma enzima conversora presente no plasma transforma angiotensina I num peptídeo menor, angiotensina II, o qual dá origem a um peptídeo ainda menor, *angiotensina III*. As angiotensinas II e III causam intensa constrição das arteríolas, elevando a resistência vascular. Em menor extensão, constringem veias, reduzindo o volume vascular. Resistência vascular aumentada e volume reduzido elevam a pressão arterial. O sistema renina-angiotensina torna-se eficaz depois de cerca de 20 minutos e seus efeitos podem persistir por longo tempo. Ademais, as angiotensinas II e III também estimulam a *sede,* bem como a secreção de *aldosterona* (ver a seguir) pelo córtex adrenal.

REGULAÇÃO DE LONGO PRAZO

Isto ocorre no *rim* que regula o *volume dos fluidos corporais.* Este volume representa o equilíbrio entre a captação e excreção de fluido. Quando as pressões arteriais sobem, o rim responde com excreção de mais urina, reduzindo o volume dos fluidos corporais (incluindo ambos, volume do plasma e intersticial). O volume plasmático diminuído reduz o retorno venoso para o coração, diminuindo o débito cardíaco, de maneira que a pressão sanguínea elevada é novamente trazida ao normal. Uma diminuição da pressão sanguínea provoca resposta inversa; reduz a excreção urinária. Estas respostas de longo prazo, às alterações, são mediadas por dois hormônios – aldosterona e ADH (vasopressina).

Aldosterona (Lâmina 69 e 70) é secretada pelo córtex adrenal em resposta às angiotensinas II e III. Age nos túbulos renais para reter o sódio que seria excretado na urina. Nestas regiões do rim, a água acompanha o sódio, mantendo o equilíbrio osmótico. O resultado é a retenção de água – isto é, um aumento do volume do fluido corporal (e sanguíneo). Queda na pressão arterial → secreção de renina → produção de angiotensinas II e III → produção de aldosterona → retenção de sódio pelo rim → retenção de água → volume sanguíneo aumentado → elevação compensatória da pressão sanguínea.

ADH (hormônio antidiurético) é produzido no *hipotálamo* (Lâminas 66 e 69). Trafega nas fibras nervosas até os pontos de armazenagem, na glândula pituitária, onde pode ser liberado para a circulação. Este hormônio age no rim (independentemente da aldosterona) para promover retenção de água. Quando o volume de sangue é marcadamente elevado, o aumento resultante do retorno venoso distende o átrio. Os *receptores de distensão,* localizados nas *paredes atriais,* são estimulados ao se enviar, ao hipotálamo, impulsos que inibem a formação e a secreção de ADH. Com menos ADH presente, há mais excreção de urina (menos retenção de água). Diminui o volume de fluido corporal, o que ajuda a compensar o aumento inicial de volume sanguíneo. Inversamente, uma queda na distensão das paredes atriais tira qualquer efeito inibitório destes receptores de distensão e promove liberação de ADH. Como o volume sanguíneo é estreitamente relacionado à pressão sanguínea, regular este volume freqüentemente significa regular a pressão sanguínea. O ADH é também chamado "vasopressina" porque, em altas concentrações, causa forte vasoconstrição.

ANP (peptídeo natriurético atrial), um hormônio recentemente descoberto que está envolvido na regulação de volume, é secretado pelos átrios do coração. Quando o volume do fluido extracelular se expande, a sua concentração plasmática eleva e causa aumento na excreção de Na^+ pelo rim. Também inibe a secreção de renina e de ADH e dessensibiliza o córtex adrenal para estímulos que aumentam a secreção de aldosterona. Tudo isto promove excreção de água, ajudando a compensar a alteração original (aumento do fluido extracelular). A magnitude destes efeitos ainda não foi esclarecida.

Hipertensão: uma insuficiência em regular, nos níveis normais – A hipertensão se refere a uma elevação crônica da pressão sanguínea, na qual, em repouso, tanto a pressão sistólica é > 140mmHg ou a pressão diastólica é > 90mmHg. A pressão sistólica é regulada, mas em níveis não saudáveis. Os efeitos deletérios da hipertensão estão relacionados com a carga extra que o coração tem que vencer para ejetar sangue e com o dano nos vasos sanguíneos, os quais ficam submetidos a pressões altas e ao estresse de cisalhamento. Para compensar a carga extra de trabalho, as paredes cardíacas se distendem e espessam (hipertrofia). Com esta carga extra sobre a circulação coronariana, pode-se precipitar um ataque cardíaco, quando esta não atender à demanda de oxigênio. Os danos nos vasos sanguíneos são dramáticos quando as altas pressões pulsantes rompem placas ateroscleróticas (comumente encontradas nas artérias), expondo seus conteúdos e precipitando quedas e bloqueio do fluxo sanguíneo. A obstrução das coronárias pode causar ataques cardíacos; há possibilidade da obstrução das artérias cerebrais causar derrames. Estima-se que 20% dos norte-americanos sofre hipertensão. Na maioria destes casos (90%) a causa é desconhecida.

NC: Use vermelho para A, roxo para E e azul para G.
1. Comece pela coluna de regulação de curto prazo e trabalhe na direção para baixo. Para reforço, todos os exemplos desta lâmina (com exceção do último) mostram a resposta para pressão sangüínea diminuída. A ilustração inferior à direita (hormônio natriurético) mostra a resposta para uma pressão elevada.
2. Pinte os reguladores intermediários. Embaixo desta coluna, a cortical adrenal é mostrada, secretando aldosterona (K). Pinte a seta que conduz para uma ação na terceira coluna. Pinte o título, aldosterona (K), mas depois vá para o topo da coluna e trabalhe para baixo.
3. Nos reguladores de longo prazo (resposta 1), os receptores atriais respondem a uma queda da pressão sangüínea, desligando nervos aferentes que inibem as células neurossecretoras do hipotálamo (isto é, as células são liberadas da inibição).

REGULADORES DE CURTO PRAZO +

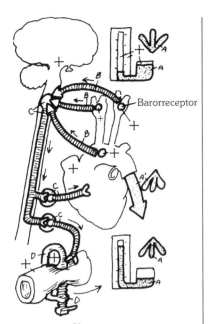

PRESSÃO SANGÜÍNEA A
FLUXO SANGÜÍNEO A
NERVO SENSORIAL B
NERVO AUTÔNOMO C
VASOCONSTRIÇÃO D

Mudanças de curto prazo na pressão sangüínea são tamponadas por reflexos dos pressorreceptores arteriais (barorreceptores). Estes trabalham em poucos segundos, mas não persistem e são ineficazes na regulação de mudanças crônicas.

Os reguladores intermediários começam em minutos, mas horas depois não são totalmente eficazes. Estes incluem **(1)** transferências transcapilares de volume em resposta às mudanças na pressão sangüínea capilar; **(2)** relaxamento de estresse vascular, lenta constrição (expansão) dos vasos sangüíneos, em resposta ao estiramento diminuído (aumentado); e **(3)** secreção de renina em resposta ao fluxo sangüíneo diminuído no rim. A renina produz angiotensinas a partir de proteínas do plasma; causam intensa vasoconstrição, elevando a resistência vascular e a pressão sangüínea.

A regulação de longo prazo é feita pelo rim, que regula o volume de fluido corporal por meio do controle do equilíbrio entre a entrada de fluido e a excreção. Quando a pressão arterial sobe, o rim excreta mais urina, reduzindo o volume do fluido corporal e diminuindo o retorno venoso e o débito cardíaco, de modo que a pressão arterial elevada se reduz. Uma diminuição na pressão sangüínea provoca a resposta oposta. Estas respostas são mediadas por **(1)** ADH (secretado pela hipófise posterior em resposta a uma diminuição dos impulsos nervosos, surgindo dos receptores de estiramento nas paredes arteriais), o que reduz a excreção de água, pelo rim e por **(2)** aldosterona (secretada pelo córtex adrenal em resposta às angiotensinas), a qual promove retenção de Na+ e água pelo rim. **(3)** Além disto, o hormônio natriurético, recentemente descoberto, secretado pelo átrio em resposta a volume aumentado também possui um papel. Este hormônio promove a excreção de Na+ (e água) e inibe a secreção de renina, ADH e aldosterona. Se a pressão e o volume diminuem, a secreção do hormônio lentifica e reduz suas ações de excreção de água.

REGULADORES INTERMEDIÁRIOS +

1 TRANSFERÊNCIA TRANSCAPILAR

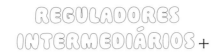
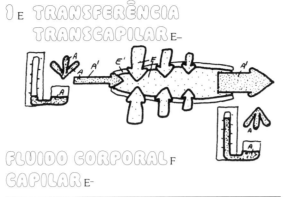

FLUIDO CORPORAL
CAPILAR

2 RELAXAMENTO DO ESTRESSE VASCULAR

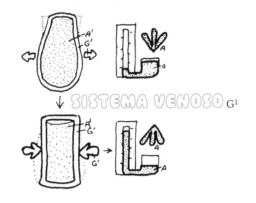

SISTEMA VENOSO

3 SISTEMA RENINA-ANGIOTENSINA

ANGIOTENSINOGÊNIO

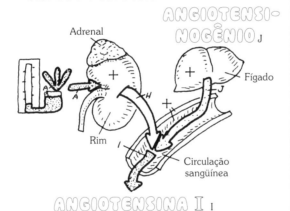

ANGIOTENSINA I
ANGIOTENSINAS II E III

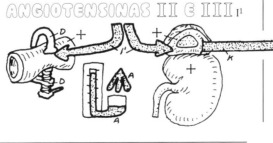

Excreção

REGULADORES DE LONGO PRAZO +

EFEITO DO VOLUME DO FLUIDO CORPORAL

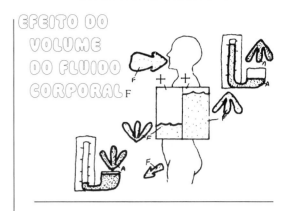

SEDE

HIPOTÁLAMO

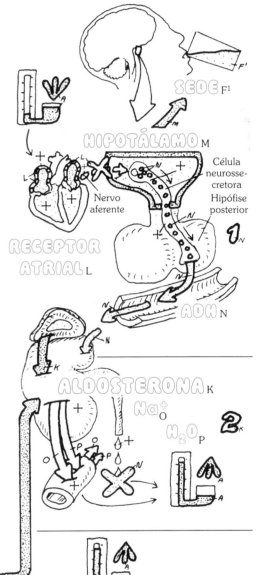

RECEPTOR ATRIAL
ADH

ALDOSTERONA
Na+
H₂O

CÉLULAS ENDÓCRINAS ATRIAIS

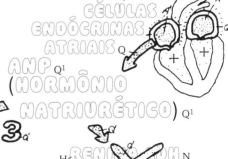

ANP (HORMÔNIO NATRIURÉTICO)

RENINA ADH ALDOSTERONA

/ RESPIRAÇÃO

Nós vivemos na base de um vasto mar de ar, composto, primariamente de oxigênio e nitrogênio. Como vivemos no ar, e não na água, desfrutamos de um ambiente 50 vezes mais rico em oxigênio. Ao respirar, damos aos nossos fluidos corporais o acesso a este reservatório, uma vez que eles continuamente trocam ambos, oxigênio (O_2) e dióxido de carbono (CO_2), com o ar. Não existem locais de armazenamento de longo prazo para oxigênio no corpo; eles não são necessários enquanto essas trocas entre o ar e os fluidos corporais permanecerem funcionando.

TRATO RESPIRATÓRIO RAMIFICA MUITAS VEZES

Alvéolos são o destino final de um caminho tortuoso – O contato eficiente dos fluidos corporais com o ar é mediado pelo *trato respiratório*, que começa nas *cavidades nasais* e *oral* e termina num vasto sistema de sacos microscópicos, em fundo cego, chamados *alvéolos*, nos recessos mais profundos dos pulmões. Durante a inspiração, o ar percorre, a partir da atmosfera, através das passagens nasais (ou oral), pela *faringe* e para dentro da *traquéia*. Durante este tempo é aquecido e adquire vapor d'água. Depois de passar pela traquéia, flui através de *brônquios, bronquíolos* e *dutos alveolares* e, finalmente, alcança os alvéolos microscópicos, onde se dá a troca de oxigênio e dióxido de carbono. Ao seguir uma única molécula de O_2, ao longo dessa rota tortuosa, encontramos cerca de 23 forquilhas no caminho, enquanto as vias aéreas bifurcam em ramos cada vez menores. Durante a expiração, o mesmo caminho é percorrido, porém na direção oposta.

Cílios e muco servem como filtros – Os tubos mais largos (traquéia e brônquios) contêm cartilagem, junto com algum músculo liso. Eles são revestidos por uma camada de células epiteliais (não ilustradas na página oposta), que freqüentemente têm estruturas minúsculas como pêlos, chamadas cílios, projetados das suas superfícies. Essas células também secretam sobre suas superfícies *muco* que flutua sobre uma fina camada salina. O muco é continuamente transportado, como numa escada rolante, na direção ascendente (distanciando-se dos pulmões) por meio de um movimento coordenado dos cílios. Esse processo serve como um filtro eficiente para partículas de poeira, que atingem as paredes quando fluxos turbulentos de ar entram e saem pelas vias aéreas. Quando o muco atinge a faringe, nós o engolimos inconscientemente.

A insuficiência desse sistema de filtragem ocorre quando os cílios são paralisados por fumaça de cigarro. O sistema também falha na doença genética fatal, a *fibrose cística*, na qual existe uma perda congênita de canais de Cl⁻, ativados por cAMP, nas células epiteliais das vias aéreas. Sem esse canal, a secreção da fina camada salina, entre os cílios e o muco, fica grosseiramente prejudicada. O muco se torna mais espesso e os cílios, agora prisioneiros de um muco pegajoso, ficam incapazes de funcionar. Isso conduz a infecções pulmonares repetidas e destruição progressiva dos pulmões. A fibrose cística é uma das doenças genéticas mais comuns em caucasianos, ocorrendo em cerca de 1 em cada 2 mil nascimentos.

Os ramos menores (bronquíolos) do trato respiratório também contêm músculo liso, mas nenhuma cartilagem, cílio ou glândula mucosa. As partículas, depositadas nos bronquíolos e nos alvéolos, são removidas por macrófagos alveolares vagantes.

Área total de superfície alveolar é grande – O extenso padrão de ramificação das vias aéreas resulta num número enorme de alvéolos – aproximadamente 300 milhões. O diâmetro de cada esfera alveolar é de apenas cerca de 0,3mm, mas, se forem somadas todas as áreas de suas superfícies, teremos um total de 85m² (quase o tamanho de meia quadra de tênis!), disponíveis para trocas gasosas com o sangue. Essa enorme superfície está contida num volume total máximo de apenas 5 a 6L, que cabe perfeitamente dentro do tórax. Entretanto esse dispositivo não está livre de problemas. Os minúsculos alvéolos estão na extremidade cega de tubos bronquiais estreitos, numa rede complexa de túbulos ramificados. Se deixássemos, o ar estagnaria neles. Isso não ocorre porque o conteúdo dos alvéolos é intermitentemente renovado com ar fresco, ao respirarmos.

A imagem aumentada de um único alvéolo, na lâmina, mostra a interface real entre os fluidos corporais e o ar, neste onde se dá *a troca gasosa*. As paredes alveolares, como os capilares sangüíneos, são feitos de células extremamente finas. A despeito do fato de o O_2 e o CO_2 terem de atravessar duas camadas de células para passar entre o alvéolo e o capilar, a distância total é muito curta e a difusão correspondentemente rápida. A troca gasosa eficaz também é facilitada pelo suprimento denso de capilares nos pulmões, uma das redes mais profusas de vasos sangüíneos no corpo.

BAIXAS PRESSÕES NA CIRCULAÇÃO PULMONAR

Baixas pressões reduzem o trabalho do coração direito e provêm proteção contra edema – A circulação pulmonar, que transporta sangue do coração direito para essa interface alveolar de troca, também tem peculiaridades que parecem bem adaptadas à sua função. O mais notável é que as pressões na circulação pulmonar são pequenas; a pressão média na artéria pulmonar é de cerca de 15mmHg, apenas um onze avos de 100mmHg (pressão média na aorta). Assim, as forças que conduzem o sangue pela circulação pulmonar são relativamente pequenas e, como o fluxo sangüíneo através das circulações pulmonar e sistêmica são iguais, resulta que a resistência da circulação pulmonar deve também ser pequena. Manter a pressão e resistência pulmonares baixas, para que o fluxo se mantenha, reduz o trabalho demandado do coração direito. Além disto, as baixas pressões nos capilares pulmonares, empurrando fluido para os espaços alveolares são contrabalançadas pela pressão oncótica das proteínas plasmáticas (Lâmina 40), que atrai o fluido. A força resultante favorece a reabsorção de fluido dos alvéolos, de modo que o pulmão normal não tem nenhuma tendência para encher de fluido. Ademais, os vasos sangüíneos nos pulmões têm uma resposta atípica para baixas concentrações de O_2, dissolvido no plasma sangüíneo. Diferentemente das arteríolas da circulação sistêmica, que dilatam, as arteríolas do pulmão constringem, em resposta a baixas concentrações plasmáticas de O_2. Isso tem a vantagem de desviar sangue para longe das áreas do pulmão que estejam mal ventiladas e que não possam servir como fontes adequadas de O_2.

NC: Use vermelho para A, azul para B, roxo para N e uma cor bem clara para L.
1. Comece com a ilustração grande. A borda do pulmão direito é pintada de cinza e o pulmão esquerdo é pintado completamente de cinza. Apenas os brônquios (I) são pintados, no pulmão direito.
2. Pinte o aumento embaixo à esquerda, mostrando a circulação para e dos alvéolos.
3. Pinte o aumento (mais baixo à direita) da troca gasosa entre um alvéolo e um capilar pulmonar.
4. Pinte a ilustração esquemática (à esquerda da figura grande) da respiração externa e interna.

OXIGÊNIO A · SANGUE OXIGENADO A¹
CO_2 B · SANGUE DESOXIGENADO B¹

TRATO RESPIRATÓRIO +
CAVIDADE NASAL C
CAVIDADE ORAL D
FARINGE E
EPIGLOTE F
LARINGE G
TRAQUÉIA H
BRÔNQUIO I
BRONQUÍOLO J
SACO ALVEOLAR: +
DUTO ALVEOLAR K
ALVÉOLOS L
EPITÉLIO M

CAPILAR PULMONAR N
DIAFRAGMA O

Durante a inspiração, o ar passa da atmosfera através das passagens nasais (ou oral) para a faringe e para a traquéia. Durante este tempo, é aquecido e recebe vapor d'água. Depois de passar pela traquéia, flui através dos brônquios, brônquíolos e dutos alveolares e, finalmente, alcança os sacos microscópicos em fundo cego – os alvéolos, onde se dá a troca de oxigênio e de dióxido de carbono. Ao seguir uma única molécula de O_2, ao longo dessa rota tortuosa, são encontradas cerca de 23 forquilhas, no caminho, enquanto as vias aéreas bifurcam-se em ramos cada vez menores. Durante a expiração, o mesmo caminho é percorrido, mas em direção oposta. Os tubos mais largos (traquéia e brônquios) contém anéis de cartilagem e algum músculo liso, os ramos mais finos (bronquíolos) contém músculo liso, mas cartilagem não.

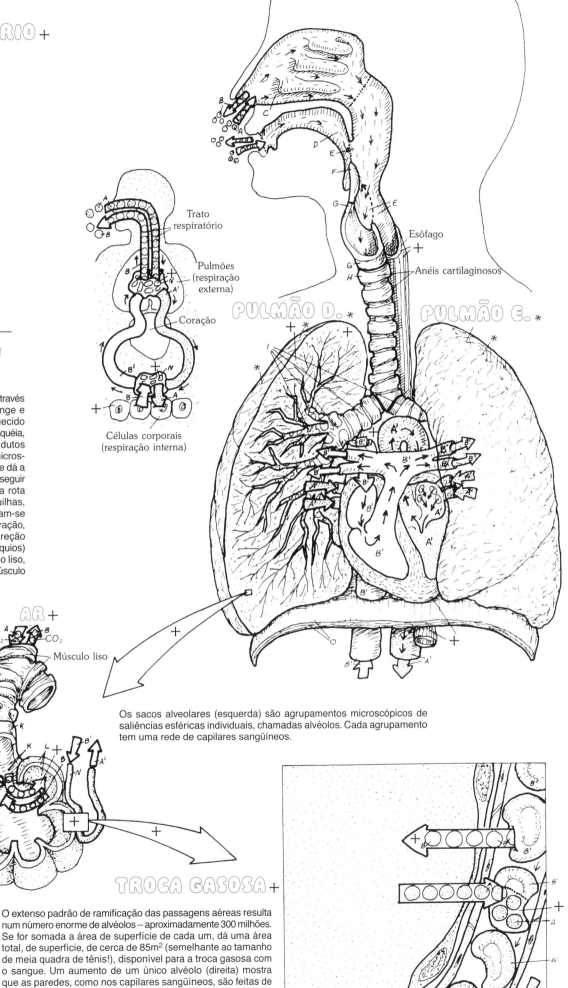

PULMÃO D. *   PULMÃO E. *

Trato respiratório
Pulmões (respiração externa)
Coração
Células corporais (respiração interna)
Esôfago
Anéis cartilaginosos

SANGUE +   AR +

Arteríola pulmonar (do coração)
Vênula pulmonar (para o coração)
Músculo liso

Os sacos alveolares (esquerda) são agrupamentos microscópicos de saliências esféricas individuais, chamadas alvéolos. Cada agrupamento tem uma rede de capilares sangüíneos.

TROCA GASOSA +

O extenso padrão de ramificação das passagens aéreas resulta num número enorme de alvéolos – aproximadamente 300 milhões. Se for somada a área de superfície de cada um, dá uma área total, de superfície, de cerca de 85m² (semelhante ao tamanho de meia quadra de tênis!), disponível para a troca gasosa com o sangue. Um aumento de um único alvéolo (direita) mostra que as paredes, como nos capilares sangüíneos, são feitas de células extremamente finas. A despeito do fato de que O_2 e CO_2 têm de atravessar duas camadas de células, para passar entre alvéolos e capilares, a distância total é muito curta; a difusão é rápida.

A troca gasosa eficaz ocorrerá apenas se os alvéolos forem regularmente renovados com ar fresco; isso acontece em cada ciclo respiratório, quando o ar é bombeado para fora e para dentro dos pulmões. Os pulmões são propriamente estruturas passivas. Eles estão em contato com a parede torácica, por meio de fina camada de fluido, o líquido pleural, que permite que eles deslizem facilmente sobre a parede torácica. Os pulmões resistem, sendo puxados pela parede, do mesmo modo que deslizam duas peças úmidas de vidro, mas não se separam facilmente. A pressão dentro desse líquido pleural, a pressão intrapleural, é subatmosférica (entre 3 e 6mmHg menor que a atmosférica) no final da respiração, quando o sistema está em repouso.

RESPIRAÇÃO DIAFRAGMÁTICA E TORÁCICA

Durante a inspiração, a caixa torácica se alarga e os pulmões se expandem, de modo que o ar é atraído para dentro, através das vias aéreas. Esse alargamento se produz, primariamente, pela contração do *diafragma*, em forma de cúpula, que nivela e aumenta o comprimento vertical da caixa. Na respiração normal o diafragma se move cerca de 1cm, mas, durante a respiração forçada, essa excursão pode atingir 10cm. A contração dos *músculos intercostais externos* também contribui para a expansão do tórax, ao puxar o gradeado costal para cima, até uma posição mais horizontal, aumentando a largura do tórax.

Durante a respiração silenciosa, a expiração é passiva. Os músculos inspiratórios relaxam; o diafragma assume sua forma curvada de repouso e empurra para cima a caixa torácica enquanto o relaxamento dos intercostais externos permite que a caixa torácica desabe sobre seu próprio peso. Os pulmões e a parede torácica são elásticos, dessa forma retornam a suas posições iniciais, expulsando o ar dos pulmões. Durante a expiração forçada, novos conjuntos de músculos se tornam ativos. Os músculos da parede abdominal se contraem, empurrando o diafragma para cima, enquanto a contração dos *músculos intercostais internos,* cuja orientação é oposta à dos intercostais externos, puxa a caixa torácica para baixo. Essas ações aceleram a expulsão do ar.

MUDANÇAS DE PRESSÃO DURANTE A RESPIRAÇÃO

Se seguirmos as mudanças de pressão nos espaços intrapleural e alveolar, durante um único ciclo de respiração silenciosa, chegaremos a resultados, mostrados na base da lâmina. Em repouso, a pressão da fina camada de fluido pleural é de cerca de –3mmHg, relativa à pressão atmosférica (isto é, ela é, 3mmHg abaixo da atmosférica); a pressão nos pulmões é atmosférica (0mmHg). Essa pressão intrapleural negativa (–3mmHg) reflete as propriedades elásticas de recolhimento dos pulmões. Quando os pulmões tentam se afastar da parede torácica, não existe ar para encher o vazio potencial e o mínimo movimento de afastamento da parede cria uma pressão negativa ("puxa um vácuo"). A "sucção", refletida pelo –3mmHg, puxa os pulmões na direção da parede torácica e equilibra bem o recolhimento elástico que tenta retrair os pulmões.

(Se entrar ar nesse espaço, aumentando a pressão intrapleural até o nível atmosférico – por exemplo, abrindo a parede torácica – os pulmões entrarão em colapso). A pressão alveolar é atmosférica nesse momento, refletindo o fato de que não existe gradiente de pressão entre a atmosfera e os pulmões, de modo que não existe ar entrando ou saindo. Agora começa a inspiração. A caixa torácica expande e a pressão intrapleural decrescente puxa os pulmões com ela. Como resultado, a pressão intrapleural cai para –5mmHg e a pressão intrapulmonar cai para –1mmHg. O ar flui na direção do gradiente de pressão da atmosfera (0mmHg) para os pulmões (–1mmHg) até que este gradiente esteja finalmente dissipado, no pico da inspiração, quando 0,5L do ar tiver sido acrescentado. Agora começa a expiração; os pulmões tornam-se comprimidos, elevando a pressão intrapulmonar e forçando o ar para fora até que 0,5L seja expelido. O sistema retorna ao seu estado inicial.

Esses valores para a respiração tranquila normal estão sujeitos a grande variação. Por exemplo, no final de uma inspiração profunda, a pressão intrapleural, pode ser tão baixa quanto –14mmHg e, durante uma expiração especialmente forçada, pode chegar à altura de +50mmHg. Entretanto, deve-se assinalar que um gradiente de pressão de apenas 1mmHg é suficiente para movimentar, para dentro e para fora dos pulmões, a quantidade de 0,5L de ar, necessária durante a respiração silenciosa normal. Isso ilustra a fácil distensibilidade dos pulmões (alta complacência). Ao contrário, a bexiga pode requerer até 200mmHg para o mesmo aumento de volume.

RESISTÊNCIA DA VIA AÉREA

Os espaços alveolares estão em constante contato com a atmosfera, por meio das vias aéreas (nariz e boca, traquéia, brônquios e bronquíolos). O fato da pressão nos alvéolos não ser igual à atmosférica, em vários momentos do ciclo respiratório (isto é, no início da inspiração e no começo da expiração) reflete a *resistência* do fluxo de ar, oferecida pelas vias aéreas. O principal local de resistência é nos brônquios de calibre médio. (Embora os bronquíolos tenham diâmetros mais estreitos, são mais numerosos e esse fator compensa com folga).

A *resistência das vias aéreas* muda durante o ciclo respiratório normal. Durante a inspiração, ambos os pulmões *e* as vias aéreas se expandem, em resposta à reduzida pressão intrapleural; as vias aéreas ampliadas oferecem menos resistência. Durante a expiração, ocorre o inverso e aumenta a resistência. Isso explica porque as pessoas com vias aéreas constringidas (por exemplo, asma) têm mais dificuldade de expirar do que inspirar. A resistência também pode se alterar pelas contrações do músculo liso bronquial, que estreita as passagens e aumenta a resistência. Esses músculos estão sob controle de nervos autônomos: a estimulação simpática (norepinefrina) os dilata, e a estimulação parassimpática (acetilcolina) os constringe.

NC: Use cores escuras para C e D.
1. Comece com a ilustração no canto superior esquerdo.
2. Pinte a figura rotulada de "inspiração" à direita e inclua a ilustração abaixo, que mostra os músculos intercostais. Faça o mesmo para "expiração".
3. Pinte as ilustrações mais abaixo, começando à esquerda e completando cada uma, na seqüência, antes de ir para a seguinte.

ESTRUTURAS RESPIRATÓRIAS

- ESTERNO F
- COLUNA VERTEBRAL G
- MÚSCULOS INTERCOSTAIS EXTERNOS H
- MÚSCULOS INTERCOSTAIS INTERNOS I
- PULMÕES A
- CAIXA TORÁCICA B
- DIAFRAGMA C
- MEMBRANA PLEURAL D
- FLUIDO INTRAPLEURAL E

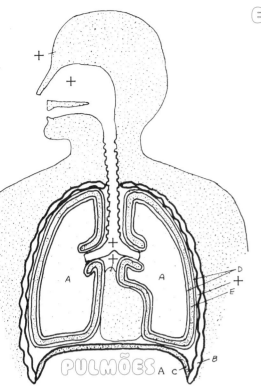

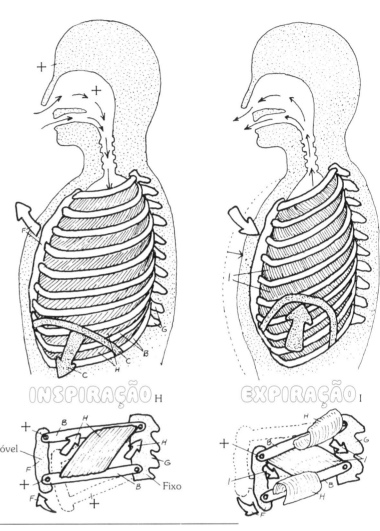

Durante a inspiração, a caixa torácica se amplia; o ar é sugado para dentro dos pulmões através das vias aéreas. Essa ampliação é produzida pela contração do diafragma em forma de cúpula, que aplaina e aumenta o comprimento vertical da caixa, e também pela contração dos músculos intercostais, os quais puxam para cima o gradeado costal, na direção de uma posição mais horizontal, aumentando a largura da caixa. Durante a expiração, esses músculos relaxam: o diafragma retorna à forma de cúpula de repouso e empurra para cima o assoalho da caixa torácica, enquanto os intercostais externos, em relaxamento, permitem que a caixa torácica se acomode sobre seu próprio peso. O ar é então expulso dos pulmões. Durante a expiração forçada, um novo conjunto de músculos, os intercostais internos, se ativam. Sua orientação é oposta à dos intercostais externos. Quando contraem, eles puxam as costelas para baixo e aceleram a expulsão do ar.

INSPIRAÇÃO H   EXPIRAÇÃO I

PRESSÕES RESPIRATÓRIAS

- PRESSÃO INTRAPLEURAL E^1
- PRESSÃO INTRAPULMONAR A^1
- PRESSÃO ATMOSFÉRICA NORMAL J
- VOLUME PULMONAR EM REPOUSO K (CAPACIDADE RESIDUAL FUNCIONAL)

INSPIRAÇÃO J   EXPIRAÇÃO A^1

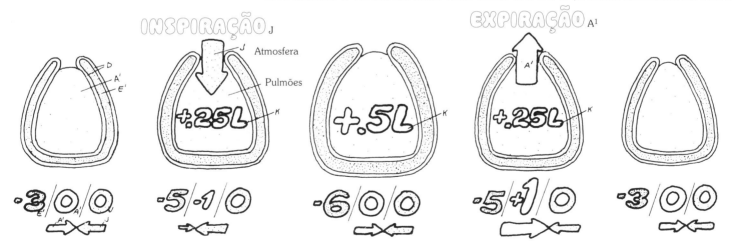

Os pulmões e a parede torácica são revestidos por membranas pleurais. Em repouso, a pressão da fina camada de líquido pleural que existe entre estas membranas é de cerca de −3mmHg, relativa à pressão atmosférica (isto é, ela está 3mmHg abaixo da atmosférica). A pressão nos pulmões é atmosférica (0mmHg). Essa diferença de pressão faz os pulmões aderirem à parede torácica, mantendo-os inflados. Durante a inspiração, a caixa torácica se expande, cai a pressão intrapleural (até −5mmHg) e o mesmo ocorre com a pressão intrapulmonar (até −1mmHg). O ar flui de forma descendente no gradiente de pressão, da atmosfera (0mmHg) para os pulmões (−1mmHg) até que este gradiente seja finalmente dissipado à altura da expiração, quando se acrescentou 0,5L de ar. Agora começa a expiração: os pulmões são comprimidos, aumentando a pressão intrapulmonar e forçando o ar para fora, até expelir a quantidade de 0,5L de ar e o sistema retorna ao seu estado inicial.

RESPIRAÇÃO

SURFACTANTE, TENSÃO SUPERFICIAL E COMPLACÊNCIA PULMONAR

Embora seja importante que os pulmões possam se distender com forças pequenas, é também importante que eles tenham comportamento elástico e retornem ao seu volume original, quando as forças para distender se relaxarem. Dois componentes são responsáveis por esse comportamento elástico. Primeiro, *o tecido elástico*, que consiste de fibras elásticas e colágenas, localizadas nas paredes alveolares e em torno dos brônquios, e que resiste ao estiramento. Segundo, *a tensão superficial*, que surge em qualquer interface ar-água e resiste à expansão da superfície.

TENSÃO SUPERFICIAL É UMA FORÇA FORMIDÁVEL NOS PULMÕES

Os surfactantes são responsáveis por 2/3 da elasticidade dos pulmões – A importância desses dois componentes é exemplificada na ilustração de cima, que mostra que é necessário muito menos pressão (força) para inflar os pulmões com água (mais precisamente com solução fisiológica) do que com ar. Ao inflar com água, não existe interface ar-água e portanto não há tensão superficial; a única força remanescente provém do tecido elástico. Ao inflar com ar, ambas as forças estão operantes. Ao tomar a diferença entre duas medidas, pode-se estimar que as forças provenientes da tensão superficial são responsáveis por dois terços do comportamento elástico dos pulmões; o terço restante provém do tecido elástico.

A tensão superficial surge das atrações intermoleculares – Como surge a tensão superficial? Como mostra a segunda ilustração, as moléculas de água atraem-se umas às outras. Se não o fizessem, as moléculas se dispersariam e a água não seria um líquido; seria um gás. Aquelas moléculas de água na massa do fluido têm vizinhos em todas as direções e são puxadas em todas as direções. As moléculas na superfície têm vizinhos apenas no interior do fluido. Por isso, são continuamente afastadas da superfície na direção do interior. Em outras palavras, as moléculas de água tendem a evitar a superfície e, como resultado, a superfície se comporta como uma fina camada de borracha que resiste à expansão. Essa propriedade é chamada tensão superficial; é a força que age tangencialmente à superfície e resiste à sua expansão.

Os surfactantes naturais reduzem a tensão superficial – A tensão superficial pode ser reduzida pela introdução de moléculas de soluto, chamadas *surfactantes*. Ao contrário da água, os surfactantes são atraídos para a superfície; eles deslocam moléculas de água e permitem que a superfície se expanda. Os fosfolípides são surfactantes comuns; eles têm uma cabeça polar hidrofílica que é atraída para a água e uma cauda hidrofóbica, que é espremida para fora da fase aquosa (Lâmina 7). A menos que formem micelas ou duplas camadas, o único local que pode acomodar ambas as propriedades hidrofóbica e hidrofílica da molécula é a interface ar–água, com as cabeças imersas na água e as caudas no ar, permitindo fácil expansão da superfície. A tensão superficial é determinada pelas proporções relativas de água e surfactantes que ocupam a superfície. Os surfactantes, especialmente os fosfolípides, são secretados por algumas células que revestem os alvéolos. Essas secreções são importantes porque reduzem a tensão superficial na interface ar-água alveolar, diminuindo a resistência ao estiramento e o esforço para respirar.

Para a mesma tensão, quanto menor a esfera, maior a pressão necessária – Surgem complicações adicionais da relação entre a tensão superficial e a pressão interna necessária para manter um alvéolo inflado. Em uma estrutura esférica como um alvéolo ou uma bolha de sabão, a tensão superficial atua para colapsar a bolha, e a pressão necessária para mantê-la inflada depende tanto da tensão superficial como do *tamanho* da bolha. Quanto menor a bolha, maior a pressão – lembre-se de como é difícil começar a encher uma bexiga, mas, uma vez atingido um certo tamanho, como se torna muito mais fácil. Isso acontece porque a curvatura da bolha modifica a força de superfície de maneira que parte dela puxe para dentro, na direção do centro da esfera. Quanto menor a esfera (e quanto maior a curvatura) maior a força que puxa para o centro. Esse componente para dentro atua para comprimir a bolha e requer uma pressão na direção oposta. Se você imaginar um remendo na superfície (ver lâmina), notará que quanto maior a bolha, menos encurvado estará o remendo e as forças de superfície puxarão menos para dentro. Ao aumentar muito a bolha, o remendo torna-se praticamente plano e não existirá o componente dirigido para dentro. A relação matemática entre o tamanho da esfera (raio R), tensão T e pressão P é P = 2T/R.

Sem os surfactantes, os alvéolos entram em colapso – Os pulmões podem ser vistos como uma coleção de 300 milhões de minúsculas bolhas, conectadas umas às outras. Se não houvesse surfactante, a tensão superficial em cada bolha seria a mesma e o sistema seria instável porque, como está mostrado na ilustração inferior (figura do topo), as bolhas menores teriam uma pressão maior e estourariam as maiores e colapsariam no processo. Quando o surfactante está presente (figura inferior) isto não ocorre porque as bolhas menores têm uma proporção mais alta de surfactante em sua superfície e assim, menores tensões superficiais que as bolhas maiores. À medida que as bolhas se tornam menores, diminuem suas áreas de superfície, em grande parte por perderem moléculas de água de superfície (não surfactantes) para o interior. Assim, a proporção de surfactante para a água, na superfície, aumenta, de forma que a diminuição no tamanho alveolar seja acompanhada de uma diminuição na tensão superficial. Por meio desse mecanismo, a tensão superficial dos alvéolos menores é abaixada, de modo que a pressão não precisa elevar-se para mantê-los inflados. No nosso exemplo sem surfactante, a tensão superficial T é 20 (unidades arbitrárias) em ambas as bolhas. A pressão de cada bolha é dada por P=2T/R; assim a bolha grande (R=2) tem P=20 e a bolha menor (R=1) tem P=40. O ar se moverá da bolha menor para a maior. Adiante, quanto mais ar se movimentar, menor fica a bolha e maior o desequilíbrio. Com o surfactante, ambas as bolhas têm tensão superficial maior, mas a bolha menor tem menos (T=5) que a maior (T=10). Agora as duas pressões se equilibram em 10 cada uma e o sistema fica estável.

SÍNDROME DA ANGÚSTIA RESPIRATÓRIA

A importância do surfactante pulmonar é evidente em crianças que nascem com deficiência da sua secreção, dando origem à *síndrome da angústia respiratória*. Nesses casos, os pulmões são "duros", tem áreas colapsadas e a respiração exige esforço extraordinário.

NC: Use azul-claro para E e cores escuras para A e H.
1. Comece com a ilustração superior e o gráfico à esquerda. Depois pinte as duas ilustrações dos pulmões, sendo cheios com água e ar. Observe a ampliação de um alvéolo pulmonar (G) na qual a faixa de tensão superficial (A) separa o alvéolo revestido de água do ar (F).
2. Pinte a próxima ilustração. Observe que a faixa de tensão superficial, no alto à esquerda, representa o alinhamento de moléculas de água (E) ao longo da superfície da área ampliada. Também observe que apenas as faixas de cima das moléculas e uma única molécula no centro são pintadas. No exemplo da direita, a faixa de tensão é enfraquecida pela presença de moléculas surfactantes (H) que deslocam a água ao longo da superfície da porção ampliada.
3. Pinte o gráfico na próxima ilustração, observando a grande quantidade de pressão, necessária para encher uma pequena bexiga. Pinte os dois exemplos de como a tensão superficial é afetada pelo tamanho da bolha.
4. Pinte o efeito do surfactante abaixo.

COMPORTAMENTO ELÁSTICO DOS PULMÕES

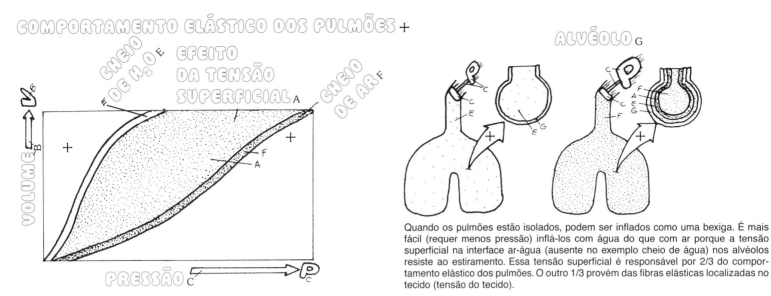

Quando os pulmões estão isolados, podem ser inflados como uma bexiga. É mais fácil (requer menos pressão) inflá-los com água do que com ar porque a tensão superficial na interface ar-água (ausente no exemplo cheio de água) nos alvéolos resiste ao estiramento. Essa tensão superficial é responsável por 2/3 do comportamento elástico dos pulmões. O outro 1/3 provém das fibras elásticas localizadas no tecido (tensão do tecido).

O QUE CRIA A TENSÃO SUPERFICIAL? O QUE A DIMINUI?

SURF ACT ANTE
(SUPERFÍCIE) (ATIVA) (AGENTE)

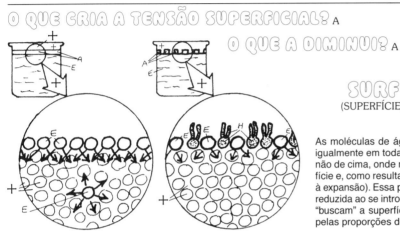

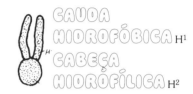

CAUDA HIDROFÓBICA
CABEÇA HIDROFÍLICA

As moléculas de água atraem umas às outras. Aquelas que estão na massa são puxadas igualmente em todas as direções e aquelas que estão na superfície são puxadas de baixo, e não de cima, onde não há vizinho. Segue que as moléculas de água tendem a evitar a superfície e, como resultado, a superfície se comporta como uma fina camada de borracha (resiste à expansão). Essa propriedade é chamada de tensão superficial. A tensão superficial pode ser reduzida ao se introduzirem moléculas de surfactante, as quais, em contraste com as da água, "buscam" a superfície e permitem que ela se expanda. A tensão superficial é determinada pelas proporções de água e de surfactante que ocupam a superfície.

EFEITO DO TAMANHO DA BOLHA: TENSÃO E PRESSÃO

A tensão superficial em uma bolha (ou em um alvéolo) tende a colapsar a bolha, mas isto é contrabalançado pela pressão de dentro, que atua para expandir a bolha. A pressão necessária para equilibrar as forças de superfície depende do tamanho da bolha, bem como da tensão superficial. As bolhas menores têm maior curvatura, e assim as forças de tensão superficial, puxando para dentro qualquer pequeno remendo, são maiores e requerem uma maior pressão oposta de dentro. O gráfico mostra como a pressão diminui à medida que aumenta o tamanho (volume) da bolha.

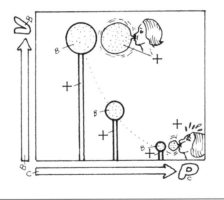

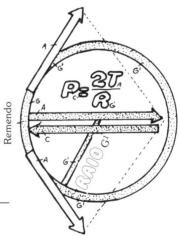

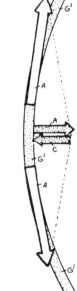

SURFACTANTE E ALVÉOLOS PULMONARES

Se dois alvéolos tiverem a mesma tensão superficial, o menor terá uma pressão maior e sofrerá colapso pelo o maior. Os surfactantes permitem modificar a tensão superficial e evitar esse colapso. Como? Quando um alvéolo se torna menor, as moléculas de água deixam a superfície de maneira que aumente a proporção de surfactante e água na superfície. Isso diminui a tensão superficial ao diminuir o tamanho do alvéolo. O processo continua até que as pressões dentro dos alvéolos pequenos e grandes se equilibrem e não ocorra mudança. No nosso exemplo, sem surfactante, a tensão superficial (T) é 20 (unidades arbitrárias) em ambas as bolhas. A pressão P em cada bolha de raio R é dada por $P=2T/R$, de maneira que a bolha grande (R=2) tem P=20, e a bolha pequena (R=1) tem P=40. O ar se moverá da P elevada na bolha pequena para a P baixa na bolha grande. Quanto mais ar se movimentar, menor ficará a bolha e maior o desequilíbrio, até que a bolha pequena entre em colapso. Com surfactante, ambas as bolhas têm um T mais baixo, mas a bolha menor tem T menos (T=5) do que a maior (T=10). Agora, as duas pressões se equilibram em 10 cada uma e o sistema fica estável.

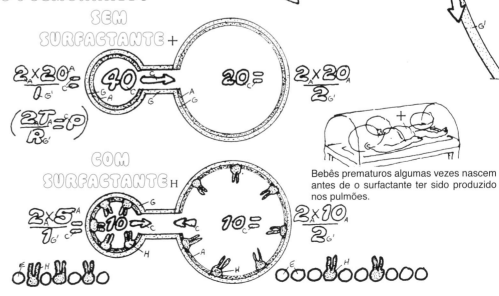

Bebês prematuros algumas vezes nascem antes de o surfactante ter sido produzido nos pulmões.

RESPIRAÇÃO

VOLUMES PULMONARES E VENTILAÇÃO

Se a função de respirar é encher os alvéolos com ar fresco, é natural que se pergunte qual a quantidade de ar que se movimenta. Que eficiência tem a ventilação dos alvéolos? Quais alterações comuns resultam desse esquema?

DISTRIBUINDO VOLUMES DE AR NOS PULMÕES

O volume de ar que entra (ou sai) dos pulmões, por minuto, é chamado de *ventilação pulmonar*, ou, algumas vezes, de *volume minuto*. Ele é o produto da quantidade tomada em cada respiração (volume corrente) vezes o número de respirações por minuto. Durante uma respiração normal silenciosa, é de cerca de 6L/min (um volume corrente de 0,5L por respiração × 12 respirações por min), mas ambas, a profundidade de cada respiração e a freqüência respiratória, podem variar muito, dependendo das necessidades do corpo.

Em repouso o volume corrente é uma fração pequena da capacidade pulmonar total e mesmo a expiração mais profunda não consegue expelir todo o ar; sempre permanece algum ar nos alvéolos e nas vias aéreas. Para avaliar essas relações, tanto na saúde quanto na doença, dividimos as mudanças no volume de ar dentro dos pulmões em diferentes estágios da respiração, nas seguintes categorias:

1. **Volume corrente** – quantidade de ar que entra e sai em cada respiração normal.
2. **Volume de reserva inspiratória** – volume máximo adicional de ar, que se pode inspirar ao fim de uma inspiração normal.
3. **Volume de reserva expiratória** – quantidade máxima adicional de ar que se pode expirar no fim de uma expiração normal.
4. **Capacidade vital** – maior volume de ar que pode ser movimentado em uma única respiração. A maior parte que se pode expirar, depois da inspiração máxima, é o soma 1, 2 e 3.
5. **Volume residual** – quantidade de ar que permanece nos pulmões depois de uma expiração máxima.
6. **Capacidade residual funcional** – "volume de repouso". O volume do sistema imediatamente antes de uma inspiração normal, é a soma de 3 e 5.
7. **Capacidade pulmonar total** – volume pulmonar no seu máximo (isto é, depois de uma inspiração máxima). É a soma de 4 e 5.

MUDANÇAS DE VOLUME NOS DEFEITOS VENTILATÓRIOS

É relativamente fácil medir essas quantidades (ver lâmina) e geralmente se obtêm pistas diagnósticas para alterações do trato respiratório que interfiram com a ventilação. Estas podem ser divididas em dois tipos:

1. **Alterações restritivas** – aqueles casos em que a capacidade dos pulmões para expandir está comprometida (*complacência* diminuída). Isso ocorre, por exemplo, em fibrose pulmonar ou aderência pleural. As alterações restritivas são freqüentemente indicadas por uma *capacidade vital* anormalmente baixa.

2. **Alterações obstrutivas** – causadas por constrição das vias aéreas (*resistência* aumentada ao fluxo de ar), essas contrações, freqüentemente resultam de acúmulo de muco, edema de membranas mucosas, espasmos de musculatura brônquica, como ocorre na asma brônquica ou em bronquite espástica. Como essas alterações se devem a mudanças na resistência, a sua identificação requer a medida de fluxo em vez de volume (isto é, uma taxa de fluxo em vez de uma propriedade de equilíbrio). Isso se pode realizar por meio de medida do volume expelido dos pulmões por uma expiração forçada *em 1 segundo*. Essa quantidade, chamada de VEF_1 (*volume expiratório forçado*) é anormalmente baixa na doença obstrutiva.

ESPAÇO MORTO NÃO TROCA O_2 OU CO_2

Além dos volumes pulmonares, o espaço ocupado pelas vias aéreas condutoras – traquéia, brônquios e bronquíolos ou *espaço morto anatômico* – também merece atenção. Os 150mL de ar contidos nesse espaço "morto" entram e saem em cada respiração. Mas, diferentemente do ar alveolar, não estão em contato com os capilares, de modo que não têm oportunidade de trocar O_2 ou CO_2 com o sangue. Cada vez que um volume corrente de 500mL de ar é expelido, 500mL deixam os alvéolos, mas apenas 500 – 150 = 350mL alcançam a atmosfera. Os 150mL permanecem contidos nas vias aéreas, no espaço morto anatômico. Quando se faz inspiração de ar fresco, entram 500mL de ar nos alvéolos, mas os primeiros 150mL que entram não são atmosféricos, são o ar alveolar "velho", da última expiração, e que nunca alcançaram a atmosfera e ficaram aprisionados no espaço morto. Assim, a cada inspiração, somente 350mL de ar fresco entram nos alvéolos; os últimos 150mL do ar fresco inspirado nunca os alcançam porque são mantidos no espaço morto e serão expelidos na próxima expiração.

Segue disso que apenas 350/500 = 70% do volume corrente normal são usados para ventilar os alvéolos. Em vez de usar *ventilação pulmonar = volume corrente × respirações por minuto* como um indicador fisiológico de ventilação pulmonar eficiente, utilizamos com mais precisão *ventilação alveolar = (volume corrente – morto anatômico) × respirações por minuto*. O exemplo seguinte ilustra porque. Considere dois sujeitos com a mesma ventilação pulmonar: o sujeito A tem um pequeno volume corrente (digamos 250mL) mas uma freqüência respiratória alta de 24 por minuto; o sujeito B, com volume corrente com 500mL e uma freqüência de 12 por minuto, respira duas vezes mais profundamente, mas com metade da freqüência. Em ambos os casos, a ventilação pulmonar é 6.000mL/min (250 × 24 e 500 × 12). Mas, B tem uma ventilação de (500 – 150) × 12 = 4.200mL/min. O sujeito A tem apenas (250 – 150) × 24 = 2.400mL/min. Claramente, B está melhor; a maior parte dos esforços de A é gasta para movimentar o ar para dentro e para fora do espaço morto. Esse resultado, em geral, se sustenta: dada a mesma ventilação pulmonar, a ventilação alveolar aumentará para respirações mais profundas (embora venham a ser menos freqüentes). Em casos extremos (por exemplo, como durante choque circulatório), a respiração se torna tão superficial e tão rápida que praticamente não ocorre ventilação e o sujeito se encontra em grande perigo. Os cães, entretanto, podem usar essa respiração rápida e superficial, de forma controlada para perder calor, por meio da evaporação das vias aéreas, sem *hiperventilar*.

NC: Use uma cor escura para I.
1. Comece com o desenho superior, colorindo todos os cubos; cada um representa 500mL de ar.
2. Pinte o gráfico, incluindo as três barras verticais.
3. Pinte o espirômetro à direita.
4. Pinte o espaço morto anatômico. Observe que os desenhos à direita são esquemas dos desenhos anatômicos mais precisos à esquerda.

RESPIRAÇÃO NORMAL SILENCIOSA:
VOLUME CORRENTE (500mL) A
INSPIRAÇÃO MAIS PROFUNDA:
VOLUME DE RESERVA INSPIRATÓRIA (2.500 - 3.500mL) B
EXPIRAÇÃO MAIS PROFUNDA:
VOLUME DE RESERVA EXPIRATÓRIA (1.000mL) C
AR REMANESCENTE:
VOLUME RESIDUAL (1.000mL) D

VOLUMES DE AR DURANTE A RESPIRAÇÃO +

O volume de ar (500mL) que entra (ou sai) dos pulmões, em cada inspiração (ou expiração), durante a respiração silenciosa, é chamado de volume corrente. Durante a respiração forçada, aumenta a quantidade de ar, movimentada em cada respiração. A quantidade máxima de ar que pode ser inspirada, acima do volume corrente, se chama volume de reserva inspiratória; o volume máximo de ar adicional que pode ser expelido se chama volume de reserva expiratória. A quantidade máxima de ar que pode ser deslocada em cada respiração, a capacidade vital, é a soma do volume reserva inspiratória, mais o volume corrente, mais o volume da reserva expiratória. Contudo, os pulmões nunca se esvaziam completamente. O volume de ar, que permanece após uma expiração máxima, é chamado de volume residual. Finalmente, a capacidade pulmonar total é igual à soma de todos esses volumes.

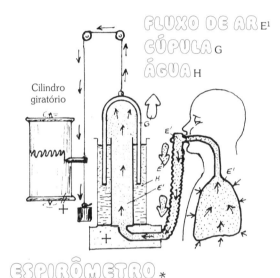

FLUXO DE AR E¹
CÚPULA G
ÁGUA H

ESPIRÔMETRO *

Os volumes respiratórios são medidos com um espirômetro, consistindo numa cúpula invertida, flutuando na água. Usando uma mangueira, o sujeito expira (inspira) na direção (ou a partir) da cúpula, como se esta fosse uma bexiga parcialmente cheia. A cúpula se move para cima (ou para baixo), a cada respiração e seus movimentos, que são proporcionais às mudanças de volume, e são registrados no cilindro giratório.

AR ALVEOLAR APÓS A RESPIRAÇÃO A¹
ESPAÇO MORTO ANATÔMICO I — 150mL I
AR FRESCO J — 350mL J
VOLUME CORRENTE A — 500mL A

Durante a inspiração, algum ar viciado alcança os alvéolos. Perto de 1/3 do volume corrente não é funcional e é utilizado simplesmente para encher as vias aéreas da cabeça, pescoço, brônquios, etc. O volume dessas vias (cerca de 150mL) é chamado de espaço morto anatômico. Cada vez que 500mL de ar são introduzidos nos pulmões, os primeiros 150mL provêm do espaço morto, com os 350mL seguintes, provindos do ar fresco atmosférico. Se o seu volume corrente for de apenas 150mL, você nunca obterá ar fresco! Você simplesmente trocaria os 150mL de um lugar para outro, entre o espaço morto e os alvéolos. Da mesma maneira, se você usar um respirador de mergulho com um volume de 350mL, aumentará seu espaço morto para 500mL! Nesse caso, o volume corrente normal de 500mL será inútil. Os cães perdem calor pela evaporação de fluido do seu espaço morto, quando ofegantes. Ao restringir a quantidade de ar movimentado, eles trazem ar fresco e seco para o espaço morto, sem permitir que ele alcance os alvéolos. Assim, sua respiração de movimentos rápidos não interfere com a respiração normal; eles não hiperventilam.

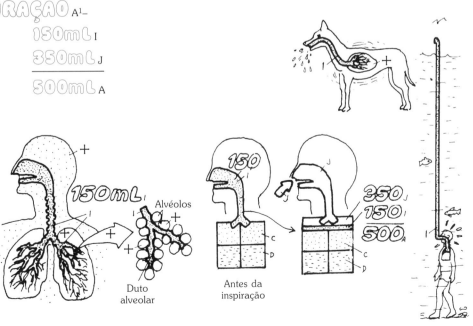

RESPIRAÇÃO

DIFUSÃO DE O_2 E CO_2 NO PULMÃO

A difusão de O_2 e CO_2 nos alvéolos pulmolares é complicada porque essas moléculas se movem através de uma interface ar-água. Para descrever esses movimentos, precisamos de um vocabulário aplicável tanto na fase líquida quanto na gasosa. Começaremos com uma revisão das propriedades de um gás.

MEDINDO CONCENTRAÇÕES DE GASES

Moléculas ideais de gás agem independentemente umas das outras – Em um gás, a *pressão* (força/unidade de área) resulta da colisão das moléculas de gás com as paredes dos recipientes. É determinada pela freqüência e força das colisões. Cada molécula de gás é independente da presença de qualquer outra; ela atingiria as paredes dos recipientes com a mesma freqüência, se estivesse só. Aumentando a temperatura do gás, aumenta a pressão, porque quanto maior a temperatura maior a velocidade das moléculas, causando colisões com mais freqüência e maior força. Diminuir o volume ocupado pelo gás também aumenta a pressão, porque as moléculas de gás, confinadas num espaço menor, colidem mais freqüentemente com as paredes.

Medindo a pressão do gás – A pressão do ar (ou qualquer gás) é medida por meio do contato com um reservatório de mercúrio (Hg) conectado a um tubo de fundo cego, sem ar (ou gás). A força exercida pela pressão do ar não sofre oposição desse tubo de vácuo; assim, o Hg se eleva até que seu peso contrabalance a pressão do ar. A altura dessa coluna (mmHg) é a medida da pressão do ar (gás). O ar atmosférico tem pressão de 760mmHg, no nível do mar.

Pressão parcial é uma medida da concentração de gás – Numa mistura de gases, cada componente age independentemente dos outros e cada molécula faz a mesma contribuição à pressão. O ar (uma mistura de gases) consiste aproximadamente em 20% de O_2 e 80% de N_2. Se removermos o N_2, medimos a pressão de 20% de 760, que é igual a 152mmHg. Da mesma forma, retendo o N_2, mas removendo o O_2, resulta a pressão de 80% de 760, que é igual a 608mmHg. Na mistura dos dois, o O_2 contribui com 152mmHg de pressão e o N_2 contribui com 608mmHg. Essas são as *pressões parciais* de O_2 e N_2, respectivamente. Elas são abreviadas como PO_2 e PN_2. É útil conhecer a pressão parcial de um gás, porque, sob temperatura constante (que é sempre o caso nos alvéolos), a pressão parcial é a medida da concentração do gás e indica a força disponível para dissolver o gás em um líquido.

Agora, suponha que colocamos o ar em contato com um líquido sem gás, digamos água. Quanto maior a pressão parcial de O_2 (PO_2) no gás, com maior freqüência o O_2 atingirá a superfície da água e com maior freqüência umas moléculas de O_2 entrarão e dissolver-se-ão no líquido. Mas, as moléculas de O_2 dissolvidas também atingirão a superfície por baixo e algumas delas tenderão a escapar na fase gasosa. À medida que se eleva a concentração de O_2 no líquido, mais tenderá a escapar, até alcançar um *equilíbrio*, em que o número de moléculas que sai contrabalança exatamente o número que entra no líquido. A concentração de O_2 no líquido é *diretamente proporcional* à pressão parcial do O_2 com o qual se equilibra e, freqüentemente, usamos a pressão parcial como uma medida da concentração de O_2 no líquido. Se a PO_2 no ar fosse 152mmHg, então, após o equilíbrio, a PO_2 na solução seria também de 152mmHg.

GRADIENTES DE PRESSÃO PARCIAL

O que se descreveu para O_2 se aplica, igualmente, para todos os gases, particularmente para CO_2. Quando as pressões parciais entre quaisquer dois pontos não são iguais, os dois pontos não estão em equilíbrio. Dada a oportunidade, o gás se difundirá de um para o outro. Se a pressão parcial numa fase gasosa (por exemplo, alvéolo) for maior do que na água (por exemplo, plasma), o gás entrará na água; se for menor, o gás sairá da água. As moléculas de gás se movem para baixo, nos gradientes de pressão parcial.

Em cada inspiração, o ar se move por fluxo de massa para o interior dos alvéolos, como descrito na lâmina 49. Dos alvéolos, o O_2 difunde para baixo, no seu gradiente parcial para o sangue, enquanto o CO_2 difunde na direção oposta. O ar alveolar perde O_2 e ganha CO_2, junto com algum vapor d'água que evapora das paredes das vias respiratórias úmidas. Como resultado, as pressões parciais desses gases nos alvéolos diferem daquelas na atmosfera, como mostrado na ilustração. A circulação (fluxo de massa) leva O_2, contido no sangue, para capilares sistêmicos onde mais uma vez ele difunde de forma descendente no seu gradiente de pressão parcial, dessa vez para os tecidos. Novamente, o CO_2 difunde na direção oposta, dessa vez para o sangue, e o levará por fluxo de massa, via sistema venoso e artéria pulmonar, para os pulmões.

Três variáveis importantes determinam a velocidade da difusão de gás no corpo: (1) o gradiente na pressão parcial, (2) a área de superfície, disponível para difusão e (3) a magnitude da distância de difusão. Embora a ilustração de baixo mostre que o O_2 sempre desce no gradiente de pressão parcial, da atmosfera para a mitocôndria, o movimento em longas distâncias (entre a atmosfera e alvéolos e entre pulmões e tecido sistêmico) é determinado pela ação de bombeamento dos músculos respiratórios e cardíacos. Nesses casos o transporte ocorre por fluxo de massa. A difusão é o mecanismo efetivo de transporte apenas em distâncias curtas entre alvéolos e sangue e entre sangue e tecido. A situação é semelhante para CO_2. O transporte de gás pode ficar comprometido se as distâncias para difusão forem aumentadas, como no *edema pulmonar* e se a área de superfície disponível para difusão estiver reduzida, como no *enfisema*.

NC: Use vermelho para B e uma cor escura para I.
1. Comece com a ilustração superior, primeiro a linha do topo. Os títulos para B e C são O_2 e N, na equação da direita.
2. Faça a ilustração do meio.
3. Pinte a ilustração inferior, seguindo a seqüência numérica.
4. Pinte os números na ilustração de PO_2 em vários estágios, na jornada até o local de utilização, a mitocôndria. Faça o mesmo para PO_2.

O QUE É PRESSÃO?

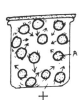

MOLÉCULA DE GÁS A

Em um gás, a pressão (força/unidade de área) resulta da colisão das moléculas de gás com as paredes do recipiente. É determinada pela freqüência das colisões e pela força imprimida em cada colisão.

O QUE MUDA A PRESSÃO?

Aumentar a temperatura eleva a pressão porque aumenta a velocidade das moléculas, as quais aumentam a freqüência de colisão e a força imprimida. A compressão também eleva a pressão porque as moléculas de gás colidem mais freqüentemente com as paredes.

PRESSÃO PARCIAL (P) DO GÁS

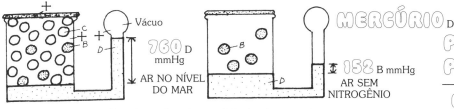

MERCÚRIO D

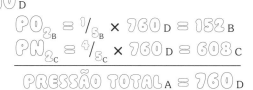

$$PO_{2_B} = 1/5_B \times 760_D = 152_B$$
$$PN_{2_C} = 4/5_C \times 760_D = 608_C$$

PRESSÃO TOTAL A $= 760_D$

A força (pressão) exercida pelo ar não sofre oposição do tubo com vácuo (sem ar). Assim o Hg sobe até que o seu peso se equilibre com a pressão do ar. A altura dessa coluna (mmHg) é a pressão do ar. O ar atmosférico tem uma pressão de 760mmHg no nível do mar.

A pressão total de um gás reflete a soma das colisões exercidas por todas as moléculas de gás. Se o ar tem 20% de O_2, então O_2 exerce $0{,}20 \times 760 = 1/5 \times 760 = 152$mmHg. O O_2 tem uma pressão parcial (PO_2) de 152mmHg. A pressão parcial é proporcional à concentração do gás.

SOLUBILIDADE DO GÁS:
PRESSÃO NO AR VERSUS PRESSÃO NO GÁS

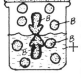

Quando a água, sem O_2 inicia o contato com o ar, o O_2 entra (dissolve) na água até alcançar o equilíbrio, quando a taxa de O_2 que sai da água iguala a taxa do que entra. Nós medimos as concentrações do gás na solução em termos de pressão parcial. Se a PO_2 final no ar fosse 152mmHg, então a PO_2 na solução também seria de 152mmHg. Por definição, a pressão parcial de um gás, na solução, é igual à pressão parcial do mesmo gás que seria necessária, na fase gasosa, se as fases aquosa e gasosa estivessem em equilíbrio.

ALVÉOLO E
CAPILAR SANGÜÍNEO F

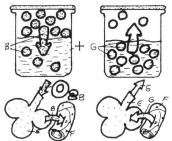

Se a pressão parcial na fase gasosa (por exemplo, alvéolo) for maior do que na água (por exemplo, plasma) o gás entrará na água. Se for menor, o gás sairá da água. As moléculas de gás se movem de forma descendente nos gradientes de pressão parcial.

FATORES QUE AFETAM O TRANSPORTE DE GÁS EM PULMÃO E TECIDOS

1. GRADIENTES DE P

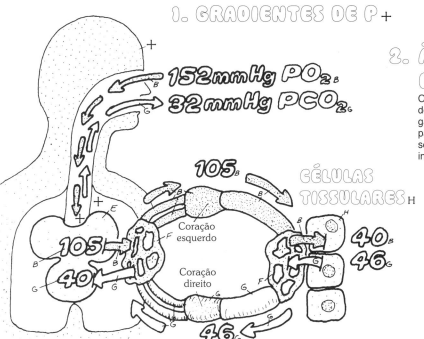

Siga a pressão parcial do O_2, como se move do ar exterior para o seu ponto de utilização dentro das células, a mitocôndria. O movimento, através das longas distâncias, entre a atmosfera e alvéolos e entre pulmões e tecidos, ocorre por fluxo de massa. A difusão é um mecanismo eficaz de transporte nas curtas distâncias entre alvéolos e sangue e entre sangue e tecido. A situação é semelhante para CO_2, mas lembre que a PCO_2 é mais alta nas células, onde é produzida, e mais baixa na atmosfera, de maneira que ela se move na direção oposta.

2. ÁREA DE SUPERFÍCIE
ENFISEMA I

Os gradientes de pressão parcial dão a força para o transporte de gás, mas o caminho também é importante. O transporte do gás pode ficar comprometido se a área de superfície, disponível para difusão, se reduzir, como acontece no enfisema e também se as distâncias de difusão se alongarem (se aumentar o fluido intersticial) como acontece no edema pulmonar.

3. ESPESSURA DA DISTÂNCIA DE DIFUSÃO

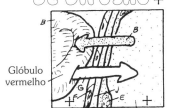
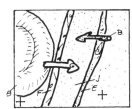

Glóbulo vermelho — Parede capilar — Parede alveolar

FLUIDO INTERSTICIAL J

GRADIENTES DE OXIGÊNIO B

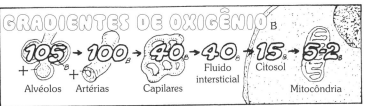

Alvéolos → Artérias → Capilares → Fluido intersticial → Citosol → Mitocôndria
105 → 100 → 40 → 40 → 15 → 5-2

RESPIRAÇÃO

Como qualquer soluto, o O_2 pode simplesmente se dissolver nos fluidos aquosos do sangue, mas a quantidade que pode fazê-lo é muito pequena. Na PO_2 (pressão parcial de O_2) = 100mmHg, que existe no sangue arterial e, com um débito cardíaco normal, a quantidade dissolvida supriria apenas cerca de 6% das necessidades do corpo, em repouso. Durante a atividade, seria ainda menor. Claramente, tem de haver, e há, outro meio. A maior parte do O_2, transportada pelo sangue, se combina com *hemoglobina* (Hb), uma proteína que contém ferro, no interior dos glóbulos vermelhos. A Hb pode transportar aproximadamente 70 vezes o O_2 contido em solução simples.

CO_2 É TRANSPORTADO COMO HCO_3^- E COMO CARBAMINOEMOGLOBINA

Embora o CO_2 seja mais solúvel do que o O_2, ele também é transportado primeiramente em formas combinadas diferentes no plasma e nos glóbulos vermelhos. A maior parte do CO_2 reage com água para formar o ácido carbônico (H_2CO_3), que se dissocia em H^+ e bicarbonato (HCO_3^-), de acordo com a reação:

$$H_2O + CO_2 \rightarrow H_2CO_3 \rightarrow H^+ + HCO_3^-$$

Outra fração do CO_2 combina com alguns dos grupos amino, nas porções polipeptídicas da Hb, para formar *carbaminoemoglobina*.

O_2 COMBINA COOPERATIVAMENTE COM HEMOGLOBINA

O oxigênio se liga ao ferro ferroso no heme – A capacidade da Hb para se ligar ao O_2 depende da presença do grupo *heme* dentro da molécula. O heme, um não-polipeptídeo consiste de uma parte orgânica e um átomo *ferro;* ele dá à Hb (e aos glóbulos vermelhos) a cor vermelha característica. O ferro pode estar em um dos dois estados: o estado ferroso (carga = +2) ou estado férrico (carga = +3). O O_2 se liga apenas à Hb com ferro, no estado ferroso. A Hb no estado férrico, chamada *metaemoglobina* tem cor mais escura e não pode se ligar ao O_2.

Hemoglobina consiste em quatro subunidades – O grupo heme está localizado em uma cadeia polipeptídica grande e, juntos (heme + cadeia polipeptídica), são chamados de uma subunidade. A molécula inteira de Hb, que tem um peso molecular de 64.450, consiste em quatro dessas subunidades. O tamanho de uma molécula de O_2 constitui apenas cerca de 0,1% do tamanho de uma dessas subunidades. É natural indagar se a estrutura grande tem qualquer significância e se a combinação de subunidades em grupos de quatro representa qualquer vantagem. Seria uma molécula de ferro ou um heme propriamente suficientes? E uma subunidade?

Exclusão da água protege o ferro ferroso – Quando o heme isolado é dissolvido na água, liga-se a O_2, mas apenas momentaneamente, porque rapidamente é convertido, do estado ferroso (+2) para o estado férrico (+3). Porém, isso não acontece no heme na Hb ou mesmo em uma subunidade, porque o heme está localizado em uma fenda, a qual tem um caráter apolar distintivo, de maneira que a água é excluída. Aparentemente, o polipeptídeo protege o heme da água e ajuda a mantê-lo no estado ferroso reduzido (+2). Mesmo aqui, dá-se alguma conversão em taxa lenta, mas os glóbulos vermelhos contêm uma enzima, capaz de converter a metaemoglobina, de volta em Hb.

A molécula ideal de armazenagem de oxigênio se liga fortemente nos pulmões e frouxamente nos tecidos – Dado que o ferro, em uma subunidade, estará razoavelmente estável no estado ferroso e que se liga ao O_2, por quê juntar quatro delas? A resposta parece ser "bom demais"; uma subunidade se liga bem demais ao O_2. Isso se pode demonstrar, estudando a *mioglobina*, um parente muito próximo da Hb, contendo heme e uma cadeia polipeptídica, mas consistindo de uma subunidade. A mioglobina capta bem o O_2, numa PO_2 muito baixa, mas muito mais baixa que a PO_2 do sangue venoso. Mas isso também significa que a mioglobina não abrirá mão dele até que a PO_2 seja correspondentemente baixa. A mioglobina funciona bem como um composto de armazenagem de O_2 no músculo, onde libera seu oxigênio apenas quando a PO_2 cai muito, durante exercício forçado, mas não seria suficiente como um transportador de O_2 no sangue. Poderíamos imaginar outras subunidades isoladas, que tivessem afinidades mais baixas com o O_2, mas apresentariam um novo problema: não captariam O_2 suficiente nos pulmões. Um tipo de molécula se liga fortemente demais; funciona bem nos pulmões, mas não nos tecidos. A outra se liga frouxamente; ela abre mão do O_2 prontamente nos tecidos, mas não consegue captá-lo suficientemente nos pulmões. Idealmente, gostaríamos de uma molécula que se transformasse num tipo e em outro, enquanto fosse dos pulmões para os tecidos.

A hemoglobina se aproxima do ideal ao juntar quatro subunidades, de maneira que os pontos heme possam interagir – A Hb existe em mais de um estado. Quando nenhum dos pontos de ligação com ferro está ocupado, a Hb está num estado T ("tensão") e não é receptiva a O_2. Porém, uma vez que um O_2 se liga a um ponto, o ferro se movimenta levemente e também partes da cadeia polipeptídica a ele ligada. Isso afrouxa a estrutura tornando mais fácil o próximo O_2 aderir a um dos pontos vazios remanescentes. A seqüência se repete, tornando ainda mais fácil para o próximo O_2, etc., até que (nos pulmões) os quatro pontos estejam ocupados por O_2 e que a Hb esteja em um estado R ("relaxado"). Inversamente (nos tecidos), ao liberar-se um O_2 da Hb, esta se transforma levemente, tornando mais fácil para o próximo descarregar-se. Esse comportamento é chamado *cooperativo*. Uma analogia simples, na lâmina, mostra um barco (Hb) com espaço para quatro pessoas (O_2). Elas começam na água, mas, quando uma sobe ao barco, ajuda a próxima, etc. Semelhantemente, quando o barco atraca, a primeira que desembarca ajuda a seguinte. O significado fisiológico deste comportamento cooperativo se discute na Lâmina 54.

NC: Use vermelho para B e azul para C (ambos para sangue venoso e transporte de CO_2).

1. Comece com a ilustração de cima. Observe que o símbolo para oxiemoglobina é uma simplificação ulterior do símbolo usado no pé da página, o qual é uma simplificação do modelo de hemoglobina (ilustração grande inferior).

2. Pinte a ilustração inferior, começando com a ilustração grande. Observe que a cadeia alfa inferior à esquerda (E) mostra a cadeia polipeptídica, da qual ela e as outras cadeias são compostas. Pinte os três exemplos abaixo. Observe que o barco, na extrema direita, recebe a oxiemoglobina em vermelho, porque está com quatro moléculas de O_2.

SATURAÇÃO DE O₂ NA CIRCULAÇÃO SANGÜÍNEA

Como qualquer soluto, o O_2 pode simplesmente se dissolver no plasma sangüíneo, mas a quantidade que pode ser dissolvida é muito pequena e não supre as necessidades do corpo. A maior parte do O_2 transportado pelo sangue não está em solução simples, mas está combinada com hemoglobina (Hb), uma proteína que contém ferro, dentro dos glóbulos vermelhos. A Hb é representada pelos quadrados no frasco.

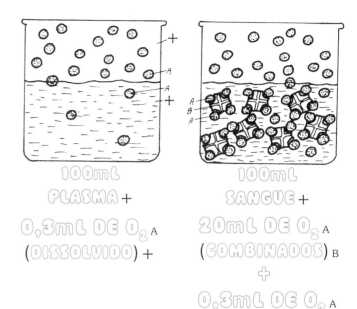

100mL PLASMA + 0,3mL DE O₂ (DISSOLVIDO) +

100mL SANGUE + 20mL DE O₂ (COMBINADOS) + 0,3mL DE O₂ (DISSOLVIDO) +

DESOXIEMOGLOBINA + (HHb) +

$$HHb + O_2 \rightleftharpoons HbO_2^- + H^+$$

OXIEMOGLOBINA (HbO₂⁻)

TRANSPORTE DE O₂
- 99% COMO OXIEMOGLOBINA
- 1% DISSOLVIDO NO PLASMA

TRANSPORTE DE CO₂
- 67% COMO BICARBONATO
- 24% COMO CARBAMINOEMOGLOBINA
- 9% DISSOLVIDOS NO PLASMA

O CO_2 também é transportado em formas combinadas diferentes, no plasma e nos glóbulos vermelhos. A maior parte do CO_2 reage com a água para formar ácido carbônico (H_2CO_3), o qual se dissocia em H^+ e bicarbonato (HCO_3^-). Alguns CO_2 remanescentes combinam com grupos amino, nas porções polipeptídicas da Hb, para formar carbaminoemoglobina.

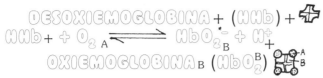

MITOCÔNDRIA

97% DE O₂ ARTERIAL
75% DE O₂ VENOSO

MOLÉCULA DE HEMOGLOBINA (Hb)
- 2 CADEIAS PEPTÍDICAS ALFA
- 2 CADEIAS PEPTÍDICAS BETA
- 4 HEMES:
  - 4 PORFIRINAS
  - 4 ÁTOMOS DE FERRO

A hemoglobina (Hb) consiste de quatro cadeias polipeptídicas, chamadas de subunidades. Um heme, um não-peptídeo, está localizado em uma fenda de cada cadeia. Cada heme contém um átomo de ferro, que é o ponto de ligação para o O_2. Mantendo o ferro "escondido" da água, ajuda-se a evitar a deterioração da hemoglobina em metaemoglobina, que não pode se ligar ao O_2.

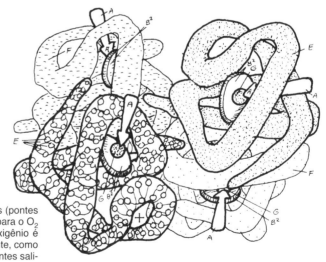

COMO O₂ SE LIGA

Na deoxi-Hb, as subunidades se mantêm juntas, por meio de forças elétricas (pontes salinas). Isso se chama de estado T (de tensão). No estado T, é muito difícil para o O_2 ter acesso a pontos de ligação com o ferro. Entretanto, a ligação com o oxigênio é cooperativa. Uma vez que um O_2 se liga a um ponto, o ferro se move levemente, como também partes da cadeia peptídica, a ele unida. Isso quebra algumas das pontes salinas, afrouxando a estrutura e facilitando para o próximo O_2 etc, até que os quatro pontos estejam ocupados por O_2 e que a Hb esteja em um estado R (relaxado).

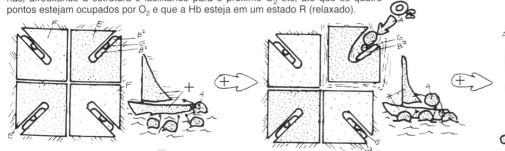 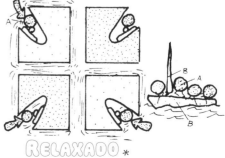

ESTADO DE TENSÃO — **RELAXADO**

Quando a hemoglobina (Hb) se expõe ao O_2, as moléculas de O_2 colidem continuamente com ela. Se houver pontos de ligação vazios na Hb, um O_2 que colide pode se ligar a ele. Porém, os O_2 ligados ficam continuamente vibrando, soltos de seus pontos. O equilíbrio é alcançado quando o número de ligados iguala ao número de vibrantes. Na Hb, o equilíbrio se alcança muito rapidamente e sua posição é determinada, em grande medida pela PO_2. Quanto mais alta a PO_2 (quanto mais concentrado o O_2), mais freqüentes serão as colisões com a Hb e mais freqüentemente um O_2 se ligará. Ao aumentar a concentração de O_2, mais e mais pontos de ligação são preenchidos, até que, finalmente, cada ponto fica ocupado e cada molécula de Hb contém quatro moléculas de O_2 ligadas. Nesse ponto, dizemos que a Hb está 100% *saturada*; quando apenas metade está ocupada, a Hb está 50% saturada.

HEMOGLOBINA TEM CURVA DE CAPTAÇÃO DE O_2 EM FORMA DE "S"

A ilustração grande, na lâmina, mostra como a Hb capta o O_2, em pressões parciais que existem nos pulmões e nos tecidos. Nos pulmões, a $PO_2 = 105$ mmHg; a curva mostra que a Hb está 97% saturada. A ilustração também mostra que a Hb descarregará o O_2 nos capilares tissulares, onde a média das PO_2 é de cerca de 40mmHg e pode baixar mais até 20mmHg, em capilares de músculo ativo. A seta vertical mostra a diferença entre a porcentagem de saturação da hemoglobina do sangue, logo após deixar os pulmões e a porcentagem de saturação da hemoglobina nos tecidos. Essa diferença é o O_2 fornecido aos tecidos.

Forma em "S" reflete a interação cooperativa de quatro subunidades – A Hb "funciona" porque sua curva de saturação tem a forma de "S"; ela descarrega a maior parte do O_2 em uma faixa muito estreita de PO_2 – entre 20 e 40mmHg. Esse comportamento se deve ao fato da Hb ser formada por quatro subunidades imperativas, as quais "cooperam" na ligação com O_2. A primeira porção da curva, em PO_2 muito baixa, é plana, porque a Hb está no estado de tensão e não é receptiva ao O_2. Ao se introduzirem mais moléculas de O_2, fica mais provável que uma delas se ligue. Uma vez que isso aconteça, ela influencia os outros pontos de ligação vazios, na mesma molécula de Hb, aumentando a probabilidade de se ligar um segundo O_2, o qual aumentará as chances de um terceiro, etc. Dessa forma, a curva de ligação (saturação) se eleva de forma íngreme – e felizmente na região certa!

Confronte esse comportamento com o da *mioglobina*, a proteína de armazenagem de O_2, nas células musculares. Ela é semelhante à Hb, mas contém apenas uma subunidade; uma molécula se liga apenas a um O_2, e não há possibilidade de estado T ou de *ligação cooperativa*. Sua a curva de ligação não tem a forma de "S" e em vez de liberar seu O_2 para a PO_2, encontrada no sangue venoso, ela o captura. Porém isto combina com sua função; a mioglobina armazena O_2 e o liberará nos tecidos, apenas quando a PO_2 se tornar muito baixa.

CO_2, H^+, E 2,3 DIFOSFOGLICERATO (DPG)

CO_2, H^+ e 2,3DPG "tensionam" a hemoglobina e liberam o O_2 – A PO_2 não é a única variável que influencia a ligação de O_2 à Hb. A última ilustração na lâmina mostra várias curvas de porcentagem de saturação para a Hb, sob condições diferentes. Em uma delas, a concentração de CO_2 aumentou e a curva de saturação de O_2 para a Hb passou para a direita (isto é, localizada abaixo da curva "normal"). Nesse caso, é necessária uma PO_2 mais alta para obter a mesma porcentagem de saturação; isso significa que a Hb tem uma afinidade menor por O_2. Se a Hb estivesse ali, simplesmente exposta a uma PO_2 constante e a uma CO_2 subitamente elevada, transferindo a curva para a direita, então a Hb liberaria parte do seu O_2. Isso acontece de fato quando o sangue passa por um capilar e o CO_2 se difunde para o sangue, a partir dos tecidos. Além do CO_2, duas outras substâncias importantes deslocam a curva para a direita. Elas são o H^+ e o metabólito que contém fósforo, a *2,3DPG*. Estes se ligam a locais separados da molécula de Hb, mas agem de modo semelhante, reforçando as ligações entre as subunidades da Hb, o que promove o estado de tensão com baixa afinidade ao O_2. Os tecidos geralmente produzem CO_2 e H^+, ajudando a eliminar o O_2 da hemoglobina e tornando-o mais disponível para as células dos tecidos.

A forte afinidade da hemoglobina fetal por O_2 resulta de sua baixa captação de 2,3DPG – Quando a curva se desloca para a esquerda, acima da curva "normal", a hemoglobina tem mais afinidade por O_2; ela capta alguns. Isto ocorrerá toda vez que cair o nível de 2,3DPG. Quando se remove todo o 2,3DPG, a Hb entra num estado mais relaxado, em que sua afinidade por O_2 aumenta tanto que começa a lembrar a mioglobina. A *Hb nos glóbulos vermelhos fetais* é diferente da Hb do adulto; em particular, a Hb fetal não se liga ao 2,3DPG tão prontamente como a Hb do adulto. Em outras palavras, ela é menos sensível ao 2,3DPG. Por isso, a curva de saturação de O_2 para a Hb fetal fica acima da curva para a Hb maternal, mostrando que a Hb fetal tem uma afinidade maior por O_2. Isso é uma vantagem para o feto, porque, quando a Hb fetal se aproxima da Hb maternal (na placenta), ela toma O_2 do sangue maternal.

2,3DPG tem um papel regulador no transporte de O_2 – O papel do 2,3DPG atraiu muito a atenção, porque ele não é simplesmente um "ingrediente" essencial, cuja presença é necessária para a função normal da Hb. Seu nível pode variar consideravelmente e está envolvido na regulação do transporte de O_2, na saúde ou na doença. Seu nível se eleva quando se reduz a captação de O_2 nos pulmões e isso ajuda a Hb a liberar uma quantidade maior de O_2 que carrega, quando chegar aos tecidos. Essa elevação no 2,3DPG ocorre, por exemplo, durante o primeiro dia de adaptação a altitudes elevadas (Lâmina 57) e durante doenças pulmonares obstrutivas.

NC: Use a mesma cor para O_2 (B), como foi usada nas lâminas anteriores. Observe que a Hb é mostrada por dois símbolos diferentes, um caminhão basculante e uma estrutura de quatro unidades.
1. Comece com o gráfico no alto à direita. Pinte primeiro a porcentagem e as coordenadas de PO_2. Depois pinte a curva e as concentrações de O_2 correspondentes, abaixo do eixo horizontal.
2. Pinte o exemplo da mioglobina (F).
3. Pinte os fatores que influenciam a curva. Observe que o caminhão basculante recebe uma cor diferente em dois dos exemplos.

CURVA DE DISSOCIAÇÃO DA HEMOGLOBINA/OXIGÊNIO

Quanto mais concentrado o O_2 (isto é, quanto mais alta a PO_2), mais ele preencherá os pontos vazios, na Hb. Quando todos os pontos possíveis estiverem ocupados por O_2, dizemos que a Hb está 100% saturada; quando apenas metade está ocupada, a Hb está apenas 50% saturada. A ilustração mostra que a Hb captará O_2 nos pulmões; aqui, a PO_2 = 105mmHg, e a curva mostra que a Hb está 97% saturada. A figura também mostra que a Hb descarregará (basculante) o O_2 nos tecidos, onde as médias de PO_2 são de cerca de 40mmHg, mas podem cair até 20mmHg, em músculos ativos. A Hb "funciona" porque sua curva de saturação tem a forma de "S"; ela descarrega a maior parte do CO_2 em uma faixa muito estreita de PO_2 (entre 20 e 40mmHg). Esse comportamento reflete a natureza cooperativa da ligação do O_2 à Hb. A primeira porção da curva, sob PO_2 muito baixa, é plana porque a Hb está no estado de tensão e não é receptiva ao O_2. Ao se introduzir mais O_2, é mais provável que um deles se ligue e, ao fazê-lo, aumenta a probabilidade de um segundo, que aumenta a chance de um terceiro, etc. Assim, a curva de ligação (saturação) se eleva abruptamente – e felizmente bem no local certo.

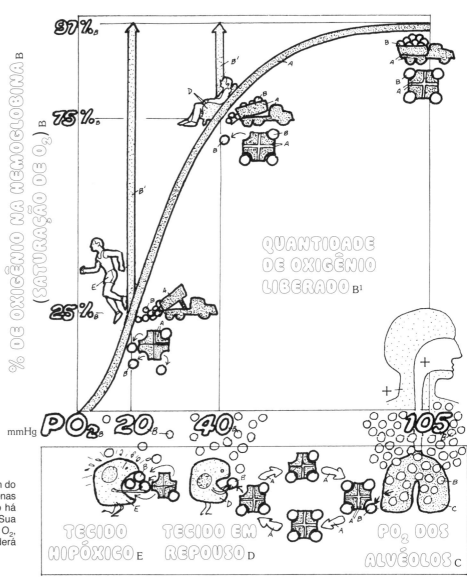

MIOGLOBINA

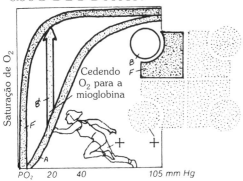

Compare isto com a mioglobina, essa proteína de armazenagem do O_2 nas células musculares. Ela é semelhante à Hb, mas contém apenas uma subunidade. Uma molécula liga com apenas um O_2 e não há possibilidade de estado de tensão ou de ligação cooperativa. Sua curva de ligação não tem a forma de "S" e, em vez de ceder seu O_2, ela o toma. Porém esta é sua função; ela armazena O_2 e o cederá aos tecidos, apenas quando a PO_2 cair muito.

CURVA NORMAL: Hb MATERNAL

DESLOCAMENTO PARA A DIREITA: pH+, CO_2 E DPG

Quando uma curva de saturação de O_2 para a Hb se desloca para a direita (isto é, quando fica abaixo da curva "normal"), tem uma afinidade menor por O_2 e cede alguns. Três substâncias importantes deslocam a curva para a direita – H+, CO_2 e um metabólito que contém fósforo, o 2,3DPG. Todos agem de modo semelhante, criando pontes entre as subunidades da Hb, promovendo o estado de tensão com baixa afinidade ao O_2. Os tecidos comumente produzem CO_2 e H+, ajudando a retirar o oxigênio da Hb e tornando-o disponível para as células dos tecidos.

DESLOCAMENTO PARA A ESQUERDA
Hb FETAL
AUSÊNCIA DE DPG

Quando a curva se desloca para a esquerda, a Hb tem mais afinidade para O_2; ela capta alguns. A curva de saturação para a Hb fetal fica acima da curva para a Hb maternal normal; a Hb fetal tem uma afinidade maior por O_2. Isso é uma vantagem para o feto, porque, quando a Hb fetal se aproxima da Hb maternal (na placenta), ela tomará O_2 do sangue maternal. O sangue fetal tem esta propriedade porque é menos reativo ao 2,3DPG redutor da afinidade pelo O_2, que a Hb normal do adulto.

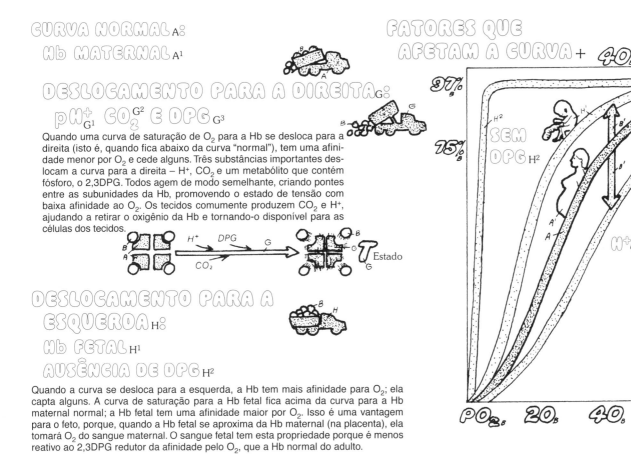

RESPIRAÇÃO

Na Lâmina 54, vimos como a estrutura de subunidades da Hb introduz, na molécula, novas propriedades que não são partilhadas pela análoga mioglobina, mais simples e de uma única unidade. Em particular, o aumento das concentrações de CO_2 e H^+ leva o O_2 a sair da molécula de Hb. O inverso também é verdadeiro: aumentar a concentração do O_2 remove CO_2 e H^+. À primeira vista, esta sensibilidade incomum da Hb ao seu ambiente pode parecer indesejável numa molécula, cuja função seja estabilizar a PO_2 nos fluidos do corpo. Entretanto, a função da Hb vai além disso; não é apenas transportar O_2. Ela também transporta CO_2 e H^+. Além disso, a Hb reage com essas três substâncias de maneira notável, porque as coisas "certas" acontecem no momento e no lugar "certos".

CO_2 É TRANSPORTADO COMO BICARBONATO

Do mesmo modo que o transporte de O_2, o de CO_2 é passivo. A PCO_2 é alta nos tecidos porque ele é produzido neles. É baixa nos alvéolos pulmonares porque é varrido em cada respiração e portanto é baixo também no sangue arterial que entra nos capilares dos tecidos. O CO_2 se move de forma descendente no seu gradiente de pressão parcial, do tecido para o sangue capilar e para alvéolos pulmonares (Lâmina 53). Embora o sangue contenha pequena quantidade de CO_2 (cerca de 9%) em solução simples e outra fração (cerca de 27%) em combinação com a Hb, a maior parte (64%) reage com a água, formando *bicarbonato* (HCO_3^-) e *íons hidrogênio* (H^+).

$$CO_2 + H_2O \rightleftharpoons H_2CO \rightleftharpoons HCO_3 + H^+$$

HEMOGLOBINA TAMPONA H^+

Como a PCO_2 é alta nos tecidos, esta reação se dá para a direita e o CO_2 é transportado como bicarbonato. Entretanto, há um problema maior: essa reação conduz ao acúmulo de íons H^+. Os íons H^+ não apenas são ácidos, mas seu acúmulo desacelerará e bloqueará a reação do CO_2 com a água, o que limita muito as quantidades de CO_2 que possam ser transportadas. O dilema se resolve por meio de substâncias no sangue, que "encharcam" ou *tamponam* o excesso de íons H^+. A Hb é um dos mais importantes desses tampões; sua reação com o H^+ é representada como segue:

$$H^+ + HbO_2 \rightleftharpoons HHb + O_2$$

em que HbO_2^- representa a Hb com O_2 aclopado (*oxiemoglobina*) e o sinal (−) significa uma das muitas cargas carregadas pela molécula de Hb. Semelhantemente a HHb representa a Hb com um H^+ extra aclopado.

Observe que ambas as reações são reversíveis (isto é, elas podem ocorrer da esquerda para a direita ou da direita para a esquerda, dependendo das concentrações dos reagentes e produtos). Em *equilíbrio*, a reação se dá nas duas direções, mas em taxas iguais, de forma que não sejam notadas mudanças. Entretanto, quando as concentrações das substâncias à direita estão diminuídas, a reação é "puxada" da esquerda para a direita. Aumentar as concentrações à esquerda, "empurrará" a reação da esquerda para a direita. Inversamente diminuir as concentrações das substâncias à esquerda ou aumentá-las à direita, movimenta a reação da direita para a esquerda.

Hidratação de CO_2 é catalisada por anidrase carbônica

Geralmente, a reação entre CO_2 e a água é morosa, levando muitos segundos em água ou plasma. Entretanto, é realizada em milissegundos, dentro dos glóbulos vermelhos, onde a reação é catalisada por uma enzima poderosa, a *anidrase carbônica*. O CO_2 lipossolúvel passa através da dupla camada da membrana com facilidade e entra no glóbulo vermelho. O HCO_3^- recém-formado sai, por meio de um contratransportador especial que, muito rapidamente, troca Cl^- por HCO_3^-. Os efeitos finais dessa ação enzimática muito rápida e transporte são garantir que a reação se complete dentro de um curto espaço de tempo (aproximadamente 1 segundo) que o sangue gasta em um capilar e permitir que glóbulos vermelhos e plasma partilhem o transporte do bicarbonato. Manter a anidrase carbônica dentro do glóbulo vermelho (em vez do plasma) tem a vantagem de que o ambiente do glóbulo vermelho a protege de dano oxidativo.

H^+ É JOGADO ENTRE HEMOGLOBINA E HCO_3^-

Tecidos: o H^+ combina com a hemoglobina e ajuda a liberar O_2

Nos tecidos, as reações que envolvem a Hb e bicarbonato são casadas porque os íons H^+ são participantes comuns a ambas.

$$CO_2 + H_2O \rightarrow H_2CO_3 \rightarrow HCO_3^- + H^+$$
$$H^+ + HbO_2^- \rightarrow HHb + O_2$$

A primeira reação se dá na direção indicada, porque (1) CO_2 é produzido nos tecidos, portanto sua concentração é alta e (2) assim que começa a se acumular excesso de H^+, ele é consumido pela segunda reação. A segunda reação se dá na direção indicada porque (1) um suprimento regular de H^+ é liberado pela primeira reação; (2) um suprimento regular de HbO_2^- em alta concentração provém dos pulmões; (3) a HHb é continuamente varrida do sangue venoso; e (4) o O_2 é consumido pelos tecidos, de forma que sua concentração é baixa. Observe que assim que se produz H^+, ele é capturado pela Hb, de maneira que não se acumule H^+ livre em níveis perigosos. No processo, os tecidos recebem um dividendo extra: mais O_2 é retirado da Hb do que seria retirado sem a ligação do H^+.

Pulmões: H^+ se combina com HCO_3^- e ajuda a liberar CO_2

Nos pulmões, ocorrem estas mesmas reações, mas agora ao contrário:

$$O_2 + HHb \rightarrow HbO_2^- + H^+$$
$$H^+ + HCO_3^- \rightarrow H_2CO_3 \rightarrow H_2O + CO_2$$

A primeira reação se dá na direção da seta porque (1) a PO_2 é alta nos pulmões; (2) existe um suprimento regular da HHb em alta concentração, provindo dos tecidos (via sangue venoso sistêmico); e (3) assim que se acumula H^+ excedente, é consumido pela segunda reação. A segunda se dá como mostrado, porque (1) existe um suprimento regular de H^+, liberado pela primeira reação; (2) existe um suprimento regular de HCO_3^- em alta concentração, provindo dos tecidos; e (3) a respiração mantém o CO_2 em nível baixo.

Assim, os íons H^+, os quais, a princípio, pareciam ser um problema, de fato desempenham um papel muito útil: nos tecidos, eles fazem com que o O_2 saia da Hb e, nos pulmões, ajudam a remover o CO_2 do HCO_3^-. Eles nunca acumulam no estado livre porque vão e vem, como uma "batata quente", entre a Hb e o HCO_3^-.

NC: Use as mesmas cores usadas na página anterior para O_2 (I). Use vermelho para C, azul para D e azul-claro para F. Use uma cor escura para H.

1. Comece colorindo as células tissulares e títulos, no topo da página e o alvéolo pulmonar e títulos na base. Depois pinte a seção dos glóbulos vermelhos. Pinte as duas faixas horizontais (onde ocorrem as duas trocas de gases) de cinza, e pinte as faixas verticais, circulação arterial (C) e venosa (D).
2. Comece com o número 1 no topo (em baixo de "CO_2 produzido") e siga a seqüência numerada. Continue para baixo do lado direito, pintando todos os símbolos. Depois pinte todos os processos de troca de gases nos pulmões, começando com o número 5, no canto inferior direito.
3. Pinte a ilustração de visão geral, dentro do retângulo.

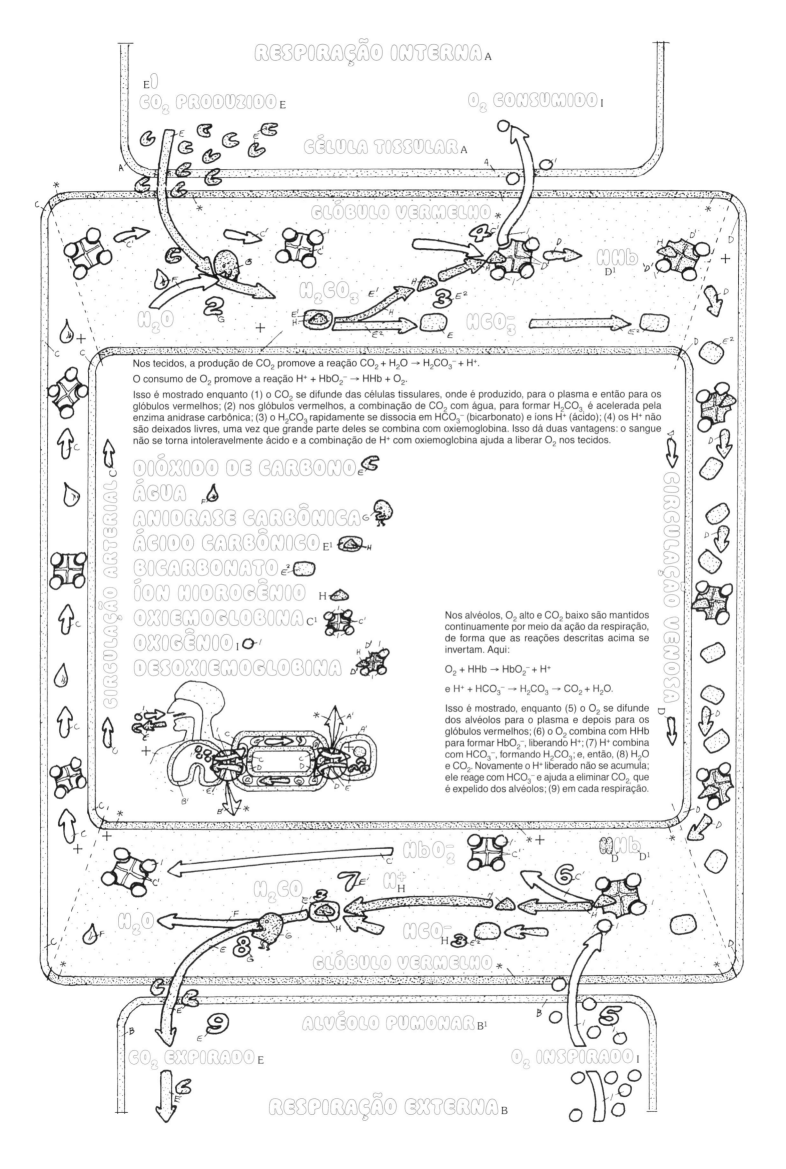

RESPIRAÇÃO

Como se origina a respiração? Diferentemente do músculo cardíaco ou liso, os músculos esqueléticos, que dão a força motora para a respiração, não têm atividade marca-passo. Dependem inteiramente do sistema nervoso para um estímulo à contração. Dois sistemas nervosos separados controlam a respiração: (1) o *controle voluntário* se origina no *córtex cerebral* e (2) o *controle automático* se origina nos *centros respiratórios* cerebrais inferiores, na *ponte* e na *medula*.

CONTROLE NERVOSO AUTOMÁTICO

Os neurônios medulares geram o ritmo primitivo para a respiração involuntária, enviando salvas de impulsos para os músculos respiratórios, cerca de 12 a 15 vezes/min. Outros neurônios, que mandam impulsos para músculos expiratórios, geralmente ficam quietos, tornando-se ativos apenas quando a respiração é forçada, como no exercício pesado.

Muitos fatores influenciam os centros respiratórios. Receptores de estiramento respondem à hiperinflação dos pulmões e mandam impulso para os centros medulares, inibindo a inspiração e protegendo os pulmões de danos mecânicos. Outros reflexos se originam nos receptores (proprioceptores), localizados nos músculos, tendões e articulações e são sensíveis ao movimento. Eles mandam impulsos estimulantes aos centros respiratórios que ajudam a aumentar a ventilação, durante o exercício. Como a respiração é, primariamente, um meio para manutenção dos níveis de PO_2, pH e PCO_2, nos fluidos corporais, seu sucesso depende, em grande parte, dos reflexos iniciados pela PO_2 baixa, pH baixo e PCO_2 alta, no plasma.

CONTROLE QUÍMICO (PCO_2, PO_2 E pH)

PCO_2 é a mais importante – A respiração é regulada por reflexos que respondem a substâncias químicas do sangue. Destas, a PCO_2 é a mais importante. Sempre que sobe a PCO_2 plasmática (como ocorre durante o metabolismo aumentado), ocorre um aumento compensatório na ventilação, que devolve a PCO_2 ao nível normal. Ao contrário, quando cai a PCO_2, a ventilação fica mais lenta, permitindo que se acumule CO_2 até a PCO_2 se aproximar do nível normal. Essa regulação é muito sensível e precisa; um aumento na PCO_2 arterial, de apenas 1mmHg estimulará um aumento, na ventilação, de cerca de 3 L/min. Nas atividades diárias comuns, em repouso e exercício, a PCO_2 arterial não parece variar mais do que 3mmHg.

Quimiorreceptores centrais respondem à PCO_2 via H^+ – A resposta à PCO_2 é mediada por áreas especiais chamadas *quimiorreceptores centrais,* localizados na superfície ventral da medula. Eles são anatomicamente distintos dos centros respiratórios e são banhados por liquor, o qual está separado do sangue por uma *barreira hemo-liquórica* (isto é, membranas capilares sangüíneas que são altamente permeáveis ao CO_2, O_2 e água, mas apenas lentamente permeáveis para a maioria das demais substâncias). A aplicação local de íons H^+ a essas áreas, rapidamente estimula a ventilação. A conexão com o CO_2 surge porque o CO_2 facilmente se difunde através da barreira para o liquor, onde é convertido em HCO_3^- e H^+. Uma elevação (queda) no CO_2 é seguida por uma elevação (queda) da concentração do íon H^+ no liquor. O nível de CO_2 no sangue regula a respiração, por meio do seu efeito na concentração do íon H^+, no liquor. (O efeito do CO_2 arterial é muito mais forte que o da concentração de H^+, presumivelmente o CO_2 se difunde através da barreira hemo-liquórica mais facilmente que o H^+.)

CONTROLE DA RESPIRAÇÃO

Quimiorreceptores periféricos respondem à baixa PO_2 e ao pH baixo – Quando a PO_2 cai até níveis muito baixos, atuam aumentos compensatórios da ventilação, para devolver a PO_2 ao normal. Essa resposta é mediada por um reflexo que começa em receptores sensíveis ao O_2 chamados *quimiorreceptores periféricos,* localizados perto do arco aórtico e da bifurcação das artérias carótidas. Esses receptores, conhecidos como *corpos aórticos* e *carotídeos,* são pequenos nódulos tissulares, contendo células neuro-epiteliais, em contato com terminais nervosos sensoriais, junto com um suprimento sangüíneo profuso. Uma queda na PO_2 no sangue arterial que supre esses receptores, os estimula. Isso ocorre porque as células têm canais de K^+ nas suas membranas, que se fecham em resposta à PO_2 baixa. A despolarização de membrana resultante abre os canais de Ca^{++} e isso inicia a secreção de um neurotransmissor (dopamina). A dopamina estimula os nervos sensoriais, aumentando a freqüência dos impulsos enviados ao centro respiratório, o qual responde aumentando sua descarga ao longo dos nervos motores, que aumentam a ventilação. Normalmente, a PO_2 no sangue alveolar pode ser reduzida consideravelmente antes que esse reflexo se torne ativado, de maneira que não pareça desempenhar um papel significativo no controle diário da respiração. Nos casos em que a PO_2 arterial está marcadamente reduzida ($PO_2 < 60$ mmHg) – por exemplo, em altitudes elevadas, em doença pulmonar ou em hipoventilação – esse reflexo torna-se significativo.

Aumentando a concentração do íon H^+ no plasma, também se estimula a ventilação. Na prática, é difícil separar os efeitos dos íons H^+ da PCO_2, porque a reação de H^+ com HCO_3^- produz CO_2. Contudo, as experiências em que a PCO_2 é artificialmente mantida num nível constante, enquanto a concentração de íon H^+ é mudada, não deixam dúvidas de que os próprios íons H^+ estimulam a ventilação. Essa resposta acredita-se ser mediada por quimiorreceptores periféricos.

Respostas ao CO_2, O_2 e H^+ podem conflitar – Sob circunstâncias normais, raramente encontramos uma situação em que seja mudada apenas uma das três substâncias (CO_2, O_2 e H^+), que dirigem a respiração. Cada vez que muda a ventilação, podemos antecipar mudanças nas três. Como a resposta ao CO_2 é tão forte, sua regulação freqüentemente domina e, algumas vezes, obscurece as outras respostas. Por exemplo, se a PO_2 do ar inspirado for subitamente diminuída, haverá aumento na ventilação, devido ao reflexo quimiorreceptor periférico, mas essa ventilação aumentada também eliminará CO_2, diminuindo a PCO_2 no sangue. A PO_2 diminuída, estimula a respiração, mas a diminuição secundária da PCO_2 inibe a respiração; os dois estímulos conflitam. Como resultado, a respiração aumentada não chegará a ser tão grande como se a PCO_2 fosse mantida constante. Em algumas situações, os gases respiratórios interagem em modos sinérgicos. Diminuindo a PO_2 e elevando a PCO_2, ambos estimulam a respiração, mas por alguma razão, a resposta aos dois estímulos é maior do que a soma das respostas a cada um, isoladamente.

PO_2 e PCO_2 dificilmente mudam durante o exercício – Poderíamos antecipar que um grande aumento na ventilação, durante o exercício, seria causado por uma PO_2 arterial mais baixa e elevada PCO_2, mas isso não parece ser o caso. Medidas cuidadosas mostram que a PO_2 e a PCO_2 permanecem quase constantes durante o exercício e dificilmente podem provocar os aumentos intensos na ventilação. De alguma forma, durante o exercício, a ventilação acompanha o metabolismo, de forma que o CO_2 é eliminado tão rapidamente quanto é produzido e o O_2 arterial é suprido tão rapidamente quanto é consumido. Não se conhece o mecanismo detalhado para esta resposta.

NC: Use vermelho para D (plasma sangüíneo, encontrado à esquerda da segunda ilustração).
1. Comece com a ilustração superior.
2. Pinte o controle da ventilação do CO_2, começando com o vaso sangüíneo no canto superior esquerdo e continue no sentido horário. Observe que a curva sobreposta, perto das bases da costela é o diafragma – um músculo respiratório, como os intercostais.
3. Pinte a ilustração inferior, começando em cima à esquerda e continuando no sentido horário, mas excluindo a ilustração na extrema direita. Observe que os números 1 e 2 (mas não os seus títulos) são coloridos de cinza.
4. Pinte a ilustração resumo na extrema direita.

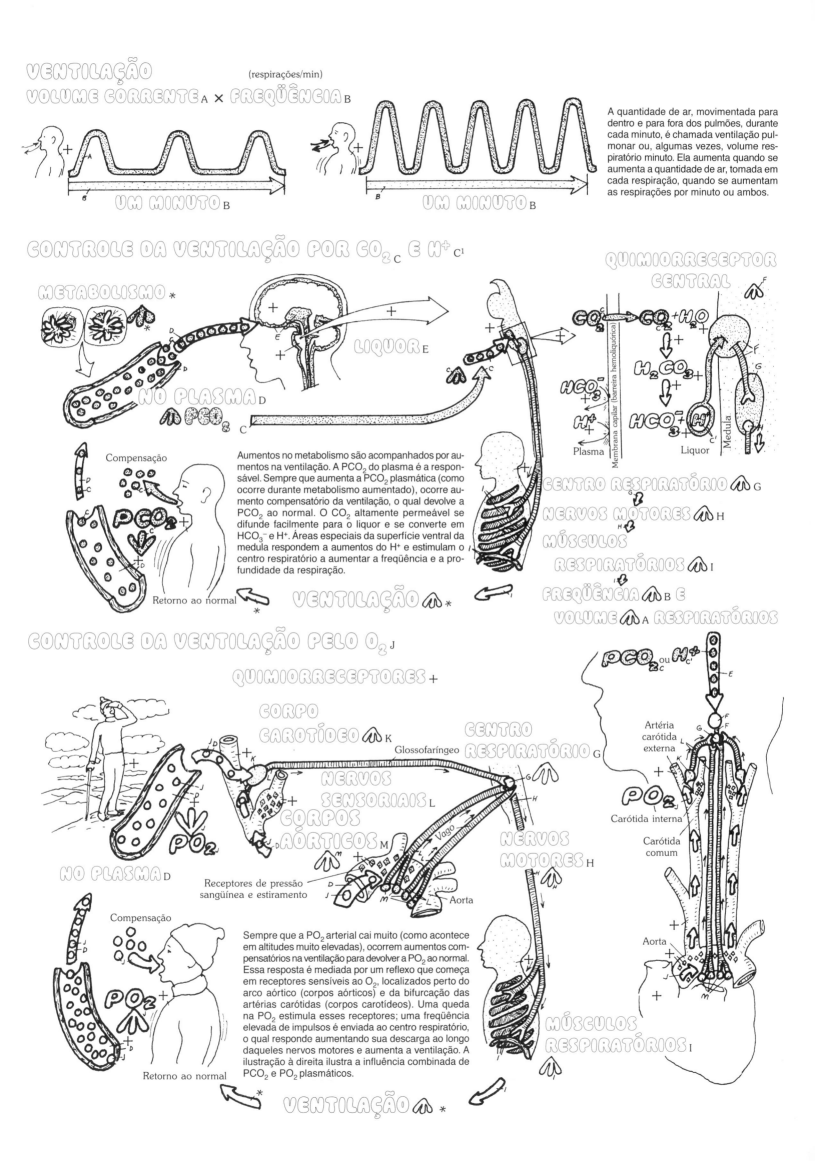

RESPIRAÇÃO

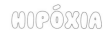

Hipóxia quer dizer que há uma deficiência de O_2 nos tecidos. Na maioria dos casos de hipóxia grave, o cérebro é o primeiro órgão afetado. Se, por exemplo, se perder subitamente a pressão na cabine de uma aeronave, acima de 50 mil pés, a PO_2 inspirada cairá para menos que 20mmHg e se perderá a consciência, em cerca de 20 segundos, seguindo-se a morte, de 4 a 5 minutos mais tarde. A hipóxia menos grave também afeta o cérebro, produzindo um tipo de comportamento ébrio, incluindo perturbação da consciência, tontura, desorientação e dor de cabeça. Outros sintomas da hipóxia, de outra ordem, podem incluir anorexia, náusea, vômitos e taquicardia. A hipóxia é classificada em quatro diferentes tipos, dependendo da causa.

HIPÓXIA HIPOXÊMICA: PO_2 REDUZIDA NO SANGUE ARTERIAL

A hipóxia hipoxêmica se refere à PO_2 reduzida, no sangue arterial. Ocorre em pessoas normais, nas altitudes elevadas, em que é baixa a concentração de O_2 no ar e encontrada também em doenças pulmonares como pneumonia. Os sintomas da "doença da montanha" são vistos em muitas pessoas, de 8 a 24 horas depois que chegam a altitudes elevadas. Esses sintomas, que incluem dor de cabeça, irritabilidade, insônia, falta de ar, náusea e fadiga, desaparecem gradualmente ao longo de 4 a 8 dias, pr meio de processo, chamado de *aclimatação*.

Aumento da ventilação – A aclimatação começa com um aumento na ventilação, estimulada pela PO_2 arterial baixa. No início, esse aumento na ventilação é pequeno porque elimina CO_2, de maneira que diminui a ação normal estimuladora da PCO_2 sobre a ventilação. Entretanto, a ventilação aumenta regularmente nos quatro dias seguintes, à medida que, gradualmente, cede a resposta dos quimiorreceptores à PCO_2 baixa. A base para essa redução gradual da sensibilidade à PCO_2 diminuída não está clara.

Excreção de mais bicarbonato pelos rins – A redução do estímulo normal para a respiração não é o único problema criado pela baixa PCO_2. A redução do CO_2 desloca a reação seguinte para a esquerda:

$$CO_2 + H_2O \rightleftharpoons H_2CO_3 \rightleftharpoons HCO_3 + H^+$$

Os íons H^+ são consumidos, na reação acima, tornando os fluidos corporais alcalinos (Lâmina 63). Felizmente, esse problema também se contorna em alguns dias, dessa vez através dos rins, à medida que eles excretam mais HCO_3^-. A perda de HCO_3^- compensa porque desloca a reação de volta para a direita, na direção da sua posição original (Lâmina 64).

Aumenta 2,3DPG – A aclimatação também envolve a produção aumentada de 2,3DPG, nos glóbulos vermelhos. Lembre-se de que (Lâmina 54) o 2,3DPG abaixa a afinidade da hemoglobina pelo O_2 (deslocando a curva de saturação para a direita), de maneira que libera mais O_2 para os tecidos. Esse deslocamento ocorre dentro de um dia. Entretanto, em hipóxia intensa, sua utilidade é limitada, porque a afinidade diminuída também torna mais difícil à Hb captar O_2 nos pulmões.

Aumento da produção de glóbulos vermelhos – Um aumento na concentração de glóbulos vermelhos no sangue circulante também começa durante os primeiros dias de aclimatação. Isso eleva a concentração da Hb no sangue, aumentando assim a capacidade do sangue de carregar O_2, embora a PO_2 esteja baixa. O estímulo para a produção aumentada e liberação de glóbulos vermelhos pela medula óssea é fornecido por um hormônio, *eritropoetina* que os rins secretam, em resposta à hipóxia (Lâmina 143). Embora a produção aumentada de glóbulos vermelhos comece em 2 a 3 dias, pode levar muitas semanas até que a resposta seja completa.

Aumento da vascularização – Além disso, as aclimatações de longa duração também envolvem um *crescimento de novos capilares*, reduzindo assim a distância que o O_2 percorre na difusão, para ir do sangue à célula tissular. O conteúdo de mioglobina do músculo, o número de mitocôndrias e o conteúdo tissular de enzimas oxidativas também aumentam.

Em resumo, a aclimatação promove o suprimento de O_2 para os tecidos de três maneiras: (1) maior oferta de O_2 ao sangue, por meio de aumentos na ventilação; (2) capacidade aumentada do sangue para carregar O_2, em razão de aumentos na produção de glóbulos vermelhos; e (3) liberação facilitada de O_2 para os tecidos, por meio da resposta do 2,3DPG e da vascularização aumentada.

HIPÓXIA ANÊMICA: DEFICIÊNCIA DE HEMOGLOBINA

A hipóxia anêmica ocorre quando a PO_2 é normal, mas existe uma deficiência na quantidade de Hb, disponível para carregar O_2. Como a PO_2 está normal, existe pouco ou nenhum estímulo nos quimiorreceptores periféricos. Entretanto, os aumentos compensatórios na 2,3DPG, freqüentemente são suficientes para remover o desconforto da hipóxia, durante o repouso. As dificuldades surgem durante o exercício, porque a capacidade de aumentar a oferta de O_2 para os tecidos ativos está reduzida. As anemias surgem de variadas causas: algumas são nutricionais (por exemplo, *deficiência de ferro*), outras são genéticas (por exemplo, *anemia de células falciformes*). Os sintomas da hipóxia anêmica aparecem no *envenenamento por monóxido de carbono*, porque o monóxido de carbono compete com o O_2 nos pontos de ligação, na molécula de Hb, reduzindo a quantidade de Hb disponível para carregar O_2. (A afinidade da Hb pelo monóxido de carbono é cerca de 200 vezes maior que sua afinidade por O_2). Uma deficiência adicional surge porque, na presença do monóxido de carbono, qualquer HbO_2 "sobrevivente" liga seu O_2 mais tenazmente, tornando menos disponível para os tecidos.

HIPÓXIA ESTAGNANTE: CIRCULAÇÃO PRECÁRIA

Na hipóxia estagnante (ou isquêmica) a PO_2 e a Hb estão normais, mas a oferta de O_2 ao tecido está prejudicada por deficiência circulatória. Isso é um problema, particularmente nos rins e no coração, durante o choque e pode tornar-se um problema para o fígado e, possivelmente, para o cérebro, na insuficiência cardíaca congestiva.

HIPÓXIA HISTOTÓXICA: UTILIZAÇÃO PRECÁRIA

A hipóxia histotóxica surge quando as células dos tecidos estão envenenadas e incapazes de utilizar o O_2, embora a taxa de oferta de O_2 seja adequada. O envenenamento por cianureto, que inibe as enzimas oxidativas, é a causa mais comum dessa síndrome.

NC: Use a mesma cor utilizada na lâmina anterior para O_2 (D).

1. Comece com a ilustração superior, pintando todos os quatro elementos (A-D); começando pela direita, com o carregamento de O_2 para o barco, representando a Hb.
2. Pinte a ilustração vertical sobre hipóxia hipoxêmica à esquerda. Depois, pinte o desenho dentro do retângulo, que trata da aclimatação.
3. Pinte as ilustrações restantes; apenas devem-se colorir os elementos significativos.

TRANSPORTE NORMAL DE OXIGÊNIO

CÉLULAS TISSULARES A
HEMOGLOBINA B
DÉBITO CARDÍACO C
OXIGÊNIO D

O oxigênio é carregado a partir dos pulmões (cais) para as moléculas de hemoglobina (barcos), as quais são movidas pela circulação (correnteza) para os tecidos (cais) onde é descarregado.

(TECIDO) ... (PULMÕES)

HIPÓXIA HIPOXÊMICA D

Quando há uma deficiência de O_2 ou da utilização do O_2 nos tecidos, a condição é chamada hipóxia. Existem muitos tipos diferentes de hipóxia; um tipo comum, a hipóxia hipoxêmica, ocorre sempre que a PO_2 arterial está baixa (por exemplo, a altitudes elevadas).

ACLIMATAÇÃO EM ALTITUDE ELEVADA

CURTO PRAZO (minutos ou dias)

VENTILAÇÃO D1
EXCREÇÃO DE BICARBONATO C1 - C
LIBERAÇÃO DE B O_2 D PELA HEMOGLOBINA D

Curva de dissociação Hb/O_2

Saturação de O_2 na Hb
PO_2 Baixa — Alta
2,3 DPG

SINTOMAS DA DOENÇA DE ALTITUDE

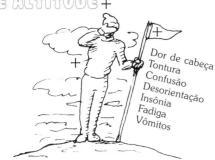

Dor de cabeça
Tontura
Confusão
Desorientação
Insônia
Fadiga
Vômitos

As respostas compensatórias à hipóxia incluem ventilação aumentada, ajudada pelo aumento da excreção de bicarbonato, maior capacidade de carregar O_2 do sangue, em razão de aumentos na produção de glóbulos vermelhos e facilitada oferta de O_2 para os tecidos, por meio da resposta do 2,3DPG.

LONGO PRAZO (dias ou meses)

GLÓBULOS VERMELHOS B1
HEMOGLOBINA B
CRESCIMENTO CAPILAR E

OUTRAS CAUSAS

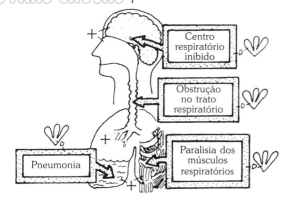

Centro respiratório inibido
Obstrução no trato respiratório
Pneumonia
Paralisia dos músculos respiratórios

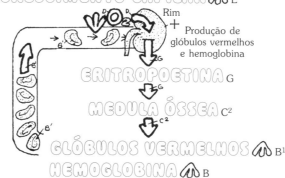

Rim
Produção de glóbulos vermelhos e hemoglobina
ERITROPOETINA G
MEDULA ÓSSEA C2
GLÓBULOS VERMELHOS B1
HEMOGLOBINA B

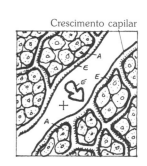

Crescimento capilar

HIPÓXIA HIPOXÊMICA D

Na hipóxia, as células, a circulação e o conteúdo de Hb estão normais, mas o suprimento primário de O_2 está deficiente – cada barco carrega três O_2 em vez de quatro.

(TECIDO) ... (PULMÕES)

HIPÓXIA ANÊMICA B

Na hipóxia anêmica, existe uma deficiência de Hb – não há barcos suficientes.

 Deficiência de ferro

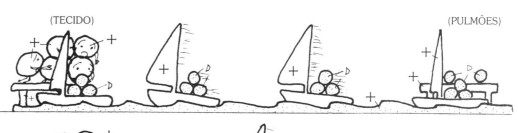

HIPÓXIA ESTAGNANTE C

Na hipóxia estagnante (isquêmica), a circulação está falhando – a correnteza é estagnante.

 Choque

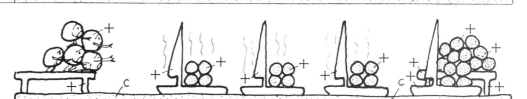

HIPÓXIA HISTOTÓXICA A

Na hipóxia histotóxica, a oferta de O_2 está normal, mas as células não podem utilizá-la (por exemplo, como quando estão envenenadas com cianureto).

Envenenamento

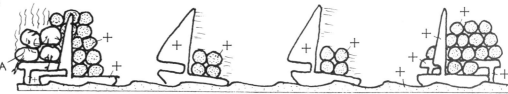

Os rins produzem urina. Sob condições normais em repouso, os rins, que têm menos de 0,5% do peso corporal, recebem 25% do débito cardíaco! A cada minuto, cerca de 1.300mL de sangue entram nos rins, através das *artérias renais*, e 1.298 a 1.299mL deixam os rins, via *veias renais*, com a diferença de 1 a 2mL saindo como urina, através do *ureter*. Por que todo esse alarde (reclamando um quarto do suprimento de sangue corporal) para miseráveis 2mL de urina? O que contém a urina e por que sua formação é tão importante?

À primeira vista, a composição da urina não impressiona: água, sal, pequenas quantidades de ácido e uma variedade de produtos de eliminação, como uréia. O que impressiona é como a composição da urina e o volume *mudam,* para compensar qualquer flutuação no volume ou na composição dos fluidos corporais. A composição dos fluidos corporais é aparentemente determinada, não pelo que se ingere pela boca, mas pelo que os rins retêm. Enquanto o desenho do trato gastrointestinal parece maximizar a absorção, sua função é mínima na regulação. Os rins são os guardiões do ambiente interno; eles reprocessam os fluidos corporais quinze vezes em um dia. Quando o corpo está desidratado, diminui o volume de água excretado; quando os fluidos corporais se tornam mais ácidos, os rins excretam mais ácido; se o conteúdo de K^+ dos fluidos corporais aumenta, os rins excretam mais K^+. "Nós temos o tipo de ambiente interno que temos, porque nós temos os rins que temos" – Homer Smith.

RIM

Os rins são quase do mesmo tamanho que o de um punho fechado. Eles se localizam na parede abdominal posterior, logo acima da linha da cintura. O revestimento externo do rim, chamado *cápsula*, é fino, mas resistente e fibroso. Quando aberto, duas regiões aparecem: uma zona externa (*córtex*) e uma região interna (*medula*). Uma visão microscópica revela a unidade de função do rim: o *nefro*. Cada rim tem cerca de 1 milhão de nefros, que são estruturas tubulares de cerca de 45 a 65mm de comprimento e cerca de 0,05mm de largura. Suas paredes são feitas de uma camada simples de células epiteliais.

NEFROS

Uma estrutura afunilada, de cerca de 0,2mm de diâmetro, chamada *cápsula de Bowman*, constitui a extremidade superior do nefro. Essas cápsulas são sempre encontradas no córtex. O fluido percorre o lúmen do túbulo da cápsula de Bowman para a próxima seção: o *túbulo proximal*, o qual tem uma porção em circunvoluções e, depois, um segmento reto que se dirige à medula. Essa seção, com cerca de 15mm de comprimento, é chamada túbulo proximal, porque está perto da origem do nefro (cápsula de Bowman). O fluido segue então para um tubo fino e longo, que mergulha profundamente na medula. Este é o ramo descendente da *alça de Henle*. Nesse ponto mais baixo, a alça faz uma volta e começa a subir até sair da medula, de volta para o córtex, tornando-se consideravelmente grossa, na direção das últimas porções da sua subida. No córtex, o ramo ascendente da alça torna-se contínuo com o túbulo distal. Finalmente, o túbulo distal se esvazia no *duto coletor*, um tubo que reúne fluido de vários nefros.

Existem duas classes principais de nefros. A maioria, chamada nefros corticais, se origina nas porções mais externas do córtex e se caracterizam por alças de Henle curtas, as quais alcançam apenas as regiões mais externas da medula. Os nefros restantes que compreendem apenas cerca de 15% do total, se originam mais perto da medula e são conhecidos como nefros justamedulares. Estes têm alças de Henle muito longas, que alcançam profundamente a medula; são importantes para a conservação da água no corpo.

DUTOS COLETORES

Os dutos coletores individuais coalescem em estruturas tubulares maiores e este padrão se repete até que vários tubos maiores se esvaziem em uma estrutura ainda maior, afunilada, a *pélvis renal*. O fluido na pélvis renal é idêntico à urina. A pélvis renal é contínua com o ureter, o qual sai de cada rim para despejar urina na bexiga, onde ela é armazenada até a eliminação, através da uretra.

SUPRIMENTO SANGÜÍNEO PARA OS NEFROS: DOIS LEITOS CAPILARES EM SÉRIE

O suprimento sangüíneo para os nefros é especial porque consiste em dois leitos capilares, em série. Cada cápsula de Bowman tem seu próprio leito capilar, chamado *glomérulo*. (Algumas vezes, a estrutura combinada de cápsula de Bowman + glomérulo, é referida como glomérulo.) O vaso que traz sangue para o glomérulo se chama *arteríola aferente*. O sangue que deixa o glomérulo não entra em uma vênula; ao invés disso, entra em outra arteríola, a *arteríola eferente*, que serve como um conduíte para o segundo leito capilar, chamado *capilares peritubulares*. Os capilares peritubulares são tão interconectados que é difícil dizer qual capilar veio de qual arteríola eferente; os túbulos de qualquer nefro, provavelmente, recebem sangue de várias arteríolas eferentes. As arteríolas eferentes dos nefros justamedulares também formam capilares peritubulares, do mesmo modo, e enviam ramos – tubos retos que seguem os ramos descendentes das alças de Henle, profundamente na medula, fazem a volta na curva da alça e sobem de volta para o córtex. Essas curvas dos vasos sangüíneos se chamam *vasa recta*; esse desenho é importante para a conservação de água.

Ao tempo em que o fluido passou pelo nefro, através dos dutos coletores, para alcançar a pélvis, tornou-se urina. A Lâmina 59 mostra como o fluido simplesmente filtra a partir dos capilares glomerulares para a cápsula de Bowman. Daqui, ele flui ao longo do lúmen do nefro e é modificado pelas células epiteliais dos túbulos e dos dutos coletores, até que, finalmente, torna-se urina.

NC: Use vermelho para as estruturas A, azul para B, roxo para R e amarelo para H. Use cores escuras para J e T.
1. Comece com o desenho de corte do rim, no alto à direita. Pinte a seção do rim mostrando a localização de dois tipos de nefros. Observe que foram grandemente ampliados, com finalidades diagramáticas.
2. Pinte a vista ampliada de uma seção do rim, no canto inferior direito. Comece com a entrada do sangue (A^1), na base e pinte as artérias e as arteríolas. Observe que as arteríolas aferentes e eferentes receberam cores diferentes (P e Q) para distinguí-las dos outros vasos. Pinte a circulação do sangue, colorindo antes as estruturas do nefro – K-O.
3. Pinte a ilustração inferior esquerda do glomérulo e do fluxo filtrado pelo nefro. Pinte primeiro a cápsula de Bowman (K).

ARTÉRIA RENAL A
VEIA RENAL B
RIM C
 CÁPSULA C
 CÓRTEX D
 MEDULA E
 PÉLVIS RENAL F
URETER G
URINA H
BEXIGA I
NEFRO J
 CÁPSULA DE BOWMAN K
 TÚBULO PROXIMAL L
 ALÇA DE HENLE M
 TÚBULO DISTAL N
 DUTO COLETOR O

ARTÉRIA A¹
ARTERÍOLA A²
 ARTERÍOLA AFERENTE P
 ARTERÍOLA EFERENTE Q
CAPILAR PERITUBULAR R
VASA RECTA R¹

O suprimento sangüíneo para os nefros (à direita) consiste em dois leitos capilares em série. A arteríola aferente leva sangue ao glomérulo (inferior), localizado na cápsula de Bowman. O sangue flui, então, através da arteríola eferente e segue para os capilares peritubulares, para suprir os túbulos proximais e distais, no córtex. A medula é suprida por ramos da arteríola eferente, dos nefros justamedulares. Esses ramos, *vasa recta*, mergulham na medula, seguindo a alça de Henle e fazendo uma curva fechada para retornar ao córtex.

GLOMÉRULO S
 FILTRADO T
 CÁPSULA DE BOWMAN K

O fluido filtra, através do glomérulo, para a cápsula de Bowman, do nefro. O filtrado continua, pelos túbulos, a caminho do duto coletor. Durante esse processo, os nutrientes e a maior parte do fluido são retidos; a composição do fluido remanescente é um pouco modificada até tornar-se urina, no final do duto coletor.

O rim fabrica urina do sangue que passa através dele. A cada minuto, 1.300mL de sangue entram nos rins, através das artérias renais, 1.298-1.299 saem, via veias renais, e a diferença de 1 a 2 é eliminada como urina.

1.300 mL/min

1.299 mL/min (ambos os rins)

1 mL/min

Cada rim tem cerca de 1 milhão de nefros tubulares, unidades funcionais que produzem urina, a partir de um filtrado do sangue. Cada nefro contém uma parte filtrante – cápsula de Bowman – seguida por uma parte tubular longa, consistindo de túbulo proximal, alça de Henle, túbulo distal e duto coletor. O fluido na cápsula de Bowman é plasma sem proteína. O fluido, no final do ducto coletor, é urina.

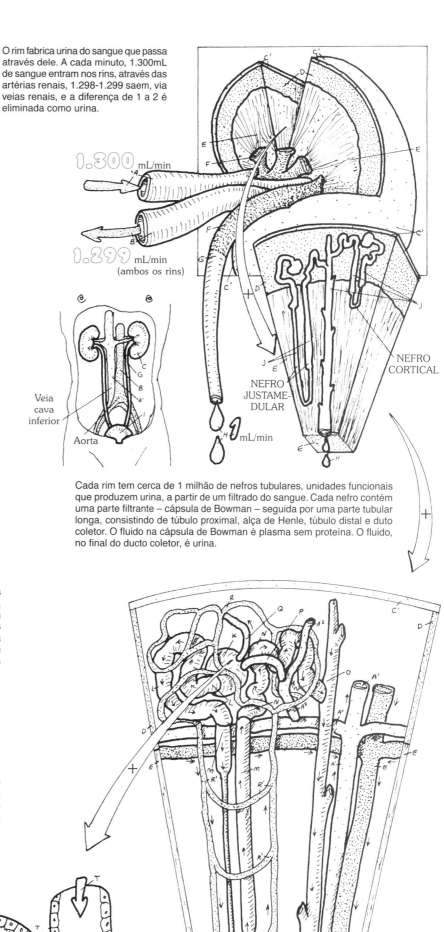

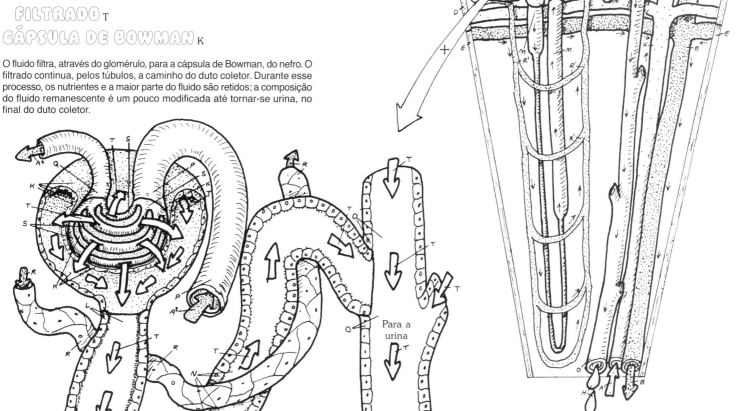

Quando o fluido, no nefro, passa através dos dutos coletores, para alcançar a pélvis, torna-se urina. O que é esse fluido no nefro e como chegou ali? O padrão incomum da circulação sangüínea para o rim nos dá uma pista. Raramente encontramos um ramo capilar (o *glomérulo*) conduzindo para uma arteríola (*arteríola eferente*), a qual, por sua vez, conduz a outro leito capilar (*capilares peritubulares*). A pressão em um capilar típico, localizado alhures no corpo, começa em torno de 35mmHg e cai cerca de 20mm, até alcançar 15mmHg, na extremidade venosa do vaso. Se os capilares glomerulares forem típicos, a pressão do sangue, oferecida à arteríola eferente, seria de apenas 15mmHg, dificilmente suficiente para impulsionar o sangue, pelo próximo vaso, a estreita arteríola eferente. Assim, as pressões nesses leitos capilares deve ser atípica.

PRESSÃO SANGÜÍNEA: ALTA NO GLOMÉRULO, BAIXA NOS CAPILARES PERITUBULARES

Não estão disponíveis dados pertinentes sobre as pressões sangüíneas normais no rim em humanos, e é difícil obter valores acurados, mesmo em animais, nos quais as medidas são alteradas por anestesia, trauma cirúrgico e perdas sangüíneas. As melhores avaliações, em macacos, cachorros e ratos, indicam que a pressão sangüínea glomerular é alta, cerca de 50mmHg. A queda da pressão, ao passar pelos capilares, é pequena, apenas de poucos mmHg; aparentemente, os capilares glomerulares têm baixa resistência, mas, a como qualquer arteríola, a sua resistência eferente é considerável; no tempo em que o sangue atingiu os capilares peritubulares, a pressão caiu para cerca de 15mmHg.

Filtração glomerular: o ultrafiltrado de plasma sangüíneo entra no nefro — Que importância fisiológica podemos associar a essas pressões aberrantes? As pressões glomerulares são anormalmente altas; as pressões peritubulares são anormalmente baixas. A transferência de fluido, pelas paredes capilares, é determinada pelo equilíbrio entre *pressão sangüínea* capilar e *pressão oncótica*, de maneira que a pressão glomerular alta sugere que ocorre um saldo final de *filtração*, nesses capilares e que o fluido, dentro da cápsula de Bowman é simplesmente um *filtrado* de plasma sangüíneo (isto é, fluido que se obteria de sangue filtrado em um filtro poroso, que, nesse caso, são as paredes porosas do capilar glomerular). Isso foi verificado experimentalmente. O fluido, no início do nefro, não é resultado de algum processo de transporte ativo; as proteínas e as células são simplesmente separadas do plasma, por um processo passivo de filtração.

Alta pressão e baixa permeabilidade garantem filtração glomerular — Essa filtração é o primeiro degrau na modificação de uma parte do plasma sangüíneo, que eventualmente, será excretada como urina. À medida que o fluido percorre o nefro, passando pelas células que formam as paredes tubulares, as substâncias podem ser subtraídas ao fluido e devolvidas ao sangue, através dos capilares peritubulares; esse processo é chamado *reabsorção*. Alternativamente, algumas substâncias podem ser removidas do sangue e acrescentadas aos fluidos tubulares em um processo chamado *secreção*. A filtração glomerular, seguida por reabsorção tubular e secreção são processos fundamentais, pelos quais os rins regulam o ambiente interno.

A estrutura afunilada da *cápsula de Bowman* permite coletar o filtrado e conduzi-lo ao lúmen do túbulo proximal. O fluido que filtra do sangue para o lúmen do nefro deve passar por três barreiras potenciais: (1) a fina camada celular que forma a parede capilar (o endotélio capilar); (2) a *membrana basal*, associada com o capilar; e (3) a camada de células epiteliais que forma a cápsula de Bowman. O endotélio capilar é clivado de *fenestrações*, facilmente penetradas pela maioria das moléculas, mas não por células. A membrana basal e as superfícies externas de ambas as camadas celulares contêm glicoproteínas com forte carga negativa. A última barreira, aquelas células epiteliais da cápsula de Bowman, as quais estão em contato direto com os capilares, em uma estrutura peculiar; são chamadas *podócitos*. Os podócitos emitem pedículos que se interdigitam com os pedículos de outras células. Os espaços vazios ou *fendas* permanecem entre esses processos celulares. O caminho da filtração através das fenestrações celulares, pela membrana basal e pelas fendas não impede a passagem de pequenas moléculas como sais, glicose e aminoácidos. À proporção que aumenta o tamanho das moléculas, esses caminhos começam a oferecer alguma resistência, dependendo do tamanho da molécula, da forma e da carga elétrica. Moléculas eletricamente neutras, com o tamanho da proteína plasmática albumina, podem permear essa barreira, até uma extensão limitada. Contudo, a albumina, que é negativamente carregada, é retida pela carga negativa na membrana basal e nas superfícies celulares.

Os capilares glomerulares não apenas têm uma pressão mais alta como também são mais permeáveis que muitos capilares. Ambos os fatores promovem a filtração. Os capilares glomerulares filtram vinte vezes mais fluido que capilares comuns. Um quinto do total de fluido, que entra no capilar, passa para o nefro, pela via da filtração. Essa perda de fluido do sangue concentra as proteínas remanescentes. Quando o sangue entra na arteríola eferente e nos capilares peritubulares, a pressão oncótica (pressão osmótica, exercida pelas proteínas do plasma) elevou-se, de um valor normal de 25 a 30mmHg.

PRESSÃO BAIXA FAVORECE A REABSORÇÃO PERITUBULAR

Da mesma forma que a pressão alta prepara o glomérulo para filtração, a pressão baixa, no capilar peritubular, promove a reabsorção de fluido, ao longo de todo o seu comprimento. A principal força para a reabsorção dos espaços intersticiais provém da pressão osmótica das proteínas do plasma e temos visto que isso é particularmente alto nos capilares peritubulares. Como a pressão de filtração oposta (pressão sangüínea no capilar) é baixa, o capilar peritubular está bem adaptado para reabsorver fluido de seu ambiente. Entretanto, esses argumentos apenas se aplicam para a reabsorção entre fluidos capilares e intersticiais. A reabsorção de fluido entre nefro e espaço intersticial é governada por um conjunto mais complexo de forças osmóticas, determinadas pelas concentrações de pequenos solutos, especialmente de NaCl. Comparadas com as dos capilares, as paredes dos nefros são muito menos permeáveis aos pequenos solutos, de modo que a contribuição destes para os gradientes efetivos de pressão osmótica torna-se grande.

NC: Use vermelho para A, azul-claro para G e cores escuras para H, J e L.

1. Comece com a ilustração de filtração, reabsorção e secreção, colorindo os vasos sangüíneos horizontais, sangue e proteínas do plasma antes de colorir as ilustrações superiores.

2. Pinte os elementos do corpúsculo renal, começando com a ilustração pequena exterior, depois, a ilustração funcional na extrema esquerda e, em seguida, a vista interior. Observe que o poro em fenda (P), representado pelas setas, refere-se a um espaço estreito, entre as células dos podócitos (P).

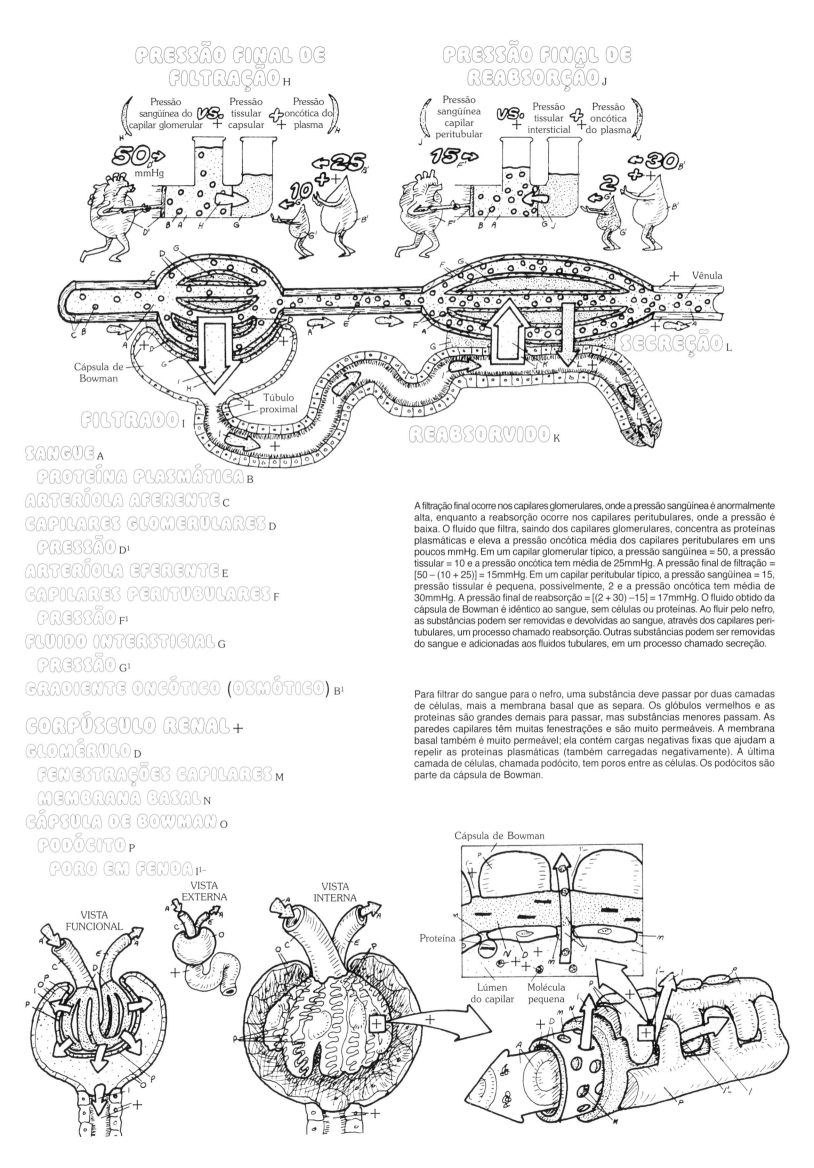

Aproximadamente 120mL de plasma, sem proteínas, são filtrados nos nefros, a cada minuto. Se esse fluido fosse excretado como urina, levaria apenas 25 minutos (3.000mL de plasma/120) para esgotar inteiramente o volume plasmático. Esse fluido carregaria consigo tudo o que está dissolvido no plasma (glicose, aminoácidos, minerais, vitamina, etc.). O fato de você estar lendo esta página é uma prova viva de que isso não acontece. Os túbulos recapturam (reabsorvem) a maior parte do fluido, praticamente todos os nutrientes e alguns minerais, antes que o filtrado alcance as extremidades dos dutos coletores.

O nefro é originalmente um órgão regulador. Diante de uma torrente de fluido, na sua origem, sua primeira tarefa é reduzir o volume do filtrado até níveis adequados e recuperar nutrientes especiais. A responsabilidade dessa tarefa recai, principalmente, sobre o túbulo proximal. Quando o filtrado alcança a extremidade do túbulo proximal, dois terços da água e, virtualmente, todos os nutrientes, foram reabsorvidos. Apenas 40 dos 120mL originais de fluido, que entraram pelo filtro, passam para a alça e o túbulo distal, onde se dão outros processos regulatórios sutis.

CÉLULAS TUBULARES SÃO ASSIMÉTRICAS

Esse transporte maciço requer células tubulares assimétricas. Observe, na ilustração inferior, que a membrana celular, voltada para o lúmen, é revestida com projeções digitiformes, chamadas *microvilosidades*. Elas lembram cerdas de uma escova; por isso são chamadas borda em escova. A membrana que reveste os três quartos restantes da célula não tem microvilosidades; é chamada membrana *basolateral* (Lâmina 2). Essas duas membranas têm propriedades diferentes – elas contêm diferentes proteínas, enzimas e sistemas de transporte. As duas membranas são separadas por *zonas de aderência* que evitam a migração de qualquer proteína de uma membrana para a próxima. A membrana basolateral lembra a membrana da maioria das células – por exemplo, contém muitas *bombas* de Na^+-K^+ e sistemas de *difusão facilitada* para glicose e aminoácidos (Lâminas 9 e 10). A borda em escova não contém esses transportadores, mas contém outros.

TRANSPORTE ATIVO DE Na^+ CONDUZ À REABSORÇÃO DE ÁGUA

O transporte ativo do Na^+ (via bomba de Na^+-K^+) é o principal responsável pela maior parte do transporte tubular proximal, mantendo a concentração intracelular de Na^+ mais que dez vezes mais baixa que a extracelular. Como a concentração de Na^+ é mais alta no lúmen que nas células tubulares, ele se move descendentemente, no gradiente de concentração, por muitos co e contra-transportadores diferentes, para dentro da célula (ver a seguir). Mas o Na^+ não pode ser bombeado de volta para o lúmen, porque a borda em escova não tem bomba de Na^+; ele pode ser bombeado para fora da célula, na direção dos espaços intersticiais, apenas por meio da membrana basolateral. O resultado é um fluxo Na^+ se movendo do lúmen para célula, para ser bombeado apenas na direção do espaço intersticial, onde pode difundir para o interior dos capilares peritubulares. Em outras palavras, o Na^+ é reabsorvido. Mas, o Na^+ carrega uma carga positiva; ele atrai uma quantidade de íons, carregados negativamente, os quais, de um modo ou de outro, se movem com ele. Como o Cl^- é o íon negativo mais abundante e mais facilmente transportado, acabamos por reabsorver grandes quantidades de Na^+ e Cl^-.

Ambos Na^+ e Cl^- são determinantes importantes dos gradientes osmóticos efetivos, através da célula tubular. Cada vez que um Na^+ e um Cl^- são transportados do lúmen para o espaço intersticial, o lúmen perde duas partículas osmoticamente ativas, enquanto o espaço intersticial ganha duas. Isso cria um gradiente osmótico que favorece a reabsorção de água. Para cada Na^+ e Cl^- deslocados, cerca de 370 moléculas de água acompanham, para manter o equilíbrio osmótico. Quando a água chega no espaço intersticial, a pressão oncótica alta (e a pressão sangüínea baixa), nos capilares peritubulares, é suficiente para absorver a água, de volta para o sangue. A perda de água do lúmen tubular concentra os solutos remanescentes e aqueles que são livremente permeáveis nas membranas tubulares difundiram na direção do gradiente de concentração resultante, do lúmen para o espaço intersticial. Assim, além da reabsorção do Na^+, o transporte assimétrico de Na^+ também é responsável pela reabsorção do Cl^-, de copiosas quantidades de água e de alguma fração de outros solutos difusíveis.

TRANSPORTE ATIVO SECUNDÁRIO DE GLICOSE, AMINOÁCIDOS, LACTATO E FOSFATO

Além de associar-se ao transporte de Cl^- e água, o transporte de Na^+ também está ligado à reabsorção de glicose, aminoácidos, lactato e fosfato. A borda em escova contém um sistema diferente para *co-transportar Na^+* com cada uma dessas substâncias (Lâmina 9). Como esses sistemas operam semelhantemente, descreveremos apenas Na^+ e glicose. Esse sistema transporta Na^+ e glicose juntos, mas não operará isoladamente com nenhum deles. O sistema é simétrico; ele não requer ATP e é capaz de transportar o par para dentro ou para fora da célula. Na prática, o sistema de co-transporte sempre transporta o par para dentro da célula, por causa da bomba de Na^+-K^+, a qual mantém o Na^+ intracelular escasso e torna difícil para a glicose encontrar um Na^+ parceiro, para acompanhá-la no sistema de co-transporte, na direção inversa. Ao manter o Na^+ intracelular baixo, a célula cria um sistema de sentido único para o transporte de glicose. Como resultado, a glicose se acumula dentro da célula, acima mesmo de sua concentração no lúmen ou no plasma; é como se a glicose tivesse sido ativamente transportada para dentro da célula. E o foi, de certo modo, apenas que agora a energia proveio do gradiente de Na^+ e apenas indiretamente, da quebra do ATP. É um exemplo de transporte ativo secundário.

Uma vez dentro da célula e em concentrações mais altas, a glicose se move para fora, através da membrana basolateral, na direção do sangue, por meio de um sistema de transporte facilitado, o qual não requer Na^+. O transporte de aminoácidos, lactato e fosfato é similar.

OUTRAS FUNÇÕES DO TÚBULO PROXIMAL

Os túbulos proximais também desempenham um papel no equilíbrio ácido-base (Lâmina 64) e na regulação de cálcio, magnésio e fósforo. Além disso, eles têm sistemas de transporte ativo para *secreção* de ácidos orgânicos e bases, do sangue para o lúmen. Esse sistema é importante clinicamente, porque muitas drogas o afetam. O transportador secretor, freqüentemente se localiza na membrana basolateral, assim o material secretado se acumula na célula. A borda em escova transporta passivamente essas substâncias; elas se movem da célula, onde são concentradas, para o lúmen.

NC: Use as mesmas cores da lâmina anterior, para túbulo proximal (A), filtração (B), secreção (E) e capilar (C).
1. Comece com a ilustração superior, colorindo o filtrado (B¹) entrando no túbulo proximal (A) na extrema esquerda.
2. Na ilustração inferior, primeiro pinte a seta do filtrado, célula tubulares (A²) com suas bordas em escova (F) e a parede capilar à direita. Siga a ordem de títulos e pinte os vários mecanismos de transporte. Observe que as substâncias transportadas recebem a cor daquela modalidade particular de transporte, de maneira que seja possível ao Na^+ receber quatro cores diferentes. Comece com a bomba de sódio, movida a ATP, no asterisco, no canto inferior direito da célula central.

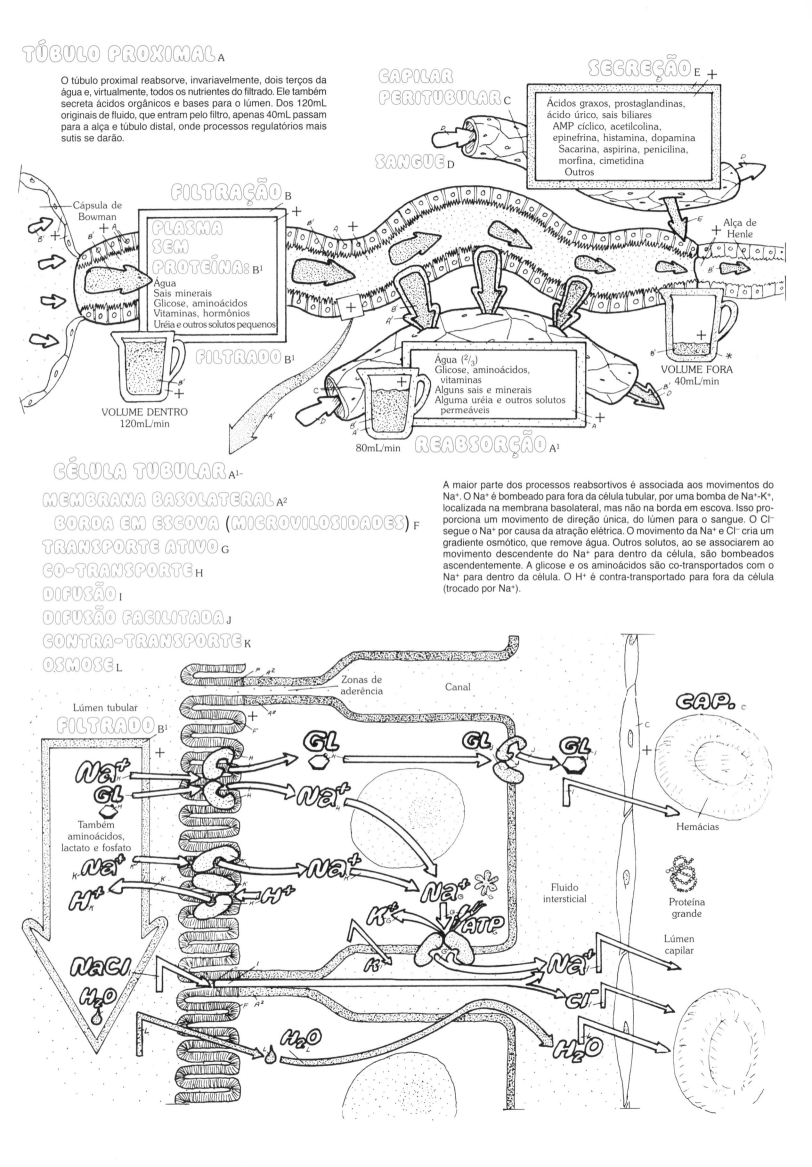

Nos tempos modernos, tem sido possível microdissecar o rim, em animais anestesiados, coletar fluido em diferentes posições em nefros individuais e extrair porções dos nefros para estudá-las em detalhe. Entretanto, técnicas para o estudo de aspectos quantitativos do rim todo estão disponíveis há muitos anos. Essas técnicas são particularmente valiosas porque não são invasivas e se aplicam prontamente em humanos não anestesiados.

BALANÇO/EQUILÍBRIO NO RIM

O princípio usado para medir filtração, reabsorção ou secreção é simples: o que entra deve sair. É uma aplicação da conservação da matéria. Suponha que você soubesse que 100mg de um açúcar fossem filtrados nos nefros, cada minuto, mas apenas 60mg aparecessem na urina. A menos que os nefros estivessem destruindo o açúcar, 40mg (100 – 60) seriam reabsorvidos. Alternativamente, se 120mg aparecessem na urina, você concluiria que 20 (100 – 120 = –20) teriam sido secretados, durante cada minuto.

Quantidade, excretada por minuto = $U_S \times V$ – Como é que estimamos quanto passa pelo filtro e quanto sai na urina, durante cada minuto? A última é fácil. Colete a urina por um período de tempo – digamos uma hora. Analise-a para verificar quanto de açúcar existe em cada mililitro (isto é, determine a concentração do açúcar na urina) e, então, multiplique esse valor pelo número total de mililitros na urina coletada. Isso dá a quantidade excretada por hora. Para descobrir a quantidade excretada por minuto, divida por 60. Se E = a quantidade de soluto excretada por minuto; U_S = a concentração do soluto na urina; e V = o volume de urina, excretado por minuto, teremos

(1) $\quad E = U_S \times V$.

Quantidade filtrada por minuto = $P_S \times TFG$ – Estimar a quantidade de soluto que passa pelo filtro, cada minuto (chamada *carga filtrada*) é também um artifício. Uma quantidade relativa, o número de mililitros de fluido passando pelo filtro a cada minuto chama-se taxa de filtração glomerular, abreviada por TFG. Se conhecêssemos a TFG, o problema seria mais fácil. Deixe P_S = concentração de qualquer soluto, como açúcar, no plasma sangüíneo. Então, a quantidade de açúcar, passando pelo filtro a cada minuto (isto é, a carga filtrada), F, será dada por

(2) $\quad F = P_S \times TFG$.

Para nossa contabilidade final das atividades tubulares (reabsorção ou secreção), faremos RS_S representar a quantidade reabsorvida (ou secretada), durante cada minuto. Então

(3) $\quad RS_S = F - E = [P \times TFG] - [U_S \times V]$.

Se RS_S for positiva, representa reabsorção. Se for negativa, representa secreção.

Depuração da inulina mede a TFG – Usando a equação (3), podemos calcular RS_S, já que podemos medir todas as quantidades do lado direito da equação. Três destas – P_S, U_S e V – são de rotina. A quarta, TFG, não é. Invertendo o problema, se conhecêssemos RS_S de qualquer substância, descobriríamos a TFG. Felizmente, essas substâncias existem; a inulina é uma delas. A inulina é um polissacarídeo não tóxico, suficientemente pequeno para passar livremente pelo filtro, porém grande demais para passar pelos canais de solutos nas membranas celulares ou através das zonas de aderência, entre células epiteliais tubulares. Além disso, a inulina não é lipossolúvel, de maneira que não permeará a porção da dupla camada lipídica celular. Finalmente, a inulina não é produzida ou metabolizada no corpo; não há sistemas especiais de transporte que a carreguem. Em particular, os túbulos nem secretam nem reabsorvem a inulina; $RS_{inulina} = 0$. Usando esse fato, reescrevemos a equação (3) para o caso especial da inulina: $0 = [P_{in} \times TFG] - [U_{in} \times V]$. Resolvendo para TFG:

(4) $\quad TFG = [U_{in} \times V]/P_{in}$.

Na prática, a TFG é medida por intermédio da injeção de inulina, coletando e analisando amostras de sangue e urina a intervalos e usando essa última fórmula para cálculo. Por razões históricas, a taxa $[U_S \times V]/P_S$ para qualquer substância é chamada *clearance* de S. A TFG é igual à depuração de inulina. Observe que a TFG é simplesmente a quantidade de fluido que passa através do filtro, por minuto. Na verdade, não tem nada a ver com a inulina. A inulina é meramente uma substância artificial, usada para seguir o filtrado e medir seu volume. Para estudar um soluto mais interessante – chame-o S – seguimos a mesma rotina, mas, dessa vez, analisamos o sangue e a urina para ambos, inulina e S. Os dados da inulina foram usados para calcular a TFG, da equação (3), como antes e esse resultado, junto com os dados do sangue e da urina para S, é usado na equação (3), para calcular RS_S. Esses procedimentos vêm sendo usados para avaliar, clinicamente, a função renal e para estudar experimentalmente mecanismos renais.

Células tubulares "renovam" o plasma, a cada 25 minutos – Mediante o uso do *clearance* da inulina, se obtém uma estimativa do valor normal para TFG = 120mL/min (ambos os rins). Isso significa que, cada dia, 120 × 60 × 24 = 172.800mL de fluido passam pelo filtro glomerular, para os lúmenes dos nefros, um espaço que é essencialmente externo ao corpo. Isso é uma quantidade enorme de fluido, um volume aproximadamente três vezes o volume total de todos os fluidos corporais. Isso significa que o volume plasmático inteiro (aproximadamente 3.000mL) passam através dos nefros, cada 25min (3.000/120). Isso é, por meio de reabsorção seletiva e secreção, as células tubulares renais renovam o plasma, cada 25 minutos.

Reabsorção de glicose é limitada – Um exemplo típico do uso das técnicas de *clearance* é dado pelo experimento de excreção de glicose, ilustrado no desenho inferior. Foram administradas várias quantidades de glicose para mudar, sistematicamente, as suas concentrações, desde normal até muito alta. Em níveis normais (70 a 110mg/100mL) e abaixo, nenhuma glicose é excretada; a carga filtrada inteira é reabsorvida. Ao aumentar a concentração plasmática, também aumenta a carga filtrada. Eventualmente, alcançamos o limiar de concentração plasmática, onde quase todos os lugares de reabsorção estão trabalhando na capacidade máxima e alguma glicose escapa da reabsorção, passando para a urina. A capacidade máxima para reabsorver glicose se chama *TM (máxima tubular)*. A ilustração mostra como a reabsorção da glicose (RS_{GL}) se modifica com a concentração plasmática. Ela é calculada, subtraindo-se E de F, em cada concentração.

NC: Use as mesmas cores da lâmina anterior, para filtração (C), reabsorção (E) e excreção (D). Use azul-claro para A e uma cor escura para B. Observe que as duas formas, no topo, são cápsulas de Bowman (filtração) e uma gota de urina (excreção).
1. Comece com a fórmula no topo.
2. Pinte as três ilustrações centrais, começando à esquerda. Observe que nos dois painéis o número de caixas filtrando é mantido, artificialmente pequeno, em favor da simplicidade.
3. Pinte o procedimento para a medida da reabsorção de glicose, para a corrente sangüínea.

ÁGUA (mL) / CONCENTRAÇÃO DE SOLUTO (mg/mL)

O desempenho do rim pode ser avaliado, por meio de simples contabilidade – isto é, medindo o saldo entre o que entra, pelo filtro (filtração) e o que sai na urina (excreção). Para cada substância (S), o influxo = número de mL de plasma filtrando por minuto (TFG) × quantidade de S, contida em cada mL. Efluxo = número de mL de urina, excretados por minuto × quantidade de S, contida em cada mL de urina.

FILTRAÇÃO — EXCREÇÃO (URINA) = REABSORÇÃO ou SECREÇÃO

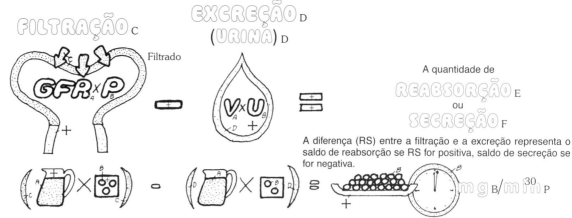

A diferença (RS) entre a filtração e a excreção representa o saldo de reabsorção se RS for positiva, saldo de secreção se for negativa.

FILTRAÇÃO E + REABSORÇÃO

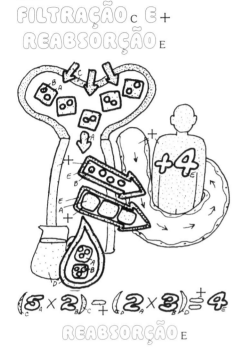

$(5 \times 2) - (2 \times 3) = +4$ **REABSORÇÃO**

Conte o número de partículas de soluto (círculos), entrando como filtrado. Cada caixa de água contém duas e existem cinco caixas por minuto (TFG), de maneira que a carga filtrada = $5 \times 2 = 10$ por minuto. Semelhantemente, existem $2 \times 3 = 6$ partículas saindo (excretadas) por minuto. A diferença, quatro partículas, é reabsorvida (RS = 10 – 6 = 4 partículas por minuto).

FILTRAÇÃO E + SECREÇÃO

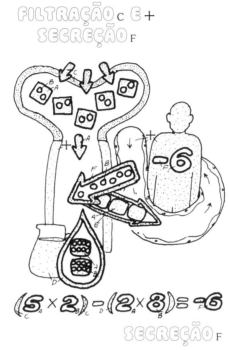

$(5 \times 2) - (2 \times 8) = -6$ **SECREÇÃO**

Conte o número de partículas, filtrando em: $5 \times 2 = 10$ por minuto. Semelhantemente, existem $2 \times 8 = 16$ partículas, saindo, por minuto. O saldo (diferença) é negativo (RS = –6). Seis partículas são secretadas por minutos.

FILTRAÇÃO ISOLADA

$(120 \times 2) - (1 \times 240) =$ **REABSORÇÃO = 0 SECREÇÃO = 0**

A inulina é uma substância especial; ela não é reabsorvida e nem secretada (RS$_{in}$ = 0) e a carga filtrada = excreção. Usamos esse fato para medir a TFG. A inulina é injetada no sangue e tomam-se amostras de plasma e urina para análise. Se 240 partículas de inulina forem excretadas por minuto e cada mL de plasma contém apenas duas, então precisamos de 120mL de plasma por minutos, para obter a excreção de 240 partículas. A TFG = 120mL por minutos. A álgebra é mostrada na seqüência.

$$(GFR \times P) - (V \times U) = 0$$
$$GFR = \frac{V \times U}{P}$$
$$GFR = C_{in}$$
(CLEARANCE DE INULINA)

MEDIDA DA REABSORÇÃO DE GLICOSE (RS$_{gl}$)

Para estudar como a reabsorção da glicose depende da glicose plasmática:

1. **INJETE:** GLICOSE + INULINA
2. **PEGUE AMOSTRAS E MEÇA** → P$_{gl}$, U$_{gl}$, P$_{in}$, U$_{in}$, V
3. $GFR = \dfrac{V \times U_{in}}{P_{in}}$

Calcule a TFG com base em valores medidos de P$_{in}$, U$_{in}$ e V. Use esse valor da TFG, junto com os valores medidos de P$_{gl}$, U$_{gl}$ e V para calcular RS$_{gl}$.

4. $(GFR \times P_{gl}) - (V \times U_{gl}) = RS_{GL}$

Mostramos aqui um cotejo dos resultados dessas medidas para diferentes concentrações de glicose no plasma (P$_{gl}$). A RS$_{gl}$ se obtém, subtraindo a quantidade excretada da quantidade filtrada, em cada concentração. Em níveis normais (A) e abaixo, nenhuma glicose é excretada; o F inteiro é reabsorvido.

Aumentando o P$_{gl}$ aumenta F e RS$_{gl}$. Eventualmente, se alcança um P$_{gl}$, onde quase todos os locais de reabsorção estão trabalhando na sua capacidade máxima (B) e alguma glicose passa para a urina (C). Aumentando F além desse nível, não poderá aumentar RS$_{gl}$.

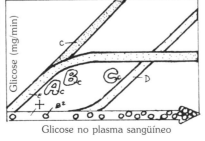

Glicose (mg/min) vs Glicose no plasma sangüíneo

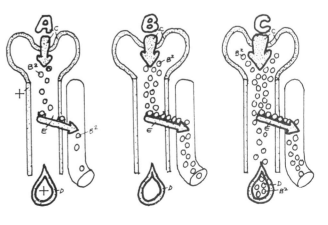

O controle da *taxa de filtração glomerular* (TFG) é crucial para o desempenho do rim. Uma filtração anormalmente rápida inundaria os túbulos, permitindo que o filtrado passasse pelas células, antes que tivessem tempo para modificar o fluido. As taxas anormalmente baixas comprometeriam a possibilidade dos rins processarem quantidades adequadas de fluido, a cada minuto. Entretanto, pressão e fluxo sangüíneos para o rim mudam, freqüentemente, em resposta a estresses, sem relação direta com a função renal (por exemplo, uma queda súbita da pressão arterial; ver Lâmina 45). Como poderiam ser moduladas as mudanças na TFG, nessas circunstâncias?

IMPULSOS NERVOSOS SIMPÁTICOS CONSTRINGEM AS ARTERÍOLAS RENAIS

A ilustração A mostra que o fluxo sangüíneo renal é diminuído por impulsos *nervosos simpáticos*, os quais constringem arteríolas, mas o efeito desses impulsos na TFG depende de quais arteríolas são mais constringidas. A constrição da *arteríola aferente* reduz o fluxo sangüíneo renal, causando queda da pressão glomerular, assim, diminuindo a TFG. Constringindo a *arteríola eferente*, também se reduz o fluxo sangüíneo renal, mas se eleva a pressão glomerular e sobe a TFG. Como as arteríolas aferentes têm mais músculo liso, sua constrição é geralmente mais poderosa. Entretanto, a constrição simultânea das arteríolas eferentes deve reduzir as mudanças na TFG, que ocorreriam sem essa constrição.

FLUXO SANGÜÍNEO RENAL E TAXA DE FILTRAÇÃO GLOMERULAR INSENSÍVEIS À PRESSÃO ARTERIAL

Mecanismo miogênico – A ilustração B ilustra uma propriedade importante dos vasos sangüíneos renais: ambos, o fluxo sangüíneo renal e a TFG são muito insensíveis às mudanças na pressão sangüínea arterial sistêmica, dentro da faixa de 80 a 180mmHg. (Compare as partes chatas das curvas com a linha pontilhada diagonal, que seria esperada, se os vasos sangüíneos fossem estruturas passivas simples.) Esse comportamento, partilhado pela maioria dos leitos vasculares, é mais acentuado nos rins. Graças às propriedades da musculatura lisa, nas paredes vasculares, esse comportamento persiste quando se interrompem inervações, mas desaparece quando se paralisa o músculo com drogas. Aparentemente, os músculos lisos dos vasos sangüíneos são sensíveis à pressão. Quando estirado, o músculo abre canais especiais, sensíveis ao estiramento, para íons, os quais despolarizam as células e o músculo contrai. Quando a pressão sobe, o fluxo normalmente aumentaria, mas a contração do músculo liso, na parede arteriolar, reduz o raio do vaso e aumenta sua resistência. O resultado é não haver tanto aumento de fluxo e perder-se energia (pressão), durante o fluxo, pela resistência elevada. Assim, a pressão capilar e a TFG decorrente não aumentam tanto.

AJUSTE DA TFG À CAPACIDADE DE REABSORÇÃO DE NEFROS INDIVIDUAIS

A capacidade dos rins para regular os fluidos corporais é especialmente sensível à taxa em que o fluido passa para o *túbulo distal*. É aqui que ocorre a regulação de sal, água e acidez. Se o fluxo for rápido demais, as células do túbulo distal ficarão sobrecarregadas; se for muito lento, há o perigo de supercompensação. A ilustração inferior, à esquerda, mostra um mecanismo de retroalimentação, que ajusta a TFG, em *cada nefro individual*, para manter uma carga constante de oferta ou túbulo distal.

O começo do túbulo distal de cada nefro está localizado próximo do seu glomérulo correspondente e faz contato com a arteríola aferente, em uma estrutura especializada, chamada *aparelho justaglomerular* (JG). Quando aumenta o fluxo, aumenta a oferta de solutos (provavelmente NaCl) para o aparelho JG e, de algum modo desconhecido, estimula-se a constrição da arteríola aferente, diminuindo a TFG no mesmo nefro. Inversamente, quando diminui o fluxo, aumenta a TFG. Dessa forma, a TFG se ajusta à capacidade de reabsorção do túbulo proximal. O mecanismo, chamado *retroalimentação tubuloglomerular,* é particularmente interessante porque, diferentemente dos dois mecanismos descritos anteriormente, é uma regulação discreta e local; cada nefro tem seu próprio sistema de controle independente. Se, por exemplo, se danificar o glomérulo de um nefro particular e os vazamentos causarem um aumento da taxa de filtração nesse nefro, o mecanismo de retroalimentação constringirá sua arteríola aferente e não de outros.

AJUSTANDO A REABSORÇÃO PROXIMAL DE FLUIDO À TAXA DE FILTRAÇÃO GLOMERULAR: MECANISMOS FÍSICOS

TFG aumentada é acompanhada de pressão oncótica peritubular elevada – Existem dois mecanismos físicos simples que operam para ajustar a reabsorção proximal de fluido à TFG. Se, por alguma razão, a TFG aumentar, aumentará também a *reabsorção tubular proximal*. Se a TFG cair, diminuirá a reabsorção. Para compreender o primeiro mecanismo, ilustrado na parte inferior da lâmina, lembre que a reabsorção de fluido está determinada pelo saldo de reabsorção do Na^+. Mas, a reabsorção final do Na^+ é dada pela diferença entre o bombeamento de Na^+ (do lúmen para o espaço intersticial) e vazamento de Na^+ de volta, por meio das zonas de aderência (ZA), na direção oposta. Se cai a TFG, ocorrem reduções compensatórias na reabsorção proximal de fluido, por causa do seguinte: com uma TFG pequena, menos fluido é removido dos capilares glomerulares, de modo que as proteínas plasmáticas tornam-se menos concentradas, ao fluir através do glomérulo. Isso significa que a pressão oncótica, nos capilares peritubulares, está diminuída, reduzindo as forças, favoráveis à reabsorção de fluido por esses capilares, a partir do fluido intersticial. O acúmulo de fluido no espaço intersticial aumentará a pressão tissular, a qual pode forçar a vedação entre as células (zonas de aderência) e acarretar o vazamento de água e Na^+, de volta para o lúmen tubular. Os passos são inversos, quando a TFG aumenta, resultando em aumento compensatório da reabsorção.

Porções distantes do túbulo proximal proporcionam uma reserva para reabsorção, sob cargas elevadas – O segundo mecanismo que ajuda a ajustar as mudanças na reabsorção tubular às mudanças na TFG, depende da associação da reabsorção de fluido com a reabsorção de soluto, particularmente do Na^+, o qual é co-transportado com glicose, aminoácidos e outros solutos. Com a TFG normal, esses nutrientes co-transportados são reabsorvidos completamente, antes que alcancem a extremidade do túbulo proximal. Com a TFG mais alta, filtra-se mais soluto e começam a ser utilizadas partes mais distantes do túbulo. Reabsorve-se mais soluto e, portanto, mais fluido. Aquelas porções mais distais do túbulo proximal, que não se usam para transportar glicose ou aminoácidos, durante TFG normal, proporcionam uma reserva para reabsorção, sob cargas elevadas.

NC: Use vermelho para as letras D, incluindo FSR (fluxo sangüíneo renal – D^3). Use cores escuras para A e B.

1. Depois de observar a pergunta, escrita no topo da lâmina, pinte os títulos 1 (acima) e 2 (abaixo) os quais são as duas categorias principais, cobertas. Comece colorindo, no canto superior esquerdo, que define a área do nefro, que lida com o assunto desta lâmina. Observe a área contida no retângulo, na parte superior da ilustração. Ela representa as células do aparelho justaglomerular (I), composta de parte do túbulo distal (G) e da arteríola aferente (C).
2. Pinte o controle sistêmico simpático (J) da TFG.
3. Pinte o exemplo B, observando a elevação acentuada, em ambos, FSR e TFG, quando a pressão arterial supera 180mmHg.
4. Pinte a resposta do túbulo distal, por retroalimentação, ao aumento na TFG. Comece com a TFG.
5. Pinte a ilustração da base, completando primeiro o exemplo à esquerda.

COMO É REGULADO O FLUXO PARA O TÚBULO DISTAL?

1 REGULAGEM DA TAXA DE FILTRAÇÃO GLOMERULAR (TFG)

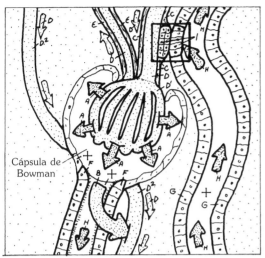

ARTERÍOLA AFERENTE
SANGUE, GLOMÉRULO
ARTERÍOLA EFERENTE
CAPILAR PERITUBULAR
TÚBULO PROXIMAL
TÚBULO DISTAL
SOLUTOS
APARELHO JUSTAGLOMERULAR (JG)

A CONTROLES SIMPÁTICOS SISTÊMICOS

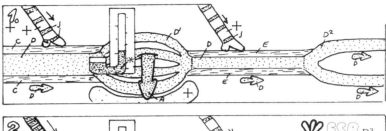
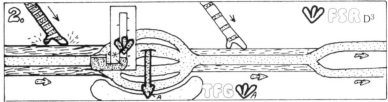
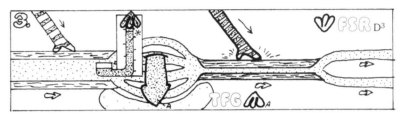

O fluxo sangüíneo renal (FSR) é controlado por impulsos nervosos simpáticos, os quais constringem arteríolas, mas seus efeitos na TFG dependem de quais arteríolas constringem mais. Constringindo a arteríola, reduz-se o FSR (2). Constringindo a arteríola eferente, também se reduz o FSR, mas agora, aumenta a pressão no glomérulo e aumenta a TFG (3).

B RESPOSTA LOCAL À MUDANÇA DA PRESSÃO ARTERIAL

O FSR e a TFG são insensíveis às mudanças na pressão arterial sistêmica (compare com a linha pontilhada que seria de se esperar, se os vasos sangüíneos fossem simples estruturas passivas). Os vasos sangüíneos regulam o fluxo, pela constrição, quando a pressão interna sobe. Isso dá mais resistência e evita que a pressão elevada cause um aumento proporcional no fluxo.

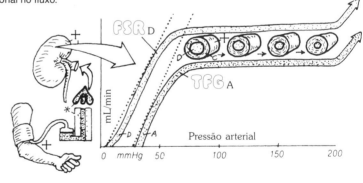

C RETROALIMENTAÇÃO TUBULOGLOMERULAR

A TFG, em cada néfron individual, é ajustada para manter uma oferta constante ao túbulo distal, por uma retroalimentação negativa. À medida que aumenta o fluxo, a oferta de soluto ao aparelho JG aumenta e estimula a constrição da arteríola aferente, diminuindo a TFG no mesmo néfron.

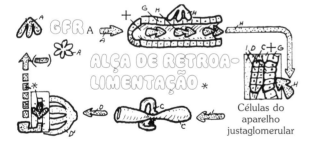

Células do aparelho justaglomerular

2 REGULAGEM DA REABSORÇÃO DO TÚBULO PROXIMAL

A reabsorção de fluido é determinada pela reabsorção final de Na$^+$, equilíbrio entre bombeamento ativo de Na$^+$ (do lúmen para o fluido intersticial, FI) e vazamento de Na$^+$ de volta, pelas zonas de aderência (ZA), na direção inversa. Se a TFG diminuir, ocorrerão reduções compensatórias na reabsorção no fluido proximal, porque menos filtração → concentração mais baixa de proteínas plasmáticas (pressão oncótica), oferecidas nos capilares peritubulares → menos reabsorção capilar de fluido do FI → pressão aumentada no FI → vazamento aumentado de Na$^+$, de volta, pela JA → menor saldo de reabsorção de Na$^+$ → menor reabsorção de fluido. Inversamente, um aumento na TFG induz a um aumento compensatório na reabsorção.

TFG NORMAL

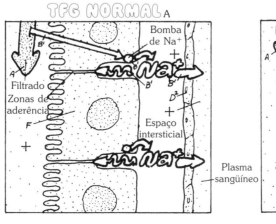

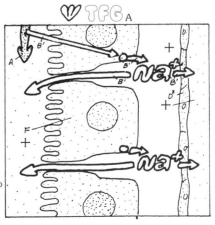

O equilíbrio ácido-base se refere ao complexo de mecanismos, empregados para regular a concentração dos *íons hidrogênio*, nos fluidos corporais, embora os íons H⁺ estejam presentes apenas como traços. Para cada íon H⁺ existe mais de um milhão de íons Na⁺, no plasma sanguíneo, entretanto, o H⁺ ainda é importante porque é muito reativo. Ele é simplesmente uma carga reativa (um próton) que, facilmente, pode ligar-se a uma variedade de moléculas, especialmente proteínas, mudando sua carga e o modo de interagirem. A água pura contém 0,0001mM de H⁺ (pH = 7). Qualquer solução aquosa que contenha mais H⁺ é *ácida*; se for menos, é chamada *alcalina*. O sangue contém 0,00004mM de H⁺ (pH = 7,4). Ele é levemente alcalino.

Embora os íons H⁺ livres sejam escassos, existe uma enorme quantidade de H⁺ potencial, à espreita, na retaguarda, ligada a outras substâncias. Para compreender o equilíbrio ácido-base, devemos levar em consideração as substâncias que são fonte de H⁺ e aquelas que podem absorver H⁺, bem como acompanhar a concentração dos íons H⁺ livres. As fontes são chamadas ácidos; um ácido é uma substância que libera H⁺. Um ácido forte libera a maior parte de seu H⁺, enquanto um ácido fraco libera apenas parte. Uma base é uma substância que recebe H⁺.

TAMPÕES LIGAM/LIBERAM H⁺ E RESISTEM ÀS MUDANÇAS NO pH

Um *tampão* é um par de substâncias que resistem às mudanças na acidez de uma solução. Funciona armazenando (ligando) H⁺. Quando o H⁺ é adicionado a uma solução, contendo tampão, ele é capturado por locais vazios de armazenamento, em algumas moléculas-tampão. Quando removido, é substituído por H⁺ armazenado em outras moléculas-tampão. Para funcionar, um tampão deve ter algumas moléculas com locais de armazenamento, ocupadas por H⁺, enquanto outras moléculas têm locais (de armazenamento) vazios. Aquelas moléculas-tampão com locais ocupados são ácidas (elas podem fornecer H⁺); aquelas que estão desocupadas são bases (elas podem receber H⁺).

FUNÇÃO FUNDAMENTAL DE PULMÕES E RINS PARA O SISTEMA TAMPÃO DE BICARBONATO

O par *bicarbonato/ácido carbônico* forma um sistema tampão importante no corpo:

$$H^+ + HCO_3^- \rightleftharpoons H_2CO_3 \rightleftharpoons H_2O + CO_2$$

O H_2CO_3 (ácido carbônico) é o membro ácido do par, porque pode liberar H⁺. O bicarbonato, HCO_3^-, é o membro base porque pode ligar-se ao H⁺. Na água, esse passo leva cerca de 1 minuto, mas, no rim e nos glóbulos vermelhos, é catalisado pela enzima *anidrase carbônica* e se completa em uma fração de segundo. A reação é tão rápida que freqüentemente identificamos CO_2 com H_2CO_3. Esse sistema é especialmente importante porque dois dos seus componentes são rigorosamente controlados pelo corpo: os *pulmões controlam CO_2* e os *rins controlam HCO_3^-*. Embora existam outros tampões significativos no corpo (particularmente, fosfato e proteínas), essa reação química é crucial, porque conecta pulmões e rins, permitindo que mantenham uma concentração viável de H⁺, nos fluidos do corpo.

Respiração compensa ácidos metabólicos eliminando CO_2 – Cada dia, uma pessoa média, sob dieta mista, produz 60mm de H⁺, na forma de ácidos sulfúrico, fosfórico e orgânico. Esses são chamados *ácidos metabólicos*, porque não surgem do CO_2 e as alterações de H⁺, que criam, devem, eventualmente, ser corrigidas pelo rim. Quando o H⁺ metabólico é produzido em qualquer órgão, a sua maior parte é captada pelo HCO_3^- no sangue, para formar CO_2. O CO_2 aumentado e o aumento de H⁺ estimulam a respiração, que ajuda a eliminar o CO_2 acumulado. Nesse caso, a reação do bicarbonato, mostrada, se move para a direita, decrescentemente, porque um dos reagentes, o H⁺ é continuamente produzido, enquanto um dos produtos, o CO_2 é continuamente removido.

Rins compensam os ácidos metabólitos pro meio da excreção de H⁺ e da reabsorção de HCO_3^- – A regulação respiratória de H⁺, descrita, funcionará apenas se o bicarbonato utilizado puder ser reposto. Essa tarefa é desempenhada pelos rins, nos quais a reação do bicarbonato ocorre na direção inversa. Essa inversão de direção ocorre porque os rins removem o H⁺ e o excretam na urina. Nesse processo, o HCO_3^- recém-formado é reabsorvido. Assim, o rim produz novo HCO_3^-, sem reter o H⁺ (ver Lâmina 64). O resultado é que, para cada H⁺ produzido pelo metabolismo, um H⁺ é excretado na urina e um novo bicarbonato é reabsorvido, repondo o bicarbonato, usado na resposta respiratória.

Alterações ácido-base da respiração se refletem pelas mudanças no CO_2 – Uma concentração de H⁺ abaixo de 0,00002mM (pH = 7,7) ou acima de 0,0001mM (pH = 7) é incompatível com a vida. Se o plasma se tornar mais ácido que o normal, a condição é chamada *acidose*; quando ele é menos ácido, a condição é chamada *alcalose*. Em qualquer caso, é útil reconhecer quando a alteração surge, por uma causa respiratória ou outra (metabólica). As melhores pistas vêm dos estudos do par tampão HCO_3^-/H_2CO_3. Um aumento no H_2CO_3 (ou CO_2) tenderá a um aumento de H⁺; um aumento no HCO_3^- consumirá H⁺ livre e reduzirá sua concentração.

Os distúrbios respiratórios do equilíbrio ácido-base são refletidos pelas alterações no CO_2 plasmático ou no equivalente H_2CO_3. Se estes diminuírem, como em uma respiração rápida, há uma diminuição dos suprimentos de H⁺ e a concentração de H⁺ cai; essa condição é a alcalose respiratória. A compensação, pelos rins, requer excreção de HCO_3^- para livrar o plasma de uma quantidade desproporcionada de substâncias que consumiriam o escasso H⁺. Inversamente, na pneumonia ou na pólio há insuficiência na eliminação de CO_2 (e H_2CO_3), aumentando-se a acidez plasmática; essa condição é a acidose respiratória. A compensação renal eleva o HCO_3^- do plasma a um nível equivalente ao de H_2CO_3 elevado.

Alterações metabólicas ácido-base se refletem em mudanças no HCO_3^- – As alterações ácido-base não-respiratórias são chamadas alterações metabólicas. Quando HCO_3^- plasmático cai e aumenta o H⁺ do plasma, a condição se chama acidose metabólica. O aumento de H⁺ significa acidose; a queda de HCO_3^- implica em sua origem não respiratória. Esta ocorre, por exemplo, na insuficiência renal e no diabetes. A compensação respiratória ocorre porque o H⁺ elevado estimula a respiração, que reduz CO_2 e H_2CO_3. Finalmente, na alcalose metabólica, que ocorre algumas vezes durante o vômito de HCl do estômago, existe aumento de HCO_3^- com H⁺ diminuído. A compensação respiratória consiste na retenção de CO_2 (e H_2CO_3).

NC: Use uma cor escura para A. Observe que três substâncias carbônicas diferentes recebem a cor B (B¹, B², B³).

1. Pinte os dois exemplos da variação do nível do pH sangüíneo.
2. Pinte a reação do bicarbonato, no topo da ilustração inferior.
3. Começando no asterisco no fígado, siga o hidrogênio e pinte a reação decrescente da liberação do CO_2, nos rins; pinte o processo decrescente para a liberação do ácido na urina e a passagem do bicarbonato para o plasma.

ÁCIDO FORTE
ÍON HIDROGÊNIO H⁺
PAR TAMPÃO
BICARBONATO HCO₃⁻
ÁCIDO CARBÔNICO H₂CO₃
O QUE É UM TAMPÃO?

Um tampão é um par de substâncias que resistem às mudanças na acidez de uma solução.

Quando se adiciona ácido (H⁺) ao sangue, diminui-se o pH. A seguir, a acidez elevada (pH diminuído) é minimizada pelos tampões, os quais se ligam a alguns dos H⁺ adicionados.

Quando se remove ácido, o sangue se torna mais alcalino (pH aumenta). Essa mudança é minimizada por tampões, os quais liberam H⁺ e repõem parte do ácido perdido.

NÍVEL NORMAL DO pH PLASMÁTICO 7,4

NÍVEL PLASMÁTICO DO pH

AÇÃO DO TAMPÃO

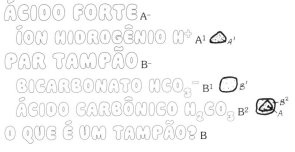
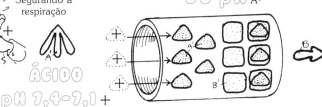
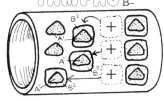
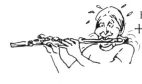
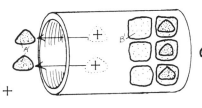
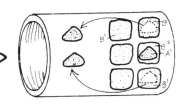

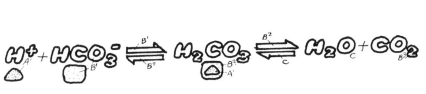

O par bicarbonato/ácido carbônico forma um sistema tampão importante. O H_2CO_3 (ácido carbônico) é o membro ácido do par, porque pode liberar H^+. O HCO_3^- é o membro base do par, porque pode aceitar H^+. Esse sistema é especialmente importante porque dois dos seus componentes são rigorosamente controlados pelo corpo: os pulmões controlam o CO_2 e os rins controlam o HCO_3^-.

REGULAÇÃO RESPIRATÓRIA (MINUTOS)
PULMÕES
CENTRO RESPIRATÓRIO
NERVO

Cada dia, uma pessoa normal sob dieta mista produz 60mm de H⁺ na forma de ácidos sulfúrico, fosfórico e orgânico. Chamados ácidos metabólicos, porque não surgem do CO_2. A figura mostra o H⁺ metabólico produzido no fígado. A sua maior parte é captada pelo HCO_3^- no sangue e forma CO_2. O CO_2 aumentado e o H⁺ elevado estimulam a respiração, o que ajuda a eliminar o CO_2 elevado. A reação de bicarbonato se desloca para a direita (descendente), porque o H⁺ é continuamente produzido, enquanto o CO_2 é continuamente removido.

REGULAÇÃO RENAL (HORAS)
RINS

A regulação respiratória, mostrada nesta lâmina, funcionará apenas se o bicarbonato utilizado puder ser reposto. Essa tarefa é desempenhada pelos rins, onde a reação do bicarbonato ocorre na direção inversa. Essa inversão de direção pode ocorrer, porque os rins removem continuamente o H⁺ recém-formado e o excretam na urina. No processo, o HCO_3^- recém-formado é reabsorvido. Assim, o rim é capaz de fabricar HCO_3^-, sem reter H⁺.

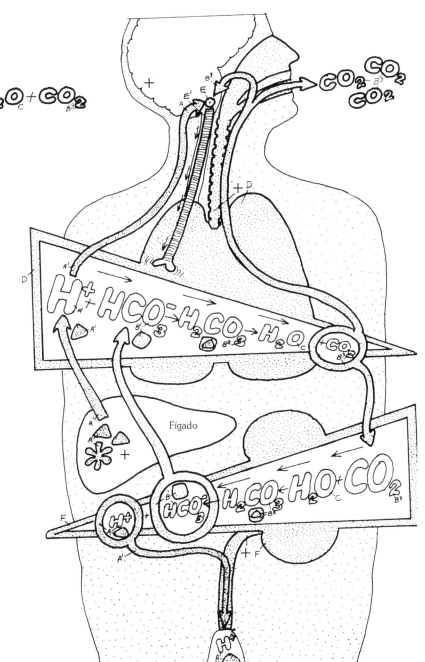

TÚBULO PROXIMAL REABSORVE BICARBONATO

A regulação renal da atividade do plasma começa no *túbulo proximal* (ilustração superior), onde cerca de 80 a 90% do HCO_3^- filtrado é reabsorvido, por meio dos seguintes processos.

1. CO_2 e água combinam para formar ácido carbônico, dentro da célula. A reação é catalisada pela enzima *anidrase carbônica*. O ácido carbônico se dissocia em H^+ e HCO_3^-, dois produtos com destinos separados.

2. O HCO_3^- é reabsorvido pelo movimento descendente no seu gradiente de concentração, por um sistema de co-transporte com Na^+, confinado à membrana basolateral (o transportador movimenta 3 HCO_3^-, para cada Na^+).

3. O H^+ se move na direção oposta e atravessa a membrana da borda em escova (luminal), via trocador Na^+-H^+ (contra-transportador) localizado na membrana luminal, mas não na basolateral. O H^+ intracelular é trocado por Na^+ do lúmen e é *contra-transportado* para o lúmen do nefro. Este contra-transportador funciona na direção indicada, por causa do alto gradiente de concentração para o Na^+, tendendo a impulsioná-lo para dentro da célula.

4. O H^+ secretado combina com o HCO_3^-, que filtrou para o nefro, formando o H_2CO_3. As superfícies externas de membrana do túbulo proximal contêm anidrase carbônica, assim o H_2CO_3 é rapidamente convertido em água e CO_2. O CO_2 simplesmente difunde, descendentemente, no seu gradiente, para o interior da célula, onde pode entrar no ciclo, no passo 1. Observe que o H^+, secretado no ciclo citado anteriormente, jamais encontra caminho para a urina. A principal função do túbulo proximal, no equilíbrio ácido-base, é recuperar o HCO_3^- que chega pelo filtro.

Quanto à reabsorção do HCO_3^-, vale a pena usar a lâmina (depois de colorir) para acompanhar o destino do dióxido de carbono, em suas várias composições, começando com sua entrada no filtrado, na forma de HCO_3^-. O HCO_3^- é convertido em H_2CO_3 e, então, em CO_2, no lúmen. Ao entrar na célula, esse CO_2 ou outro se transforma, novamente, em H_2CO_3 e, finalmente, em HCO_3^-, o qual é reabsorvido. A ilustração mostra que o processo é dirigido por um fluxo regular (secreção) de H^+, que, por sua vez, é determinado por um fluxo regular (reabsorção) de Na^+. A energia para o processo inteiro provem da energia de ATP, dispendida pela bomba de Na^+-K^+, responsável pelo gradiente de Na^+.

Síntese do amônio produz bicarbonato – Além do descrito, em tempos de H^+ plasmático alto (acidose), o túbulo proximal sintetiza amônio (NH_4^+), do aminoácido glutamina. Para cada glutamina consumida, dois NH_4^+ e dois HCO_3^- se formam. Os dois HCO_3^- são acrescentados ao *pool* de bicarbonato, reabsorvido no túbulo proximal e estarão disponíveis como tampão no plasma. O amônio está em equilíbrio com o seu parceiro tampão NH_3 (isto é, $NH_4^+ \rightleftharpoons NH_3 + H^+$). Ambos são secretados para o lúmen, para serem reabsorvidos para os espaços intersticiais, apenas na medula, pela parte ascendente da alça de Henle.

Daqui, o NH_3 lipossolúvel, livremente permeável, difunde para dentro das células e, finalmente, para o lúmen do duto coletor, onde ele pode absorver H^+ (ver a seguir).

NEFRO DISTAL EXCRETA H^+ PARA PRODUZIR NOVO HCO_3^-

Processos similares estão em ação, dentro de *células A intercaladas*, localizadas no *nefro distal* (*túbulo distal* e *duto coletor*). Entretanto, o filtrado que atinge essas células não contém mais HCO_3^-, porque a maior parte dele foi reabsorvida no túbulo proximal. Além disso, o H^+ ainda é secretado, mas agora, em vez de ser determinado pela troca de Na^+, está diretamente associado à quebra do ATP, via uma H^+-ATPase. A presença de uma bomba de H^+, nessa localização, permite excretar mais, sem usar HCO_3^-. Entretanto, a capacidade das células renais de secretar H^+ é limitada; se a concentração de H^+ livre, no lúmen, tornar-se muito alta (pH < 4,5), cessa a secreção de H^+. São necessários tampões luminais, no lugar do HCO_3^-, para absorver o íons H^+ secretados. Esses tampões tomam a forma de *tampões fosfato* filtrados, os quais existem no filtrado, e de *amônia*, fabricada no túbulo proximal. Os tampões fosfato ligam-se ao H^+ livre assim:

$$H^+ + HPO_4^{2-} \rightleftharpoons H_2PO_4^-.$$

A amônia, como o CO_2, é solúvel em lípides e passa pelas membranas celulares com facilidade; difunde para o lúmen, onde se liga ao H^+, para tornar-se NH_4^+. O amônio não tem transportadores na região do nefro; uma vez formado, está preso no lúmen e será excretado, juntamente com o H^+ anexado.

$$H^+ + NH_3 \rightleftharpoons NH_4^+$$

O H^+, excretado na urina, ligado à amônia e ao fosfato, compensa os ácidos metabólicos. Observe que cada H^+ excretado, um HCO_3^-, que não estava presente no filtrado, é reabsorvido. Ele é chamado "novo" HCO_3^-, para distinguí-lo do HCO_3^- reabsorvido, que simplesmente replica o HCO_3^- que veio através do filtro.

Em acidose, o H^+ plasmático sobe e os rins compensam, por meio da excreção de ácido na urina. (Na acidose respiratória, existe CO_2 aumentado o que promove a formação de H^+ e secreção pelas células renais. Na acidose metabólica, a carga filtrada de HCO_3^- está reduzida, de maneira que ela é menos eficaz para prender o H^+ secretado, no lúmen. Uma vez secretado, o H^+ tem mais chance de escapar para a urina.) Todo o HCO_3^- é reabsorvido e a maior parte HPO_4^{2-} é convertida em $H_2PO_4^-$. A acidose crônica estimula os rins a sintetizar mais NH_3. Isso aumenta a capacidade tampão no filtrado, de maneira que se pode transportar mais H^+ secretado (na forma de NH_4^+), sem diminuição substancial do pH do filtrado. Assim, o gradiente de H^+ entre a célula e o lúmen não aumenta até níveis proibitivos, a despeito da secreção aumentada de H^+.

Na alcalose, caem o H^+ plasmático e intracelular. Nas células renais, há menos H^+ intracelular disponível para secreção. Como resultado, a reabsorção de HCO_3^- não é completa e escapa algum HCO_3^- para a urina. Além disso, as células B intercaladas podem tornar-se ativas. Essas células são semelhantes às células A, com exceção de as posições dos transportadores de H^+ e HCO_3^- estarem invertidas. Os transportadores de H^+ se localizam na membrana basolateral, enquanto os transportadores de HCO_3^- estão na borda em escova. Conseqüentemente, essas células excretam HCO_3^- e reabsorvem H^+. O resultado final é que a urina se torna alcalina, de forma que o sangue que deixa o rim é mais ácido que o sangue que entra.

NC: Use vermelho para B e as mesmas cores da lâmina anterior, para as mesmas estruturas rotuladas aqui: D, F, C, C¹, C².

1. Comece com o túbulo proximal, colorindo primeiro a membrana celular (A² e A³) e capilar (B). Em seguida, pinte o papel do Na^+ (G) nesse processo, descendo com ele no lúmen do túbulo, como parte do filtrado, pela membrana, por um mecanismo de contra-transporte (G¹) e para fora da célula, via bomba de sódio-potássio (G³). Siga, depois, a seqüência numerada, começando no topo da célula.

2. Faça o mesmo com o nefro distal, colorindo primeiro o material de Na^+. Observe que, por causa das limitações de espaço, o passo que precede a formação do ácido carbônico (C¹), a combinação do dióxido de carbono e água mais ação da enzima, foram eliminados na célula de baixo. Onde um processo é repetido, o número correspondente a ele também se repete.

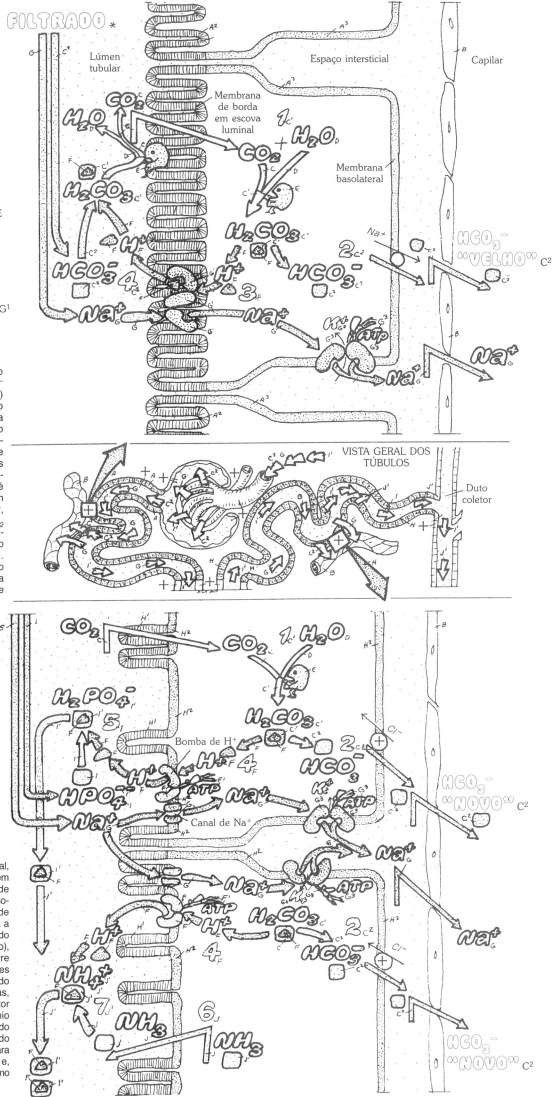

TÚBULO PROXIMAL
- CAPILAR
- MEMBRANA CELULAR
  - BORDA EM ESCOVA
  - BASOLATERAL
- DIÓXIDO DE CARBONO
- ÁGUA
- ANIDRASE CARBÔNICA
- ÁCIDO CARBÔNICO
- BICARBONATO
- ÍON HIDROGÊNIO
- CONTRA-TRANSPORTE DE Na^+/H^+
- BOMBA DE Na^+/K^+

A regulação da acidez plasmática começa no túbulo proximal, onde a maior parte do HCO_3^- filtrado é reabsorvida. O processo envolve (1) CO_2 e água, combinados para formar ácido carbônico dentro da célula. A reação é catalisada por uma enzima, anidrase carbônica. O ácido carbônico se dissocia em H^+ e HCO_3^-, dois produtos com destinos separados (2) o HCO_3^- se move descendentemente no seu gradiente, através de um co-transportador de Na^+-HCO_3^-, na membrana basolateral; ele é reabsorvido. (3) O H^+ é trocado por Na^+ e contra-transportado para o lúmen do nefro. (4) Esse H^+ combina-se com HCO_3^-, que filtrou para dentro do nefro. A água e o CO_2 se formam e o CO_2 simplesmente difunde descendentemente no seu gradiente, para dentro da célula, onde pode entrar no ciclo, no passo 1. A reação se dá na direção indicada, porque o H^+ é continuamente transportado para fora da célula e para dentro do lúmen. A energia para esse transporte de H^+ provém do gradiente de Na^+.

NEFRO DISTAL
- BORDA EM ESCOVA
- BASOLATERAL
- TAMPÕES:
  - FOSFATO MONOIDROGENADO
  - FOSFATO DESIDROGENADO
- AMÔNIA
- ÍON AMÔNIO

Processos similares estão em ação no nefro distal, mas o filtrado não contém mais muito HCO_3^-. Além disso, o H^+ é ainda secretado, mas, ao invés de determinado por troca de Na^+, é diretamente associado à quebra do ATP (4). Se a concentração de H^+ livre, no lúmen, tornar-se muito alta, cessa a secreção de H^+. Evita-se a elevação excessiva do H^+ no lúmen, pelos tampões (por exemplo, fosfato), presentes no filtrado e que se ligam ao H^+ livre (5). Durante a acidose, quando esses tampões estão exauridos, os rins se adaptam, fabricando NH_3. O NH_3 segue um circuito (ver texto), mas, finalmente, difunde para o lúmen do duto coletor (6), onde se liga ao H^+, para tornar-se amônio (7). O amônio fica "preso" no lúmen e é excretado juntamente com o H^+ anexado. O H^+ excretado compensa a produção de ácidos metabólicos. Para cada H^+ excretado, um HCO_3^- é reabsorvido e, como não estava presente no filtrado, é descrito como "novo" HCO_3^-.

O potássio é o soluto mais abundante dentro das células. Sua concentração alta é necessária para o crescimento ideal e síntese de DNA e proteína; ele é um fator importante no desempenho de muitos sistemas de enzimas e tem função na manutenção do volume celular, pH e potenciais de membrana. Como a maior parte do K^+ do corpo se localiza dentro das células, com apenas cerca de 2,5% no fluido extracelular, uma pequena mudança do K^+ entre os fluidos intra e extracelular poderia causar uma mudança significativa no K^+ extracelular. Se, por exemplo, apenas 5% do K^+ corporal, se transportasse para os fluidos extracelulares, triplicaria o K^+ extracelular – um resultado letal.

CÉLULAS DO CORPO TAMPONAM MUDANÇAS AGUDAS NO K^+ PLASMÁTICO

As alterações do K^+ do fluido extracelular ou plasma são importantes porque a *excitabilidade* da célula (potencial de membrana) é sensível ao K^+ extracelular. O aumento do K^+ extracelular despolariza as membranas e aumenta a excitabilidade; no coração, pode ocorrer fibrilação. A diminuição do K^+ hiperpolariza e diminui a excitabilidade. Alterações da musculatura esquelética e lisa podem incluir paralisia flácida, distensão abdominal e diarréia. As mudanças do K^+ para dentro e para fora das células podem ocorrer facilmente nos distúrbios ácido-base ou desequilíbrios hormonais e em resposta a drogas. Além disso, sob uma dieta normal, as quantidades de K^+, absorvidas do intestino para o plasma, em cada dia, ultrapassam o conteúdo total de K^+ de todo o fluido extracelular! Essa elevação, potencialmente desastrosa no K^+ plasmático, não ocorre porque o K^+ plasmático aumentado estimula a maior secreção de *insulina* do pâncreas, secreção de *aldosterona* do córtex adrenal e *epinefrina*, liberada da medula adrenal. Esses três hormônios aumentam a captação de K^+ por fígado, osso, músculo esquelético e glóbulos vermelhos. (Eles agem estimulando direta ou indiretamente a Na^+ – K^+ ATPase.) Embora os rins ajam mais devagar, no curso das horas, proporcionam os meios fundamentais para a remoção ou retenção do K^+ do corpo e, portanto, mantêm o nível plasmático, a longo prazo, dentro da estreita faixa de 3,5 a 5mM/L.

TÚBULOS PROXIMAIS REABSORVEM A MAIOR PARTE DO K^+

A regulação renal do K^+ começa com a recuperação de quantidades maciças desde o filtrado. A maior parte do K^+ filtrado é reabsorvida no túbulo proximal e na alça de Henle; quando o filtrado alcança o túbulo distal, apenas 5 a 10% da carga filtrada permanece. Daqui para diante, dependendo das condições, pode ser mais reabsorvido, porém, com mais freqüência, ele é *secretado*. A maioria das mudanças regulatórias na excreção é causada por variações na secreção nestas últimas porções do nefro.

NEFROS DISTAIS REGULAM O K^+ PELA SECREÇÃO

As células do túbulo distal e do duto coletor acumulam altas concentrações de K^+ intracelular, via *bomba* de Na^+-K^+, localizada, primariamente, na membrana basolateral. O *gradiente elétrico* (potencial de membrana) por meio da membrana basolateral é suficientemente alto (70mV) para se opor ao *gradiente de concentração* de K^+ e evitar vazamento, da célula para o espaço intersticial, mas o potencial de membrana, pela membrana apical (voltada para o lúmen), é menor e não pode impedir a passagem. O resultado é um caminho simples para a secreção de K^+; o K^+ é bombeado para dentro da célula, partindo do lado sangüíneo, e sai pelo lado do lúmen. Como esse mecanismo pode explicar as variações na excreções do K^+?

1. **Elevação no K^+ intracelular se acompanha de aumento da excreção de K^+** – De acordo com a discussão anterior, a excreção de K^+ aumentará sempre que aumentar o K^+ da célula tubular distal, porque o gradiente de concentração, determinante da saída de K^+ para o lúmen, aumentará. Mas o conteúdo de K^+ dessas células, freqüentemente reflete o conteúdo de K^+ das células corporais em geral. Isso proporciona um mecanismo para regular o K^+ intracelular do corpo em geral; as mudanças que aumentam o K^+ interno aumentarão o vazamento e a secreção.

2. **Secreção de aldosterona regula o K^+ por retroalimentação** – O K^+ intracelular (e conseqüentemente a secreção de K^+) tem uma tendência para aumentar ou diminuir com o K^+ plasmático, regulando o K^+ plasmático. Entretanto, o K^+ plasmático é vigiado por outro mecanismo poderoso de retroalimentação. Uma elevação no K^+ do plasma estimula o *córtex adrenal* a secretar *aldosterona*, que promove secreção e excreção do K^+ (e reabsorção de Na^+). Diferentemente de outros caminhos de retroalimentação, que envolvem secreção de aldosterona, o K^+ estimula o córtex adrenal diretamente e não se utiliza do sistema renina-angiotensina, como um intermediário.

3. **Excreções de Na^+ e K^+ freqüentemente são correlacionadas** – O vazamento de K^+ da célula tubular também ajuda a explicar a correlação, freqüentemente positiva, entre as excreções de Na^+ e K^+. À medida que mais Na^+ se oferece ao túbulo distal, o Na^+ excedente causa um aumento na reabsorção de Na^+ e excreção de Na^+. O K^+ vaza mais rapidamente porque há mais disponibilidade de carga positiva para trocar com K^+, através da membrana luminal; isso permite que mais K^+ escape descendentemente no seu gradiente de concentração, sem elevar o potencial de membrana.

4. **Fluxo aumentado de fluido aumenta a excreção de K^+** – Quando o fluxo do fluido no túbulo distal aumenta, geralmente há um aumento na excreção de K^+. Isso se explica pela eliminação mais eficaz do K^+ secretado, levado pela corrente tubular mais rápida, a qual reduz a concentração do K^+ no fluido luminal, adjacente às células tubulares e promove o vazamento das células para o lúmen.

5. **Troca entre K^+ e H^+ é evidente durante a acidose e a alcalose** – A excreção de K^+, geralmente aumenta durante a alcalose aguda e diminui durante acidose aguda. Isso é consistente com o fato da alcalose estar freqüentemente associada com entrada de K^+ para as células e a acidose associada com sua saída. Parece que K^+ e H^+ são trocados por meio das membranas celulares. Por exemplo, na acidose, o H^+ entra na célula e reage com proteínas com cargas negativas, reduzindo a carga na proteína. O K^+, o cátion intracelular mais abundante (íon com carga positiva), subitamente se encontra em excesso; é um ambiente com pouquíssimas cargas negativas para suportar todo o K^+. Desde que o K^+ é o cátion mais permeável, parte dele sai. As células renais não são exceção. Na acidose, as células tubulares distais e do duto coletor perdem K^+ para o plasma. O K^+ intracelular diminui, como diminuem a secreção e o vazamento para o lúmen tubular. Durante a alcalose, ocorre o inverso.

Além do descrito, uma H^+-K^+ ATPase, que troca H^+ e K^+, através de membranas de células intercaladas, pode ter uma função.

NC: Use vermelho para vasos sangüíneos (E), incluindo ambos, arteríolas e capilares.

1. Comece com a ilustração superior. Observe a grande área, à esquerda, marcada pela letra K^+, representando, simbolicamente, maiores quantidades de K^+ presente.
2. Pinte a ilustração (topo da ilustração inferior) de filtrado, fluido do nefro, começando no canto superior esquerdo do retângulo. Observe a separação do K^+ (A) do filtrado (F) quando é primeiramente absorvido, dentro do túbulo proximal (não colorido).
3. Pinte a ampliação do processo de secreção. Observe os dois símbolos, representando gradientes de concentração de K^+, na célula tubular inferior e a maneira pela qual eles comparam os dois potenciais elétricos (C).
4. Pinte o resumo que segue, começando com o círculo que representa K^+ elevado no sangue.

FUNÇÃO DO K+ NA EXCITABILIDADE NERVOSA E MUSCULAR

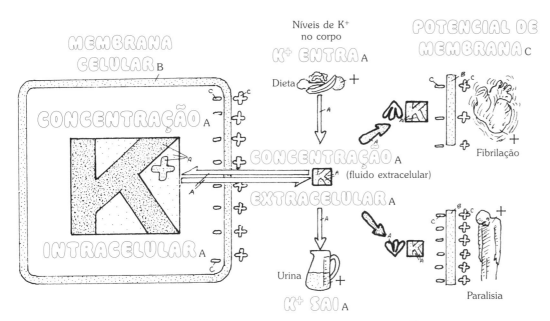

A maior parte do K+ corporal (cerca de 90%) se localiza dentro das células, com apenas cerca de 2,5% no fluido extracelular (o restante está nos ossos). Uma pequena queda – digamos 5% – no K+ celular, poderia causar mudança grosseira no K+ extracelular (no nosso exemplo, poderia triplicar, indo de 2,5 para 7,5%). Essas grandes mudanças não ocorrem, entretanto, porque o rim regula o K+ plasmático.

As alterações no K+ plasmático são importantes porque a excitabilidade celular (potencial de membrana) é sensível ao K+ extracelular. Aumentar o K+ extracelular despolariza membranas e eleva a excitabilidade do coração e pode ocorrer fibrilação. Diminuir o K+ hiperpolariza as membranas e excitabilidade. Alterações musculares esqueléticas e lisas podem incluir paralisia flácida, distensão abdominal e diarréia.

NÍVEIS DE K+ REGULADOS POR SECREÇÃO NO NEFRO DISTAL

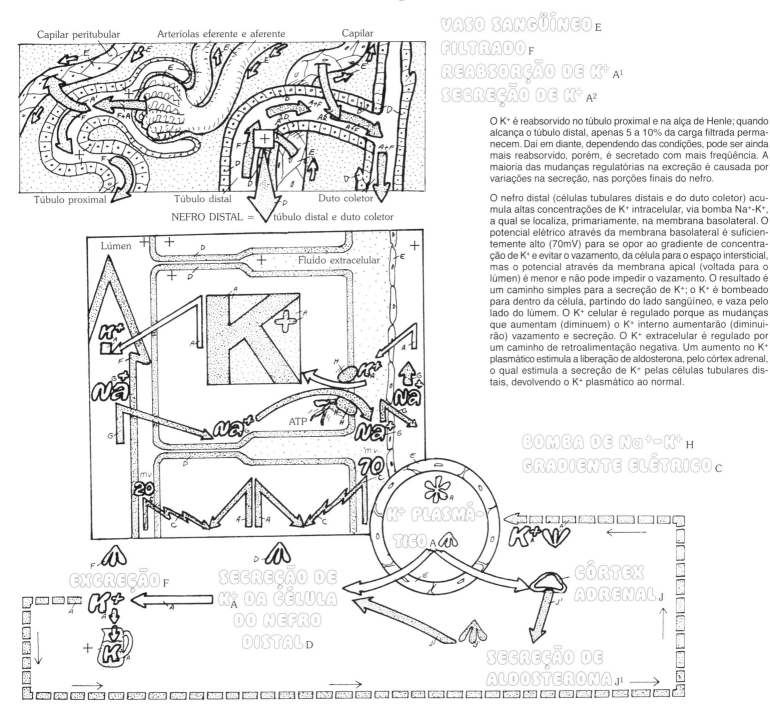

O K+ é reabsorvido no túbulo proximal e na alça de Henle; quando alcança o túbulo distal, apenas 5 a 10% da carga filtrada permanecem. Daí em diante, dependendo das condições, pode ser ainda mais reabsorvido, porém, é secretado com mais freqüência. A maioria das mudanças regulatórias na excreção é causada por variações na secreção, nas porções finais do nefro.

O nefro distal (células tubulares distais e do duto coletor) acumula altas concentrações de K+ intracelular, via bomba Na+-K+, a qual se localiza, primariamente, na membrana basolateral. O potencial elétrico através da membrana basolateral é suficientemente alto (70mV) para se opor ao gradiente de concentração de K+ e evitar o vazamento, da célula para o espaço interstical, mas o potencial através da membrana apical (voltada para o lúmen) é menor e não pode impedir o vazamento. O resultado é um caminho simples para a secreção de K+; o K+ é bombeado para dentro da célula, partindo do lado sangüíneo, e vaza pelo lado do lúmen. O K+ celular é regulado porque as mudanças que aumentam (diminuem) o K+ interno aumentarão (diminuirão) vazamento e secreção. O K+ extracelular é regulado por um caminho de retroalimentação negativa. Um aumento no K+ plasmático estimula a liberação de aldosterona, pelo córtex adrenal, o qual estimula a secreção de K+ pelas células tubulares distais, devolvendo o K+ plasmático ao normal.

Os animais que vivem na água doce estão continuamente desafiados pelos problemas do equilíbrio de água. Seus plasmas têm alta concentração de soluto (*osmolaridade*) e tendem a retirar água do ambiente por osmose. Eles dão conta da contínua inundação de água, pela excreção de grandes volumes. Os animais que habitam a terra – incluindo os humanos – têm problema oposto. Seu ambiente é árido e enfrentam a ameaça de secar. Para conservar a água, aves e mamíferos excretam volumes muito pequenos de urina concentrada, mas como?

ALÇA DE HENLE CRIA ESPAÇO INTERSTICIAL HIPERTÔNICO

Apenas as aves e os mamíferos excretam urina *hipertônica* (mais concentrada que seus plasmas). Apenas as aves e os mamíferos têm longas alças de Henle. Além disso, aquelas espécies com alças mais altamente desenvolvidas são capazes de excretar urina mais concentrada. Essas observações levaram os primeiros investigadores a sugerir que a formação de urina hipertônica se dava nas alças de Henle. Essa idéia foi derrubada pelos primeiros estudos de micropunção do túbulo distal, o qual contém o fluido logo após passar através da alça de Henle. Esse fluido é sempre *hipotônico* ou, no máximo, isotônico, mas nunca hipertônico, como requeria aquela hipótese. Aparentemente, a urina hipertônica deve se formar no duto coletor. As alças de Henle estão envolvidas em uma forma mais sutil. Por meio do bombeamento de NaCl, sem permitir que a água acompanhe, as alças de Henle criam um *fluido intersticial hipertônico* único, nas porções profundas da *medula*. O fluido atravessa os dutos coletores em direção ao ureter e tira vantagem desse ambiente hipertônico, permitindo que, por osmose, a água parta do lúmen do duto para o espaço intersticial.

Ramo ascendente da alça de Henle reabsorve, ativamente, Na+ e deixa para trás a água, para oferecer fluido hipotônico ao túbulo distal — As alças de Henle dos nefros justamedulares mergulham na profundidade da medula. Essas porções descendentes são francamente permeáveis ao Na+ e água e não parecem ter qualquer propriedade especial. Uma vez na curva da alça, entretanto, os túbulos se tornam *impermeáveis à água*, uma propriedade que se estende bem pelo túbulo distal, Além disso, a parte ascendente transporta, ativamente, NaCl do lúmen para o fluido intersticial. A maior parte deste transporte se dá nas porções espessas (superiores) da alça ascendente, as quais contêm células ricas em mitocôndrias – isto é, produtoras de ATP. (O Na+ atravessa a membrana luminal por um sistema de transporte que movimenta Cl– e K+, bem como Na+ para dentro da célula. Uma vez dentro, o Na+ é bombeado para fora por uma bomba de Na+ – K+, na membrana basolateral. O Cl– segue pelo canal passivo, preservando a neutralidade elétrica; resultando em transporte de NaCl.)

Ajuste final do volume e da concentração da urina ocorre nos dutos coletores — Embora as partes ascendentes das alças transportem NaCl, suas membranas impedem o transporte concomitante usual de água, de maneira que o fluido entregue ao túbulo distal é hipotônico, a despeito da composição final da urina. Esse transporte de NaCl (tirado da porção ascendente, impermeável à água), sem água, cria um fluido intersticial hipertônico único na medula. Os dutos coletores de todos os nefros passam por esse fluido, a caminho do ureter. Se o hormônio ADH (*hormônio antidiurético, vasopressina*) estiver presente, as últimas porções do túbulo distal e todo o duto coletor se tornam permeáveis à água.

À medida que o fluido percorre essas seções do *nefro distal* (túbulo distal e dutos coletores), a água se equilibra com os fluidos intersticiais circundantes. Assim, ao descer, pelos dutos coletores para a medula, o fluido se torna mais e mais concentrado (hipertônico), até que a urina, que deixa o duto coletor, tenha a mesma osmolaridade hipertônica do fluido intersticial na medula inferior. De fato, a osmolaridade da medula estabelece o limite para a concentração da urina. O ADH também torna as últimas porções do duto coletor permeáveis à uréia, a qual fica presa no fluido intersticial e contribui substancialmente para a osmolaridade intersticial.

Quando o ADH está ausente, como ocorre no *diabetes insípido*, o túbulo distal e o duto coletor ficam praticamente impermeáveis à água. O fluido hipotônico, passado ao túbulo distal, se torna ainda mais hipotônico ao serem reabsorvidos os sais (sem que a água possa acompanhar). O fluido que alcança o fim do duto coletor é hipotônico, resultando em um grande volume de urina diluída. Na doença, a falta do ADH faz os rins produzirem até 30L de urina por dia. Ter-se-ia que beber mais que 120 copos d'água por dia simplesmente para não secar.

HORMÔNIO ANTIDIURÉTICO CONSERVA PRESSÃO OSMÓTICA DOS FLUIDOS CORPORAIS

Em tempos de privação de água, os rins a economizam; com a ajuda de altos níveis de ADH, eles excretam volume baixo de urina concentrada (hipertônica). Com intoxicação de água, os níveis de ADH são mínimos e os rins eliminam o excesso de água, por meio da excreção de grande volume de urina e diluída (hipotônica).

O ADH é produzido em células nervosas no hipotálamo e trasportado por via axonal para terminais axônicos na hipófise posterior, onde é armazenado. Ele é secretado dos terminais à "hora certa", porque os osmorreceptores nervosos, também no hipotálamo, são muito sensíveis à pressão osmótica no plasma. Eles respondem a pequenos aumentos na pressão osmótica, com aumento de suas freqüências de impulsos estimuladores, enviados para as células produtoras de ADH. Esses impulsos são reenviados para os terminais dos axônios, na hipófise posterior, onde ativam canais, permitindo que o Ca++ entre e estimulam a secreção (por exocitose – Lâmina 20) do hormônio. Assim, um aumento na pressão dos fluidos extracelulares (refletida no plasma sangüíneo) estimula as células do hipotálamo a aumentar a produção de ADH e liberar ADH da hipófise posterior. O ADH trafega pela corrente sangüínea até o rim, onde age (via cAMP/proteinocinase) para inserir canais para água, nas membranas do túbulo distal e do duto coletor. Isso promove a retenção de água e alivia a elevação da pressão osmótica. Os osmorreceptores hipotalâmicos também enviam sinais excitatórios aos centros da sede, no hipotálamo, os quais desencadeiam as sensações de sede. A ingestão de mais água dilui a concentração dos fluidos corporais. Inversamente, quando a pressão osmótica plasmática cai, diminuem a secreção de ADH e as sensações de sede.

A regulação da pressão osmótica dos fluidos corporais é importante. Quando está baixa, a água é retirada pelas células, que incham – um perigo para as células cerebrais confinadas entre paredes rígidas do crânio. Os sintomas podem incluir náusea, mal-estar, confusão, letargia, convulsões e coma. Quando a pressão osmótica está alta, as células murcham; os sintomas neurológicos incluem letargia, fraqueza, convulsões e coma. Algumas vezes pode até ser fatal.

NC: Use azul-claro para D, uma cor escura para G, amarelo para H, vermelho para I e roxo para J.
1. Comece pintando as bordas dos retângulos (A e B) das duas ilustrações grandes, representando um nefro. Elas demostram quais partes do nefro ficam no córtex (A) e quais ficam na medula (B).
2. Pinte o estado de baixa osmolaridade, à esquerda, começando com a figura em quadrinhos, na parte superior; depois, pinte as bordas do próprio nefro (D¹ e E). Pinte todos os círculos e setas.
3. Faça o mesmo para a ilustração à direita, observando a influência do ADH (G¹), no duto coletor e uma porção do túbulo distal (tornando as membranas permeáveis à água).
4. Começando com o passo 1, pinte a ilustração inferior à direita, que mostra como uma elevação da osmolaridade resulta em secreção de ADH e reabsorção de água. Faça a ilustração de resumo à esquerda. Os números se referem à ilustração à direita.

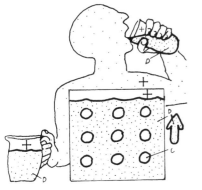

Em tempos de privação de água (ilustração à direita), os rins economizam água; eles excretam volume baixo de urina concentrada (hipertônica). Na intoxicação por água (ilustração à esquerda), eles eliminam o excesso de água, por meio da excreção de grande volume de urina diluída (hipotônica). Para realizar essas tarefas, as alças de Henle dos nefros justamedulares mergulham nas profundezas da medula. Os ramos ascendentes reabsorvem ativamente NaCl, mas impedem a reabsorção concomitante e usual de água (por serem as membranas impermeáveis), de maneira que o fluido passado para o túbulo distal é hipotônico, a despeito da composição final da urina. Além disso, esse transporte de NaCl (sem se acompanhar de água) cria um fluido intersticial hipertônico único, na medula. Os dutos coletores atravessam esses fluidos, a caminho do ureter. Se o hormônio ADH estiver presente (ilustração à direita), as últimas porções do túbulo distal e todo o duto coletor se tornam permeáveis à água. A água se equilibra com o fluido intersticial, nessas seções do nefro; o fluido que deixa o túbulo distal é isotônico, enquanto o fluido que deixa o duto coletor tem a mesma osmolaridade hipertônica que o fluido intersticial, na medula mais inferior. Quando o ADH está ausente (ilustração à esquerda), o túbulo distal e o duto coletor estão praticamente permeáveis à água. O fluido hipotônico, entregue ao túbulo distal, se torna ainda mais hipotônico, à medida que os sais são reabsorvidos (sem que a água seja capaz de acompanhar). A urina que atinge o fim do duto coletor é hipotônica. O ADH também torna as últimas porções do duto coletor permeáveis à uréia, ficando presa no fluido intersticial e contribuindo substancialmente para a osmolaridade intersticial.

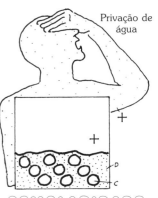

Privação de água

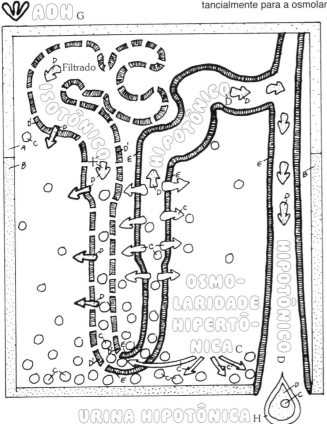

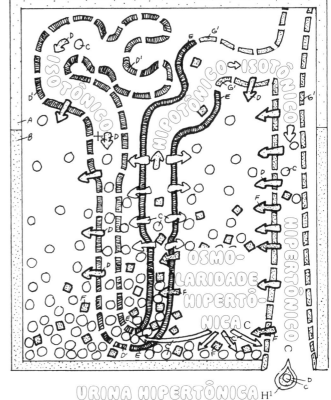

CÓRTEX RENAL A
MEDULA RENAL B
CLORETO DE SÓDIO (NaCl) C
ÁGUA D
MEMBRANA PERMEÁVEL À ÁGUA D¹
MEMBRANA IMPERMEÁVEL
URÉIA F
HORMÔNIO ANTIDIURÉTICO (ADH) G
INFLUÊNCIA NA MEMBRANA G¹

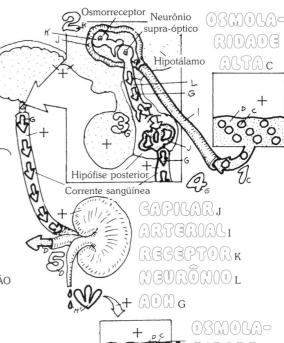

OSMOLARIDADE ALTA C
CAPILAR J
ARTERIAL I
RECEPTOR K
NEURÔNIO L
ADH G
OSMOLARIDADE NORMAL C

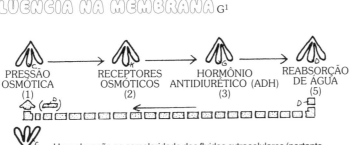

PRESSÃO OSMÓTICA (1) → RECEPTORES OSMÓTICOS (2) → HORMÔNIO ANTIDIURÉTICO (ADH) (3) → REABSORÇÃO DE ÁGUA (5)

Uma elevação na osmolaridade dos fluidos extracelulares (portanto, do plasma sangüíneo) (1) estimula as células no hipotálamo a aumentar a produção de ADH (2) e a liberar ADH da hipófise posterior (3). O ADH trafega pela corrente sangüínea (4) até o rim (5), onde promove a retenção de água para aliviar a elevação da osmolaridade (6).

MULTIPLICADOR CONTRA-CORRENTE NA ALÇA DE HENLE

O rim regula o ambiente externo, por judiciosa excreção de íons e água. Ele também excreta produtos de eliminação, sendo a *uréia* o mais notável. A uréia é produzida no fígado e contém nitrogênio, derivado dos aminoácidos ou proteínas. Quando esses compostos se quebram pelo metabolismo, produzem amônia. A amônia livre é muito solúvel em água e muito tóxica. Felizmente, o fígado rapidamente a converte em uréia, relativamente inofensiva. O metabolismo das proteínas produz cerca de 30g de uréia por dia, as quais são excretadas na urina. Como os íons e a uréia são solúveis na água, suas excreções necessariamente carregam água. A excreção de água, na urina, é obrigatória e isso compele o rim a economizar água, sempre que esse recurso escasseia, eliminando a urina concentrada. O que queremos dizer com urina "concentrada"?

CONCENTRAÇÃO OSMÓTICA TOTAL É MEDIDA EM MILIMOLS

Normalmente, expressamos a concentração de um soluto como a uréia pelo número de mols (1 mol = 6×10^{23} moléculas) de uréia, contido em cada litro de solução. Essa é a *concentração molar* da uréia. Quando esse número é pequeno, nós reduzimos a unidade em 1.000 e a chamamos de milimol (mM; 1.000 milimols = 1 mol). Em cada solução, cada soluto específico tem a própria concentração molar (ou milimolar). Quando estamos lidando com deslocamentos osmóticos da água, todas as moléculas e íons contribuem quase igualmente às pressões osmóticas. Uma solução de 100mM de uréia exerce a mesma força osmótica que uma solução de 100mM de glicose, porque elas contêm o mesmo número de moléculas por litro. Uma solução contendo ambos (100mM de uréia + 100mM de glicose) contém o dobro de moléculas por litro e exerce o dobro da força osmótica. A soma da concentração molar de todas as moléculas de íons em uma dada solução é chamada concentração *osmolar* (Osm). Algumas vezes usamos *miliOsmolar* (mOsm) em vez de Osm (1.000mOsm = 1 Osm). A "concentração total do soluto" de uma solução, contendo 100mM de uréia + 100mM de glicose é 200mOsm. (Observe que 100mM de NaCl seria 200mOsm, porque contém 100mM de Na^+ + 100mM de Cl^-.) A concentração do plasma sangüíneo é, consistentemente, cerca de 300mOsm: a da urina, cerca de 950, mas pode variar de 50 a 1.400mOsm.

CONCENTRAÇÃO DO FLUIDO INTERSTICIAL, NA MEDULA INFERIOR, PODE ATINGIR 1.400mOsm

Bombas de Na^+, na alça de Henle, criam gradientes de apenas 200mOsm – A excreção de urina concentrada requer um *espaço intersticial fluido*, na *medula*, 4 a 4,5 vezes mais concentrado (1.200 a 1.400mOsm) que o plasma sangüíneo. Para criar esse espaço, os rins contam com as bombas de Na^+, no ramo *ascendente da alça de Henle*, as quais criam gradientes de apenas 200mOsm, através das células tubulares. Como o fluido do túbulo proximal, passado à alça, é isotônico (300mOsm), o espaço intersticial mais concentrado possível deveria ser de cerca de 500mOsm. Como o rim faz para conseguir 1.400mOsm?

A capacidade da bomba de Na^+ para criar um gradiente de 200mOsm é chamada "*efeito único*". O efeito único é multiplicado muitas vezes, com o posicionamento das pontes no ramo ascendente das duas correntes que se movem em direções opostas (*contra-corrente*), na alça de Henle.

Ramos descendentes reforçam a concentração das bombas nos ramos ascendentes – O ramo ascendente é impermeável à água; o NaCl é bombeado para fora, na direção do fluido intersticial (FI), mas a água não acompanha. O NaCl que foi bombeado cria um pequeno gradiente, de 200mOsm, de maneira que o FI se torna levemente hipertônico. O ramo descendente é permeável para NaCl e água; o NaCl difunde descendentemente no seu gradiente de concentração, do FI para o ramo descendente, enquanto a água é removida do ramo descendente para o ambiente hipertônico. Essa perda de água e ganho de soluto torna o conteúdo do ramo descendente hipertônico como no FI. Mas o fluido levemente concentrado, no ramo descendente se move! Ele flui na direção do ramo ascendente, onde as bombas criam o mesmo gradiente de 200mOsm – apenas que, dessa vez, começam com uma concentração mais alta e criam uma concentração, correspondente mais alta no FI. O ciclo se repete, com concentrações elevadas passando para o ramo descendente, o qual, por sua vez, passa essas concentrações elevadas para bombas, no ramo ascendente; *o efeito único se multiplica*. A concentração de solutos no FI cresce, até ser atingido um nível estável, no qual as quantidades passadas para o FI se equilibram com as quantidades removidas pelo suprimento sangüíneo.

A ilustração à direita expõe o esquema em um nível estável. Observe que o túbulo proximal continua a fornecer fluido isotônico (300mOsm) para a alça, mas, ao descer, o fluido se torna mais concentrado, à medida que o NaCl entra e a água sai. A maior concentração é alcançada na ponta. Na parte ascendente o fluido se torna menos concentrado, à proporção que o NaCl é bombeado para fora, sem água. Finalmente, o fluido deixa a alça menos concentrado (100mOsm) que entrou. Como o ramo ascendente é impermeável à água, fica relativamente mais NaCl e água no FI medular.

CONSIDERÁVEL CONTRIBUIÇÃO DA URÉIA PARA O FLUIDO INTERSTICIAL MEDULAR

Em acréscimo a seus efeitos na permeabilidade à água, o ADH também aumenta a permeabilidade do duto coletor da medula inferior à uréia. Com a presença de ADH, a uréia contribui substancialmente para a concentração de solutos do FI, na medula. A uréia fica aprisionada no FI medular inferior, ao fluir em círculos, pela seguinte via (ilustração inferior à esquerda): duto coletor inferior → FI medular inferior → ramo ascendente fino → ramo ascendente espesso → túbulo distal → duto coletor → duto coletor inferior →... Essa circulação e seqüestro ocorrem porque as porções superiores do duto coletor são impermeáveis à uréia e, ao se reabsorver a água, a uréia remanescente torna-se concentrada. Quando alcança as porções mais baixas, o duto coletor se torna permeável (ADH) e a uréia difunde para o FI. De lá, parte dela se difunde para dentro do ramo ascendente fino, o qual é permeável à uréia. O ramo ascendente espesso e o túbulo distal não são permeáveis à uréia. Ao se remover a água dessas porções, a uréia se torna mais concentrada, apenas para passar para o duto coletor, onde recomeça um novo ciclo. Dessa maneira, a uréia circula e se torna mais e mais concentrada em todas as seções do seu caminho (incluindo o FI), até alcançar um nível estável no qual a oferta de uréia "nova" se equilibra com as quantidades de uréia que a circulação sangüínea leva embora.

NC: Use azul-claro para E, cores mais escuras para B, C e D.

1. Comece colorindo o título inteiro, no canto superior esquerdo, observando que a bomba de NaCl recebe uma cor diferente. Pinte o desenho anatômico da alça de Henle.
2. Pinte o multiplicador de contra-corrente, começando no canto superior esquerdo com os solutos NaCl (A) entrando no ramo descendente. Trabalhe acompanhando o ramo para baixo, colorindo os números e solutos no fluido intersticial e o símbolo de difusão/gradiente (A) se movendo para o ramo descendente. A linha tracejada sugere que as membranas das células dos ramos descendentes são permeáveis à água (E) (setas entrando no FI). Depois, trabalhe no ramo ascendente.
3. Pinte o caminho pelo qual a uréia fica presa no FI. O desenho do ramo ascendente de Henle, túbulo distal e duto coletor é altamente simplificado. Observe que as membranas permeáveis à água (linhas tracejadas) não devem ser coloridas.

PROBLEMA:
COMO CRIAR UM GRADIENTE DE CONCENTRAÇÃO DE 300 A 1.200mOsm, NA MEDULA, COM APENAS UMA BOMBA DE NaCl DE 200mOsm?

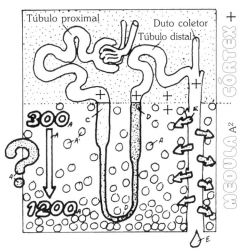

Ao excretar urina concentrada, o rim conserva a água do corpo. Isso requer um espaço de fluido intersticial (FI), na medula, cerca de 4 a 4,5 vezes mais concentrado (1.200 a 1.400mOsm) que o plasma sangüíneo (300mOsm). Para criar esse espaço, os rins contam com bombas de Na+, que criam gradientes de apenas 200mOsm, através das células. Desde que o fluido que sai do túbulo proximal seja isotônico (300mOsm), parece que o FI mais concentrado é de 500mOsm. Como faz o rim para obter 1.200mOsm?

ALÇA DE HENLE
- RAMO DESCENDENTE
- RAMO ASCENDENTE
- SOLUTO NaCl
- ÁGUA

SOLUÇÃO:
MULTIPLICADOR DE CONTRA-CORRENTE

A capacidade de criar um gradiente de 200mOsm é multiplicada muitas vezes, por meio do posicionamento de bombas no ramo ascendente das duas correntes, movendo-se em direções opostas (contra-corrente), ao longo da alça de Henle. O ramo ascendente é impermeável à água. O NaCl é bombeado para fora, para o FI, criando um pequeno gradiente (200mOsm) e tornando o FI hipertônico. O ramo descendente é permeável ao NaCl e à água. Eles se equilibram passivamente, de maneira que os conteúdos do ramo descendente combinem com o FI. Mas o fluido levemente concentrado no ramo descendente se move! Ele flui na direção do ramo ascendente, onde se localizam as bombas, dando a elas a oportunidade de criar o mesmo gradiente de 200mOsm – apenas dessa vez elas começam com uma concentração mais alta e podem criar uma concentração correspondentemente mais alta no FI. O ciclo se repete com concentrações elevadas passando para o descendente, o qual, por sua vez, passa essas concentrações elevadas para bombas no ramo ascendente e o efeito único é multiplicado. A ilustração à direita, ilustra o esquema em um nível estável. Observe que a alça continua a receber fluido isotônico (300mOsm), mas, ao descer, o fluído se torna mais concentrado à medida que entra NaCl e sai água. A concentração mais alta se dá na curva. Ao subir, o fluido se torna menos concentrado, porque o NaCl é bombeado para o exterior sem a água. Finalmente, o fluido deixa a alça menos concentrado (100mOsm) que quando entrou. Relativamente mais NaCl que água permanece no FI medular, porque o ramo ascendente é impermeável à água. (Observe: a ilustração foi simplificada. As bombas são na verdade localizadas exclusivamente na porção espessa do ramo ascendente.)

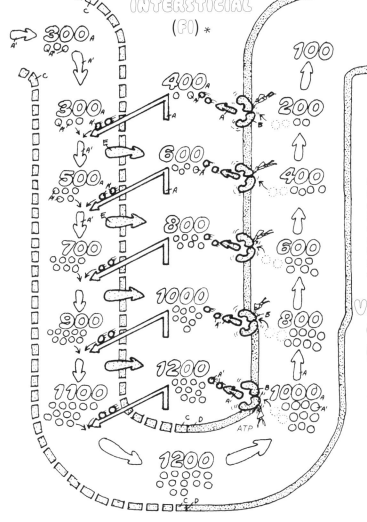

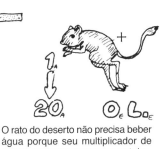

O rato do deserto não precisa beber água porque seu multiplicador de contra-corrente consegue estabelecer um FI medular hipertônico que é 20 vezes mais concentrado que o plasma sangüíneo. Sua urina é tão concentrada que ele pode manter os fluidos do corpo com água obtida da quebra de carboidratos.

VARIAÇÕES NA CONCENTRAÇÃO DO FI

O homem é capaz de estabelecer uma concentração do FI medular que é apenas quatro vezes mais concentrada que o plasma sangüíneo. Portanto, a concentração mais alta de urina também é quatro vezes a do plasma sangüíneo.

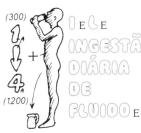

INGESTÃO DIÁRIA DE FLUIDO

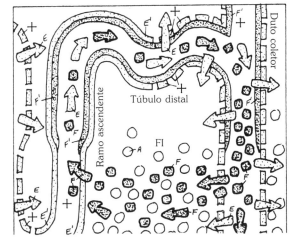

SEQÜESTRO DE URÉIA
- BARREIRA PARA H_2O
- BARREIRA PARA URÉIA

Na presença do ADH, a uréia fica seqüestrada no FI e contribui para a concentração de solutos. Siga o caminho tomado pela uréia ao circular, desde o duto coletor, através da FI, para o ramo ascendente, túbulo distal, depois, de volta, novamente para o duto coletor. Observe os locais que são impermeáveis à uréia e onde a água é reabsorvida concentrando a uréia.

TROCADOR DE CONTRA-CORRENTE NO SUPRIMENTO SANGÜÍNEO MEDULAR

Como qualquer tecido, a medula renal deve ser suprida de sangue e, se os solutos no FI medular estiverem altamente concentrados, poderemos esperar que sejam varridos, enquanto o sangue nos leitos capilares se equilibra com o FI. Um vaso capilar de troca, entrando em uma vênula impermeável, na ponta da medula levaria embora fluido de concentrações de 1.200 até 1.400mOsm. Isso não acontece porque os vasos de troca têm uma forma peculiar, chamada *vasa recta*. Esses são vasos longos, altamente permeáveis, que trocam materiais com seus ambientes, ao longo de todo o seu comprimento, como se fossem capilares. Eles entram no córtex, descem na medula, formam alças e retornam para o córtex. O ponto importante é que eles deixam a medula, no nível do córtex. Poucos vasos de troca, ou nenhum, entram em uma veia coletora impermeável, na profundidade da medula, de maneira que poucas veias coletoras, ou nenhuma, contêm fluido altamente concentrado (1.200mOsm).

A *VASA RECTA* SUPERIOR APRISIONA ÁGUA; O SOLUTO É SEQÜESTRADO ABAIXO

Siga a troca de soluto e água na ilustração na extrema direita, enquanto a *vasa recta* trafega partindo do córtex, faz uma curva na profundidade da medula e retorna para o córtex, antes de entrar em uma veia coletora impermeável. O soluto (*NaCl* e/ou *uréia*) flui passivamente e descendentemente no gradiente de concentração, das regiões de alta para as regiões de baixa concentração (isto é, dos números altos para os baixos, na ilustração). A água flui passivamente na direção oposta, das regiões onde o soluto é menos concentrado para as regiões de maior concentração (isto é, dos números baixos para os altos, na ilustração). Observe que a água sempre se move do ramo descendente para o ascendente (esquerda para direita, na ilustração) e o soluto sempre se move do ramo ascendente para o descendente (da direta para a esquerda, na ilustração).

O fluido que entra na *vasa recta* descendente é isotônico; ele vem da circulação geral. O fluido que deixa a *vasa recta* ascendente é levemente hipertônico; ele esteve em contato com fluidos hipertônicos, no FI medular. Assim, a água atravessa, do ramo ascendente para o descendente e os solutos na direção oposta. Aplicam-se argumentos semelhantes para os dois ramos, em cada nível da medula: a água corta caminho, fluindo do ramo descendente para o ascendente, de maneira que pouco dela alcança a profundidade, onde poderia diluir o FI hipertônico. Os solutos fazem um corte de caminho semelhante, na direção oposta, fluindo do ramo ascendente para o descendente, de maneira a não permitir que escape muito, com o fluido entrando nas veias. Embora a água e o soluto fluam nas direções indicadas, em cada nível, algumas das setas de fluxo de soluto foram omitidas, no topo da *vasa recta*, para enfatizar a entrada de água que nunca alcança o fundo. Semelhantemente, algumas setas de fluxo da água foram omitidas no fundo, para enfatizar os solutos presos na profundidade, sem escapar.

Fluido que deixa a medula é levemente hipertônico – Observe que o fluido que deixa a medula, no topo da *vasa recta* ascendente é levemente mais hipertônico que o fluido que entra no topo da *vasa recta* descendente (350mOsm, comparados com 300mOsm). O sistema de troca contra-corrente não é 100% eficiente. A *vasa recta* leva embora mais soluto da medula que traz. Ela também retira a água, reabsorvida do duto coletor, mas, como o nefro continuamente transfere mais soluto que água para o FI medular, o sistema alcançará um nível de estabilidade apenas quando o suprimento sangüíneo remover esse excesso de soluto, tão rapidamente quanto se forma. Assim, o fluido que deixa a medula, na *vasa recta* ascendente, deve ser hipertônico.

A princípio, a conclusão do parágrafo apresentado (o sangue que deixa a medula é hipertônico) parece desafiar a assertiva de que o multiplicador e o trocador de contra-corrente agem para economizar água. A contradição aparente se resolve pelo fato de que a medula recebe apenas uma mínima fração do suprimento sangüíneo total do rim e que ocorre uma considerável reabsorção de água no túbulo distal (ver Lâmina 67), o que mais compensa o pequeno fluxo de sangue hipertônico que deixa a medula.

MULTIPLICADOR E TROCADOR DE CONTRA-CORRENTE TRABALHAM JUNTOS

A ilustração da base, na lâmina, mostra como as atividades do nefro (à direita) e seu suprimento sangüíneo (à esquerda) se integram para obter o FI hipertônico, necessário para conservação de água. O nefro (mais especificamente a alça de Henle) age como um *multiplicador de contra-corrente*; ela cria o ambiente hipertônico. Isso é um processo ativo que requer energia metabólica que se torna aparente por meio do transporte ativo de NaCl. Os suprimentos sangüíneos para a medula (a *vasa recta*) agem como um *trocador de contra-corrente*; mantendo a estabilidade do ambiente hipertônico, minimizando a possibilidade do excesso de solutos serem levados pela circulação. Esse é um processo puramente passivo, no qual muito da água, que entra, corta caminho no topo do trocador e nunca alcança a profundidade, e os solutos cortam caminho pelo fundo e ficam seqüestrados, ao reciclar simplesmente, da *vasa recta* ascendente para o FI, para a *vasa recta* descendente e, pela alça, novamente para a *vasa recta* ascendente.

NC: Use as mesmas cores da lâmina anterior para água (B) e o solutos de concentração de NaCl (C). Use cor roxa para A, vermelho para D e azul para F.
1. Comece com o problema no canto superior esquerdo; observe que uma cor diferente é dada para cada linha desse título. Pinte o vaso sangüíneo longo e reto (capilar) que ilustra o problema.
2. Pinte o título "solução" e a ilustração do trocador de contra-corrente, na extrema direita. Observe que os números, refletindo a osmolaridade dentro da *vasa recta* e os números dentro do FI não devem ser coloridos. Comece com a entrada do sangue arterial (D) no canto superior esquerdo e pinte, primeiro, a difusão da água pelo ramo ascendente. Depois, pinte a difusão do NaCl (C) na direção oposta e a elevação do gradiente de concentração.
3. Pinte a ilustração anatômica no lado esquerdo, observando que apenas a *vasa recta* (A) e a alça de Henle (F) são coloridas.
4. Pinte a ilustração inferior, que resume os mecanismos discutidos nesta e nas lâminas anteriores.

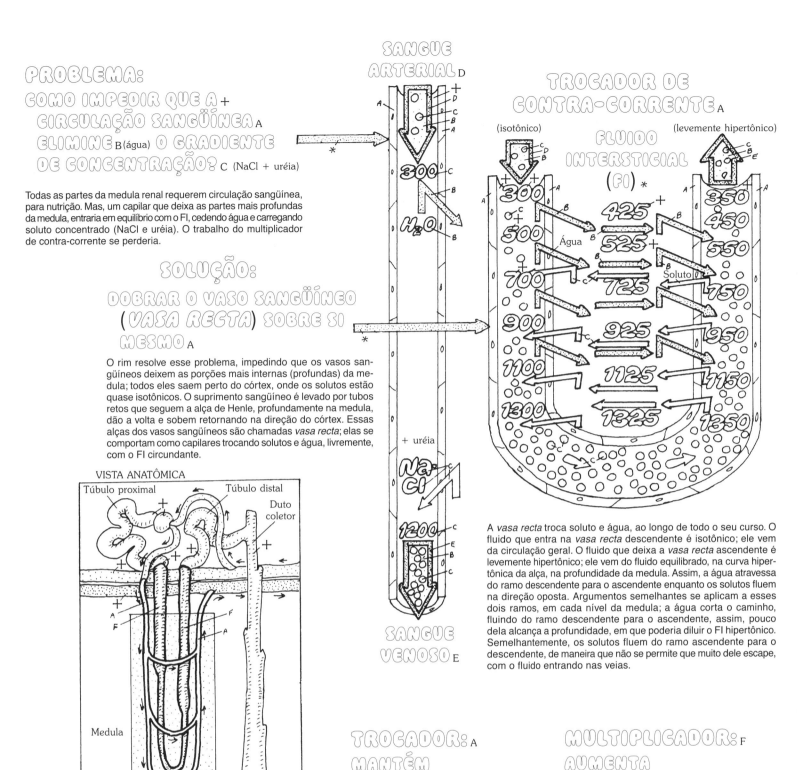

PROBLEMA: COMO IMPEDIR QUE A CIRCULAÇÃO SANGÜÍNEA ELIMINE (água) O GRADIENTE DE CONCENTRAÇÃO? (NaCl + uréia)

Todas as partes da medula renal requerem circulação sangüínea, para nutrição. Mas, um capilar que deixa as partes mais profundas da medula, entraria em equilíbrio com o FI, cedendo água e carregando soluto concentrado (NaCl e uréia). O trabalho do multiplicador de contra-corrente se perderia.

SOLUÇÃO: DOBRAR O VASO SANGÜÍNEO (VASA RECTA) SOBRE SI MESMO

O rim resolve esse problema, impedindo que os vasos sangüíneos deixem as porções mais internas (profundas) da medula; todos eles saem perto do córtex, onde os solutos estão quase isotônicos. O suprimento sangüíneo é levado por tubos retos que seguem a alça de Henle, profundamente na medula, dão a volta e sobem retornando na direção do córtex. Essas alças dos vasos sangüíneos são chamadas *vasa recta*; elas se comportam como capilares trocando solutos e água, livremente, com o FI circundante.

A *vasa recta* troca soluto e água, ao longo de todo o seu curso. O fluido que entra na *vasa recta* descendente é isotônico; ele vem da circulação geral. O fluido que deixa a *vasa recta* ascendente é levemente hipertônico; ele vem do fluido equilibrado, na curva hipertônica da alça, na profundidade da medula. Assim, a água atravessa do ramo descendente para o ascendente enquanto os solutos fluem na direção oposta. Argumentos semelhantes se aplicam a esses dois ramos, em cada nível da medula; a água corta o caminho, fluindo do ramo descendente para o ascendente, assim, pouco dela alcança a profundidade, em que poderia diluir o FI hipertônico. Semelhantemente, os solutos fluem do ramo ascendente para o descendente, de maneira que não se permite que muito dele escape, com o fluido entrando nas veias.

DOIS MECANISMOS DE CONTRA-CORRENTE DA MEDULA

Esta ilustração resume os movimentos inter-relacionados de contra-corrente dos solutos e da água, os quais criam e estabilizam o FI hipertônico único, necessário para a conservação da água. O multiplicador (2) mostra o seqüestro de NaCl dentro da alça de Henle, que permite que bombas, nos ramos ascendentes, reforcem todo o processo. O trocador (1) mostra como a medula pode ser suprida com sangue, sem comprometer as concentrações de soluto no FI. Fazendo cortes de caminho da água, pelo topo, ela é mantida na medula e impede que o soluto escape cortando caminho pela base.

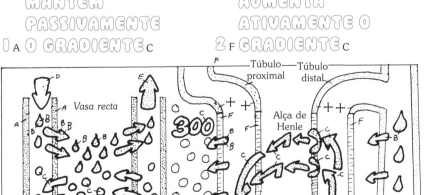

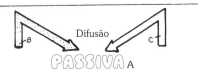

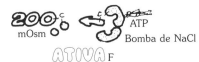

REGULAÇÃO DO VOLUME EXTRACELULAR: ADH E ALDOSTERONA

Uma das funções principais do rim é regular o *volume do fluido extracelular*. Isso é importante porque o volume do plasma é, em grande parte, determinado pelo volume extracelular; o plasma e outros espaços extracelulares trocam continuamente fluido por meio das paredes capilares. Quando o volume plasmático e o volume extracelular caem, a quantidade de fluido, a encher a rede vascular, torna-se inadequada e, a despeito das compensações de curto prazo (aumento da freqüência cardíaca e da resistência vascular), o efeito de longo prazo possivelmente será de queda da pressão sangüínea. De outro lado, uma elevação do volume extracelular pode encher a árvore vascular com fluido demais – ela se torna tensa e, mais adiante subirá a pressão. Normalmente, esses eventos não ocorrem, porque, a despeito de grandes variações na ingestão diária de água e sal, os volumes de fluido extracelular e de plasma permanecem razoavelmente constantes; eles são regulados pelo rim, de forma que a responsabilidade pela regulação de longo prazo da pressão sangüínea também é atribuída ao rim (ver Lâmina 47).

VOLUME EXTRACELULAR REFLETE MASSA DE NaCl

ADH acerta o volume extracelular com a massa de NaCl – O fator mais importante que determina o volume extracelular é a *quantidade* total (não a concentração) de NaCl, nos espaços extracelulares. Isso ocorre porque a concentração de NaCl é estreitamente regulada pelos mecanismos ilustrados na lâmina. Em suma, o aumento do NaCl causa retenção de água pelo rim, o qual dilui o NaCl, mas aumenta o volume de fluido extracelular. Inversamente, a diminuição do NaCl se acompanha de excreção de água e redução do volume extracelular. Essas respostas se dão porque (1) o *NaCl é o soluto mais abundante nos fluidos extracelulares,* de maneira que ele determina, em grande parte, a pressão *osmótica* extracelular (concentração dos solutos) e (2) o *hormônio ADH* regula estreitamente a pressão osmótica. A "*rápida resposta osmótica*" do sistema ADH, para um aumento no sal, é ilustrada onde a resposta foi artificialmente dividida em dois passos, para esclarecimento. No estágio B, o NaCl é subitamente introduzido, de maneira a haver um aumento exagerado na quantidade de NaCl, sem alterar o volume de fluido. O resultado é o aumento da concentração de NaCl e da pressão osmótica. No estágio C, os osmorreceptores hipotalâmicos respondem (Lâmina 66), liberando ADH, o qual promove a reabsorção de água, até que a concentração de NaCl volte praticamente ao normal. O excesso de NaCl não foi removido, mas o volume extracelular aumentou. Na prática, esses eventos se dão continuamente. A compensação pelo sistema ADH é relativamente rápida e precisa, de forma que a massa de NaCl e o volume de fluido geralmente parecem elevar-se e cair juntos, com apenas pequenas mudanças nas concentrações de NaCl.

Ação da aldosterona regula o volume – A ação do ADH explica a ligação entre o NaCl e o volume extracelular, mas não dá conta da regulação de volume. Esta se dá por meio da "resposta lenta do volume" ilustrada na lâmina. O aumento do volume do fluido inicia uma série de passos (descrita na Lâmina 70), da qual resulta a inibição da liberação de aldosterona pelo córtex adrenal.

Sem a aldosterona, a reabsorção do NaCl pelo nefro distal fica reduzida; mais NaCl é eliminado na urina, levando água. A secreção aumentada de ADH, que causara a retenção original de água, deixa de ser operante, porque a concentração do soluto foi corrigida; o estímulo original para secreção de ADH foi removido.

ADH tem dupla função – A liberação do ADH, para corrigir as alterações da osmolaridade do fluido corporal é rápida e muito sensível; os osmorreceptores respondem significativamente a mudanças tão pequenas quanto 1%. Entretanto, as células produtoras de ADH recebem outros estímulos nervosos de pressorreceptores (Lâmina 70), que se tornam evidentes quando as mudanças no volume começam a ultrapassar 5 a 10%. Daí em diante, o ADH é liberado para promover a retenção de água, independentemente da osmolaridade do plasma. Em outras palavras, o ADH pode passar de regulador da osmolaridade para regulador de volume. Além disso, para ter um efeito direto no aumento da reabsorção de água, o ADH também estimula a reabsorção de Na^+ no duto coletor aumentando a força de retenção de fluido.

TFG e reabsorção proximal podem mudar durante expansão intensa de volume – Durante as expansões mais intensas de volume, outros fatores ainda se tornam importantes, à medida que se juntam à auto-regulação da TFG e retroalimentação tubuloglomerular. A regulação do volume não mais se limitará ao nefro distal, conforme outras seções começam a fazer ajustes. Algumas dessas são acionadas pela diminuição da atividade de nervos simpáticos, resultante, geralmente de aumento da pressão vascular. Podemos encontrar um aumento da pressão glomerular, surgindo da dilatação da arteríola aferente, ao diminuírem os impulsos simpáticos. O resultado é aumento da TFG. Podemos também encontrar uma diminuição da reabsorção de Na^+, no túbulo proximal; sabemos que os impulsos simpáticos estimulam a reabsorção de Na^+, portanto a retirada desse estímulo terá seu efeito. Esses fatores aumentam a carga de NaCl que chega ao nefro distal, o qual, sem o estímulo normal de aldosterona, fica sobrecarregado, permitindo que a urina receba mais NaCl. Além disso, o hormônio natriurético atrial (ANP) contribui tangível. Lembre-se de que o ANP é secretado quando o volume do átrio se expande e que o ANP age para promover a excreção de Na^+ e inibir as secreções de renina, ADH e aldosterona – todos, redutores de volume.

Aldosterona inicia a síntese de novos transportadores de Na^+; o ADH inicia o recrutamento dos canais de água – Como o ADH e a aldosterona exercem seus efeitos característicos nas células do rim? O ADH age inserindo canais de água nos dutos coletores e no túbulo distal. A aldosterona promove a reabsorção de Na^+, no túbulo distal e nos dutos coletores. O hormônio é lipossolúvel; ele passa pela membrana plasmática e reage com uma proteína receptora intracelular, a qual atua no núcleo e conduz à síntese de nova proteína. A nova proteína pode estar envolvida no suprimento de (1) novos canais de Na^+ na membrana luminal, promovendo a entrada de Na^+ para as células tubulares, (2) novas bombas Na^+–K^+ na membrana basolateral, para bombear Na^+ para fora da célula, na direção do sangue e (3) aumento da síntese de enzimas que fornecem mais ATP, para alimentar as bombas.

NC: Use as mesmas cores da lâmina anterior para água (A) e NaCl (D)
1. Pinte a ilustração superior primeiro.
2. Pinte a resposta osmótica rápida para um aumento na concentração de soluto no plasma.
3. Pinte a resposta lenta de volume, que lida com o aumento resultante no volume do fluido corporal, mostrado nas figuras C e C¹.
4. Na ilustração inferior, pinte as ações do ADH (E) e aldosterona (F).

CONTEÚDO DE ÁGUA CORPORAL

A água total do corpo constitui 60% do peso corporal. Dois terços dessa água estão nas células (intracelular) e um terço fora delas (extracelular). A maioria das membranas celulares permite troca livre de água entre os espaços intra e extracelular.

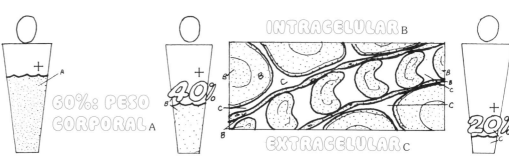

EXPANSÃO E CONTROLE DO VOLUME EXTRACELULAR

1 RESPOSTA OSMÓTICA RÁPIDA: ADH

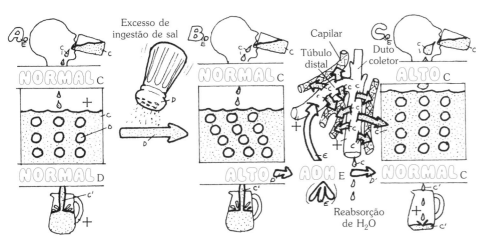

CONCENTRAÇÃO DE SOLUTO (NaCl)
URINA
ADH
ALDOSTERONA

Ao responder rapidamente às alterações nas concentrações de soluto (osmolaridade) do plasma, o ADH mantém os fluidos corporais praticamente isotônicos o tempo todo. Se a concentração de soluto se elevar (mais soluto dissolvido no mesmo volume de água, como mostrado na figura do meio), o ADH é secretado e perder-se menos água na urina, de maneira que se restabelece a condição isotônica. Mas, agora, o volume de fluidos corporais aumentou. Esse mecanismo do ADH garante que uma quantidade proporcional de água seja retida (ou perdida), sempre que houver um ganho (ou perda) de soluto (principalmente NaCl). O volume do fluido corporal segue fielmente as mudanças no soluto total.

2 RESPOSTA LENTA DE VOLUME: ALDOSTERONA

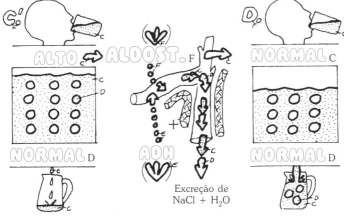

O volume aumentado de fluido inicia uma série de passos que resulta na inibição da alteração de aldosterona, pelo córtex adrenal. Sem a aldosterona, a reabsorção do NaCl pelo nefro distal fica reduzida, eliminando-se mais NaCl na urina carregando água. A secreção aumentada de ADH, que causou originalmente a retenção de água, deixa de ser operante, porque a concentração de soluto foi corrigida – por estímulo original para a secreção de ADH foi removido. (O volume aumentado de fluido pode também inibir a secreção de ADH.)

HORMÔNIO ANTIDIURÉTICO
"REABSORÇÃO DE ÁGUA"
RECEPTOR DE ADH
ATP ⇒ AMP CÍCLICO

O ADH age, abrindo canais nos dutos coletores e no túbulo distal. O hormônio reage com um receptor na membrana basal, ativando a adenilciclase, a enzima que converte ATP em AMP. O AMP cíclico age como um segundo mensageiro, iniciando uma seqüência de passos que culminam na inserção de canais de água.

ALDOSTERONA
"REABSORÇÃO DE NaCl"
PROTEÍNA RECEPTORA
NÚCLEO
PROTEÍNA SINTETIZADA

A aldosterona promove a reabsorção de Na^+: Ele passa pela membrana plasmática e reage com uma proteína receptora intracelular, a qual leva à síntese de nova proteína. A nova proteína pode estar envolvida no suprimento de (1) novas bombas Na^+/K^+, na membrana basal (2) mais ATP e (3) novos canais de Na^+, na membrana luminal.

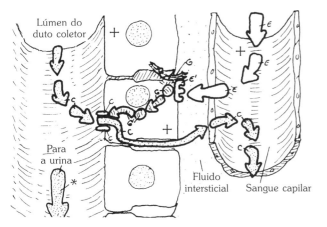
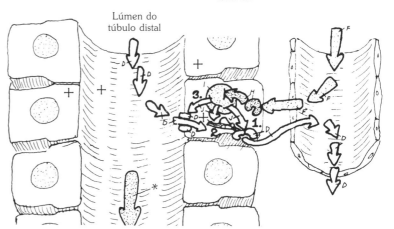

REGULAÇÃO DO VOLUME EXTRACELULAR: SISTEMA ANGIOTENSINA-RENINA

A Lâmina 69 ilustra como a quantidade total de NaCl determina o volume extracelular. A atenção se concentra no Na⁺ porque os mecanismos regulatórios agem por meio dele e porque as mudanças no Cl⁻ são, em grande parte, secundárias aos movimentos do Na⁺. O nosso exemplo mostrou como os fluidos corporais se expandem, sempre que aumenta a quantidade de Na⁺ (ou NaCl), e como as mudanças compensatórias ajudam a devolver o volume ao normal. O tema continua ao examinarmos, em pormenores, como o volume extracelular é regulado pelo rim, mediante o controle hormonal da excreção do Na⁺. Dessa vez, temos a situação inversa: a resposta à depleção do fluido corporal.

A depleção do volume extracelular é um evento clínico comum. Ocorre com vômitos intensos, na diarréia e na sudorese, em resposta ao calor intenso (prostração pelo calor). Em cada um desses casos, perde-se uma considerável quantidade de Na⁺ do corpo e desencadeiam-se processos compensatórios para restabelecer as perdas de Na⁺ e água. A lâmina enfatiza a resposta *renina-angiotensina-aldosterona*, um dos mais importantes entre esses processos compensatórios. Esse sistema é ativado por muitos estímulos, todos gerados, direta ou indiretamente, com base nas mudanças no volume extracelular (ver a seguir).

AÇÕES DAS ANGIOTENSINAS II, III: ALDOSTERONA, SEDE E VASOCONSTRIÇÃO

Renina inicia a seqüência catalisando a conversão de angiotensinogênio em angiotensina I — Quando o volume extracelular é depletado, a *renina* é liberada por células secretoras especializadas na parede da arteríola aferente, onde ela se compõe com o túbulo distal e forma uma estrutura, chamada *aparelho justaglomerular* (ver Lâmina 62). A renina liberada é uma enzima que age na proteína plasmática angiotensinogênio (produzido pelo fígado) e destaca um fragmento pequeno de dez aminoácidos, chamado *angiotensina I*.

Angiotensinas II e III estimulam a secreção de aldosterona e a sede — A angiotensina I é convertida em um peptídeo menor (com oito aminoácidos), a *angiotensina II*, pela ação da enzima conversora de angiotensina (ECA) que é especialmente abundante nos pulmões, a qual também existe em outros tecidos. Finalmente, a angiotensina II é quebrada em peptídeo ainda menor: a *angiotensina III*. As angiotensinas II e III são produtos ativos. Além da vasoconstrição, ambas estimulam a secreção da aldosterona e a sede. (Os inibidores ECA tornaram-se um tratamento popular para a hipertensão, por causa das ações vasoconstritoras das angiotensinas II e III).

Aldosterona estimula a reabsorção de Na⁺ — A aldosterona alcança o rim por meio da circulação e promove a reabsorção do Na⁺ pelo túbulo distal e dutos coletores superiores. O Cl⁻ segue o Na⁺ conservando a neutralidade elétrica e a água acompanha, preservando o equilíbrio osmótico. O resultado final é a reabsorção de Na⁺ e água; as angiotensinas II e III também estimulam a sede. O volume da água do corpo e o conteúdo de Na⁺ sobem em direção ao normal. As proporções relativas de Na⁺ e água recuperadas, são "finamente sintonizadas", pelo mecanismo de retroalimentação do *ADH*, operando na reabsorção de água, para manter uma concentração constante de soluto, nos fluidos corporais.

SECREÇÃO DE RENINA É DETERMINADA PELA REDUÇÃO VOLUME/PRESSÃO E PELO APARELHO JUSTAGLOMERULAR

Receptores de baixos volume e pressão monitoram o volume extracelular — Temos ainda que abordar a ligação entre as mudanças no volume extracelular e a secreção de renina. Identificam-se muitos estímulos que dão origem à secreção de renina, mas permanece especulativa a explicação em pormenores dos passos que vão do estímulo à resposta final. Primeiro, deve-se estabelecer como o volume extracelular é monitorado. Isso parece ser realizado, primariamente, pelos receptores de estiramento, nas paredes dos átrios, perto das suas junções com a veia cava e as pulmonares. Embora esses receptores sejam semelhantes aos encontrados nos pressorreceptores arteriais, considerados *receptores de volume* porque, diferentemente das artérias, as paredes atriais se expandem rapidamente, sem elevar a pressão, tornando-se mais sensíveis ao volume que à pressão.

Impulsos nervosos simpáticos estimulam a secreção de renina — No exemplo, o volume depletado deprime os receptores atriais de volume e, se a alteração de volume for grande, também, diminui as pressões arteriais. Ambos, receptores de volume e pressorreceptores arteriais, normalmente, enviam impulsos nervosos para o tronco cerebral, onde inibem os nervos simpáticos. Quando as pressões estão reduzidas, os pressorreceptores, que exercem ação de "freio" sobre os nervos simpáticos para o rim, liberam esses nervos e o rim recebe, então, uma chuva de impulsos simpáticos, que estimulam a liberação de renina.

Pressão reduzida, nas arteríolas aferentes, estimula a secreção de renina — Um segundo sistema regulatório relevante para a secreção de renina, é dado pela ação direta da *pressão nas arteríolas aferentes* do próprio rim. Quando essa pressão sobe, a secreção de renina é inibida; quando cai (como no exemplo), a secreção aumenta. Esse mecanismo arteriolar é independente dos nervos. Quando se seccionam os nervos, a resposta persiste.

Oferta diminuída de fluido para o aparelho JG estimula a secreção de renina — Um terceiro sistema regulatório se encontra no *aparelho justaglomerular*. Essa estrutura composta consiste em células secretoras, na arteríola aferente, e células especializadas, no túbulo distal, chamadas mácula densa, que estão em contato estreito com as células secretoras. Uma diminuição na oferta de fluido, dentro do nefro, para a mácula densa, resulta na estimulação das células secretoras e na liberação de mais renina para a circulação. A diminuição na oferta de fluido ocorre, quando diminui a taxa de filtração glomerular, o que pode acontecer em resposta à pressão arterial baixa, especialmente se os impulsos nervosos simpáticos causarem a constrição das arteríolas aferentes. (Observe que a filtração glomerular diminuída ajudará, por si mesma, a compensar a depleção de fluido, porque ela reduz a excreção de fluido.) O mecanismo secreta renina para a circulação sistêmica, onde ela catalisa a formação das angiotensinas II e III; estas estimulam a liberação da aldosterona, etc. A relação desse sistema regulatório com o mecanismo, descrito na Lâmina 62, que utiliza o mesmo aparelho justaglomerular para adequar a taxa de filtração glomerular de cada nefro à sua capacidade reabsortiva, ainda não está clara.

NC: Use as mesmas cores da lâmina anterior para água (A), soluto NaCl (B), ADH (H) e aldosterona (G). Use vermelho para vasos sangüíneos (C).

1. Comece com a figura na extremidade esquerda superior, mostrando a depleção de volume extracelular. Observe o uso de cor cinza para pintar os símbolos de aumento e diminuição na cadeia de eventos que conduzem à liberação de renina (D) pelas células do aparelho justaglomerular (que recebem a cor de vaso sangüíneo, na visão ampliada, no centro da lâmina).
2. Pinte o papel da renina (D), na regulação hormonal, no material abaixo da ampliação, indo do fígado, à esquerda, para as adrenais.
3. Pinte os efeitos da aldosterona (G), no canto inferior direito, seguindo a seqüência numerada que conduz às ações do ADH à esquerda.

DEPLEÇÃO E CONTROLE DO VOLUME EXTRACELULAR

ÁGUA A
SOLUTO NaCl B
VASO SANGUÍNEO C

AUMENTO ✦ *
DIMINUIÇÃO ✧ *

A depleção do volume extracelular (como ocorre no vômito intenso ou diarréia) põe em ação numerosos processos que convergem para a estimulação da liberação de renina, pelas células justaglomerulares, na arteríola aferente. Os receptores atriais de volume e os pressorreceptores arteriais respondem ao volume depletado, enviando menos impulsos nervosos ao tronco cerebral e isso ativa as porções do sistema nervoso simpático. Os impulsos simpáticos, ao atingirem o rim, estimulam a liberação de renina. A liberação de renina também é estimulada pela pressão reduzida e pelo fluxo comprometido na artéria renal.

HORMÔNIOS +/**FONTE** +
RENINA D/**RINS** D¹
ANGIOTENSINOGÊNIO E/**FÍGADO** E¹
ANGIOTENSINA I F, **II** F¹, **III** F²
ALDOSTERONA G/**ADRENAIS** G¹
ADH H/**HIPOTÁLAMO** H¹

A renina liberada age na proteína plasmática angiotensinogênio (produzida pelo fígado) e destaca dela um pequeno fragmento de 10 aminoácidos, chamado angiotensina I. A angiotensina I é convertida em um peptídeo menor, a angiotensina II, que, por sua vez, forma um peptídeo ainda menor, a angiotensina III. As angiotensinas II e III são produtos ativos. Além da vasoconstrição, ambas estimulam a secreção de aldosterona e ambas estimulam a sede.

AÇÕES DA ALDOSTERONA G E DO ADH H

A aldosterona alcança o rim, por intermédio da circulação (1) e promove a reabsorção de Na⁺ pelo túbulo distal e porção superior dos dutos coletores (2). O Cl⁻ acompanha o Na⁺ mantendo a neutralidade elétrica, a água acompanha mantendo o equilíbrio osmótico. O resultado final é a reabsorção de NaCl e água (3). Além disso, as angiotensinas II e III estimulam a sede (4). O volume de água do corpo e o conteúdo de NaCl sobem em direção ao normal (5). As proporções de NaCl e água, recuperadas, são "finamente sintonizadas" pelo mecanismo de retroalimentação do ADH (6), o qual opera na reabsorção de água, para manter uma concentração constante de soluto, nos fluidos do corpo.

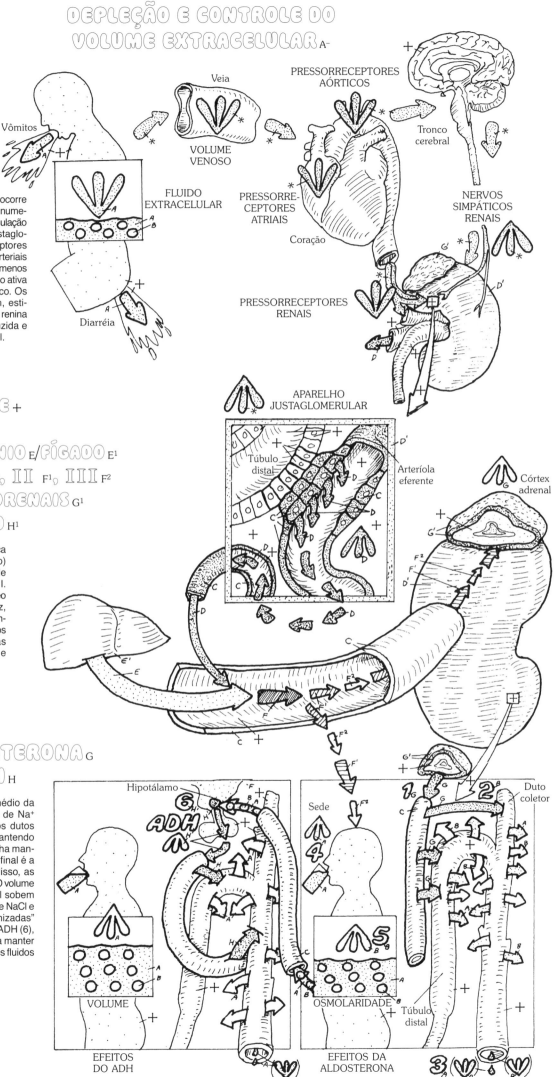

DIGESTÃO

ORGANIZAÇÃO E FUNÇÕES DO SISTEMA DIGESTIVO

O *sistema digestivo* (também chamado *sistema gastrointestinal, trato digestivo* ou *tubo digestivo*) é basicamente um tubo longo, aberto nas duas extremidades, fazendo do lúmen do sistema digestivo uma extensão do ambiente externo. O alimento entra pela extremidade oral (boca), sendo quebrado mecânica e quimicamente com a ajuda de uma variedade de estruturas digestivas; em seguida, o revestimento do tubo digestivo absorve os nutrientes úteis e elimina os materiais indesejáveis através da extremidade anal como produtos dejetos.

ALIMENTO SOFRE DIGESTÕES MECÂNICA E QUÍMICA

Geralmente, os seres humanos ingerem alimento em forma imprópria para serem captados e usados pelas células do corpo. O sistema digestivo transforma o que é ingerido em nutrientes mais simples, capazes de serem utilizados pelas células. Isto se realiza por intermédio de processos digestivos, *mecânicos* e *químicos*, que ocorrem nas seções oral (boca), gástrica (estômago) e intestinal, de maneira ordenada, lembrando uma fábrica de processamento de alimentos. Durante a digestão mecânica, as massas sólidas de alimentos são quebradas e trituradas pelos dentes, além de misturadas com sucos das glândulas digestivas (salivares gástricas e intestinais) com a finalidade de dissolver as partículas de alimento e formar um caldo rico. Esta mistura é rigorosamente movida durante vários movimentos gastrointestinais gerados por tubos com paredes musculares. A digestão química transforma as partículas dissolvidas de alimento em nutrientes simples e absorvíveis pela ação de várias *enzimas digestivas*, secretadas pelo pâncreas, e também pelo estômago e pelas glândulas intestinais. Estas enzimas *hidrolisam* as moléculas grandes e complexas em formas mais simples que são absorvidas pelo revestimento intestinal.

DIGESTÃO COMEÇA NA BOCA E NO ESTÔMAGO

As *glândulas salivares* secretam *saliva* para ajudar a digestão mecânica a dissolver o alimento na boca. A *faringe* e o *esôfago* ajudam na *deglutição* e no transporte do alimento para o *estômago*, o qual funciona como um reservatório para receber a refeição e remetê-la para o *intestino* em intervalos. No estômago, o alimento é submetido a uma rigorosa movimentação que o mistura com os *sucos gástricos*, formando o *quimo*. Os sucos gástricos contendo *muco, ácido e enzimas* são secretados pelas glândulas do estômago. No estômago, ocorre alguma digestão química de proteínas, mas nenhuma absorção significativa (exceto de álcool).

FÍGADO E PÂNCREAS AJUDAM DIGESTÃO INTESTINAL

No *intestino delgado*, as partículas dissolvidas de alimento, no quimo gástrico são submetidas a mais movimentos de mistura com o suco intestinal *alcalino*. O suco intestinal também contém secreção de grandes glândulas digestivas acessórias (o *pâncreas* e *fígado*). O suco pancreático é alcalino por causa do elevado conteúdo de bicarbonato e também da rica variedade de enzimas hidrolíticas que são essenciais para a digestão química de todas as substâncias alimentares. O fígado secreta a *bile* para facilitar a digestão das gorduras.

INTESTINO DELGADO ABSORVE NUTRIENTES PARA O SANGUE

O intestino delgado é o principal local para absorção dos nutrientes. Isto ocorre por meio do revestimento interno do intestino delgado. Após a absorção, todo o material hidrossolúvel entra no sistema venoso portal *enteroepático* (veia porta) e é levado ao fígado para processamento. Do fígado, os alimentos são transportados pelo sangue para as células do corpo, nas quais são captados e consumidos para metabolismo energético e celular. Os nutrientes gordurosos absorvidos entram nos vasos linfáticos sem passar pelo fígado e passam para o sangue por meio da circulação linfática.

INTESTINO GROSSO DESIDRATA QUIMO NÃO UTILIZADO

A última função do sistema digestivo, desempenhada pelo *intestino grosso (colo)*, é remover e absorver a água do quimo remanescente e não utilizado e tratar os remanescentes não absorvíveis (por exemplo, fibras). A desidratação produz massas fecais sólidas (fezes), as quais, juntamente com material de bactérias, são movimentadas pela *peristalse* e *ação de massa* para o *reto* e o *ânus* onde são excretadas (*defecação*). As úteis bactérias intestinais desempenham um papel importante na função do colo e na formação fecal. Os sais (sódio) e algumas vitaminas de origem bacteriana (por exemplo, vitamina K) também são absorvidos no colo.

ENZIMAS TRANSFORMAM ALIMENTO EM NUTRIENTES ABSORVÍVEIS

Os seres humanos consomem alimentos de várias fontes animais e vegetais. Quando frescos, todos contêm diferentes quantidades das principais classes de nutrientes: *proteína, carboidratos* e *gorduras*. Como exemplos, as carnes possuem uma grande quantidade de proteína, alguma gordura e pouquíssima quantia de carboidratos e pães, massas e batatas têm grande quantidade de carboidrato, alguma proteína e pouquíssima gordura. As massas contêm fibras, algum carboidrato, pequenas quantidades de proteína e quantidade insignificante de gordura.

Durante a digestão química, com ajuda de várias enzimas *protease*, as proteínas da dieta são quebradas primeiro em *oligopeptídeos* digeridos adiante para formar *peptídeos* menores e, depois, até criar *aminoácidos*, peças de construção de todos os peptídeos e proteínas. Os aminoácidos livres são a forma absorvível pela mucosa intestinal e se dirigirem para fígado e outras células do corpo.

As fontes dietéticas de carboidratos são o amido das plantas (polissacarídeos) e *dissacarídeos* como sacarose (açúcar de mesa) e lactose (açúcar do leite). Os polissacarídeos são partidos em *oligo* e *dissacarídeos* com a ajuda das *enzimas amilase*; enzimas mais específicas (por exemplo, sacarase e lactase) trabalham nos dissacarídeos, para formar *monossacarídeos* (açúcares simples) como glicose, frutose e galactose, que são formas absorvíveis de carboidratos.

As gorduras da dieta estão disponíveis principalmente entre *triglicérides (triacilgliceróis)* que são quebrados no intestino, pela ação das lipases, nos seus constituintes – *glicerol* e *ácidos graxos*. Ocasionalmente, os *mono* ou *diglicérides* também são produzidos. A bile, uma secreção digestiva importante do fígado, desempenha um papel essencial na digestão química da gordura. As gorduras mais simples são, então, absorvidas pela mucosa. Antes de entrar no sangue, os triglicérides são ressintetizados e incorporados em partículas lipoprotéicas, chamadas *quilomícrons*, que são transportadas para o sangue através do *sistema linfático*. A ação das nucleases pancreáticas (RNAase e DNAase) e das enzimas relacionadas é digerir, quimicamente, os ácidos nucléicos da dieta, para formar nucleotídeos, depois, nucleotídeos e, finalmente, açúcares, ácidos fosfóricos e pirimidina e bases purínicas, os quais são absorvidos. As fibras da dieta não são absorvidas; as bactérias as digerem no intestino grosso.

NC: Use azul para L e cinza claro (ou uma cor clara) nas estruturas H a K. Na ilustração central, observe o uso de cores sobrepostas na região do estômago para sugerir a presença de um órgão em frente ao outro.

1. Pinte a mesma estrutura nas ilustrações anatômica e funcional, antes de ir para a próxima estrutura. Pinte os títulos ao longo da borda direita da lâmina.
2. Pinte a borda interna da rosca, a qual demonstra que o trato digestivo (boca e ânus) essencialmente está fora do corpo.

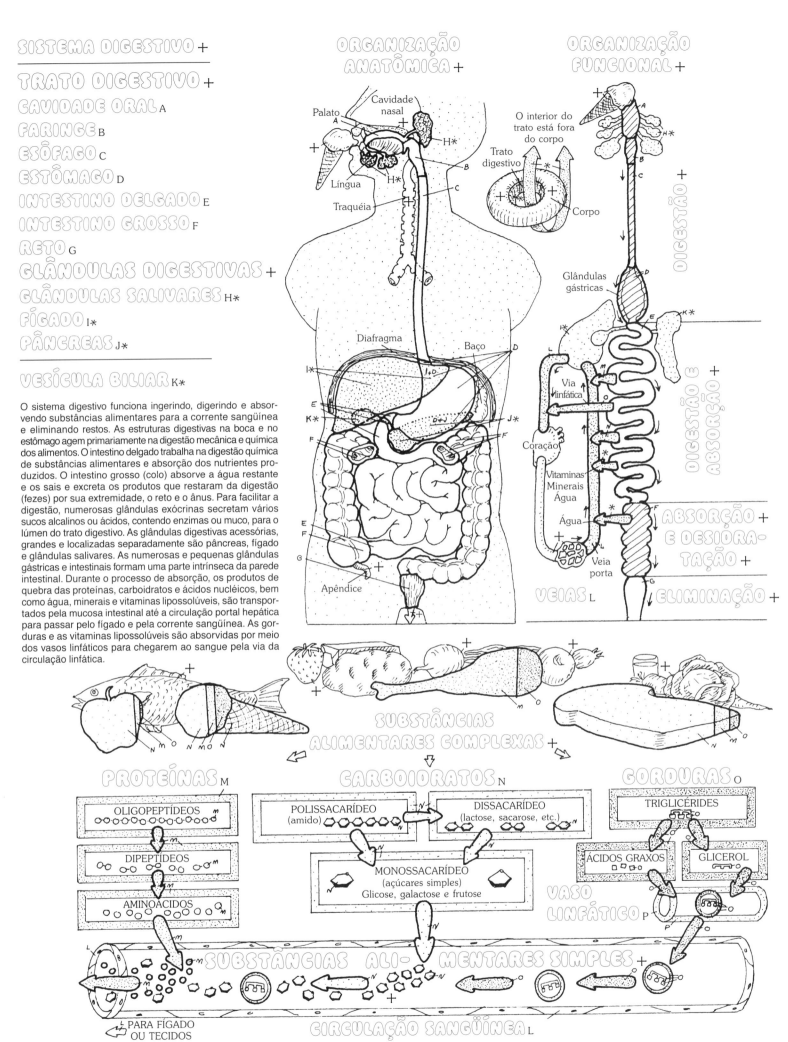

DIGESTÃO NA BOCA: MASTIGAÇÃO, SALIVA E DEGLUTIÇÃO

A *boca* é a primeira fase do processo digestivo. Nela, o alimento sólido é submetido a numerosos processos digestivos mecânicos e químicos, como mastigação e mistura com saliva. O resultado é que pedaços de alimento sólido se convertem em um *bolo*, uma forma fácil de ser engolida.

DENTES E MASTIGAÇÃO INICIAM DIGESTÃO MECÂNICA

Numerosas estruturas na boca contribuem para a ingestão e digestão mecânica do alimento: os *lábios*, os *dentes*, a *língua* e os músculos das *bochechas*. Os adultos têm 32 dentes, arrumados em dois conjuntos, situados na maxila e na mandíbula. Os dentes humanos estão adaptados para uma dieta onívora: os 8 *incisivos* da frente são talhados para cortar, os 4 *caninos* ou *cúspides* para rasgar, os 8 *pré-molares* para esmagar e os 12 *molares* para triturar o alimento ingerido. A mastigação envolve os movimentos da mandíbula, as ações dos dentes e os movimentos coordenados da língua e dos outros músculos da *cavidade oral* (boca). As atividades dos músculos da mastigação e da língua são controladas por mecanismos nervosos de controle, voluntários e involuntários. A mera colocação de alimento na boca pode ativar alguns dos mecanismos reflexos involuntários cujos centros ficam no *tronco cerebral*.

SALIVA AJUDA NO PALADAR, NA MASTIGAÇÃO E NA FORMAÇÃO DO BOLO

As ações de mastigar seriam difíceis sem a ajuda da *saliva*, um fluido viscoso, grudento e escorregadio, secretado por três pares de *glândulas salivares*: a *parótida* (nas bochechas) secreta um suco aquoso (*seroso*), a *sublingual* (embaixo da língua) secreta uma saliva mucosa (viscosa, grudenta) e a *submandibular* (embaixo da mandíbula) secreta fluido seroso e mucoso. As glândulas salivares são glândulas acinares exócrinas. Os ácinos são de tipo seroso ou mucoso. Os *ácinos serosos* secretam uma saliva aquosa, os *ácinos mucosos* secretam um fluido mais viscoso contendo substância glicoprotéica, a *mucina*, que confere à saliva sua textura grudenta, viscosa e escorregadia.

SALIVA CONTÉM ÁGUA, ÍONS, MUCO E ENZIMAS

Três pares de glândulas salivares secretam, em média, 1,5L de saliva por dia. Destes, 20% são secretados pelas parótidas, 70% pela submandibulares e 5% pelas glândulas sublinguais, os 5% restantes pelas glândulas bucais menores (não mostradas na ilustração). A saliva serosa, contendo mais que 99% de água, dissolve as partículas do alimento e forma uma matriz úmida, da qual é gerado *o bolo* alimentar. Além disto, mantém a boca úmida e ajuda na fala. A dissolução das partículas do alimento é também necessária para a *sensação do paladar* dos receptores do gosto, nas *papilas gustativas* da língua; os receptores do gosto respondem apenas às substâncias dissolvidas. A saliva serosa possui a enzima digestiva salivar *ptialina*, uma *amilase* que quebra os amidos em maltose (dissacarídeo); isto pode aumentar a sensação doce e promover a ingestão de carboidratos. Outra enzima salivar é a *lisozima*, um agente antibacteriano que protege a boca e os dentes contra bactérias; a lisozima destrói as bactérias, rompendo suas paredes celulares.

A saliva mucosa, contendo mucina, funciona principalmente como lubrificante e adesivo, ajudando na formação e nos movimentos do bolo alimentar na boca e na sua transformação ao longo da faringe e do esôfago, durante a deglutição. Sem saliva, a mastigação e a deglutição seriam muito difíceis. A saliva contém *sódio, potássio* e *cálcio*, bem como *bicarbonato* e *cloro*. Pensa-se que os altos níveis de cálcio salivar evitem a perda de cálcio dos dentes. O bicarbonato age como um tampão, ajudando a manter um pH neutro 7 na saliva sob condições normais e um pH alcalino 8 durante secreção ativa. Recentemente, alguns hormônios (por exemplo, esteróides), anticorpos (IgA) e drogas foram detectados nas secreções salivares em quantidades muito pequenas, abrindo a possibilidade do uso da saliva em diagnóstico de laboratório.

NERVOS AUTÔNOMOS REGULAM SECREÇÃO SALIVAR

A formação e secreção da saliva estão sob o controle do sistema nervoso autônomo (Lâmina 29). Os nervos *parassimpáticos*, originados nos *núcleos salivares* do tronco cerebral, estimulam as secreções salivares serosa e mucosa. Os nervos *simpáticos* inibem a secreção de saliva serosa principalmente pela vasoconstrição. Isto explica porque a boca fica seca quando há medo e excitação (uma condição simpática) e porque o fluido salivar escorre profusamente durante o relaxamento ou a expectativa de comida e prazer. Durante a digestão oral, a presença de alimento, principalmente seco ou azedo, na boca, serve como um forte estímulo para a secreção salivar. Esta resposta reflexa se inicia com os nervos sensoriais comunicando, aos centros salivares do tronco cerebral, a presença de estímulos de alimento na boca. Os centros cerebrais, por sua vez, ativam os nervos parassimpáticos, dirigidos às glândulas salivares, aumentando sua produção de saliva. Do mesmo modo, ver a comida e sentir seu aroma agindo pelo sentido do olfato e, somente se pensar nela, podem aumentar o fluxo salivar. Este pode ser facilmente condicionado em humanos e em animais por aprendizado, como Pavlov mostrou em cachorros.

Depois que o bolo alimentar está apropriadamente formado na boca, os movimentos da língua o empurram gradualmente para trás. A presença do bolo na raiz da língua ativa os reflexos de deglutição regulados por centros nervosos na *medula*. Quando a língua se move para trás, forçando o bolo alimentar para a *faringe*, o *palato* mole fecha a passagem nasal e a *epiglote* cobre a *glote* para fechar a *laringe* e a *traquéia*. Estes reflexos protetores evitam que o bolo entre nas vias respiratórias superiores e inferiores.

PERISTALSE PROPELE BOLO ALIMENTAR NO ESÔFAGO

Quando o bolo alimentar chega na faringe, outros reflexos relaxam o esfíncter esofágico, permitindo que o bolo entre no esôfago, um órgão tubular que liga a faringe ao estômago. A parede muscular do esôfago é composta de camadas de *músculos lisos circulares* e *longitudinais,* cujas contrações coordenadas produzem uma onda de movimentos especiais de propulsão, chamada *peristalse*, que começa no esôfago superior e se desloca na direção do estômago. O resultado é a propulsão do bolo alimentar da faringe até o estômago. Embora a gravidade possa ajudar o transporte do bolo no esôfago humano, em circunstâncias normais não é uma condição necessária para o transporte esofágico. O alimento e a água podem ser engolidos na posição supina como nos bebês ou contra a gravidade como nas brincadeiras infantis, em apresentações de artistas que ficam de ponta-cabeça ou em ruminantes no pasto.

NC: Use vermelho para C e uma cor escura para Q.
1. Pinte a estrutura da boca, incluindo as três glândulas salivares e as ilustrações da função do dente.
2. Pinte os eventos químicos na boca, ao longo do lado direito da lâmina.
3. Pinte o painel da deglutição.

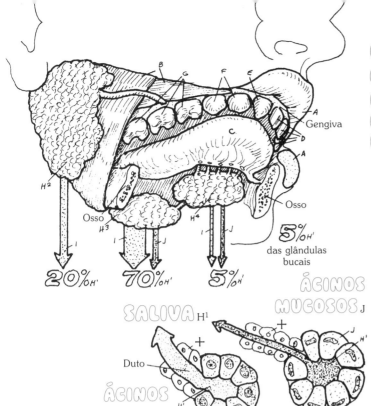

EVENTOS MECÂNICOS
LÁBIOS A
MÚSCULOS/BOCHECHAS B
LÍNGUA C
DENTES
INCISIVOS 8 D
CANINOS 4 E
PRÉ-MOLARES 8 F
MOLARES 12 G

A ação de mastigar é desempenhada pela boca e pelas estruturas associadas (lábios, língua, bochechas, dentes, mandíbula) que quebram mecanicamente os materiais do alimento em pedaços menores, formando um bolo para engolir.

| CORTAM D | RASGAM E | AMASSAM F | TRITURAM G |

No adulto, 32 dentes permanentes cortam, rasgam, amassam e trituram os materiais do alimento. Os dentes estão ausentes no recém-nascido. Os dentes de leite (temporários) (20) se formam entre os 6 e 24 meses de idade, conforme a criança começa a comer alimentos sólidos. Os dentes permanentes aparecem dos 6 aos 21 anos.

EVENTOS QUÍMICOS
GLÂNDULAS SALIVARES H → SALIVA H¹
PARÓTIDA H²
SALIVA SEROSA I
SUBMANDIBULAR: H³
SALIVA SEROSA I, SALIVA MUCOSA J
SUBLINGUAL: H²
SALIVA MUCOSA J, SALIVA SEROSA I

Cada dia, cerca de 1,5L de saliva são secretados por três pares de glândulas salivares: parótida, sublingual e submandibular (submaxilar). As saliva serosa, contendo mais que 99% de água, dissolve as partículas de alimento e forma uma matriz úmida da qual se produz o bolo alimentar; também mantém a boca úmida e ajuda na fala. A dissolução de partículas do alimento é também necessária para a sensação de paladar pelos receptores do gosto, localizados nas papilas gustativas; os receptores de gosto respondem apenas às substâncias dissolvidas. A saliva serosa possui enzima digestiva ptialina, uma amilase que quebra os amidos até maltose, um dissacarídeo; isto pode aumentar a sensação doce e promover a ingestão de carboidratos. Outra enzima salivar é a lisozima, um agente antibacteriano que protege a boca e os dentes contra bactérias; a lisozima destrói a parede celular das bactérias.

DEGLUTIÇÃO E PERISTALSE

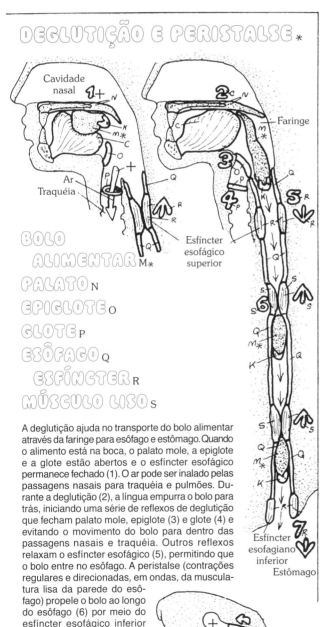

BOLO ALIMENTAR M
PALATO N
EPIGLOTE O
GLOTE P
ESÔFAGO Q
ESFÍNCTER R
MÚSCULO LISO S

A deglutição ajuda no transporte do bolo alimentar através da faringe para esôfago e estômago. Quando o alimento está na boca, o palato mole, a epiglote e a glote estão abertos e o esfíncter esofágico permanece fechado (1). O ar pode ser inalado pelas passagens nasais para traquéia e pulmões. Durante a deglutição (2), a língua empurra o bolo para trás, iniciando uma série de reflexos de deglutição que fecham palato mole, epiglote (3) e glote (4) e evitando o movimento do bolo para dentro das passagens nasais e traquéia. Outros reflexos relaxam o esfíncter esofágico (5), permitindo que o bolo entre no esôfago. A peristalse (contrações regulares e direcionadas, em ondas, da musculatura lisa da parede do esôfago) propele o bolo ao longo do esôfago (6) por meio do esfíncter esofágico inferior para o estômago (7).

CONTEÚDO E FUNÇÃO DA SALIVA
99,5% DE ÁGUA: DISSOLVE O BOLO PARA O PALADAR H⁵

A água na saliva ajuda a dissolver as partículas do alimento e facilita a sensação de gosto. Os alimentos secos e os sucos azedos (ácidos) induzem a secreção salivar copiosa.

MUCO: LUBRIFICAÇÃO PARA O BOLO J

A glicoproteína mucina, secretada pelos ácinos mucosos fornece à saliva suas propriedades grudenta e lubrificante. Sem a saliva, a formação do bolo é difícil e a deglutição é dolorosa.

ENZIMA: A AMILASE COMEÇA A DIGESTÃO DE AMIDO K

A amilase salivar começa a quebra química dos amidos, formando oligo e dissacarídeos (maltose). A ação da amilase é importante para o sabor doce.

LISOZIMA: AÇÃO ANTIBACTERIANA L

A enzima antibacteriana lisozima e as inumoglobulinas IgA, na saliva, ajudam contra infecção bacteriana na boca.

DIGESTÃO

O *estômago* é um grande saco muscular conectado, na sua abertura, ao esôfago e, na sua extremidade, ao *duodeno* do intestino delgado. Dois *esfíncteres*, o *cárdia* (*esofágico inferior*) e o *piloro*, agem como valvas de fluxo unidirecional, permitindo que o alimento se movimente para dentro e para fora do estômago, respectivamente. O estômago funciona como um reservatório, recebendo o alimento ingerido numa porção e misturando-o com suco gástrico. Este suco contém ácido que ajuda a dissolver e desinfetar o alimento, bem como enzimas protease (pepsina), as quais digerem parcialmente as proteínas. Por fim, os fortes movimentos do estômago misturam o alimento com o suco gástrico, produzindo um *quimo*, parecido com uma sopa, que é entregue em intervalos regulares, através do esfíncter pilórico ao intestino delgado para mais digestão enzimática e absorção.

GLÂNDULAS DO ESTÔMAGO PRODUZEM SUCO GÁSTRICO

Numerosas *glândulas* gástricas exócrinas, localizadas nas paredes no estômago, secretam um suco com *ácido*, *pepsina* e *muco*, para o lúmen do estômago. Cada glândula tem três tipos de células, que, juntas, produzem a massa do *suco gástrico*. As células próximas do colo das glândulas (*células mucosas*) e as que revestem a superfície interna do estômago, secretam o muco gástrico. Na zona mais profunda das glândulas, dois outros tipos de células, as *principais* e *parietais*, secretam a proenzima *pepsinogênio* e o *ácido clorídrico* (H^+Cl^-), respectivamente. As glândulas do estômago também contêm células endócrinas esparsas que secretam o hormônio gastrina e células parácrinas que liberam hormônios locais (por exemplo, prostaglandinas, histamina) para os espaços tissulares locais.

O ácido do estômago tem várias funções. O suco gástrico ácido age como um solvente superior, dissolvendo substância alimentar não solúvel na água. O ácido é um desinfetante forte, matando bactérias e outros microorganismos do alimento. O ácido também é necessário para ativar a enzima gástrica pepsina (ver a seguir). Finalmente, o ácido estimula o duodeno a secretar hormônios que liberam bile e suco pancreático (Lâmina 74) para a o duodeno.

CÉLULAS PARIETAIS SECRETAM ATIVAMENTE H^+ E Cl^-

As células parietais das glândulas do estômago podem secretar uma solução isotônica, essencialmente concentrada, de *ácido clorídrico* (pH 1) para o lúmen do estômago. A secreção de ácido atinge um pico dentro de 1 a 2 horas após a refeição. As células parietais utilizam transporte ativo com *bombas* de H^+-K^+, nas suas membranas apicais, para bombear íons hidrogênio (H^+) obtidos na dissociação da água intracelular ($H_2O \rightarrow H^+ + OH^-$) para o lúmen da glândula. A bomba H^+-K^+, uma ATPase estreitamente relacionada com a bomba de Na^+-K^+, troca K^+ (para dentro) por H^+ (para fora). Como o pH intracelular é neutro (pH 7), para alcançar um pH 1 no espaço extracelular, as células parietais devem transportar H^+ contra um gradiente de $1:10^7$. Para realizar esta tarefa, as células parietais estão cheias de mitocôndrias que suprem a grande quantidade de ATP usada no bombeamento de ácido. Sob estimulação hormonal ou nervosa, as membranas de vesículas intracelulares, contendo bombas de H^+-K^+, fundem-se com as involuções (canalículos) da membrana apical da célula parietal, a fim de começar a secreção de ácido que é drenado, pelos do lúmen da glândula, dos canalículos para o lúmen do estômago.

O excesso de base, deixado no citoplasma da célula parietal, é removido por um processo com duas etapas. A enzima anidrase carbônica, nas células parietais, promove a hidratação do dióxido de carbono: ($CO_2 + H_2O \rightarrow [H_2CO_3] \rightarrow H^+ + HCO_3^-$). O CO_2 fica disponível pelo metabolismo oxidativo em todo o corpo. O H^+ desta reação neutraliza o OH^- excedente, deixado para trás, pelo bombeamento de ácido. A base fraca que resta desta reação – bicarbonato (HCO_3^-) – é liberada pelos intercâmbios de cloro-bicarbonato na borda serosa (lado sangüíneo) da célula parietal, mantendo o pH neutro no citoplasma. Nesta etapa, a troca do Cl^- (dentro) por HCO_3^- (fora) é um processo de *transporte ativo secundário* porque é indiretamente determinado pelos resultados do *bombeamento ativo primário de ácido*. Os íons Cl^-, que entram deste modo, se movem através das células e passam pelos canais de Cl^- para dentro dos canalículos e, finalmente, entram no lúmen gástrico para equilibrar a carga dos íons H^+ bombeados. Osmoticamente, estes íons (H^+ e Cl^-) levam água junto para o lúmen, produzindo ácido clorídrico líquido.

PEPSINA DIGERE PROTEÍNAS EM PEQUENOS PEPTÍDEOS

A pepsina, uma protease bem conhecida, é a única enzima digestiva de alguma significância produzida no estômago. Quebra as *proteínas* dos alimentos, formando pequenos peptídeos. Esta ação, provavelmente não é crucial na digestão protéica geral porque a protease pancreática, a quimotripsina, depois realiza uma função semelhante no intestino delgado. A pepsina pode cumprir uma função reguladora: os pequenos peptídeos, produzidos pela ação da pepsina, estimulam os receptores sensoriais na mucosa gástrica, iniciando sinais hormonais e nervosos, destinados a aumentar a motilidade do estômago e a secreção (Lâminas 74 e 75). A pepsina, quando secretada pelas células principais (*células zimógenas*), está na sua forma inativa como uma proteína grande, chamada *pepsinogênio*. O ácido no lúmen promove a conversão hidrolítica do pepsinogênio para pepsina. A pepsina, uma vez formada, ataca também o pepsinogênio, produzindo mais moléculas de pepsina em um processo chamado de *autocatálise*.

O *muco* alcalino do estômago forma uma capa protetora espessa, cobrindo o revestimento interno do estômago para protegê-lo de danos mecânicos e também de ações corrosivas do ácido no suco gástrico. A destruição desta capa é uma das causas das *úlceras* do estômago.

MOVIMENTOS GÁSTRICOS AGITAM O ALIMENTO PARA PRODUZIR QUIMO

Logo depois que o alimento entra no estômago, tendo-se produzido suco gástrico suficiente, começam as contrações fracas especiais (*ondas de mexer*) no *fundo* do estômago que se disseminam até o *piloro*. Estas ondas (ocorrendo a cada 20 segundos) ajudam a misturar o alimento com o suco gástrico. Mais tarde, ondas peristálticas mais fortes e menos freqüentes ocorrem e forçam o *quimo* contra o *esfíncter pilórico* fechado, resultando em um refluxo de quimo. Este movimento mistura vigorosamente o alimento com suco gástrico, formando uma sopa de solução (quimo) que pode agora ser processada pelas enzimas intestinais. Gradualmente, o esfíncter pilórico relaxa parcialmente, permitindo que, durante cada onda peristáltica, uma pequena quantidade de quimo entre no duodeno do intestino delgado.

A velocidade do esvaziamento do estômago depende do tipo (químico) do alimento: os carboidratos esvaziam rapidamente, gorduras, lentamente e alimentos ricos em proteínas, em velocidade intermediária. Portanto, 30 minutos depois da ingestão de uma refeição somente de carboidratos, cerca de 75% dela se esvaziou no duodeno, enquanto esta quantidade seria 50% para uma refeição de proteínas e 30% para uma refeição predominantemente de gorduras. Esta diferença de velocidade é regulada por hormônios e nervos (Lâminas 74 e 75).

NC: Use cores escuras para A, E, L, S e U.
1. Pinte o estômago no canto superior direito; observe as células secretoras diferentes, adjacentes às porções do corpo e do antro, indicando sua localização. Pinte a ampliação da parede do estômago, no topo.
2. Antes de colorir a ilustração da glândula gástrica, no centro da lâmina, pinte o material sobre os quatro tipos de células que circundam a glândula. Então, pinte sua localização.
3. Pinte o painel da motilidade gástrica, colorindo cada figura completamente antes de ir para a próxima. Depois pinte as quatro situações que determinam se o estômago esvaziará ou não seus conteúdos no duodeno.

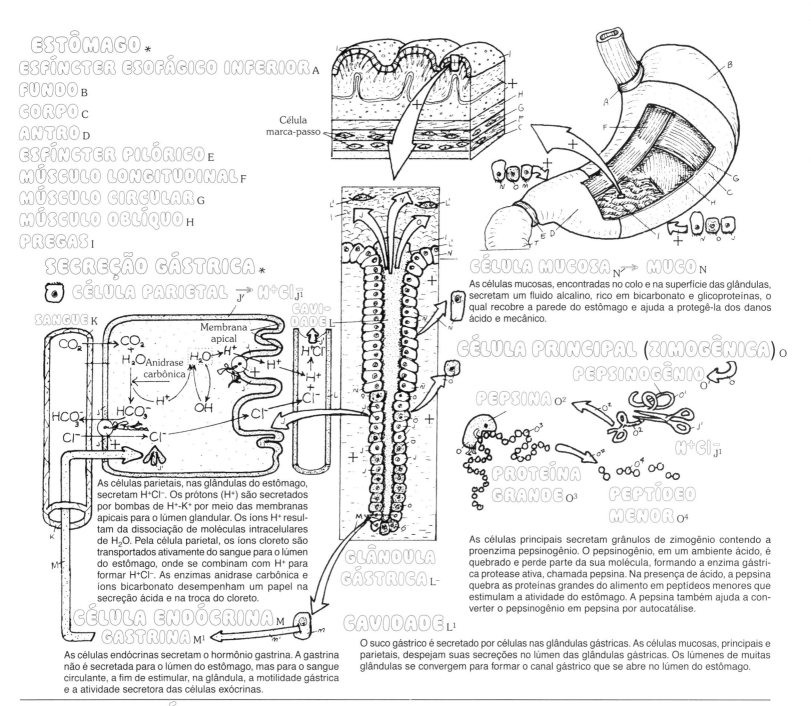
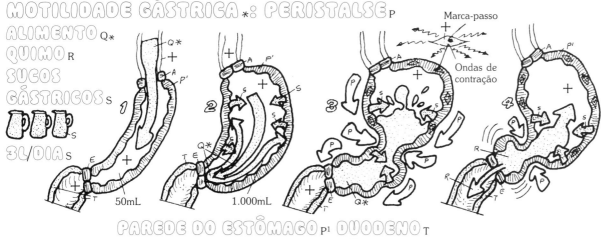

Os hormônios têm funções importantes no controle da digestão. As atividades de motilidade e de secreção do sistema digestivo estão sob o controle do sistema nervoso autônomo e seus componentes entéricos e de muitos hormônios gastrointestinais. Este livro trata do controle da digestão pelos *hormônios gastrointestinais*.

GASTRINA ESTIMULA SECREÇÃO DO ESTÔMAGO E MOTILIDADE

A gastrina é um hormônio peptídeo de cadeia simples, secretado pelas *células*-G que são células endócrinas bojudas, isoladas nas paredes laterais das *glândulas do estômago*, na região do *antro*. A gastrina é secretada para o sangue em resposta à estimulação de massa e de composição (pequenos peptídeos) do alimento ingerido. Estes peptídeos podem estimular diretamente os quimiorreceptores das células-G cujos colos longos protraem no lúmen. Os peptídeos do alimento podem também agir via células sensoriais especiais (células receptoras, quimiorreceptoras e receptoras de distensão) sensíveis aos peptídeos do alimento e à massa. Agindo através de conexões nervosas intrínsecas ou por meio de hormônios locais, na mucosa gástrica, estas células receptoras sinalizam para as células-G para liberarem a gastrina no sangue. Quando o sangue circula, a gastrina é devolvida para suas células-alvo, no fundo do estômago (corpo principal), onde estimula as glândulas do estômago e a musculatura lisa para aumentar, respectivamente, a secreção gástrica e a motilidade. A ação da gastrina no estômago é uma razão pela qual a secreção e a motilidade podem continuar na ausência de qualquer inervação externa para o estômago (desnervação do estômago).

O efeito gástrico na secreção ácida provocado pelas células parietais é principalmente indireto pela liberação da histamina, que se liga aos receptores de histamina H_2 nas células parietais, estimulando-as a secretar mais ácido. A histamina é liberada por *enterochromaffin-like* (ECL) (semelhante ao enterocromafim), na mucosa gástrica, as quais são ativadas pela gastrina. O envolvimento da histamina na regulação da secreção de ácido é, quimicamente, muito importante, como se comprova pelo amplo uso de "bloqueadores H_2", drogas administradas para reduzir o excesso de secreção ácida (por exemplo, cimetidina [Tagamet®], ranitidina [Antak®] e famotidina [Famox®]). A gastrina é também clinicamente importante porque quantidades excessivas dela estão relacionadas com a formação de úlcera. O pâncreas fetal humano contém células-G, mas normalmente não são ativas em adultos. Algumas vezes, estas células desenvolvem tumores que secretam grandes quantidades de gastrina, provocando uma secreção ácida excessiva no estômago, a qual pode resultar em úlceras gástricas e sangramento.

MUCOSA DUODENAL SECRETA MUITOS HORMÔNIOS PEPTÍDICOS

As paredes mucosas do intestino delgado, particularmente no duodeno e no jejuno, também produzem vários hormônios conhecidos e que se suspeita serem gastrointestinais. De importância fisiológica são os hormônios peptídicos *secretina* e *colecistocinina* (CCK). Estes são secretados por células endócrinas isoladas, no duodeno e jejuno. Outros hormônios são o GIP (*polipeptídeo insulinotrópico glicose-dependente*) e *motilina*. A secretina foi o primeiro hormônio a ser descoberto, na história da pesquisa endocrinológica. Em 1902, os fisiologistas ingleses Bayliss e Starling observaram que extratos duodenais, injetados no sangue de cães em jejum (nos quais todos os nervos do pâncreas haviam sido seccionados), aumentaram a secreção de suco pancreático. O resultado indicou que, sob condições normais, o duodeno secreta para o sangue uma substância que, ao atingir o pâncreas, estimula a secreção de suco pancreático (daí o nome "secretina"). O termo "hormônio" foi adotado por causa de tais mensageiros de origem humoral sangüínea. Ao tempo desta descoberta, pensava-se que todas as regulações fisiológicas, incluindo aquelas da atividade digestiva, ocorressem pelas ações dos nervos e do sistema nervoso.

SECRETINA ESTIMULA LIBERAÇÃO DO BICARBONATO PANCREÁTICO

O alvo da secretina no pâncreas parece ser as células de revestimento dos dutos dos *ácinos pancreáticos* (grupos de células exócrinas, circundando uma cavidade com uma saída de duto), porque a secretina estimula, principalmente o fluxo de um suco rico em bicarbonato, sabidamente produzido por *células dúcteis* pancreáticas. O sinal para a secreção do hormônio secretina é a presença de ácido no lúmen duodenal. Este quimo ácido estimula os quimiorreceptores na mucosa duodenal que, por sua vez, sinalizam para as *células de secretina* liberarem secretina. O suco pancreático, alcalino e rico em bicarbonato, ajuda a neutralizar o ácido no quimo duodenal. Isto é importante porque a mucosa do intestino delgado, se comparada com a do estômago, é muito menos protegida contra as ações dos ácidos e porque as enzimas do intestino e do pâncreas funcionam melhor em um ambiente neutro ou levemente alcalino (Lâmina 76)

Enquanto a gastrina aumenta a motilidade e a secreção do estômago, o hormônio duodenal secretina se opõe a estes efeitos, inibindo as funções do estômago. Este efeito pode proteger o duodeno contra ácido excessivo, bem como regular a velocidade do esvaziamento gástrico. Assim, conteúdos altamente gordurosos ou ácidos no quimo estimulam a liberação de secretina para o sangue. A circulação sangüínea devolve a secretina para seus alvos no estômago, onde o hormônio exerce sua ação inibitória. Se o alimento é gorduroso, a motilidade reduzida do estômago resulta em passagem mais lenta do quimo para o duodeno, permitindo aumento do tempo para a digestão do que se encontra ali. Se o quimo é muito ácido, a secretina reduz a secreção ácida, diminuindo o dano do ácido ao duodeno. Os efeitos inibitórios gástricos da secretina eram atribuídos a outro hormônio duodenal GIP (*peptídeo gastro-inibidor*), mas hoje se acredita que somente níveis muito altos (doses farmacológicas) de GIP têm estes efeitos e que a inibição gástrica normalmente é obtida com secretina. Para evitar confusão, o nome do hormônio GIP foi mudado (conservando-se a mesma sigla) para *peptídeo insulinotrópico glicose-dependente*, desde que o GIP, em doses fisiológicas, estimule acentuadamente, em resposta à glicose, a liberação de insulina no intestino delgado.

COLECISTOCININA ESTIMULA BILE E ESVAZIA VESÍCULA BILIAR

Um terceiro hormônio digestivo é a colecistocinina (CCK), um hormônio peptídico originado nas células endócrinas da mucosa duodenal. O estímulo para a liberação da CCK para o sangue é a chegada do quimo contendo gordura ou ácido, provindo do estômago para o duodeno. A CCK tem dois alvos principais: a *vesícula biliar* e as *células acinares pancreáticas*. Sob a estimulação da CCK, a vesícula biliar contrai, liberando a bile armazenada para o duodeno. Este efeito é particularmente impactante sobre uma refeição gordurosa. A bile alcalina neutraliza o ácido e *emulsifica* a gordura no quimo, facilitando sua digestão química pela enzima pancreática lipase (Lâminas 76 e 77).

A CCK também estimula a secreção e liberação das *enzimas pancreáticas* a partir das células acinares do pâncreas. Estas enzimas são extremamente importantes para a digestão química de vários alimentos no intestino delgado (Lâmina 76). A *motilina* é outro hormônio gastrointestinal secretado pela mucosa duodenal para influir na digestão. A motilina age na musculatura lisa da parede do intestino delgado para acentuar as contrações e movimentos intestinais, seguindo o esvaziamento gástrico e a chegada do quimo gástrico.

NC: Use vermelho para E e cores escuras para C, D, I, K, M, e Q.
1. Comece pelo painel da gastrina e siga a seqüência numerada. Vá para o painel superior direito, depois para a extrema esquerda inferior e para a direita inferior.

ALIMENTO A* QUIMO A¹*
PAREDE DO ESTÔMAGO B
RECEPTOR DE ESTIRAMENTO C
QUIMIORRECEPTOR C¹
MÚSCULO LISO D

CÉLULA SECRETORA I¹ DE GASTRINA I

A massa (1) do alimento e seus peptídeos (2) estimulam os receptores de estiramento e quimiorreceptores na parede do estômago (3). Estes receptores, agindo por meio dos hormônios locais ou dos reflexos nervosos, estimulam as células-G (células de gastrina), (4) na mucosa do estômago, a secretar gastrina para o sangue. A gastrina circula, chegando de volta ao estômago para estimular a secreção de ácido e enzima (5) pelas células glandulares, bem como para aumentar a motilidade, agindo sobre a musculatura lisa (6). O efeito da gastrina nas células parietais é mediado por liberação de histamina.

CÉLULA PARIETAL J
H⁺Cl⁻ J¹

CORAÇÃO E
CIRCULAÇÃO SANGUÍNEA E¹
PROTEÍNA (PEPTÍDEO) F
VESÍCULA BILIAR G BILE G¹
PÂNCREAS H

CÉLULA SECRETORA Q¹ DE SECRETINA Q

O quimo ácido (1), no duodeno, estimula os quimiorreceptores na parede duodenal (2) que, por sua vez, estimulam as células endócrinas (3) da parede duodenal para secretar o hormônio secretina. A secretina age nas células do duto (4) do pâncreas exócrino, estimulando a secreção e o fluxo de um suco alcalino aquoso e rico em bicarbonato. Este suco neutraliza o ácido (5) e acentua a atividade das enzimas pancreáticas no duodeno.

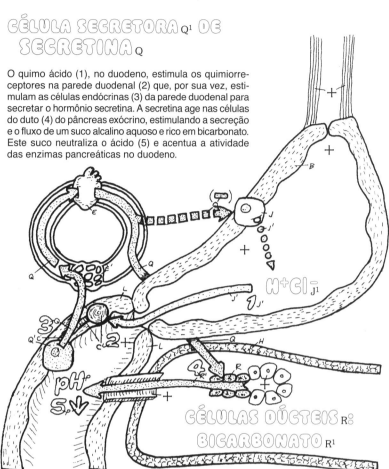

CÉLULAS DÚCTEIS R
BICARBONATO R¹

CÉLULA SECRETORA M¹ COLECISTOCININA (CCK) M

A passagem de quimo (1) ácido e gorduroso para o duodeno estimula quimiorreceptores especiais (2) na parede do duodeno, os quais, por sua vez, estimulam a secreção do hormônio colecistocinina (CCK) das células endócrinas (3) na parede duodenal. A CCK estimula a contração da vesícula biliar (4) que esvazia a bile para o interior do duodeno (5), facilitando a digestão das gorduras. A CCK também age nas células acinares do pâncreas (6), estimulando a secreção de enzimas digestivas para o duodeno (7).

GORDURAS N

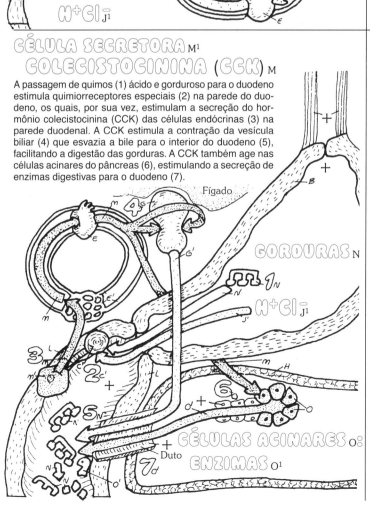

CÉLULAS ACINARES O
ENZIMAS O¹

CÉLULA SECRETORA K¹ DE PEPTÍDEO GASTRO-INIBIDOR (GIP) K

Outra função principal da secretina é inibir a atividade gástrica. Depois de liberada em resposta à chegada do quimo ácido (1) no duodeno, a secretina diminui a atividade das células musculares lisas do estômago (2) e das glândulas (3). Isto desacelera a passagem do quimo e fornece mais tempo para o intestino delgado digerir o quimo. O GIP, que supostamente estaria envolvido na inibição da atividade gástrica, desempenha apenas aquela função (4-6) quando está presente em níveis muito altos.

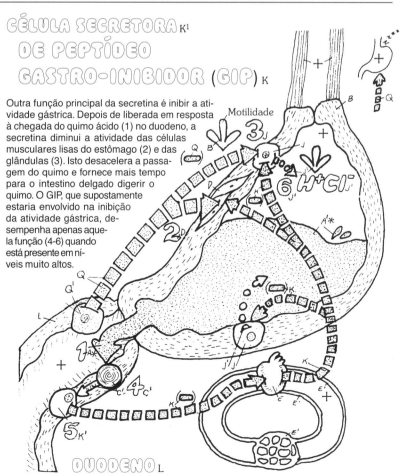

DUODENO L

REGULAÇÃO NERVOSA DA DIGESTÃO

O sistema digestivo é profusamente inervado pelas fibras nervosas das divisões *simpática* e *parassimpática*, mas a função reguladora da divisão parassimpática, desempenhada principalmente pelo *nervo vago*, parece ser o principal. Em geral, o sistema parassimpático *aumenta* a atividade gastrointestinal (secreção e motilidade), mas o sistema simpático tem um efeito final *inibidor*. O conhecimento que se tem sobre o controle das atividades digestivas pelo *sistema nervoso autônomo* é anterior a que se tem sobre o seu controle hormonal. Pavlov, fisiologista russo laureado com o prêmio Nobel, e seus predecessores fizeram muitas descobertas nesta área.

O nervo vago parassimpático contém fibras motoras e sensoriais. As fibras motoras aumentam as atividades digestivas ao estimular os neurônios locais, localizados dentro da *parede intestinal*. Estes neurônios, por sua vez, estimulam a *musculatura lisa* da parede intestinal e as *células glandulares*. A acetilcolina é o neurotransmissor liberado por fibras motoras do nervo vago e por muitos neurônios-alvo do vago. No nervo vago, as numerosas fibras aferentes (sensoriais) informam os centros digestivos cerebrais sobre as condições da parede intestinal e o seu conteúdo. Embora, em certas instâncias, as fibras simpáticas influam diretamente na musculatura lisa e nas células secretoras, os efeitos inibidores gerais do sistema simpático na digestão são mediados, indiretamente, por *constrição de vasos sangüíneos* no trato digestivo. A redução dos fluxo sangüíneo diminui as atividades secretora e contrátil digestivas.

PAREDE DO TUBO DIGESTIVO POSSUI SISTEMA NERVOSO INTRÍNSECO

Os numerosos neurônios de axônios curtos e interneurônios da parede do tubo digestivo constituem o seu sistema nervoso entérico intrínseco (SNE). O SNE consiste de dois conjuntos de *gânglios* ou *plexos*: o *plexo submucoso* superficial (plexo de Meissner) regula principalmente as *glândulas digestivas* e o *plexo mioentérico* (plexo de Auerbach), localizado mais profundamente entre as camadas musculares, regula, prioritariamente, a motilidade do tubo digestivo. Os plexos entéricos funcionam, em parte, como os gânglios do sistema parassimpático dentro do tubo digestivo (Lâmina 29).

Os plexos têm neurônios sensoriais e motores e interneurônios. Os *neurônios sensoriais* estão conectados aos *quimiorreceptores* sensoriais, os quais detectam diferentes substâncias no lúmen digestivo, bem como aos *receptores de estiramento* que respondem à tensão da parede do tubo causada por massa de alimento e quimo. Os *neurônios motores* efetores curtos aumentam a atividade glandular digestiva ou induzem a contração da musculatura lisa. Os plexos mioentérico e submucoso, na mesma região, comunicam-se entre si e com plexos mais distantes no tubo digestivo através de *interneurônios*.

O grande número de neurônios e de conexões neuronais no SNE do tubo digestivo produzem, independentemente, muitos reflexos digestivos e mediam as influências do cérebro nas funções digestivas. Por exemplo, os complexos movimentos do peristaltismo, vistos no esôfago, estômago e intestino são inteiramente iniciados e regulados pelo SNE. Além da acetilcolina e da norepinefrina, muitos outros neurotransmissores, incluindo GABA (ácido γ-aminobutírico), serotonina, NO (óxido nítrico) e neurotransmissores peptídicos, como a substância P e o VIP (peptídeo vasoativo intestinal), são liberados pelos neurônios do SNE, a fim de controlar a secreção glandular e a contração muscular na parede do tubo digestivo.

REGULAÇÃO NERVOSA DA DIGESTÃO OCORRE EM TRÊS FASES

A regulação da atividade digestiva pelo sistema nervoso é, tradicionalmente, dividida em três fases consecutivas: *cefálica, gástrica* e *intestinal*.

1. **Fase Cefálica** – A fase cefálica consiste em respostas digestivas que ocorrem *antes* do alimento ser ingerido e enquanto este ainda se encontra na boca. Quando se tem fome, odores e até pensamentos sobre alimentos, normalmente, evocam secreção salivar (água na boca). Experiências mostraram que esta resposta antecipatória também envolve a secreção de pequena quantidade de suco gástrico. Quando o alimento é colocado na boca, aumentam substancialmente as secreção de suco gástrico e a secreção salivar. Há também um leve aumento na secreção de suco pancreático. Estas secreções gástrica e pancreática, durante a fase cefálica, preparam o lúmen do tubo digestivo para receber alimento. Por exemplo, o ácido e a pepsina no estômago ajudarão a formar peptídeos, os quais estimularão a produção posterior de suco gástrico, quando o alimento chegar ao estômago.

   Estas respostas antecipatórias de salivação, gástrica e intestinal, são mediadas por centros cerebrais mais altos, como indica o termo "cefálica" desta fase. Os centros cerebrais superiores e inferiores desempenham funções essenciais nesta fase. Os principais centros cerebrais, os quais regulam as funções digestivas estão na *medula oblonga*, onde as fibras aferentes do gosto também possuem centros primários e os corpos celulares do vago parassimpático e nervos salivares se localizam. O córtex superior e o centro olfativo influenciam estes centros motores medulares para exercerem seus efeitos na regulação digestiva durante esta fase. Todas as repostas digestivas na fase cefálica são conduzidas pelo efluxo parassimpático.

2. **Fase Gástrica** – Quando o alimento entra no estômago, os receptores de estiramento mecânico percebem o aumento de massa e os quimiorreceptores detectam a presença de peptídeos no alimento. Estes sensores assinalam a informação para dois alvos: (1) os neurônios efetores nos plexos entéricos locais e (2) os centros digestivos medulares. A descarga motora parassimpática destes centros eleva a secreção do estômago e a motilidade muito além do nível da fase cefálica. De fato, a maior parte da atividade do estômago ocorre durante a fase gástrica – por exemplo, 80% do suco gástrico é secretado nesta fase em comparação com 10% na cefálica. Durante esta fase *gástrica*, o hormônio estomacal *gastrina* também é liberado para, mais adiante, aumentar a secreção gástrica e a motilidade.

3. **Fase Intestinal** – A chegada do quimo no duodeno inicia a fase *intestinal* do controle nervoso autônomo, durante a qual a secreção gástrica e a motilidade são, inicialmente, aumentadas para promover mais digestão e esvaziamento. Quando o intestino delgado se enche com quimo ácido gorduroso, os sinais inibitórios (quase todos hormonais) diminuem a atividade estomacal para prolongar o esvaziamento e fornecer mais tempo para a digestão intestinal.

NC: Use cores escuras para F e J.
1. Pinte a ilustração do sistema nervoso simpático e parassimpático, no canto superior direito, para se familiarizar com seus efeitos no processo digestivo. Observe a presença dos gânglios parassimpáticos nos próprios órgãos. Estes foram eliminados das outras ilustrações para efeito de simplificação.
2. Pinte as três fases da digestão (nas seções incluídas nesta lâmina).
3. No canto inferior esquerdo, pinte a ilustração do sistema nervoso intrínseco.

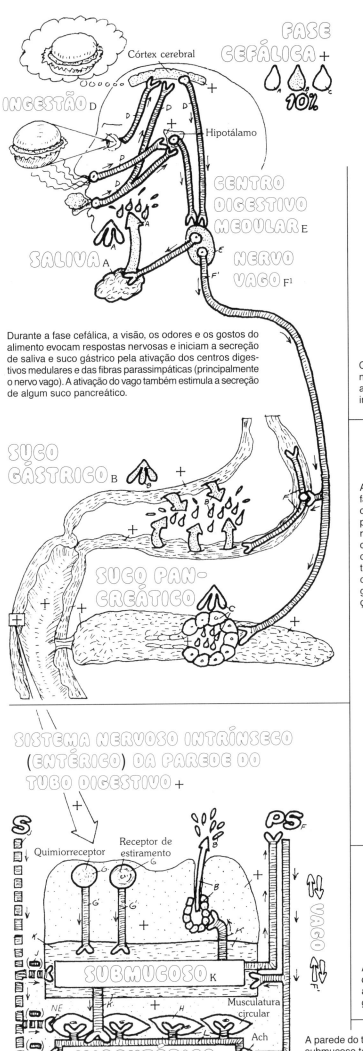
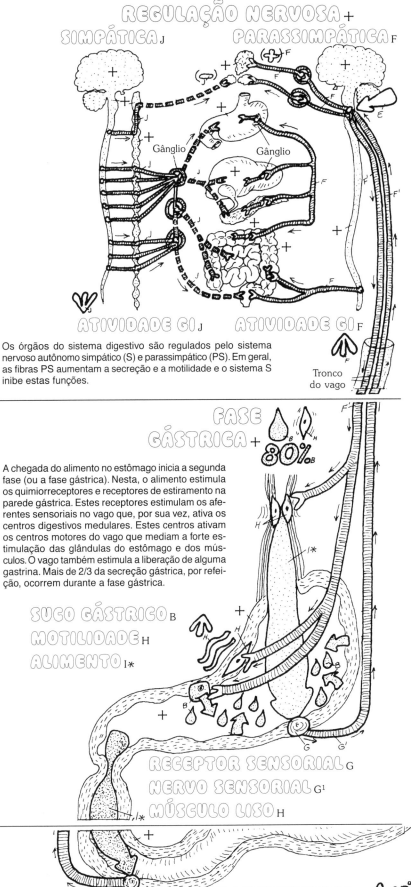

Durante a fase cefálica, a visão, os odores e os gostos do alimento evocam respostas nervosas e iniciam a secreção de saliva e suco gástrico pela ativação dos centros digestivos medulares e das fibras parassimpáticas (principalmente o nervo vago). A ativação do vago também estimula a secreção de algum suco pancreático.

Os órgãos do sistema digestivo são regulados pelo sistema nervoso autônomo simpático (S) e parassimpático (PS). Em geral, as fibras PS aumentam a secreção e a motilidade e o sistema S inibe estas funções.

A chegada do alimento no estômago inicia a segunda fase (ou a fase gástrica). Nesta, o alimento estimula os quimiorreceptores e receptores de estiramento na parede gástrica. Estes receptores estimulam os aferentes sensoriais no vago que, por sua vez, ativa os centros digestivos medulares. Estes centros ativam os centros motores do vago que mediam a forte estimulação das glândulas do estômago e dos músculos. O vago também estimula a liberação de alguma gastrina. Mais de 2/3 da secreção gástrica, por refeição, ocorrem durante a fase gástrica.

A chegada do quimo no duodeno inicia a fase intestinal da secreção gástrica. Inicialmente, durante esta fase, a contínua estimulação pelo vago e a secreção de gastrina mantêm a atividade gástrica, mas a secreção do hormônio duodenal secretina fará, mais tarde, a secreção gástrica diminuir.

A parede do tubo digestivo possui o sistema nervoso entérico composto de dois plexos nervosos. O plexo submucoso tem neurônios sensoriais conectados a quimiorreceptores e receptores de estiramento, bem como neurônios motores curtos que estimulam a secreção glandular. O plexo mioentérico (entre as musculaturas circular e longitudinal) possui principalmente neurônios motores, os quais estimulam a contração dos músculos lisos do tubo. Ambos os plexos recebem fibras S e PS. Os nervos PS liberam acetilcolina (exceto nos esfíncteres); os nervos S liberam norepinefrina.

DIGESTÃO

FUNÇÃO DO PÂNCREAS NA DIGESTÃO

O *pâncreas*, uma glândula grande localizada abaixo do estômago, realiza funções endócrinas e exócrinas. Sua função endócrina é executada por hormônios das *ilhotas pancreáticas – insulina e glucagon* – cujos papéis, na regulação do açúcar e do metabolismo de carboidratos sangüíneos, serão discutidos na Lâmina 122. Aqui focalizamos a função digestiva do pâncreas, qual seja, a produção de suco pancreático pela parte exócrina, a qual constitui mais que 98% da massa da glândula.

PÂNCREAS EXÓCRINO PRODUZ BICARBONATO E ENZIMAS

O pâncreas exócrino produz duas secreções fisiologicamente importantes em resposta à chegada do quimo no duodeno. A primeira é uma secreção aquosa, rica em *bicarbonato de sódio*. Este efeito é estimulado pelo hormônio duodenal secretina. A solução alcalina de bicarbonato neutraliza o ácido gástrico que chega ao duodeno e proporciona um ambiente alcalino propício para a função das enzimas pancreáticas. A segunda secreção produzida pelos *ácinos* pancreáticos consiste em numerosas *enzimas hidrolíticas* para a quebra química das moléculas maiores, encontradas na dieta. Este processo é estimulado pelo hormônio duodenal CCK.

O pâncreas exócrino é constituído de numerosos ácinos. Cada um destes ácinos é composto de somente uma camada de células epiteliais que circundam uma cavidade nas qual as células secretoras despejam suas secreções. As células acinares secretam as enzimas digestivas. A cavidade acinar se abre em um duto pelo qual as secreções das células acinares fluem. Os dutos dos ácinos pancreáticos são revestidos por células secretoras especializadas, células *dúcteis*, que secretam uma solução rica em bicarbonato. Os dutos menores se coalescem e convergem, conectando-se, por fim, com o *duto pancreático* principal que se abre no *lúmen duodenal*.

BICARBONATO NEUTRALIZA O ÁCIDO DO ESTÔMAGO

A presença de bicarbonato de sódio ($Na^+HCO_3^-$) no *suco pancreático*, proporciona a este fluido um pH alcalino 8, tornando-o capaz de neutralizar o quimo ácido provindo do estômago. Com a entrada no duodeno, o bicarbonato de sódio reage com o ácido clorídrico (H^+Cl^-), produzindo cloreto de sódio (Na^+Cl^-) e ácido carbônico (H_2CO_3). Este último é instável e rapidamente se dissocia em dióxido de carbono e água. Desta maneira, os íons hidrogênio são gradual e efetivamente removidos do quimo, no duodeno, resultando em acidez reduzida e quimo intestinal neutro ou alcalino. A reduzida atividade duodenal tem dois efeitos importantes. (1) Reduz os efeitos nocivos do ácido sobre a mucosa duodenal, a qual tem pouca proteção contra ácidos. (2) Torna o ambiente duodenal convenientemente alcalino para a ativação das enzimas digestivas pancreáticas e intestinais.

O bicarbonato é secretado pelas células dúcteis para o lúmen do duto por meio de um mecanismo ativo de bombeamento. As células dúcteis contêm grandes quantidades da enzima *anidrase carbônica*, supostamente envolvida na secreção ativa do bicarbonato. Para secretar bicarbonato, as células dúcteis podem funcionar como células parietais do estômago invertidas que secretam ácido para o lúmen do estômago e bicarbonato para o sangue (Lâmina 73). As células dúcteis pancreáticas realizam o mesmo processo, porém na direção oposta, secretando íons bicarbonato (com grande quantidade de íons sódio) para o lúmen do duto e ácido para o sangue.

ENZIMAS DAS CÉLULAS ACINARES HIDROLISAM MATERIAL ALIMENTAR

As células acinares do pâncreas produzem uma secreção viscosa, rica em proteínas (enzimas), secretadas em *grânulos de zimogênio*. O estímulo psicológico para a secreção de enzimas pancreáticas, pelas células acinares, é a presença de *gordura* e *proteína* no duodeno. Estes estímulos desencadeiam a secreção do hormônio duodenal colecistocinina, o qual estimula as células acinares a secretarem enzimas. A estimulação do nervo vago também aumenta a produção de enzimas. As enzimas pancreáticas compreendem as *proteases*, *amilases*, *lipases* e *nucleases*. As enzimas protease são secretadas, primariamente, nas suas formas *inativas* (isto é, como proteínas proenzimas maiores). Isto é crítico porque as poderosas enzimas pancreáticas poderiam facilmente digerir o tecido pancreático, em um curto espaço de tempo, se não fossem inibidas (mascaradas) durante seu transporte, da cavidade acinar para o lúmen intestinal. Na doença *pancreatite aguda,* estas enzimas são ativadas antes de alcançar o intestino. O resultado é que estas digerem o pâncreas, causando morte em poucos dias.

Uma proenzima pancreática chave é o *tripsinogênio* ativado com a chegada no lúmen duodenal pela ação hidrolítica da *enterocinase*, uma enzima presente na borda em escova das células epiteliais do intestino delgado. A ativação produz *tripsina*, uma *protease* bastante conhecida e com muitas finalidades, que pode atacar e hidrolisar vários tipos de *proteínas* da dieta. Entre os alvos do ataque da tripsina estão as proenzimas inativas secretadas pelo pâncreas, isto é, as proteases e lipases. Algumas das enzimas pancreáticas, como as *amilases*, não requerem ativação pela tripsina. Em algumas pessoas, a mucosa intestinal é deficiente em enterocinase. O resultado é que a tripsina não se forma e as proteases e as proteínas alimentares permanecem sem digestão, causando deficiência protéica e doença.

AÇÕES DAS PROTEASES, LIPASES, AMILASES E NUCLEASES

As proteases pancreáticas (tripsina, quimotripsina, carboxipeptidase) atacam as ligações peptídicas, localizadas entre aminoácidos diferentes, mas específicos. Em conseqüência disto, as proteases pancreáticas convertem todas as *proteínas* da dieta em *dipeptídeos*. A hidrólise final de dipeptídeos para *aminoácidos* livres ocorre pela ação de outras proteases (peptidases), secretadas da *mucosa intestinal*. A amilase pancreática ataca os grandes *polissacarídeos* alimentares, como aqueles encontrados nos amidos formando *oligo* e *dissacarídeos* menores, tais como dextrose e maltose (glicose-glicose). A digestão de dissacarídeos nestes monossacarídeos – glicose, frutose, galactose, etc. –, ocorre pela ação de enzimas (por exemplo, maltase e lactase) secretadas pela mucosa intestinal. As *lipases* do pâncreas atacam os *triglicérides (triacilgliceróis)*, formando *glicerol* e *ácidos graxos* ou *monoglicérides* e *ácidos graxos*. O tipo de conversão depende do tipo de lipase. As nucleases hidrolisam ácidos nucléicos (DNA, RNA) em bases purínicas e pirimidínicas e açúcares ribose.

NC: Use vermelho para estruturas A. Use cores escuras para I e N.
1. Comece pelas células endócrinas do pâncreas, no canto superior direito.
2. Pinte a parte do pâncreas exócrino, começando no topo da lâmina. Observe que o resultado da neutralização do H^+Cl^- pelo bicarbonato (ilustrada pelas fórmulas na extrema esquerda) é resumido pelo símbolo de nível de pH próximo do passo 4 na ilustração central.
3. Pinte todos os títulos e setas sob acinar (J), antes de colorir a ilustração ao longo da base inferior direita da lâmina.
4. Complete as ações das enzimas digestivas na base da lâmina.

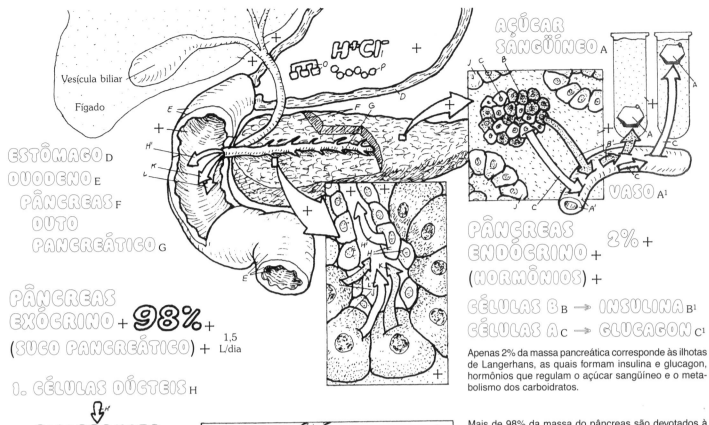

Vesícula biliar
Fígado

ESTÔMAGO D
DUODENO E
PÂNCREAS F
DUTO PANCREÁTICO G

AÇÚCAR SANGÜÍNEO A

PÂNCREAS ENDÓCRINO + 2% +
(HORMÔNIOS) +

CÉLULAS B B → **INSULINA** B¹
CÉLULAS A C → **GLUCAGON** C¹

VASO A¹

Apenas 2% da massa pancreática corresponde às ilhotas de Langerhans, as quais formam insulina e glucagon, hormônios que regulam o açúcar sangüíneo e o metabolismo dos carboidratos.

PÂNCREAS EXÓCRINO + **98%** +
(SUCO PANCREÁTICO) + 1,5 L/dia

1. CÉLULAS DÚCTEIS H

BICARBONATO H¹
$(Na^+ HCO_3^-)_{H^1}$
+
$H^+Cl^-{}_I$
↓
$Na^+Cl^-{}_{I^1} + [H_2CO_3]_{I^2}$
H_2O I³ CO_2 I⁴

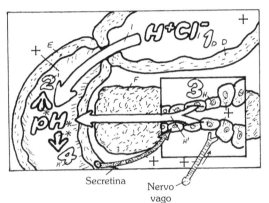

Secretina   Nervo vago

Mais de 98% da massa do pâncreas são devotados à sua função exócrina: a secreção do suco pancreático pelos ácinos pancreáticos e suas células dúcteis. As enzimas e o bicarbonato, no suco, neutralizam o ácido e facilitam a digestão do material alimentar, no intestino delgado. As células dúcteis dos ácinos pancreáticos secretam um fluido aquoso, rico em bicarbonato, desenvolvido para neutralizar o ácido gástrico no duodeno. Este protege a parede duodenal e cria, para as enzimas intestinais e pancreáticas, um ambiente de neutro para alcalino. No lúmen intestinal, o bicarbonato de sódio reage com o ácido clorídrico, formando cloreto de sódio e ácido carbônico, o qual é instável e se dissocia em dióxido de carbono e água. Desta maneira, o ácido gástrico é neutralizado e o pH duodenal se eleva a níveis neutros. A produção de bicarbonato é estimulada pelo hormônio duodenal secretina.

2. CÉLULAS ACINARES J

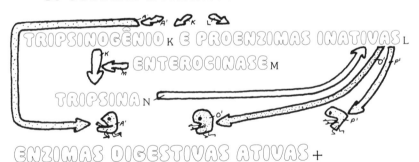

TRIPSINOGÊNIO K **E PROENZIMAS INATIVAS** L
ENTEROCINASE M
TRIPSINA N
ENZIMAS DIGESTIVAS ATIVAS +

GORDURA O
PROTEÍNA P

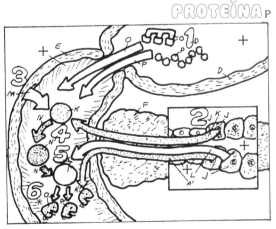

As células acinares do pâncreas secretam uma variedade de enzimas digestivas hidrolíticas para quebrar as substâncias alimentares em moléculas menores absorvíveis. Algumas, como as amilases, são secretadas em uma forma ativa. Porém, as proteases e as lipases são secretadas como proenzimas inativas para serem ativadas quando alcançarem o lúmen intestinal. A tripsina, uma protease poderosa, tem um papel chave neste processo. É secretada em sua forma inativa (tripsinogênio), a qual é ativada em tripsina pela protease intestinal enterocinase. A tripsina ataca, então, outras proteases inativas, convertendo-as em formas ativas. A tripsina também ativa a lipase pancreática. A secreção de enzimas pancreáticas é estimulada, principalmente, pelo hormônio CCK e pelo nervo vago.

AMILASE PANCREÁTICA A¹

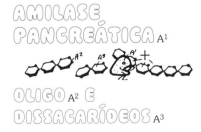

OLIGO A² **E DISSACARÍDEOS** A³

A amilase pancreática ataca grandes polissacarídeos (amidos), convertendo-os em oligo e dissacarídeos menores.

LIPASE PANCREÁTICA O¹
TRIGLICÉRIDES O

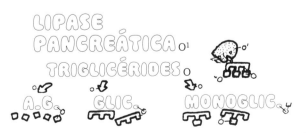

A.G.   **GLIC.**   **MONOGLIC.**

A lipase pancreática ataca os triglicérides (triacilgliceróis), formando ácidos graxos e monoglicérides juntamente com algum glicerol.

PROTEASE PANCREÁTICA P¹

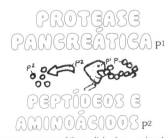

PEPTÍDEOS E AMINOÁCIDOS P²

As proteases pancreáticas (tripsina, quimotripsina, elastase, carboxipeptidase) atacam várias proteínas, formando peptídeos menores e aminoácidos. Cada protease hidrolisa ligações peptídicas entre diferentes resíduos aminoácidos de proteínas.

O *fígado*, um órgão vital e a maior glândula do corpo, tem muitas funções, incluindo efeitos endócrinos, controle do metabolismo, desativação de hormônios e desintoxicação de drogas e toxinas. Por causa da sua função exócrina – a formação da *bile* – o fígado também possui um papel importante na digestão, particularmente quanto às *gorduras* da dieta.

LÓBULOS DO FÍGADO SÃO ARRUMADOS ESPECIALMENTE PARA SECRETAR BILE

A formação da bile (cerca de 0,5L por dia) é a principal função exócrina do fígado. Este órgão tem vários *lobos*, cada um constituído por numerosos *lóbulos*. A bile é secretada pelas células hepáticas (hepatócitos) que formam as unidades dos lóbulos hepáticos. Cada lóbulo age como uma unidade funcional anatômica básica do fígado e é parte de um hexágono no qual os lóbulos se conectam, perifericamente, com o sangue aferente e, centralmente, com a veia que drena o sangue.

O fígado recebe sangue de duas fontes, a *artéria hepática* e a *veia porta hepática*, trazendo sangue do coração e dos intestinos, respectivamente. O fígado tem a capacidade única de receber, amostrar e processar nutrientes absorvidos, antes que alcancem a circulação geral. O sangue flui para fora do fígado e para dentro do coração através da *veia hepática*.

HEPATÓCITOS SECRETAM BILE PARA O INTERIOR DOS DUTOS BILIARES

As *células hepáticas (hepatócitos)* são arrumadas em paredes (trabéculas) de células, separadas por *sinusóides* sangüíneos, um tipo altamente poroso de capilar. Os sangues arterial e portal aferentes se misturam ao fluir nestes sinusóides. Depois que os hepatócitos extraem oxigênio e nutrientes desta mistura, o sangue flui para um ramo da veia hepática localizado centralmente. Os hepatócitos formam a bile e secretam-na para pequenos *canalículos*, os quais coalescem para formar, primeiro, *dutos biliares* menores e, depois, maiores. Nestes dutos, a bile flui na direção oposta à do sangue evitando se misturar.

Finalmente, os vários dutos biliares se juntam para formar o *duto hepático*, o qual emerge do fígado. O duto hepático se bifurca para formar o *duto cístico* que conduz à *vesícula biliar* e o *duto biliar comum* que se comunica com o *duodeno* junto com o duto pancreático. O *esfíncter de Oddi* regula o fluxo de bile, do duto biliar comum para o duodeno. Quando este esfíncter se fecha, a bile é acumulada no duto biliar comum, refluindo para o duto cístico e para a vesícula biliar, onde fica temporariamente armazenada. Depois das refeições, em resposta à liberação do hormônio duodenal CCK, a vesícula biliar contrai, liberando bile para o duodeno, o que facilita a digestão de gorduras (ver a seguir).

BILE É CONSTITUÍDA DE SAIS E PIGMENTOS BILIARES

Além da água (97%), a bile contém dois constituintes orgânicos principais, os *sais* e os *pigmentos biliares*. Além disto, os sais orgânicos da bile (cloreto e bicarbonato de sódio) fornecem a sua alcalinidade. Os sais biliares (também chamados *ácidos biliares*), como *ácidos cólico* e *desoxicólico* são formados de *colesterol* dentro das células hepáticas (hepatócitos). As células hepáticas são os principais produtores de colesterol no corpo e a maior parte é utilizada para produzir sais biliares. Os pigmentos biliares são derivados, principalmente, da *bilirrubina*, um composto produzido após a destruição de glóbulos vermelhos e catabolismo do heme, na hemoglobina. A bilirrubina é retirada do sangue pelas células hepáticas e conjugada ao *ácido glicurônico* para formar *glicuronídeo de bilirrubina*, um composto hidrossolúvel amarelo-dourado que é excretado na bile, dando-lhe a cor amarela característica. Cerca de 4g dos sais biliares e 1,5g de pigmentos biliares são secretados todos os dias na bile. A maior parte (90%) dos sais biliares é reciclada por reabsorção e devolução para o fígado via circulação enteroepática. A maior parte dos pigmentos biliares é excretada com as fezes; o restante é reabsorvido e eliminado pelo rim. Os pigmentos biliares dão às fezes e à urina suas cores características.

BILE AJUDA DIGESTÃO DAS GORDURAS POR MEIO DA EMULSIFICAÇÃO

Os sais biliares, como colato e desoxicolato, têm um papel fisiológico principal na digestão, por facilitar a digestão de gorduras. Os sais biliares agem como *agentes de solubilização* de gordura. Possuem o *anel hidrocarbônico* lipossolúvel e muitos *grupos carregados*, o que os permite se misturarem com gordura e água, respectivamente. Assim, a adição de sais biliares em uma mistura de gordura e água aumenta a solubilidade da gordura, similarmente como age um detergente. Na presença de sais biliares, grandes gotas de gordura, no quimo, tornam-se dispersas, formando pequenas partículas de gordura, um processo chamado *emulsificação*. Na forma emulsificada, as gorduras podem ser mais pronta e eficientemente digeridas pela enzima hidrossolúvel *lipase* do pâncreas (Lâmina 76). Os produtos da digestão da lipase (glicérides e ácidos graxos) formam agregados especiais de gordura denominados *micelas* (Lâmina 7) que podem ser prontamente absorvidas pelas células da mucosa intestinal. Na ausência de bile, a digestão de gorduras diminui muito (quase metade), mesmo que a enzima lipase esteja presente.

VESÍCULA BILIAR ARMAZENA BILE PARA LIBERÁ-LA APÓS AS REFEIÇÕES

A vesícula biliar é um saco de armazenagem de bile que é produzida, de maneira contínua, pelo fígado e transferida para o duodeno apenas após as refeições, particularmente depois de refeições gordurosas. Antes das refeições, o esfíncter de Oddi, localizado na abertura do duto biliar comum no duodeno, está fechado, fazendo o fluxo de bile recuar, o que enche a vesícula biliar. Enquanto a bile é armazenada na vesícula biliar, a parede da vesícula absorve um pouco da sua água, concentrando a bile. A chegada de alimento gorduroso no duodeno estimula a liberação do hormônio duodenal CCK (Lâmina 74) que age na vesícula biliar, causando sua contração. A bile é, então, liberada para o duodeno para emulsificar gorduras. A CCK estimula também a produção de bile pelo fígado.

Dois problemas principais e doenças se associam com anormalidades na função da vesícula biliar. O primeiro problema é o dos *cálculos* que são de dois tipos: colesterol (maioria) e bilirrubinato de cálcio. Em certos indivíduos, quantidades excessivas do *colesterol* hidrossolúvel (normalmente um constituinte menor da bile) se precipitam na bile, talvez como resultado de remoção excessiva de água ou de supersaturação formando pedras. Os cálculos no duto biliar podem causar intensa dor abdominal, requerendo cirurgia. Se os cálculos aumentados obstruírem o duto biliar comum, a bile refluirá para o fígado e, eventualmente, vazará para o sangue, causando icterícia, uma alteração caracterizada por uma cor amarelada na pele e dos olhos, que é decorrente da deposição de bilirrubina e pigmentos biliares relacionados nos capilares e nos espaços tissulares. A icterícia também pode ocorrer por causa da hemólise excessiva de glóbulos vermelhos, uma condição que ocorre em certas doenças e produz quantidades anormais de bilirrubina. As lesões do fígado, causadas por certas infecções virais (hepatites), também causa icterícia. Outra forma de icterícia, vista em alguns recém-nascidos, é conseqüência da imaturidade da função do fígado e é, freqüentemente, revertida com facilidade.

NC: Use vermelho para M, azul para L, amarelo para F e uma cor clara para B.
1. Comece pela ilustração superior de vários órgãos.
2. Pinte a ampliação de uma seção do fígado, começando pelo sangue do sistema digestivo que entra pela veia porta (L). Passe para a ilustração de célula hepática, observando que o colesterol formador dos sais biliares é fabricado dentro da célula hepática.
3. Pinte as ilustrações que descrevem a função da vesícula biliar. Observe que o número 8 se encontra na parte inferior da lâmina.

ESTÔMAGO A
FÍGADO B
DUTO HEPÁTICO C
VESÍCULA BILIAR D
DUTO CÍSTICO E
BILE F DUTO BILIAR COMUM F¹
DUTO PANCREÁTICO G
LIPASE PANCREÁTICA G¹
DUODENO H
ESFÍNCTER DE ODDI I
H⁺Cl⁻ J GORDURAS K

Uma das principais funções do fígado é participar da digestão. O fígado recebe as substâncias alimentares absorvidas (exceto gorduras) pela veia porta. Nos sinusóides (capilares) que banham as células hepáticas, o sangue portal dos intestinos se mistura com sangue arterial, suprindo o fígado. Os hepatócitos secretam bile para os canalículos biliares; estes convergem para formar dutos biliares e, finalmente, o duto hepático, o qual se conecta com a vesícula biliar e o duodeno do intestino delgado.

AÇÕES DA BILE F
QUEBRA DA GORDURA K
SAIS BILIARES F¹
MICELA F

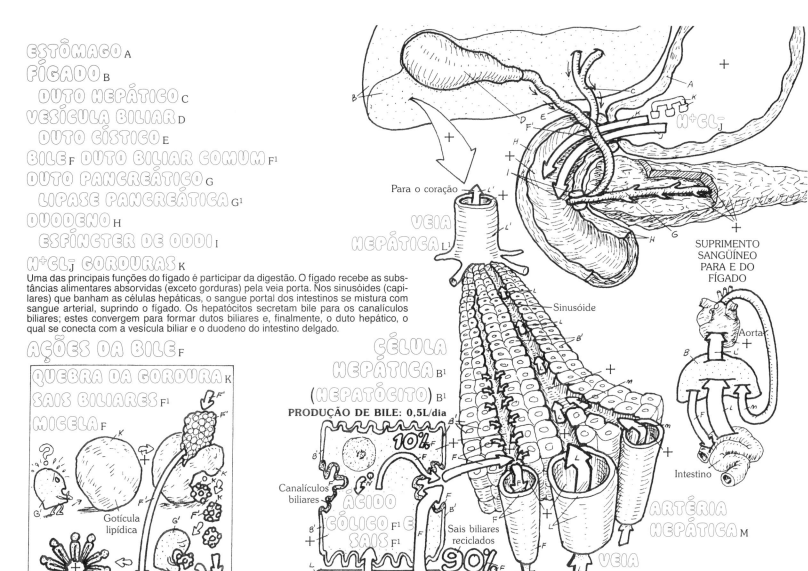

Os sais biliares emulsificam gotículas gordurosas grandes, quebrando-as em partículas menores sobre as quais a lipase pode agir mais eficientemente. Os sais biliares também se combinam com produtos da digestão da lipase (monoglicérides e ácidos graxos), formando micelas lipídicas que são prontamente absorvidas pela mucosa intestinal.

A bile contém sais e pigmentos biliares. Os sais biliares (colato e desoxicolato) se formam a partir do colesterol no fígado e são secretados na bile, ajudando a digestão das gorduras. A maior parte (90%) dos sais biliares é reabsorvida no sangue e reciclada via circulação enteroepática.

FUNÇÃO DA VESÍCULA BILIAR D

A bile é continuamente secretada pelo fígado (1). Antes das refeições, o esfíncter de Oddi está fechado (2), dirigindo o fluxo de bile para a vesícula biliar com fins de armazenamento (3). As células mucosas da vesícula biliar reabsorvem ativamente sódio, cloro e água, concentrando a bile (4). Após a refeição, a gordura no quimo (5) dilata o esfíncter de Oddi e estimula a liberação do hormônio CCK, o qual a contração da vesícula biliar (6), liberando bile para o duodeno (7). Na bile, colesterol aumentado ou água reduzida favorecem a formação de cálculos de colesterol. Os cálculos podem obstruir o fluxo da bile, resultando em icterícia (8).

PIGMENTOS BILIARES (BILIRRUBINA) F²
GLÓBULOS VERMELHOS M

As células hepáticas também secretam, para excreção, glicuronídeo de bilirrubina que é derivado do pigmento amarelado bilirrubina, um metabólito da heme na hemoglobina. Alguns pigmentos biliares são excretados nas fezes; outros são reabsorvidos no sangue para excreção pelos rins. A icterícia, uma alteração causada por níveis elevados de bilirrubinas em sangue, tecidos e pele, pode ocorrer quando o fluxo biliar estiver obstruído por cálculos. A lesão do fígado ou a hemólise excessiva de glóbulos vermelhos podem causar icterícia.

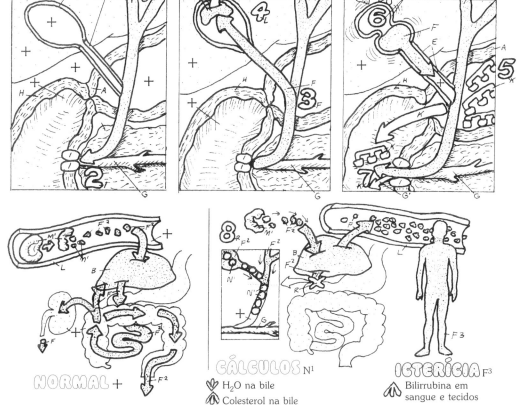

CÁLCULOS N¹
- H₂O na bile
- Colesterol na bile

ICTERÍCIA F³
- Bilirrubina em sangue e tecidos

ESTRUTURA E MOTILIDADE DO INTESTINO DELGADO

DIGESTÃO

O *intestino delgado* é um tubo longo e convoluto, situado entre o estômago e o intestino grosso e especializado em dois processos digestivos principais: *digestão química* (enzimática) de material alimentar no lúmen e *absorção* de nutrientes para a corrente sangüínea. O comprimento do intestino delgado de um animal depende dos seus *hábitos alimentares*. É relativamente curto em comedores de carnes (*carnívoros*) e longo em comedores de vegetais (*herbívoros*). Nos onívoros humanos, o intestino delgado é de comprimento médio (cerca de 3m), embora nos cadáveres pareça duas vezes mais comprido em decorrência da perda do tônus muscular.

INTESTINO DELGADO É SEGMENTADO EM TRÊS PARTES

No seu começo, o intestino delgado está conectado com o estômago, onde o *esfíncter pilórico* controla o fluxo do *quimo* para o *duodeno*, o primeiro segmento intestinal. O *jejuno* e o *íleo* são o segundo e o terceiro segmentos. O íleo se une ao *ceco* do intestino grosso pela *valva ileocecal* que controla o fluxo provindo do intestino delgado. Os diferentes segmentos variam em suas funções. O duodeno é altamente secretor (muco, enzimas e hormônios), sendo o local de entrada da bile e do suco pancreático para o intestino delgado; o jejuno e o íleo são especializados em absorção de nutrientes. Embora a absorção ocorra ao longo de toda a superfície do jejuno e do íleo, várias substâncias são absorvidas seletivamente em diferentes segmentos (Lâmina 79).

PAREDE INTESTINAL É ADAPTADA EXCLUSIVAMENTE PARA ABSORÇÃO

A estrutura da parede intestinal lembra, em geral, aquela de outras partes do trato digestivo, mas existem variações histológicas adequadas para suas funções absortivas particulares. A camada mais superficial (voltada para o lúmen) é a *mucosa*, que contém *células absortivas epiteliais (enterócitos)*. Abaixo da mucosa, está a *submucosa*, contendo as *glândulas intestinais* e pequenos vasos sangüíneos. As duas camadas de músculo liso, a *circular* e a *longitudinal*, encontram-se abaixo da submucosa; são responsáveis pela motilidade intestinal. Os agrupamentos de neurônios e nervos, os *plexos submucoso e mioentérico*, localizam-se dentro destas camadas (Lâmina 75). Uma camada sustentadora de tecido conectivo, a *serosa*, forma o revestimento externo do intestino.

VILOSIDADES INTESTINAIS SÃO UNIDADES ESPECIALIZADAS EM ABSORÇÃO

A parede interna do intestino delgado é extensamente pregueada (*plicae circularis*), o que triplica sua área de superfície. Cada prega possui numerosas estruturas microscópicas chamadas *vilosidades* (digitações). As vilosidades que totalizam até 30 milhões (30 vilosidades/mm^2), expandem a área de superfície para absorção em 10 vezes. Cada vilosidade consiste em uma camada simples de *células epiteliais de superfície*, cobrindo um conjunto interno de pequenos *vasos sangüíneos* e *linfáticos, fibras nervosas autônomas* e *células musculares lisas*. Na sua maioria, as células epiteliais de superfície das vilosidades são *absortivas* (*enterócitos*), mas algumas são secretoras. As células absortivas são unidas estreitamente por *desmossomos* e *junções apertadas* (Lâmina 2), de maneira que os nutrientes podem passar através e não entre as células. As junções apertadas também impedem a entrada de patógenos no sangue. As células absortivas, ocorrendo quase sempre nas elevações das vilosidades, contêm *microvilosidades* (borda em escova), em suas superfícies luminais; estas, efetivamente, aumentam 20 vezes a superfície absortiva de cada célula. Juntas, as pregas (*plicae circularis*), as vilosidades e as microvilosidades aumentam a superfície absortiva do intestino delgado em 600 vezes, resultando uma área total de 200m^2 (o tamanho aproximado de uma quadra de tênis) para absorção de nutrientes. As células musculares lisas, nas vilosidades, e a proteína contrátil, *actina*, nas microvilosidades, permitem que vilosidades e microvilosidades sejam móveis, aumentando a eficiência da absorção. As fibras nervosas autônomas regulam estas atividades.

As células secretoras, outro tipo de células epiteliais das vilosidades, localizam-se profundamente nos vales entre as vilosidades (*criptas intestinais*) onde podem formar glândulas, secretando muco ou enzimas para dentro das criptas. Toda a população de células epiteliais de superfície se renova continuamente, sendo substituída a cada poucos dias. Novas células se formam na profundidade das criptas e migram na direção das saliências das vilosidades, nas quais morrem por apoptose (morte celular programada) e se amontoam no lúmen intestinal. O acúmulo e a destruição destas células (em humanos, 20 milhões de células/dia) constituem uma fonte de enzimas intestinais (por exemplo, enterocinase).

GORDURAS E NUTRIENTES HIDROSSOLÚVEIS TOMAM CAMINHOS DIFERENTES

Durante a absorção, os nutrientes são transportados pelas das bordas em escova, para o interior das células absortivas e para o córion das vilosidades. Os movimentos seguintes dos diferentes nutrientes dependem de sua solubilidade. Os nutrientes hidrossolúveis entram diretamente nos capilares sangüíneos e os lipossolúveis se movem para pequenos vasos linfáticos de fundo cego. Os capilares sangüíneos coalescem para formar vênulas, as quais deixam as vilosidades para formar pequenas veias, conduzindo-se, finalmente, para a *veia porta* que carrega estes nutrientes para o fígado e a circulação geral. Os pequenos linfáticos se juntam para formar vasos linfáticos, os quais se unem com vasos linfáticos maiores e sobem no tronco, conectando-se com veias grandes, no tórax, onde os nutrientes gordurosos passam para a circulação sangüínea. Funções absortivas, motilidade e fluxo sangüíneo das vilosidades são regulados por fibras nervosas e músculos lisos das vilosidades, bem como por liberação de hormônios locais.

MOVIMENTOS INTESTINAIS PROMOVEM DIGESTÃO E TRANSPORTE DO QUIMO

O intestino delgado mostra dois padrões principais de movimento: *segmentação* e *peristaltismo*. Os movimentos de segmentação são adquiridos por contrações sustentadas da musculatura circular. Sobrepondo-se a estas contrações sustentadas, as quais tendem a manter o quimo dentro de um pequeno segmento de intestino, existem outros movimentos locais de *mistura* que o agitam, misturando-o com o suco intestinal para facilitar a digestão enzimática e promover a absorção dos nutrientes. Os movimentos peristálticos, gerados por contrações coordenadas das musculaturas circular e longitudinal, propelem o quimo intestinal para diante, na direção do intestino grosso. O quimo leva muitas horas para percorrer todo o comprimento do intestino delgado, desde o duodeno até o fim do íleo. Os movimentos intestinais são gerados, na parede intestinal, pelos *plexos nervosos mioentéricos* do *sistema nervoso entérico* (ver Lâmina 75) e não dependem dos nervos autônomos para serem desencadeados. Entretanto, estes nervos podem regular a intensidade e a freqüência das contrações intestinais. O hormônio peptídico motilina, secretado pelas células endócrinas duodenais, também acentua a motilidade intestinal.

NC: Use vermelho para 1, roxo para J, azul para K e uma cor bem clara para G.

1. Comece pela ilustração no canto superior esquerdo e siga as ampliações abaixo na lâmina. Observe que as estruturas internas das três vilosidades foram segregadas (linfáticos à esquerda, vasos sangüíneos no centro, nervos e músculos à direita) para o bem da clareza.
2. Pinte a pequeno ilustração de uma quadra de tênis no canto inferior esquerdo, demonstrando a área absortiva total do intestino delgado.
3. Pinte o painel da motilidade. Observe que apenas a porção da parede intestinal que está contraída deve ser colorida.

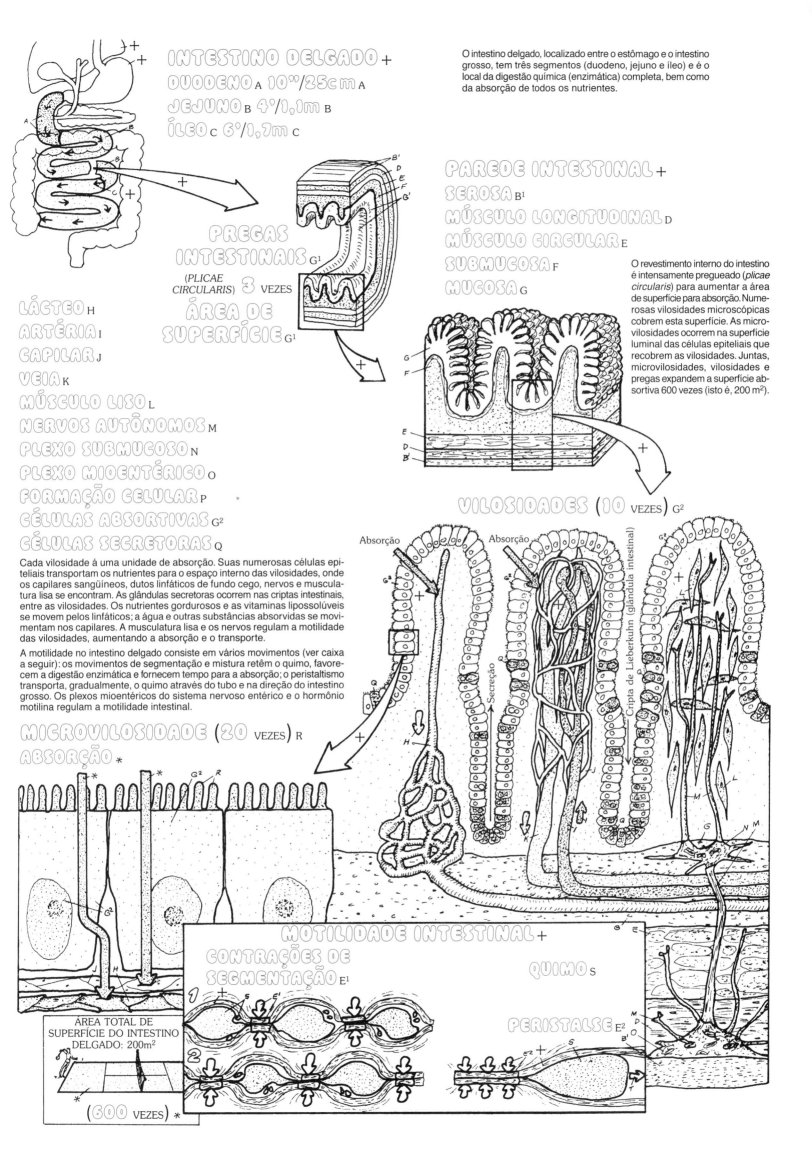

MECANISMOS DE ABSORÇÃO NO INTESTINO DELGADO

DIGESTÃO

Ao se completar a digestão enzimática, no lúmen intestinal, os nutrientes são *absorvidos* por vários mecanismos de transporte através das *células absortivas (enterócitos),* no epitélio intestinal, para a corrente sangüínea que os levará para as células do corpo. A absorção intestinal se vale de muitos mecanismos comuns de transporte transmembranas e transcelulares vistos em outras células do corpo e de mecanismos que são próprios das células intestinais de absorção. Estes incluem processos físicos (por exemplo, difusão) e fisiológicos (como transporte ativo) (Lâminas 8 e 9). Ao passar pela mucosa intestinal, os nutrientes hidrossolúveis fluem para o sangue capilar e venoso das vilosidades, em direção à veia porta que os leva para fígado e circulação geral. Os nutrientes gordurosos e lipossolúveis fluem para os linfáticos antes de entrar na corrente sangüínea.

ABSORÇÃO ENVOLVE MECANISMOS PASSIVOS E ATIVOS

Alguns nutrientes atravessam a mucosa por simples difusão ou osmose, mecanismos que não requerem gasto de energia celular. Por exemplo, a água é absorvida por *osmose*, seguindo o transporte dos sais e outros nutrientes osmoticamente ativos, como glicose e aminoácidos. O *potássio* passa, primariamente, por difusão, enquanto o sódio é transportado ativamente. Os principais minerais, como o ferro e o cálcio, são transportados com a ajuda de mecanismos facilitados envolvendo transportador e ligados a proteínas.

ABSORÇÃO DO FERRO E DO CÁLCIO ENVOLVE LIGAÇÃO COM PROTEÍNAS

O *ferro* é transportado, do lúmen intestinal, pela mucosa e para o plasma, por uma proteína transportadora, chamada *transferrina* ou *mobilferrina*. Quando o ferro alimentar é abundante, armazena-se nas células mucosas ligadas à *ferritina (apoferritina + ferro)*, uma proteína de armazenagem por ligação com ferro. Quando o ferro do alimento está escasso, libera-se da ferritina e se transporta para o sangue. O *cálcio* é captado ativamente pelos transportadores de cálcio na borda em escova das microvilosidades e levado, através da célula, por uma *proteína de ligação com cálcio* para ser liberado pelo lado sangüíneo. Nas células da mucosa, a síntese desta proteína transportadora é estimulada pelo hormônio *calcitriol*, um derivado da *vitamina D* (Lâmina 120). Este é o mecanismo pelo qual a vitamina D aumenta a absorção do cálcio.

SÓDIO É TRANSPORTADO ATIVAMENTE EM UM PROCESSO COM DUAS ETAPAS

O *sódio*, o eletrólito extracelular predominante no corpo, é transportado em um processo com duas etapas envolvendo, primeiro, uma proteína transportadora e, depois, um mecanismo ativo dependente de energia (ATP). No lado luminal das células de absorção, o sódio é captado por proteínas específicas, transportadoras de sódio, as quais o levam pela membrana de borda em escova e o liberam no meio intracelular. Isto aumenta a concentração do sódio intracelular que, por sua vez, ativa as bombas de Na-K-ATPase, localizadas nas bordas *basolaterais* das células absortivas. Estas bombas movimentam o sódio ascendentemente e para fora, para o espaço intercelular, a partir do qual se difunde para o sangue. Desta maneira, a concentração do sódio dentro das células absortivas se mantém baixa, permitindo o seu contínuo movimento de entrada do lúmen intestinal.

ABSORÇÃO DA GLICOSE E DOS AMINOÁCIDOS É ATIVA E Na-DEPENDENTE

A digestão enzimática dos carboidratos e das proteínas, no intestino, produz glicose (e poucas frutose e galactose), bem como aminoácidos, respectivamente (Lâmina 76). A absorção de alguns destes nutrientes essenciais, como glicose e certos aminoácidos, ocorre ativamente, mas, principalmente, em conjunção com transporte ativo do sódio (co-transporte, transporte ativo secundário). Inicialmente, a glicose e os aminoácidos são transportados, através da membrana com borda em escova, por um mecanismo de difusão facilitada ligado a transportadores Na-dependentes. Isto aumenta as concentrações destes nutrientes dentro da célula, permitindo que se desloquem pela membrana basal por difusão facilitada (transportadores) e fluam para o sangue por difusão. O transporte da glicose e dos aminoácidos fica reduzido na ausência do sal de sódio na dieta, presumivelmente por falta de ativação dos transportadores Na-dependentes para glicose e aminoácidos. Semelhantemente, o transporte de glicose e aminoácidos fica reduzido se a bomba de sódio for inibida; nesta condição, o sódio intracelular aumenta, impedindo sua difusão facilitada a partir do lúmen; isto impede o transporte de glicose e aminoácidos.

ABSORÇÃO DE GORDURA ENVOLVE EVENTOS ALTAMENTE COMPLEXOS

A gordura do alimento está quase toda na forma de triglicérides (triacilgliceróis), os quais são digeridos no intestino delgado para formar *monoglicérides, glicerol* e *ácidos graxos*. Os ácidos graxos são de cadeia curta ou longa. Os ácidos graxos de *cadeia curta* passam pela mucosa intestinal por difusão e entram diretamente nos capilares sangüíneos graças à sua alta hidrossolubilidade. Entretanto, os ácidos graxos de *cadeia longa* e outros nutrientes gordurosos, incluindo o *colesterol*, sofrem processamento especial durante a absorção. Estes produtos gordurosos se difundem dentro de micelas através da borda em escova.

Uma vez dentro das células da mucosa, os *triglicérides (triacilgliceróis)* são reformados (re-esterificados) a partir dos ácidos graxos e monoglicérides e agrupados com colesterol e outras substâncias gordurosas (por exemplo, vitaminas lipossolúveis) dentro de certas *partículas lipoprotéicas* chamadas *quilomícrons*. O processo de agrupamento ocorre dentro do aparelho de Golgi (Lâmina 1). Os quilomícrons, a exemplo de outras partículas lipoprotéicas, possuem uma capa de proteína e um conteúdo de gordura (Lâmina 135), o que permite à gordura flutuar na corrente sangüínea sem se coalescer ou depositar nos vasos sangüíneos. Os quilomícrons são eliminados por extrusão pelas células da mucosa por meio de exocitose, sendo levados para os linfáticos e depois para os grandes vasos linfáticos de onde são despejados nas veias, no tronco superior, próximas do pescoço.

ABSORÇÃO DE VITAMINAS SEGUE CAMINHOS DIFERENTES

As vitaminas se dividem em duas categorias, *hidrossolúveis* e *lipossolúveis*. As vitaminas hidrossolúveis, como as da família B e C, passam através da mucosa por difusão e/ou ligadas a vários transportadores especializados. As vitaminas lipossolúveis, como as vitaminas A, D e K, são absorvidas juntamente com nutrientes gordurosos nos quilomícrons. A *vitamina B_{12}* (cianocobalamina) tem o maior tamanho molecular entre as vitaminas e seu transporte utiliza outro mecanismo, envolvendo uma proteína transportadora específica denominada *fator intrínseco*. Este fator é uma glicoproteína (proteínas que contêm componente polissacarídeo especial) secretada pelas células parietais das glândulas pilóricas no estômago. No quimo, o fator intrínseco se liga com a vitamina B_{12}, formando um complexo que é incorporado pelas células de absorção por intermédio de endocitose. As vesículas endocitóticas liberam vitamina B_{12} livre na superfície basal pela exocitose. Em doenças do estômago (por exemplo, *gastrite*) a absorção da vitamina B_{12} fica reduzida por causa da depleção de fator intrínseco, causando *anemia perniciosa* (Lâmina 143). A endocitose é também o mecanismo para absorção dos anticorpos maternos, fornecidos aos recém-nascidos pelo leite, o que dota o lactente com imunidade passiva contra algumas doenças.

NC: Use as mesmas cores utilizadas na lâmina anterior para linfáticos (A), capilares (B), células de absorção (C) e microvilosidades (D).
1. Pinte os quatro títulos em negrito, começando com linfático (A) e as estruturas a que se referem, antes de pintar qualquer outra coisa.

Depois, comece colorindo as substâncias absorvidas do lúmen do intestino, iniciando pelo ferro (Fe^{++}). Siga cada substância ao entrar na célula, percorra-a até sair novamente para o capilar ou para o linfático.

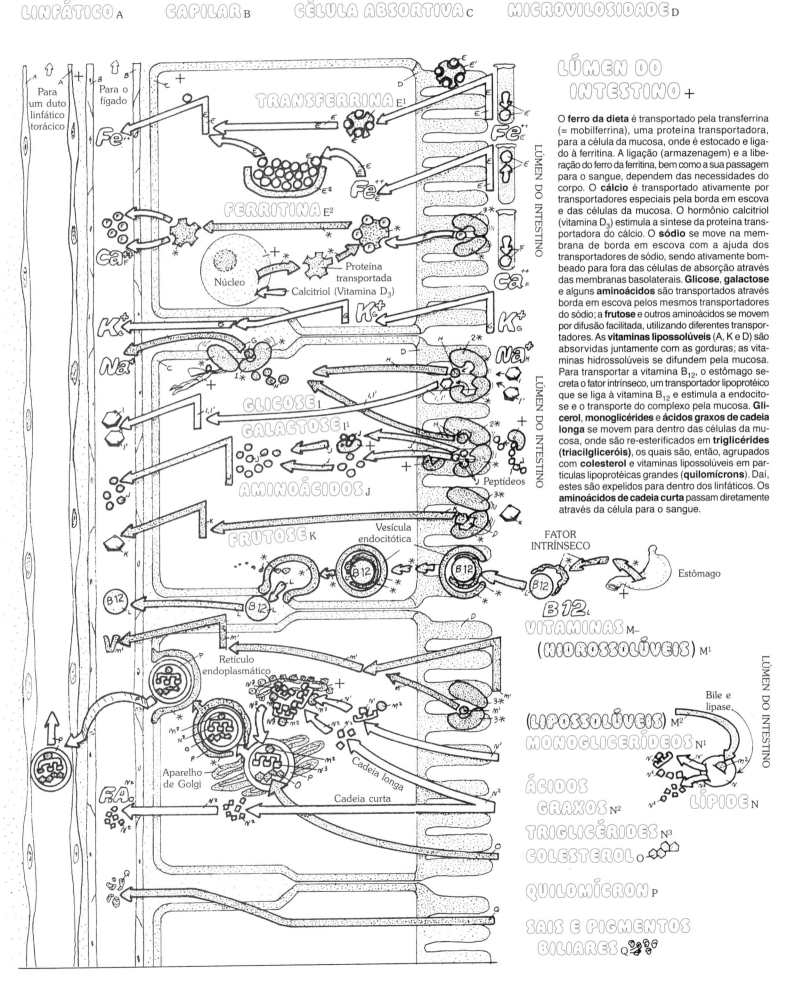

O *intestino grosso* (colo) é um tubo com 6cm de largura e 1,5m de comprimento, estendendo-se entre o intestino delgado e o *reto*; processa o quimo não digerido e remanescente até *fezes*, um material relativamente sólido e massudo excretado em intervalos. Para fazê-lo, o colo absorve a maior parte da água do quimo. Os movimentos específicos do colo ajudam a processar o quimo e transportar o seu conteúdo em solidificação na direção do reto, permitindo a excreção fecal em intervalos infreqüentes e prolongados. As glândulas exócrinas do colo secretam um *muco* viscoso que ajuda a moldar a matéria fecal sólida e proteger a parede do colo de possível dano mecânico provocado por conteúdos sólidos em trânsito.

O intestino grosso começa no *ceco*, uma bolsa curta e cega formada pela extremidade saliente do íleo, no colo. Uma *valva ileocecal* unidirecional, na fronteira ileocecal, permite a passagem descontínua do quimo para o intestino grosso; isto proporciona o tempo necessário para o colo realizar suas funções e também evita que as bactérias penetrem no intestino delgado, normalmente asséptico. Um *reflexo gastroileal* controla a valva ileocecal. Um aumento na motilidade do tubo e a liberação de gastrina, após as refeições, relaxam a valva e a *distensão* do colo fecha a valva. As ondas peristálticas são responsáveis pela abertura periódica da valva ileocecal. O ceco e o *apêndice vermiforme* contêm *bactérias*.

O colo tem quatro segmentos principais: *ascendente*, *transverso*, *descendente* e *sigmóide*. Os colo ascendente e transverso são locais de *absorção* de água e sódio e de *atividades secretoras*. A absorção de água desidrata o conteúdo do colo, facilitando a formação da matéria fecal sólida. Os colo descendente e sigmóide são os locais de *armazenamento* da matéria fecal. O colo sigmóide continua no *reto*, uma cavidade muscular que realiza o armazenamento, por curto prazo, das fezes e a estimulação da *defecação* (eliminação fecal e movimentos intestinais). O *ânus* é o órgão final do trato digestivo, consistindo num esfíncter interno de musculatura lisa e num esfíncter externo de musculatura estriada, o que ajuda no controle involuntário e voluntário da defecação.

INTESTINO GROSSO ABSORVE SÓDIO E ÁGUA

Para formar fezes sólidas, o quimo remanescente que entra no colo deve ser desidratado. Isto se obtém por meio de *absorção de água*, através da mucosa do intestino grosso. Cerca de 1 litro de água é absorvido diariamente neste processo. A absorção de água ocorre, *obrigatoriamente por osmose*, acompanhando a absorção ativa do sódio. O *potássio*, entretanto, é *secretado* no intestino grosso, o que cria um problema importante de depleção de potássio durante diarréia grave (Lâmina 81). Quando o intestino delgado absorve todos os nutrientes orgânicos da dieta, o quimo que entra no colo não contém glicose, aminoácidos ou ácidos graxos. De fato, o intestino grosso não dispõe de mecanismos para sua absorção. Entretanto, certas vitaminas de origem bacteriana e algumas drogas podem ser absorvidas (por isso, usam-se supositórios retais).

FIBRAS E BACTÉRIAS DA DIETA AJUDAM NAS FUNÇÕES DO COLO

As dietas ricas em pectina e fibras de celulose (por exemplo, frutas e vegetais folhosos) dão volume às fezes, resultando em evacuação com mais massa. As fibras no quimo ajudam a reter água nas fezes; isto evita a formação de fezes duras e secas, o que pode danificar a mucosa intestinal e causar constipação. A freqüência baixa dos movimentos do colo permite que as bactérias habitantes do intestino grosso digiram parte do muco do quimo e do conteúdo de fibras, cresçam e se proliferem. Ao se aproximar do reto, o conteúdo do colo tem as proporções de fibras digeríveis da dieta e muco diminuídas, enquanto a população de bactérias aumenta.

Cerca de um terço da massa sólida das fezes é de origem bacteriana. O metabolismo e a renovação das bactérias do colo fornecem uma fonte útil, porém minoritária, de vitaminas, como as da família B e K. Esta é uma fonte importante durante a deficiência vitamínica na dieta.

PERISTALTISMO E MOVIMENTOS DE MASSA MOVEM O QUIMO E AS FEZES

A motilidade do intestino grosso é lenta, permitindo que o trânsito aconteça em 1 a 3 dias, quando comparado com muitas horas no intestino delgado. Três tipos de movimentos caracterizam o colo: segmentação, peristalse e movimento de massa. *Movimentos de segmentação* ocorrendo de forma infreqüente (2/h), aprisionam os conteúdos do colo dentro de pequenos segmentos ou austrações, bolsas características observadas na parede do colo. Esta segmentação em austrações vira e mistura o conteúdo do colo, expondo-o às células epiteliais para a absorção do sódio e da água. Os *movimentos peristálticos* ocorrem lentamente, mas em intervalos regulares, passando como ondas de contração, ao longo do colo, e empurrando, gradualmente, as fezes que se desidratam na direção do colo descendente para armazenamento. O colo descendente tem outro tipo de movimento, chamado *movimento de massa*. Neste e no colo sigmóide, uma forte onda peristáltica empurra grandes massas de fezes pelo colo ou imediatamente para o reto. Tais contrações ocorrem 2 a 3 vezes por dia, normalmente após refeições.

SISTEMA NERVOSO ENTÉRICO E NERVOS PARASSIMPÁTICOS EXTRÍNSECOS CONTROLAM A MOTILIDADE DO COLO

Os plexos mioentéricos do sistema nervoso entérico (SNE) e os nervos parassimpáticos extrínsecos (PS) regulam a motilidade do colo e o reflexo da defecação; o nervo vago controla colo superior e os nervos sacrais controlam colo inferior, reto e ânus. O controle nervoso da segmentação e do peristaltismo é basicamente semelhante ao do intestino delgado (isto é, sob o controle dos plexos entéricos, mas com intensidade influenciada pelos nervos parassimpáticos). Os movimentos de massa são gerados intrinsecamente pelos plexos, no entanto, o cérebro e os nervos extrínsecos podem regular suas intensidade e freqüência. Assim, fatores como ansiedade e presença de café e alimento na boca podem ativar o colo e gerar movimentos intestinais.

ENCHIMENTO RETAL INDUZ O REFLEXO DE DEFECAÇÃO

Os movimentos ocasionais de massa forçam, eventualmente, a matéria fecal para o reto, distendendo este órgão. A distensão do reto desencadeia o reflexo de defecação que contrai o colo sigmóide e o reto para expulsar as fezes através do ânus (defecação); ao mesmo tempo, os esfíncteres anais, normalmente fechados, relaxam para permitir a saída. O reflexo involuntário da defecação ocorre normalmente nos bebês, nos quais o controle nervoso voluntário da defecação não se desenvolveu. Em adultos, a distensão retal assinala para os centros superiores cerebrais, criando a propensão para a movimentação. O esfíncter anal externo, um músculo estriado, relaxa voluntariamente, permitindo a saída das fezes. O controle voluntário sobre este esfíncter se desenvolve em determinada fase da infância. Outros mecanismos voluntários, como pressão nas musculaturas abdominal e respiratória (diafragma) também ajuda na defecação. Nos adultos, o reflexo da defecação pode ser inibido voluntariamente, adiando-se os movimentos intestinais.

NC: Use vermelho para capilar sangüíneo (T) e azul claro para Q. Use cores escuras para K, L e O.
1. Comece pela ilustração superior à esquerda.
2. Pinte a ampliação do ceco (abaixo da ilustração superior). Observe que a musculatura circular (O) se refere às três ilustrações da motilidade.
3. Pinte os processos de absorção e secreção.
4. Pinte os passos envolvidos na defecação.

INTESTINO GROSSO

O intestino grosso (colo) é um tubo, localizado entre o intestino delgado e o reto. É constituído de ceco, segmentos sigmóide e ascendente ou descendente transversos e funciona de modo a receber o quimo não digerido do intestino delgado para absorver a água restante e o sódio, armazenando dejetos sólidos para eliminá-los em intervalos prolongados. A maior parte da absorção ocorre na metade proximal, a armazenagem ocorre na metade distal do colo.

- CECO A
- VALVA ILEOCECAL B
- APÊNDICE C
- COLO ASCENDENTE D
- COLO TRANSVERSO E
- COLO DESCENDENTE F
- COLO SIGMÓIDE G
- RETO H
- CANAL ANAL I ÂNUS J
- ESFÍNCTER INTERNO (MÚSCULO LISO – INVOLUNTÁRIO) K
- ESFÍNCTER EXTERNO (MÚSCULO ESQUELÉTICO – VOLUNTÁRIO) L

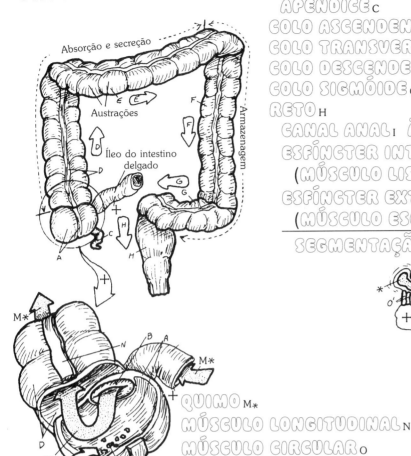

- QUIMO M*
- MÚSCULO LONGITUDINAL N
- MÚSCULO CIRCULAR O
- CONCENTRAÇÃO DE BACTÉRIAS P

- SEGMENTAÇÃO O¹ (austração)
- PERISTALTISMO O²
- MOVIMENTO DE MASSA O³
- MOTILIDADE

Os movimentos de segmentação (austrações) do intestino grosso misturam e agitam a matéria fecal para facilitar a absorção da água e do sódio. Os movimentos peristálticos arrastam as fezes gradualmente ao longo do colo os movimentos de massa propelem grandes massas de fezes do colo para o reto. Os movimentos de segmentação, peristaltismo e de massa são comandados pelos plexos mioentéricos do sistema nervoso intrínseco; os nervos parassimpáticos exercem controle parcial sobre peristaltismo e movimentos de massa.

A valva ileocecal controla o fluxo do quimo, do íleo para o ceco. Também evita o refluxo de matéria fecal para o intestino delgado. A chegada da onda peristáltica do íleo relaxa o esfíncter ileocecal, permitindo passagem regular do quimo para o intestino grosso.

ABSORÇÃO Q,R E SECREÇÃO S
- H_2O Q
- Na^+ R
- K^+ S
- CAPILAR T

O sódio é absorvido ativamente no intestino grosso e o potássio é secretado. A água segue o sódio por osmose obrigatória, causando desidratação fecal e compactação do dejeto sólido.

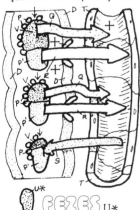

- FEZES U*
- ORIGEM ALIMENTAR V
- NÃO-ALIMENTAR P¹ (detrito de bactérias)

As bactérias do intestino grosso proliferam nos segmentos distais, digerindo poucos quimo e fibras; isto reduz gradualmente as fontes dietéticas e do quimo para a matéria fecal, enquanto a porção bacteriana (detrito bacteriano) aumenta.

REFLEXO DE DEFECAÇÃO

- MUSCULATURA ABDOMINAL Z
- MOTILIDADE DO COLO G
- RECEPTOR DE ESTIRAMENTO X
- NERVO SENSORIAL X¹
- REFLEXO VOLUNTÁRIO L
- NERVO MOTOR Y
- AÇÃO REFLEXA Y¹

Normalmente, o ânus está fechado graças à contração tônica dos esfíncteres interno e externo. A distensão do reto pelas fezes (1) ativa um reflexo intrínseco (2) e um reflexo centro-espinal (3). Esses relaxam os esfíncteres (4) e contraem o intestino grosso e o reto (5). As contrações voluntárias dos músculos abdominais (6) ajudam na defecação ao exercer pressão no intestino grosso e no reto. A ingestão de alimento (7) e a distensão do estômago podem também ativar o reflexo da defecação. Em bebês e em adultos com seção de medula espinal, o reflexo da defecação é involuntário. Em crianças mais velhas e em adultos normais, o reflexo da defecação fica sob controle voluntário (8).

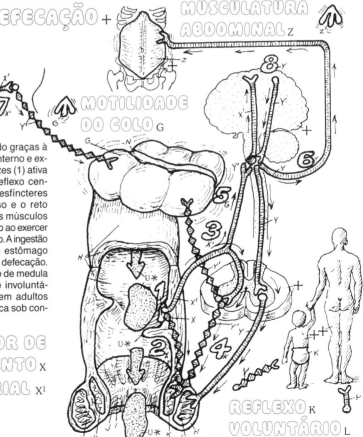

DIGESTÃO

As alterações digestivas e as doenças estão entre os problemas mais comuns no corpo. Alguns destes, como vomitar, são normais e constituem respostas úteis na ingestão de toxinas ou de alimento em excesso; outras, como úlceras, podem ter causas complexas, incluindo infecção bacteriana.

TOXINAS E EXCESSO DE ALIMENTO CAUSAM VÔMITOS

O *vômito* é uma resposta fisiológica útil de defesa. O *reflexo do vômito* rejeita alimento indesejável do estômago, expelindo-o através do esôfago e boca. O reflexo do vômito se inicia pela ativação dos *quimiorreceptores e receptores de estiramento*, na parede do estômago. A massa de alimento excessivo expande a parede do estômago, hiperestimulando os receptores de estiramento que iniciam o vômito. Os venenos e as toxinas microbianas iniciam o vômito por meio da ação sobre os quimiorreceptores da mucosa gástrica. Estes sinais sensoriais são comunicados da mucosa gástrica, via fibras sensoriais no *vago*, para o centro *do vômito* no *cérebro*. Este centro também responde a certas substâncias tóxicas, no sangue.

A ativação do centro do vômito resulta num complexo de respostas reflexas: a *glote* se fecha para evitar que o vômito passe para as vias respiratórias; o *esfíncter esofágico inferior* abre; contrações maciças de musculatura *abdominal* e *respiratória* acontecem para exercer pressão externa no estômago; o nervo vago estimula o estômago vigorosamente; e, finalmente, uma forte onda de *peristaltismo* invertido movimenta-se do piloro para o cárdia. O resultado é a expulsão dos conteúdos do estômago por meio do esôfago e da boca, eliminando a fonte de intoxicação e de desconforto.

BACTÉRIAS SÃO AS CAUSAS PRINCIPAIS DAS ÚLCERAS

Úlceras são ferimentos que ocorrem no revestimento interno do estômago e do intestino delgado, particularmente no duodeno. De fato, apenas 10% ocorre no estômago (úlceras pépticas), a maioria surge no duodeno pois esta parte do tubo está exposta à elevada acidez do estômago e com pouca resistência a esta. As úlceras do estômago são, contudo, mais perigosas porque envolvem sangramento. As úlceras são causadas pelos efeitos nocivos e corrosivos do ácido sobre a parede do tubo. No início, são superficiais. Se continuar a exposição ao ácido, a lesão se aprofunda, alcançando as camadas vasculares profundas na parede, ocorrendo o sangramento. O sangramento é agravado pela digestão de alimento, o qual acentua a secreção ácida e a motilidade do estômago. Este sangramento, que torna as úlceras dolorosas e perigosas, pode ser detectado pela presença de coágulos sangüíneos nas fezes.

Muitos fatores e condições podem contribuir para as úlceras. Recentemente, a infecção do revestimento do estômago pela bactéria *Helicobacter pylori* é reconhecida como a principal causa de úlceras pépticas. Esta infecção, que se torna diagnosticável por intermédio de simples exames sangüíneos, encontra-se em cerca de dois terços dos casos de úlceras nos Estados Unidos. As bactérias rompem a parede protetora do estômago contra os ácidos. O tratamento recomendado em tais casos é um inibidor de ácido, como o bloqueador do receptor de histamina (H_2) ou um inibidor da bomba de próton juntamente com antibióticos para erradicar a infecção bacteriana. Muitos dos casos restantes de úlcera são atribuídos ao alto consumo de drogas antiinflamatórias não esteróides (por exemplo, aspirina e ibuprofeno) ou ingestão de álcool. Estas substâncias penetram na parede gástrica e erodem a barreira da mucosa contra o ácido. O estresse é, hoje em dia, considerado com menos importância.

Outras causas de úlcera podem decorrer de produção excessiva e prolongada de ácido. A maioria das úlceras duodenais é conseqüência do excesso de ácido, o qual pode resultar da atividade aumentada do nervo vago ou do excesso da secreção de gastrina. No passado, a vagotomia, a seção cirúrgica do nervo vago do estômago, constituía o tratamento de úlceras. Este procedimento agora não é comum por causa do marcante sucesso do tratamento com agentes anti-histamínicos que reduzem o excesso de ácido. Os tumores do pâncreas, produtores de gastrina, também causam úlceras (síndrome de Zollinger-Ellison). O estresse psicológico, antes considerado capaz de causar úlcera péptica, é agora considerado um fator menos importante. Entretanto, níveis excessivos de hormônios corticosteróides, liberados em estresses graves ou na doença de Cushing podem enfraquecer a resistência da parede do tubo ao ácido.

DIARRÉIA É CAUSADA POR MOTILIDADE INTESTINAL AUMENTADA

A *diarréia* se caracteriza por descarga excessiva e freqüente de fezes aquosas. Esta condição é freqüentemente causada por aumento da motilidade intestinal, mobilizando grandes quantidades de quimo aquoso para o intestino grosso. A incapacidade do colo para absorver a água em excesso causa a diarréia. Diferentes fatores podem ser responsáveis pela motilidade aumentada. Certas frutas, como a ameixa, contêm substâncias que aumentam naturalmente a motilidade intestinal. A diarréia pode também ser causada pelos efeitos de certas toxinas sobre a mucosa intestinal. Por exemplo, a *toxina do cólera* faz as glândulas intestinais secretarem grandes quantidades de eletrólitos (sódio e cloro, bicarbonato) para o lúmen. A água entra no lúmen por osmose. A vítima do cólera pode perder cerca de 10 litros de água por dia, uma condição letal, se não tratada.

Certas diarréias são causadas por deficiência de enzimas no intestino delgado. Por exemplo, a maioria dos adultos asiáticos, africanos e nativos americanos carece da enzima intestinal *lactase* e, portanto, eles não podem digerir a lactose, o açúcar do leite e dos produtos laticínios. A lactose não digerida aumenta a osmolaridade do lúmen, diminuindo a absorção de água no intestino delgado, o que resulta no aumento da quantidade de quimo que passa para o colo que, por sua vez, provoca diarréia. A diarréia também pode ser de origem nervosa (psicogênica). Por exemplo, a ansiedade aumenta a atividade parassimpática, a qual estimula a motilidade intestinal que diminui o tempo de absorção, levando à diarréia.

CONSTIPAÇÃO É, FREQÜENTEMENTE, CAUSADA POR FALTA DE FIBRAS NA DIETA

A reduzida motilidade do intestino grosso é responsável pela constipação, uma alteração digestiva comum. Nesta condição, o tempo de armazenagem no colo aumenta, elevando a quantidade de água absorvida pelas fezes. As fezes secas têm massa reduzida e, portanto, menor possibilidade de progredir e iniciar movimentos intestinais. As causas da constipação não são bem compreendidas. Os *hábitos alimentares* podem ser a causa principal. O aumento do conteúdo de *fibras* (folhas vegetais, frutas) na dieta ajuda a reter água no colo, aumentando a massa fecal, o que estimula a motilidade do colo e a defecação. Aprender a inibir o reflexo da defecação, durante a infância pode ser outra causa de constipação. A freqüência média de defecação, no humano adulto, é de uma ou duas vezes por dia, mas muitas pessoas apresentam movimentos menos freqüentes. Embora uma constipação leve e ocasional não represente problema, a constipação prolongada é acompanhada de desconforto abdominal, dores de cabeça, perda do apetite e, até, depressão. As hemorróidas, saliências do tecido retal e de veias ao redor do ânus podem ser causadas por constipação contínua e extrusão dolorosa de fezes ressecadas.

NC: Use vermelho para E e cores escuras para A e F.
1. Comece pela ilustração superior, completando primeiro o segmento da diarréia.
2. Pinte a ilustração de arroto, observando que o símbolo para fermentação (J) é o de um carboidrato não digerido.
3. Pinte a intolerância à lactose e depois o vômito.
4. Pinte as úlceras pépticas.

DIARRÉIA

INTESTINO GROSSO A
MOTILIDADE A¹
ABSORÇÃO B
SECREÇÃO C, FEZES D*
SANGUE CAPILAR E

MEDO E ANSIEDADE F
INFLAMAÇÃO DO TUBO G
ALIMENTO NÃO DIGERIDO H

CONSTIPAÇÃO

A diarréia é freqüentemente causada pelo aumento da motilidade intestinal e a constipação é provocada pela motilidade diminuída. Na diarréia, a rápida passagem do quimo para o colo deixa pouco tempo para a absorção da água. A defecação é freqüente e as fezes são aquosas. Ansiedade, ingestão de determinados alimentos (por exemplo, ameixas) e as infecções microbianas podem causar diarréia. Na constipação, a diminuição da motilidade do colo causa remoção excessiva de água das fezes, bem como atraso no peristaltismo e nos movimentos de massa. A defecação é rara e pode ser dolorosa. As fibras da dieta aumentam a massa fecal e retêm água, promovendo os movimentos intestinais. A falta de fibras na dieta é a causa principal da constipação.

ARROTO E FLATULÊNCIA +
FONTES DE GÁS EXPELIDO: +
AR ENGOLIDO I
FERMENTAÇÃO J
PUTREFAÇÃO K
DETERMINADOS ALIMENTOS L
BACTÉRIAS M

INTOLERÂNCIA À LACTOSE: DIARRÉIA E FLATULÊNCIA +
LEITE J¹, LACTOSE NÃO DIGERIDA J²
BACTÉRIA M
GÁS N

Em alguns indivíduos, a deficiência na enzima digestiva lactase impede a absorção da lactose, um açúcar dissacarídeo no leite e nos produtos laticínios. O acúmulo de lactose no lúmen do intestino delgado aumenta a pressão osmótica, reduzindo a absorção de água e promovendo a diarréia. A lactose não digerida será utilizada pelas bactérias no colo, formando gás e causando desconforto e flatulência. Estes indivíduos deveriam evitar os produtos de leite (entretanto, o iogurte tem sua própria enzima lactase).

A fonte de gás no trato gastrointestinal é o ar aprisionado no alimento engolido (removido por arroto), a fermentação de produtos de alguns materiais da dieta pelas bactérias intestinais no ceco e no colo (metano, ácido sulfídrico) ou a putrefação de alimentos. Os gases intestinais (flato), normalmente são expelidos pelo ânus por meio de flatulência. Os gases excessivos são uma fonte comum de dor e desconforto.

VÔMITOS +
SINAIS DOS SENSORES O:
- Toxinas do estômago ou intestinais
- Distensão extrema do estômago
- Estresse emocional
- Dor de cabeça intensa
- Odores nauseantes, gostos, vistas e movimentos

CENTRO DO VÔMITO P (na medula)
REFLEXO DO VÔMITO: +
GLOTE SE FECHA Q
ESFÍNCTER ESOFÁGICO INFERIOR SE ABRE R
DIAFRAGMA E MUSCULATURA ABDOMINAL CONTRAEM S
PERISTALTISMO DO ESTÔMAGO T E PRESSÃO AUMENTAM U
ALIMENTO EXPELIDO V

A ingestão de quantidade excessiva de alimento ou de comida contaminada irrita a mucosa do estômago, ativando fibras sensoriais para o centro do vômito na medula. Os sinais motores deste centro evocam o reflexo do vômito. Como resultado, flui saliva, a glote se fecha e a musculatura abdominal contrai, aumentando a pressão sobre o estômago. O peristaltismo invertido, ajudado pelo aumento da pressão intra-abdominal, expele o alimento através do esfíncter esofágico inferior relaxado por esôfago, faringe e boca.

ÚLCERAS PÉPTICAS +
BACTÉRIA W
COBERTURA DA MUCOSA X
PAREDE DO ESTÔMAGO U¹
ÁCIDO Y
PAREDE DUODENAL Z

Normalmente, a mucosa do estômago e do intestino é protegida contra a ação erosiva do ácido gástrico. Uma cobertura especial da mucosa pode desempenhar um papel nesta proteção. Certas alterações da parede ou excesso da secreção de ácido tendem a erodir a parede, criando lesões (úlceras) que, se forem suficientemente profundas, alcançarão as camadas vascularizadas, provocando sangramento. Apenas 10% das úlceras se formam no estômago (úlceras pépticas), ocorrendo as restantes no duodeno. Acredita-se que a infecção da parede do estômago pela bactéria *Helicobacter pylori*, a qual destrói a barreira antiácida da mucosa, pode ser a causa da maioria das úlceras. Outros fatores podem ser a atividade excessiva do nervo vago ou a hipersecreção de gastrina por um tumor; o estresse e a ansiedade têm menos importância.

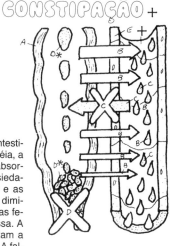

HELICOBACTER PYLORI

O flagelo perfura a camada de muco

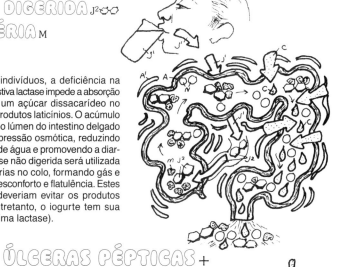

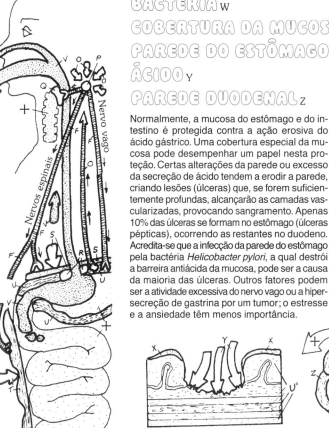

ORGANIZAÇÃO FUNCIONAL DO SISTEMA NERVOSO

O sistema nervoso (SN) é responsável por funções sensoriais e motoras, por comportamentos instintivos e aprendidos e por atividades dos órgãos internos e sistemas. Para avaliar sua importância, considere os problemas enfrentados pelos cegos ou surdos ou as dificuldades encontradas pelos indivíduos deficientes motores, sofrendo de lesões da medula espinal ou de derrames.

NEURÔNIOS, GLIA E SINAPSES: PARTES DO SISTEMA NERVOSO

As várias partes do SN consistem em numerosas *células nervosas* (neurônios) especializadas e excitáveis e *sinapses* (Lâminas 19 e 20), as quais conectam as células nervosas umas às outras, com aquelas em outros centros ou com neurônios na periferia. As células nervosas e os centros nervosos operam na base dos princípios de *excitação* e *inibição*, determinadas pelos tipos de neurônios e sinapses que os conectam (Lâmina 87). Embora a morfologia (formas) das células nervosas possa variar em diferentes partes e possa ser importante, são as conexões das células nervosas que determinam preponderantemente suas funções. A variedade de células da "glia" (astrócitos, oligodendrócitos, micróglia), encontrados no tecido nervoso, não são excitáveis como os neurônios, mas realizam função crítica de suporte, como mielinização, regulação iônica do fluido extracelular e resposta a danos. O SN, como um, todo pode ser dividido em dois sistemas – o *sistema nervoso central* (SNC) e o *sistema nervoso periférico* (SNP).

SISTEMA NERVOSO PERIFÉRICO CONSISTE EM NERVOS RECEPTORES SENSORIAIS E EFETORES MOTORES

O SNP consiste em *receptores sensoriais* ou *órgãos sensoriais*, especializados para detectar mudanças no ambiente externo ou no interior do corpo e especializados em comunicar essas mudanças ao SNC, via *nervos sensoriais aferentes*. Outra parte do SNP é a dos *efetores motores*. Estes consistem na *musculatura esquelética voluntária*, responsável pelos movimentos do corpo e dos membros e da *musculatura lisa* e *glândulas exócrinas*, os quais realizam mudanças na motilidade e nas secreções nos órgãos viscerais. Os *nervos motores eferentes*, estendendo-se do SNC até os órgãos efetores também são partes do SNP. Com base nesses diferentes alvos, o sistema motor periférico está repartido em divisão *somática*, a qual regula a musculatura esquelética voluntária e divisão *autônoma*, a qual lida com os efetores viscerais (glândulas e musculatura lisa). Embora os sistemas somático e autônomo sejam distintos, em relação aos seus nervos motores e alvos, eles podem partilhar os sensores periféricos e certos centros nervosos centrais (Lâminas 29 e 85).

SISTEMA NERVOSO CENTRAL CONSISTE EM CENTROS INFERIORES E SUPERIORES NO CÉREBRO E NA MEDULA ESPINAL

O sistema nervoso central (SNC) consiste em *cérebro* e *medula espinal*, que processam informações sensoriais e as integram com seus padrões inatos de respostas e com experiências passadas, para produzir comandos motores apropriados. Essas operações do SNC são desempenhadas pelos centros *sensoriais, motores* e *de associação* (*integrativos*), no cérebro e na medula espinal. As diferentes regiões do SNC são devotadas, inteiramente ou parcialmente, a quaisquer dessas funções. Os centros nervosos são organizados em uma hierarquia; assim, pode-se conceber os centros sensoriais, motores e de associação como centros *inferiores* ou *superiores*. Os centros inferiores estão em contato direto com as estruturas nervosas periféricas, via nervos sensoriais e motores. Para que os centros superiores se comuniquem com os efetores periféricos, devem passar pelos centros inferiores e vice-versa.

RESPOSTAS AO SOM ILUSTRAM FUNÇÕES INTEGRATIVAS DO SISTEMA NERVOSO CENTRAL

Para compreender as operações dos diferentes processos sensoriais, motores e de associação do SNC, considere a reação humana a um som alto ou estranho. As ondas sonoras são detectadas pelas células receptoras de som, no ouvido, as quais traduzem as ondas sonoras em sinais nervosos e os enviam, via nervo auditivo aferente, para o centro inferior da audição no tronco cerebral. Nesse ponto, os sinais, primeiramente, são processados e, então, enviados aos centros motores inferiores, no tronco cerebral e medula espinal, para ativar os reflexos de susto e movimento da cabeça. Ao mesmo tempo, a ativação dos centros autônomos resulta no aumento das freqüências cardíaca e respiratória, em preparação para eventual fuga ou esquiva.

Simultaneamente, os centros inferiores da audição comunicam sinais nervosos aos centros superiores de audição no córtex, o centro cerebral mais alto hierarquicamente, onde são avaliadas outras qualidades do som e comunicados os resultados aos centros corticais de associação e integrativos. Nele, o som é examinado em relação a outros estímulos sensoriais (por exemplo, visuais), convergindo, simultaneamente. Se ações motoras ulteriores, particularmente ações voluntárias, como fugir do local do barulho alto, se tornarem necessárias, surgirão comandos apropriados aos centros motores superiores, os quais, por sua vez, assinalarão para os centros motores inferiores, para ativar grupos musculares apropriados. Os sinais do tronco cerebral também ativam a formação reticular do cérebro, a qual excita, globalmente o córtex, aumentando os estados gerais de consciência, alerta e vigilância. Os centros superiores também podem melhorar os comportamentos e respostas autônomas necessárias para realizar essas tarefas motoras.

ORGANIZAÇÃO DO SISTEMA NERVOSO CENTRAL REFLETE SUA EVOLUÇÃO

A divisão do SNC em centros superiores e inferiores reflete seu desenvolvimento evolutivo. Os centros nervosos primitivos lembrariam as operações rudimentares da medula espinal (isto é, contato direto entre componentes sensoriais e motores inferiores), capazes de reflexos medulares rápidos, como retirada do membro, em resposta a estímulo doloroso; estes ocorrem muito rapidamente, sem o envolvimento dos centros superiores. Os reflexos defensivos garantem e otimizam a sobrevivência. A estrutura e a função da medula espinal, nesse aspecto, permanece praticamente uniforme, ao longo da evolução.

Com a evolução do cérebro, novos centros sensoriais e motores superiores, como o córtex cerebral, surgiram acima dos centros inferiores, permitindo o controle sobre estes, bem como novas capacidades nervosas. De fato, o córtex cerebral, local da mais alta e fina análise da integração sensorial e motora, aprendizado e habilidades específicas é bem desenvolvido nos humanos, mas inexistente ou rudimentar em vertebrados inferiores. No córtex humano, as áreas de integração e associativas se ampliaram intensamente, ocupando a maior parte da área cortical. Esta é a base de capacidades adaptativas como aprendizado, introspecção, planejamento e fala, nos humanos. Os vertebrados inferiores, como peixes e anfíbios, permanecem mais reflexivos e instintivos, nas suas respostas nervosas.

NC: Use uma cor escura para as estruturas A e uma cor bem clara para E.
1. Comece com a ilustração anatômica na parte superior da lâmina. Como os nervos periféricos (B) são muito numerosos e pequenos, nesta lâmina, pinte as muitas linhas que representam nervos.
2. Pinte a ilustração organizacional no meio da lâmina.

SISTEMA NERVOSO CENTRAL A-
CÉREBRO A¹ MEDULA ESPINAL A²

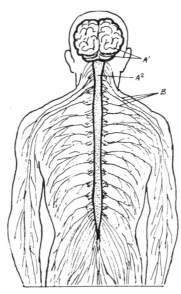

Os estímulos sensoriais estimulam os receptores sensoriais periféricos (1) (órgãos), evocando impulsos nervosos nas células sensoriais (2). Esses impulsos são conduzidos ao longo de nervos sensoriais (aferentes) (3), para centros inferiores (4) do SNC (cérebro e medula espinal), onde os sinais sensoriais são inicialmente analisados e integrados. Se necessário, geram-se respostas reflexas, pela ativação de sistemas integrativos (5) e motores. Para lidar com estímulos complexos, são conduzidos sinais sensoriais, através de vias centrais sensoriais (ascendentes) (6), para as estruturas sensoriais superiores (7). Após análise e integração, dentro dos centros sensoriais superiores, de associação e integrativos (8), são transmitidos sinais apropriados aos centros motores superiores (9) e, então, pelas vias motoras centrais (descendentes) (10) para os centros motores inferiores (11). São enviados comandos motores finais, via neurônios motores inferiores e nervos motores periféricos (eferentes) (12), para os efetores periféricos – isto é, musculatura esquelética (13) – no sistema nervoso somático, cuja ativação gera movimentos do corpo. Os comandos centrais para os efetores viscerais (musculatura lisa e glândulas) são gerados dentro de estruturas especiais, evolutivamente mais antigas, no cérebro (sistema límbico, hipotálamo e medula oblonga) (9A) e enviados por intermédio de fibras nervosas autônomas (simpáticas e parassimpáticas) (eferentes) (12A), para regular a atividade dos vasos sangüíneos, coração e sistemas digestivo e outros (13A).

SISTEMA NERVOSO PERIFÉRICO B
SENSORIAL
NERVOS AFERENTES C
MOTOR
NERVOS EFERENTES D
SOMÁTICO (VOLUNTÁRIO) D¹
AUTÔNOMO (INVOLUNTÁRIO) D²

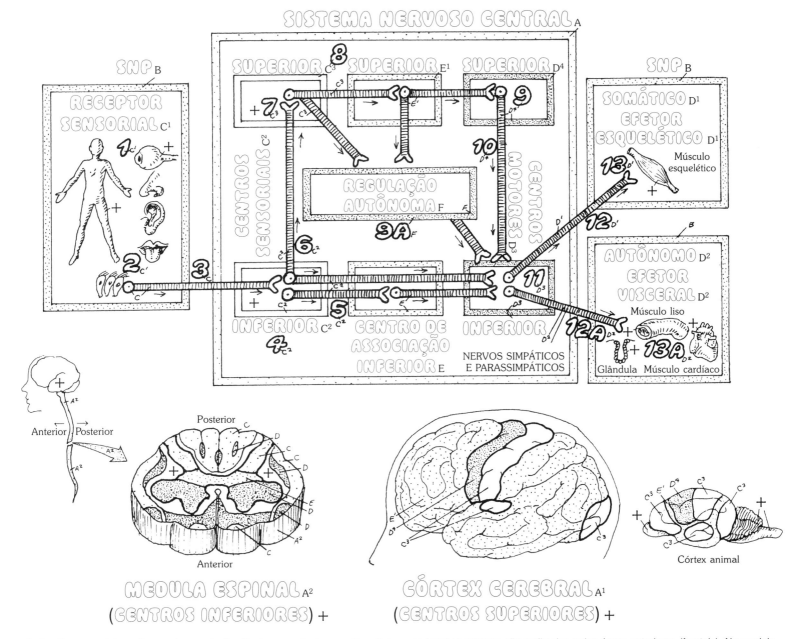

As funções sensoriais, motoras e de associação são desempenhadas por diferentes partes do SNC. Na medula espinal (área mais antiga do SNC), as estruturas anteriores (ventrais) desempenham funções motoras, enquanto as estruturas posteriores (dorsais) realizam funções sensoriais. A região mediana da medula se ocupa das funções de associação, conectando áreas sensoriais com motoras e a área direita com a esquerda. No córtex cerebral (a região mais recente do SNC), as funções são desempenhadas por áreas, localizadas principalmente na metade posterior, atrás da fissura central, e as funções motoras são realizadas pelas áreas anteriores (frontais). Na medula espinal, o tamanho das áreas de associação é relativamente pequeno, comparado com os das áreas sensorial e motora. No córtex, o tamanho das áreas de associação e integrativa ultrapassa o das áreas sensorial e motora. Observe o nítido aumento, com a evolução, do tamanho das áreas de associação/integração, indicando a importância dessas áreas em funções superiores do sistema nervoso central (aprendizado, percepção, linguagem).

ESTRUTURAS CEREBRAIS E FUNÇÕES GERAIS

SISTEMA NERVOSO

Alojado no crânio, o *cérebro* é formado por todas as partes do sistema nervoso central (SNC) acima da medula espinal. O cérebro pode ser dividido em duas partes principais – a inferior ou *tronco cerebral* e a superior ou *telencéfalo*.

TRONCO CEREBRAL REGULA FUNÇÕES VISCERAIS E REFLEXOS CEREBRAIS

O tronco cerebral se localiza diretamente acima da medula espinal e abaixo dos hemisférios cerebrais, está conectado a estas regiões por meio de tratos de fibras. O tronco cerebral é a parte mais antiga do cérebro e consiste em medula oblonga, ponte e mesencéfalo. A estrutura e a função do tronco cerebral são muito semelhantes em vertebrados inferiores e superiores, particularmente entre os mamíferos. As estruturas do tronco cerebral desempenham muitas funções vitais somáticas, autônomas e reflexas. Os centros para as funções de respiração, cardiovascular e digestiva estão na *medula*, a "mais inferior" das estruturas cerebrais. A *ponte* tem centros de controle inibitório para a respiração e interage com o cerebelo.

Outras áreas difusamente organizadas, na porção reticular da ponte e da medula, constituem a *formação reticular*, envolvida na regulação do sono, vigília e atenção, bem como o nível de excitação nas estruturas superiores do telencéfalo (Lâmina 106). Os centros motores somáticos (núcleos), no *mesencéfalo*, estão envolvidos na regulação da marcha e da postura e dos reflexos para os movimentos da cabeça e dos olhos (Lâmina 97). O *cerebelo*, uma estrutura motora grande, envolvida na coordenação de movimentos, localizado atrás do tronco cerebral (Lâmina 97).

Bebê anencefálico – No bebê humano, as capacidades do tronco cerebral são mais maduras que aquelas das regiões superiores do telencéfalo. O papel do tronco cerebral no comportamento e nas funções do corpo pode ser percebido ao se observar as habilidades motoras e de comportamento dos bebês *anencefálicos* ("sem cérebro"), nascidos sem o telencéfalo. Tais bebês, normalmente não sobrevivem muito, mas, durante suas curtas existências, são capazes de muitos comportamentos. Eles podem encontrar o mamilo e sugar o leite, sorrir, olhar com expressão, chorar, emitir outros sons de bebês e mover a cabeça e os membros, ao modo de recém-nascidos normais.

TELENCÉFALO REGULA FUNÇÕES SUPERIORES CEREBRAIS

O telencéfalo humano é constituída por duas regiões hierarquicamente organizadas, um *diencéfalo* inferior e um *telencéfalo* superior.

Hipotálamo e tálamo – O diencéfalo é composta por *hipotálamo* e *tálamo*. O hipotálamo contém numerosos centros (núcleos, áreas) para regulação do ambiente interno (homeostase), incluindo aqueles para controlar a temperatura do corpo, glicemia, fome e saciedade e comportamento sexual. Ele controla os ciclos diurnos, por seu relógio biológico e regula as atividades do sistema endócrino e hormônios. O tálamo é uma complexa estação de relé sensorial-motora, envolvida na integração de sinais sensoriais e na transmissão deles para o *córtex cerebral*. O tálamo também participa no controle motor e na regulação da excitação cortical e atenção.

Hemisférios cerebrais e córtex – Localizado acima das estruturas diencefálicas do hipotálamo e tálamo, está o telencéfalo, do telencéfalo. Ele consiste em dois *hemisférios cerebrais*, quase simétricos. Estes abrigam o *córtex cerebral*, os *gânglios basais* e o *sistema límbico*. Os dois hemisférios estão conectados por um feixe maciço de fibras, chamado de *corpo caloso*. O córtex cerebral é uma rede de células nervosas altamente organizadas (massa cinzenta), em uma camada de cerca de 5mm de espessura, que recobre a superfície dos hemisférios (córtex = cortiça). Os neurônios do córtex estão organizados horizontalmente em seis camadas e verticalmente em "colunas", funcionalmente distintas (Lâminas 93 e 100).

A grande área de superfície do córtex e a necessidade de acomodar essa camada dentro do crânio produzem as dobras e circunvoluções, vistas na superfície externa do cérebro (sulcos = regos; giro = circunvolução). O córtex e a grande massa de fibras nervosas (substância branca) formam a massa dos hemisférios cerebrais. Nos humanos o córtex cerebral é extremamente bem desenvolvido em tamanho e na organização das células nervosas, o que o torna capaz de ser a sede das mais altas e intrincadas análises e integrações das informações sensoriais e motoras (Lâmina 111).

Lobos corticais – Cada hemisfério, particularmente seu córtex, é dividido em quatro lobos principais, visíveis externamente e uma área mais oculta, externamente, a "ínsula". O lobo *frontal* se estende desde a ponta anterior do hemisfério, para trás, na direção do *sulco central* (fissura de Rolando). As áreas posteriores do lobo frontal são especializadas para as funções motoras (Lâmina 96) e as áreas anteriores estão envolvidas no aprendizado, planejamento, fala e algumas outras funções psicológicas (Lâmina 111). O *lobo occipital*, localizado atrás do hemisfério, desempenha principalmente funções visuais (Lâmina 100). O *lobo parietal* é formado por áreas dorsal (topo) e lateral, entre os lobos frontal e occipital e é especializada em funções somáticas sensoriais (por exemplo, sensibilidade cutânea) e papéis de associação e integração relacionados (Lâmina 93). Certas áreas no lobo parietal são ainda muito importantes em processos cognitivos e intelectuais. O *lobo temporal* compreende os centros da audição e áreas de associação relacionadas, incluindo-se alguns centros da fala. Outras áreas do lobo temporal são importantes na memória (Lâmina 109). As áreas anterior e basal do lobo temporal estão envolvidas com o sentido do olfato e nas funções relacionadas com o sistema límbico. Uma sexta área cortical principal, "lobo insular", não é visível externamente e está sepultada profundamente na fissura lateral.

Gânglios basais e sistema límbico – O telencéfalo também abriga os *gânglios basais*, um complexo de estruturas, principalmente motoras. Nos animais inferiores, os gânglios basais são as únicas estruturas motoras superiores. Nos humanos, as estruturas ganglionares basais trabalham em conjunto com áreas motoras do córtex e do cerebelo, para planejar e coordenar movimentos voluntários grosseiros (Lâmina 97). Outro sistema do telencéfalo é o *sistema límbico* ou "lobo límbico". As estruturas do sistema límbico – o hipocampo, a amígdala, o giro cíngulo e o septo – trabalham com o hipotálamo para controlar a expressão do comportamento instintivo, emoções e comandos. Também o hipocampo e a amígdala revelaram ter funções cognitivas importantes, principalmente no processo de memória. O tamanho geral e a organização do sistema límbico não mudam significativamente durante o curso da evolução dos mamíferos, o que indica o envolvimento desse sistema com comportamentos instintivos básicos comuns a todas as espécies de mamíferos (Lâminas 97 e 108).

Embora as funções motoras, sensoriais, cognitivas e comportamentais estejam bem localizadas em áreas cerebrais distintas, essas regiões são bem conectadas por tratos de fibras e o cérebro, freqüentemente, trabalha como um todo. Isso é verdadeiro para as "funções globais" do cérebro, como aprendizado, memória e consciência.

NC: Use cores escuras para B, C, E, F e G.
1. Comece com o canto superior direito, colorindo o córtex dos dois hemisférios cerebrais (A¹) e a lista dos títulos, sem colorir as estruturas, às quais se referem. Depois, comece com o material no canto superior esquerdo e trabalhe para baixo, até o sistema límbico e pelos gânglios basais.
2. Pinte as duas vistas, na base, simultaneamente. A linha vertical interrompida, na vista médio-sagital, mostra a localização da seção coronal.

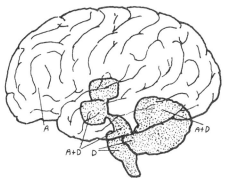

TELENCÉFALO DO CÉREBRO A E + TRONCO CEREBRAL D

O cérebro pode ser dividido em umo telencéfalo, aplicada em funções nervosas superiores (percepções, controle motor voluntário, emoções, cognição e linguagem) e tronco cerebral, regulando funções internas do corpo e reflexos involuntários, servindo também como uma estação de relé para transmissão de sinal para e a partir do telencéfalo.

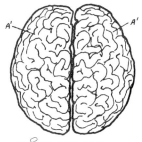

CÉREBRO +

TELENCÉFALO A
CÓRTEX CEREBRAL A¹
SISTEMA LÍMBICO B
GÂNGLIOS BASAIS C
TRONCO CEREBRAL D
TÁLAMO E
HIPOTÁLAMO F
MESENCÉFALO G
PONTE H
MEDULA I
CEREBELO J

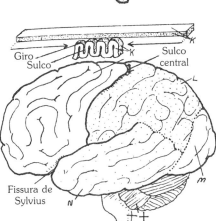

LOBOS DO CÓRTEX CEREBRAL A¹
FRONTAL K
PARIETAL L
OCCIPITAL M
TEMPORAL N

O telencéfalo consiste em dois hemisférios, cada um dividido em quatro lobos principais – frontal, parietal, occipital e temporal – mais a área insular (lobo insular). Os lobos são recobertos pelo córtex, uma camada ampla, fina (3-5mm) de substância cinzenta, extensamente dobrada para caber no crânio (daí as circunvoluções – sulcos e giros). O lobo occipital desempenha as funções visuais superiores; os lobos temporais abrigam as áreas auditiva e associadas da linguagem e da cognição; os lobos parietais desempenham as funções somáticas, sensoriais e de associação; os lobos frontais contêm as áreas motoras superiores e aquelas para planejamento e comportamento superior. Profundamente nos lobos, está a substância branca (fibras), o sistema límbico e a estrutura dos gânglios do telencéfalo.

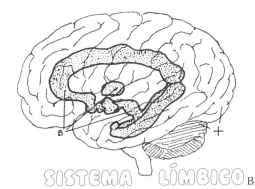

SISTEMA LÍMBICO B

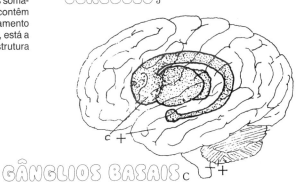

GÂNGLIOS BASAIS C

O sistema límbico do telencéfalo regula e integra expressão de emoções e comando de sentimentos. Em outros animais, o sistema límbico está intimamente conectado com o sentido do olfato. Em animais superiores, ele está bem conectado com o córtex dos lobos frontais e gânglios basais. Algumas estrututras límbicas (hipocampo e amígdala) também estão envolvidas em processamento da memória.

As estruturas dos gânglios basais são centros motores superiores, funcionando em harmonia com o córtex motor. As lesões dos gânglios basais produzem intensa alteração motora (por exemplo, doença de Parkinson). Em aves e vertebrados inferiores que carecem de um córtex verdadeiro (neocórtex), os gânglios basais são os centros mais altos de controle motor.

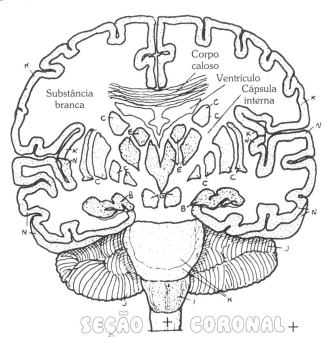

SEÇÃO CORONAL +

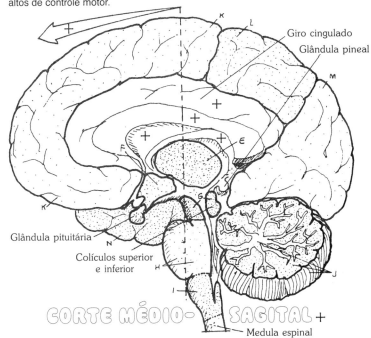

CORTE MÉDIO-SAGITAL +

Para observar as estruturais internas do cérebro, podem ser usadas seções coronais ou sagitais. A seção coronal (ilustração da esquerda) exibe a relação entre o córtex e a substância branca subjacente e os centros nervosos (gânglios basais, tálamo). Observe o corpo caloso, conectando os dois hemisférios. O corte sagital, ao longo do plano medial, expõe as estruturas corticais medianas ocultas, bem como muitas estruturas do tronco cerebral.

ORGANIZAÇÃO DA MEDULA ESPINAL

A *medula espinal* (ME) é uma das duas principais partes do sistema nervoso central (SNC). A ME é um cordão de tecido nervoso de cerca de 40 a 45cm de comprimento, estendendo-se do pescoço até o quadril, ao longo da cavidade interna da coluna vertebral. Praticamente todos os músculos esqueléticos voluntários no pescoço, tronco e membros recebem seu suprimento de nervos motores da ME. Todas as partes simpáticas e lombossacrais das eferências motoras parassimpáticas para pele e órgãos viscerais também emergem da ME. Todos os sinais sensoriais dos receptores periféricos da pele, músculos e articulações no tronco e membros são comunicados à ME.

MEDULA ESPINAL MEDEIA REFLEXOS E CONTÉM GRANDES TRATOS DE FIBRAS

A medula espinal desempenha duas funções básicas. Primeira, ela pode funcionar como um centro nervoso, integrando os sinais sensoriais aferentes e ativando, diretamente o comando motor, sem qualquer intervenção cerebral. Essa função se manifesta na execução dos reflexos medulares, que são extremamente importantes na defesa contra estímulos nocivos e na manutenção da postura do corpo. Segunda, a ME é um centro nervoso intermediário (estação) entre o cérebro e a periferia. Todos os comandos motores voluntários e involuntários, do cérebro para a musculatura do corpo, devem antes ser comunicados aos centros motores da medula espinal, os quais processam apropriadamente os sinais antes de passá-los aos músculos. Semelhantemente, os sinais sensoriais dos receptores periféricos para os centros cerebrais são primeiramente comunicados aos centros sensoriais da ME, onde são parcialmente processados e integrados, antes de serem remetidos para os centros sensoriais cerebrais. Os importantes e volumosos tratos de fibras da ME servem nessa comunicação de duas mãos, entre o cérebro e a medula. O dano à ME resulta em paralisia, em incapacidade de utilizar a musculatura voluntária e ausência de sensibilidade da periferia inferior, mesmo que o cérebro permaneça intacto.

SUBSTÂNCIA BRANCA DA MEDULA ESPINAL CIRCUNDA SUBSTÂNCIA CINZENTA INTERNA

A organização estrutural da ME pode ser mais bem estudada por intermédio da observação de um corte da medula. Ao longo do comprimento da ME, uma *substância branca* externa circunda uniformemente uma porção interna de *substância cinzenta*; as metades direita e esquerda da ME são simétricas. Entretanto, o tamanho da substância branca varia entre os segmentos da medula. Ele é mais espesso nos segmentos relacionados com os membros. A substância branca consiste principalmente de fibras nervosas mielinizadas (axônios), agrupadas em feixes. Os corpos celulares dessas fibras estão no cérebro (*fibras descendentes*) ou na ME (*fibras ascendentes*). A substância cinzenta consiste em células nervosas (neurônios), seus processos dendríticos e as numerosas sinapses entre as células nervosas.

A substância cinzenta assume a forma de uma letra H (ou, mais propriamente uma borboleta, cujas asas se chamam de "cornos") e se divide em três zonas funcionais. Os *cornos dorsais* (posteriores) são de função sensorial, os *cornos ventrais* (anteriores) são motores e a zona mediana realiza, em parte, funções de associação entre as zonas sensoriais e motoras. Essas zonas de substância cinzenta constituem as zonas associativas e integrativas da ME.

SUBSTÂNCIA CINZENTA DA MEDULA ESPINAL ABRANGE MOTOR, AUTÔNOMO E INTERNEURONAL

A substância cinzenta da ME é povoada de neurônios grandes e pequenos. Os neurônios grandes compreendem os neurônios motores ou sensoriais. Os *neurônios motores*, localizados nos cornos ventrais, são neurônios que enviam suas fibras motoras para a musculatura esquelética voluntária, por meio das raízes ventrais (motoras). Os neurônios motores se unem e cada agrupamento serve a um músculo diferente. Nos segmentos torácico, lombar e sacral da ME, existem grupos separados de células nervosas – os *neurônios motores autônomos* – os quais inervam os gânglios autônomos e órgãos viscerais (Lâmina 85).

Funções sensoriais das raízes e cornos dorsais – Os estímulos sensoriais periféricos, dirigidos à medula espinal, chegam nos cornos dorsais, através das *raízes dorsais*, por meio do *neurônio sensorial primário*. Os corpos celulares dessas células se localizam fora da substância cinzenta da ME, nos *gânglios sensoriais* (*gânglios da raiz dorsal*). Essas células sensoriais primárias têm um axônio bifurcante: o ramo periférico traz mensagens sensoriais das fontes, como a pele e articulações; o ramo central se desloca pela raiz sensorial para entrar no corno dorsal e estabelecer sinapse com as células de relé sensorial os interneurônios da ME. As grandes células relé sensoriais, localizadas nos cornos dorsais, dão origem a fibras que atravessam para o lado oposto e sobem, na substância branca da ME, para comunicar aos centros cerebrais superiores os sinais sensoriais periféricos aferentes.

Funções motoras de cornos ventrais – Algumas das fibras sensoriais da raiz dorsal continuam sem interrupção, para entrar no corno ventral do mesmo lado, onde estabelecem sinapse diretamente com neurônios motores. Outras fibras sensoriais contatam pequenos *interneurônios* (neurônios de associação), que medeiam conexões excitatórias e inibitórias entre os neurônios sensoriais e os neurônios motores, nos cornos ventrais do mesmo lado ou do oposto. Essas conexões locais fazem os circuitos nervosos para operar os reflexos medulares (Lâmina 95). Os neurônios motores recebem impulsos não apenas dos neurônios sensoriais e interneurônios, mas também dos neurônios nos centros cerebrais superiores (Lâmina 96). Os neurônios motores medulares são chamados de "via final comum", porque a comunicação entre os vários neurônios cerebrais e os músculos esqueléticos voluntários ocorre exclusivamente por meio desses neurônios.

MEDULA ESPINAL CONTÉM TRATOS DESCENDENTES (MOTORES) E ASCENDENTES (SENSORIAIS)

A substância branca da ME se divide em feixes (colunas, funículos), cada um contendo dezenas de milhares de fibras nervosas (axônios) que trafegam entre a ME e o cérebro. Esses feixes de fibras formam as *vias ascendentes* e *descendentes* da ME. As vias ascendentes são sensoriais, levando mensagens, geradas na periferia da medula espinal para o cérebro; as vias descendentes são motoras, trazendo comandos do cérebro para a medula espinal, para posterior transmissão aos músculos. A fibras das vias motoras e sensoriais são segregadas em feixes distintos, baseados na função. Por exemplo, tato fino e pressão e sinais de propriocepção sobem pelas vias da *coluna dorsal*, enquanto os sinais de dor e temperatura sobem pelas vias *espinotalâmicas laterais*. Os sinais motores voluntários descem nas vias *dorsolaterais* e os sinais motores involuntários descem pelas vias *ventrais*.

NC: Use uma cor escura para F.
1. Comece com o canto superior esquerdo.
2. Pinte a organização da medula espinal. Pinte a substância cinzenta (D) de cinza e deixe a substância branca (E) sem colorir.
3. Pinte a organização da substância cinzenta representada pela seção da metade esquerda da medula espinal, mostrada abaixo. Observe que apenas as bordas das três zonas da substância cinzenta são coloridas com cinza. Na metade direita da ilustração, pinte os vários tratos de substância branca. Toda a porção de substância cinzenta dessa metade deverá ser pintada de cinza.

FUNÇÕES DA MEDULA ESPINAL A
SINAIS SENSORIAIS B
VIAS PARA B¹ E + DO CÉREBRO SINAIS MOTORES C¹

A medula espinal (ME) é uma estrutura importante do SNC, que percorre a coluna vertebral, do pescoço até o quadril. Ela recebe as mensagens sensoriais de todas as partes do corpo (exceto da cabeça) e envia fibras motoras para a musculatura voluntária, para movimentos de membros, tronco e pescoço, bem como para musculatura involuntária e glândulas dos órgãos viscerais. Por suas múltiplas conexões sensoriais e motoras com o cérebro, a ME medeia a comunicação entre o corpo e o cérebro. A ME também age como um centro integrador independente para reflexos involuntários (medulares).

ORGANIZAÇÃO DA MEDULA ESPINAL A
SUBSTÂNCIA CINZENTA D*
SUBSTÂNCIA BRANCA E+
NEURÔNIO SENSORIAL B
INTERNEURÔNIO (ASSOCIAÇÃO) F
NEURÔNIO MOTOR C
TRATO ASCENDENTE (N. RELÉ SENSORIAL) B¹
TRATO DESCENDENTE (N. SUPERIOR) C¹

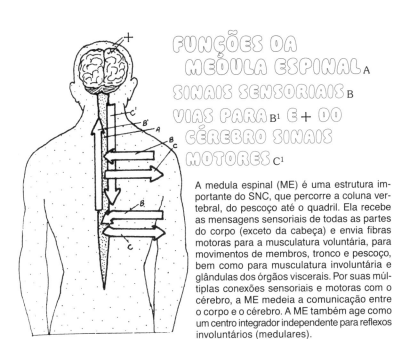

A ME tem uma estrutura básica uniforme ao longo do seu comprimento. Ela tem o arranjo de massa interna de substância cinzenta (SC), circundada por substância branca (SB) externamente. Em um corte transversal, a SC da ME tem a forma de um H ou borboleta. A SC consiste em corpos celulares de neurônios, seus dendritos, axônios curtos e sinapses, tornando-a o local da análise, integração e transmissão. A SC está conectada com as raízes dorsais e ventrais, pelas quais a ME se comunica com a periferia. A SB consiste em fibras (vias) ascendentes (sensoriais) e descendentes (motoras), conectando a ME com o cérebro. A bainha gordurosa de mielina, em torno das fibras, dá o nome à SB.

ORGANIZAÇÃO DA SUBSTÂNCIA CINZENTA D*

A substância cinzenta (SC), na ME, está organizada em cornos dorsal e ventral (CD, CV). O CD desempenha funções sensoriais e o CV funções motoras. Uma zona mediana está envolvida com funções de associação entre CD e CV, do mesmo lado e de lados opostos. O CD recebe sinais sensoriais que chegam pelas raízes dorsais. Sinais aferentes positivos, compreendendo várias modalidades (dor, tato, etc.) trafegam em feixes separados e terminam em diferentes lâminas do CD. O CD analisa, integra e transmite esses sinais para neurônios de associação e motores, na ME ou para neurônios relé, que se dirigem para o cérebro. O CV contém corpos celulares de neurônios motores celulares, cujas fibras deixam a ME pelas raízes ventrais (motoras), inervando musculatura voluntária. Dentro de cada CV, os neurônios motores se agrupam em núcleos discretos, cada um relacionado a um músculo separado. A zona mediana de associação contém interneurônios inibitórios e excitatórios, cujos axônios curtos fazem conexões específicas entre os elementos sensoriais e motores de CD e CV, do mesmo ou de outros segmentos. Essas conexões estão por trás da integração medular e dos reflexos medulares.

CORNO DORSAL D¹* (SENSORIAL) B
ZONA MEDIANA D²* (ASSOCIAÇÃO) F
CORNO VENTRAL D³* (NÚCLEOS MOTORES) C²

A SB da ME está segregada em feixes (colunas, tratos) de fibras descendentes e ascendentes (axônios de neurônios grandes). As fibras ascendentes são geralmente sensoriais e as descendentes são motoras. Algumas fibras descendentes se destinam à regulação da aferência sensorial. As vias sensoriais ascendentes maiores conectam a ME com a medula e formação reticular do tronco cerebral e tálamo. Os tratos descendentes maiores conectam as áreas motoras voluntárias do telencéfalo, bem como centros motores voluntários do mesencéfalo, com os centros motores da ME (cornos ventrais).

ORGANIZAÇÃO DA SUBSTÂNCIA BRANCA E+

SISTEMA NERVOSO PERIFÉRICO

O sistema nervoso periférico foi apresentado na Lâmina 82. Aqui, focalizamos os nervos periféricos, os quais comunicam sinais entre o SNC e a periferia e podem estar associados com o cérebro (*nervos cranianos*) ou medula espinal (*nervos medulares*). Os nervos periféricos podem ser sensoriais ou motores ou mistos; muitos deles contêm *fibras autônomas*.

NERVOS CRANIANOS E ESPINAIS

Nervos cranianos estão associados com o cérebro e desempenham diversas funções – Os 12 pares de nervos cranianos são chamados pelos seus nomes ou por numerais romanos e emergem de diferentes pontos do cérebro. Um resumo de suas funções é apresentado na tabela seguinte:

Nº	Nome	Tipo	Função específica
I	Olfatório	Sensorial	Aferente para bulbo olfatório
II	Óptico	Sensorial	Aferente visual do olho para cérebro
III	Oculomotor	Motor somático	Movimentos oculares, (para cima, para baixo, medial)
		Parassimpático	Acomodação visual, constrição de pupila
IV	Troclear	Motor	Movimentos oculares (para baixo e lateral)
		Sensorial	Aferentes dos receptores musculares
V	Trigêmeo	Sensorial	Face, dentes, mucosa nasal e boca
		Motor	Mastigação
VI	Abducente	Motor	Movimentos oculares (lateral)
VII	Facial	Sensorial	Pressão, propriocepção da face, sinais do gosto dos $2/3$ anteriores da língua
		Motor	Expressão facial
		Parassimpático	Estimula glândulas salivares e lacrimais
VIII	Vestíbulo-coclear	Sensorial	Audição e equilíbrio
IX	Glossofaríngeo	Motor	Músculos da deglutição na faringe
		Sensorial	Gosto do terço posterior da língua; receptores de pressão sanguínea
		Parassimpático	Estimula glândulas salivares
X	Vago	Motor parassimpático	Palato mole, faringe, coração e órgãos digestivos
		Sensorial visceral	Sensação do canal auricular, diafragma, órgãos viscerais abdominais e torácicos
XI	Acessório	Motor	Músculos do palato, laringe, faringe e alguns músculos do pescoço e ombros
XII	Hipoglosso	Motor	Movimentos da língua

Nervos espinais são mistos e cada um se associa com uma vértebra – Existem 31 pares de *nervos espinais*, cada um formado pela união de fibras que emergem das *raízes dorsais* (*fibras sensoriais*) e *raízes ventrais* (*fibras motoras e autônomas*) da medula espinal. À semelhança de suas vértebras correspondentes, os nervos espinais são divididos em 8 cervicais (pescoço), 12 torácicos (tórax), 5 lombares (dorso inferior) e 5 sacrais (osso sacro). Existe também um nervo coccígeo. Os nervos cervicais inervam alvos no pescoço, ombros e braços; os nervos torácicos inervam o tronco; os nervos lombares se dirigem às pernas; e os nervos sacrococcígeos inervam a genitália e as áreas pélvica e da virilha. O maior nervo espinal, o ciático, é, na verdade, dois nervos em um e atende a perna com fibras motoras e sensoriais. Alguns nervos espinais, no caminho para seus alvos, formam plexos nervosos: plexo cervical (C1-C5), braquial (C5-T1) e lombossacral (T12-L4 e L4-S4).

Dermátomos e miótomos são supridos por correspondentes nervos espinais – Uma dissecção cuidadosa dos nervos e o exame de pacientes com defeitos neurológicos tem revelado que cada retalho da superfície cutânea é inervado por um nervo sensorial específico, com alguma sobreposição. Isso se demonstra melhor no tronco, que na porção superior é suprido pelos nervos torácicos T2-T6, enquanto o tronco inferior por T7-T12, todos em uma maneira ordenada. Os *mapas dos dermátomos* não são tão ordenados nas áreas dos braços e das pernas, em razão das mudanças na configuração do corpo em rotação, durante o desenvolvimento. No embrião, o corpo é segmentado em diversos somitos, cada um recebendo seu nervo do segmento adjacente da medula espinal. Um dermátomo é a porção do somito que se torna pele. Semelhantemente, existem miótomos para músculos. A correspondente ordem dos dermátomos humanos com o suprimento nervoso espinal é mais bem demonstrada na posição quadrupedal. Os dermátomos da cabeça são supridos, de forma semelhante pelos nervos cranianos.

NERVOS E GÂNGLIOS AUTÔNOMOS

O sistema nervoso autônomo (SNA) e os alvos e os efeitos funcionais dos nervos autônomos se apresentaram na Lâmina 29 e em lâminas nas quais os sistemas específicos e órgãos são controlados pelo SNA. A regulação autônoma é desempenhada por dois tipos de nervos: *simpático* e *parassimpático*. Os nervos motores autônomos regulam a motilidade e a secreção na pele, nos vasos sanguíneos e em órgãos viscerais, por meio da estimulação da musculatura lisa e glândulas exócrinas. Esta lâmina lida com a organização anatômica, vias e controle central dos nervos autônomos.

Eferentes motores simpáticos via nervos espinais torácicos e lombares – Os nervos simpáticos inervam muitos alvos viscerais (coração, órgãos digestivos) e periféricos (glândulas da pele, vasos sanguíneos e arteríolas da musculatura esquelética). Os alvos na cabeça (por exemplo, a íris dos olhos) recebem inervação simpática dos nervos espinais. Os nervos simpáticos, encontrados dentro dos troncos nervosos são normalmente desmielinizados, *fibras pós-ganglionares* – seus corpos celulares estão na cadeia *ganglionar simpática*, localizada em ambos os lados da coluna vertebral. Os neurônios simpáticos pós-ganglionares são comandados pelos neurônios curtos mielinizados *simpáticos pré-ganglionares*, localizados nos cornos laterais da medula espinal, com seus axônios terminando na cadeia ganglionar.

Os neurônios da cadeia simpática se conectam por meio de interneurônios, que contribuem para a descarga generalizada, característica do SN simpático. Outros gânglios simpáticos se encontram nas vísceras, em relação com nervos esplâncnicos, inervando alvos como o estômago e a medula adrenal. De acordo com a função não seletiva e difusa do SN simpático, as fibras simpáticas inervam praticamente cada órgão visceral e periférico no corpo, particularmente os vasos sanguíneos e com isso controlando o fluxo sanguíneo nesses órgãos.

Nervos parassimpáticos emergem do tronco cerebral e medula espinal sacral – Os nervos parassimpáticos estão associados com quatro nervos cranianos: III, VII, IX, X e com nervos espinais sacrais. Um nervo parassimpático proeminente é o vago, "que vagueia" (nervo craniano X), que inerva muitos órgãos viscerais, incluindo os pulmões, coração e trato digestivo. As fibras nervosas parassimpáticas são basicamente pré-ganglionares, com corpos celulares nos núcleos do tronco cerebral e da medula espinal sacral. O neurônio pós-ganglionar é curto e emerge de um gânglio periférico, localizado perto ou no órgão-alvo. A inervação parassimpática dos órgãos viscerais é seletiva; profusa no coração e órgãos digestivos, mas esparsa nos rins.

Hipotálamo e medula servem ao controle do SNA central – As fibras do SNA são controladas por centros nervosos no tronco cerebral, particularmente na medula e no hipotálamo. Os centros medulares exercem controle automático rotineiro sobre os sistemas cardiovascular, respiratório e digestivo. Os centros simpáticos hipotalâmicos estão envolvidos no controle da temperatura corporal e nas respostas do corpo ao medo e à excitação, medo e fuga. Os neurônios descendentes a partir desses centros hipotalâmicos e medulares terminam e estimulam os neurônios autônomos pré-ganglionares, no mesencéfalo e na medula espinal, os quais, por sua vez, estimulam os neurônios pós-ganglionares, dirigidos aos efetores periféricos.

NC: Use cores escuras para C e E.

1. Comece com nervos periféricos. Observe que os 12 nervos cranianos contêm vários nervos sensoriais, motores e parassimpáticos (autônomos). Os nervos espinais contêm todos os três, como visto no corte ampliado do nervo. Pinte todos os nervos periféricos.

2. Pinte a ilustração maior dos nervos espinais. Comece com a posição anatômica à esquerda e inclua as setas direcionais. Pinte então a ilustração de corte do lado direito. Observe que o título, motor eferente autônomo se refere aos nervos simpáticos e parassimpáticos e é colorido com cinza. Nesta ilustração maior, apenas o sistema simpático (F) é mostrado; o parassimpático (G) está incluído na ilustração da base.

O sistema nervoso periférico (SNP) consiste em estruturas nervosas periféricas e nervos, que servem às divisões somática e autônoma. Na divisão somática, os nervos conectam os receptores especiais (por exemplo, ouvido) e gerais (por exemplo, pele) à medula espinal (ME) e cérebro e nervos motores conectam o sistema nervoso central (SNC) aos músculos esqueléticos. Na divisão autônoma, as fibras sensoriais viscerais (influxo) e as fibras simpáticas (S) e parassimpáticas (PS) (eferentes motoras) conectam os órgãos viscerais e efetores aos gânglios S e PS, bem como à ME e cérebro. As fibras dentro de um tronco nervoso variam em tamanho e na velocidade de condução.

NERVOS ESPINAIS (31 PARES) A
RAIZ DORSAL E GÂNGLIO B¹
N. SENSORIAL AFERENTE SOMÁTICO E VISCERAL C
RAIZ VENTRAL D
NERVO MOTOR SOMÁTICO, EFERENTE E
MOTOR EFERENTE AUTÔNOMO: *
SIMPÁTICO: PRÉ-GANGLIONAR ▬ F
PÓS-GANGLIONAR ◆◆◆ F¹
CADEIA SIMPÁTICA F², GÂNGLIO F³
PARASSIMPÁTICO: PRÉ-GANGLIONAR ▬ G
PÓS-GANGLIONAR ◆◆◆ G¹ GÂNGLIO G²

NERVOS PERIFÉRICOS +

Do total de 43 pares de nervos periféricos, 12 estão associados com o cérebro (nervos cranianos) e 31 com a ME (nervos espinais). Os nervos cranianos emergem diretamente do cérebro, mas os nervos espinais se formam na margem das raízes dorsais e ventrais da ME. Os nervos cranianos se identificam por nomes ou por números romanos; os nervos espinais, pelo nome e número da vértebra correspondente. Alguns nervos cranianos são puramente sensoriais, outros, motores ou mistos. Alguns contêm parcialmente fibras parassimpáticas (autônomas); outros são amplamente parassimpáticos. Os nervos espinais são geralmente mistos, contendo fibras sensoriais, motoras e autônomas.

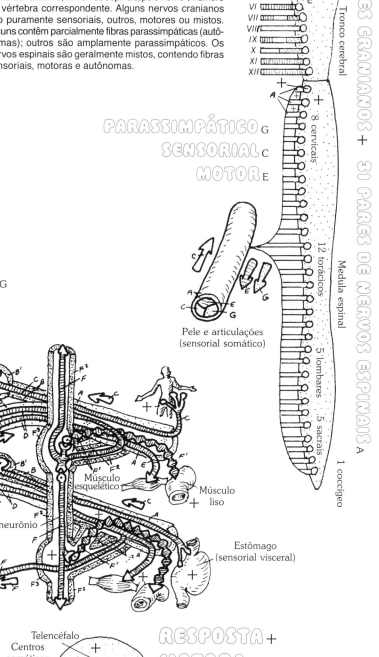

PARASSIMPÁTICO G
SENSORIAL C
MOTOR E

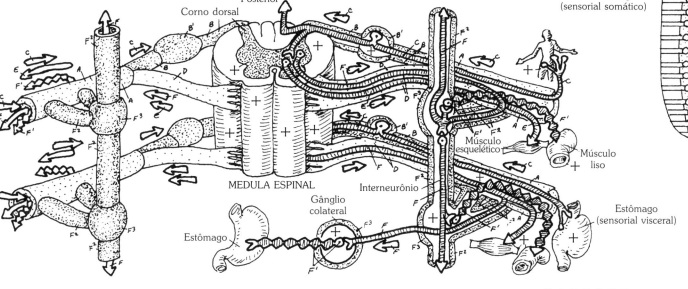

Os aferentes sensoriais dos órgãos viscerais entram no SNC via nervos cranianos ou espinais. O efluxo motor para os efetores viscerais se dá via fibras motoras S e PS. As fibras PS saem pelos nervos cranianos e sacrais, o efluxo S se dá via nervos espinais torácicos e lombares. Entre o SNC e seus alvos viscerais, ambos efluxos S e PS consistem em dois neurônios e um gânglio (G). O primeiro neurônio (pré-G), iniciando no cérebro ou na ME, faz sinapse com o segundo neurônio (pós-G), dentro de G. O G do sistema S se localiza paralelamente à ME, formando uma cadeia. Os G do sistema PS estão perto dos órgãos-alvo. Alguns alvos (por exemplo, estômago) contêm redes nervosas complicadas (plexos) próprias, inervadas pelas fibras pós-G. As fibras simpáticas pré-G iniciam nos cornos motores intermediários da ME e terminam nos gânglios S. Os neurônios pós-G deixam os G e percorrem um nervo espinal para servir vasos sangüíneos e glândulas sudoríparas da área somática, alimentada por aquele nervo espinal. Outras fibras pós-G, no sistema S, deixam os G para alcançar seus alvos, por meio de um nervo visceral independente. Os neurônios, nos gânglios S, são conectados por interneurônios, permitindo a descarga generalizada de vários gânglios S, mesmo quando apenas um G está ativado ou a partir do cérebro ou da periferia. Em contraste, a proximidade dos gânglios do PS de seus alvos e a inexistência de conexões interG permitem discreta ativação de alvos específicos, pelo sistema PS. Ambos, neurônios pré-G, S e PS, dentro do cérebro ou da ME, são controlados por fibras descendentes de centros mais altos, no hipotálamo e medula, tornando os centros hipotalâmicos e medulares capazes de exercer seu controle sobre as funções internas do corpo (digestão, fluxo sangüíneo, etc.). Além disso, por suas conexões com o sistema límbico, o hipotálamo controla as respostas internas do corpo, durante o levantar e os estados emocionais.

RESPOSTA + MOTORA + SOMÁTICA E + AUTÔNOMA *

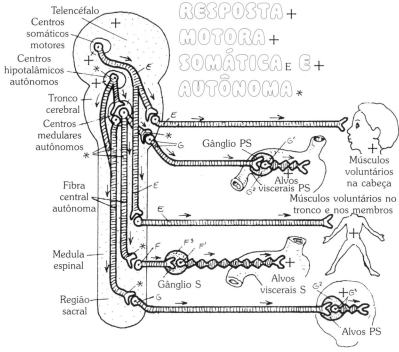

SISTEMA NERVOSO

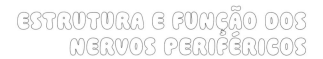

ESTRUTURA E FUNÇÃO DOS NERVOS PERIFÉRICOS

Os *nervos periféricos* (NP) que conectam os sistemas receptores sensoriais com o SNC e este com os efetores motores, como músculos e glândulas, são uma parte crítica da operação do *sistema nervoso periférico* (Lâmina 82). Aqui, descrevemos a estrutura e propriedades funcionais dos NP e suas fibras nervosas constituintes. Os alvos e os aspectos funcionais dos *nervos espinais* e *cranianos*, bem como alguns aspectos da organização central e periférica do *sistema nervoso autônomo*, serão apresentados na próxima lâmina. Uma discussão da fisiologia do sistema nervoso autônomo e a distribuição periférica de seus nervos podem ser encontradas na Lâmina 29. O objeto da neurologia periférica e anatomia humana é o estudo detalhado dos nervos periféricos e sua exata distribuição e alvos no corpo.

NERVOS PERIFÉRICOS MOSTRAM PROPRIEDADES ANATÔMICAS E FUNCIONAIS DIVERSAS

Os NP formam um grupo diversificado de tecido nervoso filiforme, estendendo-se entre o SNC e os sensores periféricos e efetores, transmitindo vários sinais motores, sensoriais e autônomos. Freqüentemente, formam um tronco nervoso distinto, como o nervo ciático, que inerva a perna com fibras motoras e sensoriais ou como o nervo óptico, que leva estímulos visuais ao cérebro ou como o nervo vago que inerva os órgãos viscerais. Os tamanhos dos troncos nervosos variam acentuadamente; o maior é o nervo ciático com um diâmetro de cerca de 1cm (na verdade, ele é dois nervos em um). A maioria dos demais nervos é de tamanho médio; ainda outros, como alguns nervos autônomos, são praticamente filiformes. Ocasionalmente, muitos troncos de NP formam um plexo nervoso, como o plexo braquial na área do ombro ou como o plexo sacral, na área pélvica; nesses plexos pode ocorrer a mistura de algumas fibras de diferentes troncos e formar-se um novo conjunto de nervos emergente do plexo.

Nervos periféricos podem ser sensoriais, motores ou mistos – Um tronco de NP típico consiste em centenas ou até milhares de fibras nervosas, agrupadas em discretos feixes, chamados *fascículos*, cada um embainhado por tecido conectivo. Cada um dos fascículos do NP é funcionalmente distinto, seja em função sensorial ou motora, seja em alvo, como o braço, mão ou zonas cutâneas particulares que inerva. Desde que cada NP consista em muitos fascículos, o tronco nervoso inteiro pode ser sensorial, motor ou misto. Os nervos puramente sensoriais ou puramente motores são raros. Por exemplo, o *nervo acústico* é um nervo predominantemente sensorial que transmite sinais auditivos para o tronco cerebral; o *nervo troclear* é um nervo predominantemente motor, responsável por alguns dos movimentos dos olhos. A maioria nos NP, como os nervos *trigêmeo* ou *ciático*, são nervos mistos, contendo fibras sensoriais, motoras e autônomas. Muitos dos NP de pequeno diâmetro são puramente autônomos, alguns contêm eferentes motores autônomos e outros têm ambos, eferentes motores e aferentes sensoriais viscerais – um exemplo é o nervo vago, que contém muitos aferentes viscerais.

Divisões internas de um nervo periférico e papéis do epineuro, perineuro e endoneuro – A organização estrutural de um NP fica evidente no corte microscópico. Essa visão mostra que cada tronco de NP tem um revestimento externo de tecido conectivo elástico, chamado *epineuro*, que o protege de várias forças externas e pressões. Por dentro desse revestimento externo, encontram-se muitos fascículos, cada um embainhado por uma capa mais fina e mais delicada, chamada *perineuro*, que contribui para o enfeixamento de numerosas pequenas *fibras nervosas*. As numerosas fibras nervosas, dentro de cada fascículo, são de tamanhos variados, mas cada uma é circundada por um tecido conectivo frouxo, em bainha macia, chamada *endoneuro*. O endoneuro não deve ser confundido com a bainha de *mielina*, uma membrana gordurosa, altamente especializada, em torno do axônio, formada pelas células de Schwann. Cada fibra nervosa, dentro de um fascículo, é um axônio de um neurônio sensorial, motor ou autônomo. Os três revestimentos protetores dos nervos – epineuro, perineuro e endoneuro – são de diferentes espessuras e propriedades elásticas, mas formam um tecido protetor interconectado, dentro do qual ficam as fibras nervosas. Muitos NP também contêm vasos sangüíneos.

FIBRAS NERVOSAS PERIFÉRICAS FORMAM TRÊS TIPOS FUNDAMENTADOS EM TAMANHO E VELOCIDADE DE CONDUÇÃO

As fibras nervosas, dentro de cada fascículo, são de diâmetros variados. Em geral, fibras nervosas grandes têm uma bainha de mielina (fibras mielinizadas); algumas das fibras menores podem ser mielinizadas, mas as menores carecem de mielina (fibras desmielinizadas). As fibras nervosas de diferentes tamanhos têm propriedades funcionais variadas (eletrofisiológicas), expressadas normalmente em relação a seus limiares de excitação e velocidade de condução dos potenciais de ação. Nesse aspecto, as fibras nervosas são classificadas em três tipos gerais, chamados *Tipos A, B e C*, com quatro subtipos para as fibras do Tipo A (α, β, γ e δ).

Fibras Tipo A são mielinizadas e de condução rápida – As fibras Tipo A são de diâmetro grande (até 20μm), fibras mielinizadas que conduzem rapidamente (até 120m/s, perto de 400km/h). As fibras Tipo A mostram baixos limiares de estimulação e foram ainda subdivididas em subtipos α, β, γ e δ com correspondentemente menores diâmetros e velocidades de condução. As fibras Tipo Aδ, as menores do grupo A, têm diâmetro de cerca de 5μm e conduzem a cerca de 20m/s. Elas conduzem sensações de dor e temperatura. As maiores fibras do Tipo A (Aα), são encontradas em nervos motores, alimentando músculos rápidos das mãos e dos olhos. As fibras Tipo B – por exemplo, as fibras autônomas pré-ganglionares – são de tamanho médio (1-3μm) e conduzem a cerca de 10m/s. As fibras Tipo C são do tipo de menor tamanho (< 1μm de diâmetro), mostrando limiares de excitação muito altos e baixas velocidades (1m/s). Elas não são mielinizadas e compreendem o grupo de fibras sensoriais para dor e tato, bem como fibras simpáticas pós-ganglionares. As fibras do nervo olfatório, conduzindo sinais olfatórios aferentes, do nariz para o cérebro, são as menores (0,2μm) e as mais lentas (0,5m/s) fibras nervosas conhecidas nos sistemas nervosos.

Potencial de ação composto de um NP reflete seus vários tipos de fibras – As características conhecidas de um potencial de ação de espícula única, registrado em uma única fibra nervosa, foram bem discutidas anteriormente (Lâmina 15). Quando os potenciais de ação são registrados em um nervo misto, como o nervo ciático, freqüentemente se observa um padrão complexo, chamado *potencial de ação composto*, o qual reflete a excitação de vários tipos de fibras contidas. Com estímulos fracos, observa-se apenas uma única espícula (onda A), a qual corresponde à excitação das fibras mielinizadas de diâmetro grande e limiar baixo (Tipo A). Aumentando a intensidade do estímulo, gradualmente se revelam espículas correspondentemente menores (ondas B e C), associadas à ativação de fibras de diâmetro menor e de limiar mais alto (Tipos B e C). Sob condições ótimas de registro, podem ser encontradas ondas relativas aos subtipos α, β, γ e δ, das fibras A (ondas α, β, γ e δ).

NC: Use vermelho para J, azul para I.
1. Pinte os revestimentos do tronco do NP, no telencéfalo da lâmina. Para finalidades de colorir, foram exageradas as espessuras dos revestimentos e mostram-se vesículas e fibras nervosas em menor quantidade, comparado com o que normalmente existe.
2. Pinte os tipos de fibras nervosas. Observe que, na ilustração inferior, as fibras que representam as três categorias por tamanho, recebem cores diferentes, enquanto, na ilustração superior, por simplificação, todas as fibras nervosas recebem a mesma cor (D).

ESTRUTURA DE UM NERVO PERIFÉRICO (NP)

Os nervos periféricos (NP) são cordões visíveis de tecido nervoso, contendo milhares de fibras nervosas (FN) que formam fascículos. Os NP funcionam como cabos de fios de comunicação, carregando sinais entre o sistema nervoso central e os sensores e efetores periféricos. Os NP podem ser parte de grupos espinais, cranianos ou autônomos. Grandes troncos mistos de NP contêm fibras nervosas (FN) sensoriais (aferentes), motoras (eferentes) e autônomas (normalmente eferentes). Os fascículos individuais são, em geral, funcionalmente distintos, contendo FN sensoriais e motoras.

VEIA I
ARTÉRIA J
FASCÍCULO SENSORIAL B-
TRONCO NERVOSO A-
VISÍVEL A OLHO NU
FASCÍCULO MOTOR B-

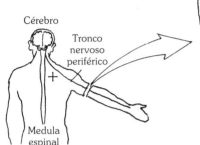
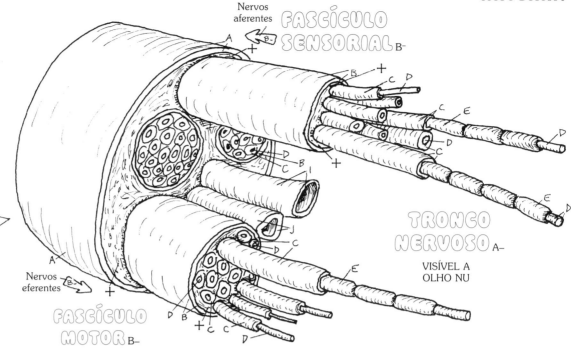

ENVOLTÓRIOS DE UM NERVO PERIFÉRICO

- EPINEURO A
- TRONCO DE NP A-
- PERINEURO B
- FASCÍCULO B-
- ENDONEURO C
- FIBRA NERVOSA D
- BAINHA DE MIELINA E

Os nervos periféricos (NP) são recobertos por vários envoltórios de tecido conectivo, que ajudam a protegê-los da pressão e de forças mecânicas. O epineuro é a camada externa espessa do tronco nervoso principal. O perineuro é um envoltório de espessura média, que recobre os fascículos individuais, dentro do tronco nervoso. O endoneuro é um revestimento delgado, frouxo e difuso, enchendo o espaço entre as fibras nervosas individuais. Os três envoltórios se mantêm unidos por uma ligação frouxa. As fibras nervosas de tamanho grande também são cobertas por um envoltório gorduroso (bainha de mielina), que ajuda a manter um isolamento elétrico parcial, que aumenta a velocidade de condução.

VELOCIDADE DE CONDUÇÃO DE TIPOS DE FIBRAS

- TIPOS DE FIBRAS NERVOSAS D-
- MAIORES (MAIS RÁPIDAS) F-
  - TIPO Aα (diâmetro de até 20μm; velocidade de até 120m/s)
  - TIPO Aβ (média de 10μm; até 70μ/s)
  - TIPO Aγ (média de 5μm; até 30m/s)
  - TIPO Aδ (2-4μm; até 20m/s)
- TAMANHO MÉDIO G
  - TIPO B (1-3μm; até 10m/s)
- MENOR (MAIS LENTA) H
  - TIPO C H (< 1μm; 0,5-2m/s)

O diâmetro das fibras nervosas (FN) em um tronco nervoso misto, grande, ocorre em tamanhos grandes (Tipo A – com subtipos Aα > Aβ > Aγ > Aδ), tamanhos intermediários (Tipo B) e tamanhos pequenos (Tipo C). As FN grandes (fibras motoras para músculos rápidos, fibras ópticas) são normalmente mielinizadas e mais rápidas na velocidade de condução. As fibras Tipo C (dor, autônomas) são as menores e mais lentas. Se um NP misto grande for estimulado em um ponto, com um estímulo forte (alta intensidade), um potencial de ação composto (PAC) é obtido em um ponto de registro distante. O pico mais alto do PAC (pico A, na ilustração), ocorre muito rapidamente, correspondendo ao potencial de ação (PA) da FN maior. Os picos Aα-Aδ, B e C ocorrem em instantes progressivamente mais tardios, correspondem às fibras respectivamente menores, que têm limiares correspondentemente mais altos e menores velocidades. Se a intensidade do estímulo for fraca, é visto apenas o pico Aα do limiar baixo, de fibras grandes (ilustração à esquerda).

POTENCIAL DE AÇÃO COMPOSTO DE UM NP

FIBRAS NERVOSAS NÃO SÃO VISÍVEIS A OLHO NU

ONDA A F
ESTÍMULO FRACO
ESTÍMULO FORTE
ONDA G
ONDA H

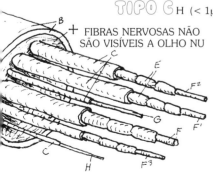
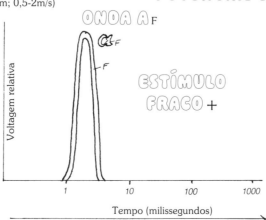
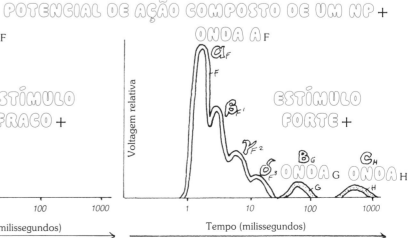

SISTEMA NERVOSO

MECANISMOS DE EXCITAÇÃO E INIBIÇÃO

Embora os neurônios sejam as células excitáveis do tecido nervoso, eles não são as verdadeiras unidades da *função do sistema nervoso*. Neurônios isolados geram e conduzem potenciais de ação e liberam neurotransmissores, mas são incapazes de desempenhar, por si mesmos, funções típicas do sistema nervoso, como simples reflexos ou processos complexos de pensamento.

CIRCUITOS NERVOSOS E SINAPSES PERMITEM INTEGRAÇÃO NO SISTEMA NERVOSO CENTRAL

As funções do SNC são desempenhadas por circuitos nervosos e redes, as verdadeiras unidades funcionais do sistema nervoso. Um circuito nervoso pode ter dois ou milhares de neurônios que interagem uns com os outros, por meio de sinapses *excitatórias* ou *inibitórias*. Essas sinapses, fazendo conexões interneuronais controláveis, são responsáveis pelas funções *integrativas* do SNC. Acredita-se que haja trilhões de sinapses no cérebro humano. Sem elas não se operariam os reflexos, a comunicação entre o SNC e a periferia, bem como internamente o SNC paralisaria e não se dariam as operações integrativas cerebrais.

SINAPSES DO SISTEMA NERVOSO CENTRAL SÃO EXCITATÓRIAS OU INIBITÓRIAS

Para visualizar a interação sináptica em um circuito nervoso, considere um neurônio motor espinal. Para fazer uma fibra muscular contrair, este neurônio motor deve ser excitado até o nível do seu limiar; ele descarregará, então, impulsos nervosos ao longo do seu axônio para excitar sua fibra muscular alvo. Para evitar que um músculo contraia ou para relaxá-lo, o neurônio motor deve ser suprimido (inibido).

O corpo celular e os dendritos deste neurônio motor são o ponto de milhares de sinapses de entrada feitas pelas terminações de neurônios sensoriais, interneurônios e neurônios motores descendentes originários no cérebro. Algumas dessas sinapses são excitatórias (E) outras, inibitórias (I). As sinapses E e I podem ocorrer lado a lado em um neurônio pós-sináptico. Embora um neurônio possa receber aferência de sinapses E e I, de diferentes neurônios pré-sinápticos, pode fazer apenas um tipo de sinapse eferente, ou do Tipo E ou do Tipo I, já que seus terminais de saída são todos E ou todos I.

NEURÔNIOS EXCITATÓRIOS OU INIBITÓRIOS

Os neurônios que fazem sinapses de saída de Tipo E são chamados *excitatórios* (*neurônios-E*). Um neurônio-E excita seu neurônio pós-sináptico ou célula-alvo, induzindo-o a tornar-se funcional (por exemplo, dispara potenciais de ação). Todos os neurônios motores são do Tipo E, bem como os neurônios somáticos sensoriais que conectam a periferia ao SNC e a maioria dos neurônios grandes (macroneurônios), que comunicam entre as principais partes do SNC, incluindo os nervos motores descendentes do cérebro. As sinapses Tipo I, que são críticas para a integração sináptica central, são freqüentemente estabelecidas pelos *neurônios inibitórios pequenos* (também chamados de neurônios de axônios curtos, interneurônios, microneurônios).

Assim, se uma fibra sensorial da periferia ou uma fibra motora descendente do cérebro precisar inibir um neurônio motor espinal, deve primeiro excitar interneurônios Tipo I, os quais, por sua vez, inibirão o neurônio motor, mediante suas sinapses I eferentes. No SNC de adulto, todos os terminais E e I para um neurônio motor estão permanentemente em posição; apenas o padrão de atividade nervosa – isto é, o grau de ingresso motor sensorial ou descendente – determina quais terminais (E ou I) serão usados.

É claro que o uso ou o desuso e o aprendizado podem alterar as propriedades dos neurônios e das sinapses do SNC, por meio de mudanças em sua eficácia, mas não transformarão um neurônio ou uma sinapse, de um tipo para outro.

POTENCIAIS SINÁPTICOS DETERMINAM A FUNÇÃO NEURONAL

A ativação de cada terminal sináptico produz um *potencial sináptico* lento, fraco e gradual. Estes se dividem em dois tipos – *potencial pós-sináptico excitatório* (EPSP), que ocorre na sinapse Tipo E, e *potencial pós-sináptico inibitório* (IPSP), que ocorre na sinapse Tipo I. (Para aspectos elétricos e iônicos de EPSP e IPSP, ver ilustrações desta e das Lâminas 19 e 20). Se muitos terminais sinápticos se ligarem a um neurônio único, os EPSP e/ou os IPSP podem somar algebricamente, dando origem ao fenômeno da *somação*, discutida a seguir.

Somação dos potenciais sinápticos – Em uma grande sinapse com muitas vesículas sinápticas – por exemplo, a junção neuromuscular – um único potencial de ação causa a liberação de neurotransmissor (acetilcolina) suficiente para resultar em um grande potencial de placa motora (um tipo forte de EPSP) que, freqüentemente, resulta em um abalo muscular (Lâmina 20). Nas sinapses centrais, entretanto, a energia de um único EPSP ou IPSP, normalmente não é suficiente para ativar um neurônio pós-sináptico. Para isso ocorrer, o nível de excitação ou de inibição na superfície pós-sináptica deve aumentar. A acumulação algébrica dos potenciais sinápticos, na respectiva superfície de um neurônio póssináptico é chamada de *somação sináptica*. Quando as sinapses de Tipo E estiverem mais ativas que as sinapses Tipo I, prevalecerá a excitação; em oposição, dominará a inibição no neurônio póssináptico. Se os dois tipos de sinapse estiverem igualmente ativos, seus efeitos se cancelam. A somação ou a interação sináptica são o principal determinante da integração neuronal. Assim, o equilíbrio da aferência excitatória e inibitória, para um neurônio póssináptico, determina se seu axônio disparará impulsos nervosos.

Somação espacial e temporal – Existem dois tipos de somação sináptica: *espacial* e *temporal*. A somação espacial ocorre quando a aferência pré-sináptica é somada ao longo dos diferentes pontos sinápticos, incidindo no mesmo neurônio pós-sináptico. A somação espacial pode ocorrer com sinapses Tipo E e I e os terminais présinápticos podem pertencer a um ou mais neurônios. A somação temporal – isto é, a acumulação de potenciais sinápticos individuais no tempo – envolve uma única sinapse. Nesse caso, um aumento na *freqüência* de descarga (impulsos/unidade de tempo) aumenta a eficácia da sinapse. Na sinapse E, a somação aumenta a probabilidade de descarga do neurônio pós-sináptico; na sinapse I, ela diminui a probabilidade de descarga.

Convergência, divergência e recrutamento – As oportunidades para somação espacial em um circuito neuronal são criadas por meio do aumento do número de terminais sinápticos de um único neurônio pré-sináptico, para o mesmo neurônio pós-sináptico. Isso é chamado de *convergência* e se vê um exemplo na ramificação terminal central dos aferentes sensoriais. Alternativamente, pode ser aumentado o número de neurônios pré-sinápticos ativos, disparando no neurônio receptor. Isso se chama *recrutamento*. A *convergência* de numerosos neurônios do mesmo tipo em um único neurônio pós-sináptico é outro dispositivo para criar oportunidades para somação espacial e temporal. A *divergência* é a maneira pela qual um neurônio utiliza seus múltiplos ramos para excitar numerosos neurônios pós-sinápticos. Isso, nem sempre, pode envolver somação sináptica.

NC: Use cores bem claras para A e B.
1. Comece com o neurônio excitatório (A) e pinte sua fibra desde o cérebro até a medula espinal, na ilustração superior à esquerda. Depois, pinte as ampliações, juntamente com o neurônio inibitório (B). As fibras aferentes (sensoriais) e eferentes (motoras) são coloridas (A) já que elas também são excitatórias. Pinte a terminação sináptica excitatória e inibitória típica de cada neurônio, na ilustração maior.
2. Em seguida, pinte a convergência e a divergência.
3. Pinte a somação espacial e temporal com a correspondente ilustração de potencial sináptico. Em ambos os casos, as somações são mostradas para potenciais excitatórios (também ocorrem em sistemas inibitórios).

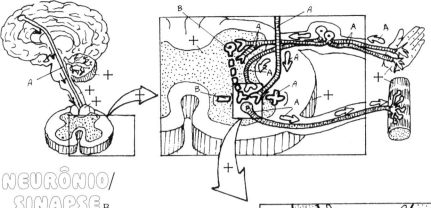

Neurônios interagem com outros neurônios por meio de conexões (sinapses) excitatórias (E) e inibitórias (I). As sinapses E ativam e as sinapses I desativam (inibem) o neurônio pós-sináptico. A ação de um neurônio (exercida por meio de suas sinapses eferentes) é do Tipo E ou I. Entretanto, cada neurônio pode receber aferência de sinapses de Tipo E e Tipo I, de outros neurônios. Os neurônios de grande projeção são geralmente do Tipo E. Os neurônios I normalmente são de tamanho pequeno (microneurônios) e têm axônios curtos. Freqüentemente funcionam como *interneurônios* porque fazem conexões locais inibitórias entre os grandes neurônios E.

NEURÔNIO/SINAPSE INIBITÓRIO (IPSP)
(Potencial Pós-sináptico Inibitório)

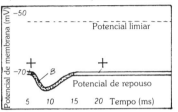

A liberação do neurotransmissor Tipo I, na sinapse Tipo I, causa entrada de Cl⁻ ou saída de K⁺, criando uma *hiperpolarização* localizada da membrana pós-sináptica (isto é, um IPSP). As cargas negativas aumentadas impedem o fluxo de corrente despolarizante, na direção da saliência axonal da célula pós-sináptica, diminuindo a probabilidade de descarga do axônio.

NEURÔNIO/SINAPSE EXCITATÓRIO (EPSP)
(Potencial Pós-sináptico Excitatório)

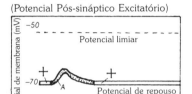

A liberação do neurotransmissor Tipo E, na sinapse E, provoca a entrada de íons carregados positivamente (Na⁺), criando *despolarização* localizada (isto é, EPSP) da membrana pós-sináptica. A corrente flui dessa área para o segmento inicial do axônio, em repouso (polarizado). A força dessa corrente depende da força dos EPSPs. O axônio descarregará impulsos nervosos se a corrente despolarizada estiver acima do limiar de descarga do axônio.

CONVERGÊNCIA

A convergência (C) ocorre quando um neurônio recebe aferência sináptica de vários outros neurônios. A divergência (D) ocorre quando a eferência sináptica de um neurônio se distribui para mais de um neurônio (por ramificação do axônio). C e D podem ocorrer em neurônios E e I. C e D são fundamentais na fisiologia dos circuitos neuronais, porque dão base estrutural para fenômenos sinápticos importantes, como somação espacial, facilitação e oclusão.

DIVERGÊNCIA

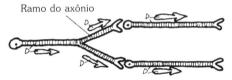

SOMAÇÃO DE POTENCIAIS SINÁPTICOS

ESPACIAL

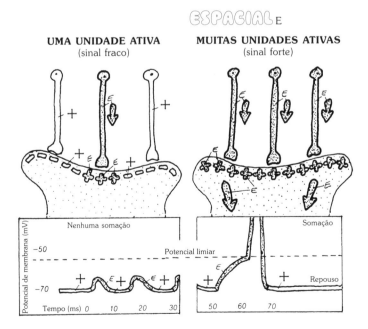

Um único EPSP geralmente é muito fraco para produzir ativação de um neurônio. Uma solução é aumentar o número de locais de aferência (isto é, ativação de mais unidades pré-sinápticas). Os EPSP de todos os locais ativos do neurônio pós-sináptico somam-se (somação espacial) criando a corrente limiar para a descarga do axônio. A somação espacial ocorre também em sinapses inibitórias com efeito oposto.

TEMPORAL

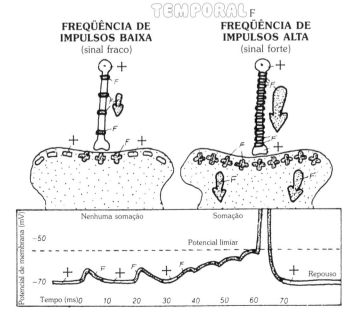

Outra maneira de aumentar a força dos sinais nas sinapses é mediante somação "no tempo" de potenciais sinápticos – isto é, somação temporal – que ocorre por aumento da freqüência de impulsos na mesma sinapse. Na sinapse E, sucessivos impulsos aferentes causam um "rápido" acúmulo de cargas positivas, excitando neurônios pós-sinápticos. Na sinapse Tipo I, observa-se o efeito oposto. As somações temporal e espacial podem ocorrer juntas.

SINAPSES DO SISTEMA NERVOSO CENTRAL

As sinapses são mecanismos pelos quais os *neurônios centrais* comunicam-se com seus alvos periféricos e uns com os outros. A importância das sinapses na função cerebral é extremamente crítica e não pode ser subestimada. Já estudamos a estrutura básica, a química e a função de uma sinapse típica e a operação de sinapses inibitórias e excitatórias em lâminas anteriores (19 e 87). Entretanto, as sinapses do SNC não são típicas, apresentando uma ampla variedade de estrutura, química e função.

NÚMEROS E TIPOS ESTRUTURAIS DE SINAPSES DO SISTEMA NERVOSO CENTRAL

Cérebro humano tem 10 bilhões de neurônios e 10 trilhões de sinapses – O número de sinapses no cérebro é enorme. Admitindo que o cérebro tem 10 bilhões de neurônios e que cada neurônio faz, em média, 1.000 sinapses com outros neurônios, existem aproximadamente 10 trilhões de sinapses no cérebro. A razão do número de sinapses sobre o número de neurônios difere amplamente entre as regiões cerebrais – 50 mil para um, no cérebro superior humano.

Maioria das sinapses centrais é do tipo axodendrítico – A maior parte das sinapses centrais ocorre entre terminais axonais (*botões sinápticos*) de um neurônio e dendritos de outro neurônio (*sinapse axodendrítica*). Muitas sinapses axodendríticas ocorrem nas pontas dos dendritos. As sinapses também ocorrem entre terminais axonais e corpos celulares (soma) de neurônios (*axossomáticas*). Um neurônio motor espinal é o alvo de aproximadamente 10 mil botões sinápticos, dos quais 80% estão nos seus dendritos e 20% nos seus corpos celulares (soma). Essa taxa é mais alta nas células piramidais cerebrais, onde mais de 95% das sinapses estão nos dendritos.

Sinapses axo-axonais e dendrodendríticas ocorrem, mas são relativamente raras – Tipos mais raros de sinapses ocorrem entre terminais axonais de um neurônio e os de outros neurônios (*sinapse axo-axonal*); estes servem na *inibição pré-sináptica*. Semelhantemente, ocorrem *sinapses dendrodendríticas*; algumas são *recíprocas*, associadas a neurônios inibitórios, sem axônios; elas ocorrem na retina e no bulbo olfatório e funcionam em *circuitos inibitórios locais*.

SINAPSES CENTRAIS SÃO DE DIFERENTES TIPOS QUÍMICOS

As noções de transmissão química entre neurônios e as sinapses de acetilcolina e norepinefrina, operando na junção neuromuscular, e autônomas foram introduzidas anteriormente (Lâminas 19 e 29). No SNC as sinapses químicas ocorrem em uma grande variedade, particularmente em relação ao tipo de neurotransmissor e mecanismo de receptor pós-sináptico.

Sinapses de acetilcolina e amina biogênica regulam as emoções, o sono, despertar e funções cerebrais mais elevadas – As sinapses de *acetilcolina* ocorrem em algumas sinapses espinais e cerebrais e participam em numerosos circuitos centrais, envolvidos na regulação do sono, vigília, memória, aprendizado e coordenação motora. As sinapses de amina biogênica (*dopamina, norepinefrina, epinefrina, serotonina* e *histamina*) participam de circuitos espinais e cerebrais. No cérebro, as sinapses de serotonina estão envolvidas na regulação do humor, apetite, dor e prazer. As sinapses de dopamina participam em diversas vias, envolvidas na coordenação motora (gânglios basais), inibição central (bulbo olfatório), cognição e personalidade (lobos frontais).

Sinapses de aminoácidos são dos tipos inibitório e excitatório – Os neurotransmissores das sinapses do SNC, *glutamato* e *aspartato* encontram-se em muitas regiões cerebrais, freqüentemente em neurônios de maior projeção. Os mecanismos pós-sinápticos das sinapses de glutamato são complexos, envolvendo cálcio e outros segundos mensageiros, fornecem a base celular e molecular de plasticidade – e aprendizado – relacionadas às funções neuronais. O *GABA* (*ácido gama-aminobutírico*) e a *glicina* agem nas sinapses inibitórias do SNC. A maioria das sinapses inibitórias cerebrais utiliza o GABA como transmissor.

Numerosos neuropeptídeos funcionam como co-transmissores sinápticos e neuromoduladores – Mais de 80 *neurotransmissores peptídicos* são conhecidos; uns poucos funcionam como transmissor principal (por exemplo, substância P); a maioria age como *co-transmissor* e modulador dos principais neurotransmissores. Os *neuromoduladores* ajudam a modular a eficácia das sinapses, alterando seus níveis de excitabilidade e de rapidez das respostas funcionais. A *substância P* e a *endomorfina-β* são neurotransmissores nas vias lentas de inibição de dor e dor central; muitos neuromoduladores peptídicos cerebrais trabalham como hormônios em outras partes do corpo – por exemplo, *ocitocina, TRH, gastrina, secretina, angiotensina*.

Óxido nítrico e o monóxido de carbono são gases, mas têm também função neurotransmissora – Recentemente, verificou-se que dois componentes gasosos, o *óxido nítrico* (NO) e o *monóxido de carbono* (CO) agem como neurotransmissores em partes e funções cerebrais. O NO também age como um fator relaxante na musculatura lisa nos vasos sangüíneos, intestino e pênis (Lâmina 151). O NO é sintetizado pela enzima *óxido nítrico sintetase*, a partir do aminoácido arginina. O NO e o CO cerebrais difundem livremente entre os neurônios e as sinapses e ativam a *guanilil ciclase*.

SINAPSES RÁPIDAS SÃO IDEAIS COMO RELÉS E SINAPSES LENTAS, COMO INTEGRADORAS

A sinapse neuromuscular colinérgica, na qual o receptor pós-sináptico também é um canal de íon (receptor colinérgico nicotínico) é típica das *sinapses rápidas*. As sinapses rápidas são boas para a função de relé, mas não para a integração de respostas, um requisito essencial no SNC. Muitas sinapses do SNC são do *tipo lento*, com um *longo tempo de retardo*, entre a chegada do impulso pré-sináptico e a resposta pós-sináptica. As sinapses lentas envolvem neuromoduladores e neuropeptídeos que agem na mediação de segundos mensageiros intracelulares; nesse caso, o receptor pós-sináptico não é um canal de íon. A ligação do receptor ativa as proteínas G e enzimas (por exemplo, adenilciclase) na membrana pós-sináptica, levando à liberação de segundos mensageiros (por exemplo, AMP cíclico), o qual ativa, então, o canal de íon (por exemplo, canal com portão cAMP), permitindo o fluxo de íon e respostas elétricas. Esses eventos levam mais tempo, de acordo com a lentidão da resposta. Porém, permitem também a integração da resposta e sua modulação por outros fatores pré e pós-sinápticos. Muitas sinapses que agem na vigília, atenção e plasticidade nervosa (aprendizado e memória) se valem das sinapses lentas.

Muitas alterações cerebrais estão associadas com perda ou disfunção de sinapses centrais – A *doença de Alzheimer*, envolvendo perda da memória e alterações cognitivas, está associada à perda de sinapses colinérgicas, no hipocampo e base do cérebro superior, áreas importantes na cognição e na memória. A *doença de Parkinson* envolve perda de sinapses de dopamina, nos gânglios basais, resultando em acentuadas alterações motoras. A *esquizofrenia* está associada com hiperatividade de sinapses de dopamina, nos lobos frontais, resultando em disfunção mental e cognitiva. A *epilepsia*, uma alteração cerebral envolvendo convulsões leves ou graves, está parcialmente associada com a queda da função das sinapses de GABA. Muitas drogas, direcionadas para a melhoria das alterações cerebrais agem nas sinapses centrais, particularmente nos mecanismos receptores.

NC: Use cores claras para B, D, E e F.
1. Pinte as localizações das sinapses. Pinte completamente todos os corpos celulares, axônios e dendritos.
2. Pinte os nomes dos neurotransmissores químicos.
3. Pinte os exemplos de sinapses rápidas e lentas, seguindo a seqüência numerada.

TIPOS DE SINAPSES DO SNC

Os neurônios do SNC se comunicam uns com os outros por meio de numerosos e diversos tipos de sinapses, as quais diferem na estrutura, localização, química de neurotransmissor e função. Um neurônio do SNC pode receber milhares de sinapses de outros neurônios e fazer centenas de sinapses sobre outros neurônios.

LOCALIZAÇÃO

1. AXODENDRÍTICA
2. AXOSSOMÁTICA
3. AXO-AXONAL
4. DENDRODENDRÍTICA

As sinapses entre axônios de um neurônio e dendritos de outro (axodendríticas) (1) são as mais comuns; seguidas pelas axossomáticas (2), as quais terminam no corpo celular. Os tipos mais raros incluem as sinapses axo-axonais (entre terminais axonais de um neurônio e o terminal pré-sináptico de outro neurônio) (3), que serve à inibição pré-sináptica; e sinapses dendrodendríticas (4), que servem aos circuitos locais inibitórios de retroalimentação. Esse tipo pode ser recíproco (isto é, nos dois sentidos).

CORPO CELULAR
AXÔNIO
DENDRITO

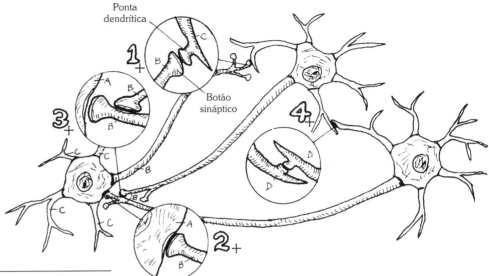

NEUROTRANSMISSOR QUÍMICO

FN: representa Funções Normais
FA: representa Funções Anormais
(drogas usadas no tratamento de funções anormais são mostradas entre parênteses).

SEROTONINA
FN: humores, sexo, apetite
FA: depressão; alterações alimentares
(drogas antidepressivas: Prozac®; alucinógenos: LSD)

ACETILCOLINA
FN: motor, sono, memória
FA: doença de Alzheimer;
(drogas colinérgicas)

DOPAMINA
FN: função motora; personalidade; pensamentos
FA: doença de Parkinson (diminuição de dopamina) [L-dopa]
FA: esquizofrenia (aumento na dopamina) [bloqueadores de dopamina]

GABA
Ácido gama-aminobutírico
FN: inibição central
FA: epilepsia; ansiedade
(barbitúricos; Valium®)

GLUTAMATO
FN: transmissão excitatória; relé motor e sensorial
FA: deficiências relacionadas

PEPTÍDEOS
Mais que 50 neurotransmissores peptídicos conhecidos
Exemplos incluem:
beta-endorfina – FN: inibição da dor; recompensa, prazer
Substância-p – FN: relé lento de dor
Neuropeptídeo Y – FN: sexo, apetite
Angiotensina – FN: sede, comportamento da sede

Muitos neurotransmissores diferentes se encontram na variedade de sinapses do SNC. Alguns são pequenas moléculas orgânicas (por exemplo, aminas e aminoácidos), outros são grandes peptídeos. Alguns servem a interneurônios de axônios curtos, outros a neurônios com longas projeções de axônios. As sinapses de acetilcolina ocorrem em vias relacionadas ao sono, à memória e à coordenação motora; uma disfunção de acetilcolina está envolvida na doença de Alzheimer. As aminas biogênicas (serotonina, norepinefrina, dopamina) mediam as funções de despertar, sono, emoções e humor.

Alterações da serotonina e dopamina ocorrem na depressão, esquizofrenia e Doença de Parkinson. As sinapses de glutamato e aspartato funcionam na transmissão excitatória e aprendizado e memória, enquanto o GABA funciona em sinapses inibitórias (sedação). As sinapses que liberam vários neurotransmissores peptídicos ocorrem na dor e no prazer (endorfinas, substância P), nas funções sexuais (GnRH), na alimentação (neuropeptídeo Y) e comportamentos de beber (angiotensina). Os peptídeos e as aminas biogênicas freqüentemente agem como moduladores em sinapses complexas, lentas e adaptativas.

FUNÇÃO

MEMBRANA PRÉ-SINÁPTICA
NEUROTRANSMISSOR
MEMBRANA PÓS-SINÁPTICA
RECEPTOR DE MEMBRANA
CANAL DE ÍON
PROTEÍNA G
PROTEÍNA EFETORA

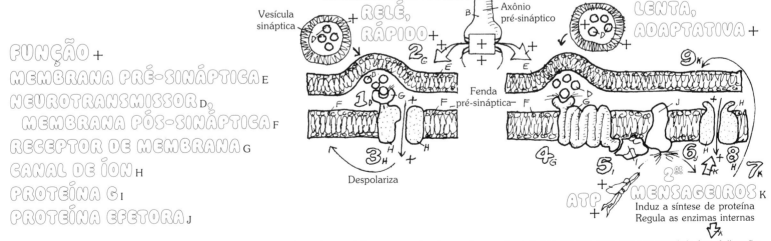

As sinapses rápidas funcionam como interruptores rápidos de sinais de neurônios pré para pós-sinápticos. Um neurotransmissor (por exemplo, acetilcolina em sinapses colinérgicas nicotínicas) é liberado das vesículas pré-sinápticas (1) para difundir através da fenda sináptica e ligar-se a uma proteína receptora, a qual é também um canal de íon (2). A ligação do transmissor ao receptor abre os poros nos canais de íons; nas sinapses excitatórias, os íons positivos entram, despolarizando e ativando os neurônios pós-sinápticos (3). As sinapses rápidas podem ser também inibitórias. As sinapses adaptativas lentas servem nas funções que requerem alterações nas propriedades sinápticas (por exemplo, na atenção, despertar, aprendizado e memória). Um neurotransmissor, agindo como um neuromodulador, se liga com um receptor de membrana pós-sináptico (4) que *não* seja um canal de íon. A ligação ativa uma proteína G reguladora adjacente (5), a qual ativa uma proteína efetora – por exemplo, adenilciclase (6), a qual estimula segundos mensageiros (SM) – por exemplo, cAMP, cálcio – na célula pós-sináptica (7). Os SM desempenham muitas funções: eles abrem (ou fecham) canais de íons (8), permitindo movimentos dos íons que despolarizam ou hiperpolarizam neurônios pós-sinápticos. Os SM também alteram, temporariamente ou permanentemente propriedades de outras proteínas de membranas pós-sinápticas ou pré-sinápticas (9). Esses efeitos podem ser exercidos diretamente ou por meio de mudanças na síntese de novas proteínas, nas células pós-sinápticas.

SISTEMA NERVOSO

TIPOS DE RECEPTORES SENSORIAIS

As funções do sistema nervoso estão divididas em três categorias – sensorial, motora e de integração. Os receptores sensoriais são uma parte vital dos mecanismos sensoriais no SN.

RECEPTORES SENSORIAIS TRADUZEM ESTÍMULOS EXTERNOS E INTERNOS

Os *receptores sensoriais* são células nervosas altamente especializadas, como em bastonetes e cones da retina ou em dendritos modificados ou em órgãos receptores da pele, pelos quais o sistema nervoso detecta a presença ou mudanças em diferentes *formas de energia*, nos ambientes externo e interno. Os receptores sensoriais convertem essas várias formas de energia em uma linguagem comum, unitária do sistema nervoso – isto é, *sinais nervosos* (*potenciais de ação*), os quais são então comunicados ao SNC. Cada receptor sensorial está equipado com partes que conferem sua habilidade para *detectar* o estímulo e fazer a *transdução* (conversão) da energia física em sinais nervosos.

Por exemplo, o corpúsculo de Pacini da pele é sensível à indentação na pele, geralmente produzida por um toque duro ou estímulo de pressão, detectado pela cápsula fibrosa do corpúsculo e transmitido em ondas de deformação mecânica para o segmento da extremidade do nervo, no corpúsculo. As terminações nervosas convertem estímulos de pressão em ondas de despolarização elétrica – isto é, *potencial graduado de receptor* – que age como um potencial gerador e ativa os segmentos axonais adjacentes ou nós de Ranvier da fibra nervosa sensorial, produzindo potenciais de ação para transmissão ao SNC.

CADA TIPO DE RECEPTOR SENSORIAL DETECTA UM ESTÍMULO ESPECÍFICO

O mundo físico em torno de nós contém numerosas formas de energia, nem todas somos capazes de detectar. Aquelas detectáveis são classificadas em categorias de energia *mecânica*, *química*, *térmica* e *luminosa*. O corpo pode ter um ou mais tipos de receptores sensoriais para detectar qualquer tipo dessas formas de energia. Alguns receptores, como aqueles na pele, são dendritos modificados. Nos neurônios fotorreceptores da retina dos olhos, muito da célula está modificado para detectar e converter raios luminosos. Algumas células receptoras (como receptores da pele e do olfato), agem como unidades sensoriais isoladas independentes. Em outros casos, os receptores constam como massas organizadas de células, dentro de órgãos sensoriais (como na retina dos olhos). A integridade estrutural da retina como um todo é essencial para a percepção da forma e do movimento.

Tipos de receptores sensoriais – Dependendo da forma de energia a que respondem, os receptores sensoriais são classificados como *mecanorreceptores*, *quimiorreceptores*, *termorreceptores*, *nociceptores* e *fotorreceptores*. A maioria é descrita adiante, neste livro, em lâminas apropriadas, juntamente com uma descrição do sentido relacionado. Aqui, será dada uma descrição geral das diferentes categorias funcionais.

MECANORRECEPTORES DETECTAM DESLOCAMENTO, ESTIRAMENTO E SOM

Os *mecanorreceptores* constituem o grupo mais diversificado de receptores sensoriais. Encontrados na pele, nos músculos, articulações e órgãos viscerais, são sensíveis à deformação mecânica das membranas dos tecidos e celulares. Essa deformação pode surgir de várias maneiras: indentação, estiramento e movimento de pelos. Os *receptores da pele* incluem a maior variedade dos mecanorreceptores. Acredita-se que muitas terminações nervosas sensoriais, encapsuladas em revestimento fibroso (tecido conectivo), sejam mecanorreceptores. Proteínas especializadas, sensíveis ao estiramento, são encontradas nas membranas plasmáticas dos elementos dos mecanorreceptores.

Tipos de mecanorreceptores da pele – De acordo com algumas classificações, o *tato fino* é detectado por receptores localizados superficialmente, como *corpúsculo de Meissner*, *disco de Merkel* e o *plexo nervoso*, encontrado em torno das raízes dos pelos da pele – *plexos da raiz do pelo*. O *tato grosseiro* e a pressão são detectados por receptores mais profundos, como *terminação bulbar de Krause*, *terminação de Ruffini* e *corpúsculo de Pacini*.

Receptores dos músculos e tendões – As alterações no *comprimento e tensão muscular* são detectadas pelos receptores de estiramento, no *fuso muscular*; as mudanças no *comprimento e tensão do tendão* são detectadas pelo *órgão de Golgi do tendão*, encontrado nos tendões dos músculos. Mecanorreceptores especializados, chamados *receptores articulares* ou *receptores cinestésicos*, encontrados nas articulações, assinalam mudanças no *deslocamento* e *na posição* no espaço da articulação ou do membro.

Células ciliadas – Receptores mecânicos mais especializados, contendo *células ciliadas* (células com cílios modificados) são encontrados no ouvido interno. O movimento dos cílios deforma a membrana celular, ativando a célula ciliada. Essas células ciliadas se encontram na *cóclea* (órgão da audição), onde respondem a ondas mecânicas geradas pelos sons e, no *aparelho vestibular* (órgão do equilíbrio), onde respondem a ondas mecânicas de fluido, no aparelho vestibular, causadas pelos movimentos da cabeça.

Barorreceptores e receptores de estiramento – As paredes de muitos órgãos viscerais contêm receptores de estiramento que assinalam a distensão. Os *barorreceptores*, na parede de certas artérias (carótidas e aorta), são exemplos bem conhecidos. Esses são sensíveis à distensão da parede arterial, causadas por alterações na pressão sangüínea; do mesmo modo, a distensão intestinal e do estômago é percebida por receptores de estiramento, na parede desses órgãos.

TERMINAÇÕES NERVOSAS LIVRES DETECTAM CALOR, FRIO OU ESTÍMULOS DOLOROSOS

As sensações de *calor* e *frio* são captadas pelos *termorreceptores*, um tipo de *terminação nervosa livre*, na pele. Além disso, certos neurônios, no *hipotálamo* do cérebro, que participam na regulação nervosa da temperatura do corpo, podem detectar mudanças na *temperatura do sangue*. Outros tipos especializados de terminações nervosas (*nociceptores*), respondem a estímulos nocivos que causem dor.

OS QUIMIORRECEPTORES SÃO SENSÍVEIS A SUBSTÂNCIAS QUÍMICAS ESPECÍFICAS

Numerosos estímulos sensoriais de natureza química são detectados por uma variedade de *quimiorreceptores*. Assim as *células receptoras olfatórias*, na cavidade nasal posterior, detectam odores do ambiente. As *células receptoras do paladar*, nas papilas gustativas da língua, detectam certas substâncias no alimento, que podem ser vantajosas (doces, salgados) ou danosas (substâncias amargas) ao corpo. Outros tipos de quimiorreceptores internos detectam mudanças nas substâncias do sangue, fisiologicamente importantes. Por exemplo, as células sensoriais nos *corpos carotídeos* e *aórticos* detectam oxigênio e neurônios quimiossensores, na medula cerebral, detectam o dióxido de carbono. Ainda outros neurônios hipotalâmicos são especializados, como *osmorreceptores*, os quais regulam a *osmolaridade* sangüínea, por meio da detecção dos níveis de *sódio sangüíneo* e outros, como os *glicorreceptores*, detectando os níveis de glicose sangüínea.

FOTORRECEPTORES SÃO ESPECIALIZADOS PARA DETECTAR ENERGIA LUMINOSA

A retina, a porção nervosa do olho, contém células *fotorreceptoras*, (bastonetes e cones), que detectam energia *luminosa*. Os raios de luz visível compõem uma faixa específica em um espectro de ondas de energia eletromagnética. Os *bastonetes*, sendo mais abundantes e sensíveis, servem à visão periférica e noturna; os *cones* trabalham apenas na luz do dia e detectam as cores vermelha, azul e verde – isto é, certos comprimentos específicos de ondas da luz visível.

NC: Graças à necessidade de muitas cores nesta lâmina, você pode ter que usar a mesma cor para diferentes rótulos de letras, acaso lhe faltem cores.

1. Pinte os três painéis superiores da esquerda para a direita.
2. Pinte os vários mecanorreceptores, a maioria dos quais aparece no bloco da pele, à direita.
3. Pinte as categorias de receptores. Onde o receptor for pequeno, pinte a seta que aponta para ele.

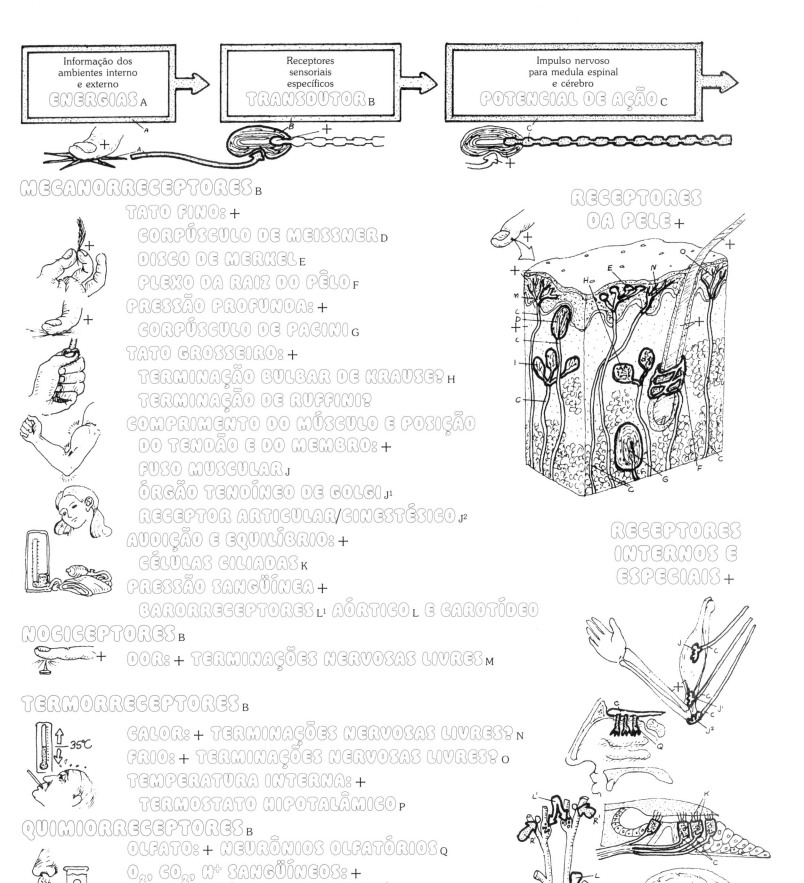

SISTEMA NERVOSO

Um problema importante na fisiologia sensorial é o mecanismo pelo qual os receptores sensoriais convertem a energia em um estímulo (seja ele físico, como tato ou químico, como odores) na linguagem comum da comunicação do sistema nervoso – isto é, o impulso nervoso. Esse processo se chama *transdução sensorial*. Nessa lâmina, estudamos as propriedades funcionais dos receptores sensoriais da pele e como realizam a transdução sensorial.

TERMINAÇÕES NERVOSAS SENSORIAIS FAZEM A TRANSDUÇÃO DE ESTÍMULOS MECÂNICOS

Os corpúsculos de Pacini são "órgãos" receptores sensoriais ou corpos, encontrados nas camadas profundas da pele, bem como nos tecidos viscerais. Acredita-se que sejam receptores mecânicos, sensíveis a estímulos como *pressão* e *vibração*. Cada corpúsculo de Pacini consiste em uma terminação nervosa de uma fibra sensorial mielinizada, envolvida por uma cápsula de tecido conectivo fibroso. A terminação nervosa é um dendrito modificado e o transdutor essencial da energia mecânica. Ao emergir da cápsula, ele se continua com uma fibra sensorial mielinizada (axônio) com seus nós de Ranvier (Lâmina 18).

O estímulo de pressão mecânica, aplicado à superfície da pele, causa indentação, resultando em estimulação dos corpúsculos de Pacini subjacentes. Como estes estão localizados profundamente na pele, apenas os estímulos fortes causando indentação suficientemente profunda, como a produzida por estímulos de pressão, podem ativá-los. Assim, os corpúsculos de Pacini são sensores de pressão. As numerosas camadas de fibras de tecido conectivo, que compõem a cápsula, funcionam como amortecedor. Elas protegem a terminação nervosa dos estímulos leves de tato e ajudam a distribuir as ondas de deformação mecânica para todas as partes da terminação nervosa. Essas ondas finalmente alcançam a membrana da terminação do nervo e ativam proteínas mecanorreceptoras, sensíveis ao estiramento, as quais interagem com canais de sódio. O resultado é que o sódio flui para dentro e despolariza a membrana da terminação nervosa, criando um *potencial receptor* local.

POTENCIAIS RECEPTORES MEDEIAM A TRANSDUÇÃO DO ESTÍMULO

O potencial receptor, também chamado de *potencial gerador*, pelo fato de gerar o impulso nervoso no axônio adjacente, é um tipo de *potencial graduado*. Em contraste com os *potenciais de ação*, que ocorrem apenas em axônios, para obedecer ao princípio do tudo ou nada (Lâmina 17), os potenciais receptores, a exemplo de todos os potenciais graduados, mostram amplitudes variadas em resposta a variações na força do estímulo; quanto mais forte o estímulo, mais íons sódio entram na terminação e mais alta é a amplitude do potencial receptor.

Enquanto durar o potencial receptor, flui uma corrente elétrica entre a terminação nervosa e o nó de Ranvier adjacente, já que o interior da terminação nervosa estimulada age como um pólo positivo, e o interior do primeiro nó, estando em repouso, age como pólo negativo. A força dessa corrente é proporcional à amplitude do potencial receptor. Uma vez que a corrente alcança o limiar de excitação do nó, o nó produz um potencial de ação que é conduzido ao longo da fibra sensorial mielinizada.

FREQÜÊNCIA DE IMPULSOS NA FIBRA SENSORIAL É PROPORCIONAL À INTENSIDADE DO ESTÍMULO

O primeiro nó de Ranvier continua a disparar potenciais de ação, enquanto durar o potencial receptor. A amplitude do potencial receptor, sendo proporcional à *força do estímulo* determina também a freqüência (número/s) do impulso nervoso. Essa relação constitui a base do código de freqüências das mensagens sensoriais, qual seja, quanto mais forte o estímulo, maior a freqüência de impulsos no nervo sensorial. É assim que o SNC detecta mudanças na intensidade do estímulo.

Recrutamento de receptor – Se a intensidade do estímulo continuar aumentando, causando indentação mais extensiva da pele, enquanto a freqüência máxima de descarga do ramo da fibra nervosa é alcançada, então, são ativados os corpúsculos adjacentes, primeiramente, aqueles pertencentes à mesma unidade sensorial e, depois, aqueles dos neurônios (unidades) sensoriais vizinhos. Isso se chama *recrutamento de receptor*.

ALGUNS RECEPTORES SE ADAPTAM, OUTROS NÃO

Muitos receptores diminuem ou cessam os disparos, mesmo se o estímulo segue sendo aplicado. Estes são chamados de receptores de *adaptação rápida*. Ao contrário, receptores de *adaptação lenta* continuam a disparar ao longo da duração do estímulo, na mesma freqüência ou um pouco mais lentamente. Os receptores para tato fino e pressão (por exemplo, plexos da raiz do pelo e corpúsculos de Pacini) são do tipo de adaptação rápida; os mecanorreceptores de articulações e músculos, servindo, respectivamente na propriocepção e sensação cinestésica, são do tipo de adaptação lenta.

Os receptores para dor, por razões óbvias relacionadas à sobrevivência, mostram pequena adaptação. A adaptação do receptor ajuda a melhorar a discriminação tátil. Graças à adaptação do receptor, normalmente pouco percebemos a presença de roupa sobre a nossa pele, embora a sintamos ao vesti-la e, brevemente, cada vez que nos movemos. A adaptação do receptor pode se dever às propriedades elásticas das fibras de tecido conectivo que envolvem a terminação nervosa, como na cápsula do corpúsculo de Pacini.

NC: O rótulo da letra A deve receber a mesma cor, dada ao transdutor (B), na lâmina anterior. O potencial de ação (C), nas duas lâminas, deve ter a mesma cor. Use cores escuras para D e E.
1. Comece com as ilustrações superiores e os três estágios da transdução sensorial. Observe que no estágio número 1, os símbolos de cargas positivas e negativas são pintados com as cores de fundo, nos estágios 2 e 3, podem ser pintados ou não. Se forem, a carga positiva recebe a cor da permeabilidade de Na^+ (D).
2. Na ilustração inferior, pinte a coluna vertical de barras curtas, na extrema esquerda, a qual representa a freqüência dos potenciais de ação e observe que, nas cinco setas alongadas representado diferentes receptores, foram desenhadas linhas que sugerem a freqüência dos potenciais de ação (você terá de pintar sobre essas linhas, quando preencher as setas).

TRANSDUÇÃO E POTENCIAL RECEPTOR
CORPÚSCULO DE PACINI A
TERMINAÇÃO NERVOSA NUA (LIVRE) (DENDRITO) B
FIBRA NERVOSA (AXÔNIO) SENSORIAL MIELINIZADA C

Os corpúsculos de Pacini, encontrados nas camadas profundas da pele, convertem os estímulos de pressão (mecânicos) em sinais nervosos elétricos. Cada corpúsculo consiste em uma terminação nervosa sensorial, ligada a um axônio mielinizado e circundada por uma cápsula de tecido conectivo. O verdadeiro transdutor é apenas a extremidade nervosa, agindo como um dendrito modificado (elemento receptivo) do neurônio sensorial, convertendo energia mecânica em sinais nervosos.

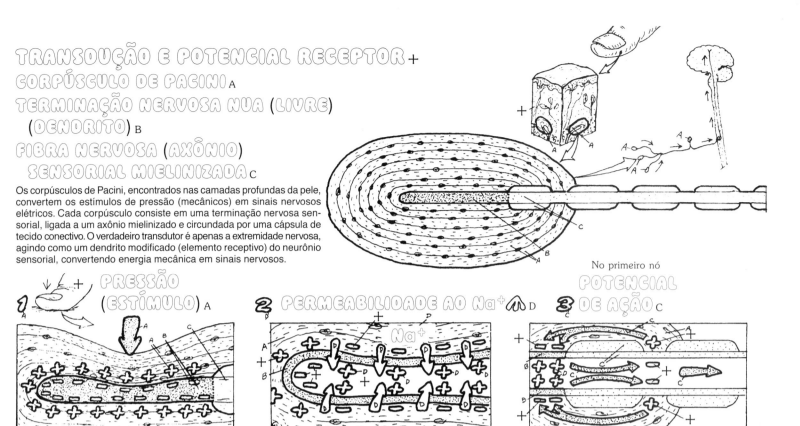

1 PRESSÃO (ESTÍMULO) A
2 PERMEABILIDADE AO Na+ D
3 POTENCIAL DE AÇÃO C

POTENCIAL RECEPTOR B
Na terminação nervosa

IMPULSO NERVOSO C
Conduzido ao SNC

No primeiro nó

A pressão na pele estira as camadas fibrosas da cápsula, deformando as membranas da terminação nervosa (1). A alteração aumenta a permeabilidade da membrana ao Na+, o qual entra, despolarizando a membrana (2) e criando um potencial receptor, através da membrana da terminação nervosa. Esse potencial cria uma corrente geradora entre a região da terminação nervosa e o primeiro nó de Ranvier, no axônio adjacente (3). Quando o estímulo é suficientemente forte (isto é, no limiar), a corrente evocará potenciais de ação no nó, os quais são conduzidos ao SNC, por meio das fibras sensoriais.

FORÇA DO ESTÍMULO A E FREQÜÊNCIA DO IMPULSO NERVOSO C

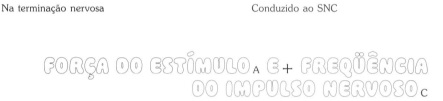

AMPLITUDE DO POTENCIAL RECEPTOR B
POTENCIAL LIMIAR E

A amplitude (tamanho, força) do potencial receptor (em milivolts) aumenta na proporção da força do estímulo. À intensidade limiar, o axônio disparará um potencial de ação. Aumentos posteriores na amplitude aumentarão a freqüência de descarga pela fibra sensorial. Assim, a função dos corpúsculos de Pacini é converter estímulos mecânicos contínuos, de diferentes energias, em um código modular de freqüências. A transmissão do sinal, por meio de um código de freqüência é uma propriedade fundamental das fibras nervosas nos sistemas sensorial e motor.

ADAPTAÇÃO DO RECEPTOR SENSORIAL

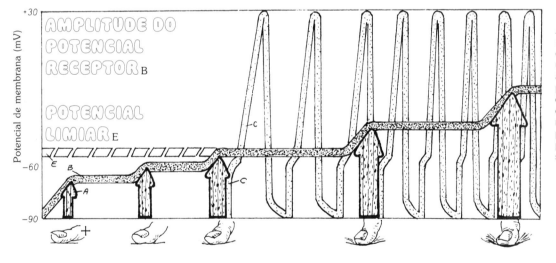

DOR J
POSIÇÃO DA ARTICULAÇÃO I
ESTIRAMENTO DO MÚSCULO H
PRESSÃO F
TATO G
ADAPTAÇÃO RÁPIDA
ADAPTAÇÃO LENTA
ESTÍMULO MANTIDO A

A adaptação do receptor ocorre quando os receptores sensoriais diminuem ou cessam a produção de impulsos, na presença de estímulo continuado. Alguns receptores se adaptam rapidamente, como os de tato fino e de pressão (discos de Merkel, plexos da raiz do pêlo, corpúsculos de Pacini). A adaptação do receptor aumenta a discriminação tátil. Os receptores de dor (nociceptores, na pele e os proprioceptores do músculo e articulações se adaptam lentamente. A dor, geralmente assinala desconforto ou perigo e merece vigilância, daí, a necessidade de sua permanente percepção.

SISTEMA NERVOSO

UNIDADES SENSORIAIS, CAMPOS DE RECEPÇÃO E DISCRIMINAÇÃO TÁTIL

Uma vez que estímulos sensoriais são convertidos em sinais nervosos, são comunicados ao SNC por meio de nervos *sensoriais aferentes* – isto é, as fibras dos *neurônios sensoriais primários*. Os *corpos celulares* desses neurônios estão nos *gânglios da raiz dorsal*. Na medula espinal, esses gânglios estão associados com as raízes dorsais.

NEURÔNIOS SENSORIAIS AGEM COMO UNIDADES FUNCIONAIS SENSORIAIS

Os neurônios sensoriais são *neurônios pseudo-unipolares*; um processo único emerge do corpo celular e bifurca em segmentos periférico e central. O segmento periférico, trazendo sinais sensoriais na direção do corpo celular, foi considerado como um dendrito e o segmento dirigido centralmente, considerado como um axônio. De fato, o verdadeiro dendrito do neurônio sensorial é apenas a curta *extremidade nervosa* do segmento periférico, servindo como transdutor do receptor; os segmentos restantes da fibra do neurônio sensorial mostram as propriedades estruturais e funcionais de um axônio, como mielina e potenciais de ação. Um neurônio sensorial primário, suas fibras e todas as *ramificações terminais* periférica e central e terminais sinápticos centrais, constituem uma unidade sensorial. Assim, a periferia do corpo é servida por numerosas unidades sensoriais independentes, recolhendo várias mensagens sensoriais somáticas para o SNC.

CAMPO DE RECEPÇÃO DAS UNIDADES SENSORIAIS NA PELE É CIRCULAR

A área específica na pele (ou qualquer outra parte do corpo) servida por uma unidade sensorial se chama *campo de recepção* (CR) daquela unidade. Como as ramificações periféricas das fibras sensoriais, na pele, têm uma orientação radial, os CR das unidades sensoriais têm uma forma circular. Quando os ramos periféricos de duas unidades sensoriais adjacentes estão bem distantes, os estímulos incidentes no CR de uma unidade não ativarão a unidade adjacente. Se os ramos de duas unidades adjacentes inervam uma área comum de um alvo, os CR sobrepor-se-ão. A sobreposição dos CR fornece uma base para a complexa análise e integração da aferência das unidades sensoriais, porque os estímulos incidentes no CR de uma unidade também provocarão impulsos nas unidades adjacentes, embora em graus diferentes. Essa atividade diferencial é detectada pelos neurônios do SNC e constitui uma das bases para a discriminação tátil fina, como a das pontas dos dedos.

CAPACIDADES TÁTEIS VARIAM EM DIFERENTES REGIÕES DA PELE

Os humanos têm notáveis capacidades táteis (sensibilidade tátil e discriminação). As diferentes regiões da pele mostram diferentes capacidades táteis. As *extremidades dos dedos*, os *lábios*, a *genitália* e a *ponta da língua* são as áreas mais sensíveis, ao passo que o dorso é a menos sensível. As capacidades sensoriais táteis podem ser divididas em duas categorias, *discriminação de intensidade* e *discriminação espacial*. A discriminação da intensidade (sensibilidade) se refere à capacidade de avaliar a *força do estímulo*; a discriminação espacial envolve a capacidade de diferenciar entre *as localizações* de *pontos de estímulo*.

Sensibilidade tátil e limiares – Para avaliar a discriminação de intensidade, pressiona-se um objeto pontiagudo contra a superfície da pele, o suficiente para ser sentido. Este é o *limiar tátil*, que se mede pela profundidade da indentação da pele, formada pela ponta do objeto. Essa profundidade dá uma medida quantitativa da sensibilidade tátil. A ponta da língua é a área do corpo mais sensível nesse aspecto, seguida pelas pontas dos dedos, nas quais, uma indentação de 6 mícrons (mm) pode ser detectada. Na palma da mão, esse limiar é quatro vezes mais alto, enquanto no dorso das mãos, no tronco e nas pernas, é dez a vinte vezes mais alto. Observe que valores altos de limiar significam baixa sensibilidade. Sendo assim, a sensibilidade tátil mais alta está associada às pontas dos dedos, usadas para investigar o ambiente e à ponta da língua, usada para provar o tipo e a textura do alimento.

Discriminação espacial pelo tato – As pontas dos dedos também mostram alta capacidade de *discriminação espacial* por meio do tato. Isso se avalia por meio da *prova de discriminação entre dois pontos*, na qual as pontas dos braços de um compasso são colocadas sobre a pele e se diminui a distância entre os braços, até que sejam percebidas como um *ponto único*. Essa *distância mínima separável* ou "*límen*" é um indicador da discriminação espacial: quanto menor a distância, maior a discriminação. O valor dessa distância é menor nas pontas dos dedos (1-2mm) e a maior se encontra nas costas (até 70mm).

NÚMERO DE UNIDADES, TAMANHO E SOBREPOSIÇÃO DOS CAMPOS DE RECEPÇÃO DETERMINAM A CAPACIDADE TÁTIL

A base nervosa da diferenciada sensibilidade tátil e discriminação repousa no número de unidades sensoriais e ramos, por unidade de área da pele. As pontas dos dedos contêm muito mais unidades que as costas. Assim, os estímulos de força semelhante (causando a mesma intensidade de indentação da pele) ativarão mais unidades sensoriais nas pontas dos dedos que nas costas. A *convergência* (Lâminas 87 e 93) dos aferentes primários das unidades das pontas dos dedos, para as células relé sensoriais espinais é também maior nas regiões sensíveis. Como resultado, as células do SNC podem ser ativadas por estímulos muito fracos, aplicados às pontas dos dedos, mas não nas costas.

Importância do tamanho e da sobreposição dos campos de recepção – A base nervosa para a discriminação espacial repousa no tamanho e no grau de sobreposição dos CR. Nas pontas dos dedos, os CR são pequenos e o grau de sobreposição é alto; o oposto é verdadeiro para as costas e para as pernas. Sendo assim, nas pontas dos dedos, mesmo estímulos aplicados próximos, podem ativar duas unidades sensoriais diferentes, já que um ponto incide no CR de uma unidade e o segundo ponto no CR da outra unidade. O neurônio do SNC, ao receber mensagens de duas unidades sensoriais separadas, poderá distinguir os dois pontos. Se os dois estímulos pontuais caírem no CR de uma unidade, serão percebidos como apenas um ponto.

Atividade diferencial da unidade e inibição lateral – O alto grau de sobreposição dos CR, nas pontas dos dedos, também permite outras capacidades discriminativas. Por exemplo, se um estímulo incide no centro do CR de uma unidade, ele ativa aquela unidade ao máximo. Por causa da sobreposição dos CR, o mesmo estímulo ativa a periferia do CR de uma unidade adjacente. Mas, a ativação da segunda unidade será mais fraca, já que apenas a periferia foi estimulada. Essa taxa diferencial de atividade entre duas unidades vizinhas é detectada pelos neurônios do SNC e constitui a base da *inibição lateral*, a serviço do contraste e melhoria da discriminação sensorial.

NC: Use cores escuras para A, G e I.
1. Comece com a unidade sensorial na parte superior da lâmina.
2. Pinte as ilustrações dos RC. Observe as numerosas barras verticais (C'), ao longo do axônio. Elas representam o número de impulsos trafegando ao longo do axônio. Os corpos celulares foram omitidos por simplificação.
3. Pinte os exemplos representando as duas formas de discriminação tátil: espacial e de intensidade. Pinte os pontos do compasso usado para as medições nas demonstrações.
4. Pinte a explanação sobre inibição lateral. Observe a linha tracejada do neurônio inibitório (I), na medula espinal, e as linhas pontilhadas representando vias sensoriais ascendentes inibidas.

UNIDADE SENSORIAL (US) SOMÁTICA (AFERENTE)

- RECEPTOR SENSORIAL A
- RAMIFICAÇÃO DA EXTREMIDADE B
- FIBRA SENSORIAL (AXÔNIO) C
- CORPO CELULAR D
- TERMINAL CENTRAL E
- TRATO F

Os neurônios primários somáticos aferentes (sensoriais) têm um único processo periférico longo, que trafega em um nervo periférico e se ramifica perto ou dentro do órgão-alvo (pele, articulações, fusos musculares, tendões, dentes, língua, etc.). O processo central entra na medula espinal ou no tronco cerebral para fazer sinapse com neurônios centrais de relé. Um único neurônio sensorial, com toda a sua ramificação periférica e terminais centrais é chamado de unidade sensorial (US). A área periférica específica, servida por uma US se chama campo de recepção (CR) da unidade.

Os campos de recepção (CR) de unidades sensoriais (US) vizinhas, na pele, podem estar separados ou sobrepostos. A estimulação em cada CR separado evoca atividade de impulsos somente na US correspondente. Os estímulos que caem nos CR sobrepostos evocarão atividade em todas as unidades participantes. Entretanto, como mostrado à direita, quando um estímulo tátil ativa mais ramos de uma unidade que de outra, então, a atividade de impulsos naquela unidade será correspondentemente maior que nas unidades adjacentes.

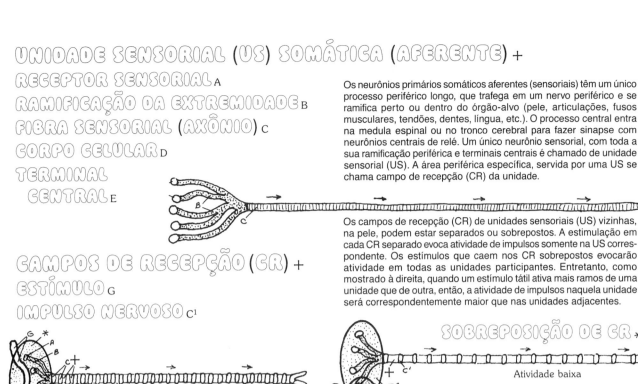

CAMPOS DE RECEPÇÃO (CR)

- ESTÍMULO G
- IMPULSO NERVOSO C¹

CR SEPARADOS

SOBREPOSIÇÃO DE CR

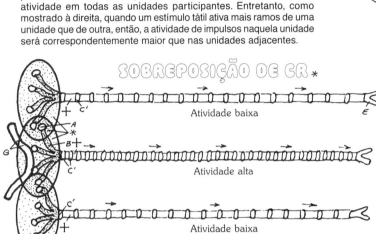

DISCRIMINAÇÃO TÁTIL

A sensibilidade tátil de uma determinada parte da pele é diretamente proporcional ao número de US, inervando aquela área, bem como ao grau de sobreposição nos CR dessas US. A sensibilidade, normalmente é inversamente proporcional ao tamanho do CR. Assim, as pontas dos dedos, com muitas US e reduzida sobreposição de CR são muito mais sensíveis que a pele nas costas, onde há CR grandes e separados.

A discriminação espacial: na prova de discriminação entre dois pontos, a capacidade discriminativa espacial da pele é determinada pela medida da menor distância entre dois pontos, percebidos sob estímulo do tato. A ponta da língua, as pontas dos dedos e os lábios têm essa capacidade elevada (*límen* de 1-3mm); o dorso das mãos, as costas e as pernas têm baixa capacidade (50-100mm).

A discriminação da intensidade: as áreas sensoriais também são mais capacitadas para discriminar as diferenças na intensidade do estímulo tátil. Uma indentação de 6μm na ponta do dedo é suficiente para evocar uma sensação. Esse limiar é quatro vezes mais alto na palma da mão.

DISCRIMINAÇÃO ESPACIAL (2 PONTOS) H

- DEDO H
- (MUITAS UNIDADES) H
- COSTAS H
- (POUCAS UNIDADES) H

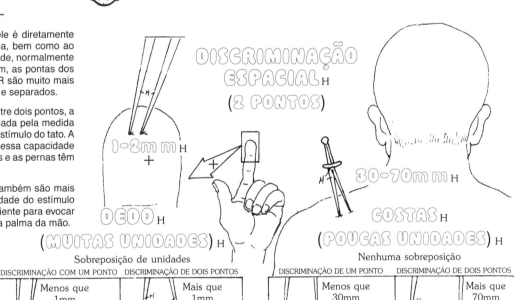

DISCRIMINAÇÃO DE INTENSIDADE G¹

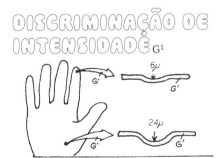

INIBIÇÃO LATERAL

- NEURÔNIO INIBITÓRIO I

Nas US com sobreposição de CR, quando a atividade em uma US é mais alta que em unidades adjacentes (por exemplo, pelo recrutamento de mais ramos periféricos da US principal), a transmissão do sinal das unidades vizinhas menos ativas para os neurônios do SNC é suprimida, por meio da inibição de suas sinapses. Essa "inibição lateral" serve para apurar o contraste e a discriminação.

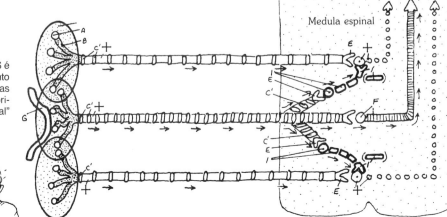

SISTEMA NERVOSO

VIAS SENSORIAIS SOMÁTICAS

Cada tipo de receptor sensorial é designado para responder principalmente a um tipo de estímulo, o qual é convertido em potenciais de ação pelo transdutor do receptor e transmitido ao SNC (como salvas de impulsos nervosos), por meio das fibras nervosas, conectadas ao receptor. Como todas as fibras sensoriais, provindas de diversos tipos de receptores usam o mesmo código para comunicação (potenciais de ação), como o SNC diferencia entre essas variadas modalidades sensoriais? Por exemplo, como é a sensação de frio, diferentemente, da de calor ou a dor do tato, diferentemente, do tato por pressão? Nesta lâmina, consideramos a segregação funcional das modalidades sensoriais somáticas e a canalização dos sinais sensoriais pelas várias vias e estações sinápticas da medula espinal e do cérebro. Tal segregação e canalização é um dos meios pelos quais o SNC consegue diferenciar entre as modalidades.

MODALIDADES SÃO FUNCIONALMENTE SEGREGADAS EM NERVOS SENSORIAIS

Se dissecarmos uma única fibra nervosa entre milhares encontradas em um nervo sensorial e registrarmos sua atividade, verificaremos que o maior aumento na sua atividade ocorre quando um determinado tipo de estímulo é aplicado à sua extremidade receptora. Este *estímulo adequado* pode ser tato, dor, temperatura, etc. Se estimularmos eletricamente aquela fibra, o sujeito relata apenas a sensação associada com o estímulo adequado. A generalização que afirma que cada fibra de um nervo sensorial conduz sinais que concernem apenas a um tipo de modalidade sensorial (presumivelmente porque está conectada a apenas um tipo de receptor) foi chamada de "doutrina das energias nervosas específicas", a qual se mantém também válida para as vias sensoriais dentro do SNC. Esse princípio e a especificidade dos receptores sensoriais, bem como as propriedades do córtex sensorial, a serem discutidos na próxima lâmina (93) são as bases consideráveis da maneira como as modalidades sensoriais são diferenciadas funcionalmente no sistema nervoso.

Dentro de um tronco nervoso sensorial (ou feixe), diferentes tipos de fibras carregam sinais, relacionados com diferentes modalidades sensoriais. Em geral, os sinais, relativos a modalidades de *tato grosseiro*, *dor* (nociceptiva) e *temperatura* (térmica), são conduzidos por fibras desmielinizadas, de pequeno diâmetro (Tipo-C). Os corpos celulares dessas fibras, localizados nos gânglios do corno dorsal, são pequenos e seus terminais centrais, na medula espinal, liberam transmissores peptídicos (por exemplo, substância P, pelas fibras de dor) (Lâmina 94). Os sinais para tato fino e pressão, bem como modalidades proprioceptivas (de articulações e músculos), são carregados por fibras de condução rápida, de diâmetro grande e mielinizadas (Tipo A), com grandes corpos celulares.

VÁRIAS MODALIDADES SOBEM POR MEIO DE TRATOS ESPINAIS ESPECÍFICOS

Ao entrar na medula espinal, as várias fibras sensoriais tornam-se segregadas em duas categorias. Fibras finas, carregando dor, temperatura e sensações táteis grosseiras, chamadas coletivamente de modalidades *não discriminativas*, fazem terminação no corno dorsal da medula espinal, onde estabelecem sinapse com células relé de segunda ordem.

Trato espinotalâmico para dor, temperatura e tato grosseiro – As fibras da célula relé sofrem *decussação* (cruzam a linha mediana) e entram na substância branca do lado oposto, para subir pelo *trato espinotalâmico*, na direção do cérebro. Esse trato tem duas divisões principais: as modalidades de dor e temperatura são segregadas em uma divisão *lateral* e as fibras de tato grosseiro são agrupadas em uma divisão *anterior* (ventral). Pode haver ainda mais separação de fibras dentro desses tratos específicos, de maneira que fibras de dor e temperatura sejam separadas adiante. As fibras espinotalâmicas terminam em uma região específica (núcleo) do *tálamo*, um grande centro subcortical sensorial relé e de integração, no cérebro. O trato espinotalâmico e suas modalidades relacionadas representam um sistema sensorial somático básico e antigo, visto em todos os vertebrados.

Colunas dorsais para tato, pressão e propriocepção – As grandes fibras sensoriais mielinizadas, conduzindo as modalidades de tato fino, pressão e propriocepção (*discriminação tátil*) entram na medula espinal, mas *não* terminam no corno dorsal. Em vez disso, sobem sem sofrer decussação, percorrendo os tratos sensoriais das *colunas dorsais* (*posteriores*), para terminar na *medula* cerebral, onde podem fazer suas primeira sinapses. Os axônios das células sensoriais de segunda ordem cruzam a linha média e sobem pelo *lemnisco medial*, para terminar na mesma área do tálamo, onde terminam as fibras espinotalâmicas. O sistema coluna dorsal-lemnisco é chamado trato do *tato discriminativo*, porque as capacidades sensoriais da importância da localização precisa (fonte do estímulo), discriminação de dois pontos, tato fino, vibrações, estereognose (reconhecimento de objeto por manipulação) e noção de posição do membro-corpo, no espaço, são todas veiculadas por esse sistema. As lesões, nessa via, incapacitam seletivamente essas sensibilidades. Filogeneticamente, o sistema da coluna dorsal é um sistema sensorial somático mais recente, bem desenvolvido nos primatas e humanos e pouco desenvolvido ou ausente em espécies inferiores.

PROJEÇÕES TALÂMICAS ENVIAM SINAIS AO CÓRTEX SENSORIAL

No tálamo, surgem neurônios de terceira ordem, formando fibras da *radiação somática* (ou *talâmica*), que se projetam para o *córtex sensorial* (córtex sensorial somático primário), localizado no *giro pós-central*. Ao longo das estações sinápticas de relé – isto é, o corno dorsal, a medula e o tálamo – os impulsos sensoriais são filtrados e integrados, de maneira que as mensagens que chegam ao córtex sensorial já sofreram certo processamento, para ajuste fino. Esse processo de ajuste fino é, em parte, controlado pelo córtex sensorial, o qual envia certas fibras de *controle sensorial ascendente* para as estações subcorticais de relé, e regular qualidade e quantidade das mensagens que chegam ao córtex (circuito de controle por retroalimentação). A análise final das mensagens sensoriais, pelos neurônios do córtex sensorial, é objeto da próxima lâmina (93).

AFERÊNCIA SENSORIAL AOS CENTROS MOTORES ESPINAIS É CRÍTICA PARA RESPOSTA REFLEXA

A função principal dos aferentes sensoriais somáticos da pele, articulações e músculos é ativar os reflexos espinais (Lâmina 95). Isso é realizado pelos principais ramos colaterais dos aferentes primários, ao entrar na medula espinal. Esses ramos estabelecem sinapses com interneurônios espinais, os quais, por sua vez, estabelecerão sinapses com os neurônios motores espinais, para completar os circuitos reflexos motores. As fibras nociceptivas, conduzindo sinais da dor, desempenham aqui um papel crítico, por suas funções protetoras, mas a informação de outras modalidades é também necessária para ajuste apropriado das respostas reflexas.

Ativação dos centros motores do tronco cerebral e da formação reticular – A caminho do cérebro, as fibras sensoriais ascendentes enviam *ramos colaterais* para os centros motores do mesencéfalo, a fim de influenciar a atividade motora involuntária, também para os centros na formação reticular, para influir no sono e na vigília (Lâmina 106), despertar, atenção e inibição central da dor (Lâmina 94).

NC: Use cores escuras para F, G, H e J.
1. Antes de colorir nervos e tratos, pinte as estruturas A-E, juntamente com sua localização na figura humana. Comece então com o bloco da pele, no canto inferior esquerdo, e pinte os vários receptores e seus neurônios sensoriais (F-H) e siga-os nos diversos tratos ascendentes (F-H), começando na medula espinal.
2. Depois de completar os tratos, pinte o título da decussação (J), no centro e as duas setas que identificam os pontos de decussação.
3. Pinte os controles descendentes, no topo.

CÓRTEX SENSORIAL A
TÁLAMO B
MESENCÉFALO C
MEDULA D
MEDULA ESPINAL E

DOR, CALOR E FRIO: F
TRATO ESPINOTALÂMICO LATERAL F¹
TATO GROSSEIRO G: TATO E PRESSÃO
TRATO ESPINOTALÂMICO ANTERIOR G¹

As sensações de dor, térmica e tato grosseiro são conduzidas por fibras desmielinizadas finas (Tipo C). Essas fibras, que terminam nos cornos dorsais, fazem sinapse com células relé, que atravessam a linha média e sobem ao cérebro, via tratos espinotalâmicos (dor e temperatura, via divisão lateral; tato, via divisão anterior), para estabelecer sinapse no tálamo. No mesencéfalo e na formação reticular, ocorrem sinapses colaterais para reflexos motores mesencefálicos e despertar, respectivamente. As sinapses no tálamo integram e enviam sinais sensoriais para o córtex sensorial somático, para percepção mais elevada. As sensações, produzidas por esse sistema de projeção, são grosseiras e difusas.

TATO DISCRIMINATIVO H:
TATO FINO E PRESSÃO   2-DISCRIMINAÇÃO DE PONTO   VIBRAÇÃO
OU PROPRIOCEPÇÃO H:
TRATO DA COLUNA POSTERIOR H¹

Os sinais dos sentidos táteis discriminativos (tato fino, pressão, vibração, discriminação de dois pontos), bem como dos sentidos cinestésico e proprioceptivo (posição do corpo e dos membros) são conduzidos por fibras mielinizadas e grossas (Tipo A). Após enviar colaterais para o corno dorsal, para reflexos, os processos centrais principais sobem nas colunas dorsais, para fazer sinapse, na medula cerebral. Células relé atravessam a linha média e formam o lemnisco medial, que sobe para o tálamo. As fibras talâmicas (radiação somática) projetam-se para o córtex sensorial somático (giro pós-central). Esse sistema é responsável por discriminação tátil fina, por localização do estímulo no corpo e na pele e por imagem do corpo e da posição.

CONTROLES DESCENDENTES K

As fibras descendentes do córtex sensorial, via sinapses excitatórias e inibitórias, controla a aferência ascendente, vinda das estações inferiores de relé (medula, tálamo), para realizar ajuste fino e melhorar a qualidade da percepção sensorial somática.

DECUSSAÇÃO J

Graças ao cruzamento (decussação) das fibras ascendentes, na linha média, cada lado do corpo é representado no córtex sensorial do lado oposto, de maneira que as sensações do lado esquerdo são percebidas pelo hemisfério cerebral direito e vice-versa.

FIBRAS COLATERAIS DE REFLEXO I

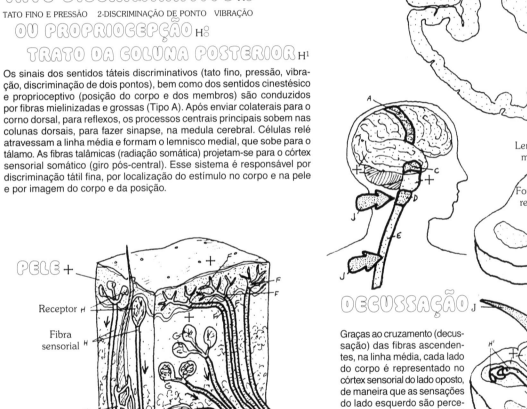
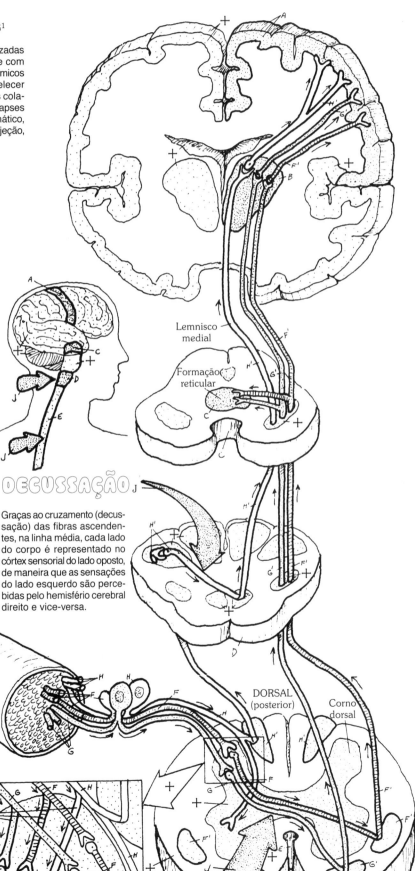

SISTEMA NERVOSO

O córtex sensorial primário detecta a fonte exata e percebe as qualidades específicas dos vários estímulos sensoriais. A lesão do córtex sensorial incapacita a discriminação tátil e espacial e se perde a capacidade de identificar objetos por manipulação (*estereognose*).

CÓRTEX SENSORIAL TEM ORGANIZAÇÃO SOMATOTÓPICA

Se pêlos isolados da pele de um animal forem vergados e o ponto cortical sensorial for mapeado, onde é evocada uma alteração do potencial, e unirem-se os pontos, obter-se-á um *mapa somatotópico* (representação da superfície do corpo). Esse mapa permite ao cérebro localizar as fontes de estímulo.

Mapa somatotópico humano (homúnculo sensorial) – Um mapa sensorial semelhante para humanos foi registrado pelo neurocirurgião canadense Penfield, há cerca de 50 anos. Trabalhando com pacientes conscientes, sob cirurgia cerebral, ele estimulou o córtex sensorial do giro pós-central com uma leve corrente elétrica. Esse procedimento é indolor, já que o cérebro não tem receptores de dor. Os pacientes relataram sensações táteis em diferentes partes (por exemplo, artelhos, dedos ou costas), dependendo dos pontos de estimulação no córtex. Unindo esses pontos, Penfield notou uma representação do corpo, no córtex sensorial, um "*homúnculo*" sensorial. As pernas são representadas na porção medial oculta do giro pós-central, o tronco no topo e braços, mãos e cabeça na superfície lateral maior. Por conta do cruzamento dos tratos ascendentes, o lado esquerdo do corpo é representado no hemisfério direito; o lado direito, no hemisfério esquerdo.

Áreas das mãos e da face têm representação aumentada – O homúnculo sensorial humano mostra distorções importantes em dois aspectos. Primeiro, a área para as mãos está interposta entre as da cabeça e do tronco. Segundo, a área cortical de representação não é proporcional ao tamanho das partes do corpo, sendo as mãos e a face representações ampliadas. Dentro da área da mão, os dedos e o polegar têm representação independente, sendo a maior a do dedo indicador. As áreas dos lábios e da língua (perioral) são especialmente grandes. A extensão da área cortical sensorial, dedicada a uma parte do corpo é proporcional à inervação sensorial da parte, densidade de receptores, sensibilidade tátil e capacidade de discriminação e não ao tamanho físico.

Área sensorial suplementar – Além do córtex sensorial principal, referido como SI, um mapa sensorial somatotópico suplementar menor (SII) pode ser encontrado na parede superior da fissura silviana, entre os lobos parietal e temporal, porém é menos bem organizado funcionalmente. Os neurônios SII recebem aferência principalmente dos neurônios SI. As lesões no SI resultam em deficiências no aprendizado tátil, mas não na sensação tátil.

Plasticidade do mapa sensorial – Embora o mapa sensorial (SI) seja normalmente fixo, pode mostrar transformações em resposta a lesões e em resposta ao aprendizado e ao uso. As experiências em primatas mostraram que, se um nervo de um dedo for cortado, a área do córtex sensorial devotada ao dedo denervado torna-se responsiva a estímulos dos dedos adjacentes. Além disso, se um dedo for excessiva e preferentemente utilizado em certas tarefas táteis, a área cortical sensorial para aquele dedo se amplia. Essas observações mostram que o córtex sensorial do adulto é plástico e modificável.

NEURÔNIOS DO CÓRTEX SENSORIAL FORMAM CAMADAS E COLUNAS

O córtex sensorial consiste em seis camadas paralelas à superfície cortical e numeradas de cima para baixo. Neurônios piramidais grandes e pequenos, bem como neurônios estelares e fusiformes se encontram em várias camadas. Os neurônios da camada IV recebem a aferência sensorial; aqueles nas camadas V e VI são neurônios eferentes, projetando sinais de relé e de controle por retroalimentação para outras áreas do SNC. Neurônios pequenos das camadas II e III servem como neurônios locais de associação, conectando áreas corticais adjacentes.

Quando um microeletrodo, para registro de potenciais elétricos (respostas) de um único neurônio cortical, é inserido no córtex, perpendicular à superfície cortical, todos os neurônios, ao longo da passagem do eletrodo, partilham o mesmo campo de recepção e respondem à mesma modalidade tátil. Quando o eletrodo é inserido obliquamente, encontram-se diferentes grupos de neurônios, respondendo a estímulos de diferentes modalidades, do mesmo campo de recepção. Se o eletrodo se deslocar ainda mais, mudará o campo de recepção. Assim, os neurônios do córtex sensorial são organizados *funcionalmente* em cilindros ou *colunas*, cada uma com cerca de 3 a 5mm de comprimento e menos que 1mm de largura, contendo cerca de 100.000 neurônios.

Colunas sensoriais são específicas para modalidades – Cada grupo de colunas lida com uma determinada parte do corpo (isto é, partilham campos semelhantes de recepção) e as células de cada coluna respondem a apenas uma modalidade. Assim, em um grupo de colunas, relacionadas com uma área em um dedo, uma coluna responde à propriocepção, outra ao tato e outra aos estímulos de pressão. Não existem colunas separadas para temperatura e dor, sendo essas modalidades atendidas por poucas células, em algumas colunas táteis; presumivelmente elas são percebidas por centros subcorticais inferiores.

Células colunares são detectores de modalidade – Dentro de cada coluna, algumas células imitam o comportamento dos receptores sensoriais (por exemplo, aumentando sua taxa de disparos com o aumento da intensidade do estímulo); essas células são chamadas de *células simples*. Outras células aumentam sua atividade apenas quando o estímulo se desloca, através da pele, em uma determinada direção; essas células são chamadas de *células complexas*. O padrão de resposta dos neurônios nas colunas corticais é chamado de *detecção de modalidade*. Por meio da detecção do perfil, no córtex sensorial primário e secundário (associação), o complexo mundo dos estímulos sensoriais é moldado em um padrão de percepção. A organização colunar também é encontrada nos córtices visual e auditivo (Lâminas 100 e 102).

CÓRTEX SENSORIAL DE ASSOCIAÇÃO CRIA A IMAGEM DO CORPO

Os impulsos nervosos do córtex sensorial primário são remetidos para áreas corticais sensoriais mais elevadas de "associação", no lobo parietal posterior, para ulterior análise, integração e síntese. Os resultados do processamento dos dados sensoriais somáticos, juntamente com aqueles de outras modalidades (particularmente visuais), são críticos na percepção somática mais elevada relacionada à formação da imagem do corpo, orientação do corpo no espaço, integração sensorial-motora e comportamento. Por exemplo, o córtex sensorial de associação em um lado do cérebro ajuda a coordenar os movimentos da mão e dos olhos do lado oposto. Os indivíduos com lesões do córtex sensorial de associação podem não ter consciência ou deixar de reconhecer certas partes de seu próprio corpo, como um braço. Eles podem pentear seu cabelo de um lado e ignorar o outro lado, sem perceber que é seu (síndrome de heminegligência).

NC: Use cor escura para W (os neurônios no córtex).
1. Comece com o material do topo, observando que as duas estruturas que representam o tálamo (C) estão sepultadas profundamente abaixo da fina camada cortical (A).
2. Pinte a representação das partes do corpo, no córtex sensorial. Pinte também o homúnculo, um desenho proporcional baseado na quantidade de córtex desenvolvida para uma determinada parte. Observe que as duas últimas seções do córtex são coloridas de cinza, porque representam a faringe e as estruturas intra-abdominais (não mostradas).
3. Pinte a organização do córtex sensorial. Observe que as três colunas da esquerda lidam com três modalidades específicas. À direita, as conexões neuronais estão dentro de uma modalidade.
4. Pinte os exemplos de convergência e divergência, no canto inferior direito, começando com a alimentação de muitos receptores (1) e trabalhe na direção do córtex.

CÓRTEX SENSORIAL SOMÁTICO
CÓRTEX SENSORIAL DE ASSOCIAÇÃO
TÁLAMO

O córtex sensorial somático primário (córtex somático S) é uma área logo atrás da fissura central (giro pós-central). Essa área recebe a radiação somática específica do tálamo e é a principal área cortical para análise e integração da aferência sensorial provinda da pele e das articulações, bem como para percepção somática e sensações relacionadas à posição e ao movimento do corpo. As lesões do córtex sensorial não abolem as sensações táteis, mas diminuem a discriminação tátil (localização, intensidade) e sensação dos movimentos do corpo. O córtex sensorial de associação está localizado posteriormente ao córtex sensorial primário, do qual recebe aferências. A perda dessa área resulta em alterações da imagem do corpo e sensações somático-visuais complexas distorcidas.

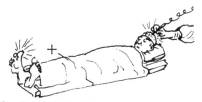

REPRESENTAÇÃO DAS PARTES DO CORPO NO CÓRTEX

A estimulação de áreas discretas do córtex sensorial (S), em pacientes conscientes, durante cirurgia cerebral, evoca sensações de pontadas, em áreas específicas do corpo. O mapeamento minucioso dessas sensações projetadas revelou uma representação ordenada do corpo, no córtex S (mapa somatotópico, homúnculo sensorial), com o tronco no topo, as mãos no meio e a face na base do giro pós-central. A representação não está baseada no tamanho da parte do corpo, mas sim na capacidade sensorial e tátil; mãos, dedos, língua e lábios têm grandes representações; tronco e pernas têm representações relativamente pequenas. Uma área sensorial suplementar (SII) existe adjacente à área SI, no giro silviano, com representação menos pormenorizada; ela pode estar envolvida no aprendizado tátil.

O HOMÚNCULO SENSORIAL

Rat musculus

Homúnculo humano

TRANSMISSÃO DE ESTÍMULOS PARA OS NEURÔNIOS NO CÓRTEX

CONVERGÊNCIA

3º neurônio relé talâmico

TÁLAMO

2º neurônio relé sensorial

MEDULA ESPINAL

1º neurônio sensorial

CAMPOS DE RECEPÇÃO

A convergência a partir dos receptores periféricos, para neurônios no córtex S, permite que uma única célula cortical responda a sinais sensoriais de grandes áreas do corpo (soma de campos de recepção de todos os aferentes sensoriais primários). Esse arranjo é geralmente observado no sistema de projeção espinotalâmico, servindo à sensação do tato grosseiro. Em contraste, a divergência, por meio da qual um único aferente periférico envia sinais para muitas células corticais, permite discriminação mais refinada de sinais táteis. Esse arranjo é visto no sistema de projeção colunar-lemniscal dorsal, servindo às sensações discriminatórias táteis. O padrão de divergência é organizado de tal forma que, com estimulação pontual em uma parte da pele, algumas células corticais são ativadas mais que outras, permitindo discriminação de contraste.

ORGANIZAÇÃO DO CÓRTEX
1 CAMADA
- CÉLULAS RECEPTORAS
- CÉLULAS DE PROJEÇÃO (ASSOCIAÇÃO)
2 COLUNAR
- PROPRIOCEPTIVA (ARTICULAÇÃO)
- PRESSÃO
- TÁTIL

Para outras áreas do córtex

Do tálamo para o subcórtex

O córtex S, a exemplo de outras áreas do neocórtex, é organizado horizontalmente e verticalmente. Horizontalmente, ele é organizado em seis camadas de neurônios, com as células de cada camada envolvidas com uma função diferente de transmissão. As células da camada IV recebem a radiação somática específica do tálamo. Verticalmente, o córtex S é organizado em colunas. Cada coluna é de cerca de 1mm de largura e uns poucos milímetros de comprimento. Existem milhares de colunas no córtex S. Todas as células em uma determinada coluna respondem a sinais relativos a uma única modalidade, de uma área distinta do corpo. Assim uma coluna, sensível aos estímulos táteis de um dedo, se localiza próxima de outra coluna, responsiva a sensações proprioceptivas das articulações, naquele dedo, por exemplo.

DIVERGÊNCIA

SISTEMA NERVOSO

A dor ou *nocicepção* é um sentido complexo, já que envolve sensação, bem como sentimentos e emoções. A neuroquímica da dor e nocicepção e o papel do cérebro na inibição da dor expandiram muito o escopo da fisiologia da dor, recentemente.

SUBSTÂNCIAS QUÍMICAS ESTIMULAM TERMINAÇÕES NERVOSAS PARA INICIAR A DOR

A dor é percebida por meio de *terminações nervosas livres*, na pele e nos tecidos viscerais. A dor pode ser desencadeada por variados estímulos. Os estímulos *mecânicos* fortes (pressão intensa), estímulos *térmicos*, muito quentes ou muito frios e certos estímulos *químicos* (como substâncias ácidas) todos podem causar dor. Os receptores da dor mostram limiares altos, de maneira que, normalmente, são ativados por estímulos intensos, que, freqüentemente são nocivos, por isso os nomes *nocicepção* e *nociceptores*. Os estímulos nociceptivos causam *dano celular* de diversos graus (desde um beliscão até uma queimadura); isso resulta na liberação de certas substâncias *nociceptivas* endógenas, como a *histamina*, no tecido lesado; estas agem nas terminações nervosas livres nociceptivas, para desencadear sinais de dor. Outros componentes nociceptivos são a *serotonina*, *substância P* e peptídeos *cinina* (bradicinina, etc.). A liberação de íons K^+ é a causa principal de dor no músculo fatigado.

DOR É COMUNICADA POR AFERENTES RÁPIDOS E LENTOS

A transmissão da dor envolve duas vias distintas, cada uma resultando em uma experiência diferente de dor. Ao pisar em uma tachinha, primeiro ocorre uma sensação *aguda* (dor inicial), seguida, depois de um intervalo de tempo, por uma dor surda (dor retardada). A dor aguda ou *pontada* pode ser *localizada* com precisão e é de *curta duração*. A sensação surda ou dor *latejante* é de *longa* e *difusa duração*, freqüentemente extensiva a uma parte maior do corpo.

Funções das fibras Tipo Aδ, na dor rápida e das fibras Tipo C, na dor lenta — A dor inicial aguda é transmitida por fibras nervosas finas, mas mielinizadas, relativamente *rápidas* (*Tipo Aδ*) e a dor surda por fibras *lentas Tipo C*. A velocidade de condução, nas fibras Aδ é cerca de 10 vezes mais rápida que nas fibras C. Ambos os tipos de fibras, embora algo segregado, terminam no *corno dorsal* e ascendem no trato *espinotalâmico*. As fibras rápidas de dor se projetam diretamente para o tálamo e acima para o *córtex sensorial*. A aferência cortical, embora menor, permite a capacidade de localização fina do sistema de dor aguda/rápida. Os pacientes com lesão do córtex sensorial são incapazes de localizar a fonte de dor, mas podem ainda sentir dor e sofrem com ela. As fibras lentas de dor constituem a maior aferência para a *formação reticular* do tronco cerebral, a qual media a inibição central e os efeitos estimulantes dessa dor. Essas fibras terminam, em grande parte no *tálamo*, com a aferência ulterior para o *sistema límbico*, particularmente no *giro cingulado*, onde se processa o componente emocional de sofrimento da dor.

CENTROS CEREBRAIS PODEM INIBIR SINAIS ASCENDENTES DA DOR

A estimulação elétrica da região *cinzenta periaquedutal*, da formação reticular do tronco cerebral, inibe a sensação de dor, no animal consciente. Dessa região, as fibras *descendentes* projetam-se para o corno dorsal, onde *suprimem* o relé de sinais dolorosos aferentes para o cérebro. A inibição central da dor ajuda animais e humanos a dar conta das conseqüências debilitantes da dor, surgindo de lesão dos tecidos e ferimentos, durante estresse físico e luta. A inibição também permite que atletas, soldados e, presumivelmente, os faquires indianos tolerem intenso trauma físico e dor.

As endorfinas medeiam a inibição central da dor — As fibras descendentes, da região periaquedutal do cérebro, liberam o neurotransmissor *serotonina*, o qual excita certos *interneurônios inibitórios*, no corno dorsal, os quais liberam um neurotransmissor peptídico, chamado *encefalina* (um *peptídeo endorfínico*). A encefalina suprime o relé de sinais dolorosos pelas fibras aferentes Tipo C, por meio de ligação de *moléculas receptoras opiáceas*, presentes nos terminais nervosos sinápticos dessas fibras. A *morfina* e outros *analgésicos* opiáceos (exterminadores de dor) também se ligam aos mesmos receptores. Verifica-se que um peptídeo, chamado *nociceptina*, que lembra a dinorfina, tem efeitos opostos – isto é, aumenta a sensação de dor, quando injetado no cérebro (*hiperalgesia*).

FIBRAS GRANDES AFERENTES TÁTEIS PODEM SUPRIMIR A DOR

Os interneurônios do corno dorsal podem também estar envolvidos em *inibição aferente da dor*. O esfregar de uma área da pele alivia a dor da mesma área ou de uma área próxima. O esfregar ativa as *fibras táteis* grandes, de condução rápida (Tipo Aα), enquanto a dor é veiculada pelas fibras C. No corno dorsal, os ramos centrais de fibras do tato ativam interneurônios inibitórios, os quais inibem a transmissão sináptica dos sinais da dor para células relé. Esta é a base da *teoria do portão (gate theory) da inibição aferente da dor*. Presumivelmente os sinais táteis mais fortes dominam os "portões" de transmissão, no corno dorsal, suprimindo e excluindo o acesso de sinais mais fracos de dor. A inibição aferente e central da dor, pelas endorfinas, pode, em parte, estar na base do fenômeno da analgesia por acupuntura.

DOR REFERIDA PODE ENVOLVER O PARTILHAR DE RELÉS SINÁPTICOS

Se a dor de um órgão visceral for sentida em uma zona superficial, isso se chama "dor referida". Por exemplo, a dor, originada no coração, pode ser sentida nas regiões mediais do braço esquerdo. A dor no ureter é sentida nos testículos. Usam-se mapas da dor referida para diagnóstico médico (por exemplo, problemas cardíacos). O mecanismo que explica a dor referida pode ser a convergência e/ou facilitação sináptica da aferência. As fibras aferentes da dor, originadas na mesma área, mostram extensiva convergência para as células relé do corno dorsal. Em certos casos, a convergência pode reunir fibras de diferentes áreas do corpo, normalmente de origem embrionária semelhante, causando ativação das células relé espinais, pelos estímulos dolorosos, originados em uma parte diferente do corpo. Normalmente, uma das partes é um órgão visceral.

DOR FANTASMA PODE SER DE ORIGEM CENTRAL

A dor fantasma se refere a dor persistente, originada em um membro amputado. Pensou-se que se originasse das extremidades irritadas dos nervos amputados, que se projetam para a correspondente área do córtex sensorial somático. Entretanto, se pacientes com dor fantasma forem condicionados a "imaginar" que ainda possuem o membro perdido, a dor fantasma desaparece gradualmente. Um paciente com o braço esquerdo amputado é treinado a olhar constantemente a imagem do movimento do seu braço direito, no espelho, criando a ilusão de que o braço esquerdo existe. O desaparecimento gradual da dor fantasma mostra que ela se suprime centralmente, possivelmente por meio do rearranjo do mapa sensorial.

NC: Use cores escuras para E e H.
1. Comece no lado esquerdo da ilustração superior e trabalhe pelo caminho, até chegar ao córtex cerebral, no alto à direita. Apenas as regiões do corno dorsal são pintadas de cinza.
2. Pinte a ilustração sobre inibição da dor e siga a seqüência numerada. O processo descrito é uma elaboração da função do trato descendente (J), na ilustração superior. Observe a redução da freqüência dos impulsos nervosos (representados pelas barras verticais, que recebem a cor H) nas fibras relé inibidas (5). O terminal do nervo que chega recebe a cor da substância P (M), produtora de dor, a qual está sendo inibida (3).
3. Pinte a ilustração da teoria do portão.
4. Pinte a ilustração de dor referida e então o material de dor fantasma do membro.

FONTES DE DOR A

DANO TISSULAR B
LIBERAÇÃO DE SUBSTÂNCIAS NOCICEPTIVAS C (cininas, histamina)
TERMINAÇÃO NERVOSA LIVRE D
FIBRA DE DOR TIPO Aδ E
TÁLAMO F, **CÓRTEX** G
FIBRA DE DOR TIPO C H
FORMAÇÃO RETICULAR I
TRATO DESCENDENTE J

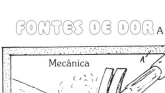

Os receptores para dor (nociceptores) são terminações nervosas nuas, de limiar alto, sensíveis a estímulos causadores de dor (nociceptivos), os quais incluem também estímulos mecânicos e térmicos de alta intensidade; os nociceptores são ativados por histamina.

A dor aguda, em pontada, é conduzida por fibras rápidas, mielinizadas de Tipo Aδ, para o corno posterior, para estabelecer sinapses para reflexo e relé. As células relé atravessam e ascendem em feixe distinto do trato espinotalâmico, para terminar no tálamo, de onde se projetam para o córtex sensorial, onde a fonte de dor é localizada.

DOR CURTA AGUDA EM PONTADA E
ANSIEDADE, SOFRIMENTO H
DOR H
CORNO DORSAL +

(10m/s) **TIPO Aδ (RÁPIDA)** E
(1m/s) **TIPO C (LENTA)** H

A dor surda é conduzida pelas fibras lentas desmielinizadas do Tipo C ao corno dorsal para reflexos motores nociceptivos e relé. As células relé cruzam a linha mediana e sobem em uma divisão distinta do trato espinotalâmico lateral, para terminar nos núcleos reticulares da medula, mesencéfalo e tálamo. Células relé mais altas projetam sinais de dor difusamente para o córtex sensorial, lobos frontais e sistema límbico – em particular o giro cingulado.

DOR REFERIDA O
CORAÇÃO O¹, **FIBRA DE DOR** O²
FIBRA DE DOR H **DO BRAÇO ESQUERDO** H
ÁREA DA DOR O

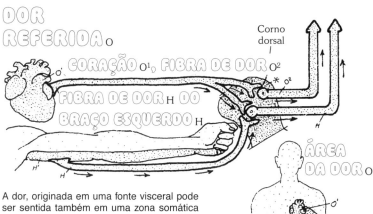

A dor, originada em uma fonte visceral pode ser sentida também em uma zona somática (dor referida). Assim, a dor do coração é sentida na superfície interna do braço esquerdo. A dor é o resultado ou da convergência de fibras de dor de ambas as zonas para a mesma célula relé espinal ou facilitação de sinais somáticos, durante tráfego excessivo de dor a partir de uma fonte visceral.

INIBIÇÃO DE DOR CENTRAL E ALÍVIO H
INTERNEURÔNIO K
ENCEFALINA L
SUBSTÂNCIA P

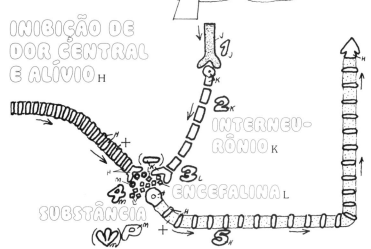

A transmissão aferente da dor pode ser inibida no corno dorsal por meio de fibras descendentes da formação reticular do cérebro (1). Essas fibras descendentes estimulam os interneurônios (2) específicos do corno dorsal, para liberar encefalinas (3), neuropeptídeos especiais com propriedades analgésicas. As encefalinas inibem os terminais liberadores de substância P das fibras aferentes de dor (4), reduzindo a transmissão da dor para o cérebro, pelas células relé (5).

DOR FANTASMA DO MEMBRO H

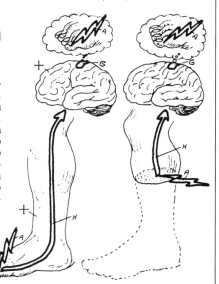

Uma dor fantasma é sentida e localizada em um membro amputado. Acreditava-se que isso se devesse à irritação de extremidades de fibras. Agora se acredita que a causa dessa dor é central, causada por distorção do mapa sensorial. O condicionamento ativo do cérebro para imaginar a presença do membro perdido melhora a sensação de dor fantasma, por meio do rearranjo do modificável mapa sensorial somático cerebral.

INIBIÇÃO DA AFERÊNCIA N (TEORIA DO PORTÃO) N
DOR H
TATO E

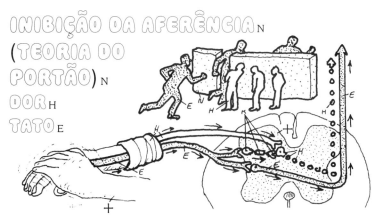

A estimulação tátil forte da pele (esfregar) diminui a dor da mesma área por causa do efeito da inibição da aferência. Os sinais táteis, conduzidos por fibras grandes do Tipo Aα, inibem a transmissão da dor pela via das fibras Tipo C, do corno dorsal, pelo bloqueio ou dominação dos portões "sinápticos", normalmente usados por fibras menores.

SISTEMA NERVOSO

Os *reflexos* são respostas motoras programadas, estereotipadas e previsíveis a certos estímulos sensoriais específicos. Eles são a forma mais elementar da ação nervosa e governam boa parte do comportamento motor de animais mais simples e de humanos recém-nascidos. Alguns reflexos são defensivos contribuindo para a sobrevivência – por exemplo, retirada do membro em resposta a estímulos nocivos. Outros reflexos ajudam a manter o equilíbrio e a postura, ainda outros garantem a homeostase e a estabilidade do ambiente interno.

Os *reflexos espinais* – aqueles associados com o controle pela *medula espinal* dos músculos do tronco e dos membros – são os reflexos mais bem conhecidos. Os *reflexos cerebrais* (com centros reflexos no tronco cerebral) também existem, por exemplo, aqueles para o movimento dos olhos. Os *reflexos somáticos* envolvem os músculos esqueléticos do corpo e o comportamento motor, enquanto os *reflexos autônomos* ajudam a regular o ambiente interno, afetando as glândulas exócrinas, o coração e os músculos lisos viscerais.

ARCO REFLEXO GOVERNA OPERAÇÃO DOS REFLEXOS

A operação de qualquer reflexo requer a participação ativa de muitos componentes: (1) o *receptor sensorial*, o qual detecta o *estímulo*; (2) o *nervo aferente*, o qual conduz sinais sensoriais à medula espinal ou ao cérebro; (3) um *centro sináptico* integrativo, o qual analisa e integra a aferência sensorial e produz comandos motores; (4) o *nervo eferente*, que conduz a eferência motora para a periferia; e (5) um *efetor motor* (por exemplo, músculo esquelético, músculo liso, glândulas), o qual produz a resposta. Esses elementos juntos formam o *arco reflexo*. A complexidade de uma resposta reflexa corresponde à complexidade do centro reflexo; este, por sua vez, depende do número de interneurônios e sinapses envolvidos.

REFLEXO MONOSSINÁPTICO DE ESTIRAMENTO É MAIS SIMPLES

O *reflexo de estiramento* é o reflexo mais simples que se conhece porque existe apenas uma sinapse no caminho do seu arco (*arco reflexo monossináptico*). Grandes músculos esqueléticos, envolvidos na sustentação do corpo e movimentos dos membros, contêm órgãos fusiformes (*fusos musculares*), os quais agem como órgãos sensoriais, detectando mudanças no comprimento ou na tensão do músculo.

Função do receptor de estiramento do fuso muscular – Os fusos musculares contêm receptores sensoriais para o reflexo de estiramento. Cada fuso contém fibras musculares modificadas, chamadas fibras *intrafuso* (dentro do fuso). O segmento mediano de cada fibra do fuso age como um *receptor de estiramento* mecânico, que se conecta com um nervo sensorial aferente para a medula espinal. O estiramento de um músculo ativa o receptor de estiramento do fuso, disparando sinais nervosos para a medula espinal, na proporção da quantidade de estiramento; os terminais das fibras sensoriais do fuso fazem contato excitatório direto com *neurônios motores alfa* (α), servindo ao mesmo músculo. Os neurônios motores α são neurônios que excitam as fibras musculares ordinárias (extrafuso). A ativação dos neurônios motores α, pelas fibras sensoriais do fuso e a contração resultante conduzem ao encurtamento e ao retorno da fibra muscular para seu comprimento original.

REFLEXO DO ESTIRAMENTO MONITORA COMPRIMENTO E TENSÃO MUSCULAR

O reflexo do estiramento monitora continuamente o comprimento e a tensão das fibras musculares e os mantém constantes durante o repouso. Como a tensão muscular está relacionada ao comprimento do músculo, o reflexo do estiramento funciona para melhorar o tônus nos músculos, mantendo-os de prontidão para a ação. As fibras do fuso também têm um *segmento contrátil*, localizado nos lados do receptor de estiramento. A contração desses segmentos motores distende o segmento sensorial do fuso, ativando o reflexo de estiramento. Os segmentos motores do fuso são comandados por pequenos neurônios motores espinais, chamados *neurônios motores gama* (γ). Os neurônios motores γ são estimulados por fibras sensoriais da periferia e por neurônios de centros motores cerebrais mais altos. Essa aferência a partir de centros cerebrais mais altos apronta os músculos para ajustes posturais e movimentos controlados pelo comportamento.

REFLEXO PATELAR: PARTES MONO E POLISSINÁPTICA

Em contraste com o reflexo simples, monossináptico de estiramento, a maioria dos reflexos espinais é *polissináptica* – isto é, o arco reflexo e o centro reflexo envolvem um ou mais *interneurônios* e um maior número de conexões sinápticas. O *reflexo patelar*, usado no diagnóstico clínico, exemplifica a operação de ambas as respostas reflexas, mono e polissináptica. Senta-se em uma cadeira alta, com as pernas pendentes; o tendão patelar, conectando os músculos extensores da coxa à tíbia, é percutido abaixo do joelho. A perna sofre um rápido reflexo de extensão, devido à contração do músculo *extensor* da coxa. Esse é um reflexo de estiramento: percutir o tendão traciona as fibras do tendão, as quais estiram o músculo e as fibras do fuso, ativando o reflexo de estiramento.

Entretanto, a execução apropriada de um reflexo patelar requer não apenas a ativação dos músculos extensores da coxa, mas também o relaxamento dos músculos *flexores* de oposição. Como todos os neurônios motores são excitatórios, a única maneira de obter o relaxamento dos flexores é inibir seus neurônios motores. Isso se obtém pelos *neurônios inibitórios*, que são ativados simultaneamente por um ramo da fibra sensorial do músculo.

INTERNEURÔNIOS SÃO CRÍTICOS NOS REFLEXOS ESPINAIS COMPLEXOS

Os interneurônios associativos da medula espinal, particularmente os inibitórios, estão na base da operação de todos os reflexos espinais complexos.

Reflexo de fuga – Em um *reflexo de fuga* do membro (um *reflexo flexor do membro*), os estímulos nocivos (agudos ou quentes) ativam os receptores de dor e suas fibras aferentes sensoriais. Os terminais centrais das fibras estimulam os interneurônios espinais excitatórios. Esses, por sua vez excitam os neurônios motores, atingindo os músculos flexores do mesmo lado, causando fuga ipsilateral do membro (como ao tocar um objeto muito quente). Mesmo em um simples reflexo de fuga, os extensores ipsilaterais devem ser simultaneamente relaxados.

Reflexo extensor cruzado – Outro exemplo de mediação de reflexos espinais por interneurônios associativos é dado pelo *reflexo extensor cruzado*. Aqui, a fuga de uma perna, na posição ereta, joga o peso do corpo sobre a outra perna, excitando os extensores contra-laterais da perna e inibindo os flexores. Os circuitos excitatório e inibitório, para a ativação da maioria dos reflexos espinais, já se apresentam ao nascimento. A ativação de qualquer circuito reflexo particular depende principalmente do tipo de estímulo e sua localização.

INDEPENDÊNCIA DE REFLEXO ESPINAL E CHOQUE ESPINAL

Os reflexos espinais podem ocorrer independentemente, sem controle cerebral, como se vê em animais com *transecção espinal* e em humanos tetraplégicos, com transecção da medula espinal ou lesão. Os reflexos espinais deixam de ocorrer, por duração variável de tempo, após a transecção da medula espinal. Esse período de *choque espinal* é curto em animais inferiores (minutos em sapos) e longo em animais superiores (horas em gatos, semanas a meses em humano). O cérebro de um animal grande superior exerce mais controle sobre sua medula espinal, comparado com um animal inferior, no qual a medula espinal funciona quase independentemente. O aumento gradual do controle do cérebro, durante a evolução, é chamado de *encefalização*.

NC: Use cores escuras para B, D e O.
1. Comece com a ilustração superior. O título para o rótulo de letra O, interneurônio, se encontra na ilustração do reflexo patelar.
2. Pinte a ilustração do reflexo de estiramento, começando com a visão geral, no pequeno retângulo à esquerda. Depois, siga a seqüência numerada.
3. Pinte a ilustração do reflexo patelar, observando que o fuso muscular (K e L) foi fortemente ampliado, para fins de ilustração. Observe que o músculo flexor, inativado por um nervo motor eferente inibido (D), foi deixado descoberto. Na ilustração do reflexo de fuga, deixe o músculo extensor sem colorir.

ARCO REFLEXO +
RECEPTOR A
NERVO AFERENTE (SENSORIAL) B
MEDULA ESPINAL OU CÉREBRO C (CENTRO SINÁPTICO DE INTEGRAÇÃO)
NERVO EFERENTE (MOTOR) D
EFETOR E
___
NERVO ESPINAL F
GÂNGLIO G
RAIZ DORSAL H
RAIZ VENTRAL I

Os reflexos são ações motoras simples, involuntárias, estereotipadas, geradas em resposta a estímulos sensoriais específicos. Os reflexos operam por meio do arco reflexo.

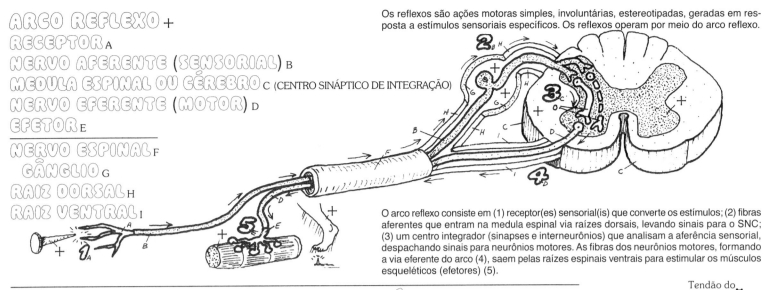

O arco reflexo consiste em (1) receptor(es) sensorial(is) que converte os estímulos; (2) fibras aferentes que entram na medula espinal via raízes dorsais, levando sinais para o SNC; (3) um centro integrador (sinapses e interneurônios) que analisam a aferência sensorial, despachando sinais para neurônios motores. As fibras dos neurônios motores, formando a via eferente do arco (4), saem pelas raízes espinais ventrais para estimular os músculos esqueléticos (efetores) (5).

REFLEXO DE ESTIRAMENTO (MONOSSINÁPTICO) +
MÚSCULO ESQUELÉTICO J
FIBRA DO FUSO K
ZONA MEDIANA L
FIBRA EFERENTE ALFA M
FIBRA EFERENTE GAMA N

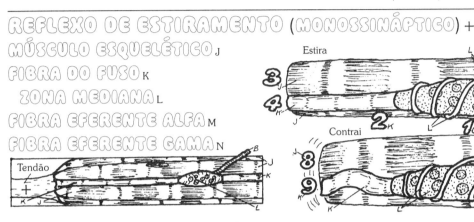

Os reflexos mais simples operam por apenas uma sinapse (reflexo monossináptico), como no reflexo do estiramento (RE), que funciona para manter o comprimento e a tensão (tônus) muscular constantes. O receptor sensorial para o RE (1) está no segmento mediano das fibras intrafuso, encontradas no fuso muscular (FM) (2). O estiramento do músculo (3) distende as fibras do fuso (4), ativando os receptores de estiramento do FM e as fibras sensoriais associadas (5). Esses excitam monossinapticamente os grandes neurônios motores α, os quais excitam as fibras musculares ordinárias (extrafuso) (7). A contração dessas fibras encurta o músculo (8) e relaxa as fibras do fuso (9), terminando o RE e a contração muscular.

REFLEXO PATELAR + (EXTENSOR) J¹
(SINAPSE INIBITÓRIA POLISSINÁPTICA) +
INTERNEURÔNIO O

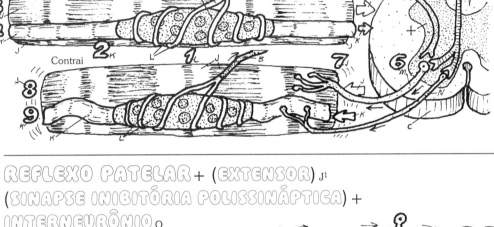

O reflexo de estiramento está envolvido no reflexo patelar. Uma percussão no tendão patelar (1) estira o músculo extensor (ME) (2) e seu fuso. O fuso dispara, excitando as fibras sensoriais associadas (3), que excitam os neurônios motores para o ME (4). A contração do ME (5) estende a perna (6). Simultaneamente os flexores ipsilaterais devem relaxar para o funcionamento dos extensores. Para isso, ramos das fibras sensoriais do FM ativam interneurônios inibitórios (7), os quais, por sua vez, inibem os neurônios motores para os músculos flexores (8).

REFLEXO EXTENSOR CRUZADO +

Na posição de pé, a estimulação dolorosa de um pé causa flexão (fuga) da perna ipsilateral, bem como extensão da perna contra-lateral (reflexo extensor cruzado) para estabilizar a postura. Pela utilização de variados interneurônios inibitórios e excitatórios, os flexores da perna ipsilateral são ativados e os extensores inibidos e vice-versa na perna contra-lateral.

REFLEXO DE FUGA + (FLEXOR) J²

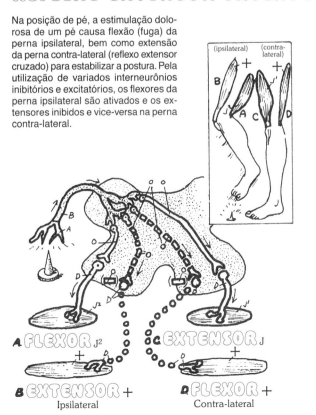

A FLEXOR J²   C EXTENSOR J
B EXTENSOR +   D FLEXOR +
Ipsilateral   Contra-lateral

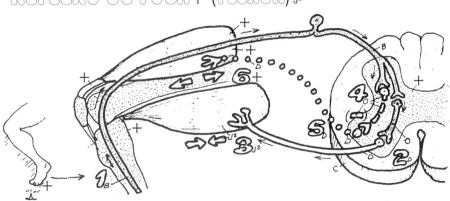

O reflexo de fuga é um reflexo flexor defensivo, em resposta à estimulação nociva (dolorosa) do pé. Os sinais sensoriais de dor (1) excitam neurônios motores para os músculos flexores (2), causando flexão e fuga da perna (3). Simultaneamente, através de interneurônios inibitórios (4), os neurônios motores para os músculos extensores são inibidos (5), para relaxar os extensores da mesma perna.

CONTROLE MOTOR VOLUNTÁRIO

Os centros para o *controle motor voluntário* estão no cérebro, como se mostra em pacientes com derrame e naqueles com lesões cerebrais causadas por ferimento à bala ou acidentes. Em tais casos, ocorrem acentuadas deficiências motoras, na ausência de qualquer lesão da medula espinal.

CÓRTEX MOTOR INICIA E EXECUTA MOVIMENTOS VOLUNTÁRIOS FINOS

A estimulação elétrica de áreas do lobo frontal em animais resulta em movimentos dos músculos e membros. A estimulação elétrica do lobo frontal humano, durante operações neurocirúrgicas, evoca movimentos de distintos músculos do corpo. Essa área, localizada no *giro pré-central*, é chamada de *córtex motor primário* (CMP) ou MI.

Músculos do corpo são mapeados de forma somatotópica no córtex motor primário – O CMP, a exemplo de sua contraparte sensorial, no giro pós-central, tem uma organização *somatotópica* (mapa dos músculos do corpo ou um *homúnculo motor*): as pernas e o tronco ficam no topo do giro pré-central, as áreas da mão e dos dedos ficam nos aspectos laterais e as áreas para a cabeça, língua e outros músculos da fala, na base do giro. O mapa de representação é contra-lateral para os músculos do tronco e membros e bilateral para os músculos da cabeça e da fala.

Semelhante à do homúnculo sensorial (Lâmina 93), a representação do homúnculo motor é proporcional ao grau de controle motor e habilidade de movimento da parte e não ao tamanho físico da parte. Os músculos pequenos e rápidos das mãos e dos dedos, capazes de grande versatilidade de movimento e controle motor fino têm representações corticais grandes, como têm a língua e os músculos da face, em contraste com a pequena representação para maciços musculares da perna.

Em animais, o CMP também é organizado de forma somatotópica. A estimulação elétrica de camadas profundas do CMP, com correntes fracas, evoca contrações de músculos isolados ou pequenos grupos musculares. A estimulação da superfície com correntes mais fortes causa contrações de grupos musculares complexos, talvez porque a corrente se espalha por áreas corticais mais amplas.

Neurônios do córtex motor primário, colunas e camadas – O CMP tem seis camadas, mas é mais espesso que o córtex sensorial e contém, principalmente, neurônios piramidais, organizados em colunas verticais. Os neurônios, nas camadas mais profundas são neurônios eferentes. As células de Betz, neurônios piramidais muito grandes que se pensou serem o substrato cortical para movimento voluntário constituem uma proporção pequena destes neurônios. A cada coluna corresponde um conjunto de fibras musculares, dentro de cada músculo. O padrão de disparo desses neurônios (freqüência de potenciais de ação e salvas) determina a duração e a força de contração de seus músculos alvos.

TRATO CORTICOSPINAL FAZ A EMERGÊNCIA PARA O CÓRTEX MOTOR PRIMÁRIO

Para excitar os músculos voluntários, os neurônios eferentes do CMP devem primeiro excitar os neurônios motores espinais. Isso se faz por meio de fibras do *trato corticospinal (CE)* (trato piramidal). Esses neurônios eferentes são freqüentemente chamados de *neurônios motores superiores*, em contraste com os *neurônios motores inferiores*, para eferentes motores periféricos. O CMP e o trato CE, antes chamados de sistema piramidal, são os executores principais do controle motor voluntário, especialmente de movimentos de habilidade. Esse sistema, presente apenas em mamíferos, é bem desenvolvido em macacos e humanos, nos quais a capacidade de manipulação é avançada e em que evoluiu a habilidade motora da fala. As lesões do trato CE em macacos e humanos, incapacita acentuadamente a iniciação e a execução de movimentos voluntários e controle motor fino de músculos distais.

Tratos corticobulbar e corticospinal – As fibras eferentes do CMP formam, inicialmente, duas divisões: *corticobulbar* e *corticospinal*. As fibras corticobulbares descem ipsilateralmente e terminam nos neurônios motores do tronco cerebral, para regular os músculos da fala, bem como os movimentos da língua e da cabeça. O trato CE desce para a medula espinal, para terminar nos neurônios motores espinais; ele controla os movimentos do tronco e dos membros.

Importância funcional da segregação do trato corticospinal – Todas a fibras do CE sofrem decussação, antes de terminar em seus neurônios motores alvos, resultando em controle motor contra-lateral pelo cérebro: o CMP, no hemisfério esquerdo, controla músculos no lado direito e vice-versa. Em humanos, cerca de 80% de fibras do CE sofrem decussação no nível da medula (decussação piramidal); essas fibras formam o trato CE *lateral* e terminam nos neurônios motores espinais, que regulam os movimentos dos *músculos distais dos membros,* tal como aqueles das mãos e dedos. Essa via é, portanto crítica no controle de movimentos finos e de habilidade da mão. Os restantes 20% das fibras do CE descendem ipsilateralmente na *divisão ventral* (*anterior*) e cruzam a linha mediana, antes de terminar nos neurônios motores espinais, controlando músculos axiais e proximais, para controle grosseiro do tronco e dos membros.

ÁREAS MOTORAS MAIS ALTAS GERAM PADRÕES COMPLEXOS DE MOVIMENTO

A estimulação pormenorizada de áreas corticais do lobo frontal, anteriores ao CMP, revelou duas áreas motoras corticais grandes: a *área motora suplementar* e a *área pré-motora*. Essas áreas agem como áreas de "associação", integrativa de ordem superior, para programação do CMP e de outras estruturas motoras cerebrais.

Área motora suplementar – Essa área se localiza logo à frente do CMP, nos aspectos superiores do lobo frontal. Sua eferência é principalmente para o CMP e sua estimulação elétrica conduz a movimentos complexos integrais e com propósito. Ela pode proporcionar ao CMP programas detalhados para movimentos complexos; esses programas são comunicados a zonas específicas no CMP, instruindo-as para iniciar e executar os movimentos por meio da ativação de seus grupos musculares alvos.

Área pré-motora – Essa área também se localiza na frente do CMP, mas inferior à área motora suplementar; ela se comunica com estruturas dos gânglios basais e cerebelo (Lâmina 97), no planejamento de movimentos e recrutamento dessas e de outras áreas motoras cerebrais, para iniciar e executar os movimentos voluntários. Antes de um movimento ser planejado e iniciado, os neurônios das áreas pré-motora e suplementar aumentam seus disparos de impulsos nervosos, *antes* dos neurônios do CMP, em uma antecipação do movimento. O córtex motor de associação recebe fibras de associação de outras áreas corticais, especialmente da área de associação sensorial somática. A ilustração do canto inferior direito desta lâmina representa, de forma diagramática, a relação entre as áreas motora cortical e sensorial, em quadrinhos de situação de vida real.

Efeitos de lesões – A lesão ou ablação (remoção) do CMP ou do trato CE não causa paralisia, mas produz um estado de acentuada *paresia* (fraqueza ou incapacidade para iniciar movimentos voluntários) em macacos e humanos; o dano ao córtex pré-motor e CE lateral resulta em *pobreza de movimentos de habilidade* e perda do *controle motor fino*, em mãos e músculos da fala. Quando a lesão se restringe a áreas à frente do córtex motor da mão, ocorre a incapacidade acentuada da manipulação hábil; o dano na área anterior à área dos músculos da fala resulta em articulação deficiente (Lâmina 111).

NC: Use a mesma cor para a medula espinal (C), como usou na lâmina anterior.
1. Comece com a ilustração superior à esquerda.
2. Pinte a representação dos músculos do corpo, no córtex motor (o homúnculo motor).
3. Pinte as ilustrações sobre córtex motor e pré-motor, na região superior à direita.
4. Pinte a ilustração inferior à direita.

CÓRTEX MOTOR A

MEDULA B ESPINAL C
RAIZ VENTRAL D
NERVO ESPINAL E
SISTEMA PIRAMIDAL:
TRATO CORTICOSPINAL F
NEURÔNIO MOTOR SUPERIOR
TRATO CORTICOBULBAR G
NEURÔNIO MOTOR SUPERIOR
NEURÔNIO MOTOR INFERIOR H

Os movimentos voluntários são executados pelas estruturas motoras do cérebro superior, particularmente o córtex. O giro pré-central é o local do córtex motor primário (CMP). O CMP dá origem aos tratos corticobulbar e corticospinal (CE), os quais descem para terminar nos neurônios motores inferiores do tronco cerebral e da medula espinal. As fibras corticobulbares regulam movimentos dos olhos, da face e da língua; as fibras do CE regulam movimentos do tronco e dos membros. Cerca de 80% das fibras do CE cruzam a linha mediana na medula e formam o trato CE lateral, que termina nos neurônios motores espinais, regulando a musculatura dos membros, para controle motor fino. Cerca de 20% das fibras descem do mesmo lado, formando o trato CE ventral, depois cruzam para terminar nos neurônios motores, para músculos axiais e proximais dos membros, regulando movimentos de conjunto.

Como a maioria das fibras do CE sofrem decussação, o controle motor é contra-lateral: o hemisfério esquerdo e seu CMP controla movimentos na metade direita do corpo e vice-versa. A maioria das fibras corticobulbares não é cruzada.

CÓRTEX MOTOR A + CÓRTEX SUPLEMENTAR I / CÓRTEX PRÉ-MOTOR I

O córtex motor de associação das áreas pré-motora e motora de associação, localizadas na frente do CMP. A área motora suplementar gera programas de movimentos e os transmite para o CMP para execução, ao passo que a área pré-motora se comunica com o cerebelo e com os gânglios basais e córtex sensorial de associação, para regular movimentos voluntários em relação com outras funções cerebrais.

PEQUENO MOVIMENTO A¹ — MOVIMENTO CONJUNTO I¹

CÓRTEX MOTOR A — HOMÚNCULO A —

O CMP, no giro pré-central, mostra uma representação ordenada da musculatura do corpo (homúnculo motor): as pernas e o tronco são representados na parte superior, as mãos no meio e a face e os músculos da fala, na parte inferior do giro. As mãos, os dedos e os músculos da fala, na área perioral, têm representações muito maiores que as do tronco e das pernas, indicando que a representação é proporcional ao número de músculos e à habilidade dos movimentos executados por esses músculos e não proporcionais ao tamanho da parte ou da musculatura.

CÓRTICES SENSORIAL J E SENSORIAL DE ASSOCIAÇÃO K

As mensagens sensoriais provindas da periferia alcançam o córtex sensorial primário, onde são analisadas (1) suas localização e intensidade. Os impulsos são dirigidos ao córtex sensorial de associação, nos quais os sinais são interpretados (2). Se for necessária uma ação, os sinais são comunicados às áreas de associação motora, onde são gerados (3) programas e padrões apropriados de ações motoras e dirigidos para o CMP, que então excita grupos musculares apropriados para executar movimento e ação (4).

DECISÃO I¹ ← K¹ INTERPRETAÇÃO

AÇÃO A   SENSAÇÃO J¹

SISTEMA NERVOSO

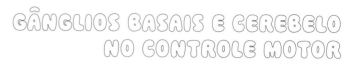

GÂNGLIOS BASAIS E CEREBELO NO CONTROLE MOTOR

O *cerebelo* (CB) e os *gânglios basais* (GB) são os *sistemas motores subcorticais principais* que ajudam a coordenar e integrar as várias formas de movimento. Estas funções são desempenhadas em associação com áreas motoras do córtex cerebral.

CEREBELO NA COORDENAÇÃO MOTORA E APRENDIZADO

O CB humano é uma estrutura proeminente ligada à parte posterior do tronco cerebral por *pedúnculos cerebelares*. Sua proeminência está relacionada com o crescimento desproporcionado dos hemisférios cerebelares, os quais são críticos na coordenação da fala e dos movimentos rápidos das mãos, dos olhos e no aprendizado das tarefas motoras.

Organização e sistemas aferentes/eferentes – O CB consiste em um *córtex cerebelar* altamente pregueado e que recobre *núcleos cerebelares profundos*. O córtex do CB recebe aferências excitatórias da área pré-motora do córtex cerebral e de proprioceptores e músculos, via centros de relé do tronco cerebral. Esta aferência é analisada pelos circuitos do córtex do CB e o resultado é conduzido aos seus núcleos profundos por meio das *células de Purkinje*, as quais são neurônios inibitórios, liberando o neurotransmissor inibitório GABA (ácido gama-aminobutírico). Entretanto, os neurônios dos núcleos do CB – isto é, a verdadeira eferência do CB – são excitatórios e terminam em dois alvos: (1) *núcleo rubro*, no mesencéfalo, o qual medeia a eferência do CB, na direção dos sistemas motores espinhais e (2) *tálamo* que medeia a eferência do CB dirigida ao córtex pré-motor.

FUNÇÕES DO CEREBELO SÃO DESEMPENHADAS POR TRÊS ZONAS DISTINTAS

O conhecimento básico da função do CB vem de estudos de lesão em animais e efeitos de danos cerebelares em humanos. Estes estudos indicam que o CB é essencial para *coordenação* apropriada e suave de equilíbrio, postura e movimentos voluntários, mas não para sua *iniciação*. As deficiências motoras, produzidas pela lesão do CB, ocorrem ipsilateralmente. Estudos recentes também relacionam o CB nas tarefas motoras de aprendizado. O CB tem três divisões funcionais: *vestibular*, *espinal* e *cortical*.

Equilíbrio e movimentos dos olhos – O *cerebelo vestibular* é dedicado a equilíbrio, movimento dos olhos e coordenação dos movimentos da cabeça/olhos; estas funções são executadas pelo *lóbulo flóculo-nodular*. A aferência para este lóbulo provém da medula espinal e do sistema vestibular do ouvido interno e a eferência é para os sistemas motores da medula espinal e para os núcleos oculomotores do tronco cerebral.

Postura e locomoção – O *cerebelo espinal* é dedicado à coordenação da marcha, postura e locomoção, funções executadas pelo *vermis* (verme cerebelar) localizado sobre a zona mediana. O *vermis* recebe projeções extensas, provindas dos proprioceptores das articulações e músculos e sua eferência é para o mesencéfalo e para os sistemas motores da medula espinal destinados à regulação da tensão nos músculos axiais e posturais.

Movimentos de habilidade – O *cerebrocerebelo*, consistindo de *hemisférios cerebelares*, é dedicado à coordenação e suavização dos movimentos rápidos e de habilidade da musculatura distal nos membros e na cabeça. A aferência para os hemisférios do CB provém do *córtex pré-motor* e a eferência se dá para as áreas motoras corticais via tálamo, bem como para o mesencéfalo e sistemas motores espinais. Os circuitos corticais dos hemisférios do CB estão intimamente implicados nas funções de aprendizado do CB.

CEREBELO PODE FUNCIONAR COMO UM COMPUTADOR DE COMPARAÇÃO

Os mecanismos pelos quais o CB participa na coordenação dos movimentos em geral não são bem conhecidos. Um mecanismo sugerido é que o CB trabalha como um *dispositivo nervoso de comparação*, suavizando os movimentos por meio do ajuste dos sinais de erro.

Os hemisférios do CB têm comunicação de duas vias com o córtex motor e com os músculos para coordenar o desempenho motor. Quando um movimento voluntário é planejado (por exemplo, pegar um copo), o *córtex suplementar* gera os programas de movimento e os remete aos músculos *córtex pré-motor* e *motor primário*, via trato corticospinal (Lâmina 96). Os mesmos comandos são enviados pelo *córtex pré-motor* para o CB via núcleos relé cerebelares, localizados na ponte. O córtex do CB confronta estes comandos com a aferência provinda das articulações e dos receptores musculares e gera sinais apropriados de retroalimentação para correção de erros, os quais O CB envia para o córtex motor por intermédio do tálamo. Isto alerta o córtex motor sobre a necessidade de ajustes. Ao mesmo tempo, o CB, agindo pelo núcleo rubro e por suas conexões descendentes com os neurônios motores γ, modifica a tensão muscular e os reflexos de estiramento, trazendo os músculos alinhados com os comandos do córtex motor.

GÂNGLIOS BASAIS COMO CENTROS DE INTEGRAÇÃO MOTORA

Os gânglios basais (GB) consistem de cinco estruturas motoras subcorticais interconectadas – três estruturas do cérebro superior (*caudado, putame, globo pálido*) e duas estruturas mesencefálicas (*substância negra, subtálamo*); o *núcleo rubro* algumas vezes é considerado uma parte funcional dos GB. Pensava-se que os GB dessem origem ao *sistema piramidal*, regulando os movimentos grosseiros e sem habilidade (ainda assim, voluntários) – por exemplo, aqueles da postura e da locomoção. Achados recentes de conexões de duas vias entre os GB e as áreas corticais motoras enfatizam a interação entre os dois sistemas motores.

LESÕES DOS GÂNGLIOS BASAIS PRODUZEM ALTERAÇÕES MOTORAS DRAMÁTICAS

As lesões ou doenças degenerativas dos GB produzem alterações motoras dramáticas – por exemplo, doenças de Parkinson e de Huntington (coréias). Os GB estão envolvidos em funções motoras integrativas complexas, incluindo movimentos voluntários grosseiro – como os movimentos posturais de controle ou balística dos membros. Os GB controlam também a eferência do córtex motor por meio de conexões extensas de retroalimentação. Os tratos de eferência dos GB são consistentes com estas duas funções.

EFERÊNCIA DOS GÂNGLIOS BASAIS É PREDOMINANTEMENTE PARA O CÓRTEX MOTOR

A principal aferência para os GB provém do córtex pré-motor para o núcleo caudado e putame. Esta aferência é integrada e remetida ao globo pálido, o qual serve como um centro de eferência projetando, por intermédio do tálamo, para o córtex pré-motor e primário. Por esta rota, os GB exercem controle sobre a atividade motora voluntária. O subtálamo e a substância negra, os quais são componentes mesencefálicos dos GB, têm conexões recíprocas com o caudado e o putame e também agem como centros de eferência para os núcleos motores do tronco cerebral, regulando os movimentos dos olhos e o controle dos membros e da postura. Os tratos descendentes *rubroespinal* e *reticulospinal* podem mediar efeitos axiais pelo controle da atividade dos neurônios motores γ da medula espinal (Lâmina 82) e, portanto, da tensão muscular, do reflexo de estiramento as atividades proprioceptivas e cinestésicas.

NC: Use as mesmas cores da lâmina anterior para córtex pré-motor (C) e córtex motor (D).

1. Comece pelo canto superior esquerdo, pintando os títulos das várias estruturas que compõem os gânglios basais (A). Observe que apenas os títulos estão presentes; todas as estruturas estão representadas por uma estrutura, rotulada com A.
2. Pinte as estruturas do cerebelo no lado esquerdo da lâmina. Pinte o diagrama da sua função.
3. Pinte os títulos das várias alterações, na base da lâmina. Use a mesma cor para o grande X, sugerindo disfunção.

GÂNGLIOS BASAIS:
- NÚCLEO CAUDADO A¹
- PUTAME A²
- GLOBO PÁLIDO A³
- SUBTÁLAMO A⁴
- SUBSTÂNCIA NEGRA A⁵

TÁLAMO B
CÓRTEX PRÉ-MOTOR C
CÓRTEX MOTOR D
NÚCLEO RUBRO E
TRATOS EXTRAPIRAMIDAIS F
SINAL MÚSCULO-SENSORIAL G
TRATO PIRAMIDAL H

Os gânglios basais (GB) são estruturas motoras, no cérebro superior (caudado, putame e globo pálido) e mesencéfalo (subtálamo, substância negra), que integram movimentos voluntários e involuntários complexos. As lesões dos GB produzem alterações dramáticas (ver painel inferior). Os GB têm conexões extensas de duas vias com áreas motoras corticais e com o CB, bem como acesso a tratos descendentes para controle axial e controle dos movimentos dos membros.

Os GB recebem os principais impulsos das áreas motoras corticais, especialmente das áreas pré-motora e motora suplementar (1). Os GB integram estes sinais e os enviam de volta para o córtex pré-motor (2) via tálamo. Então, o pré-motor ativa o CMP (3) para executar movimento (4) e ativa o CB (5) para coordená-lo (6). Outros tratos descendentes (7) – antes, chamados extrapiramidais – medeiam o controle dos GB sobre a tensão, nos músculos axiais e proximais dos membros, por meio de mudanças nas eferências γ e função de estiramento do fuso (8).

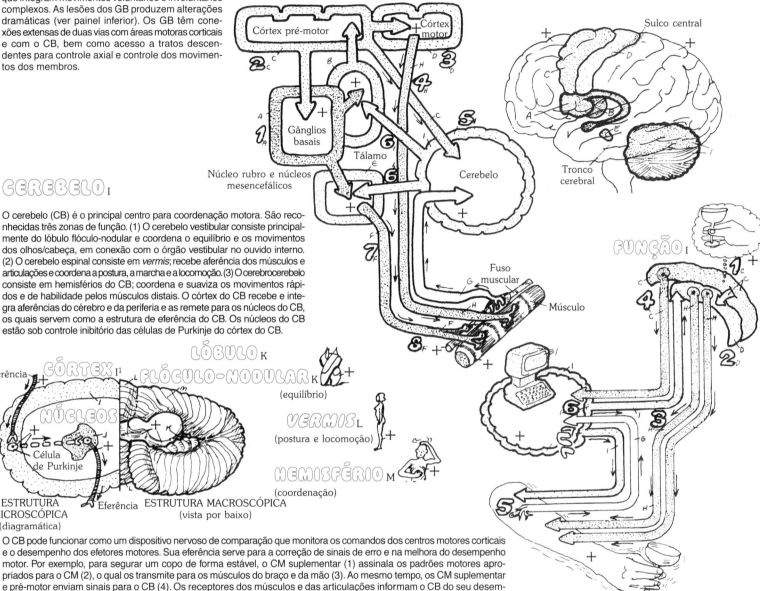

CEREBELO I

O cerebelo (CB) é o principal centro para coordenação motora. São reconhecidas três zonas de função. (1) O cerebelo vestibular consiste principalmente do lóbulo flóculo-nodular e coordena o equilíbrio e os movimentos dos olhos/cabeça, em conexão com o órgão vestibular no ouvido interno. (2) O cerebelo espinal consiste em *vermis*; recebe aferência dos músculos e articulações e coordena a postura, a marcha e a locomoção. (3) O cerebrocerebelo consiste em hemisférios do CB; coordena e suaviza os movimentos rápidos e de habilidade pelos músculos distais. O córtex do CB recebe e integra aferências do cérebro e da periferia e as remete para os núcleos do CB, os quais servem como a estrutura de eferência do CB. Os núcleos do CB estão sob controle inibitório das células de Purkinje do córtex do CB.

CÓRTEX I¹
NÚCLEOS J
LÓBULO FLÓCULO-NODULAR K (equilíbrio)
VERMIS L (postura e locomoção)
HEMISFÉRIO M (coordenação)

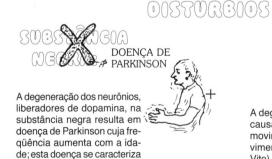

ESTRUTURA MICROSCÓPICA (diagramática) — ESTRUTURA MACROSCÓPICA (vista por baixo)

O CB pode funcionar como um dispositivo nervoso de comparação que monitora os comandos dos centros motores corticais e o desempenho dos efetores motores. Sua eferência serve para a correção de sinais de erro e na melhora do desempenho motor. Por exemplo, para segurar um copo de forma estável, o CM suplementar (1) assinala os padrões motores apropriados para o CM (2), o qual os transmite para os músculos do braço e da mão (3). Ao mesmo tempo, os CM suplementar e pré-motor enviam sinais para o CB (4). Os receptores dos músculos e das articulações informam o CB do seu desempenho e posição (5). O CB confronta o desempenho dos efetores com os comandos motores provindos do CMP e envia sinais de retroalimentação para correção de erros ao pré-CM (6) para ajustar apropriadamente seus comandos motores. O CB também assinala os eferentes g para modificar, apropriadamente, a tensão muscular e o tônus de prontidão.

DISTÚRBIOS DOS GÂNGLIOS BASAIS E CEREBELO I

SUBSTÂNCIA NEGRA — DOENÇA DE PARKINSON

A degeneração dos neurônios, liberadores de dopamina, na substância negra resulta em doença de Parkinson cuja freqüência aumenta com a idade; esta doença se caracteriza pela bradicinese (pobreza de movimentos), rigidez, tremor e face inexpressiva.

CAUDADO A¹ E PUTAME A² — CORÉIA

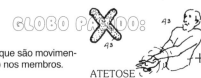

A degeneração dos neurônios no estriado (caudado – putame) causa "coréias", doenças nas quais a progressão ordenada de movimentos voluntários, como caminhar, é substituída por movimentos com abalos rápidos e involuntários (dança de São Vito). A doença de Huntington é um exemplo causado pela perda dos neurônios liberadores de GABA, no estriado.

GLOBO PÁLIDO: — ATETOSE

A degeneração do globo pálido resulta em "atetose" que são movimentos involuntários desordenados (de torção e rotação) nos membros.

CEREBELO: I

A lesão do CB resulta em postura alterada, perda de equilíbrio e ataxia (alteração da coordenação dos movimentos). A marcha é ampliada e parece ébria. Os músculos posturais (extensores) ficam fracos (hipotonia). A fala é pastosa. Os movimentos involuntários são acompanhados de "tremor de intenção" e dismetria (passa do ponto).

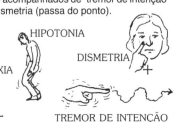

HIPOTONIA — DISMETRIA — ATAXIA — TREMOR DE INTENÇÃO

FUNÇÕES ÓPTICAS DOS OLHOS

SISTEMA NERVOSO

O aparelho óptico anterior do *olho* forma uma imagem nítida na retina, uma lâmina de tecido nervoso localizada no fundo do olho sobre sua superfície interna. Uma imagem que caia na superfície da retina produz sinais nervosos num mosaico de fotorreceptores; estes convertem os fótons de luz incidente em sinais nervosos. Assim, a retina forma uma imagem nervosa bidimensional que é transmitida pelos tratos visuais aos centros visuais de integração subcorticais e corticais. Estes constroem as imagens visuais tridimensionais que nós percebemos. Nesta lâmina se estudam as estruturas ópticas dos olhos e as suas funções.

AS PARTES ÓPTICAS DOS OLHOS REFRATAM, CONVERGEM E FOCALIZAM OS RAIOS LUMINOSOS

As funções ópticas dos olhos são de refratar (desviar) os raios luminosos emitidos a partir de objetos e focalizá-los na retina. Os objetos podem ser simples como uma fonte luminosa puntiforme (uma pequena vela à distância), complexos como linhas e círculos ou ainda mais complexos, como formas estacionárias ou em movimento, por exemplo, um edifício ou um pássaro em vôo. As imagens na retina são sempre menores que os objetos que as produzem. Na *fóvea* humana (pequeno retalho da retina, no pólo posterior dos olhos e ao longo do seu eixo óptico central), onde a visão espacial está altamente desenvolvida, o tamanho da imagem é sempre menor que 1mm, seja de uma árvore ou de uma folha.

Córnea e humor aquoso são os primeiros meios de refração – Os raios luminosos, antes de atingirem os fotorreceptores da retina, atravessam vários meios *transparentes* do olho. Estes meios ajudam na refração e na convergência dos raios, de maneira que a imagem incidente na retina seja invertida e menor que o objeto. O primeiro destes meios é a *córnea*, a qual, por sua densidade maior (comparada à do ar) e pela curvatura da sua superfície, refrata os raios como uma lente convexa. Os defeitos na curvatura da córnea dão origem ao *astigmatismo*. Em seguida, os raios passam através do *humor aquoso*, um fluido viscoso, na *câmara anterior* dos olhos (entre o cristalino e a córnea). Este fluido é produzido no *corpo ciliar* e sai por um canal venoso, o *canal de Schlemm*. A pressão excessiva do fluido, na câmara anterior (normalmente em torno de 20mm HG), é a base do *glaucoma*, uma alteração ocular grave que pode causar cegueira.

Íris e pupila regulam a quantidade de luz que entra no olho – A pupila circular é uma abertura formada por um anel de músculo liso pigmentado chamado *íris*. A contração dos músculos *esfincterianos* da íris constringe a pupila; a contração dos músculos *dilatadores* amplia a pupila. A função mais conhecida da pupila é o *reflexo fotomotor*. Quando exposta à luz clara, a pupila contrai para permitir pouca entrada de luz no olho. No escuro, a pupila dilata para permitir mais entrada de luz. Outra função da pupila é focalizar objetos próximos (veja a seguir). Os nervos simpáticos dilatam a pupila e os parassimpáticos a contraem.

Cristalinos podem mudar sua curvatura para focalizar a imagem – Os raios luminosos, depois de passar pela câmara anterior e pela pupila, atingem as *lentes* cristalinas do olho que agem como uma lente biconvexa. Os raios paralelos (que se localizam a partir de mais de 6m) que entram pelos cristalinos são refratados e convergem, na direção interna, em um *ponto de foco* atrás dos cristalinos e ao longo do seu *eixo óptico*, o qual é uma linha reta que passa pelo centro do cristalino. Numa lente de vidro, a *distância focal* (distância entre a lente e seu ponto de foco) é fixa. As lentes humanas podem mudar ativamente esta distância (16mm em repouso) por meio da mudança de sua curvatura (veja a seguir). Por causa da biconvexidade dos cristalinos, a imagem que se forma na retina é invertida. O cérebro inverte novamente esta imagem, de modo que as imagens mentais dos objetos fiquem corretas. Por trás dos cristalinos existe um último meio transparente, um gel chamado *humor vítreo*, que ajuda a manter a forma esférica do globo ocular.

Reflexo de acomodação regula o mecanismo de foco do cristalino – A capacidade do cristalino para formar uma imagem nítida, na retina, é mais bem demonstrada durante a focalização de um objeto próximo. O reflexo que regula esta função se chama *reflexo de acomodação*. O cristalino é mantido no lugar pelos *ligamentos do cristalino*, ligados a ele e também pelos *músculos ciliares*. Quando estes músculos contraem, os ligamentos afrouxam, liberando sua tensão no cristalino. Como resultado, o cristalino elástico relaxa, assumindo a forma esférica; isto diminui a distância focal do cristalino. O relaxamento dos músculos ciliares puxa os ligamentos e aumenta a tensão sobre o cristalino, tornando-o mais achatado. Isto aumenta a distância focal do cristalino. Para formar imagens nítidas de objetos distantes, na retina, os músculos ciliares relaxam para achatar o cristalino; para objetos próximos, eles contraem para aumentar a curvatura do cristalino. A capacidade do cristalino para mudar a curvatura e focalizar é denominada *acomodação*. Os nervos simpáticos relaxam os músculos ciliares para a visão de longe, os nervos parassimpáticos os contraem para a visão de perto.

A acomodação também envolve mudanças no tamanho da *pupila*. Quando os olhos passam do olhar para um objeto distante para o olhar de um objeto próximo, a pupila contrai. Esta *resposta de contração pupilar* aumenta a profundidade do campo visual, como um orifício estreito, permitindo o foco nítido e noção clara de objetos próximos. Como os dois olhos convergem, durante a resposta para visão próxima, a contração pupilar também se chama *resposta de convergência*.

PROBLEMAS VISUAIS RESULTAM DOS DEFEITOS ÓPTICOS DO OLHO

Os problemas visuais podem ser periféricos, resultantes de diversas alterações ópticas do olho ou derivados de disfunções da retina ou do sistema nervoso central.

Presbiopia e catarata são alterações de cristalino envelhecido – Durante a vida adulta, a elasticidade do cristalino diminui intensamente, de maneira que, por volta dos 50 anos de idades, os humanos perdem totalmente a capacidade de acomodação, uma condição chamada *presbiopia*. Para corrigir este problema, utilizam-se lentes biconvexas para tarefas de visão próxima, como a leitura. Outra alteração do cristalino, ligada à idade, é a *catarata* causada por acúmulo de pigmento no cristalino, o que o torna opaco e causa dispersão da luz e ofuscamento. A catarata é tratada com substituição do cristalino por lente artificial.

Defeitos de visão para perto e longe são decorrentes de formas anormais do olho – Algumas alterações do olho são causadas por defeitos da forma do globo ocular. Olhos alongados e elipsóides causam miopia na qual o ponto de foco cai na frente da retina, resultando em imagens visuais borradas. Para se enxergar bem um objeto, este deve estar mais próximo do olho. Tal defeito é corrigido colocando-se uma lente côncava na frente do olho. Estas lentes divergem os raios luminosos antes que entrem no olho, como se trouxessem o objeto mais perto. Os globos oculares curtos causam *hipermetropia*; neste defeito a imagem se forma atrás da retina. Os indivíduos hipermetropes enxergam melhor os objetos distantes. Uma lente corretiva biconvexa converge os raios luminosos, antes de entrarem no olho, como se movesse o objeto para mais longe.

NC: Use suas cores mais claras para A, B, C e G.
1. Comece com a estrutura do olho e sua comparação com uma câmera.
2. Pinte o painel sobre refração da luz.
3. Pinte os defeitos e correção da formação da imagem.
4. Pinte os três exemplos de ajuste da visão de perto, observando que a presbiopia (à direita) é um problema associado com a acomodação (exemplo 1).
5. Siga a seqüência numerada de passos, no controle do reflexo da visão de perto.

ESTRUTURA DO OLHO

- CÓRNEA A
- HUMOR AQUOSO B
- CRISTALINO C
- MÚSCULO CILIAR D
- LIGAMENTOS E
- ÍRIS F
- HUMOR VÍTREO G
- RETINA H
- CORÓIDE I
- ESCLERA J
- NERVO ÓPTICO K

- LENTE C¹
- DIAFRAGMA F¹
- FILME H¹

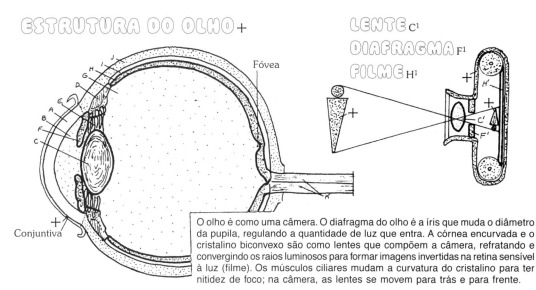

O olho é como uma câmera. O diafragma do olho é a íris que muda o diâmetro da pupila, regulando a quantidade de luz que entra. A córnea encurvada e o cristalino biconvexo são como lentes que compõem a câmera, refratando e convergindo os raios luminosos para formar imagens invertidas na retina sensível à luz (filme). Os músculos ciliares mudam a curvatura do cristalino para ter nitidez de foco; na câmera, as lentes se movem para trás e para frente.

DEFEITOS NA FORMAÇÃO DA IMAGEM

HIPERMETROPIA L¹
MIOPIA L²

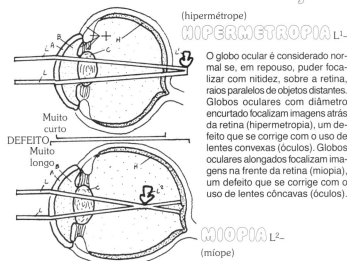

O globo ocular é considerado normal se, em repouso, puder focalizar com nitidez, sobre a retina, raios paralelos de objetos distantes. Globos oculares com diâmetro encurtado focalizam imagens atrás da retina (hipermetropia), um defeito que se corrige com o uso de lentes convexas (óculos). Globos oculares alongados focalizam imagens na frente da retina (miopia), um defeito que se corrige com o uso de lentes côncavas (óculos).

REFRAÇÃO — RAIO DE LUZ L³

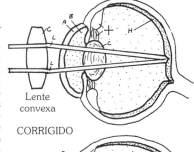

Ao passar por meios de densidades diferentes, os raios luminosos mudam de direção (refração). A densidade e a curvatura do meio determinam o grau de refração. A refração é necessária para a formação de uma imagem pequena sobre a retina. Os meios de refração do olho (córnea e cristalino) agem juntos como um sistema de lentes convexas (olho reduzido), permitindo a formação de pequenas imagens invertidas sobre a retina.

AJUSTES PARA VISÃO DE PERTO

1. ACOMODAÇÃO

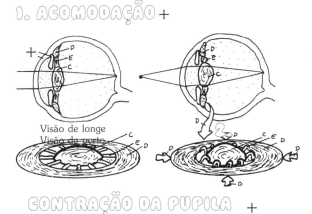

Conforme um objeto distante se aproxima, a imagem se desloca para trás da retina. Para manter a imagem nítida na retina, o cristalino se acomoda: os músculos ciliares contraem, os ligamentos relaxam e o cristalino se torna mais esférico. Isto desloca o ponto de foco para mais perto do cristalino, focalizando a imagem. Com a idade, o cristalino endurece e é menos capaz de se acomodar. Após os 55 anos de idade, a acomodação não é mais possível (presbiopia) requerendo lentes corretivas (óculos) para leitura, etc.

PRESBIOPIA C¹

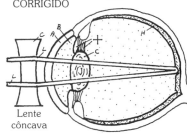

2. CONTRAÇÃO DA PUPILA

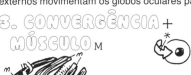

Longe — Perto

Durante a acomodação, a íris também contrai para diminuir a pupila, permitindo o aumento da profundidade de foco. Para objetos bem próximos, os músculos oculares externos movimentam os globos oculares para convergir e manter a nitidez do foco.

3. CONVERGÊNCIA — MÚSCULO M

CONTROLE DOS REFLEXOS PARA VISÃO DE PERTO

- CONTRAI P ← NERVO PARASSIMPÁTICO O
- DILATA P ← NERVO SIMPÁTICO P

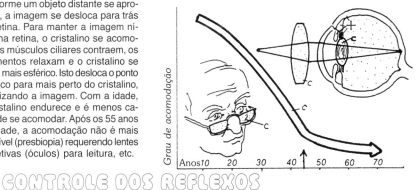

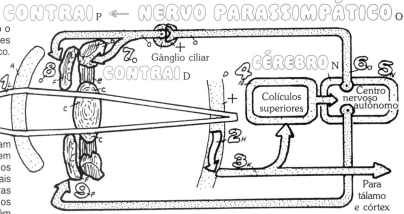

Os raios luminosos de um objeto que se aproxima (1) formam uma imagem borrada atrás da retina (2). Os sinais da imagem borrada (3) são sentidos pelos centros visuais cerebrais (4), os quais ativam os centros motores mesencefálicos (5) enviando sinais motores corretivos para a acomodação do cristalino. As fibras parassimpáticas (6) liberam acetilcolina para contrair os músculos ciliares (7) que relaxam o cristalino e focalizam; estes nervos também estimulam a íris para contrair a pupila (8). As fibras simpáticas liberam norepinefrina para estimular a íris a dilatar a pupila (9).

SISTEMA NERVOSO

A *retina* é uma folha de tecido nervoso em camadas que recobre a superfície interna posterior do olho. Exceto pelo *ponto cego* e pela *fóvea*, a estrutura da retina é uniforme. Os fotorreceptores da retina convertem os estímulos luminosos em sinais nervosos e outros neurônios da retina transformam estes sinais nervosos em um mapa bidimensional que é transmitido para o cérebro.

CÉLULAS DA RETINA FORMAM CIRCUITO FUNCIONAL

A retina tem quatro tipos de células e três camadas celulares. Os neurônios da retina incluem *células fotorreceptoras* (células FR), *células bipolares* (células BP), *células ganglionares* (células G), *células horizontais* e *células amácrinas*. A camada mais externa de células FR, a camada média de células BP e a camada mais interna de células G formam as três principais camadas da retina. As células horizontais e as células amácrinas estão localizadas próximas das camadas das células FR e G, respectivamente.

Como as células FR formam a camada mais externa da retina, os raios luminosos devem atravessar todas as camadas retinianas antes de atingi-la. A vantagem adaptativa deste padrão pode estar relacionada com a *camada de células pigmentadas com melanina*, encontradas em aposição ao aspecto externo das células FR. A melanina torna o interior do olho negro, evitando reflexo da luz e ofuscamento. Os estímulos de luz e de escuro alteram a excitabilidade das células FR; são enviados por meio de sinapses para as células BP, as quais, por sua vez, influenciam a atividade das células G, as células de eferência da retina. Os axônios das células G, conduzindo impulsos para o cérebro, congregam-se no *disco óptico* no qual formam o nervo óptico. Os estímulos luminosos, ao caírem sobre o disco óptico, não são percebidos (ponto cego) por causa da ausência de células FR.

As células horizontais modulam a atividade das células FR adjacentes e as células amácrinas modulam a atividade das células G adjacentes. Como os neurônios da retina não possuem axônios (exceto as células G), eles produzem potenciais lentos, graduados.

BASTONETES E CONES TÊM PROPRIEDADES FUNCIONAIS DIFERENTES

A retina tem dois tipos de células FR: *bastonetes* e *cones*. Os bastonetes são muito mais numerosos que os cones, são muito sensíveis à luz (limiar baixo) e funcionam em luz fraca (*visão noturna*). Os olhos de animais noturnos contêm principalmente bastonetes. Os cones requerem mais luz para ativação, são sensíveis às cores e funcionam melhor na *visão diurna*. Os bastonetes se encontram essencialmente na periferia da retina; os cones são fortemente concentrados na fóvea. Existem também mais células G por unidade de área da fóvea, propiciando canais diretos (um cone para uma célula G) entre cones e células cerebrais. Na periferia da retina, a razão de célula receptora por neurônio é muito alta (100 bastonetes para 1 célula G); isto aumenta a sensibilidade das células G à luz. A fóvea é usada para a visão diurna, visão de cores e a visão que requer grande *acuidade visual*, como a leitura de letras pequenas. Quando se inspeciona cuidadosamente um objeto, os olhos se movem de maneira que a fóvea se posicione diretamente ao longo do eixo óptico do olho. A periferia da retina é ideal para visão noturna, sendo tão sensível que se enxerga a luz de uma vela a 10 milhas de distância.

CASCATA MOLECULAR E RESPOSTAS ELÉTRICAS NOS BASTONETES

As moléculas fotorreceptoras nos bastonetes detectam a luz e evocam eventos químicos mediados por segundos mensageiros, a fim de alterar as propriedades elétricas dos bastonetes. A luz hiperpolariza os bastonetes.

NC: Use as mesmas cores que da lâmina anterior para A, C e D.
1. Comece no alto à esquerda pelo pequeno diagrama do olho. Depois trabalhe do epitélio pigmentado (E) para cima.

RETINA NA FOTOTRANSDUÇÃO E NO PROCESSAMENTO VISUAL

Guanosina monofostato cíclico medeia os efeitos da luz nas células FR bastonetes – Como a luz causa a hiperpolarização da membrana da célula bastonete? No escuro, os íons sódio entram continuamente nos bastonetes pelos canais de Na^+; isto mantém a célula em estado despolarizado. A estimulação das células bastonete pela luz, diminui os níveis intracelulares do *GMP cíclico* (cGMP), o segundo mensageiro intracelular. Os canais de bastonetes Na^+ são *portões de guanosina monofostato cíclico (cGMP)* – isto é, seus portões só se abrem quando o cGMP se liga à proteína do canal. Assim, uma diminuição no cGMP resulta em *fechamento* dos canais de Na^+, hiperpolarizando a membrana do bastonete. Como a luz altera os níveis de cGMP?

Rodopsina, reação à luz e guanosina monofostato cíclico – Os bastonetes contêm, na sua zona mais externa, numerosos *discos* membranosos, cada um contendo milhões de moléculas de *rodopsina*, a molécula de proteína fotorreceptora. A rodopsina é uma proteína ligada à membrana, consistindo em uma proteína, a *opsina* e um pigmento sensível à luz, *retinina* (retinaldeído, retinal). Na sua posição "11-cis", a cadeia hidrocarbônica da retinina se liga à opsina. A luz muda a posição da cadeia para a posição "totalmente trans" (reação à luz), dissociando a retinina da opsina. Esta separação ativa uma proteína G adjacente chamada *transducina*, a qual, por sua vez, ativa uma enzima fosfodiesterase adjacente. Esta enzima converte o cGMP em $5'$-GMP, reduzindo os níveis de cGMP. Como a presença de cGMP mantém os canais de Na^+ abertos, a sua ausência resulta no fechamento dos canais e na hiperpolarização da membrana do bastonete. O efeito desta cascata molecular é amplificar o sinal luminoso; o resultado é: para cada rodopsina modificada, milhares de canais de Na^+ se fecharão. Proteínas fotorreceptoras, semelhantes à rodopsina, encontram-se também nas células cone que são sensíveis às luzes azul, verde e vermelha, agindo também na visão das cores.

Níveis de rodopsina são restaurados durante a adaptação ao escuro – Olhar para uma folha branca, bastante iluminada por um determinado tempo, reduz a visão; fechar os olhos a restabelece. A iluminação forte diminui o suprimento de rodopsina. No escuro, a rodopsina lentamente se refaz pela recombinação da rodopsina com *vitamina A*, a forma oxidada da retinina (*adaptação ao escuro*). A deficiência de vitamina A pode levar à *cegueira noturna* (incapacidade de enxergar à noite). Durante a adaptação ao escuro, a sensibilidade da retina, lenta e nitidamente, aumenta (100.000 vezes em 20min). Um olho adaptado ao escuro pode detectar um *quantum* de luz.

NEURÔNIOS DA RETINA INTEGRAM A PRODUÇÃO DE BASTONETES E CONES

Os objetos nos campos visuais constituem uma coleção de pontos claros e escuros com imagem pontual na retina. Os neurônios integradores da retina utilizam mecanismos inibitórios e excitatórios para construir um mapa bidimensional da imagem e transmiti-lo ao cérebro.

Excitação e inibição sinápticas têm papéis críticos nos circuitos da retina – No escuro, os bastonetes despolarizados estimulam as células BP inibitórias, as quais, por sua vez, inibem as células G. As células G inibidas não enviam sinais ao cérebro, o qual interpreta isto como um ponto escuro. Os estímulos luminosos hiperpolarizam os bastonetes; isto remove seu efeito excitatório sobre as células BP que removem seus efeitos inibitórios sobre as células G. Quando ativadas, as células G enviam sinais ao cérebro, indicando a presença de luz.

Retina forma um mapa bidimensional para transmitir ao cérebro – A maioria dos objetos é mais complicada que uma fonte de luz; eles estimulam as células FR da retina em muitos pontos diferentes, correspondendo à forma e ao tamanho da imagem. Os sinais das células FR da retina são integrados pelos interneurônios inibitórios e excitatórios da retina para construir um mapa bidimensional que é transmitido ao cérebro por intermédio dos axônios das células G.

2. Pinte o painel inferior começando pelas células bastonetes ampliadas (G) na extrema esquerda. Observe que apenas a membrana celular (G') está colorida, na zona externa, juntamente com os discos (M').

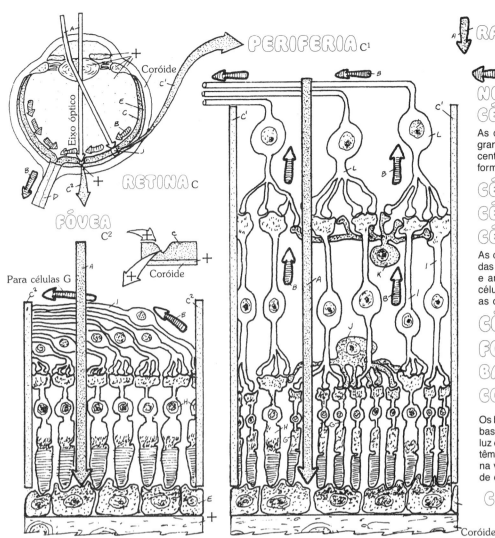

A fóvea da retina contém principalmente cones. As células BP e as células G são afastadas para permitir que a luz atinja os cones sem interferência. A razão de aproximadamente 1:1, entre os cones e as células G (não ilustradas), permite que a fóvea seja o centro da acuidade visual elevada e da discriminação espacial (visão diurna). A periferia da retina contém notadamente bastonetes, os quais possuem alta taxa de convergência para células G (100:1). Estas características tornam a periferia da retina altamente sensível em iluminação fraca (visão noturna).

EXCITAÇÃO DA CÉLULA FOTORRECEPTORA

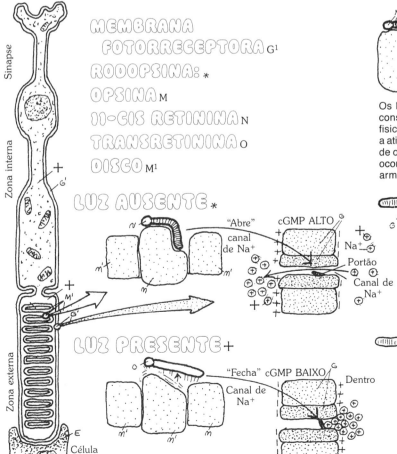

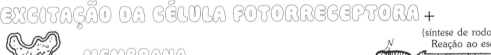

Os bastonetes contêm uma molécula sensível à luz, a rodopsina (R). A R consiste em uma proteína ligada a um pigmento, a retinina. A luz transforma fisicamente a retinina, da forma 11-cis para a forma trans, desencadeando a atividade elétrica na célula FR. No escuro, a R é reformada pela recombinação de opsina com retinina 11-cis regenerada (reação ao escuro). A regeneração ocorre nos bastonetes e na camada pigmentada subjacente. Esta última pode armazenar retinina 11-cis como vitamina A, a qual se obtém do alimento.

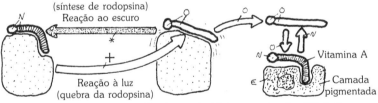

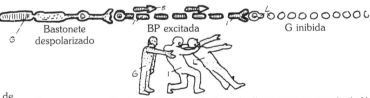

No escuro, as moléculas de R são estáveis e sinalizam para os canais de Na^+ permanecerem abertos. A entrada de Na^+ despolariza os bastonetes e suas sinapses. Isto ativa as células BP inibitórias, as quais exercem inibição sobre as células G. Assim, as células G ficam calmas no escuro.

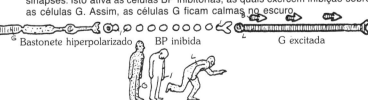

Na luz, a decomposição das moléculas de R sinaliza para os canais de Na^+ fecharem. Isto hiperpolariza os bastonetes e suas sinapses, levando à inibição das células BP. As células BP inibidas permitem o aumento da atividade das células G e dos seus axônios, informando às células cerebrais a presença da luz.

SISTEMA NERVOSO

Com a incidência de pontos luminosos e escuros sobre seus fotorreceptores, a *retina* gera um mapa espacial ordenado do campo visual que é transmitido ao *tálamo* e ao *córtex visual* do cérebro por meio de suas *células ganglionares* (Lâmina 99). Estas células funcionalmente especializadas estão agrupadas em um *Tipo P*, que codifica a informação quanto à forma e à cor e um *Tipo M*, que codifica o movimento e as propriedades dinâmicas. Os sinais destas células são enviados para o *tálamo* e depois para o *córtex visual primário* (CVP) e suas áreas visuais de ordem superior, as quais sintetizam uma imagem tridimensional do campo visual, incluindo forma, brilho, contraste, cor e movimento.

Tratos ópticos são segregados – Os axônios das células ganglionares formam o *nervo óptico* ao deixar cada olho. Os nervos ópticos dos dois olhos convergem no *quiasma óptico*. Aqui, as fibras dos segmentos *nasais* de cada retina cruzam para o lado oposto e os segmentos *temporais* permanecem no mesmo lado. Depois do cruzamento o nervo óptico se chama *trato óptico*. Por causa do cruzamento, os tratos ópticos direito e esquerdo carregam sinais relativos aos *campos visuais* esquerdo e direito, respectivamente. As provas para defeitos de campo visual ajudam a determinar as possíveis localizações das lesões na via visual.

TÁLAMO E MESENCÉFALO SERVEM COMO CENTROS VISUAIS SUBCORTICAIS

No trato óptico, a maioria dos axônios das células ganglionares dedicada à percepção visual termina nos centros visuais do tálamo – o *corpo geniculado lateral*. Os axônios das células ganglionares P e M estabelecem suas primeiras sinapses nas camadas *parvocelular* (P) e *magnocelular* (M) do geniculado lateral. Neste, os diferentes sinais da retina são integrados antes da transmissão ulterior para o córtex visual. Um número menor de fibras do trato óptico entra no mesencéfalo e termina no *colículo superior* e na *formação reticular*. O colículo superior coordena a acomodação e os reflexos luminosos, envolvendo o cristalino e a pupila, assim como alguns reflexos de movimentos do olho e da cabeça; também se sugerem funções no processamento visual. A formação reticular funciona em excitação cortical, excitabilidade e sono.

CÓRTEX VISUAL PRIMÁRIO É O PONTO CORTICAL INICIAL PARA A INTEGRAÇÃO VISUAL

Os neurônios do corpo geniculado lateral do tálamo dão origem às fibras da *radiação óptica*, a qual se projeta para uma área específica do lobo posterior do córtex cerebral chamada *córtex visual primário (CVP, córtex estriado, área 17)*.

Retina é mapeada no córtex visual primário, retinotopicamente, mas a fóvea tem representação ampliada – A retina inteira é representada no córtex, ponto a ponto, de maneira precisa e organizada, de forma que cada detalhe da retina e cada quadrante possam ser claramente demarcados (*mapeamento retinotópico*). A lesão das áreas circunscritas no CVP (por exemplo, causados por ferimentos a bala) resulta em cegueira em áreas específicas do campo visual. Embora a representação retiniana no córtex visual seja muito precisa, esta não é igual para as porções da *fóvea* e da *periferia*. A fóvea da retina, com menos de 1mm de largura, tem uma representação muito grande e a periferia da retina, muito maior, tem uma representação relativamente menor. A razão para isto está na maior densidade das células ganglionares, emergindo da fóvea, bem como no papel essencial da fóvea na acuidade visual, percepção espacial e visão de cores – funções que requerem mais unidades neuronais e área cerebral para análise e integração.

Neurônios do córtex visual estão organizados em camadas e colunas funcionais – Os neurônios do CVP, a exemplo de outras áreas corticais, estão arrumados em seis camadas. As células de cada camada têm aferências e eferências e desempenham diferentes funções visuais. As células estelares, na camada IV, recebem aferência visual do tálamo. As células do CVP estão também organizadas em "colunas" funcionais que se dispõem perpendiculares às camadas. Foram encontrados dois tipos gerais de organização colunar. As *colunas de dominância ocular* alternam e respondem à aferência dos olhos direito e esquerdo. As *colunas de orientação* contêm todas as células que respondem a estímulos com uma determinada orientação. Os neurônios dentro de cada coluna têm o mesmo campo de recepção.

Células simples e complexas do córtex visual primário são detectoras de características e ocorrem na mesma coluna – Em contraste com as células ganglionares da retina, as quais têm um campo de recepção circular e respondem a uma fonte pontual de luz, as células da camada IV, os principais recipientes da aferência visual talâmica, são sensíveis a estímulos com formas – por exemplo, *linhas e bordas*. Além disto, um estímulo em linha deve ter uma determinada *orientação* para ativar uma célula cortical. Estes neurônios específicos para orientação, chamados *células simples*, responderão apenas se uma linha, com sua orientação preferida, se apresentar no seu campo de recepção. Alguns neurônios do córtex visual respondem ao mesmo estímulo em qualquer posição, dentro do campo de recepção, contanto que se mantenha a mesma orientação. Estas *células complexas* podem ser concebidas como detectores de movimento porque continuam a responder depois que o estímulo se move. As células complexas estão localizadas dentro da mesma coluna de orientação, acima e abaixo das células simples (nas camadas II, III e V) e recebem sua aferência das células simples. As células hipercomplexas integram a aferência das células complexas. Além das colunas, outros grupos organizados de células, nas camadas 2 e 3, chamados "bolhas" por causa de sua aparência em material corado com citocromo oxidase, lidam com percepção da cor.

ÁREAS VISUAIS DE ORDEM SUPERIOR PROCESSAM A PERCEPÇÃO DA FORMA E DO MOVIMENTO

Em torno do CVP, também chamado V1, estão as *áreas visuais de ordem superior* (numeradas V2 até V6). Estas áreas, antes chamadas áreas de associação visual, também têm mapas retinotópicos e recebem suas aferências inicialmente do CVP. São organizadas conforme o fluxo de informação em série (V1 → V2 → V3 → V4 → V5 → V6) e, em paralelo, (V1 → V2 → V4 ou V1 → V5). As áreas visuais superiores, adiante, analisam e integram a aferência do CVP (linhas, orientações, cores simples) para codificar padrões visuais mais complexos e pormenorizados (formas detalhadas, imagens coloridas, detecção de movimento). As áreas visuais superiores em macacos e humanos são extremamente extensas e bem desenvolvidas. Para percepção visual superior existem dois tratos corticais paralelos (correntes). Uma *corrente temporal* envolvendo as áreas de associação de ordem superior do lobo occipitotemporal lida com aspectos de complexidade crescente da forma e da percepção da cor; a informação nesta corrente é originada nas células ganglionares Tipo P da retina. Uma segunda *corrente parietal* integra impulsos provindos das células ganglionares Tipo M e envolvem percepção espacial e de movimento. As áreas temporais de ordem ainda mais alta são especializadas em reconhecimento e nomeação das faces. As lesões em quaisquer destas áreas afeta suas funções visuais específicas.

NC: Use cores escuras para D-I.
1. Comece pela ilustração grande na esquerda acima. As duas cores do campo visual (A, B) são transmitidas ao longo dos tratos visuais para o CVP na parte posterior do cérebro (a qual, neste exemplo, está representada pela colocação invertida daquelas duas cores). O CVP recebe apenas cor A'. As várias estruturas, compondo os tratos visuais estão identificadas por setas largas, apontando para suas localizações nos tratos.
2. Ao colorir a organização das células, comece com as células à esquerda, mostradas respondendo à orientação da jarra. Então, faça uma seção do córtex na qual é apresentado um exemplo de conectividade nervosa. Depois pinte o exemplo à direita, mostrando os dois aspectos da organização colunar das células: por orientação (que inclui células simples e complexas) e por dominância ocular (alternância dos olhos direito e esquerdo). Para fins de simplificação, as células são mostradas apenas nas camadas II, III e V.

VIAS VISUAIS

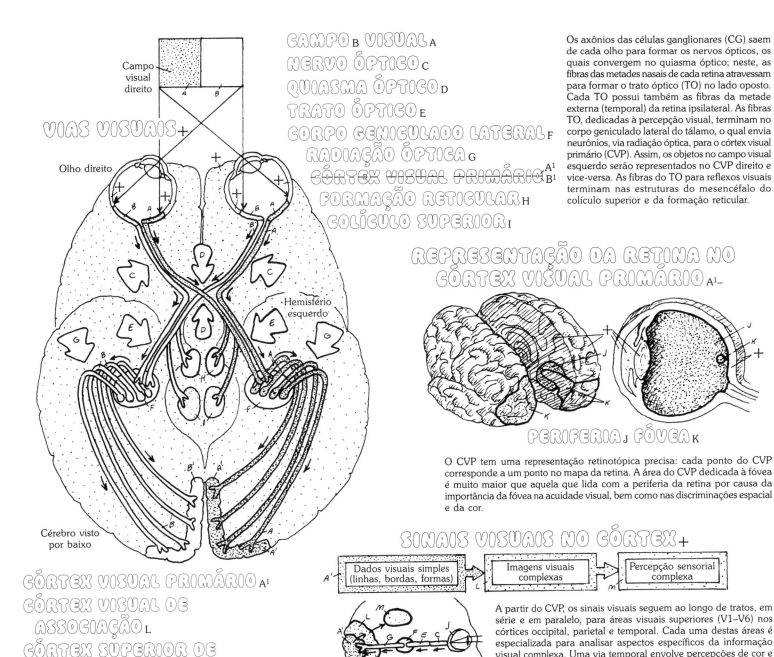

CAMPO VISUAL — A, B
NERVO ÓPTICO — C
QUIASMA ÓPTICO — D
TRATO ÓPTICO — E
CORPO GENICULADO LATERAL — F
RADIAÇÃO ÓPTICA — G
CÓRTEX VISUAL PRIMÁRIO — A¹, B¹
FORMAÇÃO RETICULAR — H
COLÍCULO SUPERIOR — I

Os axônios das células ganglionares (CG) saem de cada olho para formar os nervos ópticos, os quais convergem no quiasma óptico; neste, as fibras das metades nasais de cada retina atravessam para formar o trato óptico (TO) no lado oposto. Cada TO possui também as fibras da metade externa (temporal) da retina ipsilateral. As fibras TO, dedicadas à percepção visual, terminam no corpo geniculado lateral do tálamo, o qual envia neurônios, via radiação óptica, para o córtex visual primário (CVP). Assim, os objetos no campo visual esquerdo serão representados no CVP direito e vice-versa. As fibras do TO para reflexos visuais terminam nas estruturas do mesencéfalo do colículo superior e da formação reticular.

REPRESENTAÇÃO DA RETINA NO CÓRTEX VISUAL PRIMÁRIO — A¹

PERIFERIA — J **FÓVEA** — K

O CVP tem uma representação retinotópica precisa: cada ponto do CVP corresponde a um ponto no mapa da retina. A área do CVP dedicada à fóvea é muito maior que aquela que lida com a periferia da retina por causa da importância da fóvea na acuidade visual, bem como nas discriminações espacial e da cor.

SINAIS VISUAIS NO CÓRTEX

Dados visuais simples (linhas, bordas, formas) → Imagens visuais complexas → Percepção sensorial complexa

A partir do CVP, os sinais visuais seguem ao longo de tratos, em série e em paralelo, para áreas visuais superiores (V1–V6) nos córtices occipital, parietal e temporal. Cada uma destas áreas é especializada para analisar aspectos específicos da informação visual complexa. Uma via temporal envolve percepções de cor e forma e uma via parietal analisa o movimento.

CÓRTEX VISUAL PRIMÁRIO — A¹
CÓRTEX VISUAL DE ASSOCIAÇÃO — L
CÓRTEX SUPERIOR DE ASSOCIAÇÃO — M

ORGANIZAÇÃO DAS CÉLULAS DO CÓRTEX VISUAL PRIMÁRIO — A¹

Os neurônios no CVP não respondem aos pontos iluminados, mas às características de estímulos, como linhas, bordas e barras. As células que respondem a estímulos estacionários são chamadas "células simples". Aquelas que respondem a estímulos mais complexos, como uma barra se movendo, são chamadas "células complexas". Cada célula simples ou complexa responde a estímulos de uma determinada "orientação" (ângulo). As células complexas recebem aferência das células simples, enquanto enviam eferência para outros centros corticais e subcorticais.

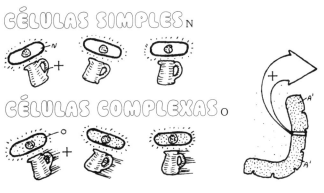

CÉLULAS SIMPLES — N
CÉLULAS COMPLEXAS — O

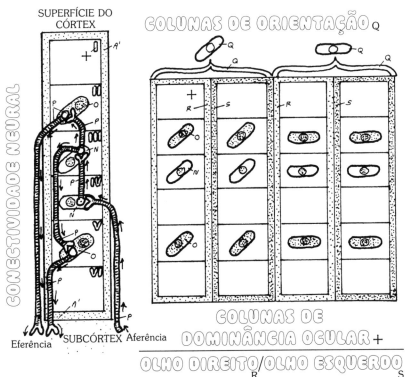

CONECTIVIDADE NEURAL
SUPERFÍCIE DO CÓRTEX
SUBCÓRTEX Aferência
Eferência

COLUNAS DE ORIENTAÇÃO — Q
COLUNAS DE DOMINÂNCIA OCULAR
OLHO DIREITO — R / **OLHO ESQUERDO** — S

As células simples são encontradas principalmente nas camadas III e IV, do córtex; as células complexas ficam nas camadas II, III e V. As células simples e complexas, respondendo a determinada orientação, arranjam-se em "colunas de orientação" que se dispõem perpendicularmente à superfície cortical. As colunas de orientação estão colocadas lado a lado ao longo do córtex, de forma que aquelas que recebem aferência de um olho se alternam com aquelas que conectam com o outro olho (colunas de dominância ocular).

SISTEMA NERVOSO

SONS E OUVIDO

As ondas sonoras são uma forma de energia mecânica. As várias partes do *ouvido* amplificam as ondas sonoras e as convertem em impulsos nervosos; estes são enviados ao *sistema auditivo central*, onde são percebidos como sons significantes. O som é percebido como partículas vibrantes num meio físico (ar, água ou sólidos). Dois parâmetros físicos caracterizam os sons: *amplitude* e *freqüência*.

Amplitude e altura – A energia (intensidade) de um som é medida de acordo com sua *amplitude de pico* – isto é, a altura máxima da oscilação sinusoidal. A *altura* é o equivalente perceptivo de um som e se expressa em *decibéis* (= 0,1 bel), uma unidade logarítmica. Uma altura de 0 decibel corresponde ao mais baixo limiar auditivo para humanos, numa pressão sonora padrão de 0,0002 dina/cm^2. A faixa de altura dos sons comuns varia de 20 decibéis para um sussurro, 60 para conversação normal, 80 para tráfego pesado e 160 para aviões a jato. Cada aumento de 20dB na altura corresponde a um aumento de 10 vezes na intensidade do som. O desconforto e a dor são sentidos em sons de 120 e 140dB, respectivamente.

Freqüência, tom e timbre – A *freqüência* se refere ao número de oscilações – ciclos por segundo ou Hertz (1Hz = 1 ciclos/s). As ondas sonoras audíveis estão na faixa de freqüência de 1 até 100.000Hz. A contrapartida perceptível da freqüência do som é o *tom*. Um choro de recém-nascido é percebido como agudo por causa da sua freqüência alta dominante. Após a puberdade, os homens desenvolvem laringes (caixas de voz) maiores, com cordas vocais mais espessas, as quais produzem sons de freqüências (tons) mais baixas comparados com sons agudos de uma mulher adulta. O tom médio de conversação é 120Hz para homens e 250Hz para mulheres. Um terceiro componente perceptivo do som é sua qualidade ou *timbre*, uma propriedade difícil de explicar pelas características físicas das ondas sonoras. Tons musicais idênticos, da mesma altura, emitidos por dois instrumentos diferentes são percebidos bem diferentes.

Capacidades humanas de audição – O ouvido humano, no seu desempenho de pico – isto é, durante infância e adolescência – pode detectar ondas sonoras na faixa de freqüência de 20 a 20.000Hz. Entretanto, a sensibilidade auditiva ou o *limiar auditivo* não é o mesmo para as várias freqüências. A sensibilidade mais alta se observa para sons na faixa de 1 até 4kHz, as quais correspondem à faixa normal de sons da fala humana. As capacidades auditivas de diferentes animais variam. Os cães podem ouvir sons de até 40kHz (os apitos de treinadores de cães geralmente são inaudíveis para os ouvidos humanos). Os morcegos, que se situam por meio de eco, emitem sons de cerca de 60kHz (ultra-som) e podem ouvir ultra-sons de até 100kHz.

OUVIDO MÉDIO AMPLIFICA E OUVIDO INTERNO CONVERTE O SOM

O ouvido tem três partes: os ouvidos externo, médio e interno. O *ouvido externo* consiste no *pavilhão auditivo* (orelha) e no *canal auditivo*, os quais, juntos, funcionam como um funil coletando e canalizando as ondas sonoras de um grande campo periférico para o canal do ouvido. Em alguns animais, como cães e coelhos, a orelha móvel age como uma antena de radar, sondando e focalizando a fonte dos sons. O canal auditivo age como uma câmara de ressonância, ajudando a amplificar as ondas de freqüências específicas.

Tímpano e ossículos amplificam o som – O canal auditivo termina no *tímpano (membrana timpânica)*, uma película circular fina, porém forte, de tecido conectivo elástico, que vibra em resposta à pressão da onda sonora. O tímpano é o primeiro componente do *ouvido médio* que também possui três pequenos ossos distintos chamados *ossículos*, cada um do tamanho da cabeça de um palito de fósforo. Estes formam um sistema de alavanca com uma extremidade conectada ao tímpano e a outra à *janela oval do ouvido interno*. O tímpano vibra em uníssono com o primeiro ossículo, o *martelo* e o segundo ossículo, a *bigorna*, a qual está ligada quase perpendicularmente ao martelo, formando uma alavanca. A bigorna desloca um terceiro ossículo, o *estribo*, que, por sua vez, vibra a janela oval do ouvido interno. O tímpano e os ossículos amplificam 20 vezes a pressão sobre a janela oval.

Estrutura da cóclea, o órgão auditivo do ouvido interno – As vibrações da janela oval põem em ação vários componentes mecânicos da *cóclea*, o órgão auditivo do ouvido interno. A função da cóclea é converter as ondas sonoras em sinais elétricos para transmissão ao cérebro. A cóclea ("caracol") é um tubo cego em espiral, amplo na base e estreito no ápice. Alguns dos seus componentes têm função puramente mecânica, outros tomam parte na transdução do som. A forma espiral serve para maximizar o comprimento do tubo enquanto mantém um tamanho total mínimo.

A cóclea contém uma *membrana basilar* que percorre todo o seu comprimento interno e a divide em duas câmaras: superior (*scala vestibuli*) e inferior (*scala tympani*). As duas câmaras comunicam-se no *ápice* da cóclea, o *helicotrema*. Uma membrana mais fina (*membrana de Reissner*), percorrendo a *scala vestibuli* juntamente com a membrana basilar, cria a câmara mediana, a *scala media*, que é cheia de um fluido chamado *endolinfa*. Outras câmaras contêm *perilinfa*, a qual tem uma composição iônica diferente. Estas variações iônicas são importantes na função coclear.

Células ciliadas são verdadeiros receptores auditivos e transdutores – Os movimentos da janela oval produzem *ondas migrantes* na perilinfa da *scala vestibuli*. Estas ondas são transmitidas para a endolinfa, depois para a membrana basilar, forçando-a a vibrar. A membrana basilar dá suporte às células ciliadas do *órgão de Corti*, os verdadeiros receptores de audição e aos *transdutores mecanoelétricos* do sistema auditivo. As células ciliadas têm, em sua superfície apical, estruturas ciliares especializadas (*estereocílios*) que são os elementos transdutores celulares.

As extremidades dos estereocílios estão em contato com a *membrana tectorial* (membrana de teto) e os corpos celulares das células ciliadas se comunicam, via sinapses químicas, com os terminais periféricos das *fibras nervosas auditivas*. A vibração da membrana basilar movimenta os estereocílios, produzindo um *potencial receptor* que é transmitido sinapticamente para os terminais das fibras nervosas auditivas. Nesta região, os *impulsos nervosos* (potenciais de ação) são produzidos e conduzidos pelos aferentes auditivos primários aos centros auditivos cerebrais para análise e integração ulteriores. A função das várias regiões da membrana basilar e das suas células ciliadas, com respeito à discriminação da freqüência e da altura, é discutida na Lâmina 102.

NC: Use cores escuras para A, J, K, P e R.
1. Comece pelo painel superior, pintando todos o números e títulos. Observe que as três freqüências (C) ilustradas estão na faixa de amplitude baixa (sussurro). O exemplo de amplitude alta (B) (som alto) está na extrema direita.
2. Pinte as estruturas e funções do ouvido.
3. Em seguida, pinte a estrutura da cóclea (L), começando com a vista geral na extrema esquerda. Note o diagrama horizontal, representando a cóclea inteira, com os espirais retificados. A *scala vestibuli* (N) e a *scala tympani* (N^2) recebem a mesma cor porque se comunicam e contêm o mesmo fluido (perilinfa) (P^1). A membrana tectorial (R) foi eliminada para fins de simplificação. Pinte a seqüência de eventos envolvidos na transmissão das ondas sonoras.

CARACTERÍSTICAS DAS ONDAS SONORAS

As ondas sonoras são caracterizadas por freqüência (unidades: ciclos/s ou Hertz, Hz) e amplitude. O equivalente perceptivo da freqüência do som é o tom e o da amplitude é a altura. A voz de uma criança possui um tom alto; a voz de uma mulher é de tom mais alto que a do homem. A intensidade do som (altura) é medida em decibéis. Os humanos podem ouvir sons na faixa de freqüência de 20 a 20.000Hz. A faixa é a mais ampla na infância e na adolescência. A sensibilidade de audição e a discriminação do tom são máximas na faixa de 1 a 4kHz.

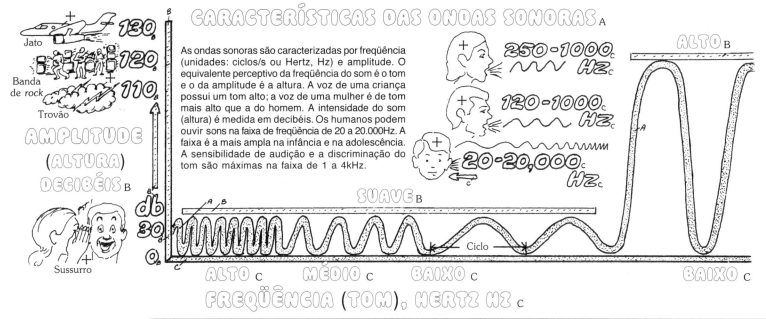

OUVIDO EXTERNO (afunilamento)
- ORELHA
- CANAL AUDITIVO
- MEMBRANA TIMPÂNICA

OUVIDO MÉDIO (amplificação)
- MARTELO
- BIGORNA
- ESTRIBO

OUVIDO INTERNO (transdução)
- JANELA OVAL
- JANELA REDONDA
- CÓCLEA
- NERVO AUDITIVO

FUNÇÕES DO OUVIDO

As partes externa, média e interna do ouvido desempenham funções de coletar, amplificar e converter a energia sonora, respectivamente. O pavilhão auditivo do ouvido externo e o canal auditivo afunilam as ondas sonoras na direção do tímpano, causando sua vibração. A vibração do tímpano se amplifica 20 vezes por meio da ação de alavanca dos três ossículos do ouvido médio (martelo, bigorna e estribo) e das superfícies vibrantes diferenciais do tímpano e da janela oval do ouvido interno. O movimento do estribo desloca a janela oval e, subseqüentemente, a membrana basilar da cóclea do ouvido interno, gerando ondas dependentes de freqüência que se deslocam na cóclea. As células ciliadas da cóclea convertem as ondas sonoras em impulsos nervosos.

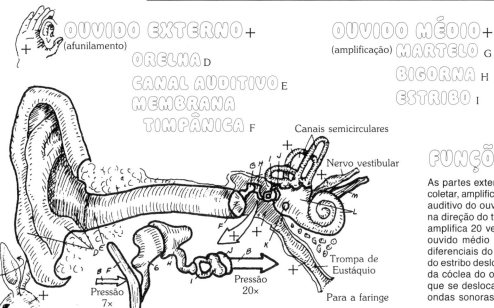

TRANSMISSÃO DO SOM NA CÓCLEA
- SCALA VESTIBULI/PERILINFA
- SCALA TYMPANI/PERILINFA
- SCALA MEDIA/ENDOLINFA
- MEMBRANA BASILAR
- ÓRGÃO DE CORTI, CÉLULA CILIADA
- MEMBRANA TECTORIAL
- NERVO AUDITIVO, GÂNGLIO

A cóclea tem forma espiral, é um tubo cego amplo na base e estreito no ápice. A membrana basilar que dá suporte ao órgão de Corti percorre o comprimento da cóclea, dividindo-a em duas câmaras: uma *scala vestibuli* superior e uma *scala tympani* inferior. Uma delgada membrana (de Reissner) recobrindo o órgão de Corti cria uma câmera mediana, a *scala media*. As câmaras *vestibuli* e *tympani* são preenchidas com fluido de perilinfa e se comunicam no ápice. A câmara média contém endolinfa, a qual banha o órgão de Corti e suas células ciliadas. As janelas oval e redonda, respectivamente nas duas extremidades da perilinfa, absorvem e liberam as ondas sonoras e mantém a perilinfa num estado de compressão.

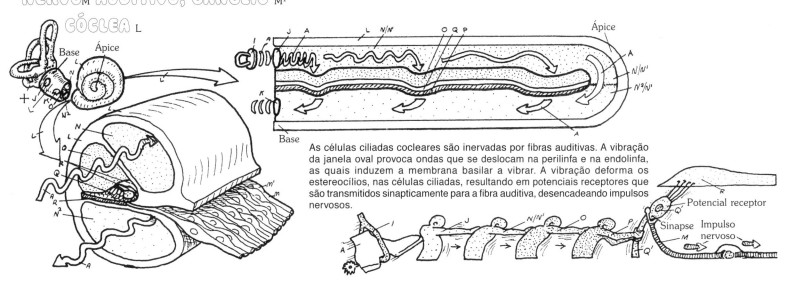

As células ciliadas cocleares são inervadas por fibras auditivas. A vibração da janela oval provoca ondas que se deslocam na perilinfa e na endolinfa, as quais induzem a membrana basilar a vibrar. A vibração deforma os estereocílios, nas células ciliadas, resultando em potenciais receptores que são transmitidos sinapticamente para a fibra auditiva, desencadeando impulsos nervosos.

SISTEMA NERVOSO

Para ouvir os sons, o ouvido e o sistema auditivo central devem decifrar as características das ondas sonoras, principalmente a freqüência, a amplitude e a direção (Lâmina 101). A discriminação da *freqüência* e da *altura* é realizada inicialmente pelo ouvido interno e depois é refinada pelos centros auditivos. O som se localiza pela interação dos ouvidos esquerdo e direito e seus respectivos centros nervosos.

OUVIDO INTERNO NA DISCRIMINAÇÃO DA FREQÜÊNCIA E DA ALTURA

Na *cóclea* do ouvido interno, a *membrana basilar* (MB) fibrosa e suas *células ciliadas* sensoriais (CC) têm funções críticas na discriminação da freqüência.

Várias partes da membrana basilar mostram ressonância diferente – A MB, uma lâmina de tecido conectivo fibroso, que dá suporte às CC, tem um papel crítico na discriminação da freqüência. A estrutura da MB varia ao longo do comprimento da cóclea; é estreita na base, perto da *janela oval,* e mais ampla perto do ápice. O resultado é a variação da sua dureza ao logo da cóclea. As vibrações da janela oval despacham *ondas que se deslocam* na *perilinfa*. Dependendo da freqüência do som, cada onda produz uma *amplitude de pico* em uma posição distinta ao longo da cóclea. A amplitude de pico para os sons de alta freqüência ocorre perto da janela oval; para freqüências baixas, perto do ápice. Os sons de alta freqüência têm comprimento de onda pequeno e vice-versa. Como as ondas têm sua maior energia na sua amplitude de pico, a MB tem sua vibração mais ampla na base da cóclea para sons de alta freqüência e no ápice para sons de baixa freqüência. A cóclea média responde à freqüência média. Esta dependência da discriminação da freqüência na localização na cóclea se chama *princípio de lugar*. Como cada parte da MB dá suporte a um conjunto separado de CC e suas fibras nervosas, as fibras nervosas auditivas que emergem da base da cóclea transmitem mensagens sobre sons de alta freqüência, enquanto aquelas mais distantes da base transmitem para sons de freqüência cada vez mais baixa.

Células ciliadas formam duas fileiras na membrana basilar – As CC têm apoio na MB e em suas células de suporte. Cada CC, em sua base, é conectada por sinapse a um terminal *nervoso auditivo*. As CC que contam cerca de 24.000 formam duas fileiras ao longo do comprimento da cóclea: uma fileira simples de 4.000 CC *internas* e três fileiras de CC *externas* (20.000). As CC internas são os verdadeiros receptores sonoros envolvidos na sensação; geram 90% das *fibras nervosas auditivas*. As CC externas são móveis e ajudam a amortecer as vibrações da MB, uma função que é regulada pelas interações de retroalimentação com os centros auditivos. As propriedades diferenciais de ressonância das regiões da MB e a distribuição das CC internas, ao longo do comprimento da cóclea, são os mecanismos básicos para a discriminação do som pela cóclea. Os centros auditivos inferiores discriminam a freqüência de som por meio da comparação de quais conjuntos de fibras auditivas estão ativados em relação aos adjacentes.

Membrana basilar e fibras auditivas também discriminam a altura – As ondas sonoras de *alta intensidade* produzem maior deslocamento da MB nas regiões cocleares correspondentes. Isto cria potenciais receptores maiores nas CC daquela região e, conseqüentemente, freqüência mais alta de disparos de impulsos nervosos nas fibras auditivas associadas. Os centros auditivos determinam a altura pela comparação da freqüência de disparos de impulsos em uma determinada fibra nervosa auditiva em relação aos níveis de repouso.

O som é localizado pela comparação entre as aferências esquerda e direita do ouvido – Os centros nervosos auditivos determinam a fonte sonora por intermédio da comparação da diferença de tempo (tão curta quanto 20ms) entre as aferências dos dois ouvidos. Por exemplo, se o centro auditivo esquerdo é ativado antes, o som é localizado à esquerda. Como o som, provindo da esquerda é mais alto no ouvido esquerdo, a diferença de altura é outra medida para a localização sonora. A medida da diferença de tempo funciona melhor para sons de freqüência baixa e a diferença de altura para sons de freqüência alta.

TRATOS E CENTROS AUDITIVOS: COMPLEXOS E NUMEROSOS

Os axônios centrais dos neurônios auditivos com corpos celulares nos gânglios espirais da cóclea se fundem com as fibras vestibulares (Lâmina 103) para formar o *nervo acústico-vestibular* (VIII nervo craniano) que entra na *medula.* As fibras auditivas terminam nos *núcleos cocleares*. A partir desta estação sináptica são feitas numerosas conexões com outros centros cerebrais. (1) Os centros auditivos medulares servem para a localização do som, reflexos auditivos como o reflexo muscular do ouvido médio e o reflexo do susto. (2) Os centros do mesencéfalo *colículo inferior* e *formação reticular* são importantes para a regulação dos reflexos auditivos relacionados aos movimentos da cabeça e dos olhos para a localização do som; a aferência auditiva para a formação reticular medeia o despertar, a atenção e a vigília. A partir do colículo inferior, projeções mais altas são enviadas para os *núcleos geniculados mediais* do *tálamo*, os quais servem à percepção auditiva. As conexões auditivas centrais são cruzadas e não cruzadas com projeções contralaterais mais extensivas.

ÁREA CORTICAL AUDITIVA PROCESSA CARACTERÍSTICAS SONORAS COMPLEXAS

Partindo do tálamo, as *fibras da radiação auditiva* se projetam para o *córtex auditivo primário (CAP)* no *giro temporal superior* do lobo temporal. O mapa coclear da distribuição de freqüência é representado no CAP por um *mapa tonotópico*, de maneira que os neurônios em certas partes do CAP detectam tons mais altos, enquanto neurônios separados do CAP respondem a tons mais baixos. Os neurônios do CAP discriminam o tom e não a altura pura de um som. Estes também formam colunas e são detectores de características: alguns respondem quando o tom se altera no tempo, outros respondem quando a altura de uma determinada freqüência sonora se altera no tempo. Os sons do ambiente natural (canto de pássaros, fala) mostram padrões complexos que variam continuamente em tom, altura e ordem temporal. O CAP e as suas áreas integrativas superiores ajudam a formar imagens auditivas significativas destes padrões sonoros complexos.

Efeitos da lesão do córtex auditivo primário – A lesão do CAP em um hemisfério não é limitante, mas a lesão bilateral causa graves deficiências na discriminação e na ordenação temporal de sons complexos e na apreciação das qualidades sonoras. A discriminação de sons puros não é relativamente afetada porque esta função é também desempenhada por centros auditivos inferiores. Os aspectos mais refinados da localização do som também são afetados.

Áreas corticais auditivas superiores – A eferência do CAP vai, em parte, para *áreas auditivas de associação*, onde os sinais auditivos são posteriormente analisados e integrados, particularmente com aferências de áreas corticais superiores. Algumas áreas integrativas auditivas de ordem superior estão envolvidas em memória de curto prazo de sons e algumas ainda mais altas processam sons relacionados com palavras e linguagem. A área de Wernicke, nas margens do lobo temporoparietal, é bem conhecida pela sua função no aspecto sensorial da linguagem e da compreensão da fala (Lâmina 111).

NC: Use as mesmas cores da lâmina anterior para as ondas sonoras (A), cóclea (B), membrana tectorial (C), células ciliadas (D), nervo auditivo (E) e membrana basilar (H). Cores claras para M e N.
1. Comece pelas estruturas do órgão de Corti, no topo, movendo-se para baixo na direção do diagrama de análise da freqüência na membrana basilar. Siga para a direita, onde os tratos auditivos e o córtex auditivo primário (M) são mostrados.
2. Pinte a ilustração pequena do cérebro.
3. Pinte a ilustração da localização do som, observando que as setas, identificadas como diferenças de tempo e altura, referem-se às ondas sonoras emanadas do diapasão.

TRANSDUÇÃO E DISCRIMINAÇÃO DA ONDA SONORA

- CÓCLEA B
- MEMBRANA TECTORIAL C
- CÉLULA CILIADA D
- NERVO AUDITIVO E
- CÉLULA DE SUSTENTAÇÃO F
- PILAR DE CORTI G
- MEMBRANA BASILAR H

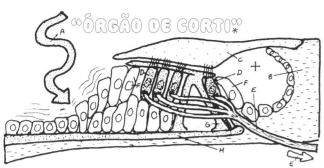

"ÓRGÃO DE CORTI"

O órgão de Corti consiste no pilar de Corti e nas células ciliadas (CC) que se localizam sobre as células de suporte da membrana basilar (MB). Os ossículos do ouvido médio vibram a janela oval da cóclea. Isto faz ondas se deslocarem na perilinfa da cóclea, vibrando a MB. A amplitude de pico (pressão mais alta) das ondas sonoras de alta freqüência e estreito comprimento de onda ocorre na base da cóclea, vibrando a MB estreita e rija da cóclea basal. Para os sons de baixa freqüência e de comprimento amplo de onda, a amplitude de pico se desloca para a cóclea apical, vibrando sua membrana ampla e frouxa. As vibrações da MB induzem potenciais receptores nas CC da região correspondente da cóclea. Das duas fileiras de CC, as células da fileira interna agem como verdadeiros receptores auditivos. As CC fazem contato sináptico com terminais nervosos auditivos. Assim, as fibras do nervo auditivo que emergem da base da cóclea dão conta dos sons de alta freqüência e aquelas que emergem próximas do ápice dão conta dos sons de freqüência mais baixa. O aumento na intensidade do som (altura) eleva a amplitude das ondas que se deslocam, produzindo potenciais receptores mais altos e taxas mais altas de tráfego de impulsos nervosos nas fibras auditivas.

As fibras auditivas primárias de diferentes regiões cocleares convergem para formar o nervo auditivo, o qual juntamente com o nervo vestibular (não ilustrado) entra na medula como VIII nervo craniano e faz sinapse com os neurônios dos núcleos cocleares. Daqui, as fibras dedicadas à percepção auditiva ascendem e terminam no colículo inferior do mesencéfalo e depois no corpo geniculado medial do tálamo. Nesta via, algumas fibras cruzam e outras sobem sem cruzar. A partir do tálamo, projeções mais altas (radiação auditiva) se estendem para o córtex auditivo primário (CAP) no giro temporal superior do lobo temporal.

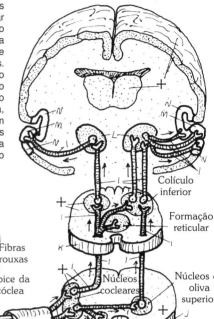

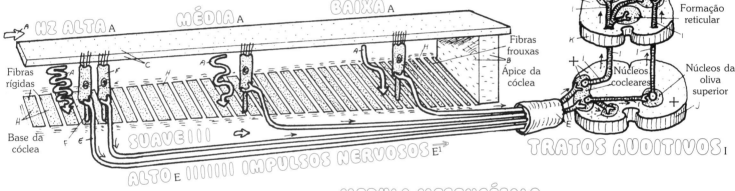

- MEDULA MESENCÉFALO K
- CORPO GENICULADO MEDIAL L
- CÓRTEX AUDITIVO PRIMÁRIO M
- CÓRTEX DE ASSOCIAÇÃO N

REPRESENTAÇÃO COCLEAR DO CÓRTEX AUDITIVO PRIMÁRIO

Os neurônios auditivos centrais respondem diferentemente para sons de diferentes freqüências. O mapa tonotópico da cóclea é fielmente representado no córtex auditivo primário (CAP): alguns neurônios do CAP respondem melhor a tons mais altos, outros a tons baixos. Os neurônios do CAP estão arrumados em colunas; cada coluna é especializada numa faixa estreita de freqüências de som. O CAP fornece a principal aferência para as áreas superiores auditivas de associação e integrativas, localizadas adjacentes a esta. Nos humanos, estas áreas auditivas de associação se comunicam com áreas corticais de ordem mais superior, servindo na linguagem e nas funções da fala.

LOCALIZAÇÃO DO SOM

1. DIFERENÇA DE TEMPO O (< 3.000Hz)
2. DIFERENÇA DE ALTURA P (> 3.000Hz)

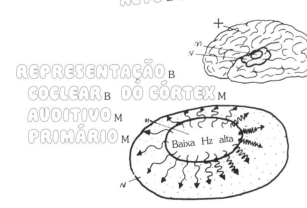

A localização do som (identificação da direção) envolve a interação dos dois ouvidos. Se um som vier de uma fonte à esquerda, ele chegará antes e mais alto no ouvido esquerdo que no direito. Comparando os sinais que chegam aos dois ouvidos, os centros auditivos determinam a fonte do som. A comparação da diferença do tempo funciona melhor para sons abaixo de 3kHz que a diferença para sons acima de 3kHz.

IDADE E PERDA DA AUDIÇÃO

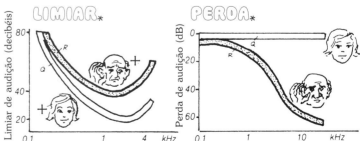

LIMIAR *   PERDA *

Na idade avançada, a audição se torna menos sensível (presbiacusia), de modo que os sons têm que ser mais altos para serem ouvidos. Esta perda de audição é particularmente grave para a faixa de alta freqüência, possivelmente em decorrência da lesão seletiva, pela idade, na cóclea basal. Esta lesão seletiva interfere na audibilidade de consoantes. Com a idade avançada, a perda da audição se estende para faixas de freqüência mais baixa e, eventualmente, entre 0,1 a 4kHz, a qual é usada na fala normal.

JOVEM Q
IDOSO R

SISTEMA NERVOSO

Sistema vestibular está a serviço do equilíbrio do corpo e das suas funções – O controle postural de ficar em pé e muitos movimentos normais devem freqüentemente ocorrer contra a força da gravidade. Para a adaptação a esta força, muitos mecanismos sensoriais e motores se desenvolveram, como os órgãos sensoriais proprioceptivos em geral nas articulações e o sistema vestibular na cabeça para detectarem mudanças na posição do corpo em relação à gravidade e para assegurarem o equilíbrio.

Aparelho vestibular detecta mudanças da posição da cabeça no espaço – O órgão sensorial para o sistema vestibular é o *aparelho vestibular* (AV) do ouvido interno, o qual detecta mudanças da posição da cabeça no espaço. Por meio de suas conexões com o cérebro e com a medula espinal, o AV envia sinais para ativar respostas motoras adaptativas, destinadas a manter o equilíbrio. Estas respostas envolvem os músculos axiais dos membros e do tronco para a postura e apoio, bem como os músculos que movem a cabeça e os olhos.

ESTRUTURA E FUNÇÃO DO APARELHO VESTIBULAR

Estudos das lesões revelam as funções do aparelho vestibular no equilíbrio – O conhecimento das funções do AV foi obtido, em grande parte, pelo estudo de lesões em animais. Os animais com remoção bilateral do AV são incapazes de ficar de pé, especialmente se os olhos forem vendados. Quando tentam se mover para frente ou para trás ou virar, caem. Se o AV for removido de apenas um lado, mostram deficiências na postura e no equilíbrio deste lado.

Canais semicirculares do aparelho vestibular e órgãos utrículo/sáculo desempenham funções diferentes – As lesões seletivas dos órgãos utrículo/sáculo (ver a seguir) isoladamente interferem no equilíbrio na posição ereta ou durante a aceleração em translação (linear) (isto é, quando o corpo se move para frente ou para trás, para cima ou para baixo). As lesões dos canais semicirculares (CSC) interferem no equilíbrio durante os movimentos de torção. Assim, os órgãos utrículo/sáculo (mácula) freqüentemente são ativados em resposta a alterações no *equilíbrio estático*; os CSC são excitados principalmente em resposta a mudanças no *equilíbrio dinâmico*.

Órgãos da mácula detectam aceleração linear – O sáculo ("pequeno saco") e o utrículo ("pequena sacola") são duas pequenas intumescências na parede do ouvido interno, cada uma contendo uma mácula (órgão macular) que é banhada pela *endolinfa*. Cada mácula é um receptor mecanoelétrico transdutor contendo *células ciliadas* (CC). Cada CC contém numerosos *estereocílios* apicais e somente um *cinocílio*. Os ramos do *nervo vestibular* engolfam as CC, no lado basal. Os cílios ficam localizados numa *membrana otolítica* que contém pequenos (3 a 19µm de comprimento) cristais de carbonato de cálcio chamados *otólitos* (cálculos do ouvido).

Células ciliadas maculares convertem aceleração linear – Quando a cabeça se move (acelera) linearmente em qualquer direção, a mácula se move junto. Porém, os otólitos, por serem mais densos que o fluido circundante, ficam para trás. Isto distorce a posição dos estereocílios, resultando na produção de um potencial receptor nas CC. Este potencial desencadeia sinapticamente potenciais de ação na fibra nervosa vestibular e, então, são enviados para o cérebro. A orientação do sáculo e do utrículo é tal que suas máculas informam o cérebro sobre o movimento linear da cabeça e, conseqüentemente, do corpo. Ocorre a ativação macular principalmente durante o início (aceleração) e o fim (desaceleração) do movimento. Por isso, em um carro em movimento ou em um elevador, percebe-se o movimento apenas durante as fases inicial e terminal.

Três canais semicirculares detectam aceleração de rotação – Os CSC do AV detectam acelerações relacionadas com movimento de rotação. Os três canais, cheios de fluido, situam-se perpendicularmente uns aos outros. Sendo assim, o movimento de rotação da cabeça em qualquer direção estimula, pelo menos, um dos três CSC. Cada canal contém, em cada extremidade, um órgão sensorial mecanoelétrico transdutor chamado *ampola*. A exemplo da mácula, cada ampola contém CC com estruturas ciliares semelhantes. Estes cílios, entretanto, estão localizados numa camada gelatinosa denominada *cúpula* ("pequena taça") que se estende pelo lúmen do canal e se une à outra parede do canal.

Células ciliadas, na ampola do canal, convertem aceleração em rotação – A aceleração da cabeça em rotação move os CSC, deslocando a ampola/cúpula aderida na mesma direção. Porém, o fluido da endolinfa, nos canais, fica para trás por causa da sua inércia. Esta diferença de movimento do fluido, em relação à cúpula, distorce os estereocílios, criando um potencial receptor nas CC. Os potenciais receptores desencadeiam potenciais de ação nas fibras nervosas vestibulares. Então, os potenciais de ação (impulsos nervosos) informam os centros vestibulares do cérebro a respeito do determinado movimento de rotação.

SISTEMA VESTIBULAR CENTRAL

As fibras vestibulares deixam o AV e se juntam às fibras auditivas para formar o nervo acústico-vestibular (VIII nervo craniano), o qual entra na *medula* e termina principalmente nos *núcleos vestibulares*.

Núcleos vestibulares são centros de integração para o sistema vestibular – A eferência motora para os núcleos vestibulares é dirigida principalmente a dois alvos. O primeiro é constituído dos centros motores inferiores na *medula espinal*. Nestes centros os impulsos ativam neurônios motores gama para músculos extensores, aumentado o tônus e a tensão dos *músculos do corpo* (Lâmina 95). Estas respostas são essencialmente para o controle da postura e do equilíbrio. O segundo alvo é composto pelos *núcleos motores mesencefálicos* superiores, particularmente aqueles que regulam os movimentos do *olho* e *cabeça*. Além disto, os núcleos vestibulares estão conectados reciprocamente com a parte vestibular do *cerebelo* (o lóbulo flóculo-nodular), o qual controla a execução apropriada dos comandos motores (Lâmina 97). Os núcleos vestibulares também enviam fibras para os *sistemas sensoriais somáticos superiores* do cérebro envolvidos na percepção da posição de cabeça/corpo (imagem corporal).

Reflexos vestibulares garantem respostas apropriadas do corpo e dos olhos às mudanças de posição – As respostas motoras do sistema vestibular são executadas por meio de muitos *reflexos vestibulares*. Estes geralmente são inatos, rápidos e de grande utilidade. Assim, quando uma pessoa se pende para a esquerda, seus músculos extensores da perna são ativados para garantir o equilíbrio. A inclinação excessiva para um lado a faz levantar a perna e o braço opostos na direção contrária. Se a cabeça dela vira para a esquerda enquanto olha um objeto estático à direita, os *reflexos vestíbulo-oculares* ajudam a manter o seu olhar por meio da movimentação dos olhos para a direita. Na ausência de pistas visuais (como em uma pessoa cega), as sensações vestibulares e as respostas são as únicas pistas disponíveis para a orientação no espaço.

NC: Use cores escuras para D e K.
1. Comece pelos canais semicirculares e a detecção da aceleração em rotação. Pinte à esquerda o diagrama dos canais semicirculares. Este demonstra os três planos espaciais ocupados pelos canais. Pinte os canais na ilustração grande e continue para cima. Pinte as setas de direção dos quadrinhos.
2. Pinte a detecção da aceleração linear pelo sáculo e pelo utrículo, começando com a seção da mácula (acima, à direita) e depois as ilustrações com diagramas nos topos das cabeças.
3. Pinte o reflexo vestibular começando no canto inferior esquerdo e seguindo a seqüência numerada. Simultaneamente você pode colorir as partes relevantes do diagrama à direita.

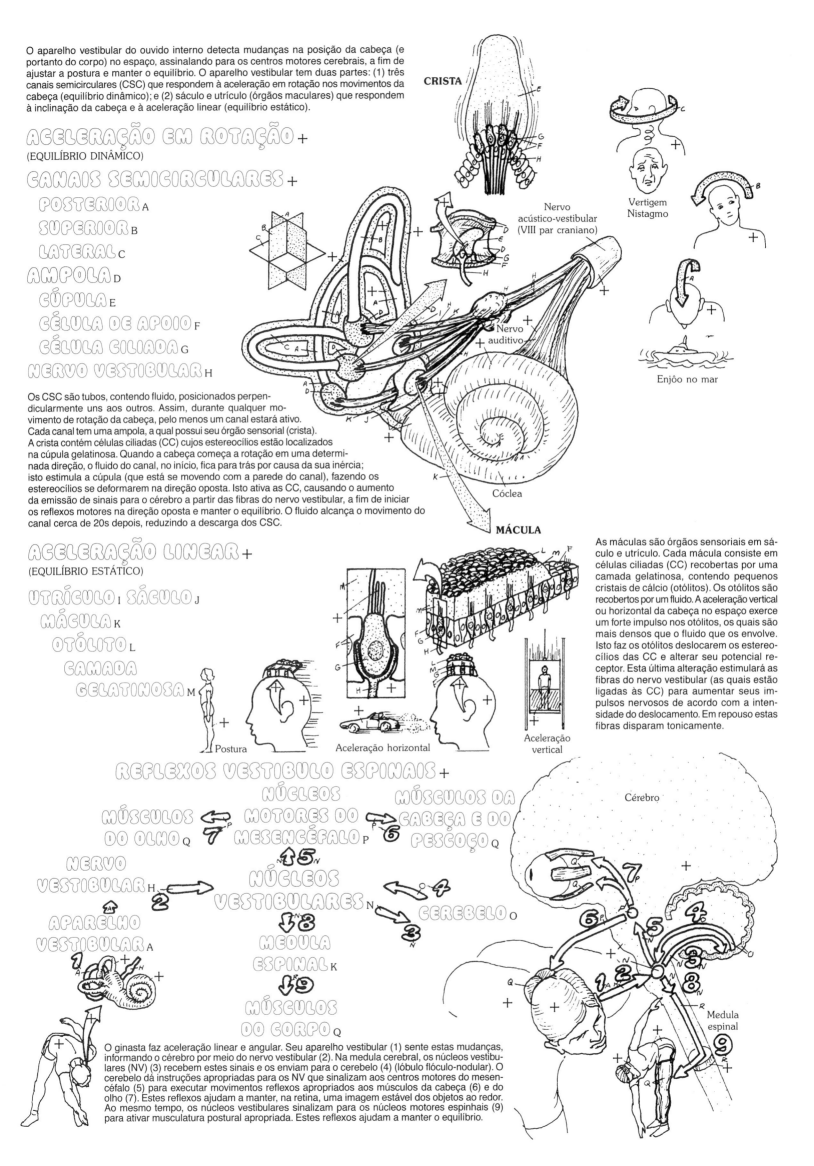

SISTEMA NERVOSO

Importância e usos do gosto – O sentido do *gosto* serve para escolha e ingestão de alimento, nutrição e metabolismo energético e homeostase de eletrólitos. Assim, o adocicado dos açúcares e o agradável gosto salgado (em pequenas quantidades) de cloreto de sódio e cálcio, orientam a ingestão destes nutrientes essenciais. De fato, animais e humanos privados de sal dão preferência a alimentos salgados. São reconhecidas quatro modalidades primárias de gosto (doce, azedo, salgado e amargo). O sentido do gosto é crucial na detecção e rejeição de substâncias nocivas no alimento como alcalóides de plantas com gosto amargo.

MECANISMOS RECEPTORES DO GOSTO

O gosto é percebido por células localizadas nas papilas gustativas da língua – A língua contém numerosas *papilas* gustativas morfologicamente diversificadas: as papilas *fungiformes* (em forma de cogumelo) na frente, papilas *valadas* (em forma de vale) atrás e papilas *filiformes* nos lados. Cada papila contém grupos de *corpúsculos gustativos*, as menores unidades para a sensação do gosto. Os corpúsculos gustativos são agregados arredondados de cerca de 50 células gustativas e uma quantidade menor de *células de sustentação e células basais*. As glândulas da base e entre as papilas secretam fluidos que limpam os corpúsculos gustativos.

Células gustativas são quimiorreceptores gustativos – As *microvilosidades apicais* das células gustativas que se projetam para o interior dos poros gustativos (canais dentro das papilas) são os locais da recepção do gosto. Assim, as substâncias que produzem sabor se ligam às moléculas *receptoras do gosto* localizadas nestas microvilosidades. Na base, a célula gustativa está conectada com as terminações da *fibra nervosa gustativa*. Muitas células gustativas fazem contato com várias ramificações de somente uma fibra nervosa. Estes locais de contato têm propriedades semelhantes as da sinapse.

Substâncias produtoras de gosto, ao se ligarem com receptores de membrana das microvilosidades, produzem um potencial receptor – Os receptores para açúcares foram isolados a partir de corpúsculos gustativos. A ligação com receptores de doce ativam um determinado tipo de proteína G, resultando na ativação da adenilciclase e formação de cAMP, dentro das células gustativas. O cAMP induz o fechamento dos canais de potássio, despolarizando a membrana e causando um *potencial receptor*. As substâncias amargas podem agir por meio da liberação de cálcio dentro das células gustativas. O potencial receptor dentro da célula gustativa se propaga para a extremidade basal e ativa por meio de sinapse, a terminação nervosa, produzindo *potenciais de ação*, os quais trafegam ao longo da fibra nervosa gustativa para os centros gustativos cerebrais. A amplitude do potencial receptor e a freqüência do potencial de ação são proporcionais à concentração da substância produtora do gosto.

Células gustativas se renovam continuamente a cada dez dias – A vida funcional das células gustativas é de cerca de 10 dias; depois, estas degeneram e morrem. Novas células gustativas se regeneram a partir das células basais localizadas na base dos corpúsculos gustativos. As fibras nervosas do gosto são importantes para a manutenção da célula gustativa e para a regeneração. Secionar uma fibra nervosa causa a degeneração das células gustativas e o novo crescimento do nervo produz a regeneração destas.

DISCRIMINAÇÃO E PERCEPÇÃO DO GOSTO

São reconhecidos quatro gostos primários – Usando misturas de diferentes substâncias com gostos diferentes, mostrou-se que vários gostos e sabores são obtidos por um ou pela combinação de quatro gostos primários: *doce, azedo, salgado* e *amargo*.

A sensação doce é produzida por sacarídeos (açúcares), mas as aminas do ácido aspártico e os sais de chumbo também são doces, assim como algumas proteínas de morangos africanos (100.000 vezes mais doce que o açúcar). Alcalóides de plantas, tiouréias, (propiltiouracila) e muitos venenos têm gosto amargo. A sensação azeda é produzida por ácidos (citratos, vinagre) e o gosto salgado é produzido pelos sais (Na^+Cl^-).

Regiões da língua mostram sensibilidade a vários gostos primários – As diferentes áreas da língua parecem ser especializadas neste aspecto. A sensação de doce é evocada principalmente na ponta. As áreas posterior e lateral à ponta são especialmente sensíveis a substâncias salgadas. Áreas ainda mais posteriores e laterais da língua são responsivas ao gosto azedo. O sabor de amargo é mais bem detectado na base da língua. Entretanto, existem consideráveis sobreposições, particularmente na ponta.

Papilas na ponta da língua e células gustativas respondem a muitos gostos primários – Enquanto os corpúsculos gustativos na base da língua são responsivos unicamente ao gosto amargo, os corpúsculos gustativos na região anterior respondem a uma variedade de sensações gustativas. De fato, fibras sensoriais únicas dos corpúsculos gustativos respondem a todos os estímulos gustativos primários, embora cada fibra mostre a preferência por um determinado gosto primário (estímulo melhor – máxima ativação). Os centros gustativos superiores discriminam, presumivelmente, as qualidades gustativas individuais por meio de extração e comparação das informações enviadas ao mesmo tempo por todas as fibras gustativas ativas.

NERVOS E CENTROS GUSTATIVOS

Corda do tímpano e nervos linguais enviam sinais gustativos para o núcleo gustativo na medula – A sensação do gosto dos dois terços anteriores da língua é enviada pelo nervo da *corda do tímpano*, um ramo do nervo facial (VII nervo craniano); a sensação do gosto do terço posterior é transmitida pelo *nervo lingual*, um ramo do *nervo glossofaríngeo* (IX nervo craniano). As várias aferências de gosto entram na medula e terminam no *núcleo gustativo*, o primeiro grande centro para integração e orientação da rota dos sinais gustativos. Deste centro em diante formam-se três grupos de conexões com outras regiões do cérebro.

Eferência para centros medulares adjacentes conectam gosto com digestão – Fibras locais curtas conectam o núcleo gustativo com centros digestivos na medula para regular as atividades de *glândulas salivares* e do *estômago*, causando aumento do fluxo salivar e da secreção ácida (Lâmina 72). A saliva favorece a gustação porque dissolve as substâncias do alimento; apenas as substâncias dissolvidas são capazes de estimular os corpúsculos gustativos.

Conexões límbicas se aplicam nos aspectos emocional e hedônico do gosto – O segundo grupo de conexões é feito com os centros superiores no *hipotálamo* e no *sistema límbico*. As projeções límbicas servem às respostas afetivas (hedônicas – agradável/desagradável) dos gostos e os componentes do hipotálamo contribuem para a fome e a saciedade (Lâmina 107).

Conexões com regiões corticais servem para discriminação e percepção do gosto – O terceiro grupo de conexões se projeta, em parte, com as fibras tácteis da língua para o *tálamo* e o *córtex*, mas a aferência gustativa é predominantemente não cruzada. Estas conexões e seus centros associados servem à percepção gustativa superior – isto é, reconhecimento e discriminação de modalidades de gostos e sabores. Foram descritas duas áreas corticais separadas, porém adjacentes. Uma é próxima da *área da língua* no córtex somático sensorial e outra está na *ínsula* adjacente ao córtex do lobo temporal (Lâminas 83 e 93). A lesão destas áreas retarda gravemente a discriminação gustativa.

NC: Use cores escuras para D e N.
1. Comece pelas áreas do gosto da língua.
2. Pinte a ampliação da papila (E), a ampliação do corpúsculo gustativo (G) e a célula gustativa (H).
3. Pinte a seção dos tratos do gosto enquanto segue a seqüência numerada. Observe que uma visão sagital da porção medular do tronco cerebral é ilustrada no quadrilátero superior. O hemisfério cerebral é mostrado em uma vista coronal.
4. Pinte os dois gráficos na parte inferior da lâmina.

ÁREAS GUSTATIVAS DA LÍNGUA +

- DOCE A
- SALGADO B
- AZEDO C
- AMARGO D

A sensação do gosto é proporcionada por corpúsculos gustativos (CG) na superfície da língua. As diferentes áreas da língua são seletivamente sensíveis a diferentes modalidades de gosto: a ponta para doce, a base para amargo, as áreas laterais para azedo e as áreas ântero-laterais para salgado.

- PAPILA E
- EPITÉLIO F
- CORPÚSCULO GUSTATIVO G
- CÉLULA GUSTATIVA H
- MICROVILOSIDADES I
- CÉLULA DE SUSTENTAÇÃO J
- FIBRA NERVOSA K

CORPÚSCULO GUSTATIVO

PORO GUSTATIVO +

A maioria dos corpúsculos gustativos está localizada dentro das papilas. Cada CG consiste de células gustativas (CeG) e células de sustentação. As CeG têm microvilosidades com moléculas receptoras (proteínas) que se ligam às substâncias produtoras de gosto. Cada CeG está conectada às terminações sensoriais de uma fibra nervosa do gosto.

- CÉLULA GUSTATIVA H
- POTENCIAL RECEPTOR H¹
- POTENCIAL DE AÇÃO K¹

A ligação das moléculas do gosto com as microvilosidades das CeG gera um potencial receptor nos aspectos basais da CeG, o qual, se for suficientemente forte, evoca um impulso nervoso na fibra nervosa do gosto.

RESPOSTA AFETIVA A DIFERENÇAS DE CONCENTRAÇÃO +

As sensações de gosto também provocam respostas afetivas que variam dependendo da concentração da substância. Assim, substâncias amargas, azedas ou salgadas realmente têm gosto agradável em concentrações baixas.

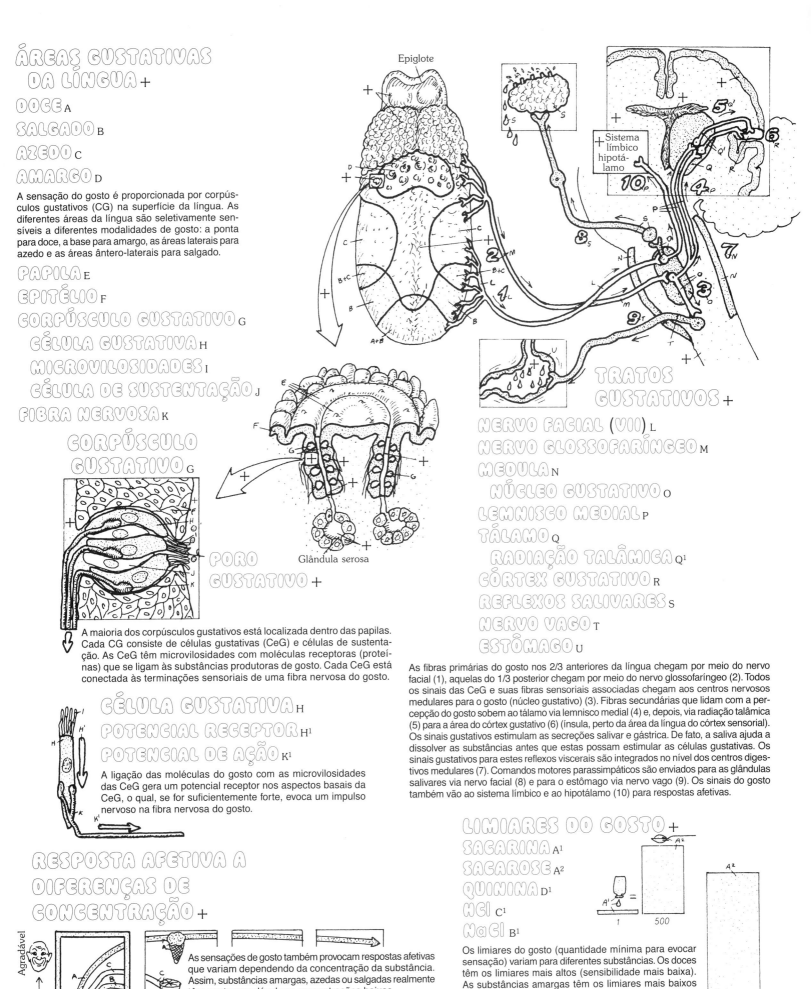

TRATOS GUSTATIVOS +

- NERVO FACIAL (VII) L
- NERVO GLOSSOFARÍNGEO M
- MEDULA N
- NÚCLEO GUSTATIVO O
- LEMNISCO MEDIAL P
- TÁLAMO Q
- RADIAÇÃO TALÂMICA Q¹
- CÓRTEX GUSTATIVO R
- REFLEXOS SALIVARES S
- NERVO VAGO T
- ESTÔMAGO U

As fibras primárias do gosto nos 2/3 anteriores da língua chegam por meio do nervo facial (1), aquelas do 1/3 posterior chegam por meio do nervo glossofaríngeo (2). Todos os sinais das CeG e suas fibras sensoriais associadas chegam aos centros nervosos medulares para o gosto (núcleo gustativo) (3). Fibras secundárias que lidam com a percepção do gosto sobem ao tálamo via lemnisco medial (4) e, depois, via radiação talâmica (5) para a área do córtex gustativo (6) (ínsula, perto da área da língua do córtex sensorial). Os sinais gustativos estimulam as secreções salivar e gástrica. De fato, a saliva ajuda a dissolver as substâncias antes que estas possam estimular as células gustativas. Os sinais gustativos para estes reflexos viscerais são integrados no nível dos centros digestivos medulares (7). Comandos motores parassimpáticos são enviados para as glândulas salivares via nervo facial (8) e para o estômago via nervo vago (9). Os sinais do gosto também vão ao sistema límbico e ao hipotálamo (10) para respostas afetivas.

LIMIARES DO GOSTO +

- SACARINA A¹
- SACAROSE A²
- QUININA D¹
- HCl C¹
- NaCl B¹

Os limiares do gosto (quantidade mínima para evocar sensação) variam para diferentes substâncias. Os doces têm os limiares mais altos (sensibilidade mais baixa). As substâncias amargas têm os limiares mais baixos (sensibilidade mais alta). As substâncias salgadas e azedas ficam entre estes limiares. Os limiares variam também entre os doces. Assim, a sacarose (açúcar de mesa) tem um limiar muito mais alto que a sacarina (adoçante artificial).

SISTEMA NERVOSO

O sentido do olfato é usado pelos humanos e pelos animais para detectar o cheiro de alimentos, frutas e flores, indivíduos, inimigos, território, o sexo oposto, etc. A olfação evoca reações emocionais intensas, resultando em comportamentos de aproximação e repelência. O cheiro de uma rosa traz prazer e o cheiro de um ovo podre causa náusea. A memória de odores carrega associações profundas e emocionalmente ricas. O olfato é um importante detector do "sabores" dos alimentos e para regulação de apetite e ingestão do alimento, como se demonstra pela perda destas capacidades durante os resfriados.

NEURÔNIOS RECEPTORES OLFATÓRIOS E TRANSDUÇÃO

Cílios olfatórios são pontos da transdução do odor – Os *neurônios receptores olfatórios* (NRO) são neurônios quimiorreceptores bipolares com o corpo celular na mucosa olfatória (um neuroepitélio sensorial) nos seios nasais superiores. Cada NRO tem um dendrito que termina em vários cílios imóveis, os quais estão imersos numa camada fluida mucosa (secretada pelas glândulas de Bowman e células de sustentação). Os cílios são os locais de interação odorante-receptora e de transdução olfatória. Um odorante é uma substância química que produz a sensação dos odores.

Os axônios dos NRO formam feixes do *nervo olfatório* que passa pela *placa crivosa* antes de entrar no crânio e no *bulbo olfatório*. No bulbo, estes axônios fazem sinapse com *dendritos apicais* das células relé secundárias (*células mitrais*) em um local chamado *glomérulo*.

Alta convergência dos neurônios receptores olfatórios nas células mitrais explica a alta sensibilidade olfatória – Existem milhões de NOR, alguns milhares de glomérulos e milhares de células mitrais, fornecendo uma razão alta de convergência (1.000:1) de NRO para células mitrais. Esta alta convergência é a base para a grande sensibilidade do sistema olfatório, a qual pode detectar odores em baixa concentração.

Odorantes se dissolvem na camada de muco e interagem com os cílios dos neurônios receptores olfatórios – Os odorantes são substâncias voláteis que alcançam as cavidades nasais por meio das narinas. O *fungar* (um reflexo, bem como uma ação inspiratória voluntária) aumenta o fluxo de ar pelos seios superiores. Na mucosa olfatória, os odorantes se dissolvem na camada mucosa fluida antes de ativar os NRO.

Odorantes se ligam a proteínas receptoras; a ligação é mediada pelo complexo proteína G/adenosina monofosfato cíclico – As membranas dos cílios imóveis contêm *proteínas receptoras olfatórias* nas quais se ligam os odorantes. A ligação dos odorantes às proteínas receptoras ativa uma determinada proteína G (G_{olf}), a qual, por sua vez, ativa a enzima de membrana adenilciclase, aumentando os níveis de *AMP cíclico* (mensageiro intracelular) dentro dos NRO. Funcionando numa cascata de amplificação, o cAMP ativa os canais com portões para cátions (sódio, cálcio), despolarizando as membranas dos NRO por meio do aumento da entrada de cátions. O *potencial receptor* resultante induz potenciais de ação no axônio dos NRO, o que conduz o potencial para o bulbo olfatório. A soma de potenciais receptores de muitos NRO produz um *eletrolfactograma* que pode ser registrado com base na superfície da mucosa olfatória.

BULBO OLFATÓRIO E CENTROS OLFATÓRIOS SUPERIORES

Bulbo olfatório é uma estrutura estratificada e forma mapas de odores – Os glomérulos do bulbo são o local da primeira estação sináptica para os impulsos olfatórios. Os odores parecem estar mapeados no bulbo. Todos os neurônios receptores, expressando determinadas proteínas receptoras de odorantes, convergem para um ou para pequenos grupos de glomérulos. A estimulação pelo odor (por exemplo, hortelã) estimula a atividade metabólica neuronal em uma determinada região do bulbo.

Bulbo olfatório se projeta para o córtex olfatório e recebe aferência do cérebro – As mensagens olfatórias aferentes são processadas no nível dos glomérulos e células mitrais do bulbo e, então, enviadas, pelo *trato olfatório* (axônios das células mitrais), para áreas olfatórias superiores do cérebro (*córtex olfatório*). O bulbo olfatório recebe do cérebro muitas *fibras centrífugas*, a principal porção das quais ativa as *células granulares* do bulbo olfatório. Estas células são interneurônios inibitórios locais que inibem as células mitrais como uma parte de uma alça de retroalimentação, controlando a eferência da célula mitral.

Conexões corticais olfatórias mediam a discriminação e a percepção de odores – A eferência olfatória, que vai do bulbo para o cérebro, dirige-se principalmente para o córtex olfatório e para as áreas superiores de associação olfatória, as quais processam discriminação olfatória, percepção e memória. Nos humanos, os sinais olfatórios são ainda enviados ao córtex frontal, permitindo a interação com dados visuais e auditivos.

Conexões límbicas mediam respostas instintivas aos odores e feromônios – As conexões olfatórias para o sistema límbico (Lâmina 108), principalmente a amígdala, ativa emoções relacionadas aos odores e comportamentos instintivos. Os odores que provocam respostas instintivas estereotipadas são chamados "feromônios". A íntima conexão entre a olfação e o sistema límbico, em animais inferiores, é a base do termo *rinencéfalo* (cérebro nasal) para o sistema límbico.

Conexões hipotalâmicas mediam a alimentação e as respostas hormonais – Outras conexões olfatórias para o hipotálamo (Lâmina 107) transmitem influências olfatórias na alimentação, respostas autônomas e controle hormonal (particularmente hormônios da reprodução). Os sinais olfatórios também ativam a formação reticular, estimulando o despertar e a atenção. Em humanos e primatas superiores, a aferência olfatória para o sistema límbico, hipotálamo e formação reticular é transmitida pelo córtex olfatório. Em alguns mamíferos e vertebrados, um sistema olfatório separado serve nos aspectos feromonais da olfação, trabalhando por meio do órgão vomeronasal, bulbo olfatório acessório e amígdala.

MECANISMOS NERVOSOS SUPERIORES DA DISCRIMINAÇÃO DE ODORES

Embora os odores possam ser categorizados em tipos primários finitos (isto é, floral, hortelã, almíscar, cânfora, pútrido, pungente, etéreo), os humanos podem discriminar cerca de 10.000 odores. Os mecanismos periférico e central partilham a discriminação olfatória. Foram encontrados cerca de 1.000 genes que codificam o mesmo número de tipos de proteínas receptoras olfatórias em mamíferos. Cada tipo de receptor presumivelmente reage com um tipo diferente de odor (odorante). Supõe-se que cada NRO expresse apenas um tipo destes receptores (porém, milhões de moléculas dele). Todos os neurônios olfatórios com o mesmo tipo de receptor convergem para os mesmos grupos de glomérulos.

Estas proteínas receptoras interagem com grupos funcionais de substâncias químicas odorantes pois os NRO únicos podem ser ativados por mais de um odorante, embora suas respostas não sejam uniformes. Para discriminar entre os diferentes odores, os centros olfatórios cerebrais podem extrair a informação necessária por meio da leitura do padrão de descarga das muitas fibras aferentes simultaneamente ativas. Pessoas com uma determinada *anosmia* (incapacidade para sentir um determinado odor) não têm os genes para os receptores de odores.

NC: Use cores escuras para E e F, bem claras para A.
1. Pinte a ilustração superior esquerda, mostrando o fluxo de moléculas de odor (E) através do interior da cavidade nasal. Depois, pinte a ilustração do bulbo olfatório (B) e dos neurônios olfatórios (C), começando pela base com a interação das moléculas de odor (E) com os cílios do neurônio olfatório (F). Complete a rede de células nervosas no bulbo.
2. Pinte o painel dos tratos olfatórios, observando que as três estruturas específicas relacionadas como "sistema límbico" (Q) são partes do sistema (pintado de cinza), porém recebem cores separadas.

Os axônios dos neurônios receptores olfatórios (NRO) atravessam os poros da placa crivosa e entram no bulbo olfatório (BO), onde excitam os dendritos apicais das células mitrais (CM) dentro do glomérulo. Nesta região, as mensagens olfatórias são segregadas, refinadas e amplificadas. Os axônios das MC enviam a excitação para os centros cerebrais superiores via trato olfatório. As células granulares do BO inibem a atividade da CM por meio da ação sobre os dendritos basais das MC. As fibras centrífugas do cérebro suprimem a atividade das CM pela excitação das células granulares. Desta maneira o cérebro regula a eferência do BO.

OSSO A
BULBO OLFATÓRIO B, TRATO B¹
NEURÔNIO OLFATÓRIO C
MUCOSA OLFATÓRIA D
MOLÉCULAS DE ODOR E
CÍLIOS F
PONTO RECEPTOR G
CÉLULA DE SUSTENTAÇÃO H
CÉLULA BASAL I
GLÂNDULA DE BOWMAN D¹
PLACA CRIVOSA A¹
GLOMÉRULO J
CÉLULA MITRAL K
FIBRA CENTRÍFUGA L
CÉLULA GRANULAR M

REGENERAÇÃO DO NEURÔNIO C

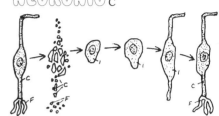

O sentido do olfato é servido por milhões de neurônios receptores olfatórios (NRO), localizados na mucosa olfatória (MO). As MO – uma de cada lado da cabeça – são pequenas áreas no teto e nas paredes dos seios nasais superiores. As MO também contêm células de sustentação e glândulas de Bowman que secretam o revestimento mucoso da MO. Este muco é essencial porque os odores devem primeiro ser dissolvidos no muco, antes que possam excitar os NRO. Os dendritos dos NRO terminam em cílios especiais, os quais constituem o local da transdução olfatória. As moléculas de odor se ligam a proteínas receptoras nos cílios, causando a despolarização dos NRO. Os NRO têm uma vida curta (1 a 2 meses); depois da degeneração, são regenerados por divisão e diferenciação das células basais remanescentes.

LIMIARES DE ODOR + (Sensibilidade)

O grau de sensibilidade para odores é medido pelos limiares de odor (quantidade mínima necessária para detecção) e varia dependendo do odor. O limiar para mercaptanos (compostos sulfúricos, adicionados ao gás natural doméstico) é 50.000 vezes mais baixo que o para óleo de hortelã cujo limiar é 250 vezes mais baixo que para o éter.

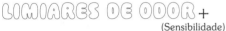

MERCAPTANO N 0,0000004 N
ÓLEO DE HORTELÃ * 0,02 *
ÉTER * 5 * mg/L de ar

REFLEXO DE FUNGAR +

O fungar aumenta a velocidade e o volume de ar nas cavidades nasais superiores, promovendo o acesso de ar e odores à mucosa olfatória. Sem o fungar, os níveis de vários odores seriam muito baixos para serem detectados.

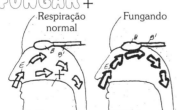

MASCARAMENTO E ADAPTAÇÃO +

Uma pessoa pode cheirar odores diferentes, mas apenas um de cada vez porque odores mais fortes tendem a mascarar os efeitos dos mais fracos. A exposição contínua a um odor também diminui a sensibilidade (adaptação). A concentração de odores deve ser significativamente elevada para superar a adaptação a odores.

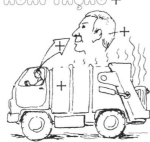

TRATOS OLFATÓRIOS +

TRATO BULBAR B¹
CÓRTEX OLFATÓRIO O
CÓRTEX DE ASSOCIAÇÃO P

SISTEMA LÍMBICO: Q*
AMÍGDALA R
SEPTO S
HIPOTÁLAMO T

Do BO, os sinais são conduzidos ao longo de dois tratos até estruturas cerebrais superiores: (1) para o córtex olfatório primário e para as áreas olfatórias de associação superiores para percepção e reconhecimento de odores e sua associação com outros dados sensoriais; e (2) para as estruturas do sistema límbico (amígdala, septo) para ativar comportamento instintivo e emoções, bem como para o hipotálamo, para regulação de comandos e atividades viscerais (por exemplo, digestão). Os sinais olfatórios também agem na formação reticular (não ilustrada) para provocar o despertar.

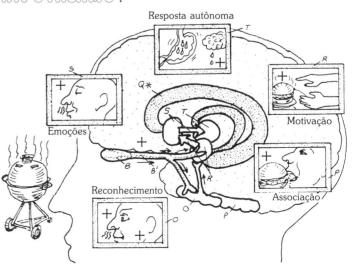

ELETROENCEFALOGRAMA, SONO/VIGÍLIA E FORMAÇÃO RETICULAR

ONDAS CEREBRAIS (ELETROENCEFALOGRAMA)

Cérebro tem atividade elétrica espontânea que pode ser registrada sobre o couro cabeludo – As ondas cerebrais, como se vêem no *eletroencefalograma* (EEG) são lentas e fracas, originadas no córtex e ocorrem mesmo em repouso e durante o sono. Embora espontâneas, sua *amplitude e freqüência* variam dependendo do estado de atividade mental (cerebral) e do local de registro.

Ondas alfa ocorrem em repouso, ondas beta ocorrem durante a atividade mental – Numa pessoa relaxada com os olhos fechados, o EEG mostra uma atividade moderada de cerca de 8 a 14Hz (c/s) chamada *ritmo alfa*, a qual se registra melhor atrás, na cabeça, sobre a área occipital (visual). As ondas alfa regulares e sincrônicas desaparecem (*bloqueio alfa)* quando se abrem os olhos ou quando incide luz sobre as pálpebras fechadas; estas são substituídas por um padrão de ondas mais rápidas e assincrônicas chamadas *ondas beta* (> 14c/s). As ondas beta, freqüentemente presentes nas áreas cerebrais frontais, estão associadas com despertar, estado de alerta e atividade mental.

FORMAÇÃO RETICULAR NA VIGÍLIA E NO DESPERTAR

Neurônios de projeção da formação reticular modulam as ondas do eletroencefalograma – As ondas do EEG se originam no córtex, mas são moduladas em diferentes estados pelos sistemas neuronais subcorticais na medula, na ponte e no tálamo. Estas áreas, chamadas coletivamente *formação reticular* (FR) formam uma região difusa e frouxamente organizada de substância cinzenta e dão origem ao *sistema ascendente de ativação reticular* (SAAR), uma projeção difusa de fibras que se dispersa para inervar muitas áreas do cérebro superior. A SAAR também inclui os *núcleos reticulares do tálamo*, os quais também se projetam difusamente para todas as áreas do *córtex cerebral*.

Sistema ascendente de ativação reticular aumenta a responsividade cortical para estimulação sensorial, mantém vigília e despertar – A estimulação elétrica da FR mesencefálica resulta em um EEG beta e no comportamento de *despertar;* as lesões nas mesmas áreas de FR resultam num estado semelhante ao coma com persistência de *ondas delta* sincronizadas – ondas muito lentas de grande amplitude que são vistas também durante o sono profundo. As projeções inespecíficas de SAAR despolarizam (excitam) globalmente o córtex, em contraste com as projeções *sensoriais específicas* do tálamo, as quais exercem efeitos excitatórios funcionalmente específicos sobre o córtex. A excitação generalizada dos SAAR facilita a responsividade cortical a sinais sensoriais específicos do tálamo. Normalmente, no seu caminho para o córtex, os sinais sensoriais dos *aferentes sensoriais* estimulam o SAAR via ramos colaterais de seus axônios. O SAAR excitado, por sua vez, incita o córtex, estimulando a recepção de sinais sensoriais. Quando os sistemas aferentes são maciçamente estimulados (por ruído alto ou jato de água fria), as projeções do SAAR deflagram o despertar e a ativação cortical generalizada.

O ELETROENCEFALOGRAMA MUDA NOS ESTÁGIOS DO SONO

Sono tem estágios caracterizados por ondas distintas no eletroencefalograma – Antes que o sono se estabeleça, o EEG mostra padrão alfa associado com o repouso e relaxamento. Conforme o sono progride, as ondas se tornam mais lentas e maiores, ocasionalmente interrompidas por salvas de atividade rápida *fusiforme*. O sono humano consiste em dois estados de sono de *onda lenta* (compreendendo quatro estágios) e de sono REM. Inicialmente o indivíduo percorre seqüencialmente os estágios 1, 2, 3 e 4 de sono de ondas lentas. Cada estágio se caracteriza pelos padrões específicos do EEG e também por atividades corporais ou autônomas, como se virar de bruços ou para os lados, mudanças nas freqüências cardíaca ou respiratória, suores e mesmo um surto de secreção do hormônio do crescimento (Lâmina 118).

Estágio 4 mostra ondas delta, sendo o mais característico do sono de ondas lentas – O *estágio 4* mostra *ondas delta* grandes e sincrônicas de grande amplitude (3 a 4c/s) no mais profundo dos quatro estágios do sono lento. As ondas delta são tão características do sono que já foram chamadas "ondas do sono". É interessante que o ato infantil de urinar na cama e o de andar dormindo (*sonambulismo*) ocorre principalmente durante o estágio 4. Este estágio é mais longo nos primeiros ciclos do sono e diminui ou torna-se ausente quando o dia passa a amanhecer.

Sono REM tem características paradoxais e está associado com o sonho – Após o estágio 4 começa outro estágio distintamente diferente do sono chamado *paradoxal* ou *sono REM*. O EEG passa a ter aparência beta (rápido e dessincronizado), lembrando os padrões da vigília, embora seja extremamente difícil acordar a pessoa (por isto o termo "sono paradoxal"). Durante o sono REM, o tônus muscular do pescoço e nos músculos de sustentação fica suprimido – os membros ficam largados e a cabeça cai, mas os olhos mostram movimentos rápidos sob as pálpebras fechadas (por isto a designação "REM" para *rapid eye movement*). O ranger dos dentes e a ereção espontânea do pênis ocorrem também no sono REM. Um aspecto muito interessante do sono REM é sua associação com sonhos, os quais podem explicar a onda beta (ativação mental) do seu padrão no EEG. Humanos e animais privados do sono REM, ao serem acordados sempre que este sono se inicia, realizam uma excessiva quantidade de sono REM quando lhes é permitido dormir. O sono REM pode estar envolvido nas funções de restauração cerebrais e corporais.

Duração dos estágios do sono e mudanças com a idade – Nos adultos, um ciclo completo do sono (1, 2, 3, 4, REM) dura cerca de 90min. O sono REM ocupa cerca de 20% das 8 horas totais de sono noturno; a quantidade de sono REM aumenta durante a noite com a ocorrência dos episódios REM mais longos (e com sonho) durante a manhã. Em bebês, o tempo total de sono é mais que 16 horas (50% em REM). Na idade avançada, a quantidade total de sono diminui em 1 a 2 horas e o estágio 4 desaparece completamente.

CENTROS CEREBRAIS REGULAM O SONO E A VIGÍLIA

O sono não é um fenômeno passivo. Embora a aferência sensorial facilite o sono, mas não o cause. Certas regiões em hipotálamo e FR estão ativamente envolvidas em ativação, duração e execução do sono e na regulação da transição entre os diferentes estágios.

Funções do hipotálamo – O sono e a vigília são partes do ciclo de atividade *diurna* (do dia) de humanos e animais. Os *núcleos supraquiasmáticos* do hipotálamo constituem o "relógio biológico" do cérebro e controlador dos ciclos diurnos. Ele regula o *tempo* de sono e de vigília. A estimulação de baixa freqüência (8c/s) do hipotálamo posterior induz o sono e a estimulação de alta freqüência do hipotálamo anterior desperta os animais do sono. As prostaglandinas são liberadas pelos sistemas hipotalâmicos gerando sono. Determinados "peptídeos do sono" também se acumulam no hipotálamo e no fluido cerebrospinal durante o sono. A sua injeção em animais despertos causa o sono.

Sistema colinérgico da formação reticular induz o sono – Três sistemas neuronais na FR regulam o sono e a vigília. A estimulação de um sistema colinérgico (liberando o neurotransmissor acetilcolina) gera ativamente o sono, os sistemas serotonérgico (liberando serotonina) e adrenérgico (originando no *núcleo rafe* da ponte e *locus ceruleus* da medula, respectivamente) geram e mantém a vigília.

NC: Use uma gradação de cores, de clara para escura, para os quatro estágios do sono (F-I) e cor escura para J.
1. Pinte os aferentes sensoriais (C) dos sentidos especiais na grande ilustração superior da cabeça. Pinte as ondas alfa e beta à esquerda e nos dois diagramas restantes.
2. Pinte os títulos que designam os estágios do sono (não as ondas cerebrais) e a quantidade de tempo gasto em cada estágio no gráfico dos ciclos do sono. O que não foi ilustrado neste gráfico é que, depois de cada ciclo, a pessoa que dorme volta rapidamente a percorrer os estágios 4-1 antes de começar um novo ciclo.

VIGÍLIA
FORMAÇÃO RETICULAR
SISTEMA ASCENDENTE DE ATIVAÇÃO RETICULAR (SAAR)
NÚCLEOS RETICULARES DO TÁLAMO
SISTEMA TALÂMICO DE PROJEÇÃO DIFUSA
AFERENTE SENSORIAL · CÓRTEX CEREBRAL
ELETROENCEFALOGRAMA (EEG)

O córtex cerebral mostra ondas progressivas de atividade elétrica (ondas espontâneas do EEG), mesmo na completa ausência de estímulos sensoriais. Durante o repouso e o relaxamento, o EEG é sincrônico e lento (ondas alfa, 8-14 ciclos/s). Durante os estados de alerta e concentração, o EEG mostra baixa amplitude e padrões mais rápidos e dessincronizados (ondas beta).

ALERTA: BETA 15-60Hz (ciclos/s)
RELAXADO: ALFA 8-14Hz

Muitos neurônios da formação reticular (FR), no tronco cerebral, enviam projeções difusas para todas as áreas do córtex. Diferentemente das projeções sensoriais "específicas", estas projeções "não específicas" aumentam a excitabilidade cortical geral. As fontes destas projeções globais são (1) os núcleos da FR, no tronco cerebral inferior e mesencéfalo e (2) os núcleos da FR do tálamo e cérebro superior basal. As estimulações elétricas destes "sistemas ascendentes de ativação reticular" (SAAR) causam um EEG rápido (ondas beta) acompanhado de vigília e estado alerta. A estimulação do SAAR desperta animais que dormem. Todos os tratos sensoriais enviam ramos para a FR, ajudando a estimular o SAAR e a excitabilidade cortical.

SONO
Durante as 8 horas de sono noturno, os humanos percorrem muitos "ciclos de sono". Cada ciclo dura aproximadamente 1,5h e consiste em quatro estágios de sono de "onda lenta" e um estágio "paradoxal". Cada estágio se caracteriza por determinados sinais corporais e no EEG.

SONO DE ONDAS LENTAS
Primeiro, quem dorme se torna relaxado e sonolento, os olhos se fecham e o EEG é lento (alfa). Ao progredir para os estágios 2 e 3, o sono é de leve a intermediário e o EEG se torna rápido com amplitudes mais baixas, mostrando espículas. À altura do estágio 4, o sono é profundo e as ondas são muito grandes e lentas (delta).

ESTÁGIO 1/SONOLENTO
ESTÁGIO 2/LEVE
ESTÁGIO 3/INTERMEDIÁRIO
ESTÁGIO 4/PROFUNDO
SONO PARADOXAL
(MOVIMENTOS RÁPIDOS DOS OLHOS – REM)

Em seguida, quem dorme passa para o estado de sono "paradoxal" durante o qual o limiar para despertar é muito alto e o corpo fica largado, sem tônus muscular e a cabeça caída, os dentes rangem, os olhos se movem rapidamente sob as pálpebras fechadas (REM = rapid eye movement) e o EEG é rápido (beta, como na vigília).

Durante os estágios 1-4, as freqüências cardíaca e respiratória são lentas. O sonambulismo e o ato de urinar na cama ocorrem durante o estágio 4. O sonho e o aumento das atividades cardíaca e respiratória ocorrem durante o sono REM. Com o progredir da noite, aumenta a duração do sono REM (mais sonhos perto do amanhecer) e diminui a duração do estágio 4 (mais sonambulismo e ato de urinar na cama mais cedo durante a noite). Os adultos gastam 20% do sono em REM, bebês, 50%. Os idosos têm menos sono total noturno, menos REM e nenhum estágio 4.

GERADORES DE SONO
1. ACETILCOLINA
2. PROSTAGLANDINAS
3. MELATONINA

Certas áreas na FR do tronco cerebral, hipotálamo e glândula pineal têm atividade hipnótica (causadora do sono). Os sistemas colinérgicos na FR, bem como nas áreas hipotalâmicas posteriores geram sono e os neurônios serotonérgicos da rafe e os neurônios noradrenérgicos do *nucleus ceruleus* (partes dos SAAR) mantêm a vigília.

CICLOS DO SONO

VIGÍLIA VERSUS SONO

VIGÍLIA
SONO
INCAPACIDADE PARA DORMIR

Durante o sono, os centros hipnóticos da FR e do hipotálamo inibem o SAAR, diminuindo a excitabilidade cortical. Reduzir a aferência sensorial (escuro, silêncio, posição supina) ajuda a diminuir a atividade do SAAR. A reduzida excitabilidade cortical explica a falta de consciência do comportamento e a responsividade durante o sono. Ansiedade, pensamentos ou estímulos sensoriais podem contrariar os efeitos do sono no SAAR, promovendo insônia. Durante a vigília, os centros hipnóticos estão inibidos e inativos e o SAAR pode estimular o córtex. A aferência excitatória contínua proveniente dos órgãos do sentido mantém a vigília.

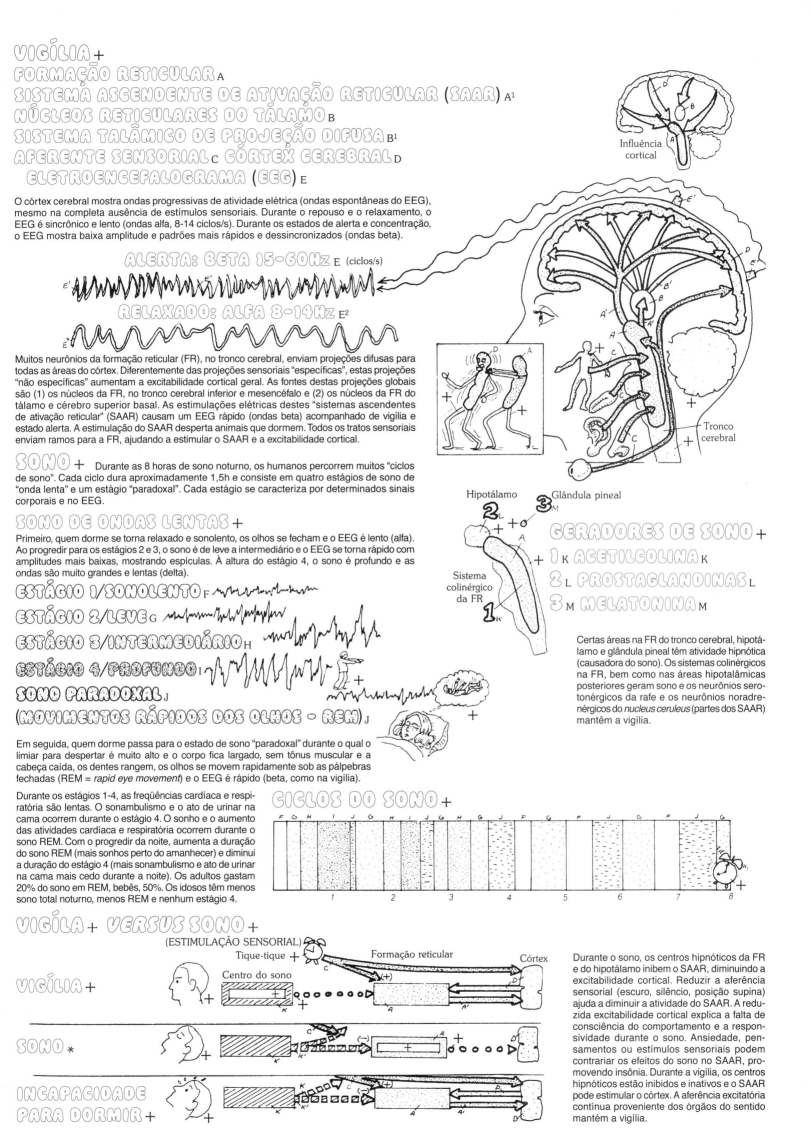

SISTEMA NERVOSO

O *hipotálamo* (H) é a estrutura cerebral mais alta diretamente relacionada a homeostase do corpo e integração das atividades internas. Localizado acima do tronco cerebral e da glândula pituitária, o hipotálamo recebe a influência de outras áreas cerebrais e controla os sistemas motores inferiores, autônomos e endócrinos.

ESTRUTURA E AFERÊNCIA/EFERÊNCIA HIPOTALÂMICA

O hipotálamo consiste em discretos núcleos e grandes "áreas" – Ocasionalmente, uma determinada função é prescrita para um núcleo específico (por exemplo, *ritmos diurnos* e *núcleo supraquiasmático*). Na maioria dos casos, entretanto, áreas maiores do H estão implicadas em uma função (como as áreas em H *anterior* e *posterior*, na regulação da *temperatura do corpo*).

Hipotálamo recebe aferência dos principais sistemas sensoriais – Esta aferência pode ser direta, como no caso do olho (*trato retino-hipotalâmico*) ou indireta via *formação reticular* (Lâmina 106). A aferência sensorial informa o H sobre as condições do ambiente (a duração do dia, a intensidade da luz, a temperatura ambiente). A aferência olfatória medeia os efeitos do olfato sobre hormônios e reprodução. As mensagens sensoriais também provêem dos sensores internos na boca, no sistema digestivo, nos vasos sangüíneos, etc.

Emoções, hormônios e substâncias no sangue também fazem aferência – A aferência provinda do *sistema límbico* (por exemplo, amígdala, septo) no cérebro superior, informa o H sobre os estados de um indivíduo (fome, sede, sexo) e emoções. Uma terceira categoria de aferência é fornecida pelos *hormônios* e outras substâncias no sangue, como *íon sódio* e *glicose*, trazendo mensagens do corpo para o H sobre a situação dos sais, da água e da energia.

Fibras do hipotálamo se projetam no sistema límbico, mesencéfalo, sistema nervoso central inferior e glândula pituitária – A eferência do H vai para o sistema límbico, a fim de interagir com as estruturas que controlam emoções e estados (Lâmina 108), para os *centros motores do mesencéfalo*, a fim controlar respostas motoras somáticas durante comportamentos emocionais, para os centros autônomos *simpáticos* e *parassimpáticos*, em *medula* e *medula espinal*, a fim de controlar dos órgãos viscerais e, finalmente, para a *glândula pituitária (hipófise)*, a fim de controlar os parâmetros de água, sais, metabolismo e hormônios.

FUNÇÕES HIPOTALÂMICAS

Hipotálamo é o "cérebro" do sistema nervoso simpático – Uma função principal do H é controlar o *sistema nervoso autônomo*. O H é chamado de "gânglio chefe do sistema nervoso simpático" (Lâminas 29 e 85) por causa dos seus grandes efeitos reguladores sobre este sistema. O H ajuda a integrar respostas autônomas que possuem atividades de outras áreas cerebrais com o estado emocional de um animal individual e com as condições ambientais, obtidas por meio dos sentidos.

A estimulação do H lateral produz respostas simpáticas (aumento da atividade cardíaca, vasoconstrição periférica, vasodilatação na musculatura esquelética). As mesmas respostas simpáticas também ocorrem durante a atividade física generalizada (exercício, corrida, resposta luta e fuga) (Lâmina 125). Numa maneira semelhante, o H integra as respostas autônomas e viscerais ao estresse emocional (por exemplo, medo).

Controle da temperatura do corpo – O H tem um "termostato" que regula a temperatura do corpo em um "ponto de regulagem". As áreas em H *anterior* e *posterior* integram as diversas respostas simpáticas ao frio, como a vasoconstrição cutânea, a piloereção, a secreção de epinefrina e tiroxina e o conseqüente aumento na taxa metabólica (Lâmina 141).

Controle da ingestão de alimento e equilíbrio salino e de água – O H está intimamente envolvido com *fome, saciedade* e *comportamento da alimentação*. Os animais com discretas lesões no H lateral mostram perda do apetite, reduzida ingestão de alimentos (anorexia) e eventual emagrecimento. Em contraste, as lesões no H ventromedial levam à alimentação excessiva (hiperfagia) e, eventualmente, obesidade. Assim, as áreas laterais do H contêm centros que estimulam o apetite e a alimentação e as áreas ventromediais contêm os centros da saciedade. Juntas, controlam o *comportamento de alimentação, equilíbrio energético* e possivelmente o *peso corporal* (Lâmina 138). Outras áreas em *núcleos paraventriculares* e H *dorsolateral* estão envolvidas no controle da ingestão d'água, sede e equilíbrio salino (Lâmina 66, 116, 126).

Ciclos diurnos e sono – As lesões nos *núcleos supraquiasmáticos* do H abolem ou alteram os *ritmos diurnos* (ritmos de 24 horas diárias), especialmente aqueles da atividade e dos hormônios. Cortes do núcleo supraquiasmático em cultura exibem ciclos diurnos de atividade elétrica. No corpo, estes ritmos endógenos estão condicionados pela entrada de luz dos olhos. Os animais mostram ciclos de atividade diurna. Os humanos são ativos de dia e os roedores são ativos à noite. Semelhantemente, a secreção de ACTH e cortisol (Lâmina 127) é alta de manhã e baixa à tarde; a temperatura do corpo e a taxa de metabolismo basal são baixas de manhã e altas à tarde. O hipotálamo também está envolvido na indução ativa do sono. A estimulação de baixa freqüência (8c/s) do H posterior induz o sono e a estimulação de freqüência alta das áreas anteriores produz despertar.

Controle do sexo e comportamento sexual – O H não apenas controla a secreção dos *hormônios* sexuais de diferentes modos nos dois sexos (Lâmina 155), mas as *áreas pré-ópticas* do H *anterior* estão intimamente envolvidas no controle e na expressão dos comportamentos especificamente sexuais. Verificou-se que, em muitos mamíferos, um pequeno e discreto núcleo (*núcleo sexualmente dimórfico do H*) é acentuadamente maior no macho que na fêmea.

Controle de sistema endócrino e hormônios – Certos neurônios hipotalâmicos são capazes de secretar hormônios. As funções reguladoras extremamente importantes do H sobre o sistema endócrino e hormônios, por meio destes controles nervosos e neuro-hormonais da glândula pituitária anterior e posterior, são discutidas em outras seções (Lâminas 115-117). Os neurônios hipotalâmicos são responsáveis pelos padrões cíclico e pulsátil dos hormônios pituitários.

Conexões com sistema imunológico, estresse e doença – O cérebro está envolvido no controle das funções do sistema imunológico e vice-versa. O H é um local crítico para esta interação. As citocinas (interleucinas) dos glóbulos brancos podem estar envolvidas com regulação da temperatura e alterações do sono durante doenças e infecções. O estresse leve estimula o sistema imunológico; o estresse intenso deprime a imunidade e favorece certas doenças. Estes efeitos são mediados, em parte, por esteróides adrenais e citocinas interagindo por meio do H.

Neuropeptídeos e prostaglandinas nas funções hipotalâmicas – Numerosos neuropeptídeos participam nas funções do H. Os neurônios que liberam o neuropeptídeo Y e o GnRH como seus transmissores foram implicados nas funções da ingestão de alimento e sexual, respectivamente. Os neurônios de angiotensina regulam o comportamento de ingestão de líquidos. A liberação de diferentes tipos de prostaglandinas no H está envolvida em muitas atividades do hipotálamo, incluindo controle da temperatura e indução do sono.

NC: Use uma cor escura para A.
1. Comece colorindo o hipotálamo (A) no pequeno corte do cérebro, depois pinte as estruturas do hipotálamo.
2. Pinte de cinza os títulos que representam as aferências para o hipotálamo e as eferências.
3. Pinte cada título na base do painel e a estrutura a que se refere na ilustração maior. Observe que o núcleo paraventricular recebe duas cores para representar um duplo papel na função do H. Observe também que as áreas laterais do H não estão adequadamente representadas neste diagrama sagital.

HIPOTÁLAMO

O hipotálamo (H) é o principal centro cerebral para a regulação das funções internas do corpo. Localizado acima da glândula pituitária, abaixo do tálamo (hipo-tálamo), o H tem numerosos núcleos e áreas, cada um envolvido na regulação de alguma função interna. O H tem muitas conexões para e de base nas estruturas límbicas do cérebro superior, além de receber aferência sensorial de olfato, gosto e visão. Por meio de suas conexões eferentes para o tronco cerebral, medula espinal e glândula pituitária, o H controla o motor somático, o motor autônomo e as secreções hormonais. O H pode ser dividido em áreas lateral, medial, anterior e posterior.

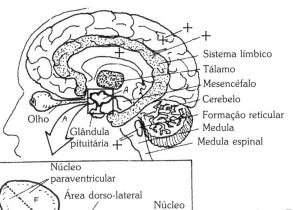

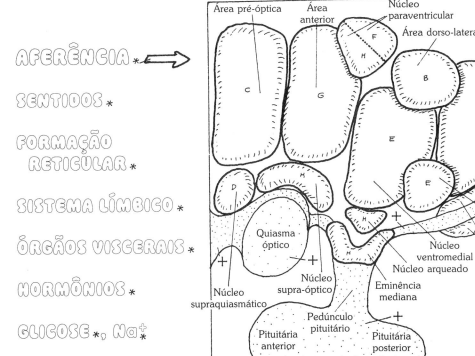

AFERÊNCIA →

- SENTIDOS
- FORMAÇÃO RETICULAR
- SISTEMA LÍMBICO
- ÓRGÃOS VISCERAIS
- HORMÔNIOS
- GLICOSE, Na⁺

EFERÊNCIA →

- MESENCÉFALO (MOTOR)
- SISTEMA LÍMBICO
- MEDULA (PARASSIMPÁTICA) (SIMPÁTICA)
- MEDULA ESPINAL (SIMPÁTICA)
- PITUITÁRIA (HORMÔNIOS)

FUNÇÕES HIPOTALÂMICAS

A estimulação das áreas no H lateral ativa respostas simpáticas generalizadas. Estas áreas integram as respostas para atividade física e as reações luta e fuga. A estimulação de áreas menores pode induzir liberação adrenal medular de epinefrina ou vasodilatação na musculatura esquelética. O H influencia também o sistema parassimpático via centros parassimpáticos na medula cerebral.

A estimulação ou destruição das áreas no H anterior e pré-óptica têm efeitos profundos na regulação dos hormônios sexuais (via pituitária anterior) e respostas sexuais. Nesta área, está um núcleo especial, o núcleo sexualmente dimórfico, que é nitidamente maior (mais ativo?) em alguns mamíferos masculinos.

Alguns ritmos diurnos (diários) nas funções do corpo (por exemplo, para secreção hormonal ou atividades viscerais) são regulados pelos núcleos supraquiasmáticos. A luz e a duração do dia estimulam este núcleo por meio de conexões diretas com a retina. Este núcleo e a glândula pineal (bem conhecida pela sua liberação de melatonina e mediação dos efeitos da luz/funções diurnas) também interagem.

A estimulação das áreas no H lateral (centro da alimentação) aumenta o apetite e induz a comer. Com o tempo, a estimulação provoca hiperalimentação e sobrepeso. A destruição do centro da alimentação causa perda do apetite e emagrecimento. A estimulação do H ventromedial (centro da saciedade) inibe a alimentação; as lesões levam a hiperalimentação/obesidade. Os centros da saciedade e da alimentação têm interações inibitórias recíprocas. Os neurônios no centro de saciedade são sensíveis aos níveis de glicose sangüínea ("glucostato" hipotalâmico) e à leptina, o hormônio tissular da gordura.

A estimulação das áreas no H dorsal/lateral induz o comportamento de beber. A injeção de acetilcolina ou angiotensina II nestas áreas tem efeitos semelhantes. As lesões interferem com a regulação do equilíbrio da água e dos eletrólitos. Os neurônios nesta área são sensíveis a osmolaridade sangüínea e níveis de sódio ("homeostato" hipotalâmico).

A temperatura do corpo é regulada por áreas no H (a 37°C). A estimulação do H anterior ativa os mecanismos de perda de calor (centros de resfriamento); estimulando o H posterior, ativa-se a conservação/produção de calor (centro de aquecimento). Estas áreas têm interações inibitórias recíprocas. Alguns dos neurônios neste "termostato" hipotalâmico são sensíveis a mudanças na temperatura do sangue ou da pele.

Partes do H (por exemplo, a eminência mediana) agem como glândulas endócrinas secretando hormônios. As partes da glândula pituitária posterior agem diretamente nos órgãos-alvo (rim, útero, mama). Numerosos hormônios H regulam as atividades da glândula pituitária anterior que, por sua vez, regula a atividade de muitos órgãos e glândulas.

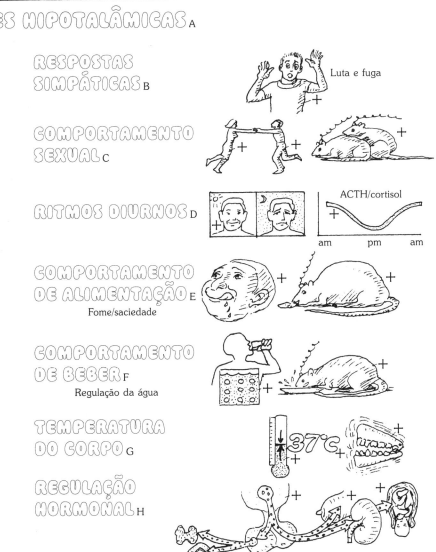

- RESPOSTAS SIMPÁTICAS — Luta e fuga
- COMPORTAMENTO SEXUAL
- RITMOS DIURNOS — ACTH/cortisol
- COMPORTAMENTO DE ALIMENTAÇÃO — Fome/saciedade
- COMPORTAMENTO DE BEBER — Regulação da água
- TEMPERATURA DO CORPO
- REGULAÇÃO HORMONAL

Três "cérebros" em um – O cérebro pode ser visto como uma hierarquia de três cérebros "separados": um cérebro *vegetativo/ reflexivo* inferior, um cérebro *adaptativo/habilitado* superior e um cérebro intermediário, ligado a *emoções* e *instintos*. O cérebro vegetativo corresponde grosseiramente ao *tronco cerebral* e lida com o controle de funções corporais vitais (respiração, digestão, circulação), bem como com a integração de reflexos cerebrais. O cérebro adaptativo e habilitado corresponde ao *córtex cerebral* (o neocórtex). Possui áreas sensoriais, motoras e de associação/ integração, as quais servem na percepção e execução complexa de funções sensoriais de habilidade e motoras (por exemplo, movimentos das mãos, fala) e também serve para funções mentais superiores (como aprender, pensar, introspecção, planejamento).

Papel do sistema límbico nas emoções e nos comportamentos instintivos – As estruturas do *sistema límbico* (SL) lidam com o controle central (nervoso) sobre a expressão de *emoções, comportamentos instintivos, estados, motivação* e *sentimentos*. Em vertebrados inferiores o SL é chamado *rinencéfalo* (cérebro nasal) por causa da sua íntima conexão com as estruturas *olfatórias* centrais. Nestes animais, muitos comportamentos instintivos são guiados pelo sentido do olfato. O córtex cerebral e o SL têm acesso às áreas motoras do tronco cerebral, permitindo-lhes desempenhar seus respectivos controles adaptativos e instintivos sobre o comportamento.

ESTRUTURAS DO SISTEMA LÍMBICO E CONECTIVIDADE

Amígdala, septo, hipocampo, giro cingulado, tálamo anterior e hipotálamo são as estruturas principais do sistema límbico – Estas estruturas estão conectadas por meio de tratos complicados e ocasionalmente recíprocos, alguns dos quais constituem uma alça. A *alça de Papez* (hipotálamo → tálamo anterior → giro cingulado → hipocampo → hipotálamo) tem sido considerada como o possível circuito nervoso que serve às emoções. Os pacientes com lesões nesta alça exibem anormalidades na expressão emocional. Uma recente pesquisa diminui a importância da função do hipocampo e enfatiza o papel da amígdala nestas funções.

Sistema límbico e córtex cerebral estão interconectados – Pensou-se que o SL estivesse envolvido apenas nos comportamentos emocionais e instintivos com pouca conexão e comunicação com o córtex cerebral. Esta visão está mudando. O giro cingulado (localizado na superfície medial hemisférica) é uma parte de ambos, SL e córtex cerebral e fornece uma conexão importante entre as estruturas corticais adaptativas e as estruturas instintivas/ emocionais do SL. As estruturas do SL, como a amígdala e o septo, podem se comunicar, por meio de suas conexões recíprocas ao giro cingulado, com as *áreas corticais superiores de associação*. As estruturas do SL também recebem abundante aferência sensorial e enviam eferências motoras para os centros motores voluntários e involuntários. A eferência para o córtex motor se dá por meio do giro cingulado; para o tronco cerebral, ocorre via hipotálamo.

Amígdala e hipocampo também estão envolvidos nas funções de memória – É sabido que o hipocampo, uma proeminente estrutura do SL, graças a suas numerosas conexões com as partes antiga (como olfatória e límbica) e nova (por exemplo, o córtex) do cérebro, é um centro cerebral importante para funções relacionadas a processamento e armazenagem da *memória* cognitiva (Lâmina 109). Recentemente, verificou-se que a amígdala tem um papel importante na aprendizagem e na memória. Presumivelmente o SL permite que os animais inferiores formem memória.

EFEITOS DA ESTIMULAÇÃO DO SISTEMA LÍMBICO E LESÕES

A estimulação de algumas estruturas do sistema límbico induz comportamentos emocionais – A estimulação de certas áreas no hipotálamo e estruturas vizinhas em animais (por exemplo, gato), pode provocar padrões de comportamento de *medo* ou *agressão*, semelhantes àqueles observados durante a luta do gato (rosnar, ereção do pelo, curvatura do dorso e patear). Os estudos das lesões indicam que, ao desconectar o cérebro superior destas áreas límbicas inferiores, mantém-se intacta a expressão destas emoções enquanto se remove o propósito e o rumo delas.

Amígdala desempenha papel crítico nas funções emocionais cerebrais – Além disto, a estimulação de certas áreas cerebrais ativa freqüentemente respostas agressivas. Os touros podem ser forçados a atacar sob estas condições. A estimulação da amígdala em um macaco normalmente submisso faz o animal exibir gestos de agressividade. Como resultado, o macaco, temporariamente sobe na ordem de dominância do grupo. Os ataques violentos de *raiva* são ocasionalmente vistos em humanos com *descargas de convulsões epiléticas* (causando atividade elétrica local excessiva) na amígdala; a remoção cirúrgica da amígdala elimina os ataques de raiva. A remoção da amígdala em macacos também resulta em timidez e passividade, semelhantes aos efeitos da lobotomia frontal vistos em humanos. Os lobos frontais estão conectados com a amígdala por meio do tálamo anterior. O hipocampo é um lugar no qual a estimulação não produz nenhum comportamento emocional ou instintivo.

Áreas do sistema límbico podem funcionar como substrato nervoso de prazer e recompensa – Quando ratos com eletrodos no septo ou tratos associados (por exemplo, feixe medial do cérebro superior) são ensinados a auto se estimular eletricamente à vontade, eles o fazem por longo tempo, preferindo esta estimulação de seus cérebros às recompensas de alimento (por isso o rótulo "centros do prazer"). Os pacientes humanos em preparação para neurocirurgia também relatam prazer quando estimulados eletricamente em locais semelhantes.

Respostas a uma rosa podem ajudar a explicar a conectividade e a função do sistema límbico – Ainda não está clara a forma exata como funcionam os circuitos do SL na experiência dos sentimentos e na expressão de emoções e instintos. As respostas de uma pessoa ao *perfume* e à *vista* de uma rosa podem ajudar a explicar as funções e a conectividade do SL. Estes estímulos trazem *prazer, associações visuais positivas, um sorriso e respostas autônomas* (por exemplo, mudanças nos batimentos cardíacos). O perfume da rosa encontra acesso ao SL por meio do *sistema olfatório*, o qual alimenta a amígdala e o hipotálamo (Lâmina 105). As sensações visuais da rosa ativam o SL pelos tratos da formação reticular para o tálamo (SL) ou pelos núcleos talâmicos visuais para o tálamo anterior (SL).

A ativação dos circuitos do SL, neste momento, presumivelmente cria a experiência subjetiva de prazer/bons sentimentos. As respostas motoras de sorrir podem ser ativadas por intermédio da eferência hipotalâmica para os núcleos do tronco cerebral, servindo no controle dos *músculos* da *expressão*. O hipotálamo também serve como o centro/eferência do SL para tais respostas motoras autônomas, como mudanças no batimento cardíaco. Ao se tocar e pegar uma rosa, as *áreas motoras voluntárias* do córtex são acessadas por meio do giro cingulado ou hipocampo. Conexões semelhantes para os *lobos frontais* e *temporais* evocam os *aspectos superiores dos sentimentos* (por exemplo, amor) e memórias caras, respectivamente.

NC: Use uma cor escura para C.
1. Comece pelo canto superior esquerdo com a imagem do sistema límbico (C) comparada com o tronco cerebral (A) e córtex cerebral (B). Antes de prosseguir para as verdadeiras estruturas do sistema límbico, comece colorindo suas conexões e respostas, como mostrado no diagrama do meio. Comece com as aferências sensoriais à esquerda (bulbo olfatório, outros sentidos) e siga as setas na direção do retângulo de contorno escuro, representando o sistema límbico. Conforme você trabalha no sistema, pinte também a representação anatômica de cada estrutura na parte superior da lâmina.
2. Pinte os títulos das estruturas límbicas no painel da base.

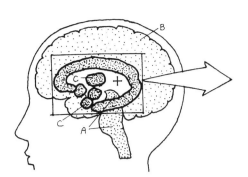

TRONCO CEREBRAL A
CÓRTEX CEREBRAL B
SISTEMA LÍMBICO C

O sistema límbico (SL) consiste em algumas estruturas do cérebro superior e do hipotálamo. Localizado entre o cérebro inferior (servindo para funções vitais) e o córtex cerebral superior (cérebro adaptativo de habilidades) o SL funciona em motivação, emoções e expressão de comportamento instintivo dirigido a metas. Nos animais inferiores o SL está intimamente conectado com o sentido do olfato.

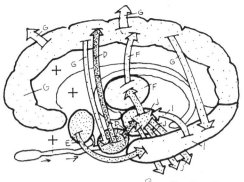

ESTRUTURAS LÍMBICAS C–

Amígdala, septo, hipocampo, giro cingulado, hipotálamo e tálamo anterior e seus tratos de fibras, associados, constituem o SL. A amígdala e o septo ajudam a conectar os sentidos primitivos e o córtex ao SL; a visão e a audição têm acesso por meio do tálamo. Uma alça dentro do SL (circuito de Papez) permite que os impulsos do tálamo trafeguem para o tálamo anterior, para o giro cingulado e depois para o hipocampo de volta para o hipotálamo. O giro cingulado e o tálamo anterior fazem as conexões entre o SL e o córtex cerebral.

FUNÇÕES DO SISTEMA LÍMBICO C–:
EMOÇÕES C–
INSTINTOS C–
ESTADOS C–
APRENDIZADO/MEMÓRIA C–

Alguns estímulos (aromas, sons estranhos, o sorriso de um bebê) evocam emoções e respostas corporais – por exemplo, "sentimentos" (prazer) respostas motoras instintivas (sorriso) e efeitos viscerais (freqüência cardíaca). Estas respostas são integradas pelas estruturas do SL, incluindo o hipotálamo, o qual fornece uma eferência principal para os comandos motores do SL. Assim, os sinais para as reações motoras somáticas (sorrir) são enviados aos centros motores do tronco cerebral. Para os efeitos motores viscerais (freqüência cardíaca), os sinais são enviados para os centros nervosos autônomos. Para efeitos neuro-hormonais, os sinais vão para o sistema pituitário/endócrino. Os sentimentos são integrados provavelmente nos níveis corticais superiores. O hipocampo e a amígdala estão também envolvidos no aprendizado e na memória.

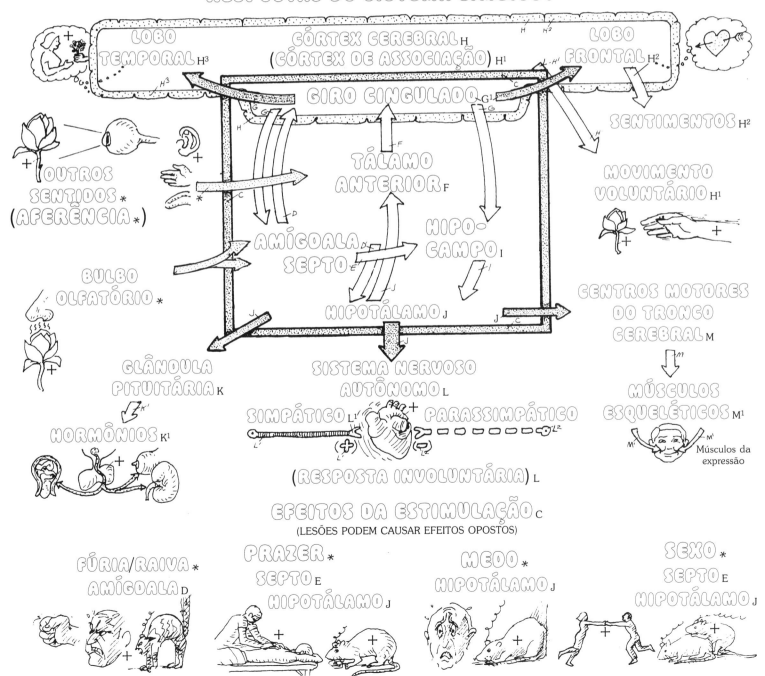

O aprendizado é uma mudança na resposta ao estímulo que segue a experiência e é um aspecto principal da função cerebral humana.

Habituação e sensibilização são formas de aprendizado – A exposição repetida ao mesmo estímulo diminui a intensidade da resposta (habituação). A sensibilização envolve um aumento na intensidade da resposta se o estímulo for acompanhado de outros estímulos positivos (por exemplo, agradável) ou negativo (por exemplo, desagradável). Estas formas não associativas de aprendizado ocorrem em todos os animais.

Aprendizado condicionado envolve novas conexões entre estímulos aprendidos e respostas inatas – Nesse caso, o aprendizado ocorre por meio da conexão de dois estímulos diferentes. Os cães salivam naturalmente quando expostos a cheiro, visão ou gosto de uma carne. Isto é uma resposta reflexa inata. O alimento (carne) é um *estímulo não condicionado* (ENC), a salivação é a *resposta não condicionada* (RNC). Conexões sinápticas inatas no cérebro permitem que esta resposta ocorra. Se o ENC (alimento) for combinado a um estímulo condicionado (EC) (por exemplo, uma campainha) repetidamente (a campainha deve soar uns poucos segundos antes de se apresentar o alimento), o animal logo mostrará a mesma RNC (salivação) ao estímulo condicionado (campainha) isolado. A nova *resposta condicionada* (RC) é evidência de aprendizado associativo e indica a formação de uma *nova* conexão no cérebro entre tratos da audição e da salivação.

Condicionamento instrumental (operante) envolve recompensa e reforço – Esta forma de aprendizado (também chamada aprendizado por *tentativa/erro*) é uma forma mais complexa de aprendizado associativo, no qual o aprendiz toma parte ativa no processo de aprendizado e a recompensa tem um papel de reforço. Desse modo, como nos reflexos condicionados, a capacidade de usar uma resposta aprendida se desenvolve com a exposição repetida e com a prática e as memórias associadas se tornam mais permanentes.

ESTÁGIOS DO APRENDIZADO E FORMAÇÃO DA MEMÓRIA

Aprendizado e formação da memória ocorrem em três estágios – Um *estágio instantâneo* inicial que dura uns poucos segundos é seguido por um estágio de *curto prazo* (de minutos a horas), terminando num estágio de *longo prazo*. Por exemplo, ao se ler um novo número telefônico, forma-se uma *memória operante* instantânea, a qual se dissipará rapidamente caso não seja reforçada. A exposição repetida ou o uso ativo do número do telefone resultam numa *memória de curto prazo* que estará acessível por minutos ou horas; finalmente, é consolidada em uma forma de longo prazo, a qual é armazenada permanentemente.

Vários agentes impedem a consolidação da memória de longo prazo – A memória de longo prazo envolve a formação de mudanças físico-químicas permanentes no cérebro, como sinapses modificadas ou novas. Se, durante a formação da memória de curto prazo, animais ou humanos forem expostos a condições que reduzam temporariamente o metabolismo cerebral e a síntese de proteínas (drogas, hipotermia) ou que alterem a operação de atividade elétrica cerebral (eletrochoque), o aprendizado se perde e a memória não pode ser recuperada. Contudo, estes agentes perturbadores não podem apagar a memória de longo prazo.

TIPOS DE APRENDIZADO E MEMÓRIA E SISTEMAS CEREBRAIS

Memória declarativa *versus* memória de procedimento – Reconhecem-se diferentes tipos de memória. A memória declarativa (memória explícita) é o tipo consciente mais familiar e se aplica às memórias de capacidades cognitivas aprendidas (nomes, formas, palavras, símbolos, eventos). A memória de procedimento (implícita, não declarativa) se aplica às memórias formadas seguindo o desenvolvimento de novas habilidades sensoriais e motoras (desenhar uma figura ou andar de bicicleta).

Funções de diferentes regiões cerebrais e tratos no aprendizado e memória – As estruturas subcorticais podem mediar reflexos condicionados, no entanto a presença do córtex melhore a eficácia de suas formação e execução. Os reflexos condicionados dependem da formação de novas conexões sinápticas nas estruturas subcorticais. O córtex é necessário para o desenvolvimento e o processamento da memória operante, a qual precede a formação da memória de curto prazo. O *hipocampo* e a *amígdala* do sistema límbico (Lâmina 108) são necessários para a formação (consolidação) das memórias declarativas (cognitivas) de longo prazo, embora não sejam locais de armazenagem. Humanos com perda do hipocampo podem formar memórias de curto prazo, mas não podem consolidá-las. As memórias mais antigas não se perdem e novas memórias de procedimento permanentes (por exemplo, motoras) também podem se formar. As *projeções colinérgicas* da *região basal do cérebro superior* para hipocampo e amígdala também são importantes na memória. Estes neurônios mostram degeneração na doença de Alzheimer, a qual evolui com grave perda de memória. As *projeções adrenérgicas* do *locus ceruleus*, as quais mediam o despertar e a atenção, também facilitam o aprendizado.

MECANISMOS FISIOLÓGICOS E CELULARES DO APRENDIZADO

Cálcio sináptico está envolvido na base celular do aprendizado e da memória – A sensibilização e a habituação ocorrem como resultado das mudanças na função dos terminais sensoriais pré-sinápticos. Uma diminuição na entrada dos *íons cálcio* no terminal pré-sináptico, durante a habituação, diminui a quantidade de transmissor liberada e a eficácia da sinapse e a sensibilização envolve entrada aumentada de cálcio e liberação de transmissor. O desenvolvimento da memória de curto prazo pode depender do fenômeno da *potenciação de longo prazo* (PLP), na qual as células pós-sinápticas, depois de episódios de atividade pré-sináptica aumentada, mantêm freqüências elevadas de disparos por longo tempo após o estímulo ter cessado. Tais circuitos existem no hipocampo e envolvem entrada aumentada de cálcio no neurônio pós-sináptico. Os neurônios que liberam glutamato e um tipo específico de *receptor sináptico de glutamato* estão envolvidos nestas respostas mediadas por cálcio. Genes específicos e síntese de proteínas especiais, envolvidos em fenômenos sinápticos de aprendizado, estão atualmente sob investigação.

Aprendizado rápido pode envolver circuitos reverberantes – Quando um estímulo se apresenta pela primeira vez, os circuitos neuronais associados permanecem ativos enquanto o estímulo estiver presente. Um *circuito reverberante* pode prolongar a atividade no circuito original, mesmo quando cessa o estímulo inicial. Em tal circuito, a aferência excitatória original, por exemplo, dos neurônios sensoriais, ativa os interneurônios excitatórios paralelos. Estes formam as conexões de *retroalimentação recorrente positiva* para o circuito original, permitindo que a excitação continue. Os circuitos reverberantes podem explicar as memórias *instantâneas*.

Modificação de sinapses existentes e formação de novas – Podem ocorrer mudanças nas propriedades das *membranas sinápticas* (receptores, enzimas), bem como nos compartimentos sinápticos intracelulares (pré-sináptico e pós-sináptico). Estes podem aumentar as capacidades funcionais de uma sinapse (f*acilitação sináptica*), de maneira que o mesmo estímulo em um neurônio pré-sináptico poderia resultar em uma resposta diferente (mais ou menos intensa) no neurônio pós-sináptico. Novas sinapses podem se formar em resposta à nova experiência (*crescimento sináptico*). Tais mudanças ocorrem nos córtices cerebelar e motor se seguindo ao aprendizado motor ativo (de habilidade) e envolve a *expressão de gene* e *síntese de proteína*.

NC: Use cores escuras para C, F e K.
1. Pinte os estágios da formação de um reflexo condicionado (na parte superior da ilustração) um de cada vez. Observe que, no estágio 3, os neurônios do sistema olfatório (representando o estímulo não condicionado) não está colorido.
2. Quando pintar o material sobre memória de curto e longo prazo, comece com os quatro mecanismos nervosos à esquerda, os quais, conforme se acredita, estão envolvidos no aprendizado e na formação da memória. Pinte as margens das áreas remanescentes, nesta seção.

APRENDIZADO ASSOCIATIVO: REFLEXO CONDICIONADO

1* ESTÍMULO NÃO CONDICIONADO A (ENC)
RESPOSTA NÃO CONDICIONADA B (RNC)

2* ESTÍMULO NÃO CONDICIONADO A
ESTÍMULO CONDICIONADO C (EC)

3* ESTÍMULO CONDICIONADO C
RESPOSTA CONDICIONADA C¹ (RC)

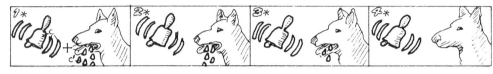

EXTINÇÃO

Se um EC for apresentado freqüentemente sem ENC, a RC desaparecerá gradualmente (extinção).

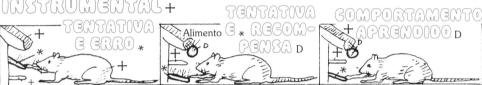

CONDICIONAMENTO INSTRUMENTAL
TENTATIVA E ERRO * — TENTATIVA E RECOMPENSA D — COMPORTAMENTO APRENDIDO D

Os animais aos quais se oferece a escolha entre duas barras, aprendem muito rapidamente (por tentativas/erro) a apertar a barra da direita se forem recompensados pela escolha correta.

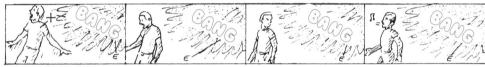

HABITUAÇÃO

Todos os animais "aprendem" a diminuir a RNC (ignorar o ENC) se o ENC ocorrer freqüentemente e propositadamente (habituação).

MEMÓRIA DE CURTO E LONGO PRAZOS (MECANISMOS NERVOSOS)

REVERBERAÇÃO F²
ATIVIDADE ORIGINAL G

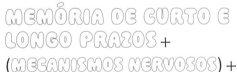

FACILITAÇÃO F³
Antes do aprendizado — Depois do aprendizado

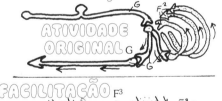

SÍNTESE DE PROTEÍNA H¹

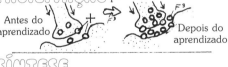

CRESCIMENTO SINÁPTICO K¹

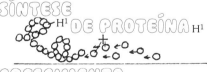

APRENDIZADO INSTANTÂNEO F¹ / MEMÓRIA DE CURTO PRAZO F
REVERBERAÇÃO FACILITAÇÃO

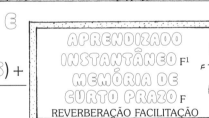

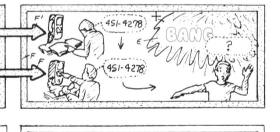

CONSOLIDAÇÃO DA MEMÓRIA H
SÍNTESE DE PROTEÍNA
HIPOCAMPO I
LOBO TEMPORAL J

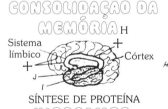

Os dados sensoriais (por exemplo, números) são retidos brevemente (circuitos reverberantes?). O uso aumentado da memória lábil de "curto prazo" resulta no armazenamento permanente: memória de "longo prazo". Esta consolidação envolve hipocampo/lobos temporais, incluindo a síntese de novas proteínas que altera a função sináptica.

MEMÓRIA DE LONGO PRAZO K
ALTERAÇÕES SINÁPTICAS PERMANENTES

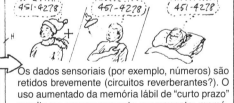

ALTERAÇÕES DA MEMÓRIA

RECUPERAÇÃO DA MEMÓRIA

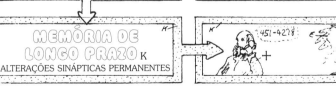

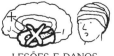

LESÕES E DANOS
As concussões causam amnésia retrógrada, possivelmente por causa das lesões das estruturas do hipocampo e do lobo temporal (amígdala), as quais mediam a consolidação.

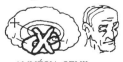

AMNÉSIA SENIL
As deficiências senis de memória (memória de curto prazo e consolidação diminuídas) podem estar relacionadas com a degeneração ligada à idade no lobo límbico/temporal.

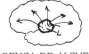

DOENÇA DE ALZHEIMER/DEMÊNCIA SENIL — NÚCLEO BASAL L
A aferência colinérgica partindo do núcleo basal para córtex e sistema límbico influencia acentuadamente as funções de memória. A demência senil, vista na doença de Alzheimer, em parte, envolve perda destas projeções.

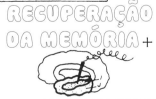

ESTIMULAÇÃO DO LOBO TEMPORAL
A estimulação elétrica do lobo temporal em pacientes conscientes (sob cirurgia cerebral) permite recordação vívida de memórias passadas, particularmente aquelas com componentes afetivos fortes.

SISTEMA NERVOSO

AMINAS BIOGÊNICAS, COMPORTAMENTO E ALTERAÇÕES MENTAIS

Aminas biogênicas como neurotransmissores no sistema nervoso central – *Norepinefrina* (NE), *dopamina* (DA) e *serotonina* (ST) pertencem ao grupo de neurotransmissores *biogênicos monoaminas* que auxiliam nos tratos nervosos centrais, regulando estados afetivos (humor, motivação, sentimentos) e em autoconsciência, consciência e personalidade.

Efeitos de drogas no sistema nervoso central estabeleceram as funções de norepinefrina, serotonina e dopamina no comportamento afetivo e nas alterações mentais – A reserpina, um alcalóide de planta conhecido por reduzir a hipertensão, age por meio da diminuição do reservatório de vesículas sinápticas e da disponibilidade de NE nas sinapses periféricas. O tratamento para pressão arterial com reserpina também causa "alterações afetivas" centrais, como depressão e perda do apetite e do interesse. A reserpina foi usada por séculos, na Índia, para aliviar a mania (humor anormalmente excitado) em pacientes mentais. Estas observações implicam NE, ST e DA na regulação de humor e sentimentos (estados afetivos).

TRATOS DOS NEURÔNIOS MONOAMÍNICOS NO CÉREBRO

Tratos de norepinefrina e serotonina se originam no mesencéfalo e se projetam para o cérebro superior – Estudos de mapeamento utilizando técnicas de coloração fluorescente mostram que os neurônios, os quais liberam estas aminas, formam grupos dentro da formação reticular (Lâmina 106). Estes corpos celulares geralmente estão localizados no tronco cerebral e as fibras sobem para o cérebro superior, tendo como alvo uma variedade de estruturas. Existem duas *projeções de NE*. Uma se origina no *locus ceruleus* da medula e percorre o *feixe medial* do cérebro superior para inervar *córtex cerebral* e *sistema límbico*. As fibras NE não inervam os gânglios basais. Outro trato NE forma o grupo lateral, inervando hipotálamo e cérebro posterior basal. Os *neurônios ST* se originam essencialmente no *núcleo da rafe* e inervam muitas áreas do cérebro superior. Uma pesquisa recente indica que o sistema *locus ceruleus* NE está envolvido principalmente no despertar e na atenção e o sistema ST regula humor, motivação, prazer e bem-estar.

Via mesocortical dopamina está envolvido com o comportamento – Os *tratos DA* também começam no mesencéfalo. Um trato termina no hipotálamo, outro nos gânglios basais e um terceiro – o *trato mesocortical (mesolímbico)* – termina principalmente nas estruturas do *sistema límbico* e *lobos frontais* (Lâmina 108). Este trato mesolímbico, em particular, auxilia nas complexas funções mentais relacionadas com lobo frontal e sistema límbico (isto é, comportamento dirigido a uma meta, autoconsciência, pensamento e planejamento, ansiedade).

BIOQUÍMICA E FARMACOLOGIA DA SINAPSE MONOAMÍNICA

Norepinefrina e dopamina são sintetizadas a partir de tirosina e de serotonina do triptofano – Os neurotransmissores monoamínicos são derivados dos aminoácidos: NE e DA de tirosina, a qual é hidroxilada pela enzima *tirosina hidroxilase* para formar DOPA e, depois, DA. A DA pode ser metabolizada em NE. Os neurônios DA não têm enzima para esta última conversão. A ST vem do triptofano e é convertida, pela enzima *triptofano hidroxilase*, em ST.

Drogas influenciam as funções da sinapse amínica na pré ou na pós-sinapse – Os *efeitos pré-sinápticos* podem incluir interferência com: (1) síntese do transmissor por meio da inibição da *enzima* sintetizadora tirosina hidroxilase; (2) *armazenagem* do transmissor nas *vesículas;* (3) *liberação* do transmissor a partir das vesículas; (4) *recaptação* do transmissor após a liberação. As ações *pós-sinápticas* incluem (1) estimulação ou bloqueio de *receptores de ligação* por meio do transmissor e (2) emissão da *enzima desativadora* (Lâmina 19 e 20).

Drogas de neurotransmissão estimulam ou suprimem a função sináptica – As drogas que inibem a *recaptação* ou as enzimas desativadoras, estimulam a função sináptica por meio do aumento da disponibilidade do transmissor na sinapse. As drogas que bloqueiam os *receptores pós-sinápticos* e inibem a síntese ou a liberação do transmissor, suprimem a função sináptica por meio da redução da transmissão do impulso e da disponibilidade do transmissor, respectivamente. A *anfetamina* (uma droga "superior") aumenta a liberação e bloqueia a recaptação do transmissor, aumentando a disponibilidade do transmissor na sinapse, o que, por sua vez, estimula a função sináptica. O resultado é o aumento de despertar, humor, excitabilidade e a capacidade de concentração. Sem dúvida nenhuma – as anfetaminas, assim como outras drogas – podem ter efeitos colaterais desagradáveis que aparecem mais tarde.

AMINAS BIOGÊNICAS E DOENÇA MENTAL

A *depressão maior* e a *esquizofrenia* são dois grupos principais de alterações mentais, em grande parte hereditárias e causadas por anormalidades funcionais e químicas na neurotransmissão biogênica.

Função diminuída das sinapses norepinefrina/serotonina na depressão é aliviada por drogas antidepressivas – A depressão tem sido associada com *atividade reduzida* nas sinapses ST e, possivelmente, NE. As drogas que estimulam a função nas sinapses ST também acentuam os sintomas comportamentais da depressão. Por exemplo, a anfetamina, a qual estimula a liberação e inibe a recaptação dos transmissores ST/NE, ou as drogas que inibem a enzima desativadora *monoamina oxidase* (inibidores de MAO) tendem a aliviar as deficiências neuroquímicas e comportamentais por meio dos níveis de NE/ST nas sinapses.

Crescente importância da serotonina nas alterações afetivas e os efeitos das drogas – A alteração nas sinapses ST tem sido apontada, em contraste com a NE, como o principal agente na patogênese da depressão. Muitas drogas alucinógenas, como *LSD (dietilamida do ácido lisérgico)* e metabólitos secundários de certos cogumelos como *psilocina* e *mescalina*, agem como agonistas do receptor ST (estimulando especificamente receptores 5-HT$_2$). A droga "*ecstasy*", produtora de euforia, age por meio do aumento da liberação da ST nas sinapses cerebrais com fortes efeitos colaterais causados pela depleção da ST.

Hiperatividade das sinapses dopamina na esquizofrenia é aliviada pelos bloqueadores de receptor dopamina – Outro grande avanço na psicoquimioterapia é realizado no tratamento da esquizofrenia. As vítimas desta doença mental têm alucinações, pensamentos desordenados e conceitos distorcidos sobre si. Os sintomas são, algumas vezes, acompanhados por ansiedade e psicose. Alguns tipos de esquizofrenia estão associados com hiperatividade no trato mesocortical causada por expressão excessiva ou hiperatividade dos receptores D_2 ou D_4 de DA. As drogas que bloqueiam estes receptores (bloqueadores de *receptores DA* – por exemplo, haloperidol) são eficazes na melhoria dos sintomas esquizóides.

Envolvimento da dopamina e das endorfinas na adição e na tolerância às drogas – A *adição* é causada por uso contínuo de certas substâncias e drogas, como morfina e heroína (opiáceos), cocaína, anfetamina, nicotina e etanol. Estas drogas aumentam a disponibilidade da DA nas sinapses para agir sobre os recebtores D_2 para DA. O trato envolvido é um ramo do trato mesolímbico de DA, projetando-se para áreas como *nucleus accumbens*. A estimulação elétrica destes locais e de locais semelhantes no cérebro produz auto-estimulação elevada em animais (por meio de acionamento de barras) e prazer nos humanos. A liberação dos *peptídeos opióides* (beta endorfinas, encefalina), os quais reduzem a dor e aumentam o prazer e o bem-estar, também está implicada no fenômeno da adição e da *tolerância a drogas*.

NC: Use cores escuras para G, M e Q e vermelho para H.
1. Na parte superior da lâmina, pinte a introdução e a química dos neurotransmissores de amina biogênica.
2. Pinte o painel sobre depressão e seu tratamento, começando pelo diagrama do cérebro e de estruturas relacionadas. Depois, vá para os locais da ação das drogas, onde o aumento nos níveis de SE numa sinapse é mostrado na ampliação da área sináptica. Conclua esta seção com a estrutura química da NE.
3. Faça o mesmo com o painel sobre dopamina.

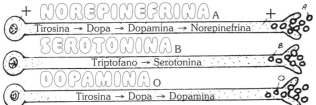
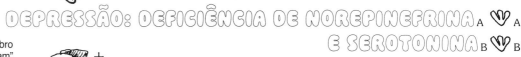

A norepinefrina (NE) e a dopamina (DA) são substâncias relacionadas, feitas em neurônios por conversão do aminoácido tirosina. A serotonina (ST) é derivada do triptofano. Por agir como neurotransmissores, estas aminas biogênicas regulam estados afetivos (humor, motivação e emoções). Os neurônios aminérgicos têm seus corpos celulares no tronco cerebral e enviam ramos axônicos extensos para várias áreas cerebrais superiores. A função alterada nestes sistemas causa estados mentais e comportamentos aberrantes (depressão, psicose, esquizofrenia).

DEPRESSÃO: DEFICIÊNCIA DE NOREPINEFRINA A E SEROTONINA B

A deficiência de NE e, particularmente, de ST no cérebro pode ser a causa da depressão. As drogas que "aumentam" os níveis de NE/ST nas sinapses melhoram o humor em pessoas normais e aliviam a depressão em pessoas mentalmente doentes. Para aumentar os níveis de NE, algumas drogas (inibidores de MAO) reduzem a quebra de NE, por meio da supressão da enzima desativadora, no neurônio pós-sináptico. Outras (anfetaminas) inibem a recaptação da NE para o neurônio pré-sináptico.

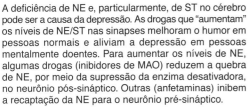
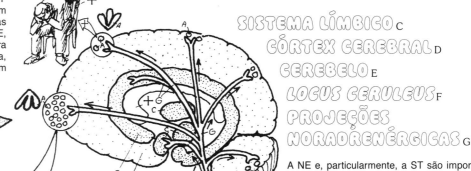

SISTEMA LÍMBICO C
CÓRTEX CEREBRAL D
CEREBELO E
LOCUS CERULEUS F
PROJEÇÕES NORADRENÉRGICAS G

AÇÃO DA DROGA *
(ANTIDEPRESSIVO)

A NE e, particularmente, a ST são importantes na regulação de humor, prazer e excitabilidade cerebral. Os neurônios NE estão localizados no *locus ceruleus* da medula e se projetam para hipotálamo, tálamo, sistema límbico e córtex, mas não para os gânglios basais. Os neurônios ST (não mostrados) começam no núcleo da rafe da ponte e inervam as mesmas estruturas, bem como os gânglios basais.

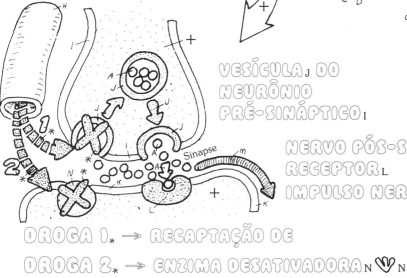

SANGUE H
VESÍCULA J **DO NEURÔNIO PRÉ-SINÁPTICO** I
NERVO PÓS-SINÁPTICO K
RECEPTOR L
IMPULSO NERVOSO M

SEROTONINA B
NOREPINEFRINA A

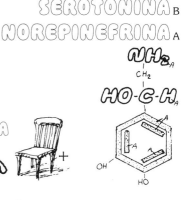

DROGA 1 * ⇒ **RECAPTAÇÃO DE NOREPINEFRINA**
DROGA 2 * ⇒ **ENZIMA DESATIVADORA** N **SEROTONINA** B

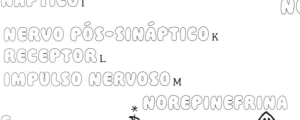

ESQUIZOFRENIA: EXCESSO DE DOPAMINA O

As drogas que reduzem ou bloqueiam a transmissão nas sinapses DA (bloqueadores de receptor DA – por exemplo, haloperidol) são os agentes mais eficazes no tratamento da esquizofrenia (drogas antipsicóticas). Em contraste, as drogas que "aumentam" acentuadamente os níveis de DA no cérebro e a sua transmissão (anfetamina, cocaína em doses altas) podem causar comportamento paranóide/esquizóide, mesmo em humanos normais.

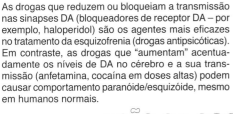

MESENCÉFALO P
TRATO DOPAMINÉRGICO Q

AÇÃO DA DROGA *
(RECEPTOR DA) BLOQUEADOR O¹
(DROGA ANTIPSICÓTICA)

No cérebro são conhecidos três tratos DA separados – um no hipotálamo, o segundo nos gânglios basais, o terceiro, originado no mesencéfalo, projetando-se para sistema límbico e córtex frontal. A hiperatividade em sinapses deste trato mesolímbico (mesocortical), causada por aumento dos níveis de receptores D_2 para DA, pode estar envolvida na gênese da psicose esquizóide. A esquizofrenia é a forma mais comum de doença mental.

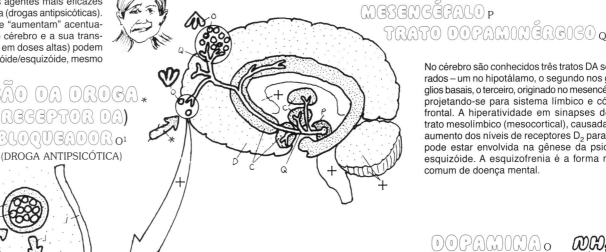
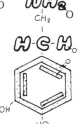

DOPAMINA O

DROGA * ⇒ **RECEPTOR** O ⇒ **TRANSMISSÃO DE DOPAMINA (DA)** O
(BLOQUEADOR DE RECEPTOR DA)

SISTEMA NERVOSO

LATERALIDADE, LINGUAGEM E ESPECIALIZAÇÃO CORTICAL

Áreas corticais de associação são o local das funções integrativas superiores – Além das áreas especializadas para funções puramente *sensoriais* ou *motoras, o córtex cerebral* humano contém extensas áreas que não são nem sensoriais, nem motoras. Estas áreas de "*associação*" (*frontal, temporal e parietal-temporal-occipital*) constituem a maior parte do córtex cerebral humano e estão envolvidas em funções *integrativas* de ordem superior do cérebro (por exemplo, fala e linguagem, planejamento). Os equivalentes destas áreas são pequenos e ausentes em outros animais e primatas.

ORGANIZAÇÃO DAS FUNÇÕES DE LINGUAGEM NO CÉREBRO

Apenas lesões do hemisfério esquerdo causam afasia (alterações da fala) – No século 19, o neurologista francês Broca observou que pacientes com lesões em determinada área do *lobo frontal esquerdo* (atualmente conhecida como *área de Broca*), anterior ao córtex motor da fala, conseguiam compreender a fala, mas tinham dificuldade de produzir sentenças significantes (*afasia motora ou não fluente* [afasia = alteração da fala]) e não tinham nenhum sinal de paralisia da fala. Mais tarde, Wernicke, um neurologista alemão, observou que as lesões do hemisfério esquerdo, limitadas à região, nas margens dos *lobos* parietal e temporal (conhecida atualmente como *área de Wernicke*) causavam *afasia sensorial* ou *fluente*, uma alteração na qual o paciente mostra "compreensão" precária da fala, sem ter quaisquer problemas de audição. Destes e de estudos posteriores, formulou-se uma organização cerebral para a linguagem e para a fala e esta importante faculdade humana foi localizada em certas áreas discretas de associação do *hemisfério esquerdo*.

Um trato para a linguagem falada no hemisfério esquerdo – Nesse caso, as palavras e as sentenças faladas são analisadas inicialmente por *áreas auditivas primárias*, depois pelas *áreas auditivas secundárias de associação,* antes de serem remetidas às áreas integrativas superiores (isto é, área de Wernicke do lobo temporal esquerdo). Nesse caso, os significados simbólicos das palavras e da linguagem são processados e compreendidos. Para falar palavras, comandos de sinais são enviados para a área de Wernicke por um trato de fibras especiais de associação (o *fascículo arqueado*) para a área de Broca, no lobo frontal, no mesmo hemisfério esquerdo. A área de Broca funciona como uma *área pré-motora* para a fala, enviando programas para ativação da musculatura apropriada da fala e a sua ordem apropriada para contração em direção ao *córtex* motor da fala no giro pré-central inferior. A ativação de neurônios motores superiores nesta área resulta na contração da musculatura da fala e na produção da fala (Lâmina 96).

Tratos para linguagem visual (leitura, escrita, linguagem de sinais) – Com base nas observações de pacientes mostrando capacidade anormal de leitura (*dislexia*) e escrita (*agrafia*) de palavras, foi concebido um esquema semelhante para o processamento da linguagem visual (leitura e escrita). Assim, as imagens das palavras, depois de processadas pelas *áreas visuais de associação*, são enviadas pelo *giro angular* (uma área visual integrativa de ordem superior) para a área *pré-motora das mãos*. Entre o giro angular e o córtex pré-motor das mãos, os impulsos podem passar pela área de Wernicke. A área pré-motora das mãos comunica ao *córtex motor da mão* vizinho os programas necessários para movimento da musculatura da mão, resultando na escrita. A linguagem de sinais pode envolver um esquema semelhante. Os sinais entre as diferentes áreas de associação são enviados por meio dos tratos intra-hemisférico e inter-hemisférico de associação (ver a seguir).

DOMINÂNCIA HEMISFÉRICA *VERSUS* ESPECIALIZAÇÃO HEMISFÉRICA

Hemisfério esquerdo é motor dominante – A lesão do hemisfério direito nas áreas equivalentes às áreas de Broca e de Wernicke do hemisfério esquerdo, causa poucos defeitos da fala. Isto e o fato de que a maioria das pessoas é destra (isto é, áreas de controle motor do hemisfério esquerdo são superiores ou dominantes àquelas do direito) levaram à noção de que os dois hemisférios, embora razoavelmente simétricos na forma, são desiguais na função, sendo o hemisfério esquerdo *dominante* nas tarefas motoras e da fala. Recentemente, têm sido encontradas muitas diferenças pequenas, mas distintas, entre os hemisférios direito e esquerdo e se reconhecem dominâncias do hemisfério direito em certas tarefas não motoras e não verbais (ver a seguir).

Os dois hemisférios estão conectados pelo corpo caloso cuja transeção cria um "cérebro partido" – Este trato de associação entre os hemisférios, maciço em humanos, conecta especificamente as áreas de associação de um hemisfério às áreas de imagem em espelho no hemisfério oposto, transferindo assim informações entre os hemisférios. Ocasionalmente, o corpo caloso em pacientes humanos sofrendo de convulsões epilépticas é secionado para evitar o alastramento da convulsão de um hemisfério para outro (operação de *cérebro partido*). A avaliação cuidadosa destes pacientes revela que cada hemisfério funciona não apenas independentemente, mas de uma maneira diferente, como se cada um tivesse capacidades funcionais e "mentes" próprias.

Estudos de cérebro partido confirmam que o hemisfério esquerdo é especializado em tarefas verbais e analíticas (hemisfério categórico) – Após a cirurgia, quando se põe uma chave na mão direita de um paciente de cérebro partido, o qual esteja com os olhos vendados, os sinais sensoriais alcançam o hemisfério esquerdo por meio da decussação de tratos sensoriais (Lâmina 92). Ao ser indagado sobre a natureza do objeto em sua mão, o paciente responde verbalmente "uma chave". Se a chave for colocada na mão esquerda, sua imagem sensorial fica no hemisfério direito. Nestes casos, o paciente não pode descrever verbalmente a chave, embora ele reconheça o objeto (ele consegue apontar o nome ou a forma da chave).

Estes resultados indicam que (1) os centros da expressão verbal estão no hemisfério esquerdo, (2) o hemisfério direito tem acesso aos centros da fala apenas por meio do corpo caloso e (3) o hemisfério direito tem competência perceptiva e cognitiva totais, mas não motora verbal. O hemisfério esquerdo, além das superioridades motora e verbal, parece ser especializado em operações lógicas e analíticas; este categoriza as coisas e as reduz às suas partes, a fim de entendê-las. Por isto o hemisfério esquerdo é atualmente denominado "categórico".

Hemisfério direito é especializado em tarefas espaciais e holísticas (hemisfério representativo) – O hemisfério direito é tido como superior nas funções *representativas e visuais-espaciais*, na percepção e na discriminação de *tons musicais* e *entonações da fala*, em *respostas emocionais* e em apreciação de *humor* e *metáfora*. Em termos gerais, as funções do hemisfério direito são holísticas e espaciais (por isto é chamado hemisfério "artístico" ou "representativo"). A despeito destas divisões funcionais, sob condições normais e especialmente com relação a funções globais cognitivas e adaptativas (memória, aprendizado), o cérebro funciona como um todo, utilizando a capacidade de suas diferentes partes em um concerto.

NC: Comece no pelo canto superior esquerdo com a lista de sete características funcionais do hemisfério direito (A). Observe que estas não se referem a nenhuma estrutura em particular. Faça o mesmo com o hemisfério esquerdo e pinte a ilustração grande dos dois hemisférios e o material restante no topo.
1. Pinte o corpo caloso (C) nas ilustrações grande e pequena, abaixo e à esquerda. O corpo caloso lida com a comunicação entre os dois hemisférios. Os outros tratos de associação (D) lidam com a transferência de sinal dentro do mesmo hemisfério.
2. Pinte o material sobre o papel do hemisfério esquerdo na fala e outras funções de comunicação simbólica. Comece pelo número 1 no ouvido.

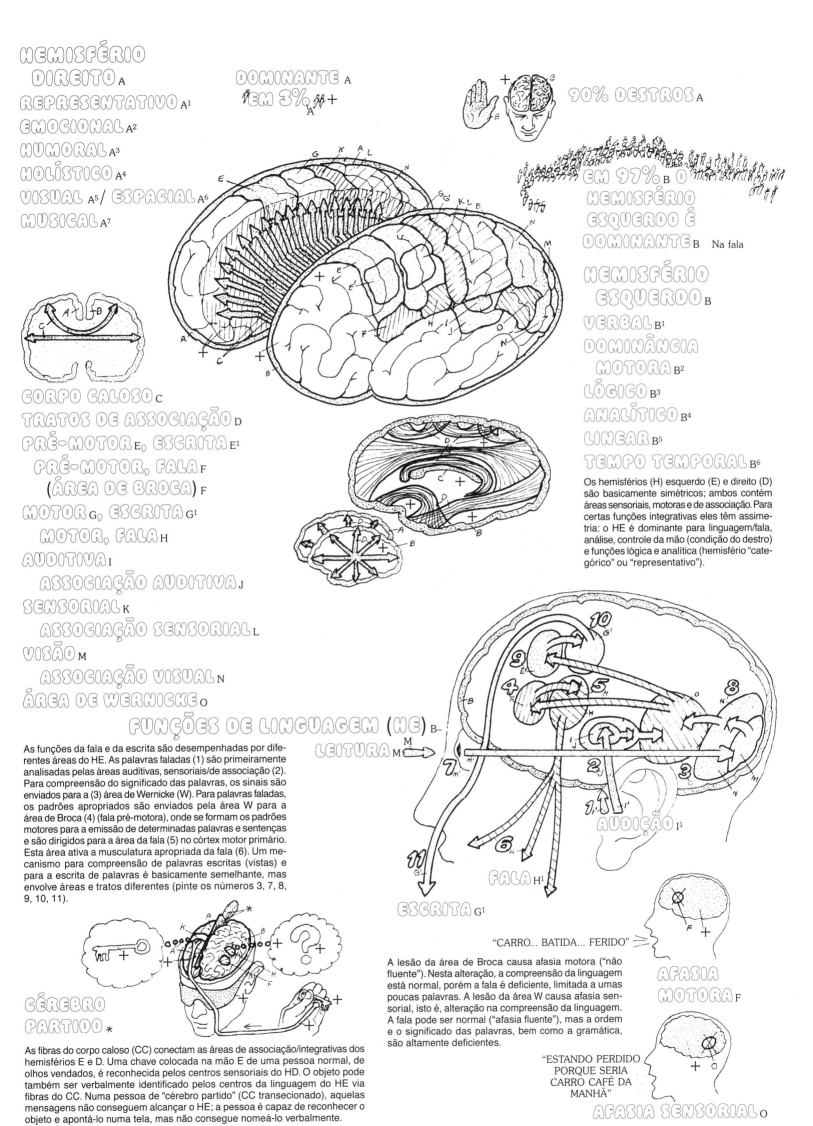

METABOLISMO CEREBRAL E FLUXO SANGÜÍNEO NA FUNÇÃO CEREBRAL

O *cérebro* está ativo todo o tempo na vigília e no sono. Sendo assim, a exemplo do coração, há necessidade crítica contínua de suprimento de *substâncias metabólicas combustíveis* (energia) e *oxigênio* fornecidas pelo *fluxo sangüíneo*.

DEPENDÊNCIA CEREBRAL DE GLICOSE

Tecido cerebral depende exclusivamente da glicose como combustível – Em contraste com outros órgãos ativos do corpo (por exemplo, coração, musculatura), os quais podem utilizar combustíveis alternativos como ácidos graxos, o cérebro, em condições normais, depende quase exclusivamente de *glicose* como fonte para suas necessidades de energia. O cérebro adulto usa glicose numa taxa de 80mg/min e tem reserva de *glicogênio* de 1,6mg/g (2,2 g/cérebro), suportando cerca de 2 minutos sem glicose.

Dependência cerebral de glicose é demonstrada pelos efeitos da hipoglicemia – A redução acentuada na glicose sangüínea (hipoglicemia), causada por uma dose exagerada de insulina ou como resultado de um jejum prolongado, pode provocar desmaio, convulsões ou morte. A faixa de glicose plasmática é 70 a 110mg/dL. Abaixo de 60mg, as atividades cognitivas e de consciência ficam prejudicadas. Abaixo de 50mg, a fala embaralha e os movimentos descoordenam. Abaixo de 30mg, ocorre inconsciência e coma; em 20mg/dL podem ocorrer convulsões e, em 10mg, lesões cerebrais permanentes e a perda dos centros respiratórios medulares causa morte. A dependência cerebral crítica de glicose é razão principal para muitos mecanismos nervosos e hormonais garantirem níveis sangüíneos altos (normais) de glicose (Lâminas 131 e 132).

Cérebro pode se adaptar metabolicamente para usar corpos cetônicos como combustível – É interessante que, depois de muitos dias de jejum, o cérebro pode desenvolver a capacidade (enzimas) de usar *corpos cetônicos* (um produto do metabolismo dos ácidos graxos no fígado – Lâmina 133) como fonte alternativa de energia. Esta capacidade está presente no cérebro do recém-nascido, mas desaparece depois da infância.

DEPENDÊNCIA CEREBRAL DE OXIGÊNIO

Células cerebrais são muito sensíveis à privação de oxigênio – Em adultos, 10 segundos de *anóxia* (privação de oxigênio, hipóxia extrema) são suficientes para causar perda da consciência e de funções cerebrais superiores (desmaio). Poucos minutos de hipóxia podem causar coma e lesão cerebral grave e irreversível; primeiramente, os centros corticais superiores e as estruturas dos gânglios basais ficam danificados; a morte pode ocorrer pela perda de função em centros respiratórios vitais da medula (os mais resistentes à hipóxia).

Cérebro tem alta taxa de consumo de oxigênio – Em homens adultos, o cérebro pesa aproximadamente 1,45kg (1,25kg em mulheres) e possui tem uma *taxa de consumo de oxigênio* de cerca de 50mL/min. Assim, embora o peso do cérebro seja apenas 2% do peso corporal, é responsável por 20% do consumo total de oxigênio no corpo (*taxa metabólica*).

Base celular para as altas necessidades de energia – O trabalho cerebral depende fortemente de formação, propagação, transmissão sináptica e integração de uma variedade de potenciais eletroquímicos, funções celulares que requerem a manutenção de gradientes iônicos apropriados (Lâminas 10, 11 e 15). Por isso as membranas celulares cerebrais contêm uma das maiores concentrações de bombas sódio-potássio do corpo. Estas bombas são dependentes de ATP e dão base para a operação da enzima de membrana plasmática Na-K-ATPase, a qual também está presente no cérebro em grandes concentrações. A bomba de sódio usa a maior parte do ATP produzida no cérebro (Lâmina 10).

Células cerebrais têm muitas mitocôndrias, principalmente nas sinapses – Para produzir a grande quantidade de ATP requerida pelas células cerebrais, é utilizada a via do ciclo do ácido cítrico/fosforilação oxidativa (Lâmina 6). Isto justifica a grande concentração cerebral de mitocôndrias nas sinapses neuronais e a dependência crítica de oxigênio. A coloração de tecido cerebral com citocromo oxidase, uma enzima marcadora mitocondrial, mostra zonas de alta atividade em áreas cerebrais ricas em sinapses.

Sinapses neuronais e áreas ricas em sinapses são os principais consumidores de energia – Em geral, as áreas de substância cinzenta, ricas em sinapses, têm taxas metabólicas *elevadas* e as áreas de substância branca, sem sinapses (fibras nervosas mielinizadas), possuem taxas *baixas*. Entre as áreas de substância cinzenta, as taxas variam dependendo da região cerebral. Os gânglios basais do cérebro superior e os do mesencéfalo inferior mostram taxas *muito altas*; o córtex do cérebro e cerebelo têm taxas *moderadamente altas*; o tálamo e os *núcleos* do *cerebelo* e da *medula* apresentam taxas *médias;* as taxas mais baixas estão associadas com a substância branca da medula espinal.

FLUXO SANGÜÍNEO CEREBRAL E MUDANÇAS COM FUNÇÃO

Elevada taxa de fluxo sangüíneo cerebral tem variações regionais – Para dar suporte a suas elevadas necessidades de oxigênio e glicose, o cérebro tem um extenso suprimento vascular e um fluxo sangüíneo eficaz (750mL/min, 15% do fluxo do corpo). O fluxo sangüíneo em diferentes regiões cerebrais é diferente e corresponde grosseiramente à taxa de consumo de oxigênio de cada área.

Fluxo sangüíneo regional do cérebro pode ser medido e depende da atividade – As aplicações de vários métodos de imagem modernos, não invasivos, como a MRI funcional (*imagem por ressonância magnética*) e PET (*tomografia por emissão de pósitrons*) permite medir as mudanças de fluxo sangüíneo em diferentes regiões cerebrais, sob diversas condições em humanos sadios intactos. Geralmente, o aumento na *atividade nervosa* em qualquer área particular do cérebro resulta em um rápido aumento do fluxo sangüíneo nesta área, a fim de suprir as necessidades aumentadas de oxigênio e glicose e para remover o dióxido de carbono.

Fluxo sangüíneo regional ajuda a situar os locais de funções cerebrais superiores – As áreas do lobo frontal se mostram acima da média de atividade, mesmo em repouso. A atividade aumenta durante contemplação, resolução de problemas e planejamento, bem como durante dor e ansiedade. A simples leitura de palavras aumenta a atividade das áreas visuais posteriores e pensar sobre o material da leitura dissemina a atividade para áreas de associação parietais e temporais. Escutar palavras, cuidadosamente, aumenta a atividade nas áreas auditivas do córtex temporal-parietal. Falar palavras ativa a área de Broca e o córtex da fala no hemisfério esquerdo e as áreas sensoriais da fala (lábios, língua, face) dos dois hemisférios. Pensar sobre palavras ativa a grande região dos lobos frontal, parietal e temporal (área de Wernicke), envolvida na compreensão da linguagem e do pensamento (Lâmina 111).

Ocorrem mudanças no fluxo sangüíneo em doenças cerebrais – Certas doenças cerebrais e mentais, como a depressão e as alterações senis, como as demências (por exemplo, a doença de Alzheimer) envolvendo capacidades cognitivas e de memória diminuídas, estão associadas com *reduzidos* fluxo sangüíneo/atividade metabólica. As doenças cerebrais envolvendo convulsões, como epilepsia, criam atividade elétrica excessiva e fluxo sangüíneo e atividade metabólica *aumentados*.

NC: Use cor vermelha para I e uma cor escura para E.
1. Comece pelo canto superior esquerdo e continue no diagrama do lado direito da lâmina.
2. Pinte os diagramas sobre taxa metabólica, observando que o corte sagital do cérebro tem a intenção de ser uma composição de várias vistas para mostrar as estruturas envolvidas. Observe que no diagrama à direita apenas as margens estão coloridas para indicar as regiões gerais de atividade alta ou baixa.
3. No painel inferior pinte apenas as áreas sombreadas.

CÉREBRO A VERSUS CORPO TOTAL

Em proporção com seu peso e comparado com outros órgãos do corpo, o cérebro tem uma taxa muito alta de fluxo sangüíneo e metabolismo. Embora seu peso seja apenas 2% do peso do corpo, ele recebe 15% do suprimento sangüíneo do corpo e 20% do oxigênio.

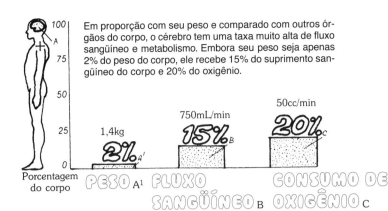

PESO A¹ — FLUXO SANGÜÍNEO B — CONSUMO DE OXIGÊNIO C

CÉREBRO A COMIDA

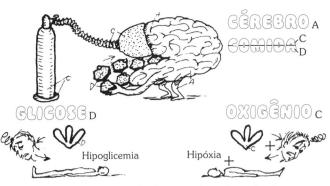

GLICOSE D — OXIGÊNIO C

Hipoglicemia — Hipóxia

O cérebro do adulto é quase inteiramente dependente de glicose como combustível. Os níveis baixos de açúcar sangüíneo podem provocar confusão mental, alterações motoras e coma. As células cerebrais contêm numerosas mitocôndrias e dependem fortemente do oxigênio para oxidar a glicose. A falta de oxigênio por 10 segundos causa desmaio (perda das funções cerebrais superiores). Poucos minutos de hipóxia ocasionam danos cerebrais permanentes, coma ou morte.

TAXAS METABÓLICAS

MUITO ALTA E
ALTA F
MÉDIA G
BAIXA H

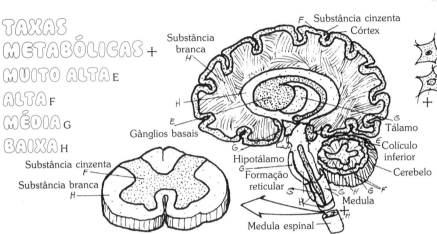

PARTES NEURONAIS E PROCESSOS

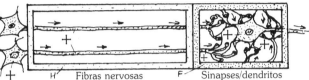

Fibras nervosas — Sinapses/dendritos

A taxa metabólica/fluxo sangüíneo não é uniforme no tecido cerebral. As partes ricas em processos neuronais e sinapses (terminais de axônio, dendritos) possuem taxas altas e as fibras nervosas têm taxas baixas. Os córtices do cérebro e do cerebelo (substância cinzenta) possuem taxas altas e a substância branca subcortical tem taxa baixa. Alguns centros nervosos subcorticais (gânglios basais, colículos inferiores) têm taxas muito altas. Outras áreas, como hipotálamo e medula, possuem taxas médias. A substância branca da medula espinal tem a taxa metabólica mais baixa.

MUDANÇAS NO FLUXO SANGÜÍNEO CEREBRAL E METABOLISMO

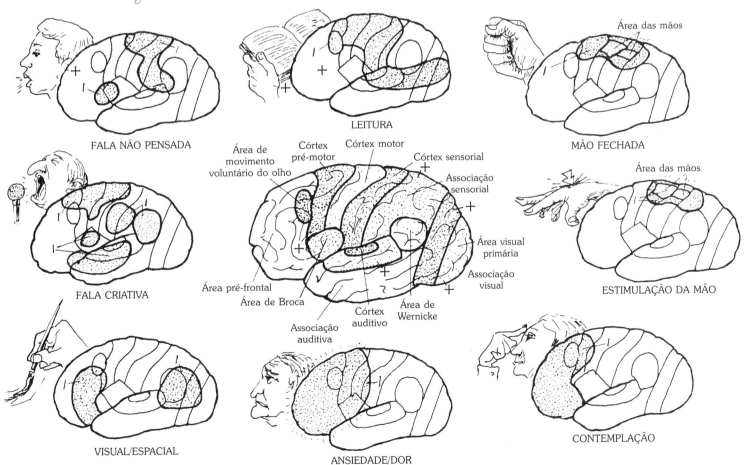

As diferentes regiões cerebrais mudam seus fluxos sangüíneos e atividade nervosa em diferentes estados fisiológicos e psicológicos. Quando uma pessoa fecha a mão direita, aumenta o fluxo sangüíneo no córtex pré-motor e na área da mão do córtex motor localizada no hemisfério esquerdo. Aumentos semelhantes ocorrem no córtex sensorial. Durante o repouso e a contemplação, a atividade é mais intensa em áreas do lobo frontal que nas áreas corticais posteriores. Durante contemplação, alerta, ansiedade e dor, a atividade do lobo frontal é acentuadamente elevada, indicando a importância das áreas frontais nestes estados mentais. Durante a leitura silenciosa, as áreas visuais de associação e a área para movimentos voluntários do olho, no córtex pré-motor, mostram atividade aumentada. A conversa intensa envolvendo expressão de idéias aumenta a atividade do córtex motor auditivo e da fala, bem como das áreas de Wernicke e Broca.

REGULAÇÃO ENDÓCRINA E HORMONAL

SISTEMA ENDÓCRINO E FORMAS DE COMUNICAÇÃO HORMONAL

A importância da organização no corpo está implícita no conceito do corpo como um "organismo". Para estarem organizadas, as partes do corpo devem ser reguladas para trabalhar em sintonia umas com as outras e harmonicamente. Essa regulação é desempenhada pelo sistema nervoso e pelo sistema endócrino. O sistema nervoso, por meio da remessa de sinais nervosos, pelos nervos periféricos, funciona muito rapidamente, ajustando as atividades dos órgãos internos em segundos. Embora rápidos, esses efeitos (por exemplo, mudanças na pressão sangüínea, respiração e temperatura) são de duração relativamente curta.

Hormônios do sistema endócrino exercem efeitos lentos, mas de longa duração – Diferentemente do sistema nervoso, os hormônios do sistema endócrino, secretados no sangue, agem lentamente, seus efeitos levam minutos, horas, ou até dias para se desenvolverem. Entretanto, esses efeitos são de duração mais longa que aqueles produzidos pelos nervos. Os hormônios são substâncias químicas, secretadas em diminutas quantidades na corrente sangüínea, pelas células das glândulas endócrinas. Trafegando na circulação, os hormônios se ligam com receptores apropriados, os quais estão seletivamente presentes, nas células dos seus órgãos-alvo, induzindo os efeitos desejados no crescimento, metabolismo ou função daqueles órgãos.

Regulação neuroendócrina – Os sistemas nervoso e endócrino são capazes de regular as atividades um do outro, bem como agir em concerto ou em consonância, para obter as alterações desejadas nas funções do corpo. A vantagem especial desse sistema neuroendócrino de comunicação hormonal é que ele permite a mediação dos efeitos de ambos, o ambiente e sistemas cerebrais, no sistema endócrino. Os vários tipos de comunicação neuroendócrina são descritos brevemente a seguir.

Glândulas endócrinas do corpo – As glândulas endócrinas são agrupamentos de células endócrinas com funções hormonais secretoras distintas. As principais glândulas endócrinas incluem: a pineal (melatonina), pituitária anterior (hormônio do crescimento, trofinas), pituitária posterior (ADH, ocitocina), tiróide (tiroxina, T3), paratiróide (paratormônio), adrenal (corticosteróides), medula adrenal (catecolaminas), ilhotas pancreáticas (insulina e glucagon) e testículos (esteróides masculinos, inibina) e ovários (esteróides femininos, inibina). Essas glândulas endócrinas e suas ações hormonais estarão detalhadas em lâminas futuras.

Órgãos com função endócrina parcial – Outra categoria de células com funções endócrinas é constituída por aquelas, encontradas esparsas individualmente ou em pequenos agregados, dentro de outros órgãos, com funções distintamente não endócrinas. Esses órgãos são o rim (renina, eritropoetina, calcitriol), fígado (somatomedina), timo (timosina), hipotálamo (hormônios hipotalâmicos), coração (peptídeo natriurético), estômago (gastrina), duodeno (secretina, CCK, GIP). Os testículos e ovários podem também ser considerados nessa categoria, porque também produzem os gametas masculino e feminino. A presença e a localização das células endócrinas, dentro de outro órgão, são freqüentemente ditadas por uma relação funcional especial entre o órgão e as células endócrinas nele hospedadas. Por exemplo, o rim percebe a pressão sangüínea diminuída e secreta renina para compensar essa deficiência.

TIPOS DE COMUNICAÇÃO HORMONAL

Interação sistema endócrino-glândula-alvo é o tipo mais simples de comunicação hormonal – Os hormônios foram inicialmente concebidos como substâncias secretadas por qualquer glândula endócrina (célula), para o sangue, a fim de alcançar um órgão-alvo, com a finalidade de regular ou alterar a atividade daquele órgão. Essa forma puramente hormonal de comunicação ainda se aplica a muitas glândulas endócrinas e seus hormônios – por exemplo, as ilhotas pancreáticas (insulina e glucagon). A comunicação hormonal pode também ocorrer entre duas glândulas endócrinas. Por exemplo, a pituitária anterior secreta muitos hormônios tróficos, que estimulam outras glândulas endócrinas (glândulas-alvo), para secretar os próprios hormônios (hormônios de glândulas-alvo).

Muitos tipos de comunicação neuroendócrina medeiam influências do cérebro sobre funções do corpo:

Controle neurossecretor direto – No caso mais simples, os axônios de certas células nervosas no hipotálamo do cérebro, se estendem para a pituitária posterior, secretando hormônios (por exemplo, ADH) diretamente para dentro da corrente sangüínea, para alcançar seus alvos (por exemplo, o rim). No caso mais complicado, as células nervosas hipotalâmicas secretam hormônios reguladores, para o interior de um sistema vascular portal, conectando o hipotálamo com a glândula pituitária anterior, a fim de controlar a secreção de alguns hormônios da pituitária anterior (por exemplo, hormônio do crescimento e prolactina) na corrente sangüínea. Os hormônios da pituitária anterior alcançam seus próprios órgãos-alvo (por exemplo, tecido adiposo e glândulas mamárias).

Interação do tipo cérebro-pituitária anterior-glândula-alvo – Em um subtipo mais complicado de comunicação neuro-hormonal, os hormônios da pituitária anterior (por exemplo, ACTH) secretados em resposta ao hormônio hipotalâmico (por exemplo, CRH), percorrem a circulação para atuar como hormônios estimulantes (tróficos) em alguma outra glândula endócrina (por exemplo, córtex adrenal). Esta última secreta seu próprio hormônio-alvo (por exemplo, cortisol) para alcançar, pela via sangüínea, o órgão-alvo final desejado (por exemplo, o fígado).

Sistema nervoso autônomo controla os hormônios endócrinos – Outro tipo de comunicação neuro-hormonal é a secreção de um hormônio de uma glândula endócrina, diretamente em resposta a sinais nervosos de nervos autônomos. Por exemplo, a secreção de hormônios da medula adrenal e da pineal estão sujeitos a regulação por meio dos sinais nervosos do sistema nervoso simpático.

COMUNICAÇÃO HORMONAL PARÁCRINA E AUTÓCRINA

O último grande tipo de comunicação hormonal, descoberto em décadas recentes, é a comunicação hormonal local ou "tissular". Neste tipo, a definição de hormônio se estende para aplicar-se a substâncias secretadas por células parácrinas especiais diretamente para o espaço extracelular de um determinado tecido. Esses hormônios difundem, por distâncias curtas, dentro do espaço extracelular do mesmo tecido, para agir sobre células próximas (efeito parácrino) ou nas mesmas células (efeito autócrino). O sangue, dessa maneira, não está envolvido como meio de transporte para esse tipo de hormônio local, a menos que as células parácrinas sejam, elas mesmas, células sangüíneas. A comunicação hormonal parácrina tem sido observada em muitos tecidos. As prostaglandinas, conhecidas por estarem envolvidas em muitas funções regulatórias locais, são os exemplos mais bem conhecidos de hormônios parácrinos. Muitos fatores de crescimento exercem seus efeitos sobre células-alvo, por meios autócrinos ou parácrinos.

NC: Use vermelho para D e cores escuras para H e J.
1. Pinte a ilustração superior começando com as glândulas endócrinas à esquerda, todas recebendo a mesma cor (A). Faça o mesmo com a coluna de órgãos à direita (B).
2. Pinte a ilustração inferior, completando cada forma de comunicação, antes de ir para a próxima.

GLÂNDULAS ENDÓCRINAS A

1. PINEAL
2. PITUITÁRIA
3. TIRÓIDE
4. PARATIRÓIDE
5. PÂNCREAS
6. ADRENAL
7. OVÁRIO
8. TESTÍCULO

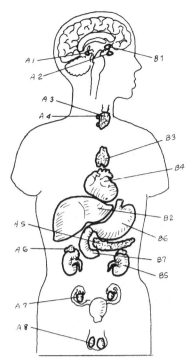

ÓRGÃOS COM FUNÇÃO PARCIAL ENDÓCRINA A

1. HIPOTÁLAMO
2. FÍGADO
3. TIMO
4. CORAÇÃO
5. RIM
6. ESTÔMAGO
7. DUODENO

As glândulas endócrinas secretam hormônios para o sangue. As glândulas endócrinas clássicas, com função principalmente endócrina, são: pineal, pituitária, tiróide, paratiróide e glândulas adrenais, ilhotas pancreáticas, testículos e ovários. Os testículos e os ovários formam também os gametas.

Alguns órgãos contêm células individuais ou agregados de células endócrinas, que liberam hormônios. Esses hormônios, freqüentemente, estão relacionados com funções dos órgãos. Entre estes, estão hipotálamo, fígado, timo, coração, rim, estômago e duodeno. Os testículos e os ovários podem também ser incluídos nessa lista.

FORMAS DE COMUNICAÇÃO HORMONAL +

1c ENDÓCRINA C

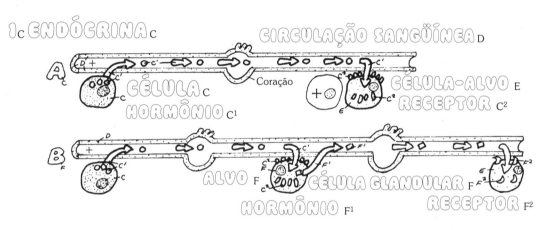

CIRCULAÇÃO SANGÜÍNEA D
CÉLULA C
HORMÔNIO C¹
CÉLULA-ALVO RECEPTOR E C²
ALVO F
HORMÔNIO F¹
CÉLULA GLANDULAR RECEPTOR F²

Os hormônios são secretados no sangue, para regular a função de uma célula (órgão) alvo distante. Na forma mais simples de comunicação hormonal, o hormônio de uma célula endócrina é transportado pelo sangue até uma célula-alvo (contendo receptores para aquele hormônio). Em um caso mais complexo, a comunicação hormonal ocorre entre duas glândulas endócrinas, uma servindo de alvo para a outra. Formas ainda mais complexas envolvem interação ente o cérebro e as glândulas endócrinas. Assim, uma célula nervosa pode secretar um hormônio diretamente no sangue. Ou uma célula nervosa secreta um hormônio para alcançar a pituitária, via circulação portal. A célula pituitária secreta um trófico, que age ou no órgão-alvo ou noutra glândula-alvo endócrina. As células nervosas também são capazes de estimular células endócrinas, diretamente.

2G NEUROENDÓCRINA G

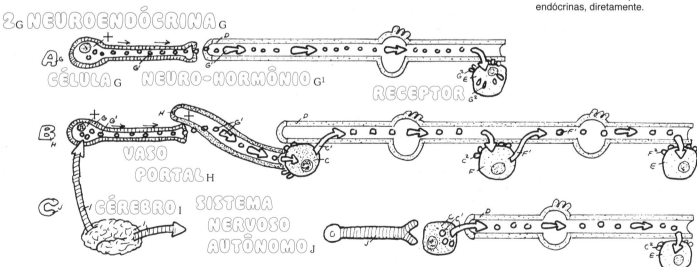

CÉLULA G
NEURO-HORMÔNIO G¹
RECEPTOR G²
VASO PORTAL H
CÉREBRO I
SISTEMA NERVOSO AUTÔNOMO J

3K PARÁCRINA K
(AMBIENTE TISSULAR LOCAL) K

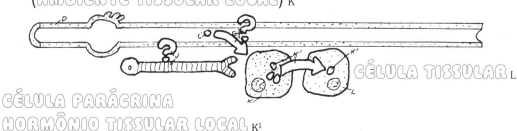

CÉLULA TISSULAR L
CÉLULA PARÁCRINA
HORMÔNIO TISSULAR LOCAL K¹

Na comunicação hormonal local, células parácrinas secretam hormônios locais (ou tissulares), no fluido extracelular, para alcançar as células-alvo vizinhas, por difusão, completamente sem utilizar o sangue.

AUTÓCRINA M

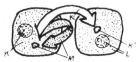

Hormônios locais também pode agir sobre células que os secretam (autócrina).

REGULAÇÃO ENDÓCRINA E HORMONAL

MECANISMOS CELULARES DE AÇÃO HORMONAL

O corpo tem numerosos hormônios, exercendo uma variedade de ações, incluindo crescimento, processos metabólicos e atividades funcionais. Esses diversos hormônios podem ser divididos em dois grandes grupos, de *ação rápida* e *ação lenta*, cada um com mecanismos distintos de ação celular. Os membros individuais de cada um desses grupos podem mostrar pequenas variações de um esquema geral de ação celular.

HORMÔNIOS DE AÇÃO LENTA AGEM POR MEIO DE RECEPTORES NUCLEARES E SÍNTESE DE PROTEÍNA

Os hormônios de ação lenta compreendem os hormônios *esteróides* do *córtex adrenal* e as *gônadas* (*testículos* e *ovários*) e os hormônios *amínicos* da glândula *tiróide*, bem como hormônios derivados da *vitamina D_3* (*calcitriol*). Suas ações envolvem ligações com receptores nucleares e síntese de novas proteínas. As ações desses hormônios, embora profundas, são manifestadas lentamente – dentro de horas, até dias – mas de duração longa.

Ligação com proteínas plasmáticas – Menos de 10% do esteróide, ou hormônios da tiróide, liberados, circulam na forma "livre"; o restante está ligado a *proteínas plasmáticas específicas de ligação* formadas no fígado, agem como reguladores fisiológicos dos níveis de hormônios "livres" e evitam a perda de hormônios nos rins durante a filtração.

Conversão em hormônio ativo – Em alguns tecidos, o hormônio é primeiramente convertido para uma forma mais ativa. A tiroxina (T4), o principal hormônio tiroideano no plasma, é convertido, primeiro, nas células-alvo, em triiodotironina (T3), a qual é a forma ativa do hormônio na célula. Alguns hormônios esteróides sofrem mudanças semelhantes. A testosterona, o hormônio dos testículos, pode ser convertida para diidrotestosterona ou mesmo para estrógeno.

Ligação com receptores nucleares – Dentro da célula-alvo, os hormônios esteróides ou tiroideanos, os hormônios se deslocam para dentro do núcleo da célula, onde cada um se liga a um *receptor nuclear específico*. Essas proteínas receptoras têm um local de ligação para o hormônio e um domínio de ligação no DNA, para interação com o DNA nuclear (gene). A ligação com o hormônio muda a conformação da proteína, expondo o domínio de ligação com o DNA.

Iniciação da transcrição e síntese de proteína – Cada receptor se liga a uma porção específica do DNA (um gene específico), induzindo o processo de transcrição, resultando na síntese de uma molécula de RNA mensageiro específico, que se desloca para o citoplasma. Lá, o código é traduzido em síntese de uma *proteína específica*, que conduz à função objetivada do hormônio, na célula.

Proteínas específicas desempenham as funções do hormônio – A estimulação hormonal pode criar uma enzima, um receptor ou alguma outra proteína funcional. Sua estrutura e função dependem do tipo de hormônio e do tecido-alvo envolvido. As ações desses produtos dos genes (proteínas) diversos e funcionalmente distintos, dentro das células, são responsáveis pelos efeitos fisiológicos, conectados com vários hormônios esteróides e tiroideanos, em seus tecidos-alvo particulares.

HORMÔNIOS DE AÇÃO RÁPIDA AGEM POR MEIO DE RECEPTORES DE MEMBRANA, PROTEÍNAS G E SEGUNDOS MENSAGEIROS

O grupo de hormônios de ação rápida compreende os hormônios *peptídicos* do hipotálamo, pituitária, pâncreas e trato gastrointestinal e os hormônios *catecolaminas* da medula adrenal. Esses hormônios se ligam a *receptores de membrana plasmática*, liberando *mensageiros intracelulares*, que ativam enzimas celulares, resultando na ação hormonal específica, em segundos e até minutos. Seus efeitos, entretanto, não duram muito.

Ligação com receptores de membrana – Os hormônios peptídicos e catecolaminas se ligam a "*receptores de membrana*", tipo serpentina, em suas células-alvo. Cada hormônio tem seu próprio receptor específico. Esses receptores têm locais para a ligação do hormônio e para interação com outros componentes da membrana.

Receptores de hormônio interagem com a proteína G – A ligação do hormônio com receptores da membrana ativa outra classe de proteínas reguladoras de membrana, chamadas *proteínas G*. Essas diversas proteínas reguladoras tomam parte no acoplamento de proteínas receptoras com outras *proteínas efetoras*, na membrana, resultando na *ativação* ou *inibição* das proteínas efetoras. Numerosas proteínas G foram reconhecidas. Muitos hormônios e neurotransmissores e outros primeiros mensageiros intercelulares (sinais químicos) trabalham por intermédio das proteínas G.

Proteínas G interagem com enzimas da membrana e liberam segundos mensageiros – A ativação de proteínas G resulta na ativação de receptores de membrana, como as enzimas (*adenilciclase*), canais de íons (*canais de cálcio*) ou outros receptores de membrana. A interação da proteína G com o efetor enzimático resulta em formação e liberação dos *segundos mensageiros*. Os segundos mensageiros agem como sinais químicos intracelulares, iniciando as ações celulares dos hormônios. Muitos segundos mensageiros são conhecidos, incluindo AMP cíclico, GMP cíclico, cálcio e trifosfato inositol (IP_3) (Lâminas 12-14).

Função do AMP cíclico (cAMP) como mensageiro intracelular – Pela mediação de proteínas G, a ligação das catecolaminas e dos hormônios peptídicos, como o glucagon e as gonadotrofinas, resulta na ativação de enzima da membrana *adenilciclase*, que converte ATP em cAMP. O cAMP se liga com uma *proteinocinase*, a qual, por sua vez, ativa enzimas inativas, por meio da sua *fosforilação*. As proteínas fosforiladas iniciam os eventos fisiológicos, associados com as ações desses hormônios. Por exemplo, ambos, hormônio pancreático glucagon e epinefrina, da medula adrenal, usam esse mecanismo para aumentar a liberação de glicose, pelo fígado. Uma vantagem de tal cascata de eventos é a amplificação de sinais e efeitos. Assim, uma única molécula hormonal pode formar milhares de moléculas de cAMP, as quais produzirão milhões de enzimas fosforiladas e estas, por sua vez, formarão bilhões de moléculas de glicose, em poucos segundos.

Função dos íons cálcio como mensageiros intracelulares – Em algumas células-alvo, o complexo de eventos hormônio-receptor-proteína G ativa os canais de cálcio, aumentando o fluxo dos íons cálcio extracelulares para dentro das células. O cálcio pode também ser liberado de reservas intracelulares. O cálcio se liga e ativa uma proteína reguladora, chamada *calmodulina*. A calmodulina ativada, por sua vez, ativa proteinocinases, as quais catalisam a fosforilação de algumas proteínas inativas, para suas formas ativas. Como ocorre com o cAMP, esses efeitos também resultam na amplificação do sinal hormonal original.

Alguns hormônios peptídicos de ação rápida (por exemplo, insulina e hormônio do crescimento) agem por meio de receptores enzimáticos de membrana – Alguns hormônios peptídicos, como a insulina, também se ligam a receptores de membrana, mas sua ação *não* envolve proteínas G ou segundos mensageiros. Em vez disso, o receptor tem domínio intracelular que pode agir como uma enzima (tirosinocinase); a ligação do hormônio ativa essa enzima receptora, resultando em uma variedade de sistemas de sinalização, sem envolver os segundos mensageiros padrões. O hormônio do crescimento age de forma semelhante.

NC: Use vermelho para A; cores escuras para C, I e J.
1. Comece com a circulação sangüínea (A), na parte superior.
2. Pinte os hormônios esteróides (C) ao se ligarem a proteínas de ligação com hormônios (A¹), no alto à direita. Siga a seqüência numerada cinzenta de 1 a 12, para hormônios esteróides. Na parte superior esquerda, faça o mesmo, de 1 a 4, para hormônios tiroideanos (I).
3. Pinte as seqüências da parte inferior (J) e (J¹).

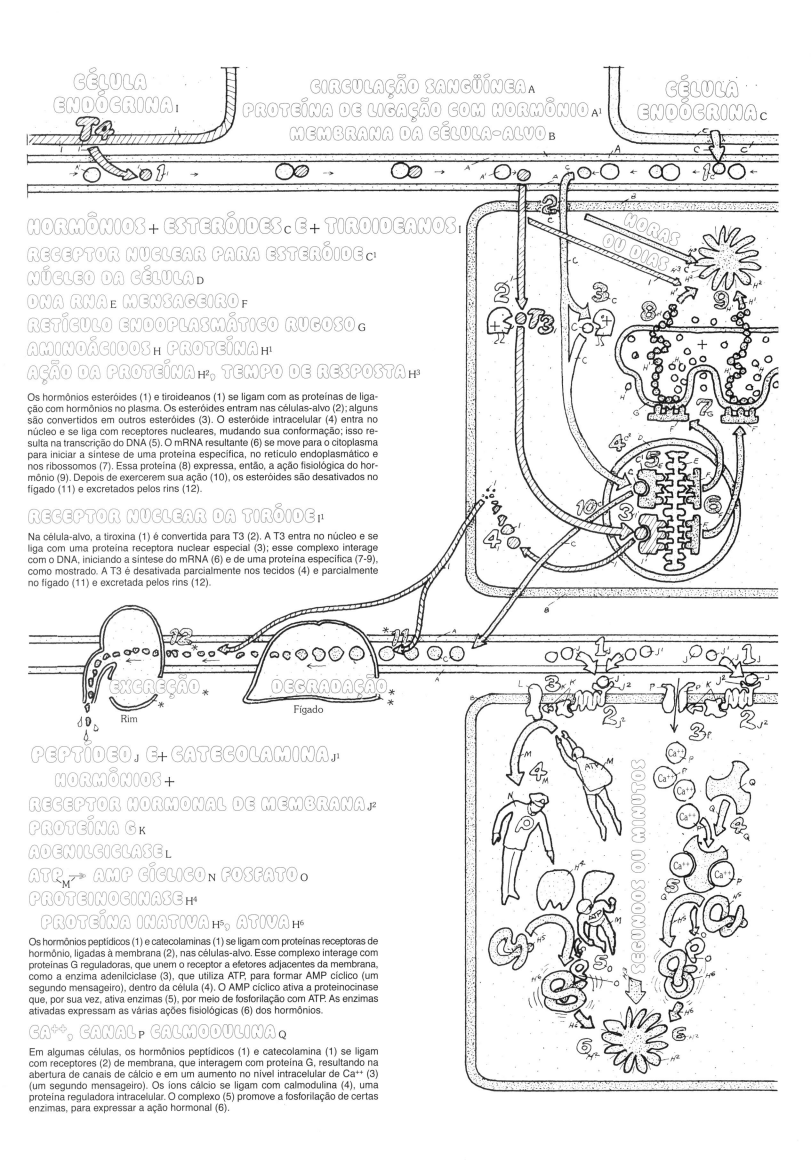

REGULAÇÃO ENDÓCRINA E HORMONAL

MECANISMOS DE REGULAÇÃO HORMONAL

Os *hormônios* influenciam muitas funções celulares e metabólicas. Para exercer seus efeitos apropriadamente, os hormônios devem ser secretados em níveis ótimos e finamente regulados. Muitas doenças do corpo são causadas por secreção anormal de hormônios. A regulação é básica para todas as funções endócrinas e ações hormonais.

AUTO-REGULAÇÃO E CONTROLE MEDIADO PELO CÉREBRO SÃO DOIS PRINCIPAIS MECANISMOS DA REGULAÇÃO HORMONAL

Para regular hormônios dentro de limites fisiológicos ou em resposta a demandas fisiológicas, o sistema endócrino usa dois mecanismos de controle. Em um tipo, os hormônios são controlados por um sistema *auto-regulador*, no qual o nível sanguíneo do hormônio e o parâmetro fisiológico, por ele regulado, interagem automaticamente para manter a secreção do hormônio dentro de *limites* padrões predeterminados. O segundo tipo de mecanismo de controle hormonal utiliza a influência do *sistema nervoso* sobre o sistema endócrino, para sobrepor-se à operação auto-reguladora, iniciar novas respostas hormonais e/ou estabelecer novas bases para a secreção hormonal.

Sistemas de retroalimentação garantem a auto-regulação dos níveis hormonais – A operação de sistemas físicos e biológicos envolve uma *aferência* e uma *eferência*. Em um sistema auto-regulado, a eferência exerce controle sobre a aferência (*controle por retroalimentação*). Quando a relação entre a aferência e a eferência é invertida, de maneira que um aumento na eferência conduza a uma queda na aferência e vice-versa, a regulação é por *retroalimentação negativa*. Quando a relação é direta – isto é, um aumento na eferência conduz a um aumento adicional da aferência – a operação é de *retroalimentação positiva*.

Retroalimentação negativa garante o equilíbrio – A regulação por retroalimentação negativa promove *estabilidade* e *equilíbrio*, almejando manter o sistema em um *ponto* desejado. Todos os mecanismos fisiológicos *homeostáticos*, incluindo numerosas glândulas endócrinas e seus hormônios, operam por retroalimentação negativa. A regulação por retroalimentação positiva tende a criar *desequilíbrio* e *círculo vicioso*, levando a condições hormonais anormais e doença. Eventos normais, ocasionalmente, dependem de uma retroalimentação positiva entre hormônios e seus mecanismos hipotalâmicos reguladores. Os exemplos são a ovulação e o parto (Lâmina 155, 158).

Retroalimentação negativa simples regula muitos hormônios e seus efeitos sanguíneos – A regulação da secreção hormonal no corpo se atinge em diferentes níveis de complexidade. A *regulação hormonal simples* envolve apenas uma *glândula endócrina*. Aqui, a secreção do hormônio, por uma glândula endócrina, é controlada diretamente, por meio de retroalimentação negativa, por meio da concentração plasmática da *variável* ou *parâmetro fisiológicos*, que o hormônio está regulando. A célula endócrina, normalmente tem um receptor ou mecanismo semelhante, para detectar o nível sanguíneo daquele parâmetro.

Por exemplo, o *nível de íon cálcio* (Ca^{++}) diminuído no plasma desencadeia o *paratormônio* da *glândula paratiróide*, o qual age sobre a liberação de cálcio, pelo *osso*. O cálcio plasmático elevado inibe a liberação ulterior do paratormônio (Lâmina 120). Essa retroalimentação negativa mantém níveis ótimos de cálcio plasmático. Outros exemplos são a regulação do açúcar sangüíneo, por *insulina* e *glucagon*, das *ilhotas pancreáticas* (Lâmina 123). Esses tipos simples de regulação hormonal e suas operações automáticas de retroalimentação negativa intentam promover a *homeostase* e o equilíbrio, para as variáveis fisiológicas importantes (por exemplo, glicose sangüínea e Ca^{++} plasmático), dentro do ambiente interno.

Regulação hormonal complexa envolve a pituitária anterior e suas glândulas-alvo – Na *regulação hormonal complexa*, a atividade de uma glândula endócrina é controlada por hormônios de outra glândula. Os exemplos bem conhecidos são o controle da tiróide, do córtex adrenal e das gônadas, pela *glândula pituitária*. A remoção da pituitária leva à atrofia dessas três glândulas a níveis diminuídos de seus hormônios. A injeção de extratos de pituitária faz as glândulas atrofiadas reassumirem a ação secretora. Esses efeitos da pituitária são veiculados por *hormônios tróficos* especiais, que estimulam as *glândulas-alvo* a crescer e/ou secretar seus próprios hormônios e exercer retroalimentação negativa sobre a pituitária, para inibir a secreção dos respectivos hormônios tróficos pituitários. Por essa razão, a pituitária foi antes considerada a glândula endócrina "chefe", orquestrando a atividade de várias glândulas-alvo, cujos hormônios influenciam tantas funções no corpo. Mais tarde se aprendeu que a própria pituitária é subordinada ao cérebro.

EIXO NEUROENDÓCRINO MEDIADOR DO CONTROLE CEREBRAL SOBRE ALGUNS ÓRGÃOS ENDÓCRINOS E SEUS HORMÔNIOS

Regulação neuro-hormonal complexa envolve a pituitária anterior e o hipotálamo – As interações entre o cérebro e o sistema endócrino são mediadas pela *regulação neuro-hormonal complexa*. A pituitária está ligada ao *hipotálamo*, uma parte do cérebro, envolvida na regulação das funções viscerais, emocionais e sexuais. Um sistema vascular portal especial conecta o hipotálamo à pituitária anterior. O sangue, fluindo por esse sistema portal, conduz secreção hormonal das terminações nervosas de determinadas células neurossecretoras hipotalâmicas, diretamente para células da pituitária anterior. Esses *hormônios hipotalâmicos* regulam a secreção dos hormônios da pituitária anterior.

Tal mecanismo nervoso impõe o controle cerebral sobre a pituitária e suas glândulas-alvo e medeia os efeitos do humor, emoções, estresse, atividade nervosa rítmica (por exemplo, ritmos diurnos) e do *ambiente* (por exemplo, luz, som, temperatura e odores) sobre o sistema endócrino e hormônios. Os hormônios das glândulas-alvo e os hormônios da pituitária agem por meio de *alças de retroalimentação longas* e *curtas*, para exercer efeitos de retroalimentação negativos e positivos, sobre as células neurossecretoras hipotalâmicas, modificando suas secreções de neuro-hormônios. Os neurônios hipotalâmicos, a exemplo das células pituitárias, contêm receptores que podem detectar os níveis sangüíneos de hormônio.

Controle neuroendócrino também é exercido por meio da pituitária posterior, nervos autônomos e medula adrenal – O sistema nervoso e o cérebro podem também controlar a secreção hormonal por meio da *pituitária posterior*. O hipotálamo controla o conteúdo plasmático de água, fluxo de leite e o parto, por meio da liberação de seus hormônios diretamente no sangue da pituitária posterior. O hipotálamo também exerce efeitos rápidos e diretos sobre a secreção de várias glândulas endócrinas, por meio da modificação da atividade dos nervos *simpáticos* e *parassimpáticos*, os quais inervam essas glândulas. Um caso especial é a medula adrenal, cuja secreção de catecolamina é regulada pelo sistema nervoso simpático.

NC: Use cores escuras para A, E, F e G.
1. Trabalhe da parte superior para a inferior. Observe que o tamanho da seta de eferência reflete a quantidade de eferência.
2. Pinte cada um dos três níveis de regulação hormonal, trabalhando da parte superior para a inferior.

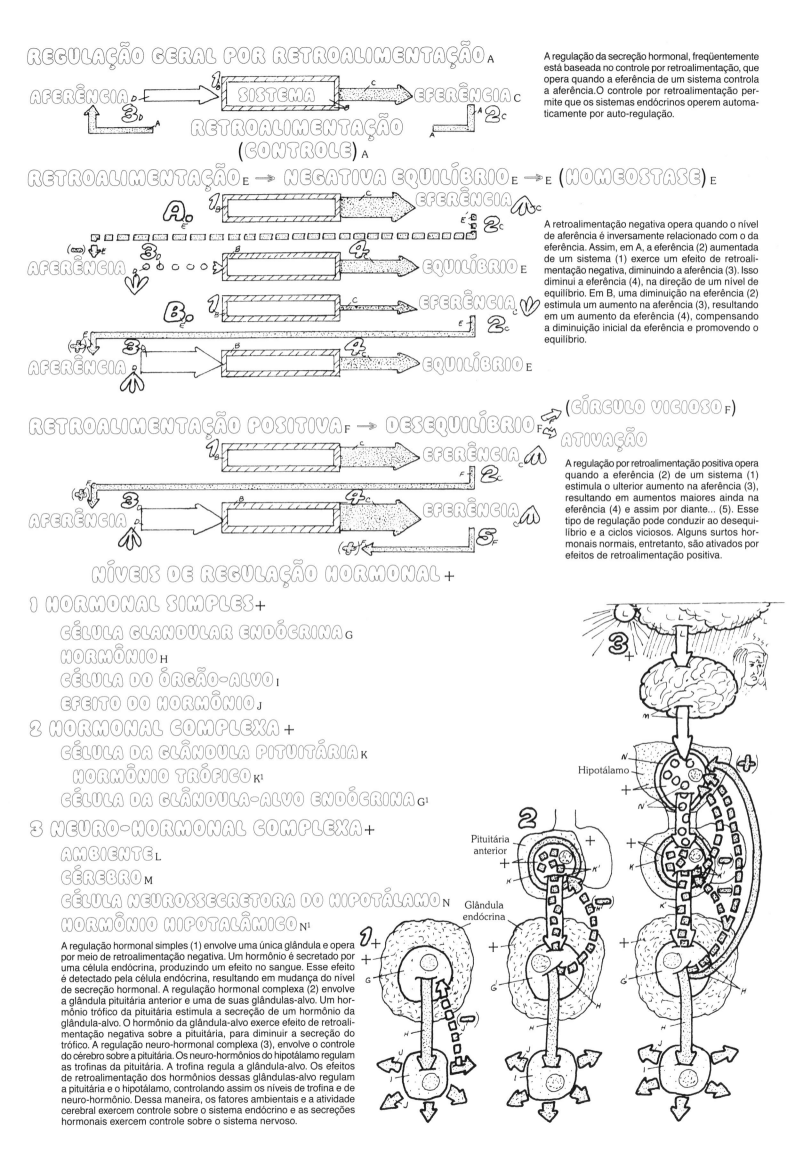

REGULAÇÃO ENDÓCRINA E HORMONAL

PITUITÁRIA, HIPOTÁLAMO E NEUROSSECREÇÃO: PITUITÁRIA POSTERIOR

A glândula *pituitária*, localizada abaixo do hipotálamo do cérebro, é vital para a fisiologia do corpo. Alguns hormônios pituitários – por exemplo, hormônios prolactina e antidiurético – agem diretamente sobre os órgãos do corpo – glândulas mamárias e rins, respectivamente. Outros hormônios pituitários regulam a atividade de várias glândulas-alvo endócrinas (tiróide, adrenal, gônadas). A glândula pituitária é controlada pelo cérebro e medeia os efeitos do sistema nervoso central sobre a atividade hormonal no corpo, o que explica sua posição anatômica crítica abaixo do cérebro.

ESTRUTURA DA PITUITÁRIA E RELAÇÃO COM O HIPOTÁLAMO DO CÉREBRO

Pituitária tem dois lobos funcionais (anterior e posterior) e um lobo intermediário vestigial – A pituitária (*hipófise*) está dividida em um *lobo anterior* (adeno-hipófise) e um *lobo posterior* (neuro-hipófise) e um *lobo intermediário*. Os lobos anterior e posterior são funcionantes e secretores, mas o lobo intermediário humano ou está ausente ou é vestigial, consistindo de umas poucas células sem funções conhecidas. A pituitária está conectada ao hipotálamo do cérebro, por meio de um *pedúnculo hipofisário*. O hipotálamo é crítico na regulação de ambos, lobos anterior e posterior. Esta lâmina focaliza a estrutura e as funções do lobo posterior, para ilustrar o conceito de *neurossecreção*. A neurossecreção é também essencial para a compreensão da função do lobo anterior (Lâmina 117) e sua importância na ciência da neuroendocrinologia moderna.

Pituitária posterior é uma extensão do hipotálamo – O lobo posterior da pituitária secreta dois hormônios, *hormônio antidiurético* (ADH) e *ocitocina*. A pituitária posterior não é uma verdadeira glândula endócrina porque não contém células secretoras verdadeiras. A glândula, de fato, é uma extensão do hipotálamo do cérebro e consiste, principalmente, de fibras nervosas e de extremidades nervosas dos neurônios dos dois núcleos hipotalâmicos. Esses neurônios têm seus corpos celulares no hipotálamo e enviam seus axônios, pelo *trato hipotálamo-hipofisário*, para a pituitária posterior, por meio do pedúnculo hipofisário.

NEUROSSECREÇÃO: ALGUMAS CÉLULAS CEREBRAIS SÃO MODIFICADAS PARA SECRETAR HORMÔNIOS

Células hipotalâmicas secretoras produzem hormônios da pituitária posterior – Os núcleos hipotalâmicos, conectados com a pituitária posterior, são chamados *supra-óptico* e *paraventricular*. Os neurônios desses núcleos são típicos exemplos de células *neurossecretoras*. Os *corpos celulares* dos neurônios neurossecretores são o local da síntese dos hormônios que se destinam à pituitária. No caso da pituitária posterior, sendo a ocitocina e o ADH peptídeos, são sintetizados como moléculas pró-hormonais maiores. Essas moléculas pró-hormonais contêm o hormônio e uma porção não hormonal, chamada *neurofisina*, a qual funciona no transporte hormonal. Os complexos pró-hormonais estão agrupados dentro de vesículas especiais de secreção (*corpos de Herring*), que fluem pelo interior dos axônios do trato hipotálamo-hipofisário ajudadas por transporte axoplasmático rápido.

Hormônios da pituitária posterior são liberados das terminações nervosas para o sangue – Antes de alcançar os terminais nervosos, no lobo posterior, o hormônio é separado do pró-hormônio maior e armazenado em *terminais axônicos*, para ser liberado para os capilares sangüíneos e levado aos tecidos-alvo. As células neurossecretoras mantêm sua excitabilidade elétrica e produzem potenciais de ação. Os estímulos para liberação do hormônio são os estímulos nervosos que chegam dos corpos celulares, no hipotálamo, através da membrana do axônio, até o terminal nervoso. A chegada do impulso nervoso desencadeia o fluxo de íons cálcio no terminal. Isso leva à fusão das vesículas secretórias com a membrana do terminal resultando na secreção do hormônio no capilar sangüíneo.

HORMÔNIO ANTIDIURÉTICO E OCITOCINA SÃO HORMÔNIOS DA PITUITÁRIA POSTERIOR

ADH regula a água plasmática mais o volume sangüíneo e a pressão – Os neurônios do núcleo supra-óptico fazem e secretam principalmente o hormônio antidiurético (ADH, também chamado vasopressina). O ADH está envolvido principalmente com a regulação da água do corpo e é secretado sempre que diminui a quantidade de água no corpo, como na desidratação por causa da sudorese excessiva ou à diurese osmótica (causada por aumento na glicose ou corpos cetônicos ou perda de sódio na urina), bem como durante hemorragia e perda sangüínea.

Osmolaridade plasmática aumentada ou o volume sangüíneo diminuído estimulam a liberação de ADH – O sinal para liberação de ADH é um aumento na osmolaridade do plasma, mediada por um aumento da concentração dos íons sódio plasmáticos. A elevação do sódio é sentida por neurônios específicos *osmorreceptores*, no hipotálamo, os quais, por sua vez, estimulam os neurônios supra-ópticos, para liberar ADH, a partir da pituitária posterior. O ADH age principalmente nos dutos coletores do rim, por meio do aumento da sua permeabilidade à água, pelo aumento dos canais de água. A água se desloca por osmose, dos dutos renais para o plasma, aumentando a água plasmática e diminuindo a osmolaridade do plasma (Lâmina 66).

O ADH também é secretado quando os mecanorreceptores (receptores de volume sangüíneo no coração) e os receptores de pressão nos vasos são estimulados após hemorragia ou perda sangüínea. Após hemorragia, o ADH produz vasoconstrição, levando a aumento na pressão sangüínea (ação vasopressiva) (Lâmina 47).

Ocitocina funciona principalmente no sexo feminino durante a lactação e o parto – A ocitocina é secretada principalmente pelas células dos núcleos paraventriculares, em resposta ao estímulo dos mecanorreceptores dos mamilos das mamas e colo do útero. Como parte dos arcos reflexos neuro-hormonais, os nervos sensoriais levam sinais dos receptores sensoriais para o hipotálamo, produzindo a secreção de ocitocina da pituitária posterior. Durante o trabalho de parto, a ocitocina age no miométrio do útero, para provocar contrações maciças, resultando na expulsão do feto (ocitocina = nascimento rápido) (Lâmina 158). Durante a lactação, a ocitocina age sobre o mioepitélio das glândulas mamárias, para causar sua contração e ejetar o leite (Lâmina 159). Não existem funções conhecidas para a ocitocina no sexo masculino.

Composição de aminoácido da ocitocina e do ADH – A ocitocina e o ADH são ambos polipeptídeos, contendo 9 aminoácidos. Suas estruturas são idênticas, exceto pela substituição, no ADH, da *fenilalanina* e *arginina*, no lugar de uma das tirosinas e leucina, encontradas na ocitocina.

NC: Use vermelho para J, roxo para K e azul para L.
1. Comece pelo canto superior direito e observe que o perfil da cabeça foi deixado completamente sem colorir. Continue na ilustração maior à esquerda.
2. Pinte a célula neurossecretora diagramática à direita, observando sua relação com corpos celulares e tratos, no desenho grande.
3. Pinte as duas cadeias peptídicas inferiores.

HIPOTÁLAMO A
PEDÚNCULO HIPOFISÁRIO B
GLÂNDULA PITUITÁRIA (HIPÓFISE) +
LOBO ANTERIOR C
LOBO INTERMEDIÁRIO D
LOBO POSTERIOR E
AFERÊNCIA NERVOSA (SENSORIAL) F

A glândula pituitária está localizada abaixo do cérebro e conectada ao hipotálamo do cérebro, por meio do pedúnculo hipofisário. A glândula tem três lobos: anterior, intermediário e posterior. A pituitária posterior não é uma glândula verdadeira, mas uma extensão do hipotálamo do cérebro. Em humanos, o lobo intermediário é pouco desenvolvido, sem funções conhecidas.

CÉLULA NEUROSSECRETORA +
CORPO CELULAR H
AXÔNIO I¹
TERMINAL M
CORPO DE HERRING N
NEUROFISINA O
HORMÔNIO P

As células neurossecretoras são células cerebrais modificadas para sintetizar e liberar hormônios. Elas conservam sua excitabilidade. Os hormônios da pituitária posterior são formados como complexos de moléculas protéicas maiores – hormônio – neurofisina – no corpo celular neuronal. Os complexos são agrupados em vesículas (corpos de Herring). O transporte axoplasmático conduz as vesículas para os terminais axônicos, na pituitária posterior, na qual os hormônios são armazenados e secretados para o sangue quando necessário.

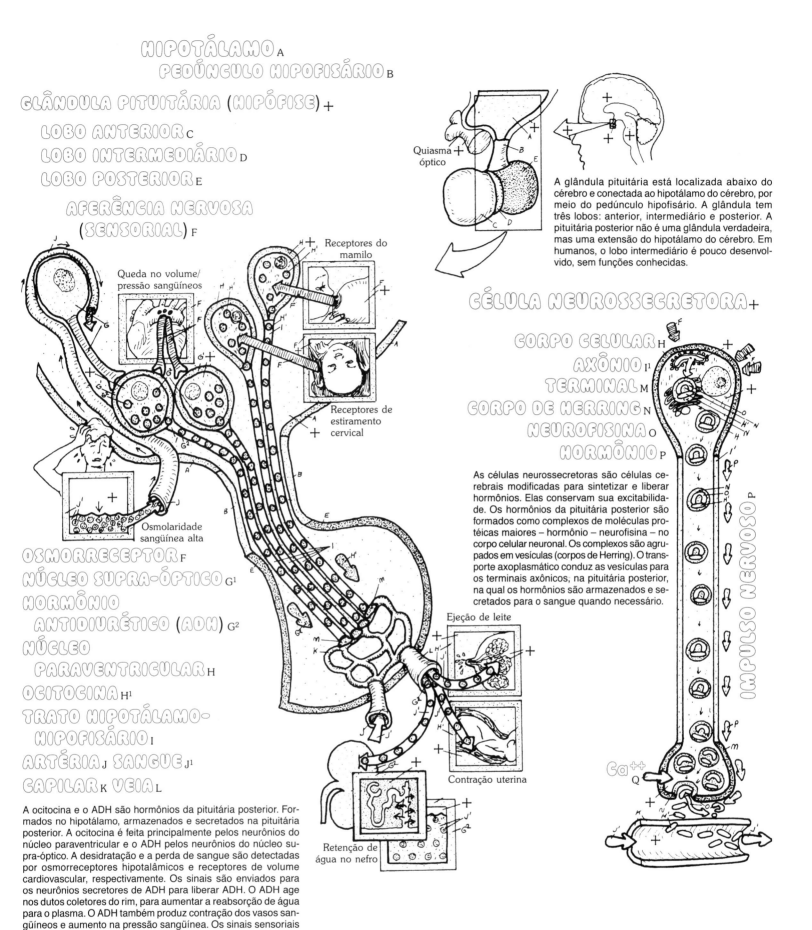

OSMORRECEPTOR F
NÚCLEO SUPRA-ÓPTICO G¹
HORMÔNIO ANTIDIURÉTICO (ADH) G²
NÚCLEO PARAVENTRICULAR H
OCITOCINA H¹
TRATO HIPOTÁLAMO-HIPOFISÁRIO I
ARTÉRIA J SANGUE J¹
CAPILAR K VEIA L

A ocitocina e o ADH são hormônios da pituitária posterior. Formados no hipotálamo, armazenados e secretados na pituitária posterior. A ocitocina é feita principalmente pelos neurônios do núcleo paraventricular e o ADH pelos neurônios do núcleo supra-óptico. A desidratação e a perda de sangue são detectadas por osmorreceptores hipotalâmicos e receptores de volume cardiovascular, respectivamente. Os sinais são enviados para os neurônios secretores de ADH para liberar ADH. O ADH age nos dutos coletores do rim, para aumentar a reabsorção de água para o plasma. O ADH também produz contração dos vasos sangüíneos e aumento na pressão sangüínea. Os sinais sensoriais mecânicos dos mamilos e do colo uterino, no sexo feminino, estimulam a liberação de ocitocina. A ocitocina contrai a musculatura lisa dos dutos mamários e do útero ajudando a ejeção do leite e no parto, respectivamente.

ESTRUTURA DOS HORMÔNIOS DA PITUITÁRIA POSTERIOR +

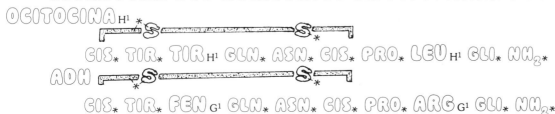

OCITOCINA H¹
CIS* TIR* TIR H¹ GLN* ASN* CIS* PRO* LEU H¹ GLI* NH₂*

ADH
CIS* TIR* FEN G¹ GLN* ASN* CIS* PRO* ARG G¹ GLI* NH₂*

A ocitocina e o ADH são peptídeos semelhantes, cada um com nove aminoácidos. No ADH, umas das duas tirosinas e as únicas leucinas encontradas na citocina estão substituídas por fenilalanina e arginina, respectivamente.

REGULAÇÃO ENDÓCRINA E HORMONAL

GLÂNDULA PITUITÁRIA ANTERIOR E SEU CONTROLE HIPOTALÂMICO

A *glândula pituitária anterior* (GPA) é uma glândula endócrina verdadeira e importante, com profundas ações no corpo. Ela secreta, ao menos, seis hormônios protéicos, que ou regulam a secreção hormonal de outras glândulas endócrinas ou controlam diretamente a atividade de determinados órgãos-alvo. Por essa razão, a GPA foi uma vez chamada de "glândula chefe", porém sabemos agora que a GPA, por sua vez, é controlada pelo hipotálamo do cérebro.

HORMÔNIOS DA PITUITÁRIA ANTERIOR TÊM DIVERSOS EFEITOS TRÓPICOS E TRÓFICOS

Todos os hormônios da GPA têm efeitos essenciais de promover o crescimento (*tróficos*) sobre células de suas *glândulas-alvo*; a maioria dos hormônios da GPA também estimula e regula a secreção hormonal das suas glândulas-alvo endócrinas (efeitos trópicos). Os hormônios da GPA são freqüentemente chamados, coletivamente, de hormônios *trópicos* ou *tróficos*.

Alguns hormônios da GPA regulam outras glândulas endócrinas (efeitos trópicos) – Entre os hormônios da GPA, o *hormônio estimulante da tiróide* (TSH) e o *hormônio adrenocorticotrópico* (ACTH) regulam as secreções hormonais da tiróide e do córtex adrenal, respectivamente; o *hormônio foliculoestimulante* (FSH) e o *hormônio luteinizante* (LH) regulam a atividade das gônadas (testículos e ovários). As trofinas que regulam outras glândulas endócrinas, geralmente aumentam a síntese e a liberação de hormônios de suas glândulas-alvo. Assim, o TSH promove a liberação da *tiroxina*, o ACTH do *cortisol* e FSH e LH dos esteróides sexuais (estrógeno, progesterona, testosterona). A remoção da GPA (*hipofisectomia*) leva à atrofia dessas glândulas-alvo e cessação de suas secreções hormonais.

Outros hormônios da GPA promovem crescimento e funcionamento de órgãos-alvo não endócrinos (efeitos tróficos) – Dois outros hormônios, a *prolactina* e o *hormônio do crescimento* (GH) (também conhecido como *somatotropina* – STH) agem diretamente sobre órgãos-alvo não endócrinos. A prolactina age sobre as glândulas mamárias exócrinas, para promover a secreção de leite. O hormônio do crescimento promove o crescimento e efeitos anabólicos nos músculos e ossos, durante o desenvolvimento e a quebra da gordura e mobilização dos ácidos graxos no tecido adiposo do adulto. Os efeitos de crescimento do GH são mediados pelos *fatores de crescimento semelhantes à insulina* (IGF, antes chamados *somatomedinas*), hormônios liberados pelo fígado e outros tecidos, em resposta ao GH. A GPA também produz outras substâncias, como *β-lipotropina*, *β-endorfina* e *hormônio estimulante dos melanócitos* (MSH, hormônio do lobo intermediário de animais inferiores).

Tipos celulares específicos, na GPA, secretam seus hormônios – Fundamentado na aplicação de métodos modernos de coloração imunocitoquímica, foram distinguidos cinco tipos principais de células, na GPA, cada um secretando um ou mais de seus hormônios. Assim, as *tirotrópicas* secretam TSH, as *corticotrópicas* secretam ACTH, as *somatotrópicas* secretam GH e as *mamotrópicas* prolactina; as *gonadotrópicas* secretam FSH e LH. As células da GPA, também conhecidas como cromofílicas, *acidófilas* ou *basófilas*, na base em suas reações a corantes ácidos ou básicos. As tirotrópicas e gonadotrópicas são basofílicas; as corticotrópicas são levemente basofílicas; as somatotrópicas e as mamotrópicas são acidofílicas. As células que não coram com esses corantes (*cromófobas*) são células imaturas ou corticotrópicas em repouso, que podem se tornar ativas sob estresse.

CONTROLE HIPOTALÂMICO DA PITUITÁRIA ANTERIOR

Neuro-hormônios hipotalâmicos específicos controlam os hormônios da GPA – Os hormônios da GPA são controlados por neuro-hormônios (*hormônios hipofiseotropínicos*) específicos (principalmente peptídicos), formados por certos neurônios hipotalâmicos e liberados em quantidades extremamente pequenas para um sistema circulatório portal especial (*capilares portais hipofisários*), que os remetem diretamente para células pituitárias, sem passar pela circulação geral. Esses neuro-hormônios também são chamados de *liberadores hipotalâmicos* ou *hormônios inibidores da liberação* (–RH, –IH), dependendo se os hormônios da GPA aumentam ou diminuem. Para o TSH, foi encontrado um hormônio liberador (TSH), de composição tripeptídica; para o ACTH também existe apenas um hormônio liberador, o CRH. Um único hormônio liberador de composição decapeptídica, o GnRH, regula a liberação de ambas, gonadotropinas LH e FSH. Para o GH, existe um GRH – um peptídeo grande – e um GIH (*somatostatina*) um peptídeo menor, com 14 aminoácidos; para a prolactina, foi encontrado um PRH e um PIF (dopamina). As células da GPA contêm receptores específicos de membrana para as correspondentes hipofiseotropinas; os efeitos desses receptores são mediados pelas proteínas G e AMP cíclico.

Regiões cerebrais superiores e retroalimentação a partir de hormônios-alvo controlam as hipofiseotropinas – Os estímulos, de duas fontes, controlam a liberação das hipofiseotropinas. Uma fonte é constituída por outras áreas cerebrais, mediando estímulos exógenos (ambientais) e estresses, bem como ritmos endógenos (ver a seguir). Outra fonte é dos sinais de retroalimentação, a partir de hormônios-alvo no plasma. Por exemplo, uma diminuição no cortisol plasmático age por meio de uma alça de retroalimentação negativa sobre neurônios hipotalâmicos CRH, aumentando sua secreção de CRH. Isso leva a um aumento na secreção do ACTH, pela GPA, a qual, por sua vez, aumenta a secreção do cortisol, pela glândula adrenal. O local principal de regulação por retroalimentação, para hormônios das glândulas-alvo (por exemplo, tiróide) está no nível da GPA.

Controle cerebral sobre a GPA media as influências ambientais e emocionais sobre hormônios – O principal valor de liberar e inibir hormônios é permitir ao cérebro exercer um controle dinâmico sobre o sistema endócrino, ajustando sua operação às necessidades do corpo. Assim, em animais, as alterações sazonais na luz e na duração do dia podem resultar em ativação e inibição apropriadas das gônadas. Mudanças de longo prazo na temperatura ambiental podem resultar em ajuste apropriado na taxa metabólica basal e na produção de calor, por meio de mudança na secreção tiroideana. Semelhantemente, o cérebro, em resposta a variados estresses, pode aumentar a secreção dos glicocorticóides antiestresse, a partir do córtex adrenal, por meio do aumento do CRH e do ACTH, do hipotálamo e da GPA, respectivamente (Lâmina 127).

Hormônios da GPA e suas hipofiseotropinas são liberados em pulsos – A secreção da maioria dos hormônios pituitários ocorre em uma maneira episódica (pulsátil) – isto é, existe um ritmo e um pico de secreção, a intervalos regulares. Os intervalos são específicos de cada hormônio e estão na faixa de uma até muitas horas. Acredita-se que esses ritmos sejam causados pela liberação episódica de liberadores hipotalâmicos, desencadeados por sinais, provindos de outros centros cerebrais. A freqüência e amplitude desses pulsos secretórios pode ser alterada por uma variedade de fatores, representando um caminho, pelo qual o cérebro pode exercer sua influência sobre o sistema endócrino. Também o padrão diurno do ACTH – alto pela manhã e baixo no fim do dia – é regulado por mecanismos hipotalâmicos.

NC: Use vermelho para E, roxo para F e azul para G. Use cores escuras para A, B, N e O.
1. Comece na parte superior. Pequenos círculos e quadrados representam hormônios hipotalâmicos e da GPA. Os nomes de hormônios específicos aparecem na lista de títulos. Pinte em cores de fundo primeiro e depois preencha os quadrados e círculos sobre estas cores. Observe que o sexto tipo de células, cromófobas, dentro da pituitária anterior, foi deixado em branco.
2. Observe, na base, que as glândulas-alvo e que a massa de seus próprios hormônios, exercendo retroalimentação sobre o hipotálamo e a pituitária, receberam a cor do hormônio da GPA, que as estimula, mas as setas da retroalimentação, estão coloridas de cinza, para dar ênfase.

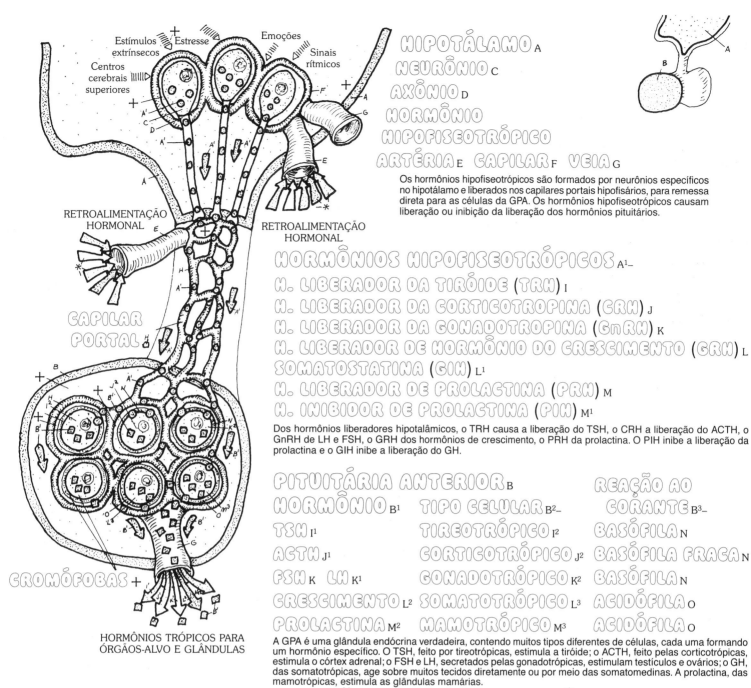

HIPOTÁLAMO A
NEURÔNIO C
AXÔNIO D
HORMÔNIO HIPOFISEOTRÓPICO
ARTÉRIA E   CAPILAR F   VEIA G

Os hormônios hipofiseotrópicos são formados por neurônios específicos no hipotálamo e liberados nos capilares portais hipofisários, para remessa direta para as células da GPA. Os hormônios hipofiseotrópicos causam liberação ou inibição da liberação dos hormônios pituitários.

HORMÔNIOS HIPOFISEOTRÓPICOS A¹⁻
H. LIBERADOR DA TIRÓIDE (TRH) I
H. LIBERADOR DA CORTICOTROPINA (CRH) J
H. LIBERADOR DA GONADOTROPINA (GnRH) K
H. LIBERADOR DE HORMÔNIO DO CRESCIMENTO (GRH) L
SOMATOSTATINA (GIH) L¹
H. LIBERADOR DE PROLACTINA (PRH) M
H. INIBIDOR DE PROLACTINA (PIH) M¹

Dos hormônios liberadores hipotalâmicos, o TRH causa a liberação do TSH, o CRH a liberação do ACTH, o GnRH de LH e FSH, o GRH dos hormônios de crescimento, o PRH da prolactina. O PIH inibe a liberação da prolactina e o GIH inibe a liberação do GH.

PITUITÁRIA ANTERIOR B

HORMÔNIO B¹	TIPO CELULAR B²⁻	REAÇÃO AO CORANTE B³⁻
TSH I¹	TIREOTRÓPICO I²	BASÓFILA N
ACTH J¹	CORTICOTRÓPICO J²	BASÓFILA FRACA N
FSH K LH K¹	GONADOTRÓPICO K²	BASÓFILA N
CRESCIMENTO L²	SOMATOTRÓPICO L³	ACIDÓFILA O
PROLACTINA M²	MAMOTRÓPICO M³	ACIDÓFILA O

A GPA é uma glândula endócrina verdadeira, contendo muitos tipos diferentes de células, cada uma formando um hormônio específico. O TSH, feito por tireotrópicas, estimula a tiróide; o ACTH, feito pelas corticotrópicas, estimula o córtex adrenal; o FSH e LH, secretados pelas gonadotrópicas, estimulam testículos e ovários; o GH, das somatotrópicas, age sobre muitos tecidos diretamente ou por meio das somatomedinas. A prolactina, das mamotrópicas, estimula as glândulas mamárias.

RETROALIMENTAÇÃO HORMONAL DAS GLÂNDULAS-ALVO +

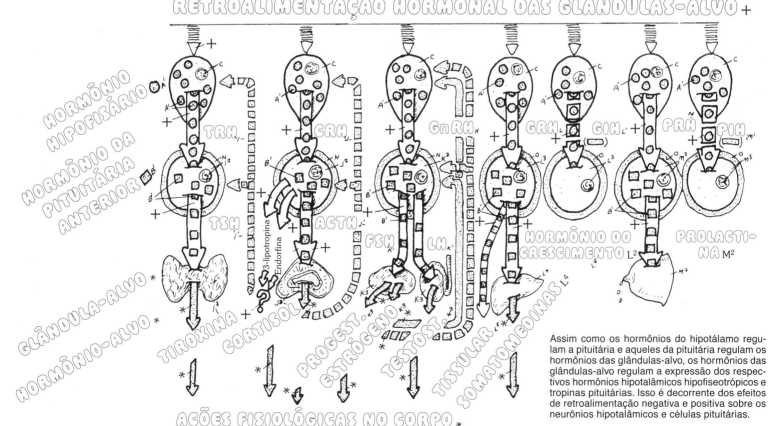

Assim como os hormônios do hipotálamo regulam a pituitária e aqueles da pituitária regulam os hormônios das glândulas-alvo, os hormônios das glândulas-alvo regulam a expressão dos respectivos hormônios hipotalâmicos hipofiseotrópicos e tropinas pituitárias. Isso é decorrente dos efeitos de retroalimentação negativa e positiva sobre os neurônios hipotalâmicos e células pituitárias.

HORMÔNIO DO CRESCIMENTO: CRESCIMENTO E EFEITOS METABÓLICOS

O *hormônio do crescimento* (GH) é uma proteína (um polipeptídeo de cadeia única, de 191 aminoácidos), secretada pelas células somatotrópicas da *glândula pituitária anterior*. As somatotrópicas constituem a maioria das células, na pituitária. As ações do GH dividem-se em duas categorias: aquelas que promovem o *crescimento tissular* e *do corpo* e aquelas que influenciam o *metabolismo*.

EFEITOS DO HORMÔNIO DO CRESCIMENTO SOBRE O CORPO E CRESCIMENTO DOS TECIDOS

GH estimula o crescimento de osso, músculo e tecidos viscerais, mas não o do cérebro e das gônadas — A remoção da pituitária anterior, no animal em crescimento, pára o crescimento, enquanto injeções de GH produzem a retomada do crescimento. Um efeito claro do GH sobre o crescimento dos tecidos se vê nos ossos. A *placa epifisária*, uma faixa de células proliferativas e de desenvolvimento na *epífise* (cabeça) dos ossos longos, é espessa em animais jovens e em crescimento, um sinal de crescimento ósseo ativo. O tratamento com GH aumenta a espessura da placa epifisária (a *prova da tíbia*), acompanhada por proliferação de células ósseas e aumento na formação óssea e do comprimento ósseo (Lâmina 121). O GH também promove o crescimento de muitos tipos de partes moles, especialmente tecido muscular, cardíaco e órgãos viscerais, embora alguns tecidos como o cerebral e o das gônadas *não* sejam afetados.

Efeitos do GH sobre o crescimento ocorrem após o nascimento — A observação de que recém-nascidos anencefálicos, sem glândula pituitária, têm tamanho normal ao termo indica que o GH não influencia o crescimento embrionário e fetal. Os efeitos do GH no crescimento humano se exercem no período pós-natal, particularmente entre as idades de 2 a 16 anos. Os crescimentos embrionário e fetal são regulados por outros hormônios, como os *fatores de crescimento semelhantes à insulina* (IGF-1 e IGF-2).

Secreção aumentada do GH leva ao gigantismo, enquanto sua diminuição causa o nanismo — Em humanos em crescimento, com tumores pituitários ou hipotalâmicos, a secreção excessiva do GH conduz ao *gigantismo*. Os gigantes pituitários têm mais que 2,40m de altura. A ausência ou os níveis reduzidos do hormônio do crescimento, durante a infância, leva ao *nanismo*. Os adultos anões, de origem pituitária, têm um corpo pequeno, mas o tamanho normal da cabeça e, geralmente, não mostram retardo mental. Em indivíduos, nos quais há uma falta seletiva do GH, por lhes faltar o gene, mas terem uma pituitária normal, em tudo o mais, a estatura fica baixa, mas ainda podem ocorrer a maturação sexual e a gravidez com prole normal. Alguns indivíduos podem ter GH circulante, mas não ter receptores para o GH nas membranas celulares de células-alvo; que também terão estatura baixa. As crianças com estatura excepcionalmente baixa, por causa dos níveis baixos de GH, podem agora ser tratadas com proteína sintética humana GH, disponível graças a métodos biotecnológicos modernos. O gigantismo e o nanismo podem também ser produzidos em animais em crescimento, removendo a glândula pituitária (hipofisectomia) ou tratando com GH excessivo, respectivamente.

Secreção excessiva de GH em adultos causa a acromegalia — Em adultos com excessiva secreção de hormônio do crescimento, os ossos não podem mais crescer em comprimento, em conseqüência da fusão (fechamento) das placas epifisárias, crescem em largura. Isso leva a um quadro típico de *acromegalia*, no qual o crescimento anormal dos ossos dos dedos, artelhos, mandíbula e dorso, levam a uma deformidade corporal característica. As pessoas acromegálicas também têm órgãos viscerais aumentados.

Efeitos do GH no crescimento tissular são mediados por IGF — Os efeitos do GH sobre o crescimento dos tecidos são, em parte, diretos, em parte, mediados por fatores tissulares de crescimento, que antes eram chamados de *somatomedinas*, mas que agora são conhecidos como *fatores de crescimento semelhantes à insulina* (IGF). Os IGF são secretados pelo *fígado* e também produzidos localmente em tecidos-alvo, em resposta à estimulação pelo GH. São conhecidos dois IGF, o IGF-1 e o IGF-2; suas estruturas protéicas lembram aquela do hormônio pancreático *insulina*. Os IGF têm receptores próprios e promovem a *proliferação celular* e *síntese protéica*, em suas células-alvo. Os IGF e o GH interagem na placa epifisária e por meio do fígado, para promover o crescimento ósseo. Os mecanismos específicos, pelos quais os IGF e o GH estimulam o crescimento de outros tecidos estão sob investigação. Como mencionado, os IGF regulam independentemente o crescimento fetal, sem o envolvimento do GH.

EFEITOS DO HORMÔNIO DO CRESCIMENTO SOBRE METABOLISMO

GH mobiliza ácidos graxos para músculos e coração e poupa glicose para o cérebro — Além das ações de promoção do crescimento (anabólicas), que se manifestam normalmente em crianças e em animais em crescimento, o GH exerce efeitos importantes sobre o metabolismo das gorduras e carboidratos, particularmente em adultos. O GH age sobre as *células gordurosas* do *tecido adiposo*, estimulando a *lipólise* (quebra dos reservatórios de gordura triglicerídea) e mobilização dos *ácidos graxos* liberados. O hormônio adrenal cortisol é necessário para essas ações do hormônio do crescimento. Os ácidos graxos mobilizados são liberados no sangue e são oxidados para energia cardíaca e muscular, preferivelmente à glicose. O GH também age diretamente sobre células musculares, promovendo a captação de aminoácidos e inibindo a captação de glicose, por meio da oposição à ação da insulina (ação antiinsulínica). O GH também age sobre o fígado para mobilizar suas reservas de glicose. Esses efeitos juntos levam a poupar glicose sangüínea e elevar a glicemia. Essas ações do GH são importantes durante o estresse ou exercício sustentado ou durante o jejum e a fome. Ao poupar a glicose sangüínea, o GH fornece essa fonte crítica de energia, para uso do cérebro, que depende exclusivamente da glicose e não consegue usar ácidos graxos para obter energia. Possivelmente o aumento na secreção noturna de GH (ver a seguir) ajuda a fornecer glicose para o cérebro, já que o corpo está em estado de leve jejum durante o sono noturno.

REGULAÇÃO DO HORMÔNIO DO CRESCIMENTO

Dois hormônios hipotalâmicos controlam a secreção do hormônio do crescimento — A secreção do hormônio do crescimento é regulada por dois neuro-hormônios do *hipotálamo*: um *hormônio liberador de hormônio do crescimento* (GRH), o qual estimula a secreção do GH e da *somatostatina* (hormônio inibidor do hormônio do crescimento, GIH), o qual inibe a liberação do GH. A somatostatina é um peptídeo de 14 aminoácidos com pontes dissulfídicas, secretado tonicamente, enquanto o GRH é um peptídeo muito maior, secretado por pulsos, precedendo o pulso de liberação do GH. A secreção do GH é *pulsátil* – isto é, mostra *surtos episódicos* (picos) – com cerca de 4 horas de intervalos. Cedo, durante o sono noturno, ocorre um pico de secreção de GH, presumivelmente para aumentar a glicose sangüínea, para o uso do cérebro durante o estado de jejum do sono.

IGF circulantes regulam a secreção do GH pelo hipotálamo — Existe alguma evidência de que o IGF-1 circulante regula a secreção de GH, exercendo um efeito de retroalimentação negativa sobre o hipotálamo, inibindo o GRH e estimulando a liberação de somatostatina. Os níveis plasmáticos de ácidos graxos e glicose também influenciam a secreção de GH, agindo sobre os neurônios hipotalâmicos.

NC: Use as cores escuras, da lâmina anterior, para o hipotálamo (A) e pituitária anterior (D).
1. Comece na parte superior e pinte em direção à inferior, na direção do tecido adiposo (G) e fígado (H).
2. Pinte a seção no campo superior direito.
3. Pinte o efeito do GH sobre o metabolismo celular.
4. Pinte as secreções das somatomedinas (1) pelo fígado e efeitos no crescimento.

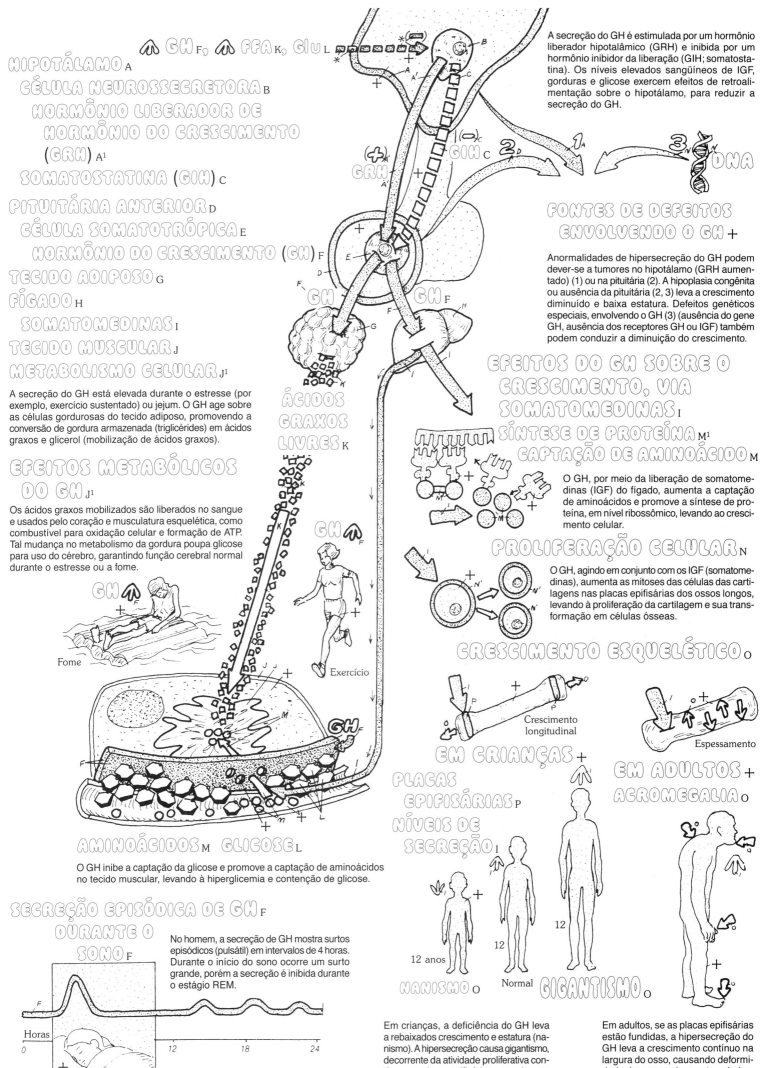

REGULAÇÃO ENDÓCRINA E HORMONAL

AÇÕES DOS HORMÔNIOS DA TIRÓIDE

A *tiróide* é uma glândula endócrina, em forma de borboleta, anterior e lateralmente à laringe. Ela recebe um rico suprimento sangüíneo e secreta dois hormônios estreitamente relacionados, *tiroxina* (T4, tetraiodotironina) e a *triiodotironina* (T3).

AÇÕES E REGULAÇÃO DOS HORMÔNIOS DA TIRÓIDE

Regulação da taxa metabólica é a ação principal dos HT em adultos – Os HT aumentam a taxa metabólica ao elevarem a taxa de *consumo de oxigênio* e *produção de calor*, em muitos tecidos do corpo, incluindo coração, músculos e tecidos viscerais, porém não no cérebro, linfáticos e testículos. Essa *ação geradora de calor* dos HT é crítica para a adaptação de animais e crianças humanas ao frio e ao calor externos. As ações produtoras de calor do HT podem levar horas ou dias para desenvolver-se plenamente, porém são de longa duração.

Os HT também influenciam as funções cardiovasculares, por meio do aumento da freqüência e da contratilidade cardíacas e responsividade vascular às catecolaminas, resultando em pressão sangüínea elevada. Função cerebral, excitabilidade e comportamento também se afetam pelos HT mediante a estimulação da ação das catecolaminas.

HT regulam o crescimento e o desenvolvimento – Os HT influenciam na diferenciação e no crescimento de numerosos tecidos, incluindo tecidos de partes moles (musculatura) e do esqueleto (ossos) e órgãos viscerais; o crescimento e o desenvolvimento testicular e a produção de esperma em animais são controlados pelos HT. Os efeitos mais críticos e bem conhecidos sobre o desenvolvimento são aqueles sobre o cérebro. A ausência ou deficiência dos HT leva ao subdesenvolvimento do cérebro e ao retardo mental (ver a seguir). Os HT agem sinergicamente com os hormônios do crescimento e são necessários para suas sínteses.

Tropina pituitária TSH é o regulador primário da função da tiróide – A síntese e a liberação dos HT é controlada pelo hormônio trópico pituitário *tirotropina* (TSH). O TSH aumenta a síntese e a secreção dos HT (T4 e T3); o excesso de TSH conduz ao aumento do número de células (hiperplasia) e do tamanho (hipertrofia) da glândula (*bócio*). Os bócios podem ocorrer na doença ou normalmente na resposta à deficiência de iodo. A diminuição dos níveis de TSH leva à atrofia da tiróide e secreção diminuída. O TSH é regulado pelos efeitos da retroalimentação negativa dos HT circulantes, sobre a pituitária anterior. O T4 plasmático aumentado age diretamente sobre a pituitária, diminuindo a liberação do TSH e vice-versa.

Cérebro controla a tiróide, por meio do TRH hipotalâmico – O cérebro também influencia a secreção dos HT. Os neurônios hipotalâmicos produzem hormônio liberador de tirotropina (TRH), o qual regula a liberação do TSH da pituitária anterior. O cérebro sente as mudanças na temperatura ambiente (calor e frio), através de seus termorreceptores periféricos e faz os ajustes apropriados na liberação do TRH hipotalâmico. Um declínio acentuado e prolongado na temperatura ambiente desencadeia uma elevação no TRH, produzindo um aumento nos níveis de TSH; isso, por sua vez, leva a maior secreção de HT e produção aumentada de calor. O TRH, um tripeptídeo, foi a primeira hipofiseotropina hipotalâmica, a ter determinada sua identificação química. Não existe neurohormônio inibitório conhecido no hipotálamo para regulação do TSH.

HISTOFISIOLOGIA DA TIRÓIDE

A glândula tiróide consiste em numerosos *folículos*, com muitos capilares sangüíneos entre os folículos. Cada folículo tem uma única fileira de *células foliculares* (células epiteliais da tiróide), circundando uma cavidade (lúmen) repleta de uma substância coloidal, o *colóide*. O colóide é o local de armazenamento de uma proteína grande, a *tiroglobulina*, sintetizada pelas células tiroideanas e secretada para o lúmen, para ajudar na síntese dos HT. A tiroglobulina tem muitos resíduos de tirosina, o aminoácido precursor para a síntese dos HT.

Células da tiróide e o colóide colaboram na síntese e liberação dos HT – O *iodeto* é transportado ativamente para dentro das células da tiróide por proteínas transportadoras e, depois, movido para dentro do colóide, onde é oxidado em *iodo*. As enzimas ligam o iodo aos resíduos de *tirosina*, na tiroglobulina. As tirosinas iodadas são então convertidas em monoiodotironina, diiodotironina e finalmente em tiroxina e T3. Pequenas porções do colóide, contendo o hormônio, são tomadas por pinocitose; as enzimas lisossômicas liberam os HT da tiroglobulina. Os hormônios livres difundem para o sangue.

Tiroxina (T4) pode ser um pró-hormônio e é convertida em T3 nas células-alvo – A tiróide produz 10 vezes mais T4 que T3. O T4 pode ser um pró-hormônio já que, depois de entrar nas células-alvo, é quase todo convertido para T3. Além disso, os receptores nucleares têm maior afinidade por T3 que por T4. Os HT são hormônios com ação lenta, exercendo a maioria dos seus efeitos por meio dos receptores nucleares (Lâmina 115). No sangue, os HT se ligam com proteínas sangüíneas especiais (*globulinas de ligação com tiróide*, TBG), as quais os conduzem para seus tecidos-alvo. Lá, os HT são liberados dessas transportadoras, entrando nas células-alvo, para exercer suas ações.

ANORMALIDADES DA FUNÇÃO DA TIRÓIDE

Hipertiroidismo envolve aumento da taxa metabólica, perda de peso, irritabilidade e alterações cardiovasculares – A secreção excessiva dos HT (*hipertiroidismo*) está freqüentemente associada com a *doença de Graves*, uma doença auto-imune, causada por anticorpos anormais contra receptores TSH, resultando em estimulação excessiva da tiróide. Os indivíduos hipertiroideanos têm uma alta taxa metabólica basal (BMR) (até + 100%). A produção de calor aumentada esgota as reservas de energia (glicogênio do fígado e gordura do corpo), levando à perda de peso e emagrecimento. Esses indivíduos também são irritáveis e nervosos e mostram atividades cardiovascular e respiratória aumentadas. Os olhos proeminentes (exoftalmo) são um dos sinais do hipertiroidismo. Alguns indivíduos desenvolvem bócio. As células foliculares tornam-se maiores e o colóide parece depletado. O hipertiroidismo pode também ser causado por tumores da tiróide, pituitária ou hipotálamo.

Hipotiroidismo do adulto envolve RMB diminuída, mixedema e atividade reduzida – O hipotiroidismo pode ser causado por alterações com insuficiência da tiróide ou da pituitária ou do hipotálamo. Em adultos, o hipotiroidismo resulta em taxa metabólica basal diminuída (até –40%) e na síndrome do *mixedema*. Os indivíduos mixedematosos têm a pele grossa, uma face infiltrada (edema), voz rouca e cabelo áspero. São lentos em atividades mentais e podem agir desordenadamente.

Hipotiroidismo, durante o desenvolvimento está associado ao nanismo e ao retardo mental – Em bebês e crianças, a deficiência da tiróide resulta na síndrome do *cretinismo*. Os cretinos são nanicos, mentalmente retardados, devido ao desenvolvimento anormal do cérebro. O cretinismo pode resultar de deficiência materna de iodo ou de problemas congênitos da tiróide, pode ser revertido pelo tratamento com reposição da tiroxina, iniciado ao nascimento.

NC: Use vermelho para J. Use as mesmas cores para o hipotálamo (A) e pituitária anterior (C), como nas páginas anteriores.
1. Comece com a ilustração superior. Inclua a estrutura química (pontos de ligação do iodo) dos dois hormônios.
2. Pinte a ilustração do meio, começando com a glândula tiróide (E). Siga a seqüência numerada na ilustração grande.

Observe que no passo 5, o iodeto (K) se torna iodo (F3) e junto com a molécula de tirosina ligada recebem uma nova cor. As setas de movimento recebem a cor das moléculas envolvidas.
3. Pinte as setas nas ilustrações inferiores.

HIPOTÁLAMO A
H. LIBERADOR DE TIRÓIDE (TRH) B
PITUITÁRIA ANTERIOR C
CÉLULA TIROTRÓPICA
H. ESTIMULANTE DA TIRÓIDE (TSH) E
GLÂNDULA TIRÓIDE F
TIROXINA T4 F¹
TRIIODOTIRONINA T3 F²
TECIDO-ALVO G
CONSUMO DE OXIGÊNIO
(AÇÃO GERADORA DE CALOR) H

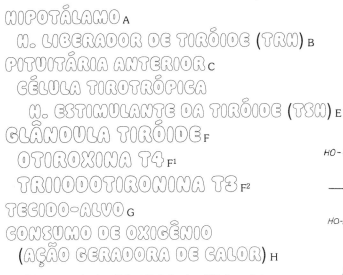

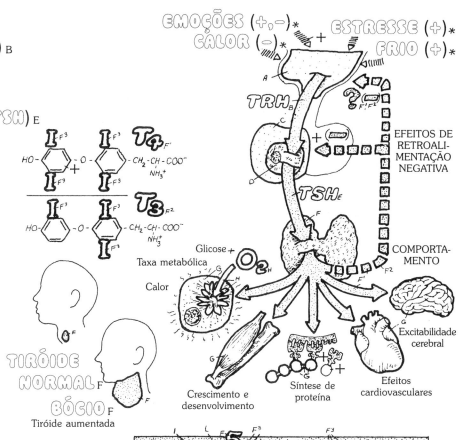

A tiróide secreta tiroxina (T4) e triiodotironina (T3), hormônios contendo iodos, nas células-alvo. O T4 é convertido em T3, o qual é o hormônio ativo. O TSH da pituitária estimula a síntese e liberação dos hormônios da tiróide. O TRH do hipotálamo controla a liberação do TSH. Os HT exercem efeitos de retroalimentação negativa sobre a liberação de TSH e TRH. Em adultos, os HT aumentam a taxa metabólica e a produção de calor, promovendo a síntese de proteínas, aumentam a freqüência e a contratilidade cardíacas, a pressão sangüínea e promovem os efeitos das catecolaminas sobre seus alvos (coração, tecido adiposo, cérebro). Em crianças, os HT estimulam o crescimento e a diferenciação do osso, músculo e tecido nervoso. Em deficiência de iodo na dieta, a tiróide se hipertrofia, produzindo bócios. Os bócios também se produzem pela hiperatividade da tiróide.

HORMÔNIO DA TIRÓIDE: T₄ F¹ T₃ F² I F³
(FABRICAÇÃO, ARMAZENAGEM E LIBERAÇÃO)
CÉLULA FOLICULAR E¹
COLÓIDE (CAVIDADE) I
CAPILAR J
PROTEÍNA SANGÜÍNEA J¹
IODETO I⁻ K
IODO I F³
TIROGLOBULINA L
TIROSINA M

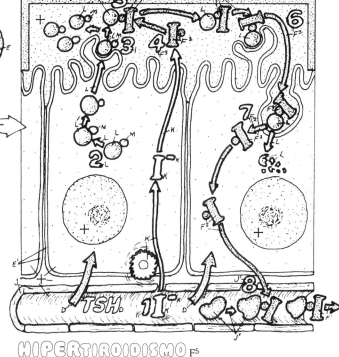

A tiróide consiste em folículos: esferas de células, circundando um colóide que contém tiroglobulina. As células da tiróide transportam ativamente o iodeto do plasma (1), conduzindo-o para o colóide, juntamente com suas próprias secreções – tiroglobulina (2) e enzimas. No colóide (3), o iodeto é oxidado para iodo (4) e incorporado a resíduos de tirosina, na tiroglobulina, formando HT (tironinas iodadas) (5). Quando estimulada pelo TSH, a tiroglobulina, que contém T3 e T4, é captada por endocitose (6). Os hormônios são liberados da proteína nos lisossomos (7) e secretados para o sangue (8), no qual se ligam com proteínas transportadoras e são levados aos tecidos.

HIPOTIROIDISMO F⁴
EM CRIANÇAS + CRETINISMO F⁴

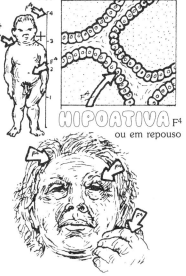

A insuficiência da tiróide em bebês leva ao cretinismo. Os cretinos são nanicos e mentalmente retardados, com ventres salientes, mandíbulas pequenas e línguas volumosas, conservando a aparência infantil e obesidade.

EM ADULTOS + MIXEDEMA F⁴

A tiróide hipoativa tem colóide abundante e células pequenas e achatadas. As pessoas hipotiroideanas são lentas, têm voz rouca, cabelos e pele alterados (mixedema), taxa metabólica basal (BMR) diminuída e são friorentas.

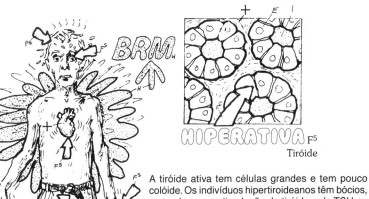

A tiróide ativa tem células grandes e tem pouco colóide. Os indivíduos hipertiroideanos têm bócios, causados por estimulação da tiróide pelo TSH ou uma substância anticorpo, semelhante a TSH (doença de Graves). Também são observadas BRM aumentada, sudorese, intolerância ao calor e alterações cardiovasculares. Os pacientes hipertiroideanos são magros e nervosos, exibem apetite aumentado e são mentalmente acelerados. Seus olhos podem ser salientes (exoftalmo).

GLÂNDULAS PARATIRÓIDES E REGULAÇÃO HORMONAL DO CÁLCIO PLASMÁTICO

Em humanos, as glândulas *paratiróides* são quatro pequenos corpos, cada um do tamanho de uma ervilha, localizados nos pólos superior e inferior do tecido da *tiróide*, embora não haja conexões anatômicas ou fisiológicas entre a tiróide e as glândulas paratiróides. Encontram-se dois tipos de células, na glândula paratiróide: *principais* e *oxifílicas*. Na resposta à diminuição do nível plasmático dos *íons cálcio* (Ca^{++}), as células principais secretam o *hormônio da paratiróide*, o qual age sobre osso e rins, para elevar o nível plasmático de cálcio. A função das células oxifílicas não é bem compreendida. Elas podem ser células principais degeneradas.

IMPORTÂNCIA DOS ÍONS CÁLCIO

Cálcio plasmático é crítico para as funções normais nervosa e muscular – O cálcio plasmático regula a atividade elétrica de células excitáveis (células nervosas e musculares), contração cardíaca e coagulação sangüínea. O nível de cálcio no sangue é, portanto intrincadamente regulado por mecanismos hormonais complexos. O nível normal de cálcio no plasma é 10mg/100mL.

Hipocalcemia pode ser fatal – Uma redução acentuada, abaixo de limites críticos (*hipocalcemia*), aumenta a excitabilidade nervosa e muscular, porém diminui a liberação de neurotransmissor nas sinapses e junções neuromusculares. O resultado final da hipocalcemia são *contrações espásticas* nos músculos (*tetania*). Um sinal clínico característico visto com a *tetania hipocalcêmica* é o *sinal de Trousseau* (flexão do punho e do polegar, com extensão dos dedos). Os espasmos da musculatura respiratória interferem com a respiração e podem ser fatais. Tais problemas são geralmente produzidos após a remoção cirúrgica de tecido da tiróide, caso as paratiróides tenham sido removidas inadvertidamente. Em animais de experimentação, a remoção das glândulas paratiróides leva, em torno de 4 horas, à acentuada redução dos níveis do cálcio plasmático e eventualmente à morte, a menos que se faça infusão de cálcio.

TRÊS HORMÔNIOS REGULAM OS NÍVEIS PLASMÁTICOS DE CÁLCIO

Três hormônios participam da regulação do cálcio plasmático: o hormônio da paratiróide (*paratormônio*, PTH) das glândulas paratiróides, *calcitonina* da tiróide e *calcitriol* do rim. O papel do PTH é central e vital.

Células da paratiróide liberam PTH em resposta ao cálcio plasmático baixo – O nível plasmático de cálcio é monitorado pelos *receptores de cálcio*, específicos de membrana, presentes nas células principais da paratiróide, os quais são ligados ao IP_3 intracelular e ao cálcio, através das proteínas G. A diminuição no cálcio plasmático, abaixo de um determinado limite, assinala para a liberação do PTH na circulação; o PTH age diretamente sobre ossos e rins e indiretamente sobre a mucosa intestinal, para elevar o cálcio plasmático. Essa elevação, por sua vez, reduz a secreção do PTH, por retroalimentação negativa sobre a paratiróide.

Em casos crônicos de cálcio plasmático diminuído (como em *raquíticos* ou em doenças do rim) ou em certas condições fisiológicas, quando a utilização do cálcio é intensa, como gravidez e lactação, as glândulas paratiróides aumentam em tamanho (hipertrofia). A glândula aumentada é mais sensível às reduções nos níveis de cálcio e secretam PTH mais eficazmente, de maneira que uma diminuição de 1% no cálcio resulta em um aumento de 100% na concentração de PTH plasmático.

PTH mobiliza o cálcio dos ossos para aumentar o cálcio plasmático – O PTH age sobre o tecido ósseo, aumentado a reabsorção do cálcio partindo da matriz óssea e elevando os níveis plasmáticos de cálcio. A ação do PTH sobre o tecido ósseo ocorre em dois níveis. O principal efeito é estimular os *osteoclastos*. Essas células ósseas digerem a matriz do osso, aumentando o nível de íon cálcio, no fluido matricial (*fluido ósseo*). Este cálcio é então trocado com o plasma. Pode haver ainda um aumento no número de osteoclastos. Uma ação mais rápida, que eleva o nível do cálcio em minutos, é o bombeamento de cálcio, a partir do fluido ósseo para o plasma. Esse transporte ocorre por um extenso sistema de membranas, separando o fluido ósseo do fluido extracelular (plasma). Essas membranas são formadas pelos processos dos *osteócitos* e *osteoblastos* (Lâmina 121).

PTH também age sobre os rins, para reter cálcio – O PTH também aumenta o cálcio plasmático por meio do aumento da reabsorção desse íon, na tubulação renal. Uma ação mais eficaz do PTH, nessa conexão, é o aumento na excreção renal de íons *fosfato* (HPO_4^-) (fosfatúria). Normalmente, o produto das concentrações plasmáticas de cálcio e fosfato é constante. Assim, uma diminuição na concentração de fosfato levaria a um aumento na concentração de cálcio. O paratormônio também aumenta a absorção do cálcio no intestino delgado por meio do estímulo à formação da forma ativa da vitamina D, nos rins (ver a seguir).

Vitamina D e seus metabólitos aumentam a absorção intestinal do cálcio – A vitamina D_3 (colecalciferol) pode ser obtida da dieta ou a partir de derivados do colesterol na pele, na presença de radiação ultravioleta da luz solar. Para tornar-se ativa, a vitamina D_3, primeiramente é convertida para calcidiol, no fígado; depois, a conversão ulterior do calcidiol, nos túbulos proximais renais, produz *calcitriol*, a forma mais potente da vitamina D. O PTH estimula a formação do calcitriol no rim. O calcitriol é considerado um hormônio do rim, já que é produzido pelo rim e secretado no sangue para elevar o cálcio plasmático.

A principal função do calcitriol é estimular as células epiteliais intestinais (enterocitos) para aumentar sua síntese de proteínas *de ligação com cálcio e vitamina D*, as quais funcionam como *proteínas transportadoras de cálcio*, absorvendo o cálcio do lúmen intestinal (Lâmina 79). Esse efeito é mediado por receptores nucleares, semelhantes a receptores de hormônio esteróide. A absorção intestinal aumentada eleva os níveis plasmáticos de cálcio. O calcitriol estimula também a ação do PTH sobre as células ósseas. A vitamina D_3 e seus derivados são chamados de secosteróides.

Calcitonina diminui o cálcio plasmático por meio aumento de sua absorção pelo osso – A calcitonina é um hormônio secretado pelas *células C* parafoliculares a tiróide. Ela é secretada em resposta a um aumento no cálcio plasmático. A função da calcitonina é diminuir os níveis plasmáticos de cálcio, um efeito oposto àquele do PTH. A calcitonina afeta o osso em dois níveis: estimula os osteoblastos a aumentar sua absorção de cálcio e sua deposição no osso; e inibe os osteoclastos, inibindo, portanto a reabsorção do cálcio ósseo e sua perda para o sangue.

As ações da calcitonina são importantes em crianças em crescimento porque o crescimento ósseo requer a inibição da reabsorção óssea e a estimulação da deposição óssea. A calcitonina também é importante durante a gravidez e a lactação, quando ajuda a proteger os ossos maternos da perda excessiva de cálcio iniciada pelo paratormônio. Em adultos normais, contudo, sua ação é menos importante que aquela do PTH, a qual é suficiente para a regulação, minuto a minuto, do cálcio plasmático.

NC: Use vermelho para E, amarelo para G, uma cor bem clara para osso (P) e uma cor escura para B.

1. Comece na parte superior, colorindo a tiróide (A) e paratiróide (B) e cálcio plasmático (E).
2. Pinte o título PTH (B') e siga sua influência sobre o osso (P), depois, pinte as células C (O) da tiróide, na extrema esquerda e siga a influência da calcitonina (O^1) (e PTH), em direção à parte inferior.
3. Volte para o título PTH e siga suas ações no intestino; pinte o material abaixo disso.

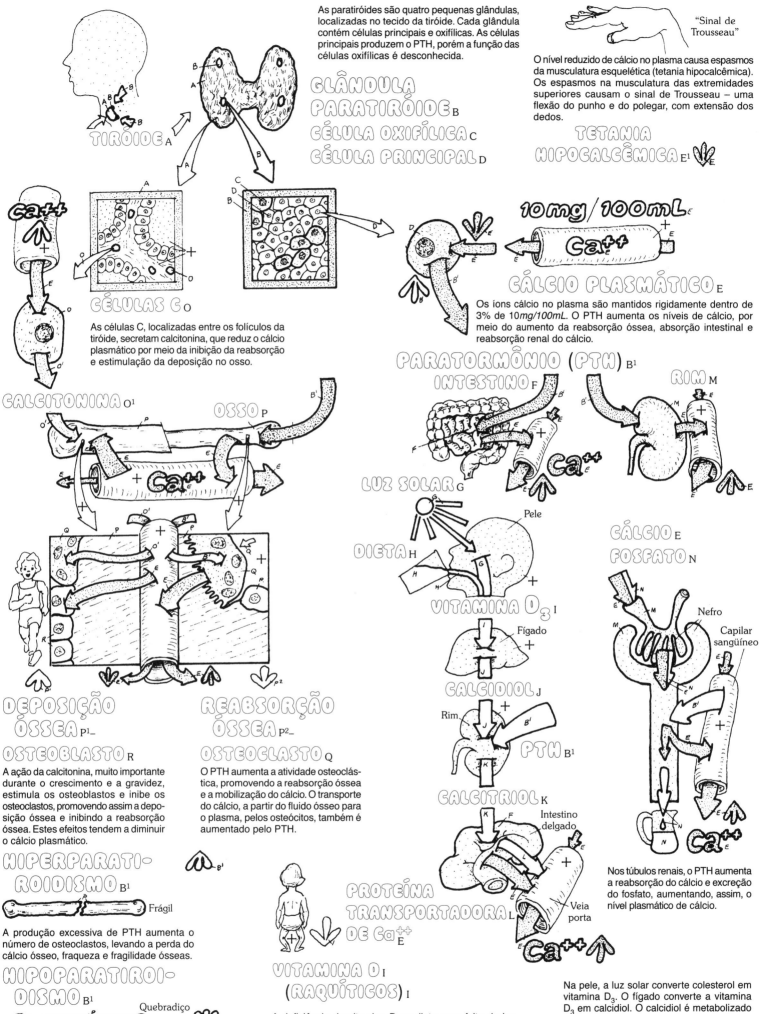

REGULAÇÃO ENDÓCRINA E HORMONAL

Os *ossos* suportam o corpo e servem como alavanca para a musculatura e para os movimentos. Os ossos também abrigam o cérebro, a medula espinal e a medula óssea e fornecem armazenagem para o cálcio. Os hormônios ajudam a liberar o cálcio para o plasma, evitando a redução do nível abaixo do normal desse importante íon no sangue (Lâmina 120).

Osso é um tecido vivo com células ativas e suprimento sanguíneo – Embora o osso pareça duro e inerte, ele é de fato um tecido ativo, suprido por nervos e vasos sangüíneos. Várias células ósseas (ver a seguir) estão continuamente ativas, mesmo no adulto, construindo e reconstruindo, modelando e remodelando o osso, em resposta a tensões, estresses e fraturas.

ESTRUTURA ÓSSEA E TIPOS CELULARES

Osso longo tem duas cabeças (epífises) e uma haste (diáfise) e consiste em tipos ósseos compacto e esponjoso – Um corte de um osso longo revela áreas densas e cavernosas. As áreas densas contêm *osso compacto*; as áreas cavernosas consistem em *osso esponjoso*. A diáfise de um osso longo contém principalmente osso compacto; a epífise contém ambos, osso compacto e esponjoso.

Osso compacto consiste em numerosas unidades lamelares repetidas (sistemas haversianos) – O exame microscópico do osso compacto, na diáfise, revela muitas unidades cilíndricas, chamadas *sistemas haversianos* (*osteon*). Essas unidades cilíndricas se estendem ao longo do comprimento do osso e estão estreitamente aglutinadas e mantidas juntas por um adesivo especial. Cada sistema haversiano consiste em placas concêntricas (*lamelas*), circundando um *canal central*, pelo qual correm os vasos sangüíneos e os nervos. O canal central comunica-se com numerosas *lacunas* menores, localizadas ao longo do sistema haversiano. As muitas lacunas, por sua vez, se comunicam por meio de passagens menores (*canalículos*), que permitem ao sangue e aos nervos alcançarem as células ósseas.

Células e a matriz ósseas são as partes funcionais do osso – Fisiologicamente os tecidos ósseos consistem em dois compartimentos: o primeiro, um compartimento celular metabolicamente ativo, feito de *células ósseas* e o segundo, um compartimento extracelular, metabolicamente inerte, a *matriz óssea*, consistindo de uma mistura de materiais *orgânicos* e *inorgânicos*. A parte orgânica é feita de fibras *colágenas* – proteínas extremamente fibrosas e resistentes – e a *substância fundamental* (*glicoproteínas e mucopolissacárides*). O componente inorgânico da matriz óssea consiste em um mineral de cálcio e fosfato chamado *cristais de hidroxiapatita* – $(Ca10[PO_4]6[OH]2)$. Para fazer a matriz óssea, as células ósseas depositam os cristais de hidroxiapatita nos vãos de uma trama de fibras colágenas e glicoproteínas, uma processo chamado de *calcificação*. A matriz calcificada dá ao osso sua notável dureza e resistência.

TRÊS TIPOS DE CÉLULAS ÓSSEAS: OSTEOBLASTOS, OSTEÓCITOS E OSTEOCLASTOS

Osteoblastos fazem osso e os osteócitos o mantêm – Os osteoblastos, normalmente encontrados perto das superfícies ósseas, são as células ósseas jovens que secretam as substâncias orgânicas da matriz – isto é, as fibras colágenas e a substância fundamental. Uma vez totalmente circundados pela matriz secretada, os osteoblastos diminuem acentuadamente sua atividade formadora de osso, tornam-se células ósseas maduras e continuam a funcionar como osteócitos, ajudando na troca de cálcio e manutenção diária do tecido ósseo. Os osteócitos são encontrados dentro ou próximos das lacunas. Eles desenvolvem processos extensos (*filopódio*) que percorrem os canalículos, conectando-se com outros osteócitos. Esses processos membranosos facilitam a troca de nutrientes, especialmente cálcio, entre o osso e o sangue.

Osteoclastos reformam, remodelam e dissolvem o osso – Um terceiro tipo de célula óssea é o osteoclasto, o qual lembra um macrófago do sangue. Os osteoclastos têm funções importantes em reparar fraturas e em remodelação de osso novo. Para realizar essas tarefas, os osteoclastos secretam *enzimas lisossomais* (por exemplo, a protease *colagenase*), para o interior da matriz óssea. Essas enzimas digerem as proteínas da matriz, liberando cálcio e fosfato. Por causa de sua habilidade para digerir o osso, os osteoclastos são alvos para hormônios, como o paratormônio, que promove a reabsorção óssea e a mobilização do cálcio.

CRESCIMENTO ÓSSEO E SUA REGULAÇÃO HORMONAL

Células da cartilagem hialina das placas epifisárias iniciam a formação óssea – O desenvolvimento do osso é geralmente precedido pela formação de cartilagem hialina. A maioria do esqueleto fetal consiste em cartilagem. No osso longo, o crescimento e o alongamento começam depois do nascimento, continuando ao longo da adolescência. O alongamento é adquirido por meio da atividade de duas placas de cartilagem hialina (*placas epifisárias*), localizadas entre a haste e a cabeça de cada extremidade do osso. As células germinativas, nessas placas, produzem, continuamente, novas células cartilaginosas, as quais migram na direção da haste, formando um molde. A seguir, as células ósseas jovens se deslocam nessas áreas, construindo osso novo sobre aqueles moldes.

Dessa maneira, o comprimento da haste do osso aumenta nas duas extremidades e as duas cabeças do osso se separam progressivamente, aumentando o comprimento ósseo. A largura das placas epifisárias é proporcional à taxa de crescimento. Na criança em crescimento, as placas são amplas e ativas, com células em proliferação. Ao progredir o crescimento, diminui a taxa de crescimento e gradualmente a espessura da placa, tornando-se estreita na puberdade e desaparecendo na fase adulta (*fechamento epifisário*). O crescimento longitudinal do osso não é possível depois desse estágio, o qual ocorre em idades diferentes para ossos diferentes.

Hormônios do crescimento, IGF, hormônios da tiróide e andrógenos estimulam o crescimento ósseo – Durante a infância, os *hormônios do crescimento* estimulam o crescimento da placa. O efeito dos hormônios de crescimento é mediado pelo fator de crescimento semelhante à insulina (IGF-1). Os hormônios da tiróide também são necessários para a ação do hormônio do crescimento. Os hormônios da tiróide também promovem a diferenciação óssea. Os *andrógenos* estimulam o crescimento ósseo na puberdade e são importantes no surto de crescimento, na adolescência. No sexo masculino, os testículos fornecem os andrógenos. No crescimento, no sexo feminino, o córtex adrenal é a fonte dos andrógenos. Contudo, na adolescência tardia, os andrógenos estimulam o fechamento das placas epifisárias, terminando assim o crescimento em altura. A ação dos andrógenos, no crescimento e fechamento da placa epifisária pode ser precedida pela conversão intracelular de andrógeno em estrógeno. Em adultos, o excesso de GH promove o crescimento ósseo apenas em largura, levando aos característicos ossos grossos dos indivíduos acromegálicos (Lâmina 118).

Reparação da fratura óssea envolve a cartilagem hialina e a ajuda dos osteoblastos e osteoclastos – Durante a reparação de uma fratura, um tipo especial de tecido conectivo, a *cartilagem hialina* se desenvolve no local da fratura, formando o *calo*. O calo serve como um modelo para o novo crescimento ósseo e protege o osso cicatrizante contra as forças deformantes que agem sobre ele. Quando o osso novo substitui o calo, os osteoclastos remodelam o osso até sua forma original, por meio da digestão do osso em excesso.

NC: Use vermelho para A, um amarelo pálido ou queimado para B e cores bem claras para C e D.
1. Comece com as estruturas ósseas na parte superior. Observe que apenas um grupo de sistemas haversianos (D[1]) foi selecionado para colorir.
2. Pinte os três tipos de células ósseas e duas ilustrações inferiores, demonstrando suas funções.
3. Pinte os três passos na reparação da fratura.
4. Pinte a regulação hormonal do crescimento ósseo, na parte inferior.

ESTRUTURA DO OSSO

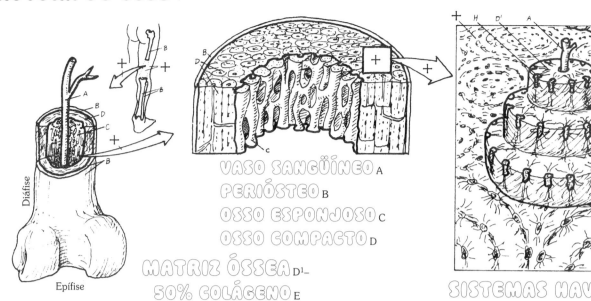

- VASO SANGUÍNEO A
- PERIÓSTEO B
- OSSO ESPONJOSO C
- OSSO COMPACTO D
- MATRIZ ÓSSEA D¹
- 50% COLÁGENO E
- 50% HIDROXIAPATITA F

SISTEMAS HAVERSIANOS D¹

O osso esponjoso contém cavidades; o osso compacto não. O osso maduro é lamelar. Muitas lamelas concêntricas formam uma unidade cilíndrica, o sistema haversiano. Um canal haversiano, no meio, contém vasos sangüíneos e nervos. Um osso longo consiste em numerosos sistemas haversianos, paralelamente, ao longo do comprimento.

CÉLULAS ÓSSEAS

OSTEOBLASTO G

Os osteoblastos são as células formadoras do osso, que secretam colágeno e substância fundamental para dentro da matriz óssea.

OSTEÓCITO H

Os osteócitos são osteoblastos maduros. Seus processos se engajam na troca metabólica e de cálcio, com o sangue.

OSTEOCLASTO I

Os osteoclastos são células polinucleares, semelhantes a macrófagos, que digerem a matriz óssea, por meio da secreção de enzimas proteases.

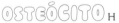

A matriz óssea é uma mistura de elementos orgânicos e minerais. As fibras colágenas e as glicoproteínas formam uma rede orgânica, contendo cristais de cálcio e fosfato, produzindo o material duro do osso.

ENZIMAS LISOSSÔMICAS J
(COLAGENASE)

REPARAÇÃO DE FRATURA

CARTILAGEM HIALINA M

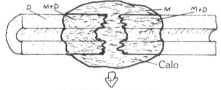

OSSO NOVO G¹

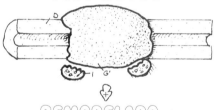

REMODELADO G¹

DEPOSIÇÃO ÓSSEA K
REABSORÇÃO ÓSSEA K

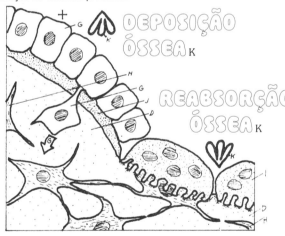

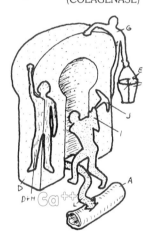

Durante a formação do osso, os osteoblastos agem como construtores do osso, secretando proteínas da matriz (colágeno e substância fundamental). A calcificação na matriz isola os osteoblastos, que amadurecem para osteócitos, com processos extensos. Os osteócitos participam na troca de nutrientes e cálcio com o sangue. Os osteoclastos ajudam a moldar o osso, por meio da digestão de fragmentos extras de osso. Quando estimulados pelo hormônio da paratiróide, os osteoclastos liberam cálcio, para compensar a deficiência plasmática do cálcio.

Nas bordas de fraturas ósseas, a cartilagem hialina prolifera, formando um calo. Isso ajuda a dar suporte à fratura e serve como um modelo para a formação óssea. A infiltração por células ósseas transforma o calo em osso, o qual é remodelado e toma forma, por intermédio da ação digestiva dos osteoclastos.

CRESCIMENTO

CRESCIMENTO NA JUVENTUDE

- H. DO CRESCIMENTO O
- H. DA TIRÓIDE P
- ANDRÓGENOS Q

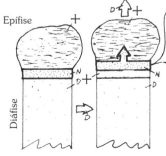

No crescimento dos ossos longos, as placas epifisárias (cartilagem hialina) expandem, formando novas células. Estas formam modelos ósseos nas extremidades da haste. O osso se forma sobre esse modelo, aumentando o comprimento da haste. O hormônio do crescimento, a tiroxina e os andrógenos estimulam o crescimento da placa epifisária.

PLACA EPIFISÁRIA N

MATURIDADE
"Fechamento epifisário"

HORMÔNIO DE CRESCIMENTO O
ANDRÓGENOS Q

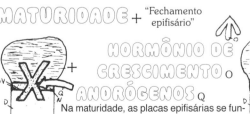

Na maturidade, as placas epifisárias se fundem com o osso, encerrando o crescimento ósseo. O alto nível de andrógenos, na maturidade favorece o fechamento da placa. O excesso de hormônio do crescimento em adultos pode estimular o crescimento ósseo apenas em largura, espessando as hastes e as cabeças do osso (acromegalia).

ACROMEGALIA O¹

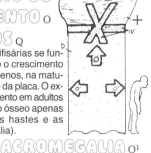

REGULAÇÃO ENDÓCRINA E HORMONAL

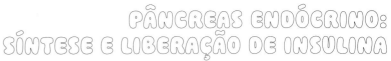

PÂNCREAS ENDÓCRINO: SÍNTESE E LIBERAÇÃO DE INSULINA

O pâncreas é uma importante glândula *mista* (*exócrina* e *endócrina*), localizada na cavidade abdominal, embaixo do estômago. Em termos de massa, a maior parte da glândula (98%) lida com funções exócrinas – isto é, secreção de enzimas digestivas e bicarbonato pelos ácinos e dutos pancreáticos, respectivamente (Lâmina 76). As células endócrinas do pâncreas secretam hormônios peptídicos que são vitais para a regulação do metabolismo dos carboidratos e açúcar sangüíneo. O acesso do pâncreas ao sangue da veia porta lhe permite detectar os níveis de nutrientes absorvidos do intestino.

Células endócrinas do pâncreas estão localizadas nas ilhotas de Langerhans – As *ilhotas de Langerhans* consistem em 1 a 2 milhões de grupos arredondados (ilhotas) de células, espalhados pelo tecido pancreático, entre os ácinos exócrinos. Um rico leito de capilares sangüíneos especiais, com grandes poros e acesso ao sangue da *veia porta* circunda essas ilhotas. Cada ilhota é uma coleção de vários tipos diferentes de células, cada um secretando um dos hormônios pancreáticos. Utilizando métodos específicos de coloração imunocitoquímicos, os pesquisadores identificaram três tipos de células: células A, B e D (também conhecidas como células α, β e δ). As *células A*, menos numerosas e localizadas perifericamente, secretam o hormônio *glucagon*. As *células B*, localizadas centralmente, são mais numerosas e secretam o hormônio *insulina*. As *células D* são esparsas e secretam o hormônio local *somatostatina*. Recentemente, uma célula tipo F foi também encontrada, formando um *polipeptídeo pancreático*, sem função hormonal conhecida.

INSULINA E GLUCAGON SÃO OS PRINCIPAIS HORMÔNIOS PANCREÁTICOS

A insulina e o glucagon regulam o metabolismo dos carboidratos e tecidos e garantem a manutenção de *níveis* ótimos de *glicose* plasmática (açúcar sangüíneo). O açúcar sangüíneo geralmente aumenta após a alimentação, particularmente refeições ricas em carboidratos.

Elevação na glicose plasmática libera insulina, a qual aumenta a captação de glicose pelas células – Por meio do aumento do transporte da glicose através das membranas celulares, a insulina aumenta a disponibilidade da glicose nas células e promove sua utilização. Em conseqüência, o açúcar sangüíneo diminui. Nesse aspecto, a insulina funciona como um *hormônio hipoglicemiante* – isto é, um hormônio que diminui o açúcar sangüíneo. Os tecidos-alvo específicos da insulina são os músculos, a gordura e o fígado.

Diminuição na glicose plasmática libera glucagon, o qual aumenta a liberação da glicose pelo fígado – O glucagon também estimula a utilização de carboidratos pelas células do corpo, mas o faz entre as refeições, quando o açúcar e os níveis de insulina estão baixos. A função do glucagon é mobilizar, para o sangue, a glicose, a partir de sua principal fonte de armazenagem, o *glicogênio do fígado*. Fazendo isso, o glucagon funciona como um hormônio hipoglicemiante – isto é, um hormônio que aumenta o açúcar sangüíneo. Baixos níveis sangüíneos de açúcar são encontrados, também, durante o jejum, necessitando da ação do glucagon.

Somatostatina regula a secreção de insulina e glucagon, localmente – A somatostatina, um hormônio tissular local é o terceiro peptídeo, secretado do pâncreas; tende a bloquear a elevação de ambos, insulina e glucagon, evitando um súbito aumento em seus padrões de secreção. A somatostatina é também liberada para a circulação e pode inibir a secreção do hormônio do crescimento, a partir da pituitária, já que o hormônio do crescimento tem efeitos antiinsulínicos. A insulina e o glucagon também regulam as secreções um do outro, diretamente: o glucagon estimula a secreção de insulina, e a insulina inibe a secreção de glucagon.

NC: Use uma cor amarelada para A, vermelha para H, roxa para I e outra cor clara para E.
1. Comece na parte superior e pinte para baixo, na direção dos tubos de ensaio e incluindo-os, simbolizando níveis de glicose sangüínea.
2. Pinte a formação da insulina (E¹) a partir da proinsulina (M), mostrada na parte inferior à esquerda. Esse processo ocorre no passo (7), na ilustração da célula B.

MECANISMOS DE SÍNTESE DE INSULINA

Insulina, um polipeptídeo com duas cadeias, é formado a partir da proinsulina – A insulina é um hormônio protéico (polipeptídeo), feito de duas cadeias peptídicas (*cadeia A* e *cadeia B*), conectadas em dois locais aminoácidos, por pontes dissulfídicas. Essa é a forma na qual a insulina é liberada para o sangue e age nos receptores das células-alvo. A insulina é sintetizada dentro das células B, no retículo endoplasmático, na forma de uma cadeia peptídica única maior, chamada *proinsulina*.

Para formar insulina, a cadeia C é removida – Durante o final do processamento, a proinsulina se dobra, por causa da formação das pontes dissulfídicas. Durante a embalagem em vesículas do aparelho de Golgi, as *enzimas proteases* convertem a proinsulina dobrada em insulina, por meio da hidrolização das ligações peptídicas da cadeia, em dois locais, partindo a cadeia única original em dois fragmentos – insulina (as cadeias A e B conectadas) e um segundo fragmento, a *cadeia C*.

A insulina e a cadeia C são transportadas juntas, dentro das vesículas secretórias, para a membrana da célula B, onde são liberadas para o sangue, por vesículas de exocitose. A insulina circula e exerce sua ação sobre as células-alvo. Não existe função conhecida para a cadeia C, mas sua concentração sangüínea é utilizada como uma indicação da insulina endógena, uma medida útil para pessoas diabéticas, recebendo injeções de insulina exógena.

REGULAÇÃO DA LIBERAÇÃO DA INSULINA

Níveis plasmáticos da glicose regulam a secreção da insulina – A liberação de insulina pelas células B é regulada pela glicose plasmática, por meio de um sistema de retroalimentação negativa. Um aumento na glicose plasmática, ocorrendo normalmente após uma refeição, é detectado pelas células B, resultando em um aumento da secreção de insulina para o sangue. A insulina age nos tecidos, por meio do aumento da captação e utilização da glicose. Como resultado, os níveis sangüíneos de açúcar diminuem. Pensa-se que a liberação da insulina ocorra em duas fases – uma imediata, envolvendo um pico agudo, que dura vários minutos, seguido por uma resposta de elevação lenta, que dura cerca de duas horas.

Secreção da insulina é desencadeada pela entrada aumentada de glicose e uma elevação no cálcio, na célula B – O mecanismo da célula B, envolvido em retroalimentação glicose-insulina, envolve a interação entre a entrada de glicose e a liberação do cálcio; a elevação do cálcio é exigida para a exocitose e a liberação da insulina. A glicose é transportada para dentro das células B, por proteínas transportadoras específicas de glicose (GLU-T2). As moléculas de glicose que entram, são rapidamente oxidadas pela glicocinase, formando ATP; o ATP age sobre canais próximos de K^+ sensíveis ao ATP, que se fecham. Isso despolariza a membrana da célula B, a qual, por sua vez, abre os canais de Ca^{++} sensíveis à voltagem, permitindo o influxo de cálcio. Esse aumento no cálcio intracelular desencadeia uma liberação inicial rápida de insulina, das células B, pela promoção da fusão de vesículas, contendo insulina e da exocitose.

Elevação intracelular do GMP cíclico estimula a secreção de insulina e síntese – A entrada persistente de glicose, ativa mecanismos adicionais, envolvendo uma elevação no GMP cíclico intracelular; essa elevação libera mais cálcio das reservas intracelulares (receptores rianodina). Além disso, o cGMP desencadeia aumento da síntese de insulina, garantindo disponibilidade de insulina, para períodos prolongados de secreção (horas), até que termine hiperglicemia. Esses mecanismos também explicam a liberação bifásica da insulina, mencionada.

3. Pinte os passos da síntese da insulina, mostrados na célula B diagramática. Observe que a insulina (E¹) está representada por duas pequenas barras paralelas, as quais representam a cadeia A (E²) e cadeia B (E³), na ilustração anterior. Não pinte o interior do capilar (I).

PÂNCREAS A
EXÓCRINO: 98% +
ÁCINOS PANCREÁTICOS A¹
DUTO PANCREÁTICO B
ENDÓCRINO 2% +
ILHOTAS DE LANGERHANS C
CÉLULAS A D – GLUCAGON D¹
CÉLULAS B E – INSULINA E¹
CÉLULAS D F – SOMATOSTATINA F¹
VEIA ESPLÊNICA G
NÍVEL DE GLICOSE (AÇÚCAR SANGUÍNEO) H

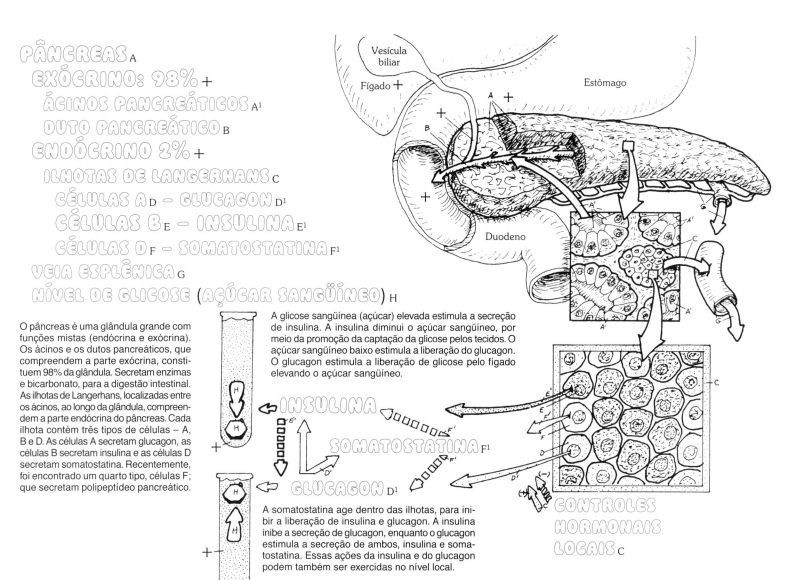

O pâncreas é uma glândula grande com funções mistas (endócrina e exócrina). Os ácinos e os dutos pancreáticos, que compreendem a parte exócrina, constituem 98% da glândula. Secretam enzimas e bicarbonato, para a digestão intestinal. As ilhotas de Langerhans, localizadas entre os ácinos, ao longo da glândula, compreendem a parte endócrina do pâncreas. Cada ilhota contém três tipos de células – A, B e D. As células A secretam glucagon, as células B secretam insulina e as células D secretam somatostatina. Recentemente, foi encontrado um quarto tipo, células F; que secretam polipeptídeo pancreático.

A glicose sanguínea (açúcar) elevada estimula a secreção de insulina. A insulina diminui o açúcar sanguíneo, por meio da promoção da captação da glicose pelos tecidos. O açúcar sanguíneo baixo estimula a liberação do glucagon. O glucagon estimula a liberação de glicose pelo fígado elevando o açúcar sanguíneo.

A somatostatina age dentro das ilhotas, para inibir a liberação de insulina e glucagon. A insulina inibe a secreção de glucagon, enquanto o glucagon estimula a secreção de ambos, insulina e somatostatina. Essas ações da insulina e do glucagon podem também ser exercidas no nível local.

SÍNTESE DA INSULINA E¹
CAPILAR I
MEMBRANA CELULAR E
GLICOSE H₀ DETECTOR H¹
ÍON CÁLCIO (Ca⁺⁺) J
RNA MENSAGEIRO K
RETÍCULO ENDOPLASMÁTICO RUGOSO L
PROINSULINA M
ENZIMA N
APARELHO DE GOLGI O
VESÍCULA SECRETORA O¹

Uma elevação na glicose sanguínea (1) aumenta a entrada de glicose na célula B (2), a glicose é oxidada, formando ATP, o qual se liga a canais de K⁺ sensíveis ao ATP e os fecha. Isso ativa os canais de Ca⁺⁺. O cálcio flui para dentro (3), desencadeando a exocitose de vesículas, contendo insulina e a liberação de insulina em minutos (4). Uma hiperglicemia mantida estimula a síntese de insulina. O mRNA é

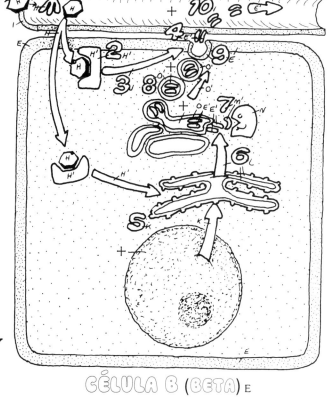

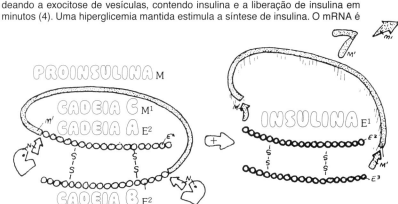

formado no núcleo (5), deslocando-se para o citoplasma, promovendo a síntese de um polipeptídeo grande de cadeia única (proinsulina), no RE rugoso (6). Durante a embalagem nas vesículas, pelo aparelho de Golgi, a proinsulina é dobrada pela formação de duas pontes dissulfídicas. Antes da secreção, um pedaço da cadeia (cadeia C) é extraído do meio (7). O restante do polipeptídeo é a molécula de insulina com duas cadeias peptídicas (A e B), conectadas por duas pontes dissulfídicas. A insulina e a cadeia C são armazenadas nas vesículas e secretadas por exocitose (9) no sangue (10).

REGULAÇÃO ENDÓCRINA E HORMONAL

Os níveis normais de jejum da glicose sangüínea estão na faixa de 70 a 110mg/100mL de plasma, uma faixa que permanece constante ao longo da vida. Dois hormônios das *ilhotas pancreáticas*, *insulina* e *glucagon*, agem para manter os níveis normais de açúcar sangüíneo (Lâmina 122). A insulina, liberada quando o açúcar sangüíneo está alto (após as refeições), diminui os níveis de açúcar sangüíneo, agindo sobre os músculos, a gordura e as células hepáticas. O glucagon é liberado quando o açúcar sangüíneo está baixo e o eleva, agindo sobre o fígado. Embora a insulina seja hipoglicemiante e o glucagon hiperglicemiante, ambos têm um objetivo comum de proporcionar glicose (energia) para os corpos celulares.

AÇÕES DA INSULINA

Insulina facilita o transporte de membrana da glicose – A ação primária da *insulina* é facilitar o transporte de membrana de moléculas de *glicose*, do plasma sangüíneo para o interior de determinadas células-alvo, como *músculos* (do coração, esquelético e liso) e células adiposas (*gordurosas*) e para aumentar a utilização de glicose por outras células (do fígado e gordurosas). Na ausência de insulina, as membranas de células musculares e gordurosas são impermeáveis à glicose, a despeito do nível sangüíneo de glicose. A insulina do plasma se liga com *receptores de insulina*, nas membranas plasmáticas das células-alvo. Essa ligação estimula eventos em cadeia, resultando no aumento do número de *proteínas transportadoras de glicose* específicas, nas membranas das células-alvo. Os transportadores de glicose levam-na do plasma sangüíneo para o citosol da célula, tornando-a disponível para uso pelas células-alvo.

Insulina aumenta o número de receptores de glicose na membrana – As células musculares e gordurosas contêm um tipo particular de proteínas transportadoras de glicose, sensíveis à insulina, chamadas GLU-T4. Normalmente, uns poucos desses transportadores residem nas membranas celulares. A ligação da insulina com seus receptores estimula a rápida incorporação de mais muitos transportadores GLU-T4, a partir de um "*pool*" citoplasmático, para o interior da membrana. Isso estimula acentuadamente a capacidade das células musculares de captar a glicose, a partir do plasma. Quando o nível de insulina está baixo (entre as refeições), esses transportadores voltam para o citoplasma até a próxima vez em que se elevarem os níveis de glicose e insulina.

Exercício mobiliza os transportadores de glicose das células musculares – O aumento na atividade muscular, durante o exercício, promove novos transportadores GLU-T4 de glicose e sua incorporação na membrana plasmática, aumentando, assim, a capacidade das células musculares de captar a glicose plasmática. Esse efeito é independente da ação da insulina, porém quando associado com insulina, ele tem um efeito pronunciado sobre o transporte da glicose e seu uso no músculo e no corpo como um todo.

Receptores de insulina são proteínas grandes com domínios extracelular e intracelular – A ligação da insulina resulta em mudanças de conformação na proteína receptora de insulina, ativando seu domínio intracelular, o qual tem atividade *tirosinocinase*. Essa atividade resulta em fosforilação de outras proteínas, terminando nas várias ações da insulina nas células, incluindo mobilização dos transportadores GLU-T4.

Destino da glicose na célula muscular – As células musculares, normalmente preferem a glicose para oxidação e *energia celular*. Uma vez dentro da célula muscular, a glicose ou é diretamente oxidada para fornecer ATP, para a contração muscular ou é armazenada através da incorporação ao *glicogênio*, um polímero da glicose (ver a seguir). A formação de glicogênio ocorre durante o repouso. Durante a atividade muscular, o glicogênio é quebrado em glicose.

Insulina promove a formação de gordura nas células do tecido adiposo – A insulina promove a entrada de glicose nas células gordurosas do tecido adiposo, por meio da mobilização de transportadores de glicose GLU-T4, sensíveis à insulina, para dentro das membranas das células gordurosas. Aqui, a glicose não é utilizada para energia, mas é metabolizada para formar *glicerol*. As células gordurosas utilizam esse glicerol e os *ácidos graxos*, obtidos do plasma e do fígado, para formar *triacilgliceróis* (*triglicérides*), a forma de armazenagem da gordura no corpo. Além disso, a insulina, agindo por meio de vias intracelulares de sinalização, estimula a ação das enzimas, para a *lipogênese* (formação de gordura) e inibe a ação de *lipases* (a lipase sensível a hormônio) específicas, que quebram as gorduras (*lipólise*). Todas essas ações promovem a deposição e o armazenamento de gordura, nos grânulos gordurosos citoplasmáticos das células adiposas, resultando em sua hipertrofia. A ação lipogênica e hipertrofiante da insulina sobre o tecido adiposo é uma das causas subjacentes da obesidade.

Fígado é também alvo principal da insulina – As membranas das células hepáticas não têm nenhum transportador de glicose, sensível à insulina e, portanto, não requerem insulina para a entrada da glicose. Entretanto, têm receptores de insulina. A insulina, agindo por meio de sistemas intracelulares de sinalização, estimula as enzimas da célula hepática, que promovem a utilização da glicose para a síntese de glicogênio, aminoácidos, proteínas e gorduras, particularmente ácidos graxos. Esses ácidos graxos são usados, em parte, pelo tecido adiposo, para formar triglicérides (Lâminas 133, 134).

Células cerebrais, túbulos renais e mucosa intestinal não requerem insulina – A permeabilidade livre desses tecidos à glicose é adaptativa. As células cerebrais dependem apenas da glicose para suas necessidades de energia e exigem um suprimento estável de glicose. Assim, alterações grosseiras na secreção de insulina impedem indiretamente o funcionamento cerebral, por meio das mudanças nos níveis de açúcar sangüíneo. Os níveis altos de insulina (por exemplo, por injeção) causam *hipoglicemia*, privando o cérebro de energia e ATP, resultando em confusão mental, disfunção cognitiva e até convulsões e morte. A mucosa intestinal absorve a glicose da dieta e os túbulos renais reabsorvem a glicose filtrada de volta para o sangue, em mecanismos que não estão relacionados ao uso da glicose para energia celular, dispensando, por isso, sua regulação pela insulina.

AÇÕES DO GLUCAGON

Glucagon aumenta a secreção hepática de glicose – O glucagon é liberado entre as refeições, quando o açúcar sangüíneo cai a menos de 70mg/100mL. O glucagon se liga com *receptores de glucagon* específicos, nas membranas das células hepáticas. Essa ligação ativa a enzima *adenilciclase*, aumentando a concentração do AMP cíclico, dentro das células hepáticas. O AMP cíclico, agindo como um segundo mensageiro, inicia a cascata de reações químicas, envolvendo ativação (fosforilação) das enzimas da *glicogenólise* (quebra do glicogênio em glicose). Por meio de um mecanismo de amplificação, milhões de moléculas de enzimas são mobilizados em segundos para quebrar o glicogênio, o polímero de glicose mais altamente ramificado (*árvore de glicogênio*) e liberar seus monômeros, as moléculas de glicose.

O glucagon também estimula a síntese de novas moléculas de glicose, de aminoácidos no fígado, um processo chamado gliconeogênese. Essa ação leva mais tempo e é importante durante o sono da noite e na adaptação ao jejum ou à fome. As moléculas de glicose, mobilizadas pela ação do glucagon, vazam para o sangue, fornecendo açúcar plasmático para uso pelos consumidores regulares: cérebro, rins e coração.

NC: Use as mesmas cores da lâmina anterior, para insulina (A) e glucagon (H). Use vermelho para B, amarelo para G.

1. Comece com as ações da insulina (A). Siga a seqüência numerada. O número um começa com a elevação do nível do açúcar sangüíneo causada pela ingestão de sorvete. Pinte todas as moléculas de glicose e insulina.
2. Pinte a ação do glucagon começando com o indivíduo faminto com o açúcar sangüíneo baixo.

AÇÕES DA INSULINA

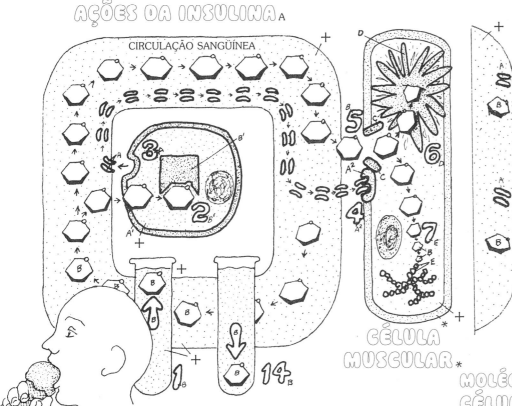

Os níveis elevados de açúcar sangüíneo, após as refeições (1) são detectados por mecanismos (2) nas células B, desencadeando liberação (3) de insulina. A insulina se liga com seus receptores (4), nos tecidos. Nos músculos, a ligação aumenta a entrada da glicose (5), a qual é ou oxidada para produzir energia (6) ou armazenada como glicogênio (7). A glicose entra nas células hepáticas sem a ajuda da insulina, mas a ligação com a insulina (8) estimula a formação do glicogênio (9), proteínas (10) e ácidos graxos (11) da glicose. Os ácidos graxos são usados no fígado e enviados para as células gordurosas (12). Nas células gordurosas a insulina promove a entrada da glicose, estimulando sua conversão em glicerol e ácidos graxos. Esses são esterificados para formar triglicérides (13), os quais são armazenados. Como resultado dos efeitos da insulina no músculo, fígado e células gordurosas diminui o nível de glicose sangüínea (14).

MOLÉCULA DE GLICOSE $_H$
CÉLULA B $_{A^1}$
DETECTOR DE GLICOSE $_{B^1}$
INSULINA $_A$
RECEPTOR DE INSULINA $_{A^2}$
PORTÃO DE GLICOSE $_C$
METABOLISMO CELULAR $_D$
SÍNTESE DE GLICOGÊNIO $_E$
SÍNTESE DE PROTEÍNA $_F$
SÍNTESE DE ÁCIDO GRAXO $_G$
GLICEROL $_{G^1}$ ⇒ TRIGLICÉRIDES $_{G^2}$

CÉLULA A $_{H^1}$
GLUCAGON $_H$
RECEPTOR DE GLUCAGON $_{H^2}$
REAÇÕES ENZIMÁTICAS $_I$
GLICOGÊNIO $_{E^1}$

AÇÕES DO GLUCAGON

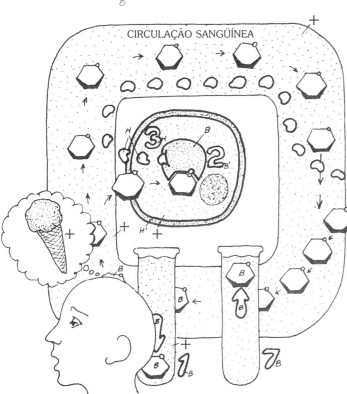

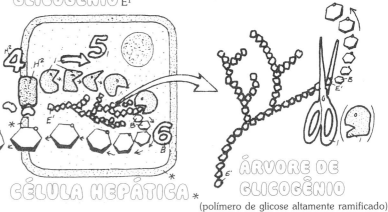

ÁRVORE DE GLICOGÊNIO
(polímero de glicose altamente ramificado)

Entre as refeições, cai o nível de glicose sangüínea (1). Isso é detectado pelas células A (2), estimulando a liberação do glucagon (3). O glucagon se liga com seus receptores (4), nas membranas das células hepáticas, aumentando o nível do AMP cíclico dentro dos hepatócitos. O cAMP ativa a cascata de enzimas (5), para degradar o glicogênio em glicose (6). O fígado libera glicose para o sangue, elevando os níveis de glicose sangüínea (7) e seu suprimento para os tecidos.

REGULAÇÃO ENDÓCRINA E HORMONAL

EFEITOS DA DEFICIÊNCIA DE INSULINA: DIABETES

DEFICIÊNCIA DE INSULINA TEM EFEITOS DELETÉRIOS DISSEMINADOS

A *insulina* é um importante regulador do *metabolismo*, como se demonstra pelas conseqüências deletérias disseminadas e, algumas vezes, catastróficas, que acompanham sua deficiência. A deficiência de insulina ocorre após remoção cirúrgica do pâncreas, lesão tóxica acidental das células B ou como conseqüência do diabetes melito.

Glicemia excessiva e prolongada – Indivíduos com deficiência de insulina têm captação reduzida da *glicose*, nos tecidos musculares e gordurosos e liberação aumentada de glicose para o sangue, levando a níveis sangüíneos elevados de açúcar (*hiperglicemia*), variando de duas vezes o normal (antes da refeição) até quatro vezes (após uma refeição). Os níveis de glicose também levam mais tempo (6 a 8 horas), após refeições, para retornar aos níveis pré-prandiais, comparado com 1 a 2 horas em indivíduos normais.

Consumo elevado de reservas de gordura e proteína – Na deficiência de insulina e de glicose, as células musculares utilizam fontes alternativas de energia, como suas reservas de *gordura* e *proteína*, resultando em perda muscular, fraqueza e perda de peso. A perda de peso é agravada, ainda, pelos eventos nas células gordurosas do tecido adiposo. A glicose não consegue entrar nessas células e a ausência de insulina remove a inibição das lipases, resultando na quebra acentuada dos triglicérides armazenados e na mobilização dos ácidos graxos.

Fome na fartura – A perda da gordura do corpo contribui para o emagrecimento de pacientes diabéticos jovens ou de indivíduos deficientes de insulina. O estado mal nutrido dos tecidos do indivíduo na presença de açúcar sangüíneo elevado é a razão do diabetes ser chamado de doença da "fome na fatura" e a insulina ser chamada de "hormônio da abundância".

Cetonas e cetoácidos sangüíneos elevados podem causar coma – A mobilização dos ácidos graxos proporciona uma fonte de combustível para os tecidos cardíaco e muscular, carentes de energia. Contudo, a produção excessiva de ácidos graxos resulta na formação de *cetoácidos* (*corpos cetônicos*) particularmente no fígado. Os corpos cetônicos entram no sangue, causando a *cetose* e *cetoacidose*. Além disso, os corpos cetônicos são excretados na urina, agravando a *diurese osmótica*, causada pela glicose (ver a seguir). Se não tratada, a cetoacidose metabólica suprime as funções nervosas superiores, causando coma. A depressão dos centros respiratórios cerebrais pode conduzir à morte.

Glicosúria é uma conseqüência da glicemia – O rim reabsorve completamente a glicose filtrada, de maneira que a urina, normalmente, está livre de açúcar. Na hiperglicemia, se os níveis de glicose excederem os 170mg de glicose/100mL de plasma, a capacidade de reabsorção pelo rim estará ultrapassada. Parte da glicose permanecerá na urina. Um dos sinais bem conhecidos do diabetes melito e da deficiência de insulina é a presença de açúcar na urina (*glicosúria*).

Poliúria e polidipsia são conseqüências da glicosúria – A glicose em excesso na urina causa *diurese osmótica* (excesso de água na urina) e *poliúria* (excesso de produção de urina). A poliúria resulta na diminuição do volume plasmático de aumento da osmolaridade plasmática, o que leva à ativação de centros hipotalâmicos da sede e ao ato de beber água em excesso (*polidipsia*). Os indivíduos diabéticos se caracterizam por urinar e beber com freqüência, durante a noite. A perda excessiva de água pode causar *desidratação grave* e *choque osmótico*, que pode conduzir a dano cerebral irreversível e morte.

DOIS TIPOS DE DIABETES

O diabetes é uma doença metabólica comum, afligindo 15 milhões de pessoas, nos Estados Unidos (6% da população). São reconhecidos agora dois tipos de diabetes: o tipo *juvenil* (Tipo I) e tipo da *maturidade* (Tipo II).

Diabetes Tipo I se caracteriza por deficiência de insulina – O Tipo I (*diabetes melito dependente de insulina*) ocorre principalmente em jovens e resulta da destruição auto-imune das células B pancreáticas, produtoras de insulina. Ele representa 10% de todos os diabéticos e mostra baixa associação familiar. Todos os sinais e sintomas da deficiência de insulina ocorrem no diabetes juvenil. Se não tratado ele pode ser fatal por causa da *cetoacidose* e *choque por desidratação*. O tratamento envolve injeção regular de insulina, antes das refeições, dieta apropriada e planejamento alimentar, além de exercício.

Diabetes Tipo II se caracteriza por resistência à insulina – O diabetes Tipo II (diabetes melito não dependente de insulina) é 10 vezes mais freqüente que o Tipo I e ocorre principalmente em adultos com mais de 40 anos. Ele é parcialmente relacionado com o aumento da gordura do corpo, já que, em pessoas suscetíveis, freqüentemente associado com obesidade prolongada. O Tipo II mostra uma forte associação familiar, particularmente com a obesidade familiar. De fato, pensa-se que o Tipo II seja evitável ou retardado se o conteúdo de gordura do corpo se mantiver baixo. O Tipo II se caracteriza por *resistência à insulina*, já que os níveis sangüíneos de insulina podem ser até mais altos que o normal. A resistência à insulina pode se dever ao número reduzido de receptores para insulina na musculatura e nas células gordurosas, em resposta à produção de insulina excessiva e por longo prazo. Os transportadores de glicose da membrana também estão acentuadamente reduzidos. Essa condição pode ser limitada à ingestão aumentada de carboidratos, secreção insulínica aumentada e hipertrofia de células gordurosas, por um longo intervalo de tempo (anos).

Diabetes Tipo II envolve hiperglicemia e glicosúria, porém não cetoacidose – Desde que a insulina plasmática é ineficaz, desenvolvem-se, no Tipo II, sinais semelhantes aos da deficiência completa de insulina, como hiperglicemia, polidipsia e perda de peso. Apenas a cetose e a cetoacidose não ocorrem. Embora os indivíduos diabéticos Tipo II possam ser tratados com insulina extra, a simples redução do peso (redução do conteúdo de gordura do corpo), freqüentemente melhora os sintomas, nos estágios iniciais. Nos estágios mais tardios, entretanto, o uso de drogas hipoglicemiantes orais e de insulina pode ser necessário.

Lesão nervosa e vascular em diabetes não tratado – O diabetes Tipo II não tratado causa lesão nervosa e vascular, levando à neuropatia, cegueira, aterosclerose, ataques cardíacos, doença renal e gangrena. Os mecanismos para essas patologias são desconhecidos; podem estar envolvidos o glicação aumentado – isto é, ligação não enzimática da glicose a várias proteínas do corpo – e formação aumentada de *sorbitol* tissular.

Tratamento com insulina é essencial para o diabetes Tipo I e útil para estágios tardios do diabetes Tipo II – A cadeia de eventos anormais, vista no diabético pode ser interrompida e revertida em alguma medida, por meio de tratamento regular com insulina exógena. A insulina humana, sintetizada por bactérias, pela tecnologia de bioengenharia, está agora disponível. A dieta apropriada e o planejamento da alimentação são importantes. O exercício físico, pela mobilização dos transportadores de glicose, ajuda a melhorar a utilização da glicose, que, por sua vez, reduz a necessidade de insulina e diminui o acúmulo de gordura.

NC: Use roxo para A, vermelho para B, amarelo para F. Use uma cor escura para I.
1. Comece colorindo o título para "Fome..." e a membrana da célula do corpo que murcha, na parte superior esquerda. Depois comece com o número 1 à direita do nível da glicose, na parte superior da página e siga a seqüência numerada. Seria útil colorir toda a glicose (B), corpos cetônicos (I) e moléculas de água (J) nas ilustrações.
2. Pinte o teste de tolerância à glicose, na parte inferior.

DIABETES: +

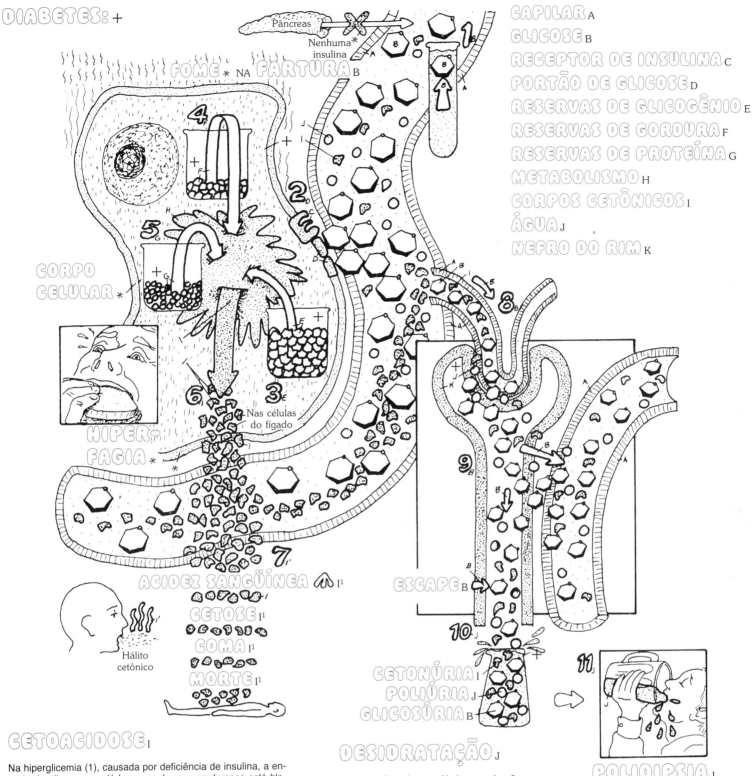

CAPILAR A
GLICOSE B
RECEPTOR DE INSULINA C
PORTÃO DE GLICOSE D
RESERVAS DE GLICOGÊNIO E
RESERVAS DE GORDURA F
RESERVAS DE PROTEÍNA G
METABOLISMO H
CORPOS CETÔNICOS I
ÁGUA J
NEFRO DO RIM K

CETOACIDOSE

Na hiperglicemia (1), causada por deficiência de insulina, a entrada da glicose nas células musculares e gordurosas está bloqueada (2). As células carentes de glicose passam a utilizar suas próprias reservas de glicogênio (3), gordura (4) e proteína (5), para obter energia. A entrada reduzida de glicose, nos centros hipotalâmicos da fome leva à alimentação exagerada (hiperfagia). A utilização excessiva de ácidos graxos leva à formação de corpos cetônicos pelo fígado (6), causando o "hálito cetônico", cetonemia e aumento da acidez sangüínea (7) (cetose). Se não tratada, a cetose causa coma e morte.

DESIDRATAÇÃO

Na hiperglicemia, os túbulos renais não conseguem reabsorver o excesso de glicose filtrada (8). A glicose excedente escapa na urina (glicosúria) (9) e causa diurese osmótica (poliúria) (10). A poliúria reduz a água do plasma, levando à sede e aumento da ingestão de água (polidipsia) (11). Se não tratada, ocorrerão a desidratação, o choque osmótico e a morte.

TESTE DE TOLERÂNCIA À GLICOSE

As pessoas deficientes de insulina ou diabéticas têm níveis sangüíneos de açúcar mais altos no jejum. Quando se administra uma carga de açúcar, após o jejum (teste de tolerância à glicose), a glicose sangüínea aumenta até um nível muito mais alto e retorna em um tempo muito mais longo que nos indivíduos normais.

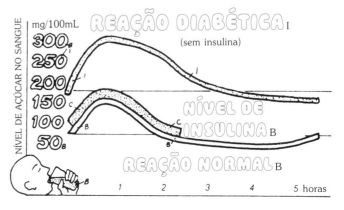

MEDULA ADRENAL: REGULAÇÃO E AÇÃO DAS CATECOLAMINAS

As *glândulas adrenais* são um par de órgãos endócrinos localizados acima dos rins e dedicados a preparação e proteção do corpo para o estresse de luta. Cada adrenal consiste em duas *glândulas endócrinas* separadas — um *córtex adrenal* externo e uma *medula adrenal* interna. As duas glândulas têm diferentes origens embriológicas, estruturas e secreções hormonais, porém, com respeito às respostas ao estresse, suas funções são sinérgicas e dirigidas a um fim comum.

Medula adrenal é uma parte do sistema nervoso simpático — A medula adrenal é essencialmente um *gânglio simpático* modificado. As células secretoras da medula adrenal, chamadas células *cromafins*, são equivalentes aos neurônios simpáticos *pós-ganglionares*, que perderam seus axônios (Lâmina 29). A regulação dos hormônios medulares adrenais está intimamente ligada à ativação do sistema nervoso simpático.

Catecolaminas são sintetizadas do aminoácido tirosina — As células cromafins da medula adrenal contêm vesículas secretórias, cheias de *epinefrina* (E) e *norepinefrina* (NE). Essas aminas biogênicas, chamadas coletivamente de *catecolaminas* são sintetizadas do aminoácido *tirosina*, pela via de várias reações químicas enzimáticas, nas células cromafins, como segue: tirosina → dopa → dopamina → norepinefrina → epinefrina. A tirosina pode ser de origem alimentar ou sintetizada da fenilalanina.

Dois tipos de células cromafins secretam epinefrina e norepinefrina — A E e a NE são liberadas de diferentes tipos de células cromafins, um secretando E e outro NE. Em humanos, 80% da produção total de catecolaminas é E e 20% é NE refletindo maior população de células E. A dopamina e o peptídeo opiáceo *endorfina* também são secretados pela medula adrenal. A endorfina pode ter efeitos antiestresse, analgésicos (contra a dor), porém a função da secreção da dopamina não é conhecida.

SISTEMA SIMPÁTICO REGULA A MEDULA ADRENAL

Estimulação simpática aumenta a secreção de epinefrina e norepinefrina — A secreção de E e NE está sob controle simpático. Durante descarga simpática intensa, os nervos pré-ganglionares da medula espinal estimulam as células cromafins para liberar E e NE. A ativação simpática intensa ocorre durante condições emocionais, como medo e excitação ou exercício muscular estressante ou extenuante (corrida, exercício físico e luta).

Hipotálamo regula as respostas simpática e a medular adrenal — O hipotálamo é, entre outras coisas, o centro mais alto para a regulação simpática (Lâminas 85, 107). Durante excitação e estresse, várias áreas cerebrais ativam o *hipotálamo*. As fibras excitatórias do hipotálamo descem na medula espinal, estimulando os neurônios simpáticos *pré-ganglionares*. Esses neurônios liberam *acetilcolina*, nos gânglios simpáticos, estimulando os neurônios *pós-ganglionares*. As fibras desses neurônios inervam os órgãos viscerais e a pele, liberando NE, nos seus alvos. No caso da medula adrenal, uma longa fibra pré-ganglionar (por meio de um nervo esplâncnico) estimula as células cromafins (os neurônios pós-ganglionares sem fibras), para liberar catecolaminas, diretamente para o sangue.

FUNÇÕES DAS CATECOLAMINAS NAS RESPOSTAS LUTA E FUGA

Os hormônios E e NE ajudam a preparar o corpo para situações estressantes, como resposta luta e fuga, envolvendo desempenhos físicos. O exercício pode manifestar respostas semelhantes. Vamos considerar uma pessoa que está correndo rapidamente.

Atividade cardíaca e pressão sangüínea aumentadas — A necessidade de aumentar oxigênio e nutrientes, para combustível da musculatura, demanda incremento da oferta de sangue pelo coração. Assim, o débito cardíaco (freqüência cardíaca e contratilidade) pode ser aumentado (Lâmina 44) para satisfazer essa demanda.

Vasodilatação, vasoconstrição e dilatação bronquiolar — Para aumentar o fluxo sangüíneo para coração e músculos, os vasos sangüíneos (arteríolas) nessas direções devem ser dilatados e aqueles para pele e órgãos viscerais devem ser contraídos para reduzir o fluxo sangüíneo para esses órgãos e desviar o fluxo sangüíneo para onde é mais necessário (músculos e coração). Ao mesmo tempo, a atividade respiratória deve ser aumentada e os bronquíolos pulmonares dilatados, para oferecer mais oxigênio aos tecidos e deles remover mais dióxido de carbono.

NE e E causam respostas sistêmica e metabólica — Todas essas respostas são produzidas por vários efeitos de E e NE, agindo nos órgão-alvos. A E age principalmente no coração, causando aumentos da freqüência e da contratilidade. A NE age nas arteríolas dos órgãos viscerais, para produzir a vasoconstrição. Isso aumenta a resistência periférica e a pressão sangüínea sistêmica. A diminuição do fluxo nos órgãos viscerais faz o sangue ser desviado para musculatura e coração. Essa resposta diferenciada ocorre porque o coração tem, principalmente, receptores β, que se ligam preferencialmente com a E e as arteríolas viscerais têm receptores α, que se ligam com a NE. A musculatura lisa dos bronquíolos e a das arteríolas do coração e músculos contém receptores β. Esses receptores, quando ativados pela E, relaxam a musculatura lisa dos bronquíolos, produzindo vasodilatação no coração e nos músculos e dilatação nos bronquíolos pulmonares.

Respostas metabólica, da pupila e do despertar — Metabolicamente, o corpo demanda um suprimento aumentado de nutrientes, durante o estresse físico. A E aumenta a quebra do glicogênio no fígado e a lipólise da gordura, no tecido adiposo, mobilizando uma quantidade de substâncias combustíveis (glicose e ácidos graxos). Por último, as catecolaminas agem sobre o cérebro para estimular o despertar, estado de alerta e a excitabilidade. Elas também agem sobre a íris do olho, para dilatar a pupila, permitindo mais luz nos olhos e aumentando a visão periférica.

MECANISMO CELULAR DE AÇÃO DAS CATECOLAMINAS

Epinefrina e norepinefrina se ligam com receptores adrenérgicos α e β — As catecolaminas exercem seus diversos efeitos sobre suas células-alvo, por meio da ligação com *receptores adrenérgicos* específicos, nas membranas de suas células-alvo. São conhecidos dois tipos principais de receptores adrenérgicos: α e β. NE se liga principalmente com receptores α e E pode ligar-se a ambos. As respostas particulares dos órgãos-alvo para cada uma dessas duas catecolaminas dependem do tipo e do número de receptores presentes na célula do órgão. Além disso, como as fibras nervosas simpáticas liberam apenas norepinefrina, elas tendem a ativar principalmente receptores α. A secreção medular adrenal, sendo uma mistura de ambas as catecolaminas, tende a ativar os dois tipos de receptores. Muitas drogas, que modificam as funções dos sistemas cardiovascular e respiratório, exercem seus efeitos sobre receptores α e β. Recentemente, foram encontrados subtipos adicionais para os receptores β.

Mediação dos efeitos por segundos mensageiros intracelulares — A ativação desses receptores está acoplada a segundos mensageiros intracelulares, como o AMP cíclico e cálcio e a fosforilação de proteínas funcionais específicas, dentro das células-alvo.

NC: Use vermelho para K e cores claras para C e D.
1. Comece na ilustração superior.
2. Pinte a seção do meio. Observe as quatro aferências do cérebro, no alto à esquerda.
3. Na ilustração inferior, pinte cada resposta às catecolaminas e seu respectivo número ou letra, nas ilustrações, usando as duas cores que indicam norepinefrina (D) e epinefrina (C).

GLÂNDULAS ADRENAIS A

MEDULA ADRENAL B

Córtex adrenal +

CATECOLAMINAS +
EPINEFRINA (E) (ADRENALINA) C

80% C

NOREPINEFRINA (NE) D

20% D

A medula adrenal, parte mais interna da glândula adrenal, faz parte do SN simpático. As células cromafins da medula adrenal secretam NE e E (catecolaminas). Esses hormônios são derivados do aminoácido tirosina, o qual pode ser sintetizado a partir da fenilalanina. E e NE são armazenadas nas vesículas em tipos celulares E e NE e secretadas em resposta ao estresse, que ativa o sistema simpático. A E constitui 80% da secreção.

ESTRESSE* EMOÇÕES* EXERCÍCIO*

As células cromafins da medula adrenal são neurônios simpáticos pós-ganglionares modificados. As fibras simpáticas secretam apenas NE, já as células cromafins secretam ambas, E e NE. Os estímulos, ativando o SN simpático, também ativam a medula adrenal. Nas células-alvo, a E e a NE se ligam com receptores adrenérgicos específicos α e β. Alguns tecidos têm o tipo α, alguns β e alguns ambos. A E se liga mais avidamente com o tipo β, enquanto a NE se liga principalmente com o tipo α. A distribuição diferencial dos receptores nos tecidos justifica as diferentes ações das catecolaminas.

CÉREBRO +/HIPOTÁLAMO E
MEDULA ESPINAL F
NEURÔNIO PRÉ-GANGLIONAR G
ACETILCOLINA H
GÂNGLIO SIMPÁTICO I
NERVO PÓS-GANGLIONAR D¹
NOREPINEFRINA D
CÉLULA-ALVO J+
RECEPTOR ALFA D²
RECEPTOR BETA C¹
MEDULA ADRENAL B
EPINEFRINA C
NOREPINEFRINA D
VASO SANGÜÍNEO K

SISTEMA NERVOSO SIMPÁTICO

ENDORFINA L

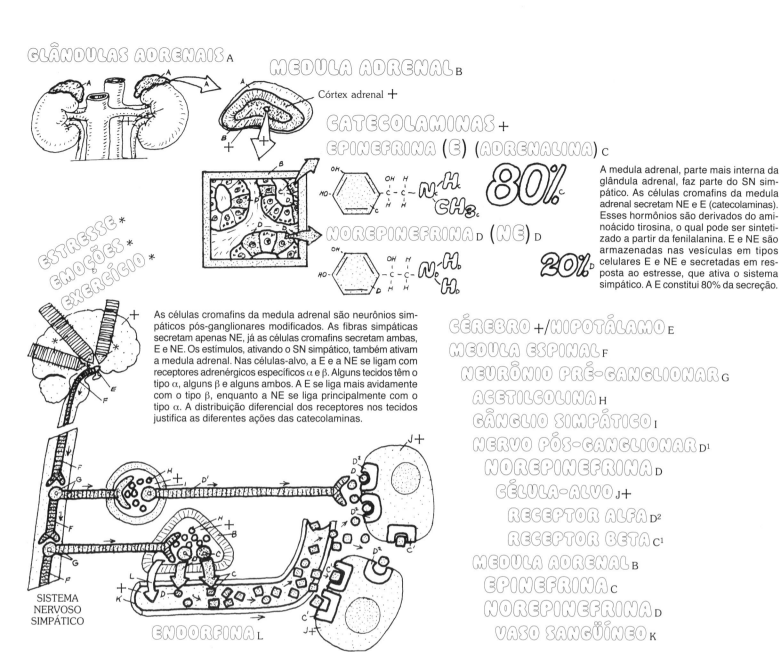

LUTA E FUGA OU EXERCÍCIO +

NOREPINEFRINA CAUSA D

A. VASOCONSTRIÇÃO NA PELE, RIM, TRATO DIGESTIVO E BAÇO D
B. DIMINUI ATIVIDADE DIGESTIVA D
C. GLICOGENÓLISE D
D. LIPÓLISE (MOBILIZAÇÃO DE ÁCIDOS GRAXOS) D
E. ATIVIDADE CARDÍACA AUMENTADA D
F. DESPERTAR CEREBRAL D
G. EREÇÃO DO PÊLO D
H. ELEVAÇÃO DA PRESSÃO SANGÜÍNEA D

EPINEFRINA CAUSA C

1. ATIVIDADE CARDÍACA AUMENTADA C
2. VASODILATAÇÃO NO MÚSCULO C
3. DILATAÇÃO BRONQUIOLAR C
4. GLICOGENÓLISE C
5. LIPÓLISE C
6. DESPERTAR CEREBRAL C
7. DILATAÇÃO PUPILAR C
8. BMR AUMENTADA C
9. VASOCONSTRIÇÃO NA PELE, RINS, ETC. C
10. TROMBOSE SANGÜÍNEA C
11. ELEVAÇÃO DA PRESSÃO SANGÜÍNEA C

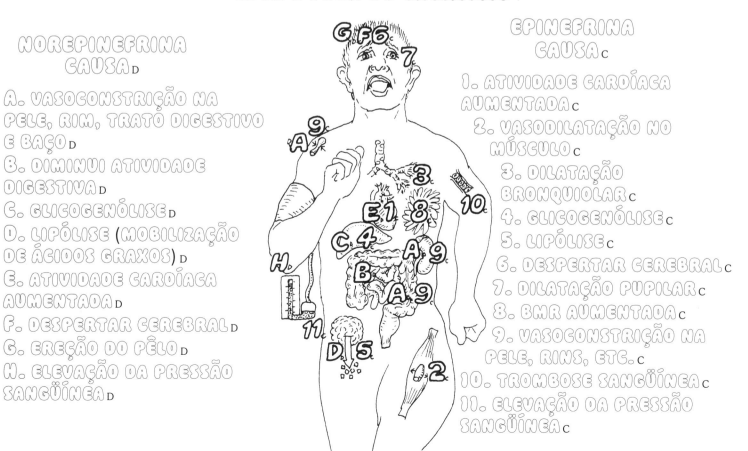

REGULAÇÃO ENDÓCRINA E HORMONAL

CÓRTEX ADRENAL: REGULAÇÃO E AÇÕES DA ALDOSTERONA

As *glândulas adrenais* são duas glândulas em uma. A glândula mais interna, a medula adrenal, foi considerada na Lâmina 125. Aqui, introduzimos o *córtex adrenal*, a fonte dos hormônios *corticosteróides*, essenciais para a vida e, a seguir, focalizaremos a regulação e as funções do hormônio *aldosterona*.

Córtex adrenal tem três zonas, cada uma secretando um tipo diferente de hormônio esteróide – O córtex adrenal está dividido em três zonas distintas, cada uma secretando um tipo específico de corticosteróide, com funções distintas. A zona mais externa (*zona glomerulosa*) secreta o hormônio *aldosterona*. A aldosterona é um *mineralocorticóide*, envolvido na regulação dos sais plasmáticos (*sódio e potássio*) pressão e volume sangüíneos. A zona média (*zona fasciculada*) secreta os hormônios *glicocorticóides*, principalmente o *cortisol*, que regula o metabolismo da glicose, principalmente em tempos de estresse (Lâmina 127). A zona mais interna do córtex (*zona reticulada*) secreta os *esteróides sexuais*, principalmente os andrógenos (Lâmina 128). Nesta lâmina, focalizamos a aldosterona e suas ações sobre o equilíbrio salino e regulação da pressão sangüínea.

SÓDIO E POTÁSSIO SÃO ESSENCIAIS PARA A VIDA

Sódio é o principal eletrólito do plasma e do fluido extracelular – O sódio é extremamente importante para as funções de excitabilidade das membranas celulares, especialmente daquelas do tecido nervoso e muscular (Lâminas 10, 11, 15-18). Os níveis de sódio também são críticos para a regulação do volume de água plasmático e extracelular e para a pressão sangüínea. Como as reduções do nível de sódio são desastrosas para as funções do corpo, numerosos fatores, incluindo o hormônio aldosterona, regulam o nível de sódio plasmático, particularmente se ele cair abaixo dos níveis normais (aproximadamente 14mmol/L).

Potássio é o principal eletrólito *intracelular* – As mudanças na concentração extracelular do potássio influem acentuadamente no potencial de membrana de repouso de todas as células do corpo e, portanto, na concentração intracelular do potássio, a qual, por si mesma, é crítica para a síntese de enzimas e proteínas celulares. Uma elevação anormal do potássio plasmático altera as funções cardíaca e cerebral e pode ser fatal. O nível do potássio do plasma é, portanto mantido baixo, dentro de limites apropriados (aproximadamente 4mmol/L).

AÇÕES E REGULAÇÃO DA ALDOSTERONA

Aldosterona regula o sódio e o potássio plasmáticos, agindo sobre os túbulos renais – De fato, a ausência da aldosterona, como ocorre na remoção das adrenais (adrenalectomia) é fatal, a menos que seguida por tratamento apropriado com administração de hormônio ou sais. A aldosterona age principalmente sobre as células dos túbulos renais, estimulando-as a sintetizar novas moléculas de proteína. Agindo como enzimas ou transportadores, essas proteínas estimulam o transporte tubular (reabsorção) do sódio, do lúmen do túbulo renal para o plasma. A ação da aldosterona sobre o sódio diminui indiretamente os níveis plasmáticos de potássio, promovendo a secreção do potássio para dentro dos túbulos renais, diminuindo assim seus níveis (Lâmina 65, 69).

Queda do sódio e aumento do potássio no plasma desencadeiam a liberação de aldosterona – Essas condições podem surgir por meio de alterações na entrada pela dieta ou intestinal desses eletrólitos. Além disso, a perda de sangue, levando a diminuição do volume sangüíneo e queda da pressão arterial (como ocorre durante a hemorragia) é um forte estímulo para a liberação da aldosterona. Os níveis aumentados de potássio têm efeito acentuado e rápido sobre a secreção da aldosterona, porque agem diretamente sobre as células da zona glomerulosa. Em contraste, o mecanismo pelo qual a queda do sódio estimula a liberação de aldosterona é lento, porque envolve vários passos, como se descreve a seguir.

SISTEMA RENINA-ANGIOTENSINA REGULA A ALDOSTERONA

Uma cadeia de hormônios peptídica, envolvendo renina e angiotensina I e II, regula a secreção da aldosterona – Uma diminuição na pressão sangüínea, causada por diminuição da ingestão de sódio ou perda sangüínea (hemorragia) é detectada pelos sensores, nas arteríolas renais, adjacentes ao *aparelho justaglomerular*, estimulando-os a liberar *renina*, um hormônio proteína. A renina age como uma enzima, quebrando um polipeptídeo grande, chamado *angiotensinogênio*, o qual é secretado pelo fígado e circula normalmente no sangue. O polipeptídeo menor resultante, chamado *angiotensina I*, é rapidamente convertido em um peptídeo ainda menor, chamado *angiotensina II*, enquanto o sangue circula pelos pulmões e alguns outros tecidos. A *enzima conversora de angiotensina* (ECA), nos capilares desses tecidos, é responsável pela conversão final. O controle dessa enzima é agora de grande interesse, nas doenças cardiovasculares.

Angiotensina II libera aldosterona, que aumenta a reabsorção de sódio, nos túbulos renais – A angiotensina II age sobre as células da zona glomerulosa, estimulando a secreção de aldosterona. A aldosterona age sobre os túbulos renais, estimulando a reabsorção de sódio. O sódio plasmático aumentado eleva a osmolaridade plasmática e a pressão sangüínea. Além disso, a reabsorção obrigatória de água, que ocorre após a reabsorção do sódio, restitui a água plasmática, o volume sangüíneo e a pressão sangüínea. Esses efeitos da aldosterona sobre a pressão e o volume sangüíneos são lentos para se desenvolver, levando horas; contudo, essas respostas são prolongadas e estáveis, comparadas com as ações diretas da angiotensina II sobre a vasoconstrição (ver a seguir). A aldosterona também aumenta o sódio plasmático, pelo aumento da reabsorção do sódio pelas glândulas salivares e sudoríparas.

Angiotensina também aumenta a pressão sangüínea, por meio da vasoconstrição arteriolar direta – Para elevar a pressão sangüínea diretamente, a angiotensina II se liga com os *receptores de angiotensina*, na musculatura das arteríolas, causando vasoconstrição, a qual, por sua vez, causa resistência periférica aumentada. Essas condições aumentam rapidamente a pressão sangüínea (Lâmina 47).

Potássio estimula a liberação de aldosterona – Os níveis elevados de potássio plasmático, como mencionado, incitam diretamente a estimulação da aldosterona pelas células da zona glomerulosa. A aldosterona diminui os níveis de potássio no plasma por meio do aumento da secreção deste íon na urina. Nos túbulos renais, o potássio é secretado em troca do sódio, o qual é, então, reabsorvido (Lâmina 65).

Ausência da aldosterona pode levar à morte – A função da aldosterona no equilíbrio do sódio e do potássio é tão essencial que a perda das adrenais resulta em morte, a menos que seja instituído um tratamento de reposição e dieta com aumento de sais e água. A perda das adrenais elimina a aldosterona. A perda da aldosterona aumenta a perda de sódio na urina, o que, por sua vez, diminui os níveis plasmáticos do sódio e eleva os níveis plasmáticos de potássio. Essas condições conduzem a sérias alterações cardíacas e cerebrais, bem como à desidratação e ao choque. Sabe-se que os ratos com insuficiência adrenal aumentam espontaneamente sua ingestão de sal. Presumivelmente, o apetite aumentado para sal resulta da elevação do limiar para sal, do gosto do animal. A aldosterona é uma razão pela qual o córtex adrenal é tão essencial para a vida.

NC: Use vermelho para E, cores muito claras para A, B e C.
1. Comece com as zonas do córtex adrenal.
2. Prossiga para "aldosterona: Controle do Sódio" e siga os estágios, partindo da figura inicial sobre volume e pressão sangüínea (e perda de sódio), até a reabsorção do sódio, na parte inferior da lâmina.
3. Pinte "aldosterona: Controle do Potássio" e a ilustração do nefro do rim, no canto inferior direito resumindo os efeitos da aldosterona sobre ambos, sódio e potássio.

CÓRTEX ADRENAL
CORTICOSTERÓIDES
MEDULA ADRENAL

ZONA GLOMERULOSA
MINERALOCORTICÓIDE:
ALDOSTERONA
ZONA FASCICULADA
GLICOCORTICÓIDES:
CORTISOL
ZONA RETICULADA
ESTERÓIDES SEXUAIS:
ANDRÓGENO
ESTRÓGENO

ALDOSTERONA: CONTROLE DO SÓDIO

A aldosterona aumenta a reabsorção do sódio nos túbulos renais, elevando o sódio plasmático e conduzindo ao aumento da água, volume e pressão sangüíneos. Uma diminuição do sódio ou da pressão sangüínea é detectada no aparelho justaglomerular, estimulando a liberação da renina no sangue. A renina age como uma enzima, convertendo o angiotensinogênio – secretado pelo fígado – em um polipeptídeo mais curto, a angiotensina I. No pulmão, a angiotensina é convertida em um peptídeo mais curto e altamente potente, a angiotensina II.

ALDOSTERONA CONTROLE DO POTÁSSIO

A aldosterona age para diminuir o nível do potássio no plasma. Um aumento no potássio é detectado pelo córtex adrenal, estimulando a liberação da aldosterona. A aldosterona age nos rins, para aumentar a excreção de potássio, trocando o potássio pelo sódio, o qual é reabsorvido nos túbulos.

A angiotensina II causa a vasoconstrição elevando a pressão sangüínea. A angiotensina II também estimula o córtex adrenal para liberar aldosterona. A aldosterona age sobre os rins para aumentar a reabsorção do sódio. A água acompanha por osmose. O sódio plasmático aumentado e a água elevam a pressão e o volume sangüíneos, bem como compensam a diminuição do sódio.

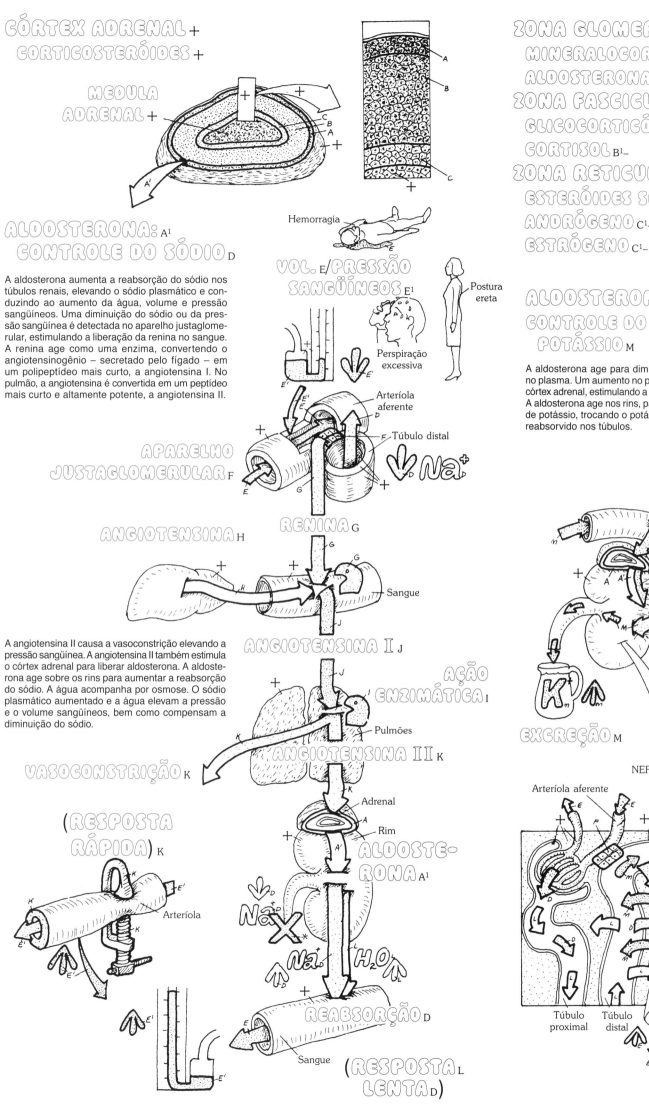
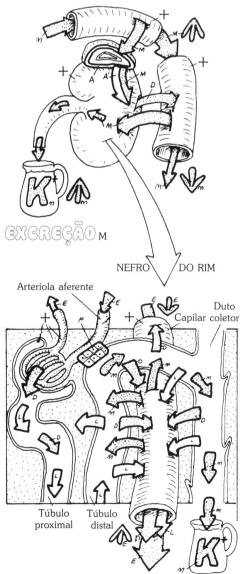

NEFRO DO RIM

CÓRTEX ADRENAL: AÇÕES DO CORTISOL

O *cortisol* é o principal hormônio esteróide, secretado pelas células da parte média do *córtex adrenal* humano (*zona fasciculada*) com diversos efeitos fundamentais para a vida do corpo.

Cortisol promove a gliconeogênese e aumenta a glicose sangüínea – A ação mais bem conhecida do cortisol é aumentar o suprimento de *glicose* sangüínea para os tecidos, principalmente cérebro e coração. Ele age pela promoção do catabolismo das *proteínas* e pela estimulação da conversão dos aminoácidos resultantes em glicose (*gliconeogênese*). A gliconeogênese ocorre principalmente no *fígado*. É por causa desse papel no metabolismo dos carboidratos que cortisol e esteróides semelhantes são chamados de "glico"-corticóides.

Cortisol, secretado em resposta a vários estresses, é essencial para a vida – O cortisol tem numerosos outros efeitos no corpo. Juntamente com a ação gliconeogênica, muitos destes estão intimamente relacionados com as respostas do corpo, em várias condições de "estresse". Algumas dessas respostas são de curto prazo, exercidas em conjunto com ações das catecolaminas, da medula adrenal. As ações do cortisol, na resposta ao estresse são exercidas independentemente da medula adrenal e são de duração mais longa. Por ser tão importante na defesa do corpo, contra estresses nocivos e traumáticos, ele é considerado essencial para a vida. Animais e humanos adrenalectomizados podem morrer, se expostos a estresses súbitos, inesperados.

REGULAÇÃO DA SECREÇÃO DO CORTISOL

Estresse induz à liberação de CRH e ACTH, a partir do hipotálamo e da pituitária – Muitas condições estressantes (frio, jejum, fome, perda de pressão sangüínea [hipotensão], hemorragia, cirurgia, infecções, dor de ferimentos e fraturas, inflamações, exercício intenso e mesmo traumas emocionais) podem agir sobre a liberação cerebral de *CRH* (hormônio liberador de corticotropina), a partir do *hipotálamo*, para o sangue portal hipofisário. O CRH estimula a liberação do *ACTH* (corticotropina), um hormônio polipeptídico, a partir das células *corticotrópicas*, da *pituitária anterior*.

ACTH estimula a secreção do cortisol do córtex adrenal – O ACTH circula no sangue e age na zona fasciculada do córtex adrenal, estimulando a síntese e a liberação do cortisol. Uma vez que o nível de cortisol esteja suficientemente elevado, a secreção do CRH e do ACTH é diminuída, por meio de um efeito de retroalimentação negativa, do cortisol sobre o hipotálamo. Isso reduz o nível de cortisol, de volta para a condição basal normal. Quando o estresse é crônico, o cérebro assume esse controle. Estimulações continuadas da zona fasciculada, pelo ACTH, levam à hipertrofia (crescimento excessivo) dessa área e ampliação do córtex adrenal. As outras zonas permanecem inalteradas.

Efeitos do cortisol e das catecolaminas são sinérgicos – Em muitas situações de respostas de *curto prazo* ao estresse, ambos, cortisol e catecolaminas são secretados pela glândula adrenal. A liberação aumentada do cortisol ocorre rapidamente, em poucos minutos. Embora os efeitos das catecolaminas nessas situações sejam bem conhecidos, aqueles do cortisol não o são. O cortisol pode promover os efeitos das catecolaminas. Por exemplo, os efeitos das catecolaminas de vasoconstrição e mobilização dos ácidos graxos são acentuadamente reduzidos, na ausência do cortisol.

AÇÕES DO CORTISOL NA RESPOSTA AO ESTRESSE

Liberação do cortisol é uma adaptação fisiológica ao estresse – Os efeitos do cortisol na promoção da adaptação metabólica de *longo prazo* são mais bem conhecidos. Essa adaptação é necessária para aumentar as defesas, promover a reparação dos tecidos e a cicatrização de feridas, fornecendo nutrientes por meio da glicose e aminoácidos.

Durante o estresse, o cortisol fornece glicose endógena para o cérebro e outros órgãos utilizadores de glicose – Considere, por exemplo, um animal ferido, imobilizado, com ossos quebrados ou um humano náufrago, passando fome, fadiga, queimaduras de sol, ansiedade, desespero (condições de estresse). Sendo nula a ingestão de alimento, os reservatórios de glicogênio do fígado e da musculatura logo são esgotados, ameaçando o suprimento de glicose para o cérebro e para o coração. Isso pode ter conseqüências desastrosas, porque, em condições normais, o cérebro depende praticamente por completo da glicose, para suas necessidades de energia. Suprimentos adequados de aminoácidos também são necessários para tecidos lesados, em regeneração e reparo. As ações do cortisol de mobilização de aminoácidos e gliconeogênese são essenciais para combater essas deficiências, relacionadas com o estresse.

Cortisol promove o catabolismo de proteínas e a conversão dos aminoácidos em glicose – O cortisol age no músculo, no osso e no tecido linfático, estimulando o catabolismo de suas reservas de proteínas lábeis. Os aminoácidos "mobilizados" são despejados na corrente sangüínea e tomados pelo fígado, onde são deaminados (o grupo amina é removido) e convertidos em glicose (gliconeogênese). O cortisol também estimula a síntese das enzimas gliconeogênicas no fígado, para estimular a gliconeogênese. A glicose neoformada entra no sangue e garante um suprimento de combustível adequado para cérebro e coração. O cortisol também reduz a captação de glicose pelo tecido muscular, poupando-a para o cérebro e coração.

Aminoácidos também são usados para reparação de tecidos – Nem todos os aminoácidos, liberados pelo catabolismo dos tecidos, são utilizados para a gliconeogênese; alguns são desviados para tecidos que dele precisam, para reparação e regeneração. Outros são usados no fígado para síntese de proteínas do sangue, necessárias para a sobrevivência. Sob a influência do cortisol e das catecolaminas, os triglicérides das células gordurosas são quebrados e os ácidos graxos são mobilizados. Esses últimos podem ser usados pelos músculos, coração e fígado (porém não pelo cérebro), para energia.

Cortisol em excesso pode causar certas doenças de estresse – Em *estresse crônico*, o excesso de cortisol pode ter efeitos deletérios e lesivos. A atrofia de linfonodos, redução nos glóbulos brancos do sangue (imunidade diminuída), hipertensão e alterações vasculares e possivelmente úlceras gástricas ocorrem após estresses graves e prolongados.

Altas doses de cortisol têm efeitos terapêuticos – Grandes doses de cortisol (*doses farmacológicas*) têm efeitos terapêuticos contra *inflamações* dos tecidos, produzidas por ferimentos, alergias ou *artrite reumatóide* (doença das articulações). Não se sabe como esses efeitos farmacológicos do cortisol se exercem ou se ocorrem durante as defesas "fisiológicas".

Cortisol segue um ciclo diurno de secreção – Normalmente a secreção do cortisol mostra um ciclo "diurno" (de dia), sendo a taxa de secreção mais alta de manhã e mais baixa no fim do dia. Esse ciclo diurno é regulado por centros no hipotálamo e independente do estresse (Lâmina 107).

Ações permissivas do cortisol – Várias ações do cortisol são "permissivas". Assim, o cortisol deve estar presente para que o glucagon e o hormônio do crescimento exerçam suas ações sobre o fígado (glicogenólise) e sobre o tecido adiposo (lipólise) e para as catecolaminas causarem vasoconstrição.

NC: Use vermelho para C, amarelo para I e a mesma cor da lâmina anterior para a zona fasciculada (A).
1. Comece na parte superior esquerda, colorindo a área do córtex adrenal, que secreta cortisol (A¹). Depois, comece a seqüência numerada de eventos, na qual o estresse causa uma queda na pressão sangüínea (C).
2. Pinte a seqüência numerada da resposta metabólica à secreção do cortisol.
3. Abaixo, pinte os títulos, comprimido, cápsula e agulha hipodérmica (veículos para administração do cortisol).

ZONA FASCICULADA

CORTISOL E + ESTRESSE

RESPOSTA SIMPÁTICA +

Na resposta ao estresse (1) – por exemplo, medo, perda de pressão sanguínea, exercício de curto prazo (2) – o hipotálamo ativa o SN simpático (3), nervo simpáticos (4) e a medula adrenal (5), estimulando a secreção das catecolaminas (6). Isso eleva rapidamente a pressão sanguínea e mobiliza glicose e ácidos graxos (7). Simultaneamente o hipotálamo secreta CRH (8), o qual estimula a liberação do ACTH da pituitária (9). O ACTH estimula a liberação do cortisol (10) do córtex adrenal. As catecolaminas e o cortisol ajudam o corpo a lutar contra os efeitos do estresse de curto prazo.

HIPOTÁLAMO
- LENTA +
  - CRH E + ACTH
  - CÓRTEX ADRENAL
  - CORTISOL
- RÁPIDA +
  - SISTEMA NERVOSO SIMPÁTICO
  - MEDULA ADRENAL
  - CATECOLAMINAS

CATABOLISMO DE GORDURA E PROTEÍNA −

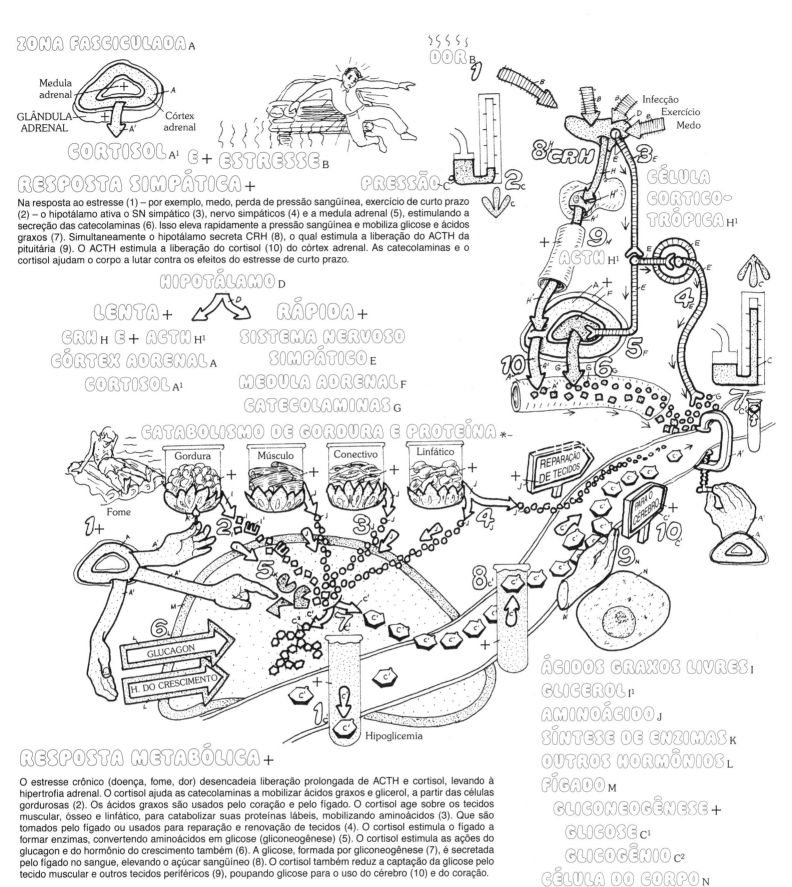

- ÁCIDOS GRAXOS LIVRES
- GLICEROL
- AMINOÁCIDO
- SÍNTESE DE ENZIMAS
- OUTROS HORMÔNIOS
- FÍGADO
- GLICONEOGÊNESE +
- GLICOSE
- GLICOGÊNIO
- CÉLULA DO CORPO

RESPOSTA METABÓLICA +

O estresse crônico (doença, fome, dor) desencadeia liberação prolongada de ACTH e cortisol, levando à hipertrofia adrenal. O cortisol ajuda as catecolaminas a mobilizar ácidos graxos e glicerol, a partir das células gordurosas (2). Os ácidos graxos são usados pelo coração e pelo fígado. O cortisol age sobre os tecidos muscular, ósseo e linfático, para catabolizar suas proteínas lábeis, mobilizando aminoácidos (3). Que são tomados pelo fígado ou usados para reparação e renovação de tecidos (4). O cortisol estimula o fígado a formar enzimas, convertendo aminoácidos em glicose (gliconeogênese) (5). O cortisol estimula as ações do glucagon e do hormônio do crescimento também (6). A glicose, formada por gliconeogênese (7), é secretada pelo fígado no sangue, elevando o açúcar sanguíneo (8). O cortisol também reduz a captação da glicose pelo tecido muscular e outros tecidos periféricos (9), poupando glicose para o uso do cérebro (10) e do coração.

EFEITOS FARMACOLÓGICOS: +
ANTIINFLAMATÓRIO
AÇÃO CONTRA:

FERIMENTOS E LESÕES | ALERGIAS | REUMATISMO

Em grandes doses, o cortisol alivia sintomas de inflamação, causados por lesões, alergias e alterações reumáticas das articulações. Exceto pela promoção da cicatrização, não se sabe se o cortisol contribui para as respostas do corpo, naturais e antiinflamatórias.

EFEITO DO ESTRESSE PROLONGADO: +
(SECREÇÃO PROLONGADA DO CORTISOL)

ÚLCERAS | ATROFIA LINFÁTICA | HIPERTENSÃO ALTERAÇÕES VASCULARES

As secreções prolongadas e excessivas de cortisol, geralmente em resposta a estresses crônicos e graves, podem causar efeitos patológicos importantes. O cortisol pode causar um declínio intenso do número de leucócitos e atrofia de linfonodos, diminuindo a resistência a infecções microbianas. O excesso de cortisol também promove a hipertensão e alterações vasculares, bem como causa osteoporose. O cortisol também pode causar úlceras, pela destruição do tecido protetor e da barreira mucosa que protegem a parede do estômago do ácido.

ESTERÓIDES SEXUAIS ADRENAIS; ALTERAÇÕES DO CÓRTEX ADRENAL

ESTERÓIDES SEXUAIS DA ADRENAL

Córtex adrenal também produz esteróides sexuais – As células da parte mais interna do córtex adrenal (zona reticulada) secretam esteróides sexuais, principalmente andrógenos e pequenas quantidades de estrógeno e progesterona. O principal andrógeno da adrenal secretado é a desidroepiandrosterona (DHEA), um 17-cetosteróide. O DHEA é um precursor da testosterona, que pode ser convertido em testosterona, em certos tecidos-alvo periféricos. Os andrógenos adrenais têm cinco vezes menos potência que a testosterona, o principal esteróide sexual masculino, secretado pelos testículos. Nos adultos, a secreção dos esteróides sexuais adrenais é estimulada pelo ACTH e não pelas gonadotropinas pituitárias.

Ações dos andrógenos adrenais no sexo feminino – Os andrógenos adrenais são a principal fonte de esteróides sexuais masculinos, no sexo feminino. Os andrógenos adrenais podem contribuir para a libido (impulso sexual), nas mulheres. Eles estimulam o crescimento e a manutenção dos pelos pubianos e axilares. Sob condições normais, os andrógenos sexuais adrenais exercem, principalmente, efeitos anabólicos no sexo feminino. Esses andrógenos estimulam a formação de glóbulos vermelhos no sangue e ajudam no fechamento epifisário dos ossos longos, encerrando o crescimento da moça.

Esteróides sexuais adrenais no sexo masculino – A função dos andrógenos adrenais no adulto masculino é provavelmente de pouca importância, por causa da presença de grande quantidade do andrógeno testicular, a testosterona (Lâmina 152). A secreção do estrógeno, o esteróide sexual feminino, a partir do córtex adrenal, é mínima, porém, algum andrógeno adrenal é convertido em estrógeno, no sangue ou nos tecidos periféricos, justificando o estrógeno no sangue masculino.

Andrógenos adrenais em crianças (adrenarca adrenal) – Em crianças, ocorre um surto de secreção de andrógenos adrenais (DHEA), com um início (adrenarca), entre os 8 a 10 anos e um pico, por volta dos 20 anos, sem diferença sexual, no padrão de surgimento ou de idade. Esse surto de púbere nos andrógenos adrenais é causado ou por mudanças enzimáticas nas células da zona reticulada ou por secreção de um possível hormônio trópico especial da pituitária anterior (hormônio estimulador do andrógeno adrenal). Esse surto pode exercer efeitos significativos sobre a puberdade; em meninas, pode estimular o crescimento ósseo e muscular e ajudar a encerrar o crescimento ósseo, ao causar o fechamento epifisário. Os andrógenos adrenais e sua conversão em estrógenos podem contribuir para o acúmulo e distribuição de gordura na criança púbere.

ALTERAÇÕES DO CÓRTEX ADRENAL

As alterações na secreção dos hormônios esteróides adrenais, causadas por atrofias, tumores ou anormalidades enzimáticas, nas células do córtex adrenal, trazem mudanças dramáticas para o indivíduo. Essas mudanças proporcionam algumas das transformações clássicas dos efeitos patológicos, decorrentes de ausência ou excesso dos hormônios.

Síndrome adrenogenital é causada por anormalidades nas enzimas sintéticas esteróides – Normalmente, os andrógenos adrenais têm pouco efeito masculinizante, como mostra o fato dos eunucos (homens sem testículos) terem aparência feminina, mesmo tendo ainda andrógenos adrenais. Ocasionalmente, entretanto, devido ao crescimento de tumores ou alterações celulares (enzimáticas), o córtex adrenal começa a secretar grandes quantidades de andrógenos. Por exemplo, enzimas que normalmente convertem andrógenos em cortisol, no córtex adrenal, podem se tornar deficientes. Como resultado, em vez de cortisol, as células adrenais secretam andrógenos. Entretanto, a ausência de cortisol no sangue desencadeia a secreção do ACTH, por meio de retroalimentação negativa, estimulando a adrenal a secretar mais andrógeno. Logo se instala um círculo vicioso, inundando o corpo com andrógenos adrenais.

Síndrome adrenogenital envolve o desenvolvimento da aparência masculina no sexo feminino – A circulação aumentada de andrógenos, em mulheres maduras, resulta na aparência das características sexuais secundárias masculinas, como pêlos na face e no corpo, aumento da musculatura, configuração corporal masculina (por causa da distribuição diferencial de gordura) e alterações da voz e dos genitais, criando um quadro clínico marcante da síndrome adrenogenital. Efeitos semelhantes são vistos em meninas, em cujos casos se observa uma pseudopuberdade precoce de tipo masculino (virilismo). Em meninos, essa condição causa desenvolvimento precoce de características externas masculinas, na ausência do desenvolvimento dos testículos. O crescimento acelerado dos ossos e da musculatura, nesses meninos, freqüentemente conduz a estatura limitada, por causa da fusão prematura das placas epifisárias (Lâmina 121).

Síndrome de Cushing: os efeitos do excesso do cortisol – A secreção excessiva do cortisol, causada ou por tumores adrenais ou por tumores pituitários, secretores de ACTH, conduz ao desenvolvimento da síndrome de Cushing (doença). A secreção excessiva do cortisol causa o catabolismo das proteínas, consumpção da musculatura e fadiga. A síntese diminuída de proteínas e a quebra acentuada de proteínas nos ossos levam ao enfraquecimento da matriz óssea (osteoporose). A perda do tecido conectivo na pele leva a feridas e cicatrização precária. A pressão sangüínea e os níveis de açúcar sangüíneo ficam elevados.

A gordura do corpo se redistribui, das partes inferiores para as superiores, incluindo abdome, dorso, pescoço e face, originando a aparência de "torso de búfalo". Na face, a perda do tecido subcutâneo causa edema. Juntamente com a gordura depositada, essa condição produz a característica "face de lua cheia". A doença é freqüentemente acompanhada por alterações de comportamento e mentais, que vão desde simples euforia até plena psicose.

Doença de Addison: efeitos da insuficiência adrenocortical – Algumas vezes, como resultado de câncer ou doenças infecciosas (tuberculose) ou em algumas doenças auto-imunes, o córtex adrenal atrofia, resultando em secreções diminuídas dos hormônios esteróides adrenais. Essa condição, chamada doença de Addison é uma alteração clínica grave, que, se não tratada, pode levar à morte. A secreção diminuída de aldosterona resulta na perda de sódio e água, o que leva à perda da pressão sangüínea, desidratação e alterações cardiovasculares e neurológicas.

A secreção diminuída de cortisol diminui a capacidade gliconeogênica do fígado. Por isso, o açúcar sangüíneo não pode ser elevado durante o jejum. O cortisol diminuído reduz a resistência ao estresse, tanto pela falta de ações protetoras diretas do cortisol no corpo (por exemplo, gliconeogênese reduzida), como pela reduzida resposta às catecolaminas. Como resultado, durante o estresse, o corpo se torna quase incapaz, sucumbindo ao choque falecendo, em conseqüência de estresses simples, como frio ou fome. A maioria dos pacientes, se não tratada, morre por causa da incapacidade de combater estresses, causados por agentes infecciosos (por exemplo, bactérias).

Os níveis diminuídos de cortisol, nas vítimas da doença de Addison levam à secreção aumentada do ACTH, bem como do MSH (hormônio estimulante de melanócitos), o qual é co-produzido pelos corticotrópicos pituitários. Esses hormônios aumentam a pigmentação da pele, um dos sinais clássicos da doença de Addison.

NC: Use vermelho para G, amarelo para F e marrom-claro para H. Use as mesmas cores para a zona reticulada (A), cortisol (D) e aldosterona (I), como nas duas lâminas anteriores.

1. Pinte a ilustração superior, que lida com os esteróides sexuais, observando que o ovário (C) e os testículos (B¹) recebem a mesma cor que seu hormônio principal.

2. Pinte os três exemplos de alterações do córtex adrenal, começando com a síndrome adrenogenital. Para a mulher à esquerda, pinte cada símbolo, representando um aumento ou uma diminuição. No caso da doença de Addison, comece com a falência total adrenocortical, na parte superior esquerda.

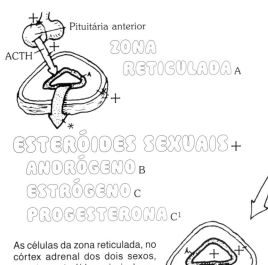

ZONA RETICULADA A

ESTERÓIDES SEXUAIS +
ANDRÓGENO B
ESTRÓGENO C
PROGESTERONA C¹

As células da zona reticulada, no córtex adrenal dos dois sexos, secretam esteróides, principalmente andrógenos e algum estrógeno e progesterona. Os andrógenos adrenais são muito menos potentes que o andrógeno testicular (testosterona).

As adrenais são a fonte dos andrógenos no sexo feminino. Os andrógenos são importantes para a libido, para a atividade metabólica e para o crescimento da musculatura e dos ossos, durante a puberdade. No sexo masculino, as adrenais são a fonte do estrógeno. O andrógeno adrenal pode também ser convertido em estrógeno no sangue de adultos. O ACTH estimula a secreção dos esteróides sexuais adrenais. Os andrógenos adrenais mostram um acentuado surto durante a infância tardia e a puberdade (adrenarca). Pode ser que a adrenarca seja estimulada pela secreção de um fator pituitário especial.

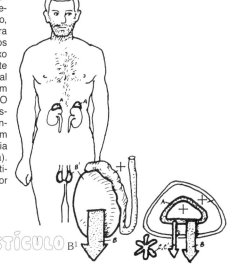

OVÁRIO C²

TESTÍCULO B¹

ALTERAÇÕES ADRENAIS +

1 SÍNDROME ADRENOGENITAL: +
ANDRÓGENO B

A secreção excessiva dos andrógenos adrenais, na mulher, tem efeitos masculinizantes (síndrome adrenogenital). Em meninas, a condição leva ao desenvolvimento precoce de características masculinas (virilismo). Em meninos, a condição leva à pseudopuberdade precoce, com desenvolvimento muscular, do esqueleto e genital, embora, no fim, o crescimento do esqueleto fique interrompido ("Hércules infantil").

HÉRCULES INFANTIL B

VIRILISMO B

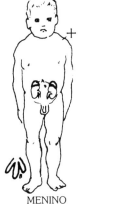
MENINO

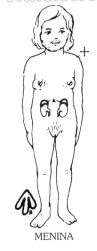
MENINA

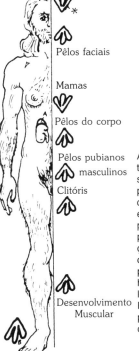
MULHER

Linha dos pêlos
Pêlos faciais
Mamas
Pêlos do corpo
Pêlos pubianos masculinos
Clitóris
Desenvolvimento Muscular

2. SÍNDROME DE CUSHING: +
CORTISOL D

PROTEÍNA E
GORDURA F
PRESSÃO SANGÜÍNEA G
AÇÚCAR SANGÜÍNEO G¹
GLICOSE G²

A secreção excessiva de cortisol decorrente de tumores adrenais ou pituitários leva à síndrome de Cushing. O catabolismo das proteínas causa perda de musculatura e fraqueza. A gordura é removida das nádegas e das coxas, mas se deposita do abdome, pescoço, dorso e face (torso de búfalo). A perda de tecido conectivo leva ao adelgaçamento da pele e a ossos porosos (edema da pele, ferimentos e estrias na pele, osteoporose). Desenvolvem-se hiperglicemia e hipertensão. A face fica com aparência de lua cheia, por causa do edema e da gordura. Podendo ocorrer fadiga, insônia, euforia e psicose. O tratamento é a remoção cirúrgica do tumor.

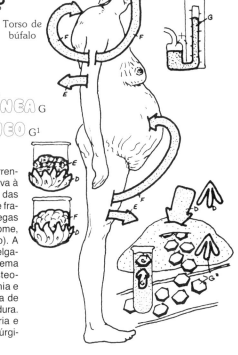

3. DOENÇA DE ADDISON:
ALDOSTERONA I
CORTISOL D
ESTERÓIDES SEXUAIS +

A atrofia adrenal, com cortisol e aldosterona reduzidos, causa doença de Addison. A perda da Aldosterona causa depleção de sódio e água, causando hipotensão, desidratação e choque. A perda do cortisol causa hipoglicemia. Perde-se a capacidade do corpo para suportar os estresses. As infecções, a fome e o frio podem causar uma crise addisoniana, que, se não tratada, pode ser fatal. O excesso de ACTH e de MSH na doença de Addison causa pigmentação da pele.

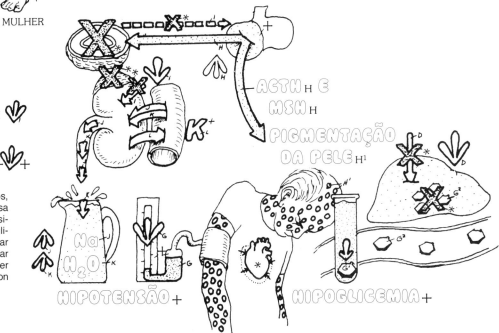

ACTH H E MSH H
PIGMENTAÇÃO DA PELE H¹
HIPOTENSÃO +
HIPOGLICEMIA

HORMÔNIOS LOCAIS: PROSTAGLANDINAS

REGULAÇÃO ENDÓCRINA E HORMONAL

CONCEITO DE HORMÔNIOS LOCAIS

Hormônios locais são liberados para o ambiente do tecido para agir como agentes químicos autócrinos ou parácrinos – Os hormônios locais ou tissulares são específicos, altamente ativos, normalmente mensageiros químicos de vida curta, liberados por células no seu ambiente tissular (fluido extracelular) para agir nas mesmas ou em outras células na vizinhança imediata. Os hormônios locais, que agem nas mesmas células, das quais foram liberados, são chamados *autócrinos* ou *autacóides*; aqueles que agem sobre outras células são chamados *parácrinos* (Lâmina 113). Os hormônios locais podem agir independentemente ou mediar ações dos hormônios sistêmicos.

Prostaglandinas são hormônios locais típicos – Entre as substâncias conhecidas, que agem como hormônios locais, estão as prostaglandinas (PG) e substâncias relacionadas (*tromboxano* e *leucotrienos*). Também se sabe que as substâncias como a serotonina e a histamina agem, ocasionalmente como hormônios locais (por exemplo, no sangue ou na mucosa gástrica). Algumas alterações estão ligadas ao mau funcionamento dos hormônios locais. Várias drogas importantes (como a aspirina) interferem com a ação dos hormônios locais.

Fatores de crescimento podem também agir como hormônios locais – As ações de alguns fatores de crescimento (fator de crescimento de nervos, fator de crescimento epidérmico, fatores de crescimento semelhantes à insulina) foram também descritos como hormônios locais. Alguns fatores são liberados em resposta à estimulação por um hormônio sistêmico, para exercer sua ação como um hormônio local. A ação do hormônio do crescimento sobre alguns tecidos é mediada pela liberação do fator de crescimento semelhante à insulina (IGF) que exerce um efeito hormonal local.

PROSTAGLANDINAS: ESTRUTURA, FORMAÇÃO E FUNÇÕES

Prostaglandinas são sintetizadas a partir do ácido araquidônico – As prostaglandinas (PG) são substâncias estreitamente relacionadas, liberadas por certas células do corpo. As PG são ácidos graxos complexos de 20 carbonos, com um anel hidrocarbônico derivado da modificação enzimática do *ácido araquidônico*, um ácido graxo insaturado de 20 carbonos. O ácido araquidônico é um componente dos fosfolípides da membrana plasmática. A enzima *lipase*, ligada à membrana (fosfolipase A) hidrolisa os fosfolípides da membrana, para liberar o ácido araquidônico. Diferentes células do corpo, empregando várias enzimas, utilizam o ácido araquidônico, para formar as diferentes PG. As principais PG são as PG-E e PG-F, porém, outras PG (PG-A até PG-I) são também conhecidas. O próprio ácido araquidônico é um ácido graxo essencial e deve ser obtido pela alimentação, uma vez que não é feito no corpo; a deficiência alimentar desse *ácido graxo nutriente essencial* pode levar à doença, parcialmente por causa da deficiência de prostaglandina.

Prostaglandinas induzem as contrações uterinas e na musculatura lisa intestinal – Essa ação pode ser importante no *transporte de esperma*, no trato reprodutor feminino. As PG, liberadas intrinsecamente pelo tecido uterino, são também importantes nas contrações uterinas, durante o *parto*; de fato, certas PG, agindo como drogas, induzem o parto prematuro. As PG também estimulam a contração da musculatura lisa em outros tecidos, como aqueles da *parede intestinal*.

Prostaglandinas induzem as dilatações vascular e bronquiolar – Nos bronquíolos pulmonares, certas PG induzem a dilatação, por meio da produção do relaxamento da musculatura lisa dos bronquíolos, um efeito com valor terapêutico, nas alterações respiratórias da *asma*. Determinadas outras PG causam *vasodilatação*, nos vasos sangüíneos; isso se provou importante no tratamento da alteração vascular *hipertensão*.

Regulação da função reprodutiva pelas prostaglandinas – Além das ações, envolvendo a musculatura lisa, as PG desempenham numerosos papéis em outros tecidos do corpo. Algumas dessas ações podem ser em conjunto com *hormônios endócrinos*; outras podem ser independentes deles. Assim, além do transporte de esperma e parto, as PG são importantes em vários outros aspectos das funções reprodutivas, como *crescimento folicular, ovulação, implantação do embrião e atrofia do corpo lúteo* (Lâminas 153 e 157). As PG são também conhecidas por estarem envolvidas na geração da síndrome da tensão pré-menstrual (TPM).

Prostaglandinas desempenham um papel na regulação hipotalâmica da temperatura – A liberação das prostaglandinas no hipotálamo eleva a *temperatura do corpo*. Quando excessiva, essa resposta leva à *febre* (Lâmina 141). A ação antipirogênica (redutora da febre) da aspirina envolve a inibição da enzima formadora de PG no hipotálamo.

Prostaglandinas e os leucotrienos são produzidos durante as respostas inflamatórias – Um caso bem conhecido é o da liberação das prostaglandinas nas alterações artríticas das articulações (artrite reumática e osteoartrite) (Lâmina 146). Os efeitos analgésico e antiinflamatório da aspirina e compostos relacionados contra essas alterações dolorosas são causados, em parte, pela *inibição* das enzimas que formam as PG.

Algumas prostaglandinas estimulam a agregação plaquetária, enquanto outras a inibem – A agregação de plaquetas é importante no processo da formação do coágulo. Certas PG impedem a *formação do coágulo*, por meio da inibição da agregação das plaquetas e outras PG (tromboxanos) promovem a *coagulação* (Lâmina 145).

Prostaglandinas inibem a secreção ácida do estômago – Essa ação tem implicação importante para o tratamento das úlceras gástricas. A aspirina e as drogas relacionadas são conhecidas por causarem ou agravarem úlceras gástricas. Um efeito que se pensa ser exercido pela aspirina é a inibição de certas enzimas formadoras de PG, o que aumenta a formação de ácido pelas células parietais, levando a úlceras nas paredes do estômago e duodeno (Lâmina 73 e 81).

PROSTAGLANDINAS E MONOFOSFATO DE ADENOSINA CÍCLICO PODEM INTERAGIR NAS AÇÕES HORMONAIS ENDÓCRINAS

Algumas ações das PG são exercidas em conjunto com outros hormônios endócrinos. Além disso, parece existir uma íntima relação entre as PG (liberadas extracelularmente) e os segundos mensageiros, como o cAMP e o cGMP liberados intracelularmente. Assim, certos hormônios (primeiros mensageiros), ao atingir seus alvos, ativam mecanismos receptores, causando a liberação das PG no meio extracelular. Essas PG, por sua vez, ativam, nas mesmas células ou nas vizinhas, a enzima de membrana *adenilciclase*. Que eleva os níveis de cAMP provocando a ação dos hormônios (primeiros mensageiros). Dessa maneira, as PG podem *amplificar* ou *antagonizar* a ação de um hormônio sistêmico, em um ambiente tissular, dependendo do tipo de PG e de segundo mensageiro (cAMP ou cGMP) envolvidos. Assim, algumas PG imitam os efeitos dos *hormônios da pituitária anterior*, particularmente daqueles que aumentam os níveis de cAMP nas células-alvo (por exemplo, TSH, ACTH e prolactina) (Lâmina 114). Noutros casos, nos quais os hormônios pituitários diminuem os níveis de cAMP, as PG *antagonizam* a ação desses hormônios. Assim, as PG causam *diurese*, no túbulo renal, efeito oposto ao produzido pelo ADH, *hormônio da pituitária posterior* (Lâminas 66, 116).

NC: Use vermelho para C, uma cor clara para E², cores bem claras para A, D e G e uma cor escura para B.

1. Comece com a parte superior esquerda e complete a ilustração para baixo, na direção da grande seta central (E²). Observe que os hormônios locais (E) se referem a ambas, parácrina (E¹) e autócrina (F). Às prostaglandinas (E²) se deu uma cor de parácrina nesta lâmina.

2. Complete as várias ações das PG e os hormônios locais relacionados (tromboxanes [E³] e leucotrienos [E⁴]). Não pinte as ilustrações, mas pinte sim as setas PG e os símbolos de aumento e diminuição.

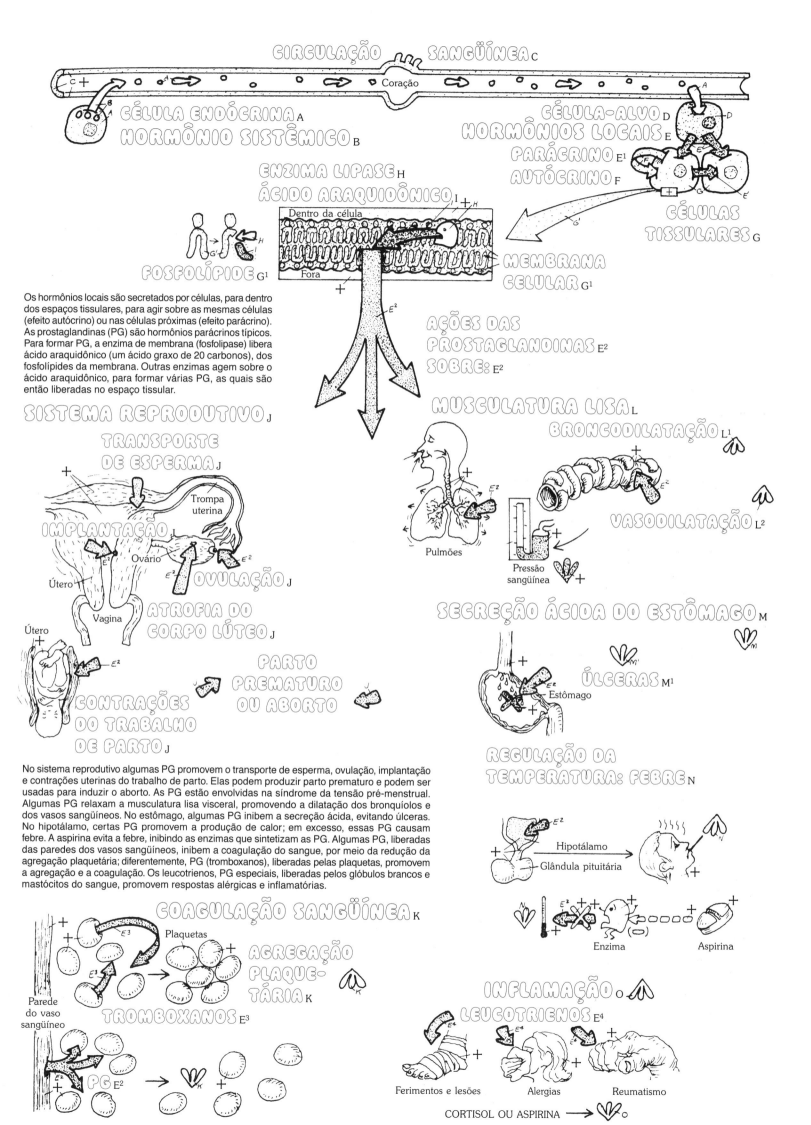

FISIOLOGIA METABÓLICA

O corpo usa os carboidratos principalmente como combustível para obter energia (ATP e calor). Esta lâmina focaliza a fisiologia metabólica da *glicose* e como esta é manejada pelo fígado e pela musculatura.

Amidos, frutas, leite e açúcar de mesa como carboidratos alimentares – Os carboidratos dos alimentos são amidos encontrados em comidas como pão, arroz, massas e batatas. Nas sociedades ocidentais, quase a metade da ingestão calórica diária é de carboidratos; nas nações em desenvolvimento, os carboidratos fornecem a maior parte, senão todas as calorias. Frutas, grãos e leite também são fontes de carboidratos.

Poli, oligo, di e monossacarídeos são formas químicas dos carboidratos – Os carboidratos podem ser açúcares simples (*monossacarídeos* de seis carbonos, principalmente *glicose*, *galactose* e *frutose*), *oligossacarídeos* (cadeias de dois até dez açúcares simples) ou *polissacarídeos*, polímeros maiores de glicose ou outros açúcares simples. Os polissacarídeos ocorrem nos amidos; os *dissacarídeos* são encontrados no leite (lactose) e no açúcar de mesa (sacarose). O monossacarídeo *frutose* está no açúcar das frutas.

Apenas açúcares simples são absorvidos – Todos os carboidratos são digeridos pelas enzimas intestinais de três açúcares simples: glicose, galactose e frutose. Estes são absorvidos pela mucosa intestinal e transportados pela *veia porta* para o fígado.

FÍGADO É O ÓRGÃO GLUCOSTÁTICO DO CORPO

Fígado converte galactose e frutose em glicose – Os açúcares simples entram livremente nas células do fígado, onde a galactose e a frutose são convertidas enzimaticamente em glicose. Este processo é muito eficiente; o único açúcar encontrado normalmente no sangue é a glicose. Durante a fase de absorção, a glicose absorvida pode entrar diretamente no sangue. Noutras fases, o fígado é a única fonte de glicose sangüínea. O *reservatório* de glicose o fígado pode facilmente fazer trocas com o do sangue. Os tecidos obtêm a glicose de que precisam a partir do reservatório de glicose sangüínea.

Fígado pode liberar glicose dentro do sangue – Quando o nível de glicose sangüínea é baixo, o fígado libera glicose para o sangue. Quando o nível da glicose está alto, as células hepáticas captam e armazenam a glicose. Assim, por meio dos vários processos de armazenagem e conversão, envolvendo a glicose, e, pela sua capacidade excepcional de liberar glicose, o fígado age como um *glucostato*, ajudando a manter o açúcar sangüíneo dentro de limites normais.

Fígado armazena a glicose como glicogênio – Após uma refeição rica em carboidratos, o nível de açúcar no sangue se eleva, resultando em um aumento de captação de glicose pelas células hepáticas. O excesso de glicose dentro das células hepáticas promove a incorporação da glicose em *glicogênio*, um polímero da glicose, por meio de um processo chamado *glicogênese*. É desta maneira que os animais armazenam o excesso de glicose em suas células, principalmente nas células do fígado e da musculatura. Os resíduos de glicose no glicogênio são reunidos ao longo de cadeias ramificadas, formando uma estrutura semelhante a uma árvore, a "árvore de glicogênio". O excesso de glicogênio pode precipitar no citoplasma e formar grânulos de glicogênio, os quais são encontrados em abundância em células hepáticas e musculares. Quando o reservatório de glicose livre nas células hepáticas diminui, o glicogênio é parcialmente quebrado, em um processo denominado *glicogenólise*, para liberar glicose livre.

Fígado pode converter o excesso de glicose em proteínas e gorduras – A capacidade do fígado para formar glicogênio é limitada. Assim, a glicose extra que entra no fígado, nas fases absortiva e pós-absortiva inicial, é convertida em aminoácidos e proteínas, bem como em gorduras (triacilgliceróis), por via de formação de glicerol e ácidos graxos. O fígado é um eficiente fabricante de gorduras.

Gliconeogênese: formando glicose a partir de proteína e gordura – Para fazer glicose, o fígado degrada *proteínas* em *aminoácidos* e uma parte destes (por exemplo, alanina) sofre desaminação para formar ácido pirúvico, o qual pode ser convertido em glicose por *glicólise reversa*. Este processo de *gliconeogênese* é desempenhado por enzimas especiais e é a fonte principal de glicose nova e endógena, a partir do fígado e do sangue, particularmente durante o jejum e a fome (Lâmina 127).

Outra fonte de glicose nova é o *glicerol* liberado pela quebra de *triglicérides (lipólise)*, nas células hepáticas e gordurosas. As moléculas de glicerol podem ser recombinadas para formar glicose por meio de passos invertidos da glicólise. O fígado não é capaz de converter ácidos graxos em glicose porque faltam a este as enzimas necessárias. O *ácido láctico* é outra fonte de glicose endógena, sendo convertido em *piruvato* e depois em glicose pela via da glicólise invertida.

Tecidos e órgãos dependem diferentemente da glicose como combustível – Alguns tecidos, como o cérebro, dependem principalmente da glicose para suas necessidades de energia. Privar o cérebro de glicose causa lesões graves irreversíveis, especialmente no tecido do córtex cerebral (Lâmina 112). Outros órgãos, como o coração e a musculatura esquelética, preferem usar a glicose para este fim, mas também são equipados para usar substâncias combustíveis alternativas como os *ácidos graxos*.

COMO O MÚSCULO UTILIZA GLICOSE PARA ENERGIA

Na abundância de oxigênio, o músculo oxida a glicose completamente em CO_2 e água – Em um músculo em exercício ativo, a glicose é captada rapidamente do sangue e convertida em *glicose-6-fosfato* (G-6-P). A G-6-P é convertida em piruvato pelas enzimas da glicólise (*glicólise aeróbica*) e, quando há oxigênio disponível, é convertida em CO_2 e água pelas enzimas do ciclo de Krebs na mitocôndria. A quebra glicolítica da glicose até piruvato fornece uma pequena quantidade de ATP (2 ATP/glicose). A oxidação mitocondrial do piruvato até CO_2 e água fornece uma quantidade muito maior de ATP (38 ATP/glicose) (Lâmina 5), a qual os músculos usam para seu trabalho de contração (Lâmina 27).

Na deficiência de oxigênio, o músculo metaboliza a glicose em lactato – Quando o oxigênio está deficiente, a musculatura usa piruvato para formar ácido láctico (lactato), um processo chamado *glicólise anaeróbica*. Isto vai fornecer mais dois ATP, embora ainda seja muito menos que aqueles obtidos na mitocôndria. Se continuar a atividade muscular, o ácido láctico acumula, vaza para o sangue e é captado pelo fígado, onde o lactato é convertido em piruvato e, depois, em glicose. A produção do ácido láctico no músculo, seu transporte para o fígado, sua conversão em glicose, o retorno da glicose para o músculo e a eventual repetição da formação do ácido láctico no músculo constituem o *ciclo de Cori*.

Em descanso, músculo armazena glicose como glicogênio – Quando o músculo está em repouso, a glicose captada pelas células musculares é convertida em G-6-P. Como o músculo não está utilizando ATP, a G-6-P é usada para formar glicogênio, armazenando-se assim a glicose disponível. Durante a atividade, este glicogênio é novamente convertido em G-6-P, a qual é desviada diretamente para a glicólise. Como falta a enzima apropriada, a G-6-P do músculo não é convertida em glicose livre. Por isso, o glicogênio muscular pode ser usado apenas para as necessidades do próprio músculo e não pode contribuir diretamente para a homeostase da glicose do sangue.

NC: Use vermelho para A, azul claro para D, azul para G, roxo para K e uma cor clara para H.
1. Comece pelos três tipos de moléculas de carboidratos na parte superior da lâmina. Pinte a molécula de glicogênio (E). Observe que esta recebe uma cor diferente das moléculas individuais de glicose (A).
2. Siga a seqüência numerada começando pela entrada de três monossacarídeos (A, B, C) na veia porta, à direita na parte mais alta da lâmina. Observe a conversão da galactose (B) e da frutose (C) em glicose (A). Todos os estágios do metabolismo da glicose na célula muscular ativa, que se localizam abaixo desta ilustração, recebem a cor de músculo (L).

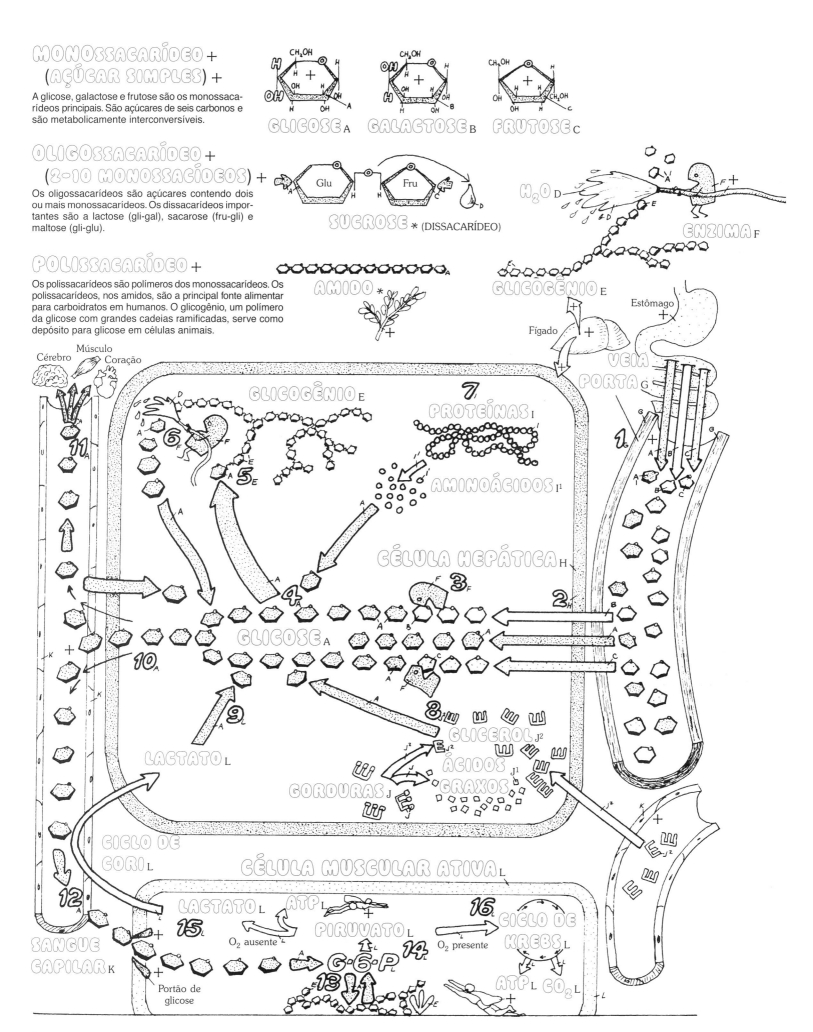

REGULAÇÃO NERVOSA DO AÇÚCAR DO SANGUE

FISIOLOGIA METABÓLICA

Para muitos tecidos a *glicose* é a substância combustível ideal para produção de energia celular. É o combustível para coração, musculatura esquelética e, normalmente, o combustível exclusivo para o cérebro.

Nível de glicose sangüínea á mantido constante em torno de 100mg/dL – Dadas as funções centrais do cérebro e do coração na função e na sobrevivência do corpo, deve haver um farto suprimento de glicose, o qual é fornecido a estes órgãos o tempo todo. Isto é realizado por intermédio da regulação da concentração da glicose do sangue em um nível presumivelmente ótimo de 1g/L (80 até 110mg/dL) de plasma, em todas as idades (5g/total de sangue, nos adultos).

Cérebro ajuda a regular o açúcar no sangue por meio de mecanismos de comportamento e neuro-hormonais – Juntamente com mecanismos puramente hormonais envolvendo insulina e glucagon (Lâmina 132), o cérebro, em particular os centros hipotalâmicos, fornecem um sistema homeostático complexo de comportamento e neuro-hormonal com a finalidade de restabelecer o nível ótimo de glicose, sempre que este se desviar criticamente da faixa normal. A hipoglicemia (açúcar sangüíneo baixo) tem conseqüências sérias para as funções do cérebro e do coração (ver a seguir). Nesta lâmina se discutem os mecanismos neurocomportamentais e neuro-hormonais que elevam o nível de açúcar no sangue, sempre que este fica abaixo dos limites da regulagem.

PAPÉIS DOS CENTROS HIPOTALÂMICOS DE ALIMENTAÇÃO E SACIEDADE

Hipotálamo tem mecanismo glucostático – Certos neurônios no *hipotálamo*, os quais constituem o *centro glucostático*, podem detectar mudanças nos níveis de açúcar no sangue. Estes neurônios têm uma taxa metabólica elevada (consumo de oxigênio e de glicose) que permite a estes detectarem mudanças no nível de glicose, dentro do seu citoplasma e, conseqüentemente, no sangue (Lâmina 138). Estes neurônios são os únicos no cérebro que exigem insulina para captação e entrada da glicose.

Açúcar baixo no sangue induz à fome – As reduções no nível de glicose, poucas horas após uma refeição, são detectadas pelos neurônios glucostáticos, os quais ativam o *centro hipotalâmico da alimentação (da fome)*. Este centro aumenta o apetite e o comportamento de buscar alimento, levando, por fim, ao aumento da *ingestão de alimento* (Lâminas 107 e 138). Os carboidratos da dieta, absorvidos nos intestinos, são convertidos em glicose no fígado que libera glicose para o sangue. Esta condição de hiperglicemia temporária estimula a liberação de insulina a partir das ilhotas pancreáticas. A insulina, por sua vez, promove a entrada da glicose nos tecidos, incluindo neurônios do centro hipotalâmico glucostático.

Açúcar alto no sangue provoca saciedade – Os neurônios hipotalâmicos glucostáticos detectam os níveis elevados de açúcar do sangue e seus sinais eferentes inibem os centros de controle da alimentação e ativam o centro de controle da saciedade do hipotálamo. Como resultado, o apetite diminui e prevalece um estado de saciedade, ao menos por algumas horas. A saciedade e a supressão do apetite também podem ser produzidas, a partir do estômago distendido, por meio do aumento da atividade de nervos sensoriais após a ingestão do alimento.

Sinais nervosos e hormonais da parede digestiva também controlam a saciedade – A ingestão de alimento também desencadeia a liberação de hormônios, a partir da parede do tubo digestivo, que agem sobre o hipotálamo, para diminuir a ingestão de alimento. O hormônio duodenal CCK (*colecistocinina*), entre outros peptídeos do intestino, é conhecido por exercer tais efeitos de retroalimentação de curto prazo. A supressão de longo prazo da ingestão de alimentos no hipotálamo também é proporcionada pela *leptina*, um hormônio do tecido gorduroso (Lâminas 134 e 139).

HIPOTÁLAMO COORDENA A LIBERAÇÃO DE HORMÔNIOS QUE ELEVAM O AÇÚCAR NO SANGUE

Papel das catecolaminas – Em resposta a uma queda relativa do açúcar sangüíneo, que pode ocorrer entre as refeições, o centro glucostático inicia uma série de ações para reagir a este declínio e elevar o açúcar no sangue. Assim, o centro, inicialmente, ativa o centro hipotalâmico para o controle do *centro nervoso simpático*, levando à liberação de *norepinefrina* dos nervos simpáticos e *epinefrina* da medula adrenal. As catecolaminas aumentam a *glicogenólise* no fígado e a *lipólise* nos tecidos adiposos. A glicogenólise aumenta diretamente o reservatório de glicose no fígado. A lipólise fornece glicerol para a conversão em glicose no fígado. Além disto, tecidos como os músculos usam os ácidos graxos mobilizados do tecido adiposo, poupando glicose para o cérebro e o coração.

Funções do hormônio de crescimento – Quando a ingestão de alimento é atrasada por um longo período ou reduzida como resultado de jejum ou exercício físico mantido, o açúcar no sangue cai até seu limite mais baixo. Estas condições estimulam o hipotálamo a liberar o *hormônio liberador de hormônio do crescimento* (GRH), o qual, por sua vez, estimula a liberação do *hormônio de crescimento* da glândula pituitária (Lâmina 118). O hormônio do crescimento age sobre as células gordurosas, mobilizando ácidos graxos e glicerol. O mecanismo para este efeito pode ocorrer pelo aumento da sensibilidade das células gordurosas às catecolaminas. Como mencionado anteriormente, a utilização dos ácidos graxos pelos tecidos resulta na poupança de glicose; e, também, o glicerol contribui para a gliconeogênese no fígado. Como resultado, aumenta o suprimento de glicose no sangue. Além disto, o hormônio do crescimento age sobre os tecidos musculares para diminuir a utilização da glicose em troca de um aumento da captação dos *aminoácidos*. Este efeito também poupa glicose para usos mais essenciais (por exemplo, no cérebro).

Funções do cortisol – Além do hormônio do crescimento, durante o jejum e o estresse hipoglicêmico, o hipotálamo estimula a liberação do *cortisol* do córtex adrenal por meio da ativação do eixo *hormônio liberador de corticotropina* (CRH) – ACTH. O cortisol é necessário para a ação do hormônio do crescimento sobre as células adiposas. O cortisol também mobiliza aminoácidos do músculo e do tecido conectivo e estimula sua utilização para gliconeogênese no fígado. A exemplo do hormônio do crescimento, o cortisol inibe a captação de glicose por tecidos usuários não essenciais, como a musculatura esquelética que poupa este açúcar para o cérebro e para o coração (Lâmina 127).

Controle nervoso mínimo sobre as secreções de insulina e glucagon – Exceto pela função estimuladora do vago na liberação de insulina, o sistema nervoso não desempenha uma função importante na liberação dos hormônios pancreáticos, os quais desempenham, por si próprios, muito do mecanismo compensatório de rotina, a fim de conservar a glicose constante no sangue (Lâminas 123 e 132).

Hipoglicemia pode ter graves conseqüências nas funções cardíaca e cerebral – Durante a fome prolongada, todos os mecanismos para restauração, mencionados anteriormente, falham. Os níveis de glicose ficam inevitavelmente abaixo dos níveis críticos, enquanto o seu consumo pelo coração e pelo cérebro continua. Abaixo de 60mg/dL, o coração enfraquece e as atividades nervosa, cognitiva e de consciência ficam perturbadas. Abaixo de 50mg/dL, a fala se torna pastosa e os movimentos descoordenados. A glicose sangüínea abaixo de 30mg/dL pode causar perda da consciência e coma; com 20mg/dL podem ocorrer convulsões e, com 10mg/dL, lesões cerebrais permanentes e perda de centros respiratórios medulares causam morte.

NC: Use vermelho para A e as mesmas cores da lâmina anterior para glicerol (C), fígado (O) e glicogênio (P). Use uma cor escura para B.

1. Comece pelo número 1, na parte superior esquerda, indicando uma queda no nível de glicose sangüínea (A¹). Pinte esta porção do sistema circulatório (A, A¹), movendo-se no sentido horário e para baixo indo ao meio da lâmina.
2. Pinte o hipotálamo (B) e o glucostato (A²). Pinte o número 2 e siga para o fígado, na base da lâmina, mas não pinte ainda as reações dentro do fígado.
3. Faça o mesmo com 3, 4 e 5.
4. Pinte a conversão das substâncias, no fígado, até glicose e a liberação da glicose para a circulação sangüínea; siga esta resposta compensatória para o açúcar baixo no sangue.

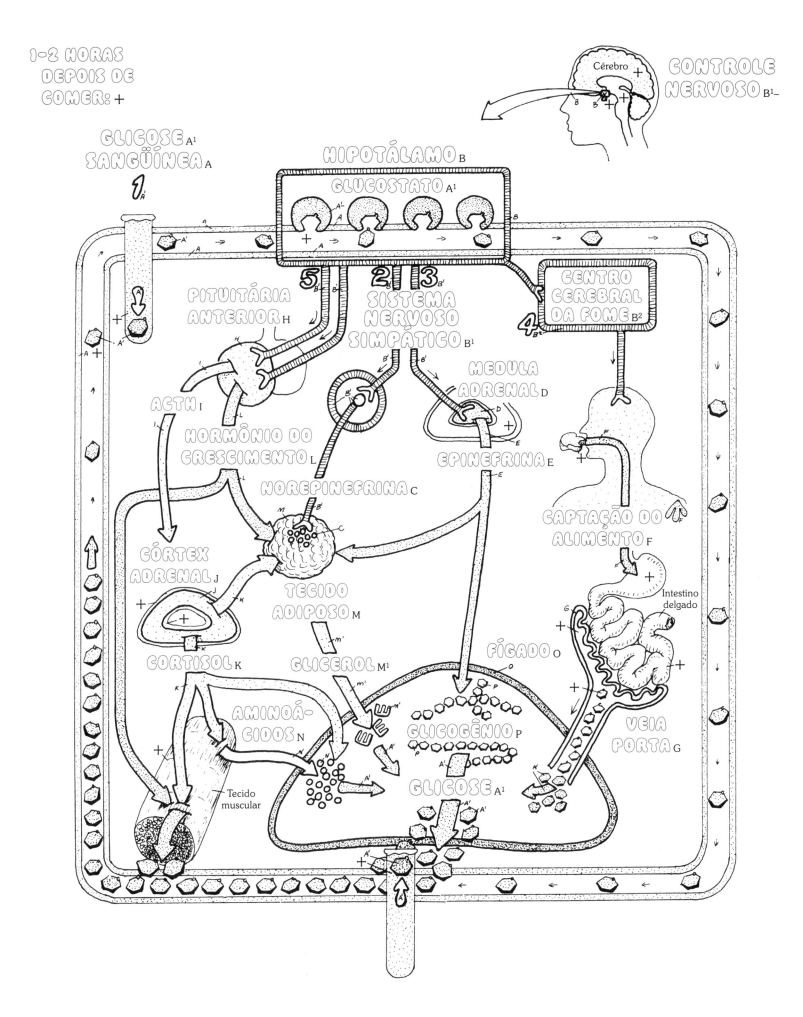

De uma até duas horas após cada refeição, o uso contínuo da Gli pelos tecidos, especialmente o cérebro, reduz os níveis de Gli no sangue (1). Isto é detectado no hipotálamo pelos neurônios "glucostáticos", os quais iniciam uma série de respostas compensatórias. A ativação simpática libera norepinefrina das fibras nervosas (2) e epinefrina da medula adrenal (3). A epinefrina estimula a glicogenólise no fígado. Ambas as catecolaminas promovem a lipólise no tecido adiposo, fornecendo ácidos graxos e glicerol. Os ácidos graxos liberados são usados pelo coração e pelos músculos, poupando Gli para o cérebro e elevando a Gli no sangue. O glicerol é convertido em Gli no fígado. Mais tarde, a ativação dos centros hipotalâmicos da alimentação (4) leva à ingestão de alimento, aumentando a captação de Gli e o reservatório hepático de Gli. Se a ingestão de alimento é retardada, o hipotálamo estimula a liberação do GH e do ACTH da pituitária (5). O GH promove a lipólise no tecido adiposo e diminui a captação de Gli no músculo. O ACTH estimula a liberação do cortisol. O cortisol facilita a ação do GH nas células gordurosas, diminuindo a captação de Gli pelo músculo e estimulando a gliconeogênese no fígado. O cortisol também aumenta o catabolismo de proteína no músculo para fornecer aminoácidos à gliconeogênese no fígado. A saída aumentada de glicose do fígado e a diminuída captação da Gli pela musculatura aumentam os níveis de Gli no sangue, assegurando a disponibilidade de Gli para órgãos vitais, como o cérebro e o coração.

FISIOLOGIA METABÓLICA

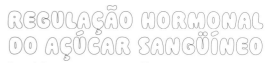

REGULAÇÃO HORMONAL DO AÇÚCAR SANGÜÍNEO

Esta lâmina descreve a integração de todos os hormônios envolvidos com a regulação do açúcar (glicose) no sangue. Como a hipoglicemia é uma condição, potencialmente de risco de vida (Lâmina 131), muitos hormônios agem para elevar o nível de açúcar no sangue. Apenas um hormônio, a insulina, está especialmente envolvido na diminuição do açúcar no sangue e esta ação não é a meta primária deste hormônio, mas uma conseqüência da sua ação. Sendo um centro para armazenagem e produção de glicose, o fígado serve como alvo para quase todos os hormônios envolvidos na regulação do açúcar sangüíneo e do metabolismo dos carboidratos.

HORMÔNIOS QUE ELEVAM O AÇÚCAR SANGÜÍNEO

Os hormônios que agem para elevar o nível de açúcar no sangue são glucagon das ilhotas pancreáticas, epinefrina e norepinefrina da medula adrenal, hormônio do crescimento da pituitária e cortisol do córtex adrenal.

Epinefrina e glucagon agem rapidamente para elevar o nível de açúcar no sangue – O estímulo para secreção destes hormônios é uma queda no nível da glicose plasmática, uma condição que normalmente ocorre nos intervalos entre as refeições. A epinefrina e o glucagon têm um mecanismo comum para elevar o nível de açúcar no sangue. Ambos estimulam as células hepáticas a aumentar a glicogenólise, mobilizando assim a glicose do fígado (Lâminas 123 e 125). Estes dois hormônios, embora quimicamente diferentes, agem sobre receptores de membrana no fígado, os quais estão acoplados com proteínas G. A ligação ativa a adenilciclase que aumenta a concentração do cAMP nas células hepáticas. Agindo como "segundo mensageiro", o cAMP, por meio de uma cascata de efeitos amplificadores, ativa a enzima hepática fosfoidrolase que age sobre o glicogênio do fígado, liberando moléculas de glicose. Uma vez que aumenta o reservatório de glicose livre no fígado, a glicose em excesso é secretada para o sangue, compensando a hipoglicemia. A ação do glucagon é regulada por uma retroalimentação puramente hormonal e a ação da epinefrina envolve a mediação do cérebro e do sistema nervoso simpático.

Hormônio do crescimento e cortisol agem lentamente para elevar o nível de açúcar no sangue – A necessidade destes hormônios surge durante fases de estresse metabólico, como jejum, exercício extenuante e prolongado e imobilidade, quando a ingestão de alimento fica consideravelmente retardada. A hipoglicemia prolongada (porém não perigosa) e os sinais de estresse do cérebro fornecem estímulo para a secreção do hormônio do crescimento e do cortisol. Estes hormônios aumentam o açúcar sangüíneo indiretamente ou aumentando os níveis de substratos para gliconeogênese (por exemplo, aminoácidos e glicerol) ou reduzindo a entrada e utilização da glicose em certos tecidos (como a musculatura), deste modo poupando glicose sangüínea e elevando seu nível no sangue.

Cortisol aumenta o açúcar sangüíneo por meio da catabolização de proteínas tissulares e estimula a conversão de aminoácidos em glicose no fígado – O cortisol promove o catabolismo das proteínas nos tecidos periféricos, como musculatura esquelética, liberando aminoácidos. Além disto, estimula a síntese de certas enzimas hepáticas – isto é, aquelas de desaminação e gliconeogênese – as quais convertem os aminoácidos liberados em glicose. O cortisol também diminui a captação de glicose pela musculatura (Lâmina 127).

Hormônio do crescimento aumenta o açúcar no sangue ajudando a mobilização de ácidos graxos e poupando o uso da glicose – O hormônio do crescimento age sobre as células gordurosas do tecido adiposo para aumentar a lipólise de triglicérides (triacilgliceróis), mobilizando glicerol e ácidos graxos (Lâmina 118). O glicerol é convertido em glicose, no fígado, por glicólise reversa, aumentando os níveis de glicose no fígado e sangue. Enquanto isto, o uso de ácidos graxos como combustível, pela musculatura, coração e tecidos hepáticos, poupam a glicose para consumo daqueles tecidos, os quais são mais criticamente dependentes dela (especialmente o cérebro). As catecolaminas têm ações semelhantes às dos hormônios do crescimento no tecido adiposo e no metabolismo dos carboidratos (Lâmina 125). Entretanto, a ação do hormônio do crescimento leva mais tempo para se desenvolver e dura mais, sendo, por fim, mais eficaz para a sobrevivência.

HORMÔNIOS QUE BAIXAM O AÇÚCAR NO SANGUE

Insulina diminui o açúcar sangüíneo por meio aumento da catação da glicose pelos tecidos – O principal hormônio hipoglicemiante é a insulina, produzida nas ilhotas de Langerhans do pâncreas. Secretada em resposta a um aumento do nível de glicose no sangue, logo após refeições, a insulina aumenta a entrada da glicose nos tecidos muscular e gorduroso e promove a síntese de glicose e armazenagem no fígado, causando diminuição dos níveis de açúcar no sangue (ver Lâminas 123).

Altos níveis de hormônios da tiróide também podem baixar os níveis de açúcar no sangue pelo aumento da taxa metabólica – Níveis elevados de hormônios da tiróide, como ocorre em hipertiroidismo ou durante adaptação de longa duração ao frio, também podem causar hipoglicemia com a elevação da taxa metabólica, mas a regulação do açúcar no sangue não é o efeito primário (Lâmina 119).

FÍGADO NA HOMEOSTASE HORMONAL DA GLICOSE

Fígado é o alvo de todos os hormônios reguladores da glicose – Todos os hormônios que agem para regular o açúcar no sangue (insulina, glucagon, hormônio do crescimento, cortisol, epinefrina) o fazem, em parte, agindo sobre o fígado. O fígado tem receptores especiais de membrana e nucleares para todos estes hormônios, bem como uma variedade de segundos mensageiros intracelulares e sistemas de sinalização, como o AMP cíclico que media o efeito de hormônios e receptores.

Fígado é o primeiro a receber a glicose absorvida – O fígado, por meio de sua conexão especial com o intestino delgado (veia porta), tem acesso direto aos carboidratos absorvidos no intestino, o que o torna, imediatamente, um centro para síntese, remessa, armazenagem e produção de glicose.

Transportadores hepáticos da glicose não são dependentes de insulina – O fígado capta uma grande porção da glicose abundante após as refeições, uma tarefa desempenhada pelos transportadores hepáticos especiais para glicose. Estes transportadores não são dependentes da insulina (Glu-T2 insensíveis à insulina).

Fígado é um armazém para glicogênio – O fígado é o principal órgão regulador da homeostase do metabolismo de carboidratos, em geral e especialmente do açúcar do sangue. O fígado tem enzimas que convertem glicogênio em glicose e glicogênio em glicose. Aproximadamente 500g de glicogênio são armazenadas no fígado. Admitindo que isto seja igual a 500g de glicose, então o fígado tem 100 vezes mais glicose que o sangue todo.

Apenas o fígado pode secretar glicose – Como o fígado contém uma enzima especial, glicose-6-fosfatase, que hidrolisa a glicose-6-fosfato até glicose livre, este é o único órgão do corpo que pode secretar glicose para o sangue quando o seu nível de glicose ultrapassa o do sangue. Isto dá ao fígado funções únicas de trocador de glicose e glucostato.

Fígado pode produzir glicose a partir de aminoácidos, glicerol e lactato, mas não a partir de ácidos graxos – O fígado converte glicerol em glicose e o inverso, e aminoácidos em glicose e o inverso. Mas não consegue sintetizar glicose a partir de ácidos graxos, uma característica partilhada por todas as células animais.

NC: Todos os títulos a serem coloridos aparecem na lâmina anterior e devem receber as mesmas cores, embora os rótulos de letras possam diferir.

1. Comece pelo canto superior esquerdo com as setas longas representando vários hormônios, glicerol (F) e aminoácidos (G).
2. Pinte os três usuários primários da glicose do sangue no alto à direita.
3. Pinte os dois hormônios (da tiróide e insulina) que baixam os níveis de glicose.
4. Pinte as influências hormonais sobre o fígado na ilustração mais abaixo.

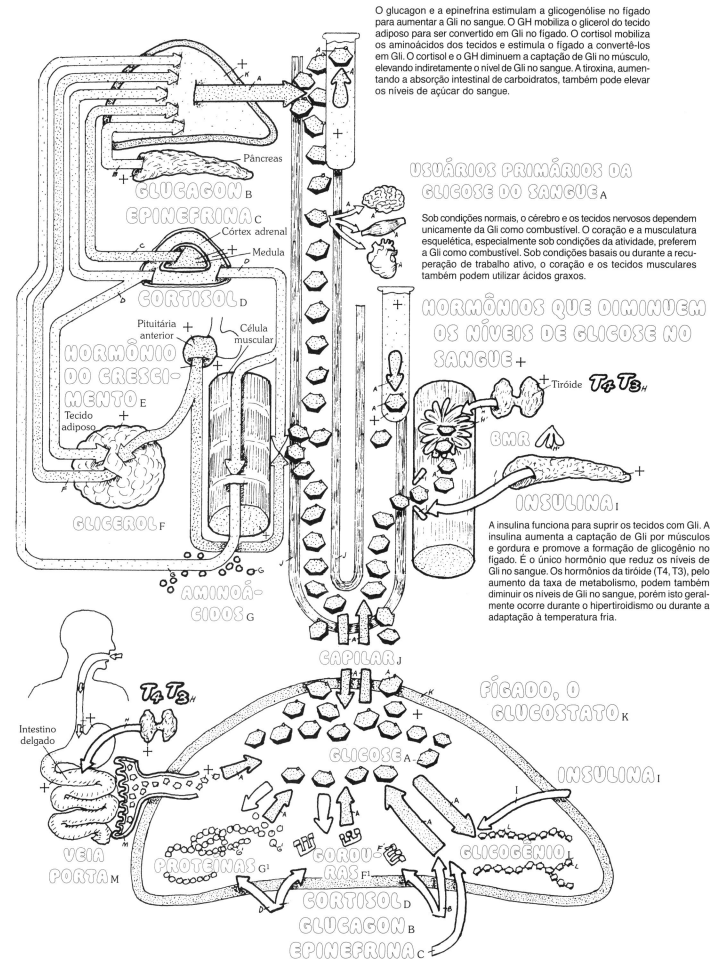

FISIOLOGIA METABÓLICA

TIPOS DE TECIDO ADIPOSO E USOS DAS GORDURAS

Gorduras do corpo são divididas em tipos combustível e estrutural – As gorduras combustíveis são armazenadas nos depósitos de gordura do *tecido adiposo*, os quais consistem em *células gordurosas* com grandes reservatórios citoplasmáticos de gordura. O tecido adiposo é ativo, continuamente forma e degrada gorduras. Ocorre na cavidade abdominal, dentro ou em torno dos órgãos (músculos, coração e sob a pele). A *gordura subcutânea* ajuda na isolação térmica. A *gordura marrom* é uma forma de gordura subcutânea com muitas mitocôndrias que liberam principalmente calor (não ATP) por oxidação, a fim de proteger o corpo contra temperaturas frias. Localização, estrutura e fisiologia da gordura marrom são discutidas nas Lâminas 140 e 141. Não se utilizam as *gorduras estruturais* (fosfolípides, colesterol) para energia; os fosfolípides ocorrem nas membranas celulares e o colesterol funciona na síntese dos hormônios esteróides, vitamina D e tecido nervoso mielínico (Lâmina 135).

QUÍMICA BÁSICA DAS GORDURAS

Os *triglicérides* (TG, *triacilgliceróis, gorduras neutras*) constituem o reservatório de gorduras (depósitos de gordura). São ésteres de *glicerol* de três *ácidos graxos* (AG). Os AG são cadeias hidrocarbônicas longas com apenas um ácido carboxílico em uma extremidade. Quanto mais longa a cadeia e quanto menor o número de duplas ligações, menor o estado de fluidez do AG e do TG associado. Os AG mais comumente ocorrentes no corpo são os ácidos palmítico, esteárico e oléico, com cadeias entre 14 e 16 átomos de carbono no comprimento. Os TG são metabolizados completamente até glicerol e AG ou incompletamente até AG e mono ou diglicérides. A quebra dos TG (*lipólise)* é catalisada por várias enzimas *lipase* em intestino, fígado e tecido adiposo.

GORDURAS COMO FONTE DE ENERGIA

Gorduras ocupam espaço pequeno e liberam muita energia – As gorduras são ideais para armazenar combustível porque, pela unidade de peso, ocupam menos volume e produzem mais energia (ATP) que os carboidratos ou as proteínas. Quando oxidado, 1g de gordura produz 9,3kcal – 2,3 vezes mais que 1g de carboidrato ou proteína. Alguns tecidos utilizam facilmente AG para energia; 60% das necessidades basais de energia do coração derivam de gorduras, principalmente AG. A musculatura esquelética também utiliza AG para obter energia – especialmente durante a recuperação de um exercício extenuante – a fim de reabastecer o suprimento exaurido de ATP, fosfocreatina e glicogênio (Lâmina 27).

Ácidos graxos passam por β-oxidação para formar ATP ou para se converter em aminoácidos – Para liberar sua energia, os AG são degradados até acetatos (acetil-CoA) por um processo chamado *β-oxidação*. Então, acetil-CoA é oxidada em CO_2 e H_2O na mitocôndria para produzir ATP (Lâmina 6).

Glicerol pode ser oxidado pela glicólise ou usado para formar glicose – Ambos os produtos da lipólise dos triglicérides – glicerol e AG – podem ser utilizados para produção de energia. O glicerol pode ser convertido em intermediários da glicólise e, então, em piruvato que entra no *ciclo de Krebs* para formar ATP (Lâmina 6). Alternativamente, o glicerol pode ser convertido em *glicose* no fígado (gliconeogênese); a glicose é utilizada pelos tecidos, como o cérebro, como combustível.

METABOLISMO DAS GORDURAS NO TECIDO ADIPOSO

Glicerol e ácidos graxos são esterificados para formar gorduras de armazenagem (lipogênese) – Depois de uma refeição de carboidratos, as células gordurosas do tecido adiposo, estimuladas pela insulina, captam a glicose plasmática abundante e a convertem em glicerol e AG. O glicerol (um *álcool*) e os AG (*ácidos*) são, então, *esterificados* para formar TG (*lipogênese*). As refeições gordurosas aumentam os *quilomícrons* no sangue – partículas lipoprotéicas de tamanho muito grande, transportando no sangue os TG e o colesterol absorvidos» (Lâmina 79). Dentro dos capilares do tecido adiposo e do fígado, uma enzima chamada *lipase lipoprotéica* hidrolisa os glicérides, liberando glicerol e AG. Estes são captados pelas células gordurosas e reesterificados para formar TG de armazenagem. Os TG com cadeias suficientemente longas, tendem a solidificar e assim são facilmente armazenados. Reservatórios aumentados de gorduras sólidas no citoplasma aumentam o tamanho das células gordurosas, as quais se acumulam no espesso *panículo adiposo*. Se em excesso, esta condição leva à *obesidade* (Lâmina 139).

Enzimas lipases degradam as gorduras armazenadas em glicerol e ácidos graxos (lipólise) – Quando estimuladas por catecolaminas e outros hormônios (Lâmina 134), as enzimas lipases lipolisam os TG, mobilizando para o sangue o glicerol e os AG. Os AG mobilizados são, então, usados por coração, músculos e fígado para energia. O glicerol normalmente é captado pelo fígado para fazer glicose nova.

METABOLISMO DA GORDURA NO FÍGADO

Fígado pode converter gorduras em proteínas e vice-versa – O *fígado*, a exemplo do tecido adiposo, é capaz de formar, armazenar e degradar gorduras, embora os grânulos de gordura, nos hepatócitos, não se destinem à armazenagem de longo prazo. A importância particular do fígado reside na sua capacidade de interconversão metabólica entre gorduras, carboidratos e proteínas. Os hepatócitos contêm todas as enzimas necessárias para estas transformações químicas. Por exemplo, o excesso de glicose pode ser metabolizado em ácidos graxos, os quais são, então, incorporados em triglicérides ou mobilizados para o consumo dos tecidos. O glicerol pode ser convertido em glicose por *glicólise reversa* e, depois, para *glicogênio*. Os AG podem ser convertidos em alguns *aminoácidos* e vice-versa. Estes aminoácidos podem, então, fazer *proteínas*. A única reação que o fígado e as células animais em geral não possuem, neste aspecto, é converter AG em glicose.

Fígado pode formar colesterol e corpos cetônicos – Um papel importante do fígado, no metabolismo das gorduras, é formar *colesterol* e *corpos cetônicos*. O metabolismo do colesterol está detalhado na Lâmina 135. Quando os carboidratos estão baixos na dieta ou nas células (como no diabetes), o fígado degrada AG em acetato (acetil-CoA). Quando o reservatório disponível de acetil-CoA excede a capacidade de carga das mitocôndrias, as moléculas de acetato são *condensadas* juntas para formar compostos como *ácido acetoacético, acetona* e outros *cetoácidos*, coletivamente chamados corpos cetônicos. Os corpos cetônicos vazam do fígado para o sangue, onde são excretados nos *rins*. Quantidades excessivas de corpos cetônicos, no sangue, levam às *cetose* e *acidose metabólica*, condições que podem ser fatais, como o diabetes por deficiência de insulina (Tipo I) não tratado.

Cetonas normalmente são excretadas, mas podem ser usadas como combustível em determinadas condições – Em adultos normais, os corpos cetônicos são pouco utilizados para energia. Contudo, em recém-nascidos, grávidas e indivíduos submetidos prolongadamente à fome, muitos tecidos, em particular o cérebro, sofrem adaptação metabólica, aumentando sua taxa de captação e utilização de corpos cetônicos para energia. Esta capacidade justifica não apenas a continuação do funcionamento do cérebro (um órgão que normalmente usa somente glicose) na fome, mas também justifica a ausência de toxicidade por cetonas em crianças e indivíduos famintos.

NC: Use vermelho para I e amarelo para C. Use cores claras para o glicerol (A), ácidos graxos (B) e azul claro para D.
1. Pinte os materiais mais acima na estrutura da gordura. Observe que no cubo representando TG na forma sólida, todas as letras recebem a cor do triglicéride (C).
2. Pinte o metabolismo da gordura na seqüência numerada, começando com o consumo do hambúrguer. Observe que o passo (7) termina com a formação de glicose no fígado. Depois siga para (8) na célula mais abaixo.

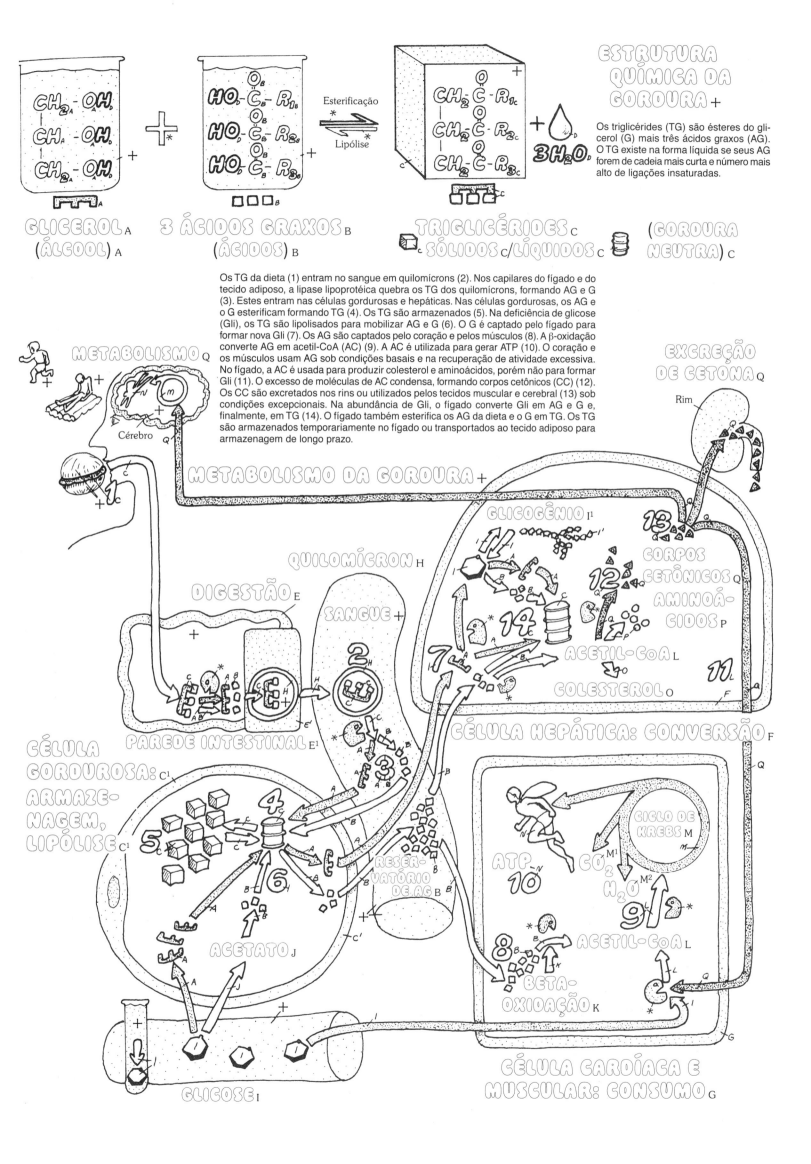

REGULAÇÃO DO METABOLISMO DAS GORDURAS

FISIOLOGIA METABÓLICA

A exemplo dos *carboidratos*, as gorduras são usadas como combustível; os metabolismos das gorduras e dos carboidratos estão intimamente interligados e muitos dos fatores nervosos e hormonais, os quais regulam o metabolismo dos carboidratos, também participam na regulação do metabolismo das gorduras.

HORMÔNIOS QUE AUMENTAM OS DEPÓSITOS DE GORDURA

Insulina é o principal hormônio que promove a formação de gorduras (lipogênese) – A insulina é secretada após uma refeição de carboidratos. Sua ação sobre as células gordurosas envolve três efeitos. Inicialmente a insulina aumenta a captação da glicose; as células gordurosas usam a glicose para a lipogênese, formando AG e glicerol que, depois, são esterificados até triglicérides. A segunda ação da insulina ocorre se a hiperglicemia for acentuada e prolongada. Nesta condição, a insulina também promove a atividade e a síntese de enzimas lipogênicas, aumentando a eficiência das células adiposas em formar gordura a partir de carboidratos. Esta ação da insulina também ocorre no fígado. A terceira ação da insulina sobre as células adiposas é inibir a lipase sensível ao hormônio, resultando em diminuição da lipólise. Em resumo, a insulina reduz a mobilização de AG e aumenta a formação de gordura e armazenagem no tecido adiposo e no fígado. Esta resposta é adaptativa para a economia energética do corpo durante fases de disponibilidade de alimento pois o alimento extra é armazenado como gordura e estes reservatórios gordurosos podem ser mobilizados em fases de necessidade para fornecer combustível ao corpo.

Estrógenos estimulam a formação de gordura nas mulheres – Os corpos femininos normalmente têm 5% mais gordura corporal que os masculinos. Os estrógenos, os hormônios sexuais femininos, promovem as reservas de gordura extra e a distribuição da gordura subcutânea, no corpo feminino, iniciada na puberdade e que ocorre durante a gravidez.

FATORES QUE PROMOVEM A QUEBRA DAS GORDURAS (LIPÓLISE)

Sistema simpático e catecolaminas agem rapidamente para estimular a lipólise e mobilizar ácidos graxos – Durante atividade física extenuante ou na fome, a ingestão de alimento está atrasada e os níveis de açúcar no sangue ficam próximos do limiar. Uma queda no açúcar do sangue (glicose) desencadeia respostas do *glucostato hipotalâmico* (Lâminas 131 e 138). O *sistema nervoso simpático* é ativado, causando a liberação das *catecolaminas (epinefrina, norepinefrina)* pelos nervos simpáticos e medula adrenal, o que estimula a *lipólise* nas células gordurosas do tecido adiposo (Lâmina 125).

Catecolaminas causam a liberação do monofosfato de adenosina cíclico e ativação da lipase sensível a hormônio nas células gordurosas – As catecolaminas se ligam com seus receptores, os quais estão conectados com proteínas G e ativação de adenilciclase, aumentando o nível de AMP cíclico (segundo mensageiro) dentro das células gordurosas. A ativação do AMP cíclico resulta na estimulação de uma enzima especial na célula gordurosa chamada *lipase sensível a hormônio*. Esta lipase catalisa a conversão dos *triglicérides* estocados em *ácidos graxos* (AG) e *glicerol*, porém sua ativação está sujeita à estimulação das catecolaminas do plasma ou dos nervos simpáticos.

Ácidos graxos agem como combustível para coração e músculos – Os AG mobilizados entram no sangue, fornecendo combustível fresco para coração e músculos e poupando glicose. O glicerol é captado pelo *fígado* e convertido em glicose (gliconeogênese). Estes eventos reverterão a hipoglicemia e aumentarão o suprimento de glicose para o cérebro.

Hormônio do crescimento sensibiliza as células gordurosas a catecolaminas, aumentando a mobilização de ácidos graxos – Em atividade física extenuante ou fome duradoura, o glucostato hipotalâmico induz mecanismos hipotalâmicos para regulação do *hormônio do crescimento* (GH) a fim de liberá-lo na pituitária. O GH tem uma ação lipolítica acentuada sobre as células gordurosas e hepáticas, mobilizando AG e glicerol (Lâmina 118). Estes efeitos levam mais tempo para aparecer, mas são mais duradouros que aqueles das catecolaminas. Para exercer estes efeitos, o GH aumenta a sensibilidade de células gordurosas e hepáticas às catecolaminas, possivelmente por meio do aumento dos seus receptores ou mediadores intracelulares, de maneira que as catecolaminas induzirão uma lipólise mais intensa, resultando em grande mobilização de AG. O GH, pela inibição do uso de carboidratos nos músculos, aumenta nesta região o uso de AG para energia, poupando a glicose.

Cortisol tem diversos efeitos estimulantes sobre lipólise e mobilização de gorduras – Outro hormônio que aumenta a lipólise é o *cortisol* liberado pelo córtex adrenal. O cortisol é liberado rapidamente em resposta à estimulação da liberação, induzida pelo estresse, do hormônio da pituitária ACTH, o qual, por sua vez, é liberado em resposta à liberação do CRH do hipotálamo (Lâminas 117 e 127). As ações lipolíticas do cortisol se exercem de várias maneiras. Uma muito importante é a "permissiva". O cortisol deve estar presente para que se expressem as ações lipolíticas de catecolaminas e GH sobre as células gordurosas. Não se conhece a natureza da ação permissiva do cortisol. O cortisol também possui efeitos diretos, aumentando o catabolismo das gorduras nas células adiposas e oxidação de AG e formação de *corpos cetônicos* no fígado. Estas ações ocorrem durante as respostas do corpo ao jejum prolongado e fome (Lâmina 127).

FUNÇÃO DA LEPTINA NA REGULAÇÃO DE LONGO PRAZO DA GORDURA DO CORPO

A leptina é um hormônio tissular da gordura. Recentemente, um hormônio protéico chamado leptina (da palavra grega para "magro") foi encontrado no sangue e participa na regulação de longo prazo do metabolismo da gordura. A leptina é secretada pelo tecido gorduroso; sua taxa de secreção e seu conteúdo plasmático são proporcionais ao conteúdo de gordura do corpo.

Leptina exerce efeito de retroalimentação sobre o hipotálamo para regular o conteúdo de gordura do corpo – O aumento do conteúdo de gordura está associado com secreção aumentada de leptina, a qual age sobre o hipotálamo para diminuir o apetite e a ingestão de alimento e, possivelmente, a fim de aumentar a liberação de hormônios mobilizadores da gordura (GH, catecolaminas?) para usar a gordura extra como energia. Camundongos carentes de leptina ou de seus receptores são obesos. Os efeitos da leptina sobre o hipotálamo são superados em circunstâncias especiais – por exemplo, animais se preparando para a hibernação, gravidez e lactação. A função da leptina na obesidade humana está detalhada na Lâmina 139.

ANORMALIDADES NO METABOLISMO DAS GORDURAS

O conteúdo normal de gordura para humanos adultos masculinos e femininos é cerca de 15% e 20% do peso corporal, respectivamente. Gordura corporal aumentada pode ocorrer em condições normais como na gravidez ou em condições anormais como na *obesidade*. As causas da obesidade podem ser genéticas ou ambientais ou ambas (Lâmina 139). Hábitos dietéticos precários, incluindo ingestão excessiva de gorduras e carboidratos e atividade física reduzida, estão entre os fatores controláveis. Gordura corporal anormalmente baixa pode causar ser causada por *anorexia nervosa*. A obesidade e a anorexia podem estar associadas com mudanças endócrinas, resultando em lipólise e lipogênese alteradas. As alterações secretórias da insulina e da leptina são suspeitas de contribuir para a obesidade. Ocorrem metabolismos alterados das gorduras em diabetes tipo II e doenças vasculares (por exemplo, doença cardíaca coronariana). O hipotiroidismo, freqüentemente está associado com aumento da gordura e o hipertiroidismo com a gordura diminuída.

NC: Use vermelho para F, roxo para E e as mesmas cores da lâmina anterior para ácidos graxos (B), glicerol (C), triglicérides (D) e fígado (L).
1. Comece pelo topo da lâmina e siga os números 1-5 para as células gordurosa (D¹) e hepática (L), sem colorir as ações destas células. Depois pinte 6 e 7 e siga os elementos que flutuam no capilar até a célula hepática (L) à direita.
2. Pinte o painel da base da lâmina, começando pelo número 1 no canto inferior esquerdo.

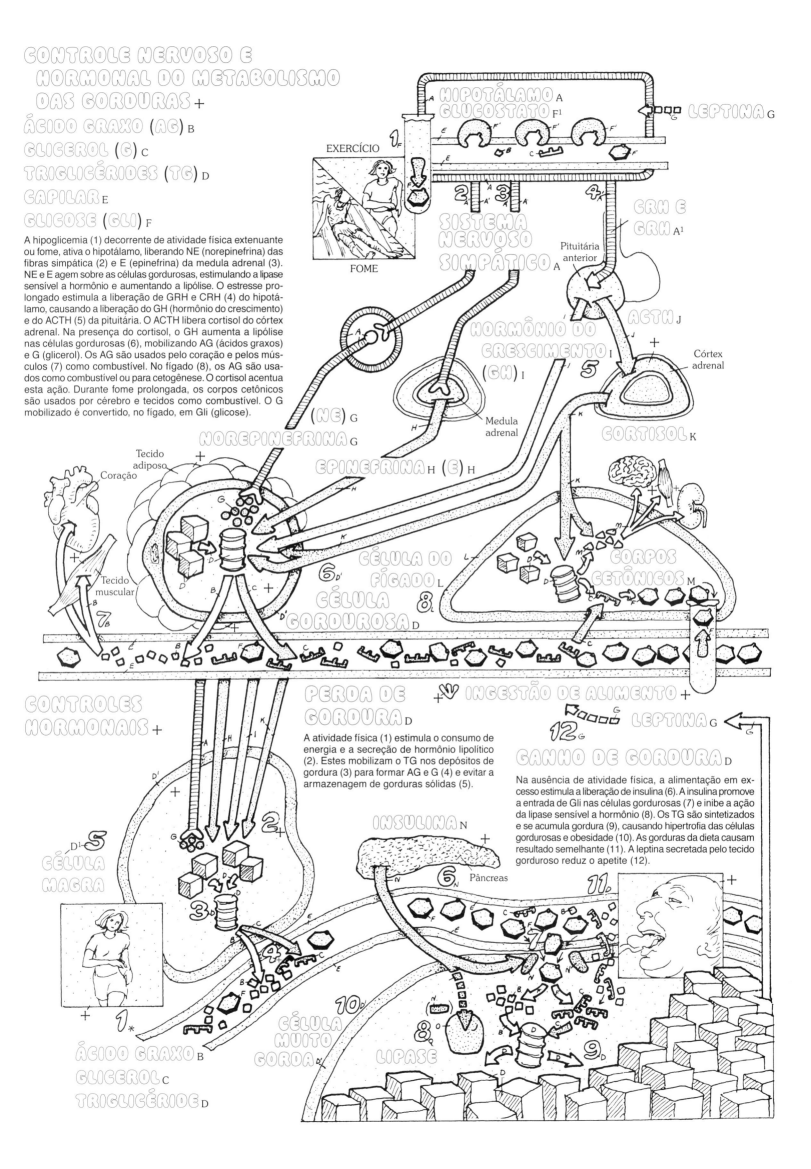

FISIOLOGIA METABÓLICA

Colesterol tem muitas funções mas não é um combustível – O *colesterol* é uma gordura estrutural de origem animal. É um *esterol* sintetizado a partir do *acetato*, principalmente no fígado; o córtex adrenal e as gônadas também sintetizam colesterol. No fígado, é usado para fazer *sais biliares* que facilitam a digestão das gorduras. É o precursor dos esteróides gonadais e adrenocorticais e da formação da vitamina D_3 na pele. O colesterol é um componente do tecido nervoso da *bainha de mielina* e da camada *córnea* da pele (a camada queratinizada mais externa), a qual ajuda a tornar a pele à prova d'água e evita a evaporação da água. Nas *membranas* das células e em algumas organelas celulares, o colesterol ajuda a estabilizar o movimento das cadeias *fosfolípides*.

Colesterol da dieta *versus* colesterol endógeno – No corpo, o colesterol pode ser exógeno (da dieta) ou endógeno – isto é, sintetizado nos tecidos, principalmente no fígado. O colesterol da dieta vem somente dos alimentos de origem animal (gema de ovo, fígado, carnes gordurosas, queijo). O colesterol é absorvido no intestino com outras gorduras, dentro dos *quilomícrons*, grandes *partículas lipoprotéicas* (LPP) (Lâmina 79). Os quilomícrons são digeridos pela enzima *lipase lipoprotéica* nos capilares do fígado e do tecido adiposo. Os *triglicérides* são enviados para o tecido adiposo, o colesterol e os fosfolípides remanescentes são enviados ao fígado (Lâmina 133).

Colesterol pode ser produzido no fígado a partir do acetato – Para fazer colesterol, o acetato do fígado (acetil-CoA) passa por várias reações para formar *ácido mevalônico*, o qual é convertido primeiro em *esqualano* e depois em colesterol. O colesterol regula sua própria síntese por meio da inibição do substrato da enzima que forma o ácido mevalônico. Da mesma maneira, o colesterol da dieta inibe a síntese de colesterol no fígado. A maior parte do colesterol do fígado é usada para formar sais biliares (por exemplo, colato) que ajudam a digerir a gordura por *emulsificação* (Lâmina 77).

Colesterol do fígado é exportado para os tecidos, embalado em partículas lipoprotéicas – O fígado supre de colesterol a maioria dos tecidos por intermédio do sangue. O colesterol é embalado em LPP que lembram quilomícrons. As LPP têm diferentes composições de gordura e proteína e são de tamanhos e densidades diferentes. Quanto mais gordura contiverem as LPP, mais baixa sua densidade. Cada LPP possui um miolo de gorduras hidrofóbicas (triglicérides e colesterol, como ésteres de colesteril), envolvidas numa capa de proteínas hidrofílicas e fosfolípides. A proteína, nesta capa, chama-se *apoproteína* (*apolipoproteína*), uma proteína muito importante porque se liga com os receptores de tecido, os quais se ligam ao LDL.

Partículas lipoprotéicas variam em tamanho, densidade e conteúdo de lípides – As LPP variam em tamanho entre 10 e 80μm. O colesterol para exportação é transportado nas maiores LPP do plasma – *lipoproteínas de muito baixa densidade* (VLDL). No plasma, estas são transformadas em lipoproteínas menores – *lipoproteínas de baixa densidade* (LDL) e lipoproteínas de *densidade intermediária* (IDL) – por meio de ações de enzimas. O colesterol, enviado diretamente aos tecidos, está em partículas LDL. Uma vez dentro das células dos tecidos, o colesterol é utilizado para a variedade de funções mencionada anteriormente. O excesso de colesterol é embalado nas menores LPP – *lipoproteínas de alta densidade* (HDL) e transportado de volta ao fígado para processamento.

Hormônios tiróideos e sexuais influenciam os níveis de colesterol – Os hormônios da tiróide diminuem o colesterol do plasma por meio do aumento de sua captação pelo fígado e pelos tecidos. O *estrógeno*, o hormônio esteróide sexual feminino, diminui o nível do colesterol e o andrógeno, o hormônio esteróide sexual do sexo masculino, eleva este nível. Tais efeitos esteróides sexuais podem estar relacionados com a incidência mais alta de aterosclerose (ver a seguir) nos homens.

COLESTEROL, ATEROSCLEROSE E DOENÇA CARDÍACA

Colesterol contribui para aterosclerose e doença cardíaca – Esta doença é responsável por quase a metade de todas as mortes, principalmente em homens e nos idosos. Quando a parede interna de uma artéria está lesada, as *plaquetas* aderem ao local danificado estimulando a *fibrose*. O colesterol do plasma se deposita nestas lesões juntamente com os *íons cálcio*, formando *placas de colesterol* duras e calcificadas. A aterosclerose está envolvida em muitas doenças arteriais, como *arteriosclerose* (endurecimento das artérias).

O acúmulo de placas no lúmen das artérias coronárias (doença oclusiva coronariana) reduz o fluxo sangüíneo para várias regiões do coração, causando *isquemia* coronariana. As placas também facilitam a formação de *coágulo sangüíneo* (*trombo*), o qual bloqueia o fluxo de sangue para uma região do coração (trombose), provocando os ataques cardíacos. Eventos semelhantes podem ocorrer nas artérias cerebrais, levando a derrames (infartos cerebrais).

LDL cedem colesterol para as placas vasculares – Acredita-se atualmente que os altos níveis de colesterol no plasma, particularmente do colesterol nas LDL ("mau colesterol"), favoreçam a formação de placas. Presumivelmente, as partículas LDL provindas do fígado para os tecidos em grandes números e com receptores específicos para ligação aos tecidos, aderem mais provavelmente às paredes arteriais danificadas e depositam seu colesterol nestes locais. Em contraste, o colesterol nas partículas HDL ("bom colesterol"), trafegando dos tecidos para o fígado, não se deposita nas lesões.

Colesterol baixo no plasma e relação HDL:LDL alta reduzem placas e doença cardíaca – A faixa de colesterol plasmático normal é 120 a 220mg/dL (média de 170mg/dL). Uma ingestão alimentar com colesterol elevado contribui para doença pelo aumento do colesterol no plasma. Diminuindo o colesterol plasmático, por meio de dieta e medicamentos (os quais inibem a síntese do colesterol), reduz-se a formação de placas e também se pode reverter o processo. O nível máximo recomendado de colesterol no plasma para homens com histórico familiar de doença cardíaca é 180mg/dL porque a incidência de placas arteriais e ataques cardíacos aumenta além deste limite; para as mulheres em risco este valor é 200mg/dL.

Além disto, para diminuir o colesterol total do plasma, uma relação alta entre HDL e LDL parece evitar a formação de placas e a doença cardíaca. Os valores ideais para o colesterol HDL ("bom colesterol") são > 35mg/dL e para o colesterol LDL ("mau colesterol") são < 130mg/dL. As mulheres têm níveis de LDL mais baixos e de HDL mais altos que os homens, provavelmente por causa dos seus níveis mais elevados de estrógeno, o que pode explicar porque há incidência mais baixa, entre as mulheres, de doença cardíaca na faixa dos 40 anos de idade.

Função dos ácidos graxos da dieta – Os ácidos graxos da dieta têm mostrado possuir uma função no colesterol do plasma e na aterosclerose por meio da influência do conteúdo de colesterol nas LPP. As *gorduras monoinsaturadas* presentes em azeitona, amêndoa, abacate e canola são altamente recomendáveis porque aumentam o colesterol HDL e diminuem o LDL (isto é, aumentam a relação); as *gorduras poliinsaturadas* (óleos vegetais) também são boas, porém aumentam principalmente o colesterol HDL. As *gorduras saturadas* (manteigas, gorduras animais, óleos vegetais hidrogenados) devem se manter no mínimo pois aumentam o colesterol LDL.

NC: Use as mesmas cores da lâmina anterior para B e K. Use roxo para D e vermelho para M. Use uma cor clara para A.

1. Pinte a estrutura química do colesterol no topo da lâmina e suas funções no corpo no canto superior direito.
2. Siga a seqüência numerada começando em digestão da gordura e colesterol da dieta.

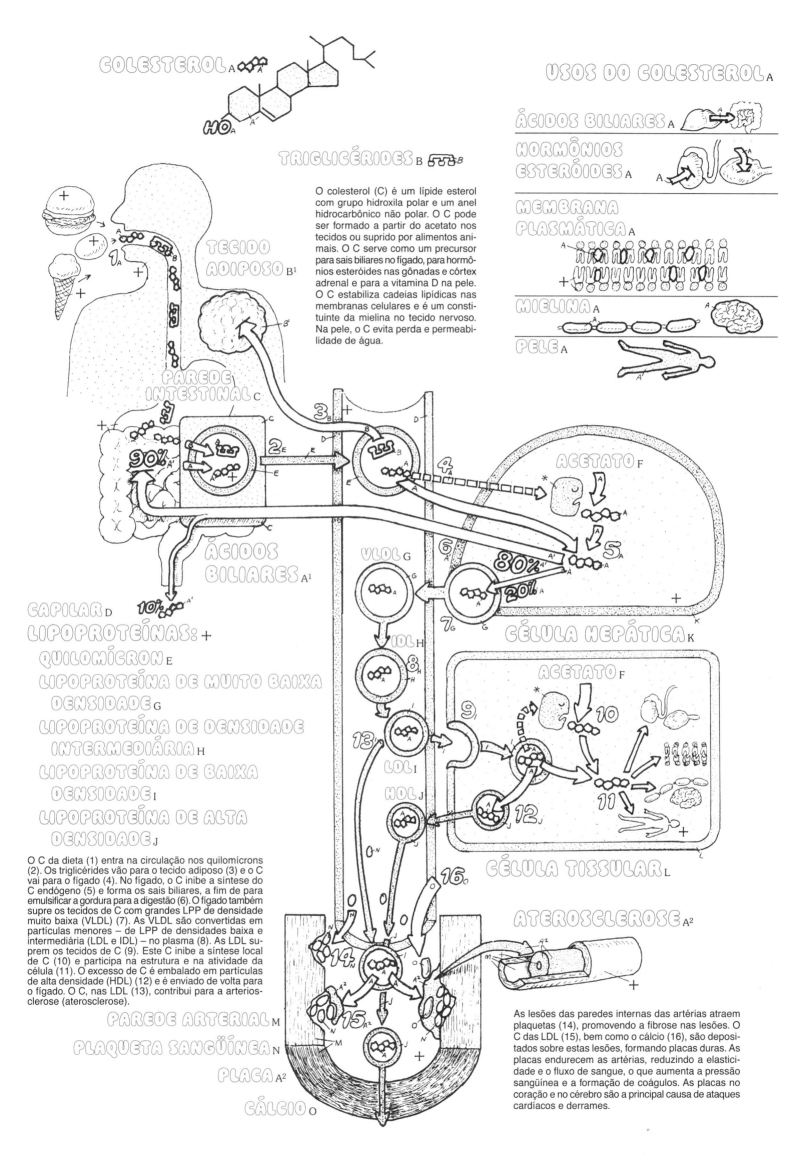

PROTEÍNAS: METABOLISMO E REGULAÇÃO

FISIOLOGIA METABÓLICA

ESTRUTURA, VARIEDADE E IMPORTÂNCIA DAS PROTEÍNAS

As *proteínas* são de importância primária nas estruturas e funções de células, tecidos e no corpo. Acredita-se que existam mais de 100.000 diferentes proteínas no corpo, isso é embasado nos 100.000 genes no genoma humano e na relação um para um entre gene e proteína. Nem todas as proteínas ocorrem em todas as células. As proteínas são feitas de diferentes combinações de 20 *aminoácidos* que ocorrem naturalmente, os quais variam em estrutura mas partilham uma característica comum: a presença de um ácido, o *ácido carboxílico*, e um grupo amina. Os aminoácidos podem se juntar por meio de ligações peptídicas formando *cadeias peptídicas* – daí *dipeptídeos, tripeptídeos, oligopeptídeos e polipeptídeos*. As proteínas são basicamente polipeptídeos grandes de uma ou mais cadeias. As proteínas são sintetizadas dentro das células a partir de aminoácidos (Lâmina 4). Dos vinte aminoácidos que formam as proteínas, o corpo pode sintetizar apenas doze, começando com glicose ou ácidos graxos; os outros oito devem provir da alimentação (os *aminoácidos essenciais* da dieta, por exemplo, leucina, triptofano). As proteínas são alimentos fartos para animais e plantas.

FUNÇÕES DO FÍGADO NO METABOLISMO DAS PROTEÍNAS

Fígado é um centro para catabolismo e anabolismo de aminoácidos e proteínas – Os aminoácidos formam uma reserva lábil, no fígado, utilizada para fazer as proteínas do fígado e do sangue, bem como glicose, gorduras e energia (ATP). Os aminoácidos do fígado podem ser trocados com os de uma segunda reserva *no sangue*, a qual, por sua vez, faz trocas com uma terceira reserva dentro das *células tissulares*. O fígado é capaz de produzir todos os aminoácidos não essenciais e numerosas proteínas, além de degradá-los, formando bases purínicas e pirimidínicas dos ácidos nucléicos a partir dos aminoácidos.

Proteínas do sangue são produzidas principalmente no fígado – O fígado forma e secreta a maioria das *proteínas do sangue*: *albuminas* (transportam hormônios e ácidos graxos, regulam a pressão osmótica do plasma), *globulinas* (enzimas; transporte de hormônios) e *fibrinogênio* (necessário para a coagulação do sangue). O fígado humano forma até 50g destas proteínas todos os dias.

Fígado pode oxidar aminoácidos para formar ATP ou convertê-los em glicose ou gorduras – Para isto, os aminoácidos são primeiramente *desaminados*, formando vários *cetoácidos*, como os ácidos *pirúvico* e *alfa-cetoglutárico*. Então, estes são oxidados no *ciclo de Krebs* para formar ATP. Os aminoácidos são iguais aos carboidratos na sua capacidade de liberar energia metabólica e formar ATP. A formação dos *cetoácidos* a partir de aminoácidos, permite as conversões em glicose *(gliconeogênese)* ou em *ácidos graxos e glicerol (lipogênese)*, das quais podem se formar, respectivamente, o glicogênio e os triglicérides (Lâminas 127 e 133).

Fígado forma uréia como resultado da desaminação de aminoácidos – A desaminação dos aminoácidos produz *amônia* (NH_3), um gás tóxico para fígado e outros tecidos. O fígado destoxifica a amônia, convertendo-a em *uréia*, uma substância hidrossolúvel muito menos tóxica. Para formar uréia, duas moléculas de NH_3 reagem com uma molécula de CO_2. A formação da uréia ocorre por meio de uma cadeia de reações catalisada por enzimas, o *ciclo da uréia*, envolvendo os aminoácidos *ornitina, citrulina* e *arginina*, os quais agem como intermediários. A uréia se difunde para o sangue e é excretada na urina pelo rim.

PROTEÍNAS NOS TECIDOS

Tecidos necessitam de aminoácidos para crescimento, reparação e substituição normal das proteínas celulares – Estes são obtidos a partir da reserva de aminoácidos no sangue que, por sua vez, está em equilíbrio com a reserva no fígado. As células de cada tecido fazem suas próprias proteínas específicas (isto é, aquelas características de cada célula). Estas e outras proteínas celulares gerais são continuamente formadas nos *ribossomos* e quebradas nos *lisossomos*. A *taxa de renovação* das proteínas depende do tipo da proteína e do tecido. As enzimas do fígado mostram um taxa rápida de renovação (algumas horas); as proteínas estruturais mostram uma taxa lenta (por exemplo, poucos meses para o colágeno ósseo).

Tecidos formam proteínas gerais e específicas – Ao lado das enzimas metabólicas gerais, comuns a todas as células, diferentes tecidos contêm proteínas especiais que realizam funções específicas. Assim, os *anticorpos*, as proteínas de defesa, são secretados pelos glóbulos brancos do sangue (leucócitos). A *hemoglobina*, a proteína transportadora do oxigênio, é encontrada nos glóbulos vermelhos. O *colágeno*, a proteína mais abundante no corpo, é secretado pelas células do osso e da cartilagem e pelos fibroblastos. A *actina* e a *miosina* são as proteínas contráteis do tecido muscular.

Proteínas dos tecidos são normalmente poupadas da oxidação mas são catabolizadas durante a fome – Consistentes com sua função de tijolos de construção de proteínas, os aminoácidos, particularmente os das proteínas dos tecidos, são poupados da oxidação metabólica, sendo usados preferencialmente os carboidratos e as gorduras. Durante jejum prolongado e fome, os aminoácidos do fígado e dos tecidos são catabolizados como combustíveis, mas ao mesmo tempo as proteínas do coração e do cérebro são poupadas.

REGULAÇÃO HORMONAL DO METABOLISMO DAS PROTEÍNAS

Hormônio do crescimento, insulina e fatores de crescimento semelhantes à insulina (IGF) promovem o anabolismo das proteínas e o crescimento – Os hormônios influenciam profundamente o metabolismo das proteínas. Assim, o *hormônio do crescimento* e a *insulina* aumentam a captação dos aminoácidos e a síntese de proteínas em determinados tecidos, como o músculo e o osso. Os efeitos do hormônio de crescimento são mediados pelos fatores de crescimento semelhantes à insulina (IGF), em geral secretados localmente pelos tecidos. Os IGF são responsáveis pelo crescimento fetal. A ausência de hormônio do crescimento ou dos IGF causa interrupção do crescimento e nanismo. Os crescimentos do osso e do músculo são particular e gravemente afetados e os crescimentos do coração, dos nervos e do cérebro são poupados.

Hormônios da tiróide promovem a síntese de enzimas específicas e proteínas – No coração e nos músculos, a *tiroxina* estimula a síntese de proteínas pelo aumento dos ribossomos e pela formação de muitas proteínas específicas e funcionalmente importantes. Estes efeitos promovem a diferenciação funcional destes tecidos, como o desenvolvimento de proteínas contráteis. No fígado e no rim, os hormônios da tiróide induzem a formação de proteínas específicas (por exemplo, Na-K-ATPase da bomba de membrana). Estes hormônios são sinérgicos em seus efeitos anabólicos sobre a síntese de proteínas em muitos tecidos, especialmente ossos e músculos.

Efeitos dos esteróides sexuais e adrenais – Os *estrógenos* e *andrógenos* promovem síntese de proteína e proliferação celular em tecidos reprodutivos alvos. Os andrógenos dos testículos e do córtex adrenal também são conhecidos pelos seus efeitos anabólicos sobre o crescimento dos músculos e dos ossos. Esta ação é importante para o surto de crescimento durante a puberdade (Lâmina 152). O *cortisol*, do córtex adrenal, promove o catabolismo das proteínas em muitos tecidos, como os músculos e linfáticos, durante o estresse e a fome mas, no fígado, o cortisol aumenta a captação dos aminoácidos e a síntese das enzimas para gliconeogênese (Lâmina 127), uma ação adaptativa importante durante o estresse metabólico.

NC: Use uma cor clara para A, vermelho para H e cores muito claras para I e J.
1. Pinte as fórmulas químicas no painel superior.
2. Pinte os quatro graus da estrutura da proteína.
3. No painel do metabolismo da proteína, siga a seqüência numerada depois de colorir fígado (I), células dos tecidos (J) e vasos sangüíneos (H).
4. Nos controles hormonais, observe que hormônio do crescimento, somatomedinas e insulina operam juntos e a estes se dá uma só cor (N).

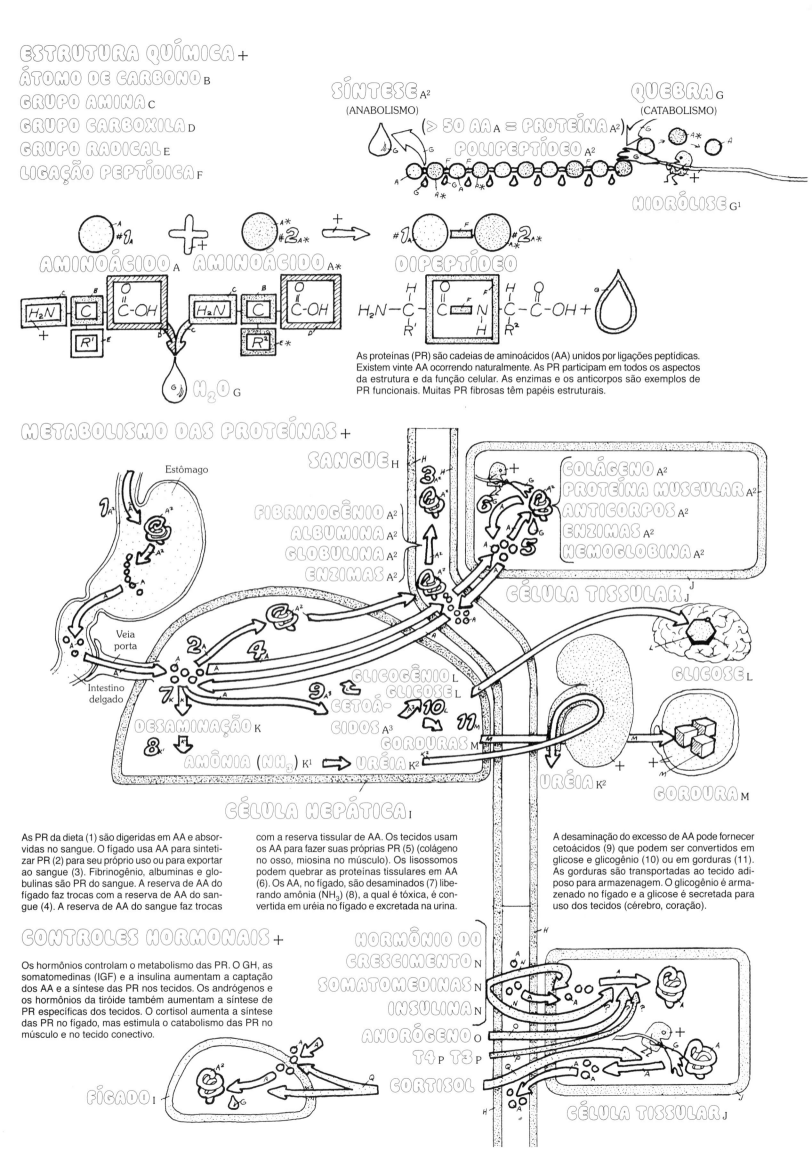

FISIOLOGIA METABÓLICA

OXIDAÇÃO DOS NUTRIENTES, CALOR METABÓLICO E TAXA METABÓLICA

Combustíveis queimados fora do corpo liberam calor, mas podem ou não resultar em trabalho – A queima da maioria das substâncias combustíveis orgânicas no ar, isto é, combinadas com oxigênio (oxidação, oxigenação), produz dióxido de carbono e água. Contudo, neste processo toda a energia armazenada nas ligações químicas das substâncias combustíveis é liberada como calor, sem produção de trabalho. Assim, a eficiência (isto é, a capacidade de gerar trabalho a partir de uma forma de energia) neste processo é zero.

Em uma usina, um combustível (por exemplo, carvão) é queimado para gerar calor; o calor move as turbinas do gerador; as turbinas produzem eletricidade que é posta a serviço das residências e lojas para ser utilizada por uma variedade de trabalhos. Neste caso, o calor, como forma de energia, é convertido em energia utilizável (ou seja, trabalho).

Oxidação celular também libera calor, mas alguma energia é capturada como ATP para as funções celulares – O corpo humano é também uma máquina. Para desempenhar suas funções vitais é necessário se realizar trabalho, por isso o corpo necessita de energia. O corpo consegue esta energia por meio de consumo e queima de combustíveis (por exemplo, carboidratos e gorduras). A oxidação do conteúdo dos alimentos libera calor; contudo, em contraste com a usina do exemplo anterior, o corpo não é capaz de converter o calor liberado diretamente em trabalho. Em lugar disto, os corpos celulares associam a oxidação do material alimentar com a geração de ATP, o intermediário químico de alta energia (Lâminas 5 e 6). Então, o ATP é usado para uma variedade de atividades químicas (por exemplo, síntese), mecânicas (como contração muscular), elétricas (função nervosa, por exemplo) que as células do corpo precisam realizar para dar conta da sobrevivência e do desenvolvimento.

Eficiência da máquina do corpo – Parte da energia obtida durante a oxidação das substâncias combustíveis é liberada como calor (calor metabólico), o qual não é inteiramente perdido porque pode ser usado para manter o corpo aquecido. Isto é muito útil nos animais de sangue frio (pecilotérmicos, ectotérmicos) e uma necessidade absolutamente essencial em espécies de sangue quente (homeotérmicos, endotérmicos) como os humanos.

Calor é a forma final de energia – Mesmo a energia utilizada para o trabalho celular é, no fim, convertida em calor. Não apenas a hidrólise do ATP que ocorre durante o trabalho gera calor, mas alguma energia usada para fazer o verdadeiro trabalho também é convertida em calor; por exemplo, a contração muscular cria fricção, a fricção cria calor.

MEDINDO NECESSIDADES DE ENERGIA DO CORPO EM RELAÇÃO AO CALOR (CALORIAS)

Caloria – Uma Caloria (com C maiúsculo = 1 quilocaloria) é definida como a quantidade de calor necessária para elevar a temperatura de 1g de água em 1°C.

Atividades e conteúdo do alimento podem ser expressos em unidades de calor (calorias) – Com base na utilidade universal do calor, é prática comum medir todos os processos energéticos do corpo em unidade de calor (isto é, calorias). Os valores da energia das substâncias alimentares (sua utilidade para as necessidades energéticas do corpo) são também medidos melhor em seu valor combustível calórico (valores calóricos do conteúdo alimentar). Assim, 1g de carboidrato ou proteína produz 4,1 quilocalorias e 1g de gordura produz 9,3 quilocalorias.

Calorimetria direta mede o calor corporal total produzido – O método preciso para medir as necessidades de energia do corpo é a *calorimetria direta* (isto é, medida da quantidade exata de calor que o corpo produz). O sujeito é colocado sentado em um *calorímetro de sala*, uma câmara isolada para minimizar a troca de calor com o exterior. Na sala, o calor liberado do corpo é usado para aquecer uma corrente de água que percorre um tubo. O aumento da temperatura na água (de saída menos a de entrada), depois da conversão em calorias, é equivalente à quantidade de calorias geradas (ou necessárias) pelo corpo.

Calorimetria indireta (espirometria) mede o oxigênio total consumido – Neste método, a quantidade total de *oxigênio* consumido durante um determinado período de tempo é medida com um *espirômetro*. O oxigênio é inalado de um tanque do espirômetro por meio de um bocal. O declínio no conteúdo de oxigênio do tanque é registrado por um dispositivo (um quimógrafo). O CO_2 produzido é absorvido em um tanque de soda apropriado. Um litro de gás oxigênio utilizado durante a queima de qualquer conteúdo alimentar, dentro ou fora do corpo, gera 4,82Cal. Conhecendo-se o volume total de oxigênio utilizado por unidade de tempo, pode-se determinar a produção calórica total da pessoa (ou necessidade).

TAXA METABÓLICA E FATORES QUE A INFLUENCIAM

Taxa metabólica e o que custa para mantê-la – Usando os métodos calorimétricos citados anteriormente, a *taxa metabólica* (MR) do corpo pode ser determinada sob diferentes condições. A *taxa metabólica basal* (BMR) é a quantidade de energia necessária para manter o corpo em repouso na posição supina. No adulto humano masculino médio, pesando cerca de 70kg, a BMR é cerca de 2.000Cal/dia. Sendo assim, com base nos valores calóricos dos alimentos, custa 480g de carboidratos ou proteínas ou 215g de gorduras para sustentar esta pessoa em repouso durante um dia. Isto corresponde a cerca de 30 maçãs ou 900g de pão ou 800g de carne ou 9 xícaras de grãos cozidos.

Atividade física é o principal fator que influencia a taxa metabólica – A taxa metabólica diminui durante o sono e aumenta durante a atividade. Ao se caminhar, esta taxa é duas vezes a taxa durante o sentar; o correr envolve uma taxa três vezes mais alta que andar; subir escadas produz uma taxa duas vezes maior que a de correr.

Relação entre área de superfície e massa é o principal determinante da taxa metabólica basal – Quando calculada por unidade de massa (peso), a BMR é mais alta em pequenos animais, uma vez que estes possuem uma área de superfície alta em relação à massa. A pequena massa corporal não permite armazenar calor nas entranhas e a área de superfície, relativamente grande, facilita a perda de calor. Assim, um camundongo consome menos que 4Cal/dia e, quando comparadas com as 5.000Cal/dia de um cavalo, fornece uma BMR de 200Cal/dia/kg, ou seja, vinte vezes a de um cavalo. É por isto também que animais pequenos (por exemplo, pássaros) parecem estar constantemente comendo e é por este motivo as crianças têm uma BMR mais alta que a dos adultos.

Hormônios e sistema nervoso autônomo regulam a taxa metabólica – Os hormônios da tiróide, o hormônio do crescimento e as catecolaminas da medula adrenal aumentam a taxa metabólica, como fazem os hormônios sexuais andrógeno e progesterona. Os indivíduos hipotiroideanos podem ter uma diminuição de 40% e os indivíduos hipertiroideanos um aumento de 100% em suas BMR. A testosterona pode ser a razão para uma BMR mais alta em humanos masculinos. Hormônios tiróideos e progesterona aumentados são responsáveis pela elevação normal da BMR em mulheres grávidas. O progesterona aumentado é responsável pela BMR mais alta em mulheres, no período pós-ovulatório do seu ciclo mensal. A atividade simpática diminuída e a secreção de catecolaminas pode ser a causa da BMR mais baixa em idosos. A ingestão de alimentos também aumenta a taxa metabólica; a absorção dos alimentos (independentemente da sua utilização) tem um efeito ainda mais intenso. Estes efeitos, chamados "ação dinâmica específica dos alimentos", são mais acentuados para proteínas (30% de aumento na MR).

NC: Use vermelho para B, uma cor clara para C e azul-claro para F.
1. Comece com a ingestão de alimento e siga o processo ao longo do diagrama. Faça o mesmo com a reação no tubo de ensaio à direita.
2. Pinte os dois modos de medir o metabolismo.
3. Pinte os fatores que influenciam a taxa metabólica. Cada título recebe uma cor diferente.

METABOLISMO E PRODUÇÃO DE CALOR

Uma caloria é a quantidade de calor necessária para elevar a temperatura de um grama de água em um grau centígrado (°C). Uma caloria "com C maiúsculo" (Cal) = 1.000 calorias (1 quilocaloria).

A queima (oxidação) do conteúdo alimentar em um calorímetro de bomba (ilustrado à direita) gera CO_2, água e calor (por exemplo, 1g Gli fornece 4,1Cal), mas nenhum trabalho. No corpo, a oxidação dos alimentos gera, além do calor, ATP para realizar os trabalhos mecânico, químico e elétrico. O calor ajuda a manter o corpo aquecido e acelera reações químicas.

MEDIDAS DA TAXA METABÓLICA

MÉTODO DIRETO: CALORIMETRIA
(produção de calor)

A taxa metabólica (MR) é a taxa de oxidação do alimento por unidade de tempo. A medida da MR, sob condições basais (posição supina, em repouso, em jejum), é chamada taxa metabólica basal (BMR). A MR é medida de duas maneiras. No método direto, calorímetro, o calor total dissipado do corpo é medido pela determinação na mudança da temperatura da água que passa pela câmara em que o sujeito está sentado.

ESPIROMETRIA INDIRETA
(consumo de O_2)

No método indireto, espirometria, o volume de O_2 consumido é medido e convertido em calorias (4,82Cal/L de O_2).

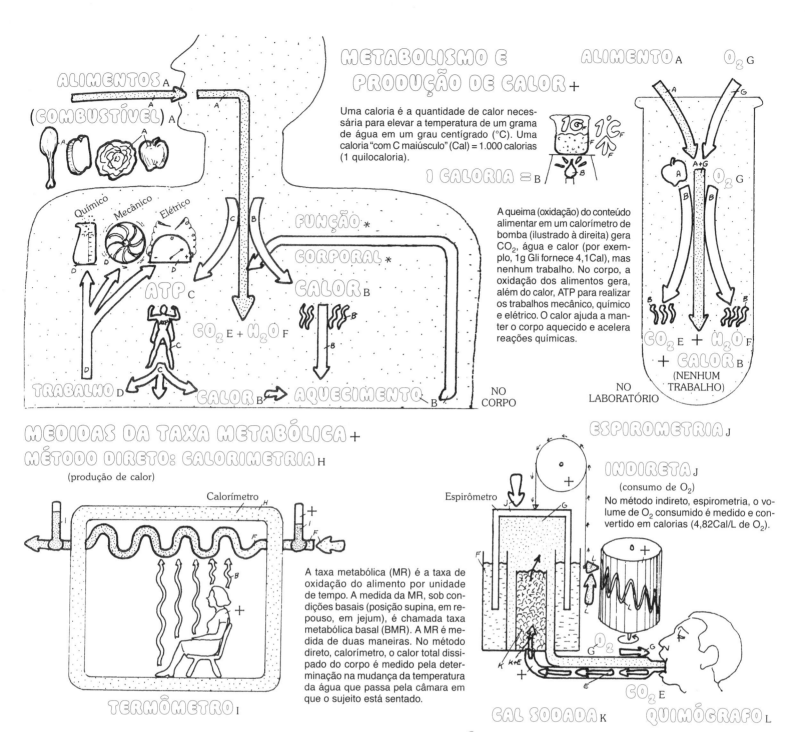

FATORES QUE INFLUENCIAM A TAXA METABÓLICA

MASSA VERSUS ÁREA DE SUPERFÍCIE

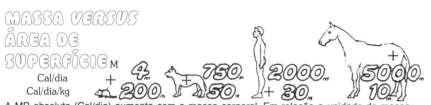

A MR absoluta (Cal/dia) aumenta com a massa corporal. Em relação a unidade de massa (Cal/dia/kg), a MR é mais alta em animais pequenos por causa de uma relação maior entre área de superfície e massa (isto é, perde mais calor).

ATIVIDADE

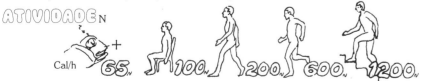

Atividade muscular aumenta a MR, uma vez que os músculos são os grandes consumidores de energia. As MR mais baixas ocorrem durante o sono; as mais altas em exercício pesado.

SEXO E IDADE

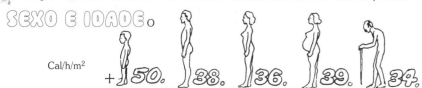

A MR (Cal/h/m²) declina com a idade. Embora a BMR em adultos seja maior em homens (efeito andrógeno), é mais alta em grávidas (efeito tiróide/progesterona).

NERVOS SIMPÁTICOS E HORMÔNIOS

A atividade simpática libera epinefrina e norepinefrina da medula adrenal e norepinefrina das fibras nervosas. estas aumentam a MR por meio da estimulação do metabolismo celular. Os hormônios da tiróide têm os efeitos mais intensos sobre a MR. Os hormônios sexuais (andrógenos) e o hormônio do crescimento também aumentam a MR.

ALIMENTAÇÃO

A ingestão de alimento aumenta a ingestão de MR (ação dinâmica específica do alimento). A mera ingestão aumenta a MR em 510%. A absorção de proteínas (AA) tem um efeito mais duradouro e intenso sobre a MR (+ 30%). Malnutridos e famintos têm a MR diminuída em 30%.

TEMPERATURA DO CORPO

A MR aumenta em 15% para cada °C elevado na temperatura. Isto pode se tornar um problema sério no caso da febre.

TEMPERATURA AMBIENTE ADAPTAÇÃO CLIMÁTICA

O aumento e a diminuição na temperatura ambiente, acima e abaixo do nível ótimo (20°C), aumentam a MR. Na adaptação de longo prazo, a BMR é mais baixa em climas tropicais e mais alta em climas frios.

FISIOLOGIA METABÓLICA

REGULAÇÃO DA INGESTÃO DE ALIMENTOS, COMBUSTÍVEIS DO CORPO E EQUILÍBRIO DE ENERGIA

O corpo sadio opera em um *equilíbrio* entre a *entrada de energia* (combustível – isto é, entrada de alimento) e *saída de energia* (energia despendida – por exemplo, funcionamento dos órgãos, atividade física, produção de calor).

REGULAÇÃO DA INGESTÃO DE ALIMENTO

Centros hipotalâmicos de alimentação e saciedade controlam a ingestão de alimento – A atividade aumentada no *centro da alimentação* promove o apetite, comportamento de buscar e ingerir o alimento. O centro da alimentação, geralmente é inibido pelo *centro da saciedade*. As lesões do centro da saciedade fazem ratos comerem demais e se tornarem obesos. As lesões do centro da alimentação causam perda do apetite e perda extrema de peso (anorexia). Estes centros podem também controlar o ponto de regulagem para o peso do corpo. Um tipo de obesidade (*obesidade hipotalâmica*) e a perda do apetite e extrema magreza, vistas na *anorexia nervosa*, podem resultar de alterações nestes reguladores cerebrais da ingestão de alimentos (Lâminas 107, 131 e 134). Fatores centrais e periféricos influenciam as atividades destes centros e a ingestão de alimentos.

Glicose no sangue, hormônios e sinais nervosos da parede do tubo digestivo são reguladores de curto prazo da ingestão de alimento – De acordo com a *teoria glucostática* da regulação da ingestão de alimentos, os neurônios do centro da saciedade são sensíveis aos níveis de *glicose do sangue*: níveis altos aumentam e níveis baixos diminuem sua atividade. O açúcar baixo no sangue reduz a inibição do centro da alimentação pelo centro da saciedade, resultando em fome e alimentação. Depois da absorção, o açúcar aumentado no sangue aumenta o centro da saciedade, o qual inibirá o centro da alimentação. Durante a ingestão, a estimulação dos sensores gustativos e mecânicos na boca e dos sensores de distensão no estômago inibe o centro da alimentação. O alimento no tubo digestivo também induz a liberação de hormônios peptídicos intestinais (por exemplo, colecistocinina [CCK]) que estimulam o centro da saciedade.

Leptina do tecido gorduroso inibe a ingestão de longo prazo de alimento – A ingestão de alimento também pode ser regulada em bases de longo prazo. Um hormônio protéico recentemente descoberto no tecido gorduroso – a leptina – talvez exerça este efeito. A gordura aumentada está associada com uma quantidade aumentada de leptina, a qual age sobre o hipotálamo para suprimir o apetite e a alimentação (Lâmina 140).

COMPOSIÇÃO E VALORES CALÓRICOS DAS RESERVAS DE COMBUSTÍVEL DO CORPO

Valores calóricos dos alimentos são diferentes – A maioria das *gorduras* (exceto o colesterol e os fosfolípides), a maioria das *proteínas* e todos os *carboidratos* puros podem ser utilizados como *combustíveis*, mas nem todos os combustíveis têm valor *calorigênico* semelhante. O valor calórico dos combustíveis é a quantidade de caloria liberada na oxidação completa até CO_2 e água (4,1kcal/g de carboidrato ou proteína, 9,3kcal/g de gordura).

Gorduras são ideais para armazenagem de combustível – Além de fornecer mais calorias por unidade de peso, as gorduras ocupam menos espaço, o que as torna substâncias ideais para armazenagem de energia de combustível em longo prazo. Os carboidratos são muito eficientemente utilizados como combustível por todas as células, mas requerem muito mais água e espaço para armazenar.

Reservas de combustível constituem cerca de 25% do peso do corpo – Em um homem de tamanho médio, pesando 70kg, cerca de 25% do peso do corpo está disponível como combustível. As fontes combustíveis de carboidratos, pesando cerca de 520g, são de glicose (20g em sangue e fígado) e glicogênio (400g nos músculos e 100g no fígado). As proteínas (aproximadamente 10kg) totalizam até 14% do corpo do adulto masculino; destes, apenas 6kg podem ser utilizados como combustível (normalmente durante jejum ou fome, principalmente a partir de proteínas do fígado e do músculo). As gorduras neutras, nos *depósitos de gordura* (cerca de 10,5kg), constituem cerca de 15% do peso do corpo, o qual totalmente utilizáveis como combustível. Estas reservas de combustível são responsáveis por um total de cerca de 18kg ou 25% do peso do corpo.

Gorduras, proteínas e carboidratos constituem, respectivamente, 78%, 20% e 2% dos valores calóricos totais de combustíveis – O valor total de combustível destas substâncias é o produto do peso total de cada reserva de combustível e o respectivo valor calórico por unidade de peso. No exemplo de um homem de tamanho médio (70kg), um total de cerca de 125.000kcal está disponível no corpo. As gorduras compreendem cerca de 78% deste total (98.000kcal), as proteínas cerca de 20% (25.000kcal) e os carboidratos cerca de 2% (2.000kcal) do valor total de combustível.

REGULAÇÃO DA SAÍDA DE ENERGIA

Trabalho dos órgãos do corpo produz o gasto calórico basal – Muitos órgãos (cérebro, coração, fígado e rins) constantemente trabalham utilizando a entrada calórica do corpo ou suas reservas. Outros órgãos, como os músculos e os órgãos digestivos, trabalham apenas parte do tempo. Alguns precisam de uma grande quantidade de energia; cérebro, fígado e músculos, cada um usa rotineiramente até 20% das energias do corpo, o coração 12%, rins 8% e os órgãos restantes, juntos, 20%. Estas necessidades básicas de energia são as responsáveis pela taxa metabólica básica de um humano de tamanho médio (2.000kcal/dia).

Atividade física é principal regulador do gasto de energia – Os braços, as pernas, os músculos do tronco usam energia durante as atividades ordinárias. As atividades físicas mais intensas (subir morro, subir escadas, correr) aumentam a utilização de energia até 10 vezes (subir escadas usa 1.200kcal/h de energia, seis vezes mais que andar) (Lâmina 137). Utilizando calorias do alimento, a atividade física aumentada reduz a necessidade de armazenar energia como gordura.

Influência das condições sedentária *versus* ativa – Entre os humanos para os quais a atividade física é uma parte integral da vida diária rotineira e de trabalho, a obesidade é menos freqüente. Conveniências modernas (automóvel, controle remoto da TV) e trabalho sedentário de escritório reduzem a atividade física, encorajando a reserva de gordura e a obesidade (Lâmina 139). O exercício regular voluntário é um modo útil de estimular a utilização de combustível para pessoas com estilo sedentário de vida; isto também impede a reserva de gorduras e a obesidade.

MOBILIZAÇÃO DO COMBUSTÍVEL DURANTE JEJUM E FOME

Reservas de combustível do corpo fornecem energia para aproximadamente dois meses de sobrevivência – O jejum prolongado e a fome reduzem a atividade e a BMR, no entanto, órgãos vitais ainda trabalham para manter a vida. As reservas de combustível são mobilizadas para fornecer energia e garantir a sobrevivência. Com uma carência diária de 2.000kcal para as necessidades do corpo, um homem de 70kg possui um total de cerca de 125.000kcal à disposição nas reservas de combustível (2.000 de 500g de carboidratos, 25.000 de 6kg de proteínas combustíveis e 98.000 de 11kg de gorduras). Dividindo as 125.000kcal totais por 2.000kcal/dia, obtém-se cerca de 62 dias como o período máximo no qual se pode sobreviver sem alimento (com falta de água, vitaminas ou minerais, a morte ocorre mais cedo).

Carboidratos são os primeiros a serem utilizados e tecidos protéicos são os últimos – O glicogênio do fígado e do músculo e a glicose do sangue e do fígado são os primeiros a serem utilizados, fornecendo energia por aproximadamente um dia. Durante os dias e as semanas seguintes, todos os depósitos de gordura e reservas protéicas lábeis, remanescentes no fígado, são mobilizados. Finalmente, os tecidos protéicos de músculos e ossos são catabolizados para que se possam usar seus aminoácidos na *gliconeogênese*. A formação de cetona se acentua. Cérebro e outros tecidos se adaptam para usar cetona como energia (Lâmina 127).

NC: Use amarelo para A e vermelho para C. Use cores escuras para F, G e J.

1. Pinte os dois painéis superiores. Continue para baixo e para o lado direito da lâmina atravessando a ilustração da fome.

2. Pinte o diagrama da regulação da ingestão de alimento. Observe a linha pontilhada do passo 2, a qual indica que a ação inibitória normal (passo 10) do centro de saciedade, sobre o centro da alimentação, está desligada.

VALORES COMBUSTÍVEIS DOS ALIMENTOS

- GORDURAS
- PROTEÍNAS
- CARBOIDRATOS

O valor calórico (Cal/g) de gorduras é 9,3 comparado com 4,1 para proteínas (PR) e carboidratos (CH). Em um homem de 70kg, as gorduras constituem 15%, PR 14% e CH < 1% do peso corporal. Toda a gordura, mas apenas 6kg da proteína, podem ser usados como combustível. Por isso, o valor combustível total da gordura é 78% comparado com 20% das PR e 2% dos CH.

PESO RELATIVO — **VALOR COMBUSTÍVEL TOTAL**

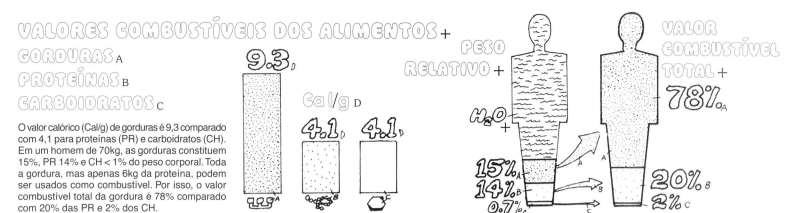

EFEITOS DA TROCA DE ENERGIA

Para manter ótimo e constante o peso do corpo, a entrada de energia (ingestão de alimento) deve ser igual à saída de energia (trabalho + calor). Se a entrada exceder a saída, o excesso de energia é armazenado primariamente como gordura, resultando, no fim, em obesidade. Se a entrada for menor que a saída, as reservas corporais são usadas, resultando em perda das reservas combustíveis e emagrecimento.

- ENTRADA DE ENERGIA
- TRABALHO
- CALOR

ENERGIA QUE ENTRA > ENERGIA QUE SAI

ENERGIA QUE ENTRA = ENERGIA QUE SAI

ENERGIA QUE ENTRA < ENERGIA QUE SAI

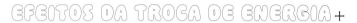

REGULADORES DA INGESTÃO DE ALIMENTO

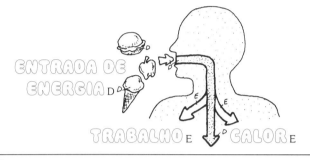

- SABORES E AROMAS
- CENTROS SUPERIORES
- HIPOTÁLAMO
- CENTRO DA ALIMENTAÇÃO
- CENTRO DA SACIEDADE
- Duodeno
- LEPTINA
- Tecido gorduroso
- Minutos — 1/2 – 1 hora

RESPOSTA RÁPIDA
- SENSORES DA CAVIDADE ORAL
- SENSORES DE DISTENSÃO DO ESTÔMAGO
- HORMÔNIOS PEPTÍDICOS (CCK)

RESPOSTA MAIS LENTA
- AÇÚCAR NO SANGUE
- AMINOÁCIDOS NO SANGUE
- ÁCIDOS GRAXOS NO SANGUE
- DEPÓSITOS DE GORDURA

LONGO PRAZO
- LEPTINA DO TECIDO GORDUROSO

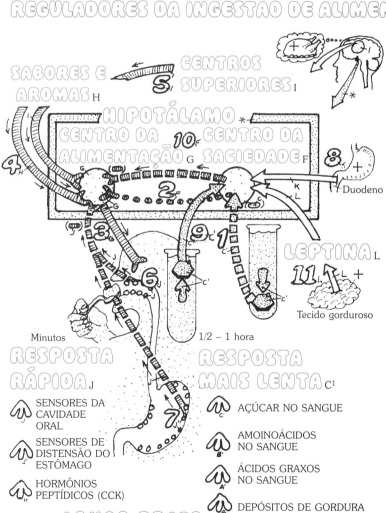

Para manter o equilíbrio de energia, a ingestão de alimentos deve ser regulada. Um centro da alimentação (da fome) e um centro da saciedade no hipotálamo regulam a ingestão de alimento. Os neurônios, no centro da saciedade (glucostato), respondem às mudanças na Gli do sangue (1). A redução na Gli do sangue diminui a atividade dos neurônios, liberando o centro da alimentação da inibição (2). Isto estimula o apetite e a busca por alimento (3). Os odores, os sabores (4) e os pensamentos em comida também estimulam o centro da alimentação (5). A ingestão de alimento ativa os nervos sensoriais na cavidade oral (6) e causa a distensão do estômago (7), inibindo o centro da alimentação. A entrada de alimento no duodeno induz a liberação do CCK que estimula o centro da saciedade (8). A absorção do alimento aumenta a Gli no sangue (9), elevando a atividade do centro da saciedade que, por sua vez, inibe o centro da alimentação (10). O aumento do tamanho dos depósitos de gordura libera um hormônio, a leptina, que tem um efeito estimulante de longo prazo sobre o centro da saciedade (11).

NECESSIDADES ENERGÉTICAS ROTINEIRAS DAS PARTES DO CORPO

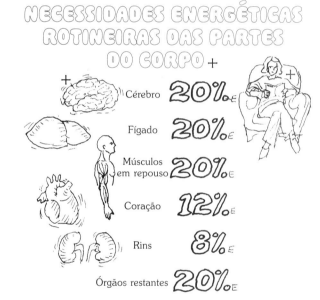

- Cérebro — 20%
- Fígado — 20%
- Músculos em repouso — 20%
- Coração — 12%
- Rins — 8%
- Órgãos restantes — 20%

Mesmo em repouso, muitos órgãos (cérebro, fígado, certos músculos, coração e rins) permanecem trabalhando para manter a vida. Estes órgãos demandam uma razoável parcela constante da quantidade de kcal/h que o estado inativo requer. O número de kcal/h que se consome aumenta acentuadamente (até 10 vezes) quando o corpo realiza trabalho ou exercício. Nestas situações, a musculatura esquelética consome a maior parte das necessidades aumentadas de energia do corpo.

FOME

- 1º DIA
- 1ª–6ª SEMANAS
- 7ª, 8ª SEMANAS

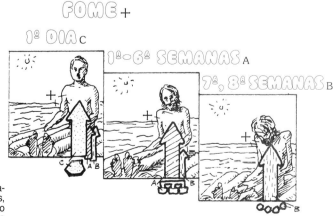

O jejum e a fome causam perda das reservas de combustíveis. As reservas de CH são as primeiras a serem usadas. Depois são consumidas as gorduras e as PR lábeis. As PR estruturais tissulares são as últimas a serem usadas. O cérebro e o coração geralmente são poupados. As cetonas são mobilizadas a partir dos ácidos graxos e o cérebro se adapta para depender das cetonas como energia.

FISIOLOGIA METABÓLICA

Obesidade é medida em relação ao percentual da gordura do corpo – A obesidade está relacionada com excesso da gordura do corpo e é medida em *percentual de gordura corporal* relativo ao peso corporal ideal. O conteúdo normal de gordura em homens maduros sadios está entre 12 e 18% (média de cerca de 15%) do peso ideal do corpo; 18 a 23% (média de cerca de 20%) para mulheres. Os homens com > 25% e mulheres com > 30% da gordura corporal são considerados obesos.

Índice de massa corporal (BMI) expressa o peso em relação à altura e é proporcional ao conteúdo de gordura – O BMI é definido pela relação peso corporal (em kg) dividido pela altura (em m^2) ou 704 × peso em lb/altura (em polegadas^2). O BMI não mede diretamente a gordura do corpo, mas a relação peso/altura; contudo, o BMI aumenta em proporção com a gordura do corpo. A maioria das pessoas com conteúdo normal de gordura tem BMI entre 20 e 25; aquelas abaixo desta faixa têm menos que o normal e aquelas acima de 25 têm BMI mais alto que o normal. As mulheres com conteúdo normal de gordura, freqüentemente, ficam na faixa mais baixa do BMI normal (20 a 23) e os homens ficam na parte mais alto (23 a 25). O BMI é menos útil para indivíduos com grande massa muscular (halterofilistas, atletas) porque eles têm BMI alto com baixa gordura corporal (< 10%).

Sobrepeso *versus* obesidade – De acordo com orientações de 1998 do National Institute of Health, os indivíduos com BMI entre 25 e 29,9 são considerados com *sobrepeso*; aqueles acima de um BMI de 30 são *obesos*. Reconhecem-se três graus de obesidade: Grau 1, com BMI de 30 a 34,9; Grau 2, com BMI de 35 a 39,9; e Grau 3, com BMI de 40 ou mais. Os indivíduos obesos no último grupo mostram alta taxa de mortalidade (*obesidade mórbida*).

TIPOS DE OBESIDADE

Obesidades hipertrófica *versus* hiperplásica-hipertrófica – O depósito aumentado de gordura está associado com um tamanho aumentado (hipertrofia) das células gordurosas. Se as células gordurosas aumentam em número (hiperplasia), o potencial para ganho excessivo de peso é ainda maior. Assim, reconhecem-se dois tipos de obesidade. A *obesidade hipertrófica* é o tipo usual, ocorrendo em adultos e pode ser mais facilmente manejada por meio de restrição calórica e exercício. O segundo tipo, a *obesidade hiperplásica-hipertrófica* ocorre principalmente em crianças cujos corpos estão no estágio de crescimento hiperplásico e também durante a gravidez. Este tipo pode ser mais difícil de reverter, uma vez que não é possível eliminar as células gordurosas por meio de dieta ou exercício, embora seja possível murchá-las com estes meios.

Obesidade abdominal *versus* obesidade da parte inferior do corpo – A obesidade abdominal ocorre quando o excesso de gordura do corpo se acumula no abdome em torno da cintura (*barriga em jarro, barriga de cerveja, obesidade em forma de maçã*). Este tipo ocorre mais freqüentemente em homens e mostra uma associação mais estreita com doenças que estão relacionadas com a obesidade (diabetes e doença cardíaca). A obesidade da parte inferior do corpo resulta do acúmulo de gordura nas nádegas e coxas. Tais corpos lembram a forma de uma pêra (*obesidade em forma de pêra*). Este tipo é mais visto em mulheres e também durante a gravidez. A *relação cintura-quadril* (WHR) é embasada na distribuição diferencial de gordura; esta deve ser < 1 em homens normais e < 0,8 em mulheres normais. Valores mais altos indicam obesidade abdominal aumentada e risco à saúde.

ASPECTOS GENÉTICOS E AMBIENTAIS DA OBESIDADE

A genética tem função importante na obesidade – Fatores genéticos e ambientais contribuem para a obesidade. A evidência de fatores genéticos vem do fato de alguns indivíduos manterem peso corporal estável muito tempo em suas vidas sem acumular gordura, enquanto outros ganham gordura facilmente depois de poucas refeições pesadas ou de períodos de baixa atividade. Além disso, a obesidade percorre as famílias. Uma criança com pais obesos tem grande probabilidade de acompanhá-los na obesidade.

Aumento recente na incidência da obesidade revela fatores ambientais na obesidade – Os determinantes ambientais são mais bem evidenciados nas pessoas com tendência à obesidade, nas quais uma diminuição voluntária na atividade ou o aumento na ingestão de alimento provocam excesso de gordura. Com base no índice BMI, atualmente 50% da população nos Estados Unidos está com sobrepeso (BMI de 25 a 30) e 35% são obesos (BMI > 30), quase duas vezes os valores dos anos 1960. As causas deste recente crescimento da obesidade se encontram na *atividade física diminuída* em casa, na escola e no local de trabalho, bem como no *consumo aumentado de alimento* (ingestão calórica total), *fast foods*, comida de restaurante e gordura alimentar elevada em certos grupos (nem todos).

A mera redução da gordura na dieta não evita o ganho de peso, a menos que seja acompanhada de uma diminuição da ingestão calórica. O excesso de carboidratos (massas, batatas fritas, açúcar) é facilmente convertido em gordura corporal, particularmente se estes são inativos. Outro problema é a elevação da incidência de obesidade na infância, a qual, à vista da ameaça da obesidade hiperplásica, pode ter conseqüências deletérias futuras.

Alterações em leptina, gordura marrom, insulina, centros hipotalâmicos da ingestão de alimento e atividade física podem causar obesidade – As bases fisiológicas da propensão diferencial à obesidade não estão bem compreendidas. Nas diferenças em *conteúdo de gordura marrom* podem estar envolvidos: concentração de receptores para hormônio *leptina, mecanismos hipotalâmicos* regulando a ingestão de alimentos (*apetite e saciedade*) e *hipersensibilidade à insulina*. A leptina é o hormônio protéico liberado pelo tecido gorduroso, na proporção do conteúdo de gordura do corpo. Age pela via dos seus receptores hipotalâmicos para deprimir a ingestão de alimento e aumentar a atividade. Na obesidade, experiências com animais implicam os genes para leptina e seus receptores. Os camundongos, sem o gene para leptina ou sem os seus receptores, mostram ingestão aumentada de alimentos e obesidade. O tratamento destes camundongos com leptina reverte a obesidade. Em humanos, os níveis de leptina são mais altos nas mulheres que nos homens e em indivíduos obesos mais que em indivíduos normais. Porém, as injeções de leptina não reduzem a obesidade.

A insulina promove a armazenagem de gordura, a qual se segue à ingestão excessiva de alimentos (em particular de carboidratos); por um período prolongado pode resultar em obesidade (Lâmina 123). A importância crítica da atividade física e do exercício muscular, no controle e na perda do peso, assim como a falta de atividade na obesidade, foram descritas na Lâmina 138.

OBESIDADE PODE SER NORMAL OU ANORMAL

Ganho normal de gordura – A gordura corporal aumentada é adaptativa nos humanos que vivem em regiões frias e com baixo suprimento alimentar. Os animais que se preparam para a hibernação são acentuadamente obesos. Muitos humanos aumentam a ingestão de alimento e a gordura do corpo no inverno e a perdem no verão. Mulheres grávidas produzem ativamente gordura adicional no corpo para apoio do crescimento fetal e da lactação. As mulheres púberes depositam gordura em suas mamas e quadris; sem esta gordura extra, a menarca atrasa e não ocorre gravidez.

Muitas doenças importantes estão associadas com a obesidade – Diabetes, doença cardíaca coronariana, hipertensão, cálculos biliares, úlceras e doenças dos rins ocorrem mais freqüentemente em pessoas obesas. Entre pessoas com diabetes tipo II, 85% eram obesas antes do início da doença. A perda da gordura melhora acentuadamente o diabetes tipo II e pode se preventiva. Semelhantemente, a dieta pobre em gordura e a perda de peso diminuem doença cardíaca e hipertensão arterial; um mecanismo para estes efeitos pode ser a redução do colesterol plasmático total e LDL.

NC: Use amarelo para F e cores claras para A-E.
1. Pinte os painéis gráficos e os números correspondentes. Pinte as pequenas pessoas em cada lado da ilustração.
2. Pinte o material sob "Tipos de Obesidade".

ÍNDICE DE MASSA CORPORAL (BMI)

PESO NORMAL VERSUS OBESIDADE

- PESO NORMAL ᴀ
- SOBREPESO ʙ
- OBESIDADE:
  - GRAU 1 ᴄ
  - GRAU 2 ᴅ
  - GRAU 3 ᴇ

$$BMI = \frac{PESO\ (kg)}{ALTURA\ (m^2)}$$

$$BMI = 704 \times \frac{PESO\ (Lb)}{ALTURA\ (pol^2)}$$

20-25ₐ 25-30ʙ 30-35ᴄ 35-40ᴅ >40

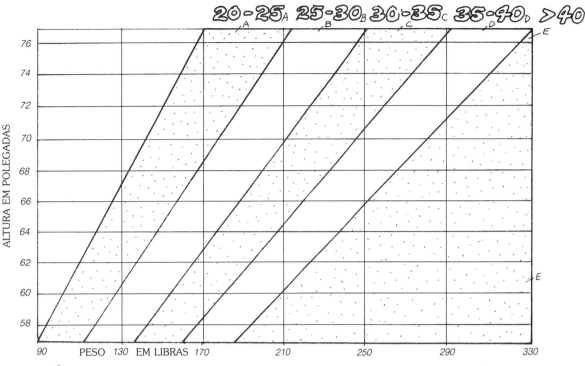

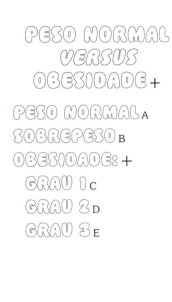

No controle normal do peso, o peso é proporcional à altura. O índice de massa corporal (BMI) define esta relação pela razão entre peso (kg) e altura (m²). (704 × 1 lb/pol²). Uma BMI na faixa de 20 a 24,9 é normal para homens e mulheres. Exceto para atletas musculosos, um aumento na BMI acima dos níveis normais é proporcional ao excesso da gordura adicional do corpo, refletindo obesidade. As relações entre 25-30 são consideradas sobrepeso; acima de 30, obesidade. A obesidade tem três graus; Grau 1 (BMI 30-34,9) é obesidade intermediária, Grau 2 (BMI 35-39,9) é obesidade séria e acima de 40 é obesidade extrema (obesidade mórbida). A obesidade se correlaciona com mortalidade aumentada e várias doenças, incluindo diabetes e doença cardíaca coronariana.

TIPOS DE OBESIDADE

NORMAL   **OBESIDADE**

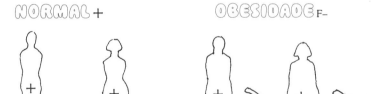

A gordura constitui 15% do peso do corpo de um homem adulto normal, 20% de uma mulher. Os valores em excesso de 20% para homens e 25% para mulheres são sinais de obesidade. A obesidade está associada com doença cardíaca, hipertensão arterial e alterações metabólicas (diabetes).

LOCALIZAÇÃO DOS DEPÓSITOS DE GORDURA

O excesso de gordura se acumula nos depósitos de gordura de abdome, quadris (nádegas), braços e coxas. Também ocorrem panículos adiposos subcutâneos mínimos em face, pescoço, tórax, antebraços e pernas. As mamas das mulheres também servem para depósito de gordura que pode ser mínimo ou importante, dependendo do tamanho da mama.

CÉLULAS GORDUROSAS

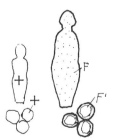

OBESIDADE HIPERTRÓFICA

A obesidade pode ser causada por um aumento no tamanho das células gordurosas (obesidade hipertrófica). Isto ocorre, geralmente, na maturidade e é mais fácil de reverter por meio de restrição da ingestão calórica e/ou aumento da atividade.

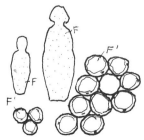

OBESIDADE HIPERPLÁSICA-HIPERTRÓFICA

A obesidade hiperplásica-hipertrófica é decorrente de um aumento no número de células gordurosas, bem como do seu tamanho. Sucede principalmente em crianças em crescimento e em mulheres grávidas e é mais difícil de reverter.

OBESIDADE DO ABDOMEM VERSUS DA PARTE INFERIOR

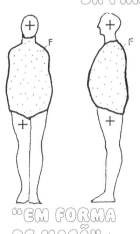   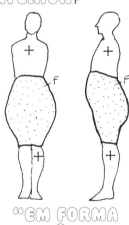

"EM FORMA DE MAÇÃ"   **"EM FORMA DE PÊRA"**

Reconhecem-se duas formas de obesidade. Obesidade abdominal, com grande acúmulo de gordura no abdome (abdome em maçã) e obesidade da parte inferior do corpo, com grandes depósitos de gordura em quadris e coxas (obesidade em forma de pera). A obesidade abdominal ocorre mais freqüentemente em homens e é o tipo que mostra associação estreita com doenças (doença cardíaca coronariana, diabetes tipo II). A relação cintura-quadril (WHR) é a fração entre as circunferências da cintura e do quadril e constitui a medida da obesidade abdominal. Uma relação normal é < 1 para homens e < 0,8 para mulheres. Para um adulto, ter o tamanho da cintura maior que o do quadril é um sinal de obesidade.

FISIOLOGIA METABÓLICA

TEMPERATURA DO CORPO, PRODUÇÃO E PERDA DE CALOR

CONSTÂNCIA E VARIAÇÃO DA TEMPERATURA DO CORPO

Temperatura do corpo se mantém constante pelo equilíbrio entre ganho e perda de calor – Os mamíferos e as aves são animais de sangue quente (*homeotérmicos, endotérmicos*), uma vez que conseguem manter uma temperatura constante do corpo (em torno de 37°C para humanos e outros mamíferos). Para manter a temperatura de qualquer sistema (ou do corpo) em um ponto constante, deve existir um equilíbrio entre *ganho de calor* e *perda de calor*. O *calor metabólico*, gerado pela oxidação dos alimentos nos órgãos viscerais e tecidos (*interior do corpo*) é uma fonte constante de calor (Lâminas 5, 6 e 137). Este calor pode ser aumentado pela *atividade muscular* (tremer, correr); por fatores nervosos e hormonais, como atividade *nervosa simpática, catecolaminas* e *hormônios da tiróide*. A *ingestão de alimentos*, especialmente de proteínas, também pode aumentar o calor metabólico.

Temperatura do corpo varia em diferentes regiões – Embora fosse ideal que todas as partes do corpo operassem em 37°C, apenas o interior do corpo (isto é, o cérebro, os órgãos viscerais e os tecidos no tronco) operam nesta temperatura ótima. Os tecidos das extremidades e da pele, estando distantes da fonte interior de calor e em contato direto com o exterior, têm temperaturas muito mais baixas. Por exemplo, numa temperatura ambiente de cerca de 21°C, as temperaturas da pele das mãos e dos pés são de cerca de 28°C e 21°C, respectivamente. Estes valores são cerca de 34 a 35°C em numa temperatura de aproximadamente 35°C. Na ausência de movimento dos membros, a única fonte de calor é o sangue arterial fluindo a partir das vísceras. Presumivelmente este calor não é suficiente para manter aquecidos os tecidos dos membros. O *congelamento* e a *gangrena* (morte do tecido) nos pés e nas mãos, os quais ocorrem nas temperaturas extremamente frias, são decorrentes de falha de suprimento sangüíneo e de calor adequados a estas regiões.

Variação diurna na temperatura interior – Mesmo que a temperatura interna não seja constante o tempo todo, existe um ciclo circadiano (diurno, diário) no qual a temperatura interna mais baixa ocorre de manhã (36,7°C) e a mais alta, à tarde (37,2°C) (Lâmina 107).

ASPECTOS FÍSICOS E FISIOLÓGICOS DA TROCA DE CALOR E TEMPERATURA DO CORPO

Mecanismos físicos da troca de calor incluem radiação, convecção e condução – O corpo pode ganhar calor de fontes externas (raios solares, aquecedores). Este tipo de troca passiva se adquire por *radiação* (a partir do sol), por *convecção* de fontes próximas (por exemplo, calor de um aquecedor em uma sala) e por *condução* envolvendo contato direto com objetos quentes (um cobertor aquecido na pele). Condução, convecção e radiação podem trabalhar ao contrário para aumentar a perda de calor do corpo. A perda de calor ocorre passivamente se o corpo for exposto a temperaturas externas abaixo da sua temperatura. Quando sentamos em uma cadeira fria, aquecemos seu assento (condução); a presença de um grupo de pessoas em uma sala fria aumenta a temperatura ambiente (convecção).

Pele desempenha função importante na troca de calor e na regulação térmica – O corpo está equipado com mecanismos fisiológicos que aumentam ou diminuem ativamente a perda de calor. A *pele* é o órgão que tem um papel central nesta atividade. O calor pode ser perdido por intermédio da pele de duas maneiras: por troca direta de calor entre o sangue circulante na pele e o exterior ou por *evaporação* da água da superfície da pele. A pele contém *capilares* sangüíneos especiais que não trocam nutrientes com as células da pele, mas funcionam unicamente na troca de calor com o exterior.

O sangue flui nestes vasos sempre que ficam abertos. No tempo frio, estes vasos se fecham (*vasoconstrição* cutânea), reduzindo acentuadamente a circulação sangüínea na pele e minimizando a perda de calor. Em um ambiente quente, estes vasos termorreguladores especiais ficam abertos (*vasodilatação* cutânea), permitindo perda aumentada de calor do fluxo sangüíneo para o exterior. Por causa destes mecanismos, o fluxo sangüíneo na pele, que chega a cerca de 10% do débito cardíaco total, pode variar mais que 100 vezes, fazendo trocas de calor com a pele por meio da circulação sangüínea, um mecanismo muito eficiente e eficaz para perda e conservação do calor.

Evaporação da água ajuda na perda de calor e ocorre por perspiração insensível e sudorese – A segunda maneira de se perder calor pela pele ou por outras superfícies expostas, como os dutos respiratórios, é a *evaporação* da água. A água tem uma alta capacidade de calor (0,6Cal/g), o que significa que a perda de 1g de água, no corpo, acompanha-se da perda de 600 calorias de calor. Esta perda de água ocorre de duas formas: *perspiração insensível* e *sudorese* ativa.

Perspiração insensível – A perda de água pela pele, em temperaturas baixas, chama-se perspiração insensível porque a água se difunde através de células da pele e poros e rapidamente evapora; não se formam gotas de suor. Semelhantemente, quantidades consideráveis de água e de calor se perdem nas vias respiratórias diariamente. A perspiração insensível é responsável pela perda de mais de 0,5 litro de água por dia (360Cal de calor – cerca de 20% da produção calórica basal diária)!

Sudorese – Quando as temperaturas internas do corpo aumentam acima de 37°C, a secreção ativa de *suor* contendo água e sal, começa pelas *glândulas sudoríparas*, aumentando intensamente a taxa de evaporação de água e a perda de calor. As glândulas sudoríparas são glândulas exócrinas (écrinas), localizadas abundantemente em muitas partes da pele (por exemplo, fronte, palmas das mãos e solas dos pés). Os animais carentes de glândulas sudoríparas, como os cães, *resfolegam*, aumentando intensamente, com isto, o fluxo de ar nas vias respiratórias, o que resulta em aumentos similares da evaporação e das taxas de evaporação e perda de calor.

Pêlos do corpo diminuem a perda de calor – Uma terceira maneira, pela qual a pele é capaz de diminuir a perda de calor, é o uso de *pêlos do corpo*, um mecanismo de pequeno valor em humanos, mas de grande valor em animais como ursos, ovelhas, etc., particularmente naqueles que vivem em climas frios. No clima frio, os pêlos do corpo eriçam (*piloereção*), causando o *aprisionamento* do ar na malha de pêlos. O ar capturado forma uma camada isolante porque o sangue passa a trocar calor não com o ar frio fluente no exterior, mas com uma camada de ar estacionada na malha de pêlos. Os agasalhos dos humanos, principalmente os de lã, desempenham a mesma função.

Panículos adiposos subcutâneos impedem a perda de calor – A pele é apenas um isolante fraco. Entretanto, em muitos animais, incluindo os humanos, a gordura sob a pele (*panículos adiposos subcutâneos*) tem a dupla função de agir como um isolante muito eficaz e como uma fonte de energia metabólica.

Gordura marrom produz muito mais calor durante a oxidação – Em fetos, recém-nascidos e crianças, bem como em muitos outros animais, está presente um tipo especial de tecido gorduroso, a *gordura marrom*. As numerosas *mitocôndrias* destas células gordurosas oxidam a gordura, a fim de produzir uma quantidade muito maior de calor que o ATP. Este calor age como uma caldeira, gerando calor para proteger contra o frio. Este calor pode ser uma razão pela qual os recém-nascidos não tremem quando expostos ao frio. Muitos humanos adultos perdem sua gordura marrom, mas alguns a conservam (Lâmina 133).

NC: Use azul claro para F, marrom para J e vermelho para L.

1. Pinte os títulos A-F e suas estruturas correspondentes na ilustração superior à direita. Depois, pinte a que está abaixo desta. Complete o material sobre perspiração (F[1]) à esquerda.
2. Pinte os painéis sobre piloereção e gordura marrom.
3. Pinte o painel da parte inferior da lâmina começando no centro, depois faça os extremos de temperatura exterior.

TEMPERATURA INTERNA A (T A)

A operação contínua e o metabolismo oxidativo dos órgãos viscerais geram calor no interior do corpo. Equilibrando a perda e o ganho de calor, a temperatura interna (T) se mantém constante em torno de 37°C (98,6°F).

PELE COMO ISOLANTE B

A pele medeia a troca de calor entre o interior do corpo e o ambiente. Mecanismos termorreguladores especiais permitem à pele mudar sua capacidade isolante.

RADIAÇÃO C

O corpo pode trocar calor com objetos distantes, de diferentes T, via radiação. O calor do sol ou de aquecedores é transmitido por radiação.

CONDUÇÃO D

O contato direto com objetos quentes ou frios permite a troca de calor por condução. O assento frio de uma cadeira será aquecido por um indivíduo sentado.

CONVECÇÃO E

O movimento do ar em uma sala (convecção) aumenta a troca de calor entre o corpo e o ambiente. Um ventilador soprando ajudará o corpo a refrescar.

EVAPORAÇÃO F

A evaporação da água das superfícies do corpo é um modo eficiente de perder calor por causa da grande quantidade de calor necessária para evaporar a água (0,6Cal/g de água).

PERSPIRAÇÃO INSENSÍVEL F1

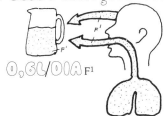

0,6L/DIA F1

Uma fonte importante de perda de calor é a evaporação pelas superfícies do corpo (pele, trato respiratório). Quando a T exterior é fria (abaixo de 20°C), a água evapora da pele exposta e dos pulmões por perspiração excessiva. Quando a T ambiente se aproxima da T do corpo, a transpiração ou a sudorese (secreção de água e sal por glândulas sudoríparas) aumenta. A evaporação do suor aumenta a perda de calor. Os cães, que não têm glândulas sudoríparas, perdem calor resfolegando, o que aumenta a perspiração pelas vias respiratórias.

SUDORESE F2

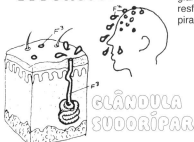

GLÂNDULA SUDORÍPARA F3

TEMPERATURA DO CORPO

A T do corpo não é uniforme. Ao passo que o interior do corpo é homeotérmico, as extremidades variam em T. Em uma sala fresca (21°C), a T interna fica próxima de 37°C e as T da mão e do pé ficam em 28 e 21°C, respectivamente. Em uma sala quente (35°C), a T das extremidades se aproxima da T da sala.

PILOEREÇÃO G
HASTE DO PÊLO G1
MÚSCULO H
AR PRESO I

Em animais de pêlo, a T baixa causa ereção dos pêlos, aumentado a espessura da camada de ar preso e minimizando a perda de calor. Nos humanos, as roupas realizam função semelhante.

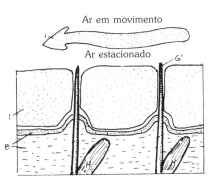

PERDA DE CALOR B
GANHO DE CALOR B1

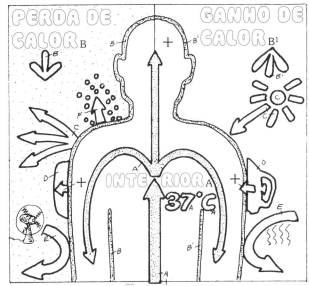

BMR, INGESTÃO DE ALIMENTO, ATIVIDADE MUSCULAR A

O ganho de calor é aumentado pela ingestão de alimento e pela atividade muscular, bem como pela radiação da luz solar, etc. O calor pode ser ganho ou perdido por contato com objetos quentes e frios. Os pêlos e a roupa reduzem a perda de calor e a sudorese e evaporação aumentam a perda de calor.

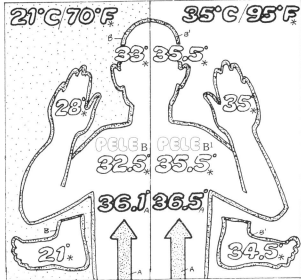

GORDURA MARROM J
CÉLULA GORDUROSA J1+
MITOCÔNDRIA J2
GRÂNULO DE GORDURA K

Um tipo especial de tecido gorduroso (gordura marrom), rico em mitocôndrias, pode gerar muito calor (porém, menos ATP) por meio da lipólise. A gordura marrom se encontra primariamente em crianças e animais e está localizada nas costas e em torno da escápula.

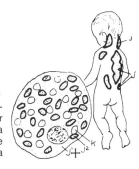

TEMPERATURA AMBIENTE *

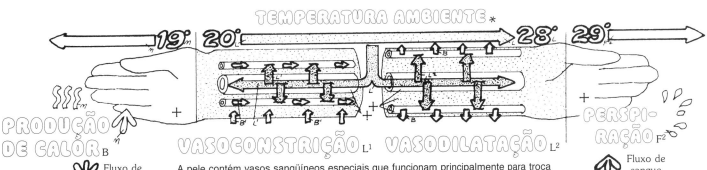

PRODUÇÃO DE CALOR B
VASOCONSTRIÇÃO L1
VASODILATAÇÃO L2
PERSPIRAÇÃO F2

Fluxo de sangue evita perda de calor

A pele contém vasos sanguíneos especiais que funcionam principalmente para troca de calor. Em um ambiente frio, estes vasos constringem, diminuindo o fluxo sanguíneo da pele e a perda de calor. Em ambientes quentes, os vasos dilatam, aumentando o fluxo sangüíneo, o que aumenta a perda de calor por contato direto com o ar e pelo fornecimento de fluido para as glândulas sudoríparas. Estes vasos são inervados por fibras nervosas simpáticas.

Fluxo de sangue promove perda de calor

FISIOLOGIA METABÓLICA

REGULAÇÃO DA TEMPERATURA DO CORPO

Para manter a sua temperatura interior constante, o corpo usa mecanismos fisiológicos que mudam as extensões corporais da *perda* e do *ganho de calor*. Uma diminuição da temperatura aumenta o ganho de calor e diminui a perda de calor e vice-versa.

Hipotálamo possui um "termostato" – Os ajustes termorregulatórios do corpo são controlados por um "centro hipotalâmico semelhante a um termostato" (CHT) cujos neurônios têm um *ponto de regulagem* a 37°C e respondem a mudanças da temperatura da pele e do sangue. Desvios da temperatura hipotalâmica, fora deste ponto, ativam respostas do corpo na direção oposta para devolver a temperatura interior ao nível normal. O CHT trabalha em conjunto com outros centros nervosos hipotalâmicos autônomos e superiores (Lâmina 107). Algumas destas respostas são involuntárias por meio do sistema nervoso autônomo, outras são neuro-hormonais e outras constituem comportamentos voluntários ou semivoluntários.

RESPOSTAS FISIOLÓGICAS AO FRIO

O frio é comunicado aos centros cerebrais pelo sangue e pelos receptores da pele para o frio – Quando uma pessoa está exposta ao frio, cai a sua temperatura da pele, estimulando os *receptores da pele para o frio*; e esfria o *sangue* que flui na pele. Aumenta a atividade de impulsos dos nervos receptores de frio, com o cair da temperatura da pele. Seus sinais são recebidos por CTH e *centros corticais superiores*. O CTH também é ativado pela mudança da *temperatura do sangue*. O CTH inicia respostas que promovem o ganho de calor e inibem os centros cerebrais que promovem a perda de calor.

Centros simpáticos iniciam respostas para ganho de calor e inibem respostas de perda de calor – A ativação dos *centros simpáticos* resulta em várias respostas: (1) *vasoconstrição cutânea* ou constrição dos vasos sangüíneos da pele (por causa da norepinefrina liberada das fibras simpáticas), fluxo sangüíneo cutâneo diminuído e pequena perda de calor; (2) aumento na *taxa metabólica*, causando termogênese decorrente da secreção aumentada de *epinefrina* da medula adrenal; (3) contração dos músculos dos pêlos do corpo, resultando em *piloereção* (os pelos ficam de pé, também chamada *piloereção*), o que prende ar em uma camada espessa próxima da pele, diminuindo a perda de calor (a piloereção é particularmente eficaz nos animais de pelo, porém de pequena importância em humanos); e (4) aumento na oxidação da gordura marrom, causando termogênese (uma resposta que é importante principalmente para crianças, alguns animais e poucos adultos).

Além das respostas anteriores, mediadas pelo sistema simpático, um *centro do tremor* é ativado no hipotálamo que, por sua vez, ativa os *centros motores do tronco cerebral para iniciar contração voluntária* da musculatura esquelética. O tremor gera uma grande quantidade de calor.

Comportamentos voluntários e involuntários ajudam a aumentar o ganho e diminuir a perda de calor – O frio também ativa algumas respostas *comportamentais* compensatórias dirigidas para aumentar a produção de calor ou diminuir a sua perda. Por exemplo, *enrolar-se* diminui a área de superfície exposta do corpo e, portanto, a perda de calor. O aninhar-se e o aconchegar-se, vistos em animais e em humanos, a *atividade física voluntária* (esfregar as mãos, saltitar) e o abrigar-se próximo de uma fonte de calor e o vestir roupas quentes são outros exemplos de respostas voluntárias de luta contra o frio. Comportamentos voluntários ou semivoluntários são ativados pelas respostas dos centros cerebrais mais altos (córtex e sistema límbico) para a sensação inconfortável de frio. Em muitos animais e em crianças, a exposição prolongada ao clima frio aumenta a taxa secretória basal dos *hormônios da tiróide*, os quais, por causa das suas potentes ações calorigênicas, aumentam a produção de calor (Lâmina 119). Como resultado destas respostas compensatórias, o corpo fica mais aquecido. O CTH detecta o crescente calor e diminui as respostas produtoras de calor e as que evitam a perda de calor.

RESPOSTAS FISIOLÓGICAS AO CALOR

O calor é informado aos centros cerebrais pelo sangue e os receptores de calor na pele – Quando o corpo se expõe ao calor (por exemplo, sol, fogo ou agasalhamento excessivo), sobe a temperatura do corpo. Neste caso, os *receptores de calor* da pele e o sangue também comunicam as mudanças ao CTH, porém os receptores de calor são menos eficazes que o sangue porque são menos numerosos que os receptores para o frio e porque o volume e o fluxo de sangue na pele são altos durante a exposição ao calor (vasodilatação). O CTH inicia respostas compensatórias, algumas das quais aumentam a perda de calor e outras diminuem a sua produção.

Vasodilatação cutânea e sudorese aumentam muito a perda de calor – Em resposta ao calor, a resposta adrenérgica do sistema nervoso simpático, controlando a vasoconstrição cutânea e a taxa metabólica, é inibida, resultando em *vasodilatação cutânea* e taxa metabólica reduzida. Estas respostas aumentam a perda de calor da pele e diminuem a produção de calor no interior. Se o calor for suficientemente intenso, uma divisão particular do sistema nervoso autônomo (*fibras simpáticas colinérgicas* liberando *acetilcolina*), a qual inerva as *glândulas sudoríparas*, é ativada, causando sudorese. A sudorese aumenta bastante a perda de calor na pele, sendo, em humanos, uma resposta involuntária eficaz de luta contra o calor (600Cal de perda de calor por litro de suor).

Respostas comportamentais ao calor ajudam a aumentar a sua perda e a diminuição do seu ganho – Uma pessoa quente se torna letárgica e tende ao repouso ou a deitar com os membros espalhados. Estes estados comportamentais diminuem a produção do calor e aumentam a sua perda. A perda de calor também é favorecida por vestir roupas frouxas e leves, ventilação, bebida de líquidos frios e nadar.

CAUSAS E MECANISMOS DA FEBRE

Febre é causada por liberação de citocinas dos glóbulos brancos do sangue em resposta à infecção – A febre, definida como um aumento da temperatura externa do corpo, em um ou mais graus, ocorre durante a doença quando agentes microbianos infecciosos entram no corpo. Estes micróbios liberam *toxinas (pirogênios exógenos* = produtores de febre), que estimulam os *glóbulos brancos (monócitos, macrófagos)* a liberar seus hormônios *citocinas* (por exemplo, *interleucinas).* Estas citocinas agem como *pirógenos endógenos* e estimulam os neurônios do CTH, elevando seu ponto de regulagem (por exemplo, para 40°C). Para alcançar este ponto de regulagem, o doente treme para elevar o ganho de calor; a vasoconstrição da pele diminui a perda de calor.

Febre é uma resposta natural de defesa – O estado quente do corpo é deletério para o crescimento bacteriano e desativa toxinas. Quando a infecção está curada, a secreção de pirogênio diminui e o CTH é regulado de volta aos seus 37°C originais. Neste momento, o corpo tenta se refrescar por vasodilatação da pele e sudorese.

Febres altas podem ter conseqüências deletérias – O *choque por calor* pode ocorrer com temperaturas muito altas (acima de 42°C) e pode ser fatal se não for tratado. O tratamento consiste em medidas físicas para resfriar o corpo ou certas drogas. A aspirina reduz a febre por meio da inibição da formação das *prostaglandinas* (Lâmina 129). Estes hormônios locais são produzidos no hipotálamo como resultado da ação das citocinas, por exemplo, as interleucinas.

NC: Use vermelho para D e cores escuras para A, B e E.
1. Na parte superior da lâmina pinte os títulos "Perda de calor" e "Produção de calor" e seus respectivos símbolos "aumento e diminuição". Estes símbolos aparecerão resumindo o resultado de cada fator no processo adaptativo térmico.
2. Pinte os eventos que se seguem à queda da temperatura ambiente. Use a ordem dos rótulos de letras C-J como guia.
3. Na ilustração da parte inferior da lâmina, pinte a adaptação à elevação da temperatura ambiente.
4. Pinte os elementos da febre.

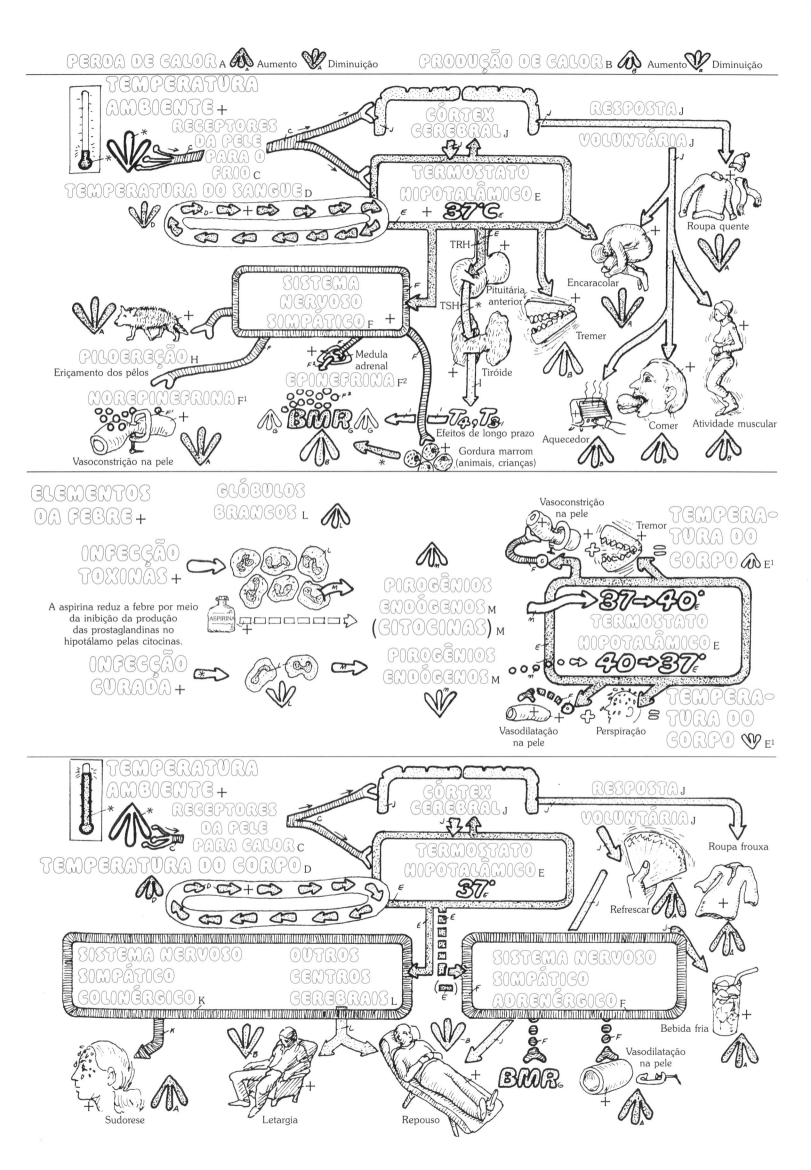

SANGUE E DEFESA

ORIGEM, COMPOSIÇÃO E FUNÇÕES DO SANGUE

O *sangue* serve como o principal fluido extracelular do corpo e é crítico para sua manutenção e sobrevivência. O sangue está envolvido em vários sistemas fisiológicos de regulação, assegurando homeostase e mecanismos de defesa do corpo. O transporte pelo sangue, suas propriedades de fluido e de fluxo são críticos para suas funções.

SANGUE TRANSPORTA OXIGÊNIO, NUTRIENTES, HORMÔNIOS, CALOR

O fluxo do sangue, através dos tecidos permite suas numerosas *funções de transporte*, garantindo nutrição e respiração para as células do corpo. O sangue obtém *nutrientes*, como glicose e vitaminas, do intestino delgado e oxigênio dos pulmões remetendo-os às células do corpo, ao passar pelos capilares dos tecidos. O sangue também remove os produtos tóxicos, dejetos do metabolismo celular (*metabólitos*), como *uréia* e *dióxido de carbono*, do ambiente tissular e os elimina ao circular pelos rins e pelos pulmões, respectivamente.

Ações no transporte de glóbulos vermelhos e brancos e hemostasia – Os *glóbulos vermelhos* (GV) contêm a proteína de ligação com o oxigênio *hemoglobina*. Eles ajudam a transportar o oxigênio dos pulmões para os tecidos e o dióxido de carbono, dos tecidos para os pulmões. O sangue também transporta os *glóbulos brancos* (GB) para locais de lesões onde defendem o corpo, por meio da destruição dos microorganismos invasores e suas toxinas. O fluxo sangüíneo também permite o transporte de anticorpos, as moléculas principais da defesa do corpo, para diversos alvos. As plaquetas e as proteínas do sangue também participam na hemostasia, o processo pelo qual os vasos sangüíneos lesados são vedados para evitar a perda de sangue.

Funções no transporte de hormônios e troca de calor – O sangue carrega *hormônios* das glândulas endócrinas para seus órgãos-alvo, em outros locais. O sangue também é importante para a regulação da temperatura e para o transporte de calor do interior aquecido do corpo para as extremidades mais frias (membros). O fluxo sangüíneo, através da pele, é crítico para a troca de calor, aumentando em ambientes quentes para permitir a perda de calor e diminuindo, em ambientes frios, para preservá-lo.

SANGUE CONSISTE EM PLASMA E HEMATÓCRITO (CÉLULAS DO SANGUE)

Dois componentes, um celular chamado *hematócrito* e um meio fluido chamado *plasma*, constituem o tecido sangüíneo. As células sangüíneas flutuam livremente no plasma. A separação do sangue, nesses dois componentes, realiza-se por meio de centrifugação, em um pequeno tubo de ensaio (tubo de hematócrito), o qual separará o sangue em fluido sobrenadante incolor, em cima, e precipitado vermelho, em baixo. O sobrenadante, que chega a cerca de 50% do volume do sangue, é o *plasma* consistindo principalmente em água (91%), o que ajuda a dissolver as proteínas sangüíneas (por exemplo, *fibrinogênio*, *albumina*, *globulinas*), bem como nutrientes, hormônios e eletrólitos.

Hematócrito é formado por glóbulos vermelhos e brancos e plaquetas – O hematócrito forma os 45% restantes de sangue e consiste, principalmente, de glóbulos vermelhos (*eritrócitos*), as células mais abundantes do sangue. As células do sangue são freqüentemente chamadas de "*elementos figurados*". Os glóbulos brancos (*leucócitos*) e as *plaquetas* (*trombócitos*), sendo menos numerosas, constituem apenas uma pequena fração do hematócrito, formando um faixa bem fina e amarelada, entre o hematócrito vermelho e o plasma incolor sobrenadante.

Comparação entre soro e plasma – Outra maneira de separar o fluido sangüíneo e as células, é deixar uma gota de sangue permanecer por um tempo. Ela se separará em uma porção vermelha densa, chamada *coágulo*, circundada por um fluido incolor, chamado *soro*. O coágulo tem uma composição semelhante à do hematócrito; o soro lembra o plasma, contudo, o soro não contém a proteína plasmática fibrinogênio, que se refere à parte coagulada.

Homens têm hematócrito mais alto – O sangue é responsável por cerca de 8% do peso do corpo. Em média, os humanos do sexo masculino têm mais sangue (5,6L) que as mulheres (4,5L), embora, nestas, o volume do sangue aumente durante a gravidez. O sangue dos homens é também mais celular (maior proporção de glóbulos vermelhos, particularmente), tendo um hematócrito de cerca de 47%, comparado com 42% em mulheres e crianças. O maior volume de sangue nos homens reflete seu tamanho maior e o hematócrito maior reflete maior densidade de glóbulos vermelhos. Essa é uma resposta para uma taxa metabólica mais alta e maiores necessidades de oxigênio, nos homens, fatores que são compatíveis com massa muscular maior e maior carga de trabalho.

MEDULA ÓSSEA É A PRINCIPAL FONTE DE CÉLULAS DO SANGUE

A maioria das proteínas plasmáticas é feita pelo fígado; várias fontes, no corpo, contribuem com outros constituintes plasmáticos dissolvidos. As células do sangue, entretanto são formadas principalmente na *medula óssea*. A massa de medula óssea, em um único osso, pode parecer insignificante, mas a massa total de tecido medular ósseo no corpo é muito grande; a medula óssea, a pele e o fígado são os três maiores órgãos do corpo.

Medula vermelha e amarela como fonte ativa e em repouso de células do sangue – No adulto, a medula óssea ativa é a *medula vermelha*, encontrada em ossos do tronco e da cabeça (*esterno, costelas, vértebras e crânio*). A medula vermelha, nesses ossos é a *principal fonte* de glóbulos vermelhos. Na criança em crescimento, a medula vermelha também se encontra em ossos longos, das extremidades inferiores (*fêmur* e *tíbia*). No adulto, esses últimos ossos não perdem inteiramente sua capacidade de produzir glóbulos vermelhos, porém, seguem constituindo, possivelmente, fonte secundária de formação de células do sangue. Essa fonte é ativada, quando as fontes primárias se tornam incapazes de dar conta da demanda. Sob tais condições, o *fígado* e o *baço* também podem fabricar células do sangue. De fato, o fígado é a principal fonte de GB, nos períodos embrionário e fetal inicial; o baço produz GB, um pouco mais tarde, na vida fetal. Em emergências extremas, como em perdas maciças de sangue, resultando de hemorragia ou destruição das células geradoras da medula, após exposição à radiação ionizante, o fígado e o baço de adultos, bem como a *medula amarela* em repouso nas fontes secundárias, podem, novamente, produzir células novas do sangue.

Células-tronco da medula óssea formam células do sangue – As células do sangue se formam na medula vermelha, da proliferação e diferenciação das *células-tronco*, as quais, conservam-se ali permanentemente. Uma linhagem de células-tronco forma os glóbulos vermelhos, outra os glóbulos brancos e, ainda, outra, as plaquetas. Uma variedade de controles hormonais e humorais ajusta a taxa de produção das várias células do sangue, em resposta às necessidades fisiológicas. Por exemplo, o hormônio do rim, a *eritropoetina* estimula a produção de glóbulos vermelhos e um hormônio, chamado *trombopoetina* estimula a produção de plaquetas. Vários fatores humorais regulam a produção de glóbulos brancos.

NC: Use uma cor muito clara para A. Use vermelho para D.
1. Comece com as ilustrações superiores. Pinte de cinza os títulos de todos os elementos que constituem 2% do plasma. A estas substâncias se dão cores individuais, na ilustração inferior à esquerda.
2. Pinte os elementos figurados. Por todas as razões práticas, o número de glóbulos vermelhos é igual ao hematócrito, ambos recebem a cor vermelha.
3. Pinte as fontes de elementos figurados, na medula vermelha. Observe que o adolescente e o feto têm fontes primárias diferentes e são coloridos de acordo.
4. Pinte a função de transporte do sangue.

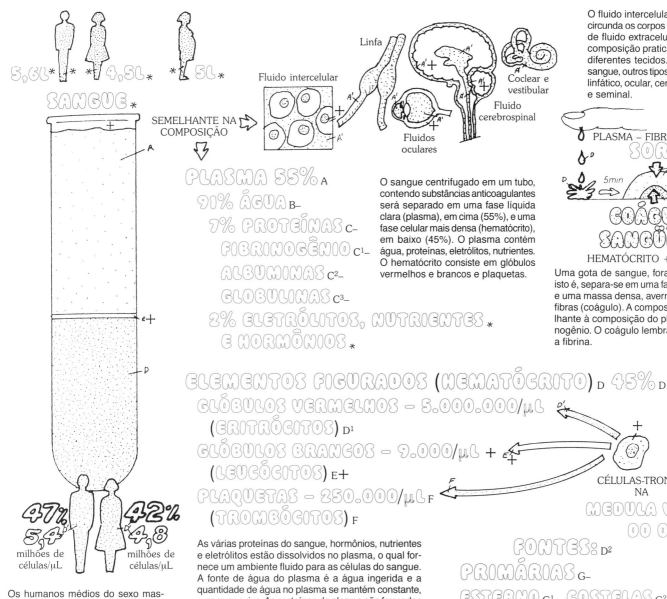

SANGUE 5,6L* / 4,5L* / 5L*

PLASMA 55% A
- **91% ÁGUA** B-
- **7% PROTEÍNAS** C-
  - **FIBRINOGÊNIO** C¹-
  - **ALBUMINAS** C²-
  - **GLOBULINAS** C³-
- **2% ELETRÓLITOS, NUTRIENTES E HORMÔNIOS** *

O sangue centrifugado em um tubo, contendo substâncias anticoagulantes será separado em uma fase líquida clara (plasma), em cima (55%), e uma fase celular mais densa (hematócrito), em baixo (45%). O plasma contém água, proteínas, eletrólitos, nutrientes. O hematócrito consiste em glóbulos vermelhos e brancos e plaquetas.

O fluido intercelular (ou intersticial) que circunda os corpos celulares é uma forma de fluido extracelular (FEC) e tem uma composição praticamente uniforme nos diferentes tecidos. Além do plasma do sangue, outros tipos de FEC são os fluidos linfático, ocular, cerebrospinal, vestibular e seminal.

PLASMA – FIBRINOGÊNIO
SORO A²

COÁGULO SANGÜÍNEO D+C¹
HEMATÓCRITO + FIBRINOGÊNIO

Uma gota de sangue, fora do corpo coagula – isto é, separa-se em uma fase líquida clara (soro) e uma massa densa, avermelhada, de células e fibras (coágulo). A composição do soro é semelhante à composição do plasma, menos o fibrinogênio. O coágulo lembra o hematócrito mais a fibrina.

ELEMENTOS FIGURADOS (HEMATÓCRITO) D **45%** D
- **GLÓBULOS VERMELHOS – 5.000.000/μL (ERITRÓCITOS)** D¹
- **GLÓBULOS BRANCOS – 9.000/μL (LEUCÓCITOS)** E+
- **PLAQUETAS – 250.000/μL (TROMBÓCITOS)** F

47% 5,4 / 42% 4,8
milhões de células/μL

Os humanos médios do sexo masculino têm mais volume de sangue (5,6L) e um valor mais alto de hematócrito (47%) que as mulheres médias (4,5L, 42%, respectivamente).

As várias proteínas do sangue, hormônios, nutrientes e eletrólitos estão dissolvidos no plasma, o qual fornece um ambiente fluido para as células do sangue. A fonte de água do plasma é a água ingerida e a quantidade de água no plasma se mantém constante, graças aos rins. As proteínas do plasma são formadas no fígado. As células do sangue se formam principalmente na medula óssea. Os glóbulos vermelhos contêm hemoglobina, que se liga ao oxigênio e o conduz aos tecidos. As plaquetas funcionam na coagulação do sangue. Os glóbulos brancos defendem contra infecções por microorganismos.

CÉLULAS-TRONCO NA **MEDULA VERMELHA DO OSSO** D²

FONTES: D²
PRIMÁRIAS G-
ESTERNO G¹, **COSTELAS** G², **VÉRTEBRAS** G³, **CRÂNIO** G⁴, **PÉLVIS** G⁵

Em adultos, as células do sangue são formadas pela medula vermelha do osso. A fonte primária é a medula em esterno, costelas, crânio e pélvis.

SECUNDÁRIAS H-
FÊMUR H¹, **TÍBIA** H²

Se necessário, as células do sangue podem ser formadas pela medula no fêmur e na tíbia (fontes secundárias). Durante a adolescência, o fêmur e a tíbia são fontes primárias adicionais.

TERCIÁRIAS I-
FÍGADO I¹ **E BAÇO** I²

Em emergências, (perda excessiva de sangue ou degeneração da medula óssea) as células do sangue podem ser formadas no fígado e no baço. No embrião, esses órgãos são a fonte primária de células do sangue.

Primárias na adolescência

Primárias no feto

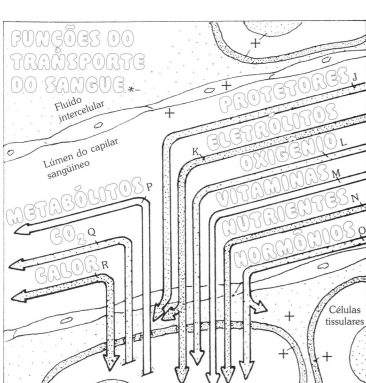

FUNÇÕES DO TRANSPORTE DO SANGUE *-
PROTETORES J
ELETRÓLITOS K
OXIGÊNIO L
VITAMINAS M
NUTRIENTES N
HORMÔNIOS O
METABÓLITOS P
CO₂ Q
CALOR R

Uma função principal do sangue é aquela de um meio fluido para transporte das substâncias dissolvidas e células do sangue. O sangue transporta oxigênio, nutrientes e hormônios para os tecidos e remove produtos do metabolismo celular (metabólitos) – por exemplo, CO_2 e uréia – para fora dos tecidos. O sangue também ajuda a trocar calor entre o interior do corpo e a periferia, bem como transportar glóbulos brancos (células de defesa), para locais de lesão e infecção.

SANGUE E DEFESA

Os *glóbulos vermelhos* (GV, *eritrócitos*) são o tipo mais abundante de célula do sangue. Em uma densidade de 5×10^6 por mL de sangue, eles totalizam cerca de 30×10^{12} células em circulação. A principal função dos GV é o transporte de oxigênio e sua forma é altamente adaptada a essa função. Os GV circulantes lembram discos bicôncavos, tendo dimensões médias de 7,5μm por 2μm (1μm no centro). A forma côncava maximiza a taxa de difusão do oxigênio, para dentro e para fora do GV e sua ligação com as moléculas de *hemoglobina* agrupadas dentro. A forma dos GV pode mudar, ao se moverem ao longo dos vários vasos sangüíneos. Nas veias, eles inflam e, nos capilares, se dobram.

HEMOGLOBINA TRANSPORTA OXIGÊNIO NOS GLÓBULOS VERMELHOS

GV circulantes maduros não têm *núcleo* ou organelas citoplasmáticas. Em vez disso, todo o espaço disponível é repleto de hemoglobina, a proteína vermelha do sangue de ligação ao oxigênio. A parte protéica da hemoglobina (*globina*) consiste em quatro subunidades. Cada subunidade está ligada a uma molécula de *heme*, um composto orgânico de anel de porfirina contendo ferro. O átomo de ferro está ligado a cada um dos hemes. No estado ferroso (Fe^{++}), o ferro se liga reversivelmente com o oxigênio molecular O_2. Assim, cada molécula de hemoglobina pode se ligar e transportar até quatro moléculas de O_2 (Lâmina 53).

Conteúdo de hemoglobina dos GV é crítico – A quantidade de hemoglobina no sangue determina a capacidade do sangue de transportar oxigênio. Essa capacidade diminui nas alterações sangüíneas (*anemias*). As anemias podem ocorrer ou por causa de conteúdo reduzido de hemoglobina nos GV ou pela produção diminuída de GV, na medula óssea (ver a seguir). A concentração de hemoglobina, no sangue normal é de cerca de 160g/L, em homens, e 140g/L, em mulheres. Isso soma um total de 900 e 700g no total de sangue em homens e mulheres, respectivamente.

Além da hemoglobina, os GV contêm a proteína citoesquelética tubulina e a proteína contrátil actina, que ajudam no mecanismo de mudança de forma do GV. Os GV não têm mitocôndrias, porém possuem as enzimas para a glicólise (oxidação anaeróbica de glicose). Eles também contêm o 2-3-difosfoglicerato (DPG) um composto que regula a ligação do oxigênio com a hemoglobina (Lâminas 53 e 54).

CICLO DE VIDA DOS GLÓBULOS VERMELHOS

Glóbulos vermelhos são formados na medula óssea – A formação de glóbulos vermelhos (*eritropoese*) ocorre na *medula óssea*. *Células-tronco* especiais residindo na medula proliferam para dar origem a todos os tipos de células do sangue. As células progenitoras dos GV (*eritroblastos*) se diferenciam em GV em poucos dias. Durante esse processo, os GV, em desenvolvimento, sintetizam e acumulam hemoglobina, nos seus citoplasmas e, por fim, perdem seus núcleos. As células vermelhas anucleadas estão maduras e prontas para funcionar. A essa altura, elas deixam a medula óssea e entram na corrente sangüínea, onde começam a transportar oxigênio e dióxido de carbono.

Eritropoetina estimula a produção de GV – Vários fatores regulam a produção de GV, sendo o mais importante a *pressão de oxigênio* (pO_2) arterial. Em condições de pO_2 baixa, como em grandes altitudes, a baixa pressão de oxigênio no sangue arterial estimula os rins a liberar o hormônio *eritropoetina*, no sangue. A eritropoetina estimula a medula óssea a aumentar a produção de novos GV. O número aumentado de GV compensa o transporte diminuído de O_2 pelos GV.

GV que envelhecem são destruídos pelos macrófagos do fígado – O tempo de vida dos GV circulantes é cerca de quatro meses, após isso, envelhecem. As células velhas são reconhecidas pelos *macrófagos* (*células de* Kupffer), de tecidos, glóbulos brancos grandes, que residem nos capilares sangüíneos do *fígado* e do *baço*. Os macrófagos fagocitam e destroem os GV velhos e os retiram da circulação. Durante a quebra da hemoglobina, o heme é metabolizado para *ferro* e *bilirrubina*. O ferro é reciclado pela medula óssea, para a síntese de hemoglobina e a bilirrubina é removida pelo fígado para a bile, na forma de *pigmentos biliares*, os quais são excretados no intestino, com as fezes. Esses pigmentos dão sua cor marrom-clara às fezes. Alguns dos pigmentos biliares são reabsorvidos e recirculados e, finalmente, são excretados nos rins. Os pigmentos metabólitos da bilirrubina dão a cor amarela à urina. Se a bilirrubina não for excretada na bile, ela reflui e acumula no sangue, causando icterícia (Lâmina 77).

ANEMIAS SÃO CAUSADAS PELA HEMOGLOBINA REDUZIDA NOS GLÓBULOS VERMELHOS

Anemias são doenças associadas com o conteúdo reduzido de hemoglobina no sangue. As anemias diminuem a capacidade do sangue para transportar oxigênio aos tecidos. As conseqüências das anemias vão de simples fadiga até a morte. Várias condições podem causar anemia, incluindo *perda sangüínea direta*, causada por menstruação intensa, sangramento interno de uma úlcera gastrointestinal, hemorragia acidental ou *insuficiência da medula óssea* em produzir novos GV. Isso pode ocorrer como resultado da exposição a altas doses de irradiação ionizante ou a determinadas drogas, toxinas ou vírus.

Anemia perniciosa resulta da deficiência de vitamina B_{12} – Certas deficiências alimentares ou alterações digestivas também podem causar anemia. A ausência da *vitamina B_{12}* (cianocobalamina), uma substância necessária para a eritropoese, pode resultar em grave diminuição de GV. A vitamina B_{12} é abundante em alimentos de origem animal (fígado, carnes, leite), mas está ausente nos alimentos vegetais, de maneira que uma dieta vegetariana radical pode resultar em grave deficiência dessa vitamina, levando à *anemia perniciosa*. Mais freqüentemente, a anemia perniciosa é causada por uma absorção diminuída da vitamina B_{12}, no trato intestinal. Para facilitar a absorção da vitamina B_{12}, o estômago secreta uma proteína, chamada *Fator Intrínseco* (Lâmina 79). Após doenças do estômago (gastrites) ou após a remoção cirúrgica do estômago, diminui a produção de Fator Intrínseco, diminuindo a absorção da vitamina B_{12}. Isso leva à síntese diminuída de hemoglobina e diminuição da produção de GV e, por fim, à anemia perniciosa.

Anemias causadas por deficiência de ferro e ácido fólico insuficiência renal ou anemia de células falciformes – As deficiências alimentares de *ácido fólico* e de *ferro* podem causar anemia. Em mulheres, o ferro é rotineiramente perdido, durante a menstruação, requerendo substituição. Durante a gravidez e o crescimento, a maior necessidade de produção de GV e de hemoglobina demandará ingestão alimentar aumentada em ferro, ácido fólico e vitamina B_{12}. A doença do rim ou a perda do rim resultam em produção diminuída da eritropoetina. Na ausência de eritropoetina, a medula óssea não é estimulada e diminui a produção de GV, resultando anemia. As anemias também podem ser produzidas pela *destruição aumentada* de GV, o que ocorre em indivíduos, atingidos pela *anemia de células falciformes*, uma doença hereditária dos glóbulos vermelhos, particularmente prevalente entre pessoas negras. Os glóbulos vermelhos falciformes tendem a se aglomerar e hemolisar, sendo rapidamente destruídos pelos macrófagos.

NC: Use vermelho para estruturas A e cores escuras para B, D e J.

1. Pinte a ilustração superior, observando os quatro hemes (B) que carregam a molécula de oxigênio (H), representada por uma flecha com o título oxigênio encontrado na parte inferior.
2. Pinte o processo da eritropoese e siga a seqüência numerada.
3. Pinte a regulação da produção do glóbulo vermelho.
4. Pinte as várias anemias dadas por glóbulos vermelhos reduzidos, observando cuidadosamente os rótulos de letras. Nem todas se pintam de vermelho.

GLÓBULO VERMELHO (ERITRÓCITO)

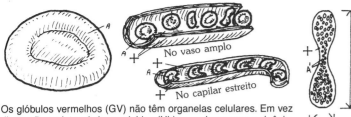

Os glóbulos vermelhos (GV) não têm organelas celulares. Em vez disso, são repletos de hemoglobina (Hb), a qual carrega o oxigênio. A forma de disco bicôncavo dos GV permite a rápida difusão do oxigênio. Essa forma muda quando os GV se comprimem ao longo dos capilares.

HEMOGLOBINA

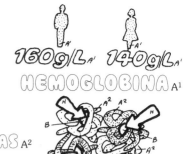

4 CADEIAS PEPTÍDICAS
4 HEMES

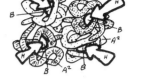

A hemoglobina (Hb) tem uma parte protéica, a globina, com quatro subunidades (duas cadeias alfa e duas cadeias beta). Cada subunidade tem um heme. Cada heme tem um ferro no estado ferroso (Fe^{++}) e se liga a um O_2.

ERITROPOESE — MEDULA ÓSSEA VERMELHA

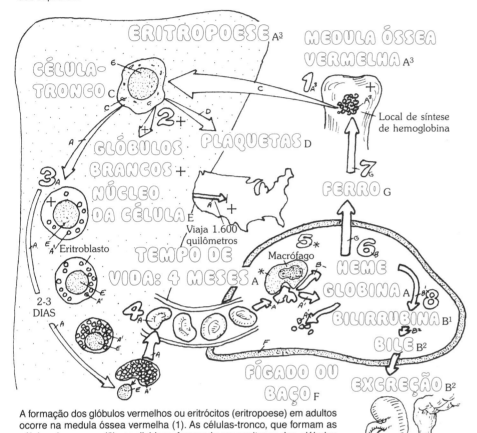

A formação dos glóbulos vermelhos ou eritrócitos (eritropoese) em adultos ocorre na medula óssea vermelha (1). As células-tronco, que formam as células do sangue (2), se dividem, formando progenitoras dos glóbulos vermelhos (eritroblastos), os quais possuem núcleos (3). Dentro de 2 a 3 dias, essas células se desenvolvem, enchem-se de Hb, perdem seus núcleos e entram na circulação (4). Depois de 4 meses, os GV envelhecem e são destruídos por macrófagos no fígado e no baço (5). Durante o catabolismo da Hb, o ferro é liberado do heme (6) e reciclado para heme e para a síntese de Hb na medula óssea (7). O heme é metabolizado até bilirrubina (8) e excretado pela bile ou nos rins.

REGULAÇÃO DOS GV

A formação dos GV é regulada pelo hormônio renal eritropoetina. Uma redução dos níveis de O_2 no sangue (por exemplo, depois de uma hemorragia ou em grandes altitudes) estimula o rim a aumentar a liberação da eritropoetina; a eritropoetina estimula a medula óssea vermelha a aumentar a formação de glóbulos vermelhos. Um número aumentado de GV melhora o transporte e os níveis de O_2 nos tecidos.

NÍVEL DE O_2 NO SANGUE

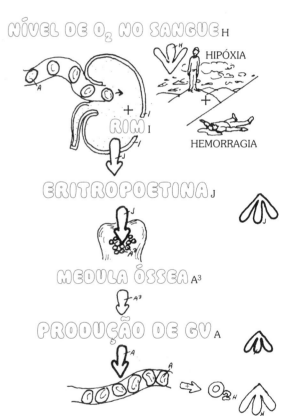

As anemias são caracterizadas por níveis reduzidos de hemoglobina (Hb) e de GV, associadas com muitos problemas de suprimento baixo de O_2 aos tecidos. As anemias são causadas por fatores e condições diferentes. **A.** Perda de sangue por cauda de hemorragia, sangramento interno ou, mais freqüentemente, menstruação intensa. **B.** Doença da medula óssea (aplasia), causada por alterações endógenas ou por exposição a radiações ionizantes ou tóxicos químicos. **C.** A ingestão alimentar de ferro, ácido fólico e da vitamina B_{12} devem aumentar durante a gravidez e durante o crescimento. Como o ferro, o ácido fólico e a vitamina B_{12} são essenciais para a eritropoese, sua ingestão diminuída causa anemia. A anemia perniciosa ocorre em casos de grave deficiência de vitamina B_{12}, que pode ocorrer em uma dieta vegetariana radical, carente de vitamina B_{12}. Uma causa mais freqüente é a ausência do Fator Intrínseco, uma proteína necessária para a absorção intestinal da vitamina B_{12}; o Fator Intrínseco é secretado pelas células glandulares do estômago e está reduzido, na seqüência de gastrites ou da perda do estômago, por cirurgia de câncer. **D.** Na seqüência de destruição aumentada de glóbulos vermelhos anormais como na anemia de células falciformes. **E.** Doenças do rim, resultando em secreção diminuída da eritropoetina.

CAUSAS DE ANEMIA

A. PERDA DE SANGUE

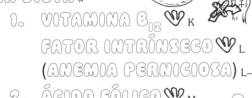

B. INSUFICIÊNCIA DA MEDULA ÓSSEA

C. DEFICIÊNCIAS NA DIETA

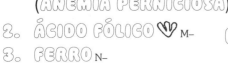

1. VITAMINA B_{12}
   FATOR INTRÍNSECO (ANEMIA PERNICIOSA)
2. ÁCIDO FÓLICO
3. FERRO

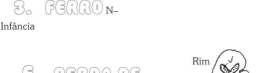

D. DESTRUIÇÃO DE GLÓBULOS VERMELHOS — CÉLULA FALCIFORME

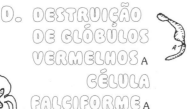

E. PERDA DE ERITROPOETINA

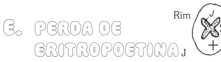

SANGUE E DEFESA

FISIOLOGIA DO SANGUE: AGLUTINAÇÃO E GRUPOS

Quando o sangue de dois indivíduos diferentes é misturado fora do corpo, os *glóbulos vermelhos* (GV) podem se juntar, separar-se do plasma e precipitar como massas sólidas, um processo chamado *aglutinação*. As conseqüências da aglutinação são graves se ocorrerem dentro do corpo – por exemplo, durante a transfusão sangüínea. Os mecanismos da aglutinação são de importância crítica na patologia e na medicina clínica e têm sido bem pesquisados, com relação à composição e fisiologia do sangue, genética e outros aspectos da compatibilidade sangüínea.

Humanos formam diferentes grupos sangüíneos – Com base nas reações de aglutinação, os humanos são classificados em grupos sangüíneos geneticamente determinados. O sangue de determinados grupos pode ser misturado, sem nenhuma conseqüência indesejável (aglutinação), porém, o sangue de membros de outros grupos não pode ser misturado. A base para essas diferenças é a disparidade imunológica, geneticamente determinada, entre os tipos sangüíneos.

Mecanismos celulares da aglutinação – A superfície interna da membrana plasmática dos GV contém várias substâncias diferentes *oligossacarídeos complexas, glicolipídicas* e *glicoprotéicas*, chamadas *aglutinógenos*, com propriedades *antigênicas*. Elas tendem a reagir com moléculas protéicas, semelhantes a anticorpos, chamadas *aglutininas*, presentes no plasma do sangue de outros indivíduos. A reação é semelhante às reações antígeno-anticorpo, que ocorrem no sistema imunológico de defesa do corpo (Lâminas 147 e 148). Os tipos de aglutinógenos são únicos para indivíduos de um grupo genético comum. Gêmeos idênticos têm o mesmo conjunto de aglutinógenos, porém gêmeos fraternos podem ter conjuntos diferentes.

Se o sangue de um indivíduo, com um aglutinógeno específico, for misturado com sangue contendo aglutinina contra esse aglutinógeno particular, as aglutininas se ligarão com os aglutinógenos de vários GV diferentes. Como resultado, os GV afetados aglomeram ou aglutinam. A aglutinação do sangue pode resultar em anemia e outras alterações sangüíneas e vasculares sérias. As substâncias antigênicas, semelhantes aos aglutinógenos da superfície dos GV, também são encontradas em alguns outros tecidos, porém a aglutinação ocorre geralmente no sangue, devido à presença de ambos, aglutininas plasmáticas e aglutinógenos do GV e, também, porque, diferentemente dos glóbulos vermelhos, as células tissulares são estacionárias.

SISTEMAS ABO E Rh: OS DOIS PRINCIPAIS GRUPOS SANGÜÍNEOS

Com base nos vários aglutinógenos e aglutininas, presentes no sangue de diferentes indivíduos e na miscibilidade do sangue entre eles, foram identificados vários grupos sangüíneos. O *sistema ABO* e o *sistema Rhesus* (Rh) são os grupos mais bem conhecidos.

Quatro tipos sangüíneos dentro do grupo ABO – No sistema ABO, os humanos formam quatro diferentes grupos sangüíneos – A, B, AB e O, com base em dois aglutinógenos, A e B e suas correspondentes aglutininas. Os membros do grupo A carregam o aglutinógeno A sobre seus glóbulos vermelhos e a aglutinina B no seu plasma. Os subtipos A1 e A2 foram descritos com base nas diferentes quantidades de antígenos nas superfícies dos glóbulos vermelhos. Os membros do grupo B carregam aglutinógeno B e aglutinina A. Os membros do grupo AB têm, ambos, aglutinógenos A e B, porém nenhuma aglutinina correspondente. Os membros do grupo O têm ambas as aglutininas no seu plasma, porém nenhum dos dois aglutinógenos.

Os aglutinógenos dos GV são glicolípides, os de outros tecidos são glicoproteínas. Entre as pessoas brancas, os tipos A e B compreendem 41% e 10% da população, e os tipos O e AB constituem 45% e 4%, respectivamente.

Sangue Tipo A pode ser misturado com A e o sangue B com B, porém não se misturam A e B – O sangue dos indivíduos do Tipo A pode ser misturado com o sangue de outra pessoa de Tipo A. Semelhantemente, membros do grupo sangüíneo B podem partilhar seu sangue com outros membros desse grupo. Entretanto, o sangue Tipo A, com aglutinógeno A, não deve ser misturado com sangue Tipo B, já que o sangue Tipo B contém aglutinina A que reage com o aglutinógeno A, resultando em aglutinação; isso tem conseqüências possivelmente letais.

Pessoas do Tipo O são doadores universais e as do Tipo AB são recipientes universais – Os indivíduos que pertencem ao grupo O são chamados *doadores universais*, porque lhes faltam os aglutinógenos A e B, sobre seus glóbulos vermelhos, eliminando-se assim as chances de aglutinação para os recipientes. Os membros do grupo AB são chamados *recipientes universais*, uma vez que lhes faltam as aglutininas A e B, no seu plasma; o que lhes permite aceitar sangue dos outros três tipos.

Agrupamento dos sangues por Rh está com base no antígeno Rh – Outro importante sistema de grupo sangüíneo é o sistema Rh, que se baseia na presença do *fator Rh* (*antígeno D, aglutinógeno D*) na superfície dos GV. Os indivíduos com esse fator são chamados *Rh positivos* ou *Rh(+);* aqueles que não o têm, são chamados *Rh negativos* ou *Rh(–)*. As pessoas Rh(+) superam as Rh(–), na proporção de aproximadamente 6 para 1. Em contraste com o sistema ABO, a aglutinina D, que reage contra o fator Rh, normalmente não está circulando, porém torna-se presente dentro de várias semanas de exposição ao aglutinógeno (o fator Rh). Em uma segunda exposição ao sangue Rh(+), o recipiente Rh(–) experimenta uma grave reação de aglutinação.

Doença hemolítica do recém-nascido, como um exemplo de incompatibilidade Rh – Os casos mais sérios de aglutinação, decorrentes de incompatibilidade Rh, são observados em fetos e recém-nascidos. Os filhos de um pai Rh(+) e uma mãe Rh(–) vão, geralmente (porém nem sempre), ser Rh(+). O fator Rh (anticorpo), no feto, será antigênico para o sangue da mãe. Durante o parto, algum sangue fetal se mistura com o sangue materno Rh(–). Dentro de poucas semanas, a mãe produz um anticorpo contra a aglutinina Rh. Durante uma segunda gravidez, com um feto Rh(+), esses anticorpos podem entrar no sangue fetal e reagir com os GV do feto, causando sua aglutinação e lise, uma alteração chamada de *eritroblastose fetal* ou *doença hemolítica do recém-nascido*. Esses fetos e recém-nascidos correm risco de anemia grave.

Tratamento da eritroblastose fetal – A incidência dessa alteração aumenta em cada gravidez Rh(+) subseqüente. Para evitar as conseqüências da eritroblastose fetal, o sangue do recém-nascido pode ser substituído por sangue Rh(–), permitindo que o bebê sobreviva por uns poucos meses. Ao tempo em que os glóbulos vermelhos Rh(+) próprios da criança tenham sido produzidos, todos os traços da aglutinina Rh materna terão desaparecido. Para evitar que ocorra a eritroblastose fetal, a mãe Rh(–) pode receber, após a primeira gravidez Rh(+), alguma aglutinina Rh(–) como uma vacina. Com o tempo, essa mãe, assim tratada, possuirá elevados títulos de anticorpos contra a aglutinina Rh (propriamente um anticorpo). Esses anticorpos desativam todas as aglutininas maternas Rh, evitando sua transferência para o próximo feto.

NC: Use vermelho para D.
1. Pinte os quatro grupos sangüíneos no topo, observando que a proteína plasmática (E), nas ilustrações do tubo de ensaio, permanece sem colorir. As setas, na base dos tubos representam possibilidades aceitáveis de transfusão.
2. Pinte o processo de tipagem sangüínea à direita. Observe que o grupo de glóbulos vermelhos, se juntando, no canto superior direito, deve ser colorido.
3. Pinte as porcentagens de amostras de grupos sangüíneos, na caixa à esquerda. Observe que a cabeça dos indivíduos (círculo) permanece sem colorir.

AGLUTINAÇÃO DO SANGUE

GLÓBULO VERMELHO
ANTÍGENOS
- AGLUTINÓGENO A
- AGLUTINÓGENO B

PLASMA SANGÜÍNEO
ANTICORPOS
- AGLUTININA A
- AGLUTININA B

GRUPOS SANGÜÍNEOS A, B, O

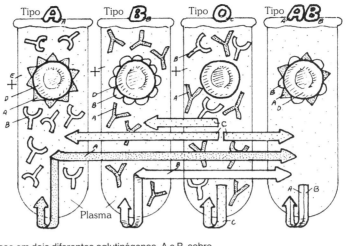

A aglutinação ou ajuntamento de muitos glóbulos vermelhos é causada pela reação entre os aglutinógenos (substâncias glicolipídicas complexas), sobre a superfície de glóbulos vermelhos de uma pessoa e proteínas aglutininas, semelhantes a anticorpos no plasma de outro indivíduo. Quando as aglutininas do plasma, simultaneamente, reagem com os aglutinógenos, sobre diferentes GV, ocorre a aglutinação. A aglutinação é semelhante às reações imunológicas, sendo os aglutinógenos os antígenos e as aglutininas os anticorpos.

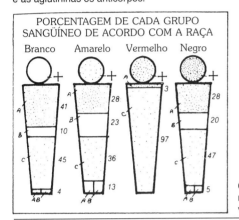

PORCENTAGEM DE CADA GRUPO SANGÜÍNEO DE ACORDO COM A RAÇA

Com base em dois diferentes aglutinógenos, A e B, sobre a superfície dos glóbulos vermelhos, os humanos são divididos em quatro grupos sangüíneos principais. Os indivíduos que têm aglutinógeno A são Tipo A, aqueles com aglutinógeno B são Tipo B e aqueles, tendo ambos os aglutinógenos, são do Tipo AB. As pessoas do Tipo O não têm aglutinógenos nem A nem B. O plasma sangüíneo do Tipo A contém aglutinina B e o sangue Tipo B tem aglutinina A. O plasma do Tipo AB não tem aglutinina alguma. O plasma Tipo O tem ambas as aglutininas. Assim, o sangue do Tipo A não deve ser misturado com o Tipo B e vice-versa ou ocorrerá a aglutinação. Contudo, aqueles com sangue Tipo O podem doar sangue para todos os outros tipos (doadores universais), porém podem receber sangue unicamente de outro Tipo O. Os indivíduos do Tipo AB podem receber sangue de todos os tipos (recipientes universais), porém podem doar sangue apenas para outro Tipo AB.

Os tipos sangüíneos são herdados. Gêmeos idênticos têm o mesmo tipo sangüíneo. A incidência de cada tipo sangüíneo varia acentuadamente dentro das principais raças humanas.

SISTEMA RHESUS DE GRUPO SANGÜÍNEO

ANTÍGENOS Rh+
ANTI-Rh+
ANTICORPO Y

Os glóbulos vermelhos, na maioria dos humanos, também contêm outros aglutinógenos, o fator Rh. O sangue de uma pessoa Rh(–), recebendo sangue Rh(+) não aglutinará imediatamente. Contudo, o corpo do recipiente brevemente responderá por meio da produção de uma aglutinina anti-Rh (anticorpo), contra a proteína estranha, o fator Rh nos GV do doador. Em uma segunda transfusão com sangue Rh(+) ocorrerá aglutinação.

REAÇÃO LEVE — **REAÇÃO GRAVE (AGLUTINAÇÃO)**

TIPAGEM SANGÜÍNEA
AGLUTINAÇÃO (AGLOMERAÇÃO)
SORO A — SORO B

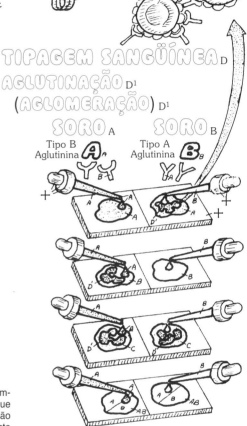

Os tipos sangüíneos dos indivíduos podem ser determinados, misturando amostras de seus sangues (cada um dos quatro grupos é mostrado aqui, em uma lâmina separada), com uma gota de um soro (plasma) conhecido, contendo ou aglutinina anti-A ou anti-B (anticorpo), para ver qual combinação causa a aglutinação.

DOENÇA HEMOLÍTICA DO RECÉM-NASCIDO

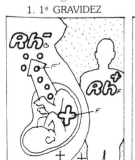

1. 1ª GRAVIDEZ

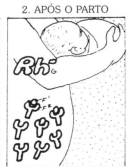

2. APÓS O PARTO

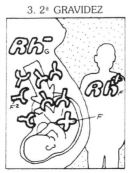

3. 2ª GRAVIDEZ

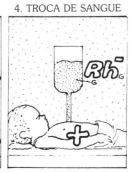

4. TROCA DE SANGUE

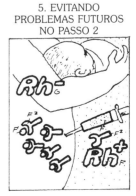

5. EVITANDO PROBLEMAS FUTUROS NO PASSO 2

(1) Pais Rh(+) e mães Rh(–) podem ter um feto Rh(+). As células fetais contendo fator Rh podem entrar no sangue materno durante a gravidez ou ao nascimento. (2) Dentro de meses, a mãe produz anticorpos anti-Rh (aglutininas). (3) Em uma segunda gravidez, esses anticorpos podem entrar no sangue fetal causando aglutinação (eritroblastose fetal; doença hemolítica do recém-nascido). (4) O sangue do recém-nascido deve ser substituído por sangue Rh(–), para eliminar o anti-Rh materno. Quando o próprio sangue Rh positivo da criança for novamente produzido, nenhum anti-Rh materno estará presente para causar aglutinação. (5) Uma abordagem preventiva é injetar uma vez, na mãe, após o parto, aglutinina anti-Rh. A mãe produzirá anticorpos, que desativarão todas as aglutininas anti-Rh, eliminando qualquer efeito futuro.

SANGUE E DEFESA

HEMOSTASIA E FISIOLOGIA DA COAGULAÇÃO SANGÜÍNEA

Para evitar a perda de sangue após a lesão dos tecidos, os vasos sangüíneos constringem formando barreiras (*tampão de plaquetas* e *coágulo sangüíneo*), para vedar o local da lesão. Esses eventos constituem a *hemostasia*.

Liberação de serotonina das plaquetas causa vasoconstrição dos vasos lesados – A lesão dos tecidos com freqüência danifica a parede vascular, expondo *fibras colágenas*. As frágeis *plaquetas* do sangue, fluindo ao longo dessas superfícies ásperas, aderem e se rompem, liberando sua *serotonina*, um potente agente *vasoconstritor* local, que imediatamente estimula a contração das *células musculares lisas*, nas paredes das arteríolas lesadas e mesmo das artérias menores. Essa constrição reduz ou bloqueia eficazmente, porém temporariamente, o fluxo de sangue nesses vasos.

FORMAÇÃO DO TAMPÃO HEMOSTÁTICO (PLAQUETÁRIO)

Plaquetas formam um tampão hemostático, vedando temporariamente o local da lesão – Após a vasoconstrição, ocorre uma medida de maior duração, consistindo na formação do *tampão hemostático* (*tampão plaquetário*). Para formar essa barreira, as plaquetas se agregam e aderem umas às outras e ao local da lesão, criando uma vedação frouxa e temporária, contra a perda de sangue.

Tromboxano A_2, liberado das plaquetas lesadas, induz à agregação plaquetária – O *tromboxano A_2* é um *eicosanóide* (relacionado às prostaglandinas) e causa a agregação das plaquetas vizinhas e sua aderência àquelas já ligadas à parede danificada, formando um amontoado. Este cresce rapidamente, por meio da agregação plaquetária contínua e, finalmente forma um tampão hemostático temporário (tampão plaquetário), contra a perda de sangue. Para assegurar que o crescimento do tampão plaquetário fique restrito à área lesada, as células endoteliais adjacentes à área ferida liberam outro eicosanóide, um composto de prostaglandina, chamado *prostaciclina* (PGI_2), o qual inibe fortemente a agregação plaquetária.

FORMAÇÃO E BIOQUÍMICA DOS COÁGULOS SANGÜÍNEOS

Fibras de fibrina formam uma rede sobre o tampão plaquetário, aprisionando os glóbulos vermelhos e formando o coágulo sangüíneo – O tampão plaquetário de formação rápida e temporário, em seguida, é reforçado por meio da deposição de uma trama de proteína fibrosa, chamada *fibrina*, a qual forma uma rede sobre o tampão plaquetário. A rede aprisiona glóbulos vermelhos, formando uma barreira bem rígida e forte. Inicialmente frouxa, a rede de fibrina aperta gradualmente, formando um verdadeiro *coágulo sangüíneo* e vedando o ferimento até que a regeneração do tecido repare a parede.

Fibrina é formada de fibrinogênio pela ação da trombina – O *fígado* produz uma proteína grande, chamada *fibrinogênio* (profibrina), circulando no sangue. A lesão da parede vascular ativa a enzima sangüínea protease, chamada *trombina*, hidrolisando o fibrinogênio até *fibrina*, uma proteína fibrosa menor. A trombina normalmente circula no sangue, em sua forma inativa, a *protrombina*.

Trombina é ativada pelo Fator X, pelas vias intrínseca ou extrínseca – A ativação da protrombina é a chave no mecanismo de coagulação e requer a presença de *íons cálcio* e de um fator protéico, chamado *Fator X* (dez). A ativação do Fator X pode ocorrer, por dois caminhos: a via *intrínseca* (sangüínea) envolve a ativação do Fator XII, o qual se origina das fontes, relacionadas ao sangue. A via *extrínseca* (tissular) envolve a produção, a partir do tecido lesado (células endoteliais) de outra enzima, chamada *tromboplastina* (Fator III). A tromboplastina pode ativar diretamente o Fator X, enquanto o Fator XII deve ativar vários outros fatores, que, por sua veze, ativam o Fator X. A fibrina precipitada, inicialmente é frouxa; na presença de outro fator sangüíneo (o Fator XIII), ela se torna apertada, tornando rígido o coágulo.

Antitrombina e a heparina impedem a formação do coágulo na ausência de lesão – Os coágulos sangüíneos constituem um perigo considerável se formarem vasos sangüíneos sadios, porque bloqueiam o fluxo de sangue em pequenos vasos e são responsáveis por problemas de saúde importantes, como ataques cardíacos e derrames. Para evitar a formação desnecessária de coágulos sangüíneos, os fatores *anticoagulantes* circulantes, como a *antitrombina III* e a heparina inibem a ativação da trombina e, portanto, a formação do coágulo. A heparina, uma proteína da superfície da célula endotelial, age como um fator para a ativação da antitrombina III.

Doses baixas de aspirina têm ações anticoagulantes – Por meio da inibição da enzima ciclooxigenase, que forma o tromboxano A_2, a aspirina reduz a agregação das plaquetas, a qual precede a formação do coágulo (ver anteriormente). O uso da aspirina tem sido o principal fator na redução de ataques cardíacos em paciente com doença coronariana.

RETRAÇÃO E DISSOLUÇÃO DO COÁGULO

Retração do coágulo melhora a hemostasia e facilita a cura da parede vascular – Uma vez formado o coágulo, ele começa a *retrair*. A retração é um processo ativo, requerendo ATP e a contração de filamentos de *actina*, nos pseudópodos das plaquetas. A retração do coágulo causa expulsão do plasma, aprisionado dentro do coágulo e encurtamento dos pseudópodos. Como as bordas do coágulo estão aderidas às margens do tecido lesado, acredita-se que a retração do coágulo aproxime as bordas da lesão, melhorando a hemostasia e facilitando o fechamento do ferimento e a reparação.

Digestão da fibrina pela plasmina ajuda a lisar o coágulo sangüíneo – Uma vez cicatrizada a parede vascular, o coágulo se dissolve e é removido. A plasmina (fibrinolitina) digere a rede de fibrina, resultando na quebra do coágulo. A plasmina é formada de uma proteína precursora, chamada *plasminogênio*. A ativação do plasminogênio é realizada por uma proteína, chamada *ativador do plasminogênio tissular* (tPA), produzida pelas células endoteliais dos vasos sangüíneos e incorporada ao coágulo.

Uso clínico do agente lítico do coágulo – Uma vez que os coágulos sangüíneos estão envolvidos nos ataques cardíacos e derrames cerebrais, sua destruição (lise) é de grande interesse clínico. Os ativadores do plasminogênio (como o tPA) são injetados logo após a instalação de um ataque cardíaco ou derrame, para lisar os coágulos nas coronárias e nos vasos cerebrais. A circulação melhorada reduz os danos permanentes ao coração e ao tecido cerebral.

ANORMALIDADES NA FORMAÇÃO DO COÁGULO

Hemofilia é causada por deficiência nos fatores de coagulação sangüínea – Muitas doenças e deficiências nutricionais interferem na coagulação apropriada. A *hemofilia* (doença sangrante) é um grupo de doenças hereditárias, caracterizadas pela hemostasia deficiente e perda contínua de sangue após as lesões. Causada pela falta de um dos fatores sangüíneos de coagulação. A deficiência do Fator VIII ocorre no *Tipo A*, a forma mais comum de hemofilia (75%), que afeta homens (por exemplo, descendentes masculinos da rainha Vitória da Inglaterra). O tratamento preventivo consiste nas injeções da proteína coagulante que falta.

Plaquetas reduzidas e a deficiência da vitamina K também diminuem a coagulação sangüínea – A produção reduzida de plaquetas (*trombocitopenia*), pela medula óssea, causada por radiação ionizante, lesão ou doença ou exposição tóxica da medula óssea a drogas é outra causa de coagulação deficiente. Uma terceira causa é a deficiência alimentar da *vitamina K*, necessária para a síntese da *protrombina*, no fígado.

NC: Use vermelho para A e cores escuras para I e L.
1. Pinte completamente as ilustrações 1-5, descrevendo a formação do coágulo sangüíneo. Não pinte o desenho que inclui as duas vias (sob as ilustrações 3 e 4), até que tenha completado a ilustração 5. Observe que, em 1 e 2, o sangue (A) está colorido como uma faixa sólida, enquanto em 3 a 5, são coloridos apenas os glóbulos vermelhos (A[1]) e as plaquetas (E).
2. Pinte o desenho das duas vias, que conduzem à dissolução do coágulo sangüíneo (sob o 5).

FORMAÇÃO DO COÁGULO SANGÜÍNEO

1 LESÃO DA PAREDE DO VASO SANGÜÍNEO

A lesão (por exemplo, um corte) de um vaso sangüíneo é seguida de uma série de reações, que resultam na formação do coágulo sangüíneo, que veda a abertura da lesão e evita a perda de sangue (hemostasia).

2 VASOCONSTRIÇÃO

A aderência de plaquetas do sangue às fibras colágenas, expostas (na parede do vaso lesado), causa a liberação de serotonina das plaquetas, o que induz uma forte vasoconstrição e diminuição do fluxo sangüíneo.

3 E 4 FORMAÇÃO DO TAMPÃO DE PLAQUETAS

O contato das plaquetas com o colágeno das paredes lesadas libera tromboxano A_2, o qual induz à agregação de mais plaquetas na área do tampão e estimula a formação de pseudópodos das plaquetas. Estes permitem que os agregados de plaquetas se juntem formando um tampão temporário para estancar a perda de sangue.

5 FORMAÇÃO DO COÁGULO

Para fortalecer o tampão, o fibrinogênio, uma proteína do sangue, se converte em fibrina. A fibrina forma uma rede sobre as plaquetas. Os glóbulos vermelhos, no exterior do tampão, aderem a essa malha. A combinação das plaquetas e dos glóbulos vermelhos, misturados a uma rede apertada de fibrina, formam o coágulo sangüíneo, um tampão mais forte e mais permanente para impedir a perda de sangue.

- GLÓBULOS VERMELHOS A, A¹
- CÉLULA ENDOTELIAL B
- FIBRA COLÁGENA C
- MÚSCULO LISO D
- PLAQUETAS E
- VASOCONSTRITOR D¹
- TROMBOXANO A_2 F
- PSEUDÓPODO G

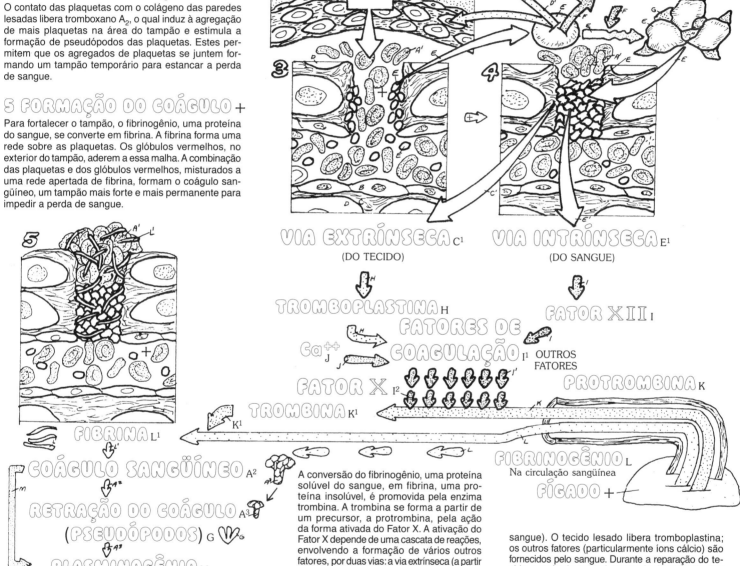

VIA EXTRÍNSECA C¹ (DO TECIDO)
VIA INTRÍNSECA E¹ (DO SANGUE)

TROMBOPLASTINA H
FATOR XII I
FATORES DE COAGULAÇÃO
Ca⁺⁺ J
OUTROS FATORES
FATOR X I²
PROTROMBINA K
TROMBINA K¹
FIBRINA L¹
COÁGULO SANGÜÍNEO A²
RETRAÇÃO DO COÁGULO A³
(PSEUDÓPODOS) G
PLASMINOGÊNIO M
PLASMINA M
DISSOLUÇÃO DO COÁGULO... A²
FIBRINOGÊNIO L
Na circulação sangüínea
FÍGADO

A conversão do fibrinogênio, uma proteína solúvel do sangue, em fibrina, uma proteína insolúvel, é promovida pela enzima trombina. A trombina se forma a partir de um precursor, a protrombina, pela ação da forma ativada do Fator X. A ativação do Fator X depende de uma cascata de reações, envolvendo a formação de vários outros fatores, por duas vias: a via extrínseca (a partir do tecido lesado) ou a intrínseca (a partir do sangue). O tecido lesado libera tromboplastina; os outros fatores (particularmente íons cálcio) são fornecidos pelo sangue. Durante a reparação do tecido, o coágulo contrai, por meio da retração dos pseudópodos. Para dissolver o coágulo, a enzima plasmina lisa (quebra) a rede de fibrina. A plasmina é formada a partir de um precursor inativo, o plasminogênio.

CONDIÇÕES QUE IMPEDEM A COAGULAÇÃO

HEMOFILIA

A hemofilia á uma alteração hereditária, na qual um ou mais dos fatores de coagulação está ausente. Como resultado, o sangue coagula devagar.

FATORES DE COAGULAÇÃO I¹
FIBRINA L¹

TROMBOCITOPENIA

Na trombocitopenia, a formação de plaquetas, pela medula óssea vermelha, é deficiente. A deficiência de plaquetas impede a coagulação.

PRODUÇÃO DE PLAQUETAS
MEDULA VERMELHA A⁴

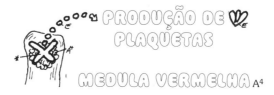

DEFICIÊNCIA DE VITAMINA K

A vitamina K, fornecida pela dieta ou por bactérias intestinais, é um dos fatores necessários para a coagulação, uma vez que é necessária para a síntese da protrombina no fígado.

PROTROMBINA K
FATORES DE COAGULAÇÃO I¹

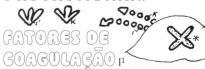

TIPOS E FUNÇÕES GERAIS DOS GLÓBULOS BRANCOS

Ambas as formas de glóbulos brancos (granulócitos e agranulócitos) funcionam na defesa do corpo contra infecções – Com base em sua morfologia, os glóbulos brancos do sangue (GB, leucócitos) são classificados como *granulócitos* – isto é, aqueles com grânulos citoplasmáticos (*neutrófilos, eosinófilos e basófilos*) – e *agranulócitos* – isto é, aqueles sem grânulos (*monócitos, macrófagos e linfócitos*). Existem mais granulócitos que agranulócitos. Entre os granulócitos, os neutrófilos são os mais abundantes; entre os agranulócitos, os linfócitos superam os demais. A despeito de sua morfologia diferenciá-los, todos os GB partilham uma função comum – isto é, ajudar a defender o corpo contra células estranhas e infecções, embora cada tipo desempenhe uma função específica (ver a seguir e nas lâminas 147 e 148).

Glóbulos brancos se originam na medula óssea – Os granulócitos e os agranulócitos se originam na *medula óssea*, onde são formados a partir da divisão proliferativa de *células-tronco* comprometidas. Ao entrar na circulação, a maioria desses GB participa das reações defensivas inatas e inespecíficas aos agentes infecciosos invasores, bem como da resposta a lesão dos tecidos e inflamação.

A maioria dos linfócitos se origina nos órgãos linfáticos – Os linfócitos, menos numerosos, originam-se noutra linhagem de células-tronco, que residem ou na medula óssea ou em partes do *sistema linfático*. Em formação, os linfócitos imaturos migram, temporariamente, para determinados órgãos linfáticos (*linfonodos, timo*), onde se diferenciam e amadurecem, tornando-se especializados para desempenhar suas funções principais: defender o corpo contra microorganismos invasores, por meio de reações de imunidade "adquirida".

Funcionalmente, os glóbulos brancos dividem-se em duas grandes categorias – (1) Aqueles que participam das *respostas imunológicas inatas inespecíficas* às infecções e *inflamações*, causadas por lesão tissular; e (2) aqueles que tomam parte em *respostas de imunidade adquirida*. Os linfócitos participam, principalmente, da segunda categoria. Outros glóbulos brancos tomam parte na primeira.

RESPOSTAS NATURAIS (INESPECÍFICAS) A LESÕES E INFECÇÕES

Três linhas de defesa na resposta à lesão – Os granulócitos e os fagócitos agranulócitos proporcionam uma fase inicial, bem como três linhas separadas e consecutivas de defesa contra infecções microbianas em um local de lesão. Cada fase envolve participação ativa de um tipo de GB.

Liberação da heparina e da histamina pelos basófilos e mastócitos dos tecidos inicia a resposta à lesão – Nas lesões do tecido epitelial protetor, que cobre o corpo, os *micróbios* (por exemplo, bactérias) entram no corpo, liberam suas toxinas e criam infecção local. Essa condição estimula os *mastócitos* (os quais lembram os basófilos, mas residem nos tecidos), para liberar seus grânulos, contendo *heparina* e *histamina*, dentro dos espaços tissulares. Os *basófilos* das proximidades podem fazer o mesmo, no sangue. A heparina evita a coagulação do sangue; a histamina causa a *vasodilatação* e *permeabilidade aumentada* dos vasos sangüíneos locais, para as proteínas do sangue e para células sangüíneas. As proteínas do sangue e os fluidos permeiam para o local lesado, causando *edema* (inchaço). Gradualmente, com o fluido, nas regiões inchadas, envolve as bactérias, evitando sua penetração no corpo.

Macrófagos dos tecidos fornecem a primeira linha de defesa ao fagocitar os micróbios – A essa altura, os *macrófagos tissulares*, que residem permanentemente em muitos tecidos, como pele e pulmões, atacam os micróbios e os destroem pela *fagocitose*. Por essa razão, os macrófagos tissulares são chamados de *primeira linha de defesa*. A fagocitose consiste em englobamento de micróbios por meio da formação de *pseudópodos*, acompanhada por *endocitose* da *vesícula fagocitária*. Em seguida, a *vesícula endocítica* é incorporada aos *lisossomos*, dos fagócitos, onde o micróbio é digerido pelas enzimas *lisossomais*.

Migração dos neutrófilos para o local da lesão cria a segunda linha de defesa – Umas poucas horas após a lesão, se persistir a infecção, aumenta em várias vezes o número de neutrófilos no sangue, particularmente próximo do local da infecção. Os neutrófilos se insinuam através dos espaços entre as *células endoteliais dos capilares*, pela formação de *filópodes*, deslocando-se (*diapedese*). Uma vez dentro da área lesada, os neutrófilos começam a fagocitar os micróbios, da mesma maneira que os macrófagos tissulares. Os neutrófilos formam a *segunda linha de defesa*.

Monócitos fornecem a terceira linha de defesa – Se os macrófagos dos tecidos e os neutrófilos não derem conta da infecção adequadamente, então os *monócitos agranulares* se deslocam para o local da lesão, da mesma maneira que os neutrófilos. Os monócitos são inicialmente pequenos e incapazes de fagocitar. Cerca de uma hora depois de deixar o sangue, eles aumentam, assumindo uma forma semelhante à dos macrófagos tissulares. Começam, então, a fagocitar os micróbios e os neutrófilos mortos. Os monócitos podem ser, de fato, a fonte de novos macrófagos tissulares, os quais morrem após a fagocitose. Os monócitos são chamados de *terceira linha de defesa*. Normalmente, essas três linhas de defesa são suficientes para eliminar a fonte de infecção.

Liberação das citocinas e das quimocinas estimula a proliferação e a migração dos GB – O aumento do número (proliferação) e das respostas migratórias (*quimiotaxia*) dos GB fagocitários para o local de lesão é controlado por fatores humorais, principalmente as *citocinas* e *quimocinas*, liberadas a partir do tecido lesado ou de determinados glóbulos brancos. Os fagócitos encontram seu caminho para o local da lesão, por meio da *quimiotaxia* ou mecanismos orientadores semelhantes. As quimocinas são tipos especiais de citocinas. A *interleucina-3* estimula a migração e a quimiotaxia dos eosinófilos, enquanto a *interleucina-8* induz essas respostas nos neutrófilos. Outros fatores humorais aumentam a permeabilidade dos *sinusóides* sangüíneos, na medula óssea, liberando neutrófilos novos e monócitos para o sangue. *Moléculas de adesão*, na superfície das células, regulam a ligação dos GB às células tissulares e agentes infecciosos.

Fibroblastos proliferam para cobrir o local lesado e começar a reparação – As fases terminais da defesa natural envolvem a reparação da lesão. Gradualmente, as células *fibroblásticas* do tecido conectivo proliferam, isolando o tecido lesado, para começar a reparação. Forma-se uma *coleção de pus*, contendo fluido, células e micróbios mortos. O pus ou é eliminado ou é gradualmente absorvido por macrófagos.

Reação de febre e respostas de imunidade adquirida serão ativadas contra infecções persistentes – Se essas reações inespecíficas, rápidas e naturais de defesa não forem suficientes para eliminar a infecção, a intrusão de toxinas no sangue ativa outras respostas defensivas, como febre e, mais efetivamente, reações linfocitárias, as quais levam a respostas de imunidade adquirida (ver Lâminas 147 e 148).

NC: Use vermelho para A, roxo para J, cores mais claras para estruturas C-H e cores escuras para I, K e N.
1. Pinte os vários glóbulos brancos no topo da lâmina, começando com sua origem, na medula óssea vermelha (A).
2. Pinte a resposta inespecífica a uma invasão microbiana, seguindo os títulos numerados. Ao colorir a segunda e a terceira caixas, pinte o fundo ou as estruturas maiores, antes de colorir as menores, como proteínas (K) ou micróbios (l). Para o número 3, pinte as pequeninas moléculas de histamina, bem como o mastócito (E[1]). Pinte o numeral 6, mas não a seta que representa o movimento do fluido para os tecidos.
3. Pinte a ampliação da fagocitose e a ação do macrófago, na parte inferior.

GLÓBULOS BRANCOS

Os glóbulos brancos (GB, leucócitos) defendem o corpo contra infecções estranhas (bactérias, vírus). A maioria dos GB se origina na medula óssea, a partir de células-tronco. Os linfócitos proliferam primariamente nos órgãos linfáticos (timo, baço, linfonodos).

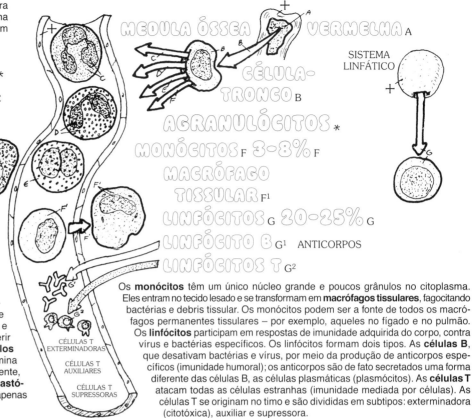

GRANULÓCITOS
- NEUTRÓFILOS 60-70%
- EOSINÓFILOS 2-4%
- BASÓFILOS 0,5-1%
- MASTÓCITOS

MEDULA ÓSSEA VERMELHA
CÉLULA-TRONCO
SISTEMA LINFÁTICO

AGRANULÓCITOS
- MONÓCITOS 3-8%
- MACRÓFAGO TISSULAR
- LINFÓCITOS 20-25%
- LINFÓCITO B — ANTICORPOS
- LINFÓCITOS T

Os **granulócitos** (neutrófilos, eosinófilos e basófilos) constituem a maioria dos GB; seus citoplasmas contêm grânulos e seus núcleos são polimórficos. Os granulócitos e os monócitos participam das respostas imunológicas naturais (inflamação e fagocitose) contra micróbios invasores. Os **neutrófilos**, os quais constituem a massa dos granulócitos, são fagócitos capazes de diapedese. Eles reconhecem bactérias, aderem a elas, expandem e produzem pseudópodos, para engolfar e digeri-las. O número de neutrófilos no sangue aumenta acentuadamente durante a infecção. Os **eosinófilos** constituem 2 a 4% dos GB; fracamente fagocitários, porém, exibem forte quimiotaxia (atração à lesão e aos locais de infecção). Eles podem ser especializados para digerir produtos complexos de reações antígeno-anticorpo. Os **basófilos** constituem a menor população dos GB. Eles podem liberar histamina (um vasodilatador) e heparina (um anticoagulante) e, possivelmente, serotonina e bradicinina (vasoconstritores), para o sangue. Os **mastócitos** são semelhantes aos GB basófilos, porém são encontrados apenas nos tecidos; liberam histamina e heparina de seus grânulos.

CÉLULAS T EXTERMINADORAS
CÉLULAS T AUXILIARES
CÉLULAS T SUPRESSORAS

Os **monócitos** têm um único núcleo grande e poucos grânulos no citoplasma. Eles entram no tecido lesado e se transformam em **macrófagos tissulares**, fagocitando bactérias e debris tissular. Os monócitos podem ser a fonte de todos os macrófagos permanentes tissulares – por exemplo, aqueles no fígado e no pulmão. Os **linfócitos** participam em respostas de imunidade adquirida do corpo, contra vírus e bactérias específicos. Os linfócitos formam dois tipos. As **células B**, que desativam bactérias e vírus, por meio da produção de anticorpos específicos (imunidade humoral); os anticorpos são de fato secretados uma forma diferente das células B, as células plasmáticas (plasmócitos). As **células T** atacam todas as células estranhas (imunidade mediada por células). As células T se originam no timo e são divididas em subtipos: exterminadora (citotóxica), auxiliar e supressora.

IMUNIDADE NATURAL / RESPOSTA INESPECÍFICA: INFLAMAÇÃO E FAGOCITOSE

1. DANO TISSULAR
2. MICRÓBIOS ENTRAM NO CORPO
3. MASTÓCITOS LIBERAM HISTAMINA
4. VASODILATAÇÃO
5. PERMEABILIDADE À PROTEÍNA
6. FLUIDO INCHA O TECIDO
7. DIAPEDESE DE NEUTRÓFILOS
8. FAGOCITOSE DOS MICRÓBIOS
9. MONÓCITOS ACOMPANHAM
10. MORTE DOS MICRÓBIOS
11. DESENVOLVIMENTO DE PUS
12. REPARAÇÃO DOS TECIDOS

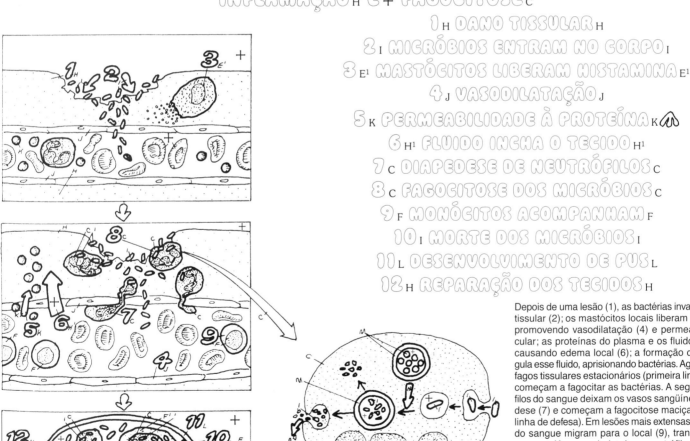

Depois de uma lesão (1), as bactérias invadem o espaço tissular (2); os mastócitos locais liberam histamina (3), promovendo vasodilatação (4) e permeabilidade vascular; as proteínas do plasma e os fluidos entram (5), causando edema local (6); a formação de fibrina coagula esse fluido, aprisionando bactérias. Agora, os macrófagos tissulares estacionários (primeira linha de defesa) começam a fagocitar as bactérias. A seguir, os neutrófilos do sangue deixam os vasos sangüíneos por diapedese (7) e começam a fagocitose maciça (8) (segunda linha de defesa). Em lesões mais extensas, os monócitos do sangue migram para o local (9), transformando-se em macrófagos e ajudando os neutrófilos a eliminar os micróbios (10) (terceira linha de defesa). Desenvolve-se uma coleção de pus, contendo células mortas e debris (11) e, ou é eliminada ou é gradualmente reabsorvida, durante a reparação dos tecidos (12), pelas células epiteliais e fibroblastos.

FAGOCITOSE
LISOSSOMA

Os fagócitos englobam as bactérias e as digerem, dentro de seu lisossomo.

SANGUE E DEFESA

IMUNIDADE ADQUIRIDA: LINFÓCITOS B E RESPOSTAS MEDIADAS POR ANTICORPOS

Dois tipos de imunidades adquiridas – Os *linfócitos* participam nas respostas imunológicas, que se desenvolvem *lentamente* e *com especificidade*, contra determinadas substâncias estranhas (*antígenos*). Essa resposta é geneticamente programada. Porém ocorre apenas *após* exposição ao antígeno (*imunidade adquirida*). Dois tipos de resposta de imunidade adquirida são: *humoral* – ou *respostas mediadas por anticorpos*, desempenhadas pelos *linfócitos B* (nesta lâmina) e *respostas mediadas por células*, desempenhadas pelos *linfócitos T* (na próxima lâmina, 148).

IMUNIDADE ATIVA MEDIADA POR ANTICORPO

Antígenos normalmente são proteínas estranhas (por exemplo, toxinas) livres e sobre a superfície de organismos infecciosos – A presença de antígenos é percebida por moléculas receptoras especiais, na superfície de *linfócitos B* e em *linfonodos*. As células B precursoras iniciais ficam na medula óssea, porém migram para os órgãos semelhantes à bursa – por exemplo, linfonodos – para amadurecer. As numerosas células B são especializadas em detectar um determinado tipo de antígeno. As células B são geneticamente programadas para expressar os receptores que reconhecem antígenos específicos. Esses receptores de superfície são um tipo de anticorpo (ver a seguir).

Anticorpos são produzidos por clones de células plasmáticas – A detecção de um antígeno sensibiliza as células B; elas se transformam em células secretoras maiores, chamadas *plasmócitos*. Estes proliferam, formando um *clone*, que sintetiza e secreta para exportar para o plasma e para os tecidos grande quantidade de uma proteína específica chamada *anticorpo*, cuja função é ligar-se aos antígenos e neutralizá-los (ver a seguir), principalmente de origem bacteriana. A formação e a proliferação dos plasmócitos (células plasmáticas) são controladas pela liberação de *citocinas* por *linfócitos T auxiliares* (Lâmina 148). A produção de anticorpos contra antígenos estranhos é uma forma e *imunidade ativa* que leva *dias*, até *semanas*, para se desenvolver plenamente.

Várias classes de anticorpos – Todas as variedades de anticorpos, produzidos contra os muitos antígenos diferentes são moléculas de proteínas (*imunoglobulinas, Ig*). As IgG (γ-*globulinas*) e as IgM são os tipos mais abundantes e funcionam contra infecções bacterianas e virais. O Tipo IgD existe na superfície das células B, para reconhecimento de antígenos e os anticorpos do Tipo IgE participam das reações alérgicas. Os anticorpos do Tipo IgA são *imunoglobulinas secretórias*, produzidas por um tipo de plasmócito residente e liberada nas secreções das mucosas gastrointestinal e respiratória e no leite.

Moléculas de anticorpo têm segmentos variáveis e constantes – Cada anticorpo tem, grosseiramente, a mesma forma de um Y, consistindo em *cadeias pesadas* (cadeias peptídicas) e duas *cadeias leves*. As cadeias pesadas fornecem a parte *constante* da molécula do anticorpo, a qual é a mesma, em todos os anticorpos. As cadeias leves, localizadas nos braços do Y (ligadas às cadeias pesadas), constituem a parte *variável* e funcionalmente significativa da molécula. Assim, cada anticorpo tem dois pontos, um em cada braço variável, para interação com o antígeno. A extrema diversidade dos anticorpos é, em grande parte, baseada na variação estrutural (composição de aminoácidos), nas cadeias variáveis de proteína.

Ligação antígeno-anticorpo desativa micróbios e suas toxinas – Ao encontrar um antígeno no sangue ou nos fluidos dos tecidos, os anticorpos se ligam com as moléculas dos antígenos, de forma a neutralizar e desativá-los. A desativação ocorre por combinação *direta*, causando *precipitação* (aglutinação) ou ocorre por *mascaramento* dos pontos ativos dos antígenos. Se o antígeno é uma molécula livre de toxina, os complexos antígeno-anticorpo se aglomeram formando grupos englobados pelos fagócitos. A ligação dos anticorpos à superfície dos antígenos de micróbios permite que os micróbios sejam reconhecidos, atacados e destruídos pelos fagócitos.

Sistema do complemento ajuda os fagócitos a destruir os micróbios – Os anticorpos também podem atingir os mesmos objetivos, *indiretamente*, por meio da ativação do *sistema do complemento*, que consiste em uma série de enzimas, organizada para catalisar uma cascata de eventos químicos. A combinação de uma única molécula de anticorpo com o antígeno ativa essa cascata, que, rapidamente, mobiliza milhões de enzimas, que incitam a lise no microorganismo, ao qual está ligado o antígeno, ou causam a aglutinação e reações defensivas semelhantes.

Células de memória aprendem a fabricar anticorpos para futuros encontros com antígenos – Depois que os antígenos são removidos, os anticorpos diminuem em número. Em uma segunda exposição ao mesmo antígeno, se produz uma grande quantidade do mesmo anticorpo apropriado. Essa resposta estimulada é causada por um tipo de célula plasmática, chamada *célula de memória*. As células B produzem as células de memória, na sua primeira exposição ao antígeno. As células de memória "aprendem" como produzir o anticorpo, porém descansam até a segunda exposição ao mesmo antígeno, quando são ativadas e formam clones, que produzem grandes quantidades do anticorpo. Essa é a base para a imunidade de longo prazo contra infecções.

IMUNIDADE PASSIVA, VACINAÇÕES E REAÇÕES AUTO-IMUNES

Imunidade passiva se refere à transferência de anticorpo através da placenta e do leite – Os embriões e fetos jovens, essencialmente, são desprovidos de anticorpos, por viverem em um ambiente protegido. Alguns anticorpos maternos (anticorpos IgG) podem se transferir através da placenta. Os anticorpos maternos também são fornecidos após o nascimento, na forma de imunoglobulinas IgA no leite. A mucosa intestinal do recém-nascido pode englobar e absorver proteínas anticorpos IgA inteiras e intactas. Essa capacidade permanece durante umas primeiras poucas semanas de vida e é uma das razões pelas quais a amamentação é recomendada, ainda que por pouco tempo. O colostro (primeiro leite) é especialmente rico em anticorpos (Lâmina 159).

A vacinação envolve a ativação artificial das células de memória – As células de memória estão envolvidas no fenômeno da imunização por *vacinação*, na qual, o corpo é exposto intencionalmente a uma pequena quantidade de antígeno morto ou transformado (por exemplo, vírus mortos da varíola), de forma a sensibilizar o sistema imunológico e formar células de memória. Quando o corpo for exposto ao mesmo antígeno, mais tarde (por exemplo, durante uma infecção por varíola), a produção de anticorpos será rápida e intensa e, normalmente, eficaz.

Uso terapêutico dos anticorpos – Os anticorpos monoclonais, produzidos em laboratório, por meio de culturas de células B, podem ser administrados a pacientes que sofram de doenças específicas. Os resultados são eficazes, porém de curta duração. O uso de anticorpos para encontrar e matar células cancerosas está sob investigação.

Auto-anticorpos são a causa de doenças auto-imunes – Ocasionalmente, anticorpos são produzidos erroneamente contra proteínas normais de superfície das células do próprio corpo. Além disso, anticorpos produzidos contra uma proteína estranha podem, por engano, atacar uma proteína de superfície de uma célula normal, que lembra o antígeno (reação cruzada). Esses ataques de *anticorpos auto-imunes* causam danos ou morte à célula invadida e produz uma grande variedade de doenças (*doenças auto-imunes*), como a doença de Grave (hipertiroidismo) diabetes Tipo I, miastenia grave, artrite reumatóide e esclerose múltipla.

NC: Use as mesmas cores da lâmina anterior para antígeno (A) e circulação sanguínea (F).
1. Siga a seqüência numerada na parte superior, começando no retângulo à esquerda.
2. Pinte as localizações dos linfonodos no corpo.
3. Complete os anticorpos e o sistema do complemento.
4. Dê uma cor separada para cada classe de anticorpo.
5. Pinte o material da parte inferior, sobre imunidade adquirida e passiva.

IMUNIDADE ADQUIRIDA: RESPOSTA ESPECÍFICA DE ANTICORPO

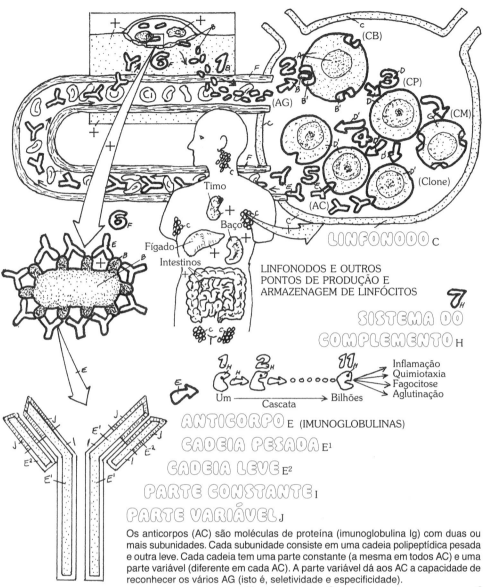

RECONHECE O ANTÍGENO
LINFÓCITO B

FORMA CLONES, SECRETA ANTICORPOS
CÉLULA PLASMÁTICA

PRODUZ ANTICORPOS PARA USO FUTURO
CÉLULA DE MEMÓRIA

Os antígenos (AG) são proteínas estranhas ou substâncias polissacarídeas, sobre a superfície dos micróbios que entram no corpo (1). Nos linfonodos, os AG são detectados por receptores sobre os linfócitos B (CB) (2). Cada CB está geneticamente programada para responder a um antígeno particular. CB sensibilizadas transformam-se em células plasmáticas (CP) (3). As CP se dividem, formando um clone (4); o clone produz anticorpos (AC) (5) rápida e profusamente. Cada AC é específico para um AG. Os AC circulam na linfa e no sangue, ligando-se aos AG e desativando-os (6). Os AC podem inativar os AG diretamente ou indiretamente, pela ativação do sistema do complemento (7), uma cascata de reações enzimáticas no plasma, que facilita ações indiretas dos AC e promove a quimiotaxia e respostas inflamatórias, causando lise ou fagocitose das células AG.

MICRÓBIO/ANTÍGENO
LINFÓCITO B
RECEPTOR DE AG
CÉLULA PLASMÁTICA
CLONE
ANTICORPO
CIRCULAÇÃO SANGÜÍNEA
CÉLULA DE MEMÓRIA

LINFONODOS E OUTROS PONTOS DE PRODUÇÃO E ARMAZENAGEM DE LINFÓCITOS

SISTEMA DO COMPLEMENTO

Um → Cascata → Bilhões
Inflamação
Quimiotaxia
Fagocitose
Aglutinação

ANTICORPO (IMUNOGLOBULINAS)
CADEIA PESADA
CADEIA LEVE
PARTE CONSTANTE
PARTE VARIÁVEL

Os anticorpos (AC) são moléculas de proteína (imunoglobulina Ig) com duas ou mais subunidades. Cada subunidade consiste em uma cadeia polipeptídica pesada e outra leve. Cada cadeia tem uma parte constante (a mesma em todos AC) e uma parte variável (diferente em cada AC). A parte variável dá aos AC a capacidade de reconhecer os vários AG (isto é, seletividade e especificidade).

CLASSES DE ANTICORPOS

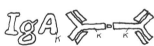
(imunoglobulinas secretórias) no leite, fluidos gástrico e da mucosa respiratória

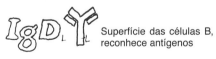
Superfície das células B, reconhece antígenos

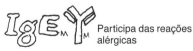
Participa das reações alérgicas

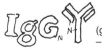
(globulinas g) principais tipos – combatem bactérias e vírus

Principais tipos – combatem bactérias e vírus

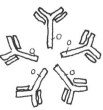

FUNÇÃO DA CÉLULA DE MEMÓRIA

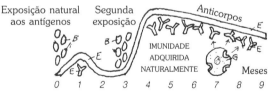

Após a exposição a um AG, durante a sensibilização, algumas CP se transformam em células de memória (CM). Estas permanecem dormentes nos linfonodos, por longos períodos. Sob exposições ulteriores ao AG, as CM evocarão uma resposta pronunciadamente exagerada (produção de AC), que rapidamente desativarão os AG. A resposta das CM é a base da imunidade natural e de longo prazo, contra bactérias e alguns vírus.

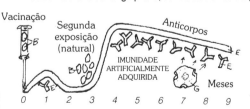

A resposta das CM também é a base das práticas de imunização e vacinação. Pequenas quantidades do AG (morto ou vivo) são dadas por injeção. As células B detectam o AG e formam as CP, para fazer AC e também CM. Que permanecem dormentes até uma invasão natural do mesmo antígeno ou micróbio, ocasião em que as CM evocarão uma resposta pronunciada e exagerada (produção de AC específicos), que rapidamente desativará os AG naturais.

IMUNIDADE PASSIVA

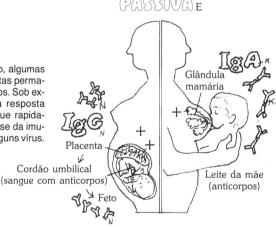

Alguns AC (Tipo IgG) se transferem da mãe para o feto, através da placenta, para suprir o feto com imunidade natural. Os anticorpos (Tipo IgA) também são secretados no leite, para serem transferidos ao recém-nascido, por meio da sucção. A mucosa intestinal do recém-nascido pode absorver proteínas inteiras e intactas de anticorpo IgA. Essa capacidade perdura nas primeiras poucas semanas de vida, mostrando o valor da amamentação, nas primeiras semanas de vida. O colostro (primeiro leite) é especialmente rico em anticorpos.

LINFÓCITOS T E IMUNIDADE ADQUIRIDA MEDIADA POR CÉLULAS

Os linfócitos T (células T) atuam na imunidade adquirida, *mediada por células*. Eles se movimentam pelo sangue, linfonodos e fluidos dos tecidos, onde buscam, invadem e destroem células do corpo, infectadas por vírus, células de organismos infecciosos (fungos, bactérias de ação lenta), células de tecidos estranhos (enxertos, órgãos transplantados e células anormais do corpo (células cancerosas). As células T se ligam com antígenos, sobre suas células-alvo e os matam diretamente sem a utilização de anticorpos.

"Citotóxico" e "auxiliar" são os dois principais tipos de células T – A população total de linfócitos nos humanos adultos é de cerca de dois trilhões (aproximadamente 1kg), a maioria de células T. Reconhecem-se quatro tipos de células T. Os tipos *citotóxica* e *auxiliar* são os principais e mais bem conhecidos. As células T *supressoras*, que inibem a atividade de outras células T e B e as células T de *memória*, as quais "aprendem" a reagir contra infecções celulares futuras, também são reconhecidas, porém menos conhecidas.

FUNÇÕES DE ATACAR E DESTRUIR DAS CÉLULAS T CITOTÓXICAS

Células T citotóxicas desempenham as funções de atacar e destruir, que caracterizam os linfócitos células, embora eles compreendam cerca de 5% da população das células T. Para aprender como essas células T citotóxicas atacam e destroem alvos, examinamos o exemplo de uma célula infectada por vírus.

Células T citotóxicas destroem suas células-alvo, acrescentando moléculas de canais de perforina – Os vírus infectam as células do corpo e as transformam em células "hospedeiras" anormais. As células hospedeiras sintetizam a proteína viral, um segmento que (antígeno) se combina com algumas moléculas de proteína específica da própria hospedeira e se insere na membrana da célula hospedeira ("apresentação do antígeno"; ver a seguir). Cada tipo de célula T citotóxica tem receptores especiais em sua superfície, para reconhecer um determinado complexo antigênico (ver a seguir); uma vez reconhecido o alvo como "mau" ou "não próprio", as células T citotóxicas se ligam a ele e liberam grânulos citoplasmáticos, que contêm *perforina*. As moléculas de perforina formam grandes poros na membrana das células hospedeiras, permitindo a entrada de água e de vários íons, resultando em inchaço e morte da célula. Os vírus são liberados para o exterior e fagocitados por macrófagos.

As células anormais do corpo (células tumorais, células cancerosas) produzem *antígenos endógenos*, que também formam complexos com as moléculas da própria célula e se apresentam nas membranas, para reconhecimento e ataque pelas células T citotóxicas. Os mecanismos de invasão e morte são os mesmos que os para células infectadas por vírus.

Apresentação do antígeno envolve a combinação com proteínas do complexo principal de histocompatibilidade – Para que as células T citotóxicas reconheçam uma célula infectada, uma célula cancerosa ou uma célula enxertada, o alvo deve "apresentar" seu antígeno "estranho" ou "anormal". Um fragmento do antígeno (pequeno peptídeo) se combina com uma classe particular de proteínas específicas próprias da célula – isto é, proteínas do complexo principal de histocompatibilidade (MHC) – e se insere na membrana da célula-alvo. As proteínas MHC, Classe I, as quais ocorrem na superfície de todas as células nucleadas do corpo, interagem com as células T citotóxicas, tornando-as capazes de reconhecer e atacar (ou evitar) todos os tipos de células do corpo.

Proteínas do complexo principal de histocompatibilidade servem como sinais "*self*" – Essas proteínas são únicas em cada indivíduo (como impressões digitais); apenas gêmeos idênticos têm as mesmas proteínas MHC. Sua presença na superfície das células, sem antígenos, indica às células T que devem considerá-las "próprias" e evitá-las. A capacidade de diferenciar as próprias das não próprias é adquirida pelas células T no início da vida, quando ainda habitam o timo. Os tecidos transplantados expressam proteínas MHC não próprias e são, portanto, atacados (rejeição). Quanto mais próxima a semelhança genética entre doador e recipiente, menor é a chance de as células T atacarem e rejeitarem o tecido.

FUNÇÕES REGULADORA E SECRETORA DAS CÉLULAS T AUXILIARES

Células T auxiliares regulam muitas respostas imunológicas – As células T auxiliares constituem a maioria das células T (cerca de 75%); elas se ligam e interagem com células B e macrófagos, liberando citocina para regular suas funções, bem como as das células T. As células T auxiliares são por isso chamadas de "interruptor-chefe" do sistema imunológico. O vírus da AIDS (HIV) exerce sua ação devastadora no corpo, por meio da invasão das células T auxiliares. As células T auxiliares se ligam com macrófagos e células B, por intermédio da combinação com seus antígenos de superfície; esses antígenos formam complexos com proteínas MHC Classe II, específicas para as células imunológicas e faltam nas outras células do corpo.

Células T auxiliares liberam citocinas semelhantes a hormônio – As citocinas (*linfocinas*, *interleucinas*) regulam a proliferação e a atividade de outros linfócitos. São conhecidas cerca de quinze citocinas diferentes. Por exemplo, sem estimulação pela ocitocina interleucina-2, a partir das células auxiliares, as células T citotóxicas não proliferam ou conduzem sua função de ataque e destruição. As citocinas também são liberadas como sinais químicos entre as células auxiliares e células B, produtoras de anticorpos e macrófagos. Na ausência de citocinas de células auxiliares, a produção de anticorpos por células B fica acentuadamente reduzida.

TIMO: NA MATURAÇÃO E NA DIFERENCIAÇÃO DAS CÉLULAS T

Timo é o ponto do "aprendizado inicial" e maturação das células T – O timo, um *órgão linfático* primário, localizado na cavidade torácica anterior, cresce durante os estágios fetal e pós-natal; após a puberdade, ele se torna gradualmente gorduroso e atrófico. As ancestrais da célula T migram, a partir da medula óssea, para o timo (daí sua designação T), durante a vida fetal e pós-natal inicial; aqui elas proliferam, se diferenciam e amadurecem – isto é, desenvolvem a capacidade de reconhecer antígenos e se diferenciam em vários tipos (auxiliar, citotóxica). A remoção do timo, no início da vida (e não na idade adulta) causa grave deficiência de imunidade, mediada por células T.

As células T amadurecem, deixam o timo e circulam no sangue e nos órgãos linfáticos secundários (por exemplo, linfonodos), onde buscam e destroem células anormais do corpo. As células T têm uma vida longa (anos), comparadas com as células B, as quais são de curta duração. Como as células T também proliferam por meio da formação de clones no sangue e nos linfáticos, nem todas as células T adultas são verdadeiramente derivadas do timo.

Timo secreta o hormônio timosina para estimular o desenvolvimento das células T – Esse hormônio protéico está presente durante o desenvolvimento e na maturidade, porém declina após a meia idade. Pensa-se que seu declínio justifique a queda da capacidade do corpo para eliminar as células cancerosas e tumorais durante a velhice.

Células T desenvolvem, no timo, seus diversos receptores contra antígenos – Esses receptores, que ocorrem nas membranas plasmáticas das células T e funcionam como anticorpos, são proteínas de duas cadeias, com regiões variáveis e específicas para ligação com diversos antígenos; essas regiões variam entre as células T individuais, permitindo que cada célula T interaja com um determinado tipo de antígeno. Ambas as células T, citotóxica e auxiliar têm esses receptores. A diversidade dos receptores e a distribuição entre os diferentes membros das células T se desenvolvem durante sua fase de maturação no timo.

NC: Use as mesmas cores para A, B, C e H, como foram usadas para esses itens na lâmina anterior.

1. Comece com o número 1, no linfonodo da lustração superior. Observe que, no esquema do passo 5, as membranas celulares não são coloridas.
2. Complete o material restante.

IMUNIDADE ADQUIRIDA: RESPOSTA MEDIADA POR CÉLULAS

- CIRCULAÇÃO SANGÜÍNEA A
- CÉLULA INFECTADA (ALVO) B
- ANTÍGENO VIRAL B¹
- LINFONODO C
- LINFÓCITO T D
- CÉLULA T CITOTÓXICA E
  (CÉLULA T EXTERMINADORA)
- RECEPTOR DE AG B²
- GRÂNULO DE PERFORINA F
- CÉLULA T AUXILIAR G
- LINFÓCITO B H
- ANTICORPOS H¹
- CITOCINA I
- CÉLULA T SUPRESSORA J

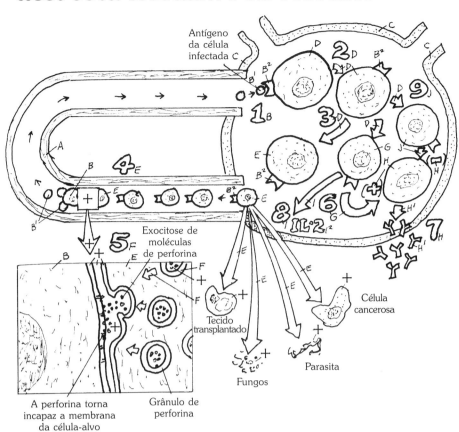

Os AG sobre bactérias de ação lenta (tuberculose), fungos, células cancerosas e células de tecidos transplantados (1) sensibilizam outro tipo de linfócito – isto é, células T (CT) (2). As CT sensibilizadas proliferam (3), formando vários subtipos. As CT citotóxicas (exterminadoras) (4) contêm moléculas receptoras semelhantes a AC, o que as torna capazes de se ligar com Ag, nas células infectadas ou estranhas. Depois da ligação, as CT liberam grânulos, contendo perforina, a qual abre grandes poros na membrana da célula antigênica (5), causando inchaço e morte. Outro tipo de CT, a CT auxiliar (6), estimula a produção de AC, por meio das CB (7) e células T citotóxicas ativadas. As CT auxiliares produzem citocinas (linfocinas), substâncias semelhantes a hormônio, que regulam as funções de outras CT e CB. A CT supressora (9) se opõe à ação das CT auxiliares, regulando homeostaticamente as respostas imunológicas.

CÉLULAS T AUXILIARES G E FUNÇÕES DAS CITOCINAS I

- IL-2 I²
- MACRÓFAGO K
- IL-1 I¹

As células T auxiliares liberam hormônio semelhante a citocina (interleucinas, por exemplo, IL2), para regular muitas funções, incluindo ativação e proliferação das células citotóxicas e promover seu ataque sobre células infectadas; as citocinas das auxiliares também estimulam as células B a secretar anticorpos contra bactérias e determinados vírus e estimulam macrófagos e células NK (sigla em inglês para exterminadora natural) a realizar sua fagocitose dos micróbios. As citocinas secretadas por certos macrófagos (IL-1) estimulam as células auxiliar a iniciar sua função.

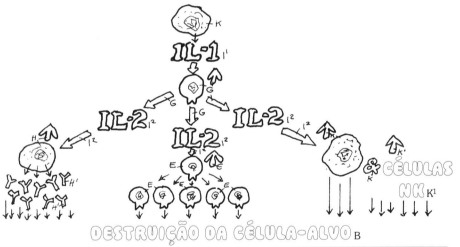

DESTRUIÇÃO DA CÉLULA-ALVO B

APRESENTAÇÃO DO ANTÍGENO B¹

- PROTEÍNA VIRAL B³
- PROTEÍNA MHC B⁴

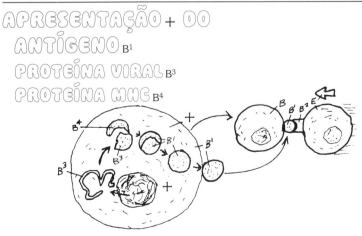

Todas as células infectadas, anormais e estranhas devem "apresentar" seus antígenos na superfície, para que a célula T citotóxica as reconheça, ataque e mate. As células infectadas por vírus sintetizam proteínas virais. Estas se combinam com proteínas MHC próprias das células e se inserem na membrana celular, para reconhecimento pelas células T citotóxicas, que se ligam a esses complexos antigênicos e desfecham seu ataque, por meio das moléculas de perforina, que causam a morte das células-alvo.

TIMO E MATURAÇÃO DA CÉLULA T D

HORMÔNIO TIMOSINA D¹

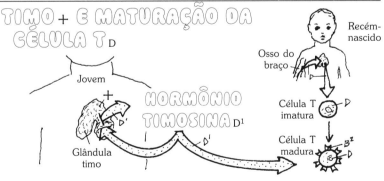

O timo é um órgão linfático primário, na cavidade torácica. Ajuda a amadurecer células T e secreta um hormônio timosina. A timosina promove a maturação das células T, no timo e na periferia. A secreção de timosina diminui após a meia-idade e pode causar a reduzida imunidade mediada por células nos idosos. A remoção do timo, nos recém-nascidos (e não nos adultos) causa acentuada deficiência imunológica contra vírus, tumores, câncer e células estranhas.

As ancestrais das células T migram da medula óssea para o timo, no feto e no recém-nascido. Aqui, elas se diferenciam e amadurecem, isto é, desenvolvem receptores específicos para detectar antígenos. Uma vez maduras, elas deixam o timo para circular no sangue ou na linfa ou nos órgãos linfáticos, onde atacam células portadoras de antígenos (anormais, infectadas, estranhas).

VISÃO GERAL DO SISTEMA REPRODUTOR HUMANO

Os sistemas fisiológicos, que foram estudados nas seções anteriores, funcionam para assegurar a manutenção apropriada do indivíduo e são razoavelmente semelhantes em homens e mulheres. Nesta última seção, focaliza-se o *sistema reprodutor* cuja função está dirigida para assegurar a continuação e a sobrevivência das espécies e cujas partes e órgãos são *sexualmente dimórficas* – isto é, são estrutural e funcionalmente diferentes em homens e mulheres.

Sistema reprodutor desempenha diversas funções sexuais e reprodutivas – Os órgãos reprodutores são uma mistura de dutos, órgãos e glândulas. Algumas glândulas são endócrinas e secretam hormônios sexuais, outras são exócrinas e secretam muco ou vários fluidos para manutenção das células germinativas ou *gametas*. Alguns órgãos reprodutores funcionam no desenvolvimento do gameta e do embrião, outros são importantes na cópula e na transmissão e no transporte dos gametas.

Hormônios sexuais estimulam crescimento e função dos órgãos reprodutores – Os órgãos do sistema reprodutor crescem e funcionam em resposta à estimulação fornecida pelos *hormônios esteróides sexuais* masculinos e femininos, os quais são secretados pelas *gônadas*. As gônadas são, por sua vez, estimuladas pelos *hormônios gonadotropinas* liberados pela glândula *pituitária anterior*. Na ausência destes estímulos hormonais, as glândulas e os órgãos alvos cessarão o funcionamento e atrofiarão.

Funções reprodutivas começam na puberdade e envelhecem – Embora vários órgãos do sistema reprodutor sejam formados durante o período embrionário, as funções normais deste sistema começam na puberdade e duram aproximadamente 40 anos na mulher, terminando na "menopausa", a cessação da função ovariana que ocorre tipicamente nos primeiros anos da sua sexta década de vida. Nos homens, as funções reprodutivas declinam lentamente com o avançar da idade.

RESUMO DO SISTEMA REPRODUTOR MASCULINO

O sistema reprodutor humano masculino consiste em *pênis* e *escroto, testículos, próstata e vesículas seminais, epidídimos e canais deferentes e glândulas bulbouretrais*. O pênis e o escroto, que contêm os testículos, são visíveis externamente; os órgãos restantes são internos. Os dois testículos são os únicos órgãos com funções *endócrinas*. Estes secretam o hormônio *testosterona*, o mais potente dos esteróides sexuais androgênicos (= produtor pelo homem). Os testículos também produzem os gametas masculinos, os *espermatozóides* (esperma) por um processo chamado *espermatogênese*. As funções testiculares são controladas pelos hormônios gonadotropinas da glândula pituitária anterior. Os testículos consistem em túbulos enovelados que ajudam a armazenar e a amadurecer os espermatozóides. Os canais deferentes são um duto para a liberação de espermatozóides durante a emissão e a ejaculação, eventos que ocorrem no homem durante a excitação sexual e o coito.

A próstata e as vesículas seminais são glândulas *exócrinas* que produzem o plasma do *sêmen*, um fluido essencial para a atividade e a sobrevivência dos espermatozóides dentro do sistema reprodutor feminino. O pênis, o qual possui tecido inflável, age como o órgão da *intromissão* fornecendo os espermatozóides por meio do seu *canal uretral* e os deposita na *vagina* da mulher, perto do *colo uterino*. O escroto é um saco que contém os testículos e, por meio de distensão e retração, mantém os testículos poucos graus abaixo da temperatura do corpo para assegurar a espermatogênese apropriada.

Características sexuais secundárias no homem – As características sexuais secundárias no homem são tamanho grande do corpo, musculatura e crescimento esquelético avantajados, ombros largos e pélvis estreita, laringe e cordas vocais grandes (produzindo voz grave), pêlos na face e no corpo, pêlos pubianos e axilares e entradas do couro cabeludo ou calvície (se for suscetível geneticamente). Estas características aparecem depois da puberdade e em resposta aos níveis ascendentes do hormônio testosterona e podem incluir mudanças psicológicas, como atitudes ativas e agressivas e independência, embora estas últimas possam ocorrer da mesma forma em mulheres.

RESUMO DO SISTEMA REPRODUTOR FEMININO

Na mulher, os órgãos sexuais e reprodutores são ovários, útero, trompas uterinas (*tubas de Falópio, ovidutos*) e *vagina*, os quais constituem os órgãos sexuais internos. Os *lábios maiores*, os *lábios menores* e o *clitóris* constituem a *genitália* externa (a *vulva*). Os dois ovários agem como as principais glândulas endócrinas do sistema feminino, secretando os hormônios sexuais femininos *estrógeno* e *progesterona*. Além disto, os ovários são o local de formação e liberação dos gametas femininos – os *óvulos* – por um processo chamado *oogênese*. As funções ovarianas são controladas pelos hormônios gonadotropinas da glândula pituitária anterior.

As trompas uterinas são o local de *fertilização* e transporte do óvulo, bem como do novo *embrião*. O útero é o órgão da *gravidez*, fornecendo um ninho para *implantação* e crescimento do novo embrião. A musculatura uterina gera as contrações necessárias para o nascimento (*parto*). O clitóris é densamente inervado por receptores tácteis e funciona na excitação sexual feminina. A vagina está adaptada para receber o pênis e os espermatozóides durante a penetração e a ejaculação. Como *canal do parto*, a vagina também participa na expulsão e no nascimento do recém-nascido. As *mamas* femininas contêm tecido adiposo e *glândulas mamárias*, que secretam leite para a nutrição do recém-nascido.

Características sexuais secundárias na mulher – As características sexuais secundárias na mulher incluem pélvis ampla, ombros estreitos, voz aguda, cabelos sem entradas e pele macia. As mulheres, em média, são mais baixas que os homens e têm menos massas muscular e óssea. As mulheres têm maiores depósitos subcutâneos e profundos de gordura, os quais dão a forma as suas mamas, nádegas e coxas. As mulheres maduras, assim como os homens, possuem pêlos axilares e pubianos; os pelos pubianos têm uma distribuição triangular com o vértice para baixo, disposição oposta à no homem. Os pêlos faciais e do corpo estão ausentes ou muito suaves e esparsos na mulher. Todas estas características são promovidas pelo hormônio sexual feminino estrógeno.

NC: Use cores escuras para C e H. Comece com o sistema masculino, pintando a mesma estrutura na vista lateral e na vista frontal menor acima, antes de ir para a próxima estrutura.

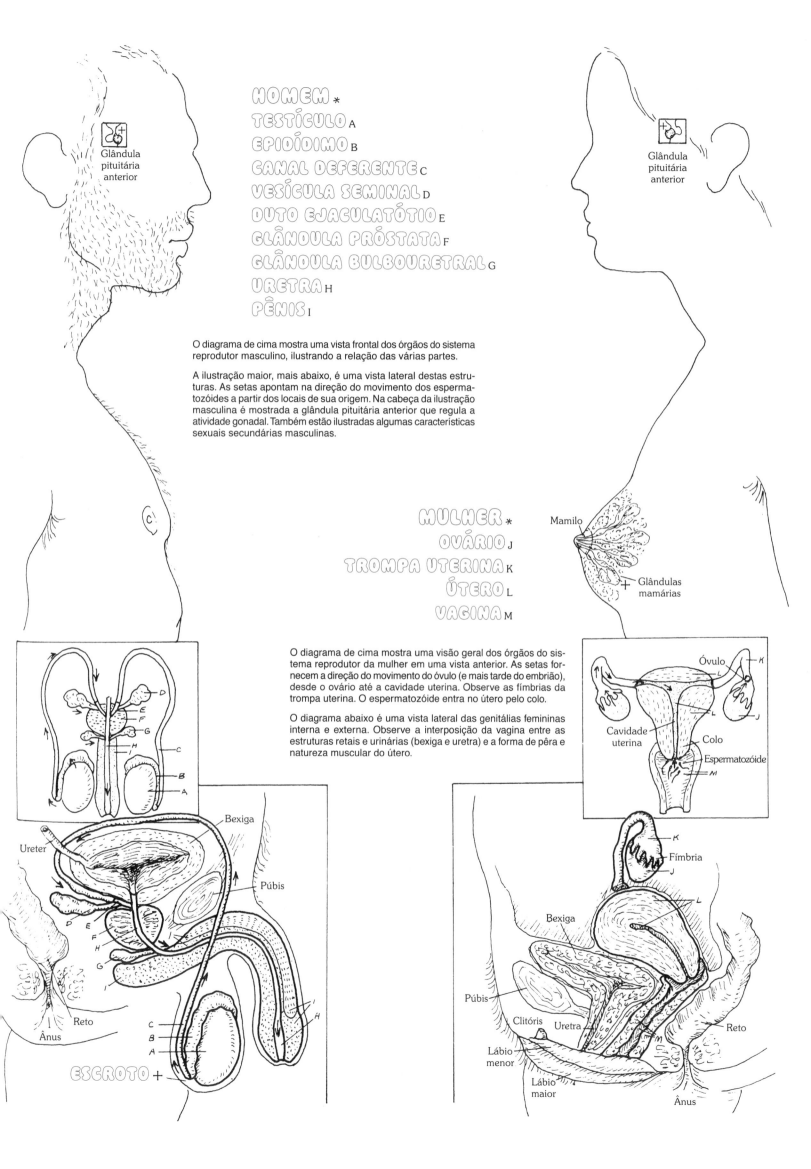

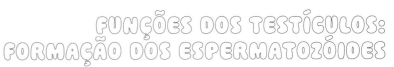

FUNÇÕES DOS TESTÍCULOS: FORMAÇÃO DOS ESPERMATOZÓIDES

REPRODUÇÃO

Os testículos – as gônadas masculinas – estão localizados dentro do escroto, um saco cutâneo modificado e realizam duas funções principais: (1) *espermatogênese*, a formação dos *gametas* masculinos (*esperma, espermatozóides*) e (2) secreção do hormônio sexual masculino, *testosterona*.

Histologia funcional do testículo – Cada testículo está dividido em lóbulos, cada um contendo um a quatro longos e enovelados *túbulos seminíferos* (TS); os TS, cada um com 0,2mm de largura e 70cm de comprimento, são o local da formação dos espermatozóides. Uma *membrana basal* suporta o *epitélio germinativo*. Dois tipos principais de células estão ligados à membrana basal: as *espermatogônias* ou *células germinativas primordiais* e as *células de Sertoli*, células epiteliais não germinativas de sustentação. A testosterona é produzida pelas *células de Leydig*, localizadas nos espaços entre os TS (Lâmina 151).

ESPERMATOZÓIDES SÃO FORMADOS POR MITOSE E MEIOSE DAS CÉLULAS GERMINATIVAS

A espermatogênese é um processo complexo envolvendo divisões mitóticas e meióticas repetidas das células germinativas e necessita da sustentação das células de Sertoli. As espermatogônias são diplóides, possuem 46 cromossomos (22 pares de cromossomos somáticos e um par de cromossomos sexuais XY). Estas se dividem por *mitose* em duas células-filha; uma adere à membrana basal e mantém a *linha germinativa*, a outra se move na matriz epitelial formando um *espermatócito primário*, o qual se divide por meiose (Lâmina 150) para formar *espermatócitos secundários* e, finalmente, *espermátides*. As células espermatogênicas são interconectadas por *pontes citoplasmáticas* que lhes permitem se dividir em sincronia.

Espermatozóides são formados por diferenciação de espermátides haplóides – As espermátides são células *haplóides*, tendo 22 cromossomos somáticos e um cromossomo sexual X ou Y. O estágio final da espermatogênese, chamado *espermiogênese*, envolve diferenciação morfológica das espermátides em células únicas, especializadas, denominadas *espermatozóides* (esperma, células espermáticas), cada uma das quais possui uma cauda para motilidade flagelar. Os espermatozóides são liberados no lúmen do TS por um processo chamado *espermeação*. A duração da espermatogênese inteira leva cerca de 10 semanas; mais de 500 espermatozóides são produzidos a partir de cada espermatogônia.

CÉLULAS DE SERTOLI FORNECEM SUSTENTAÇÃO À FORMAÇÃO DOS ESPERMATOZÓIDES

As células de Sertoli (CS) participam da espermatogênese de diversas formas. (1) Fornecem sustentação às células germinativas, deslocando-as na sua migração dentro do epitélio. (2) As CS desempenham um papel importante na espermiogênese, por meio do engolfamento e da digestão dos fragmentos remanescentes do citoplasma e restos celulares (*corpos residuais*) que sobram da transformação das espermátides em espermatozóides. As CS também ajudam a liberar espermatozóides no lúmen (espermeação). (3) As CS secretam um fluido no lúmen dos TS que ajuda no transporte dos espermatozóides para fora do testículo na direção do epidídimo. (4) As CS fornecem nutrientes e metabólitos para as células germinativas em desenvolvimento e fazem uma barreira testículo-sangüínea que isola as células germinativas do sangue e protege os espermatozóides dos anticorpos e do ataque das células T; os espermatozóides carregam vários antígenos na sua superfície que são estranhos para o sistema imunológico do corpo. A barreira também impede o vazamento destes antígenos para o sangue.

Secreção das células de Sertoli – Para realizar suas funções, as CS necessitam do hormônio esteróide sexual masculino, a *testosterona*. A testosterona também é necessária para o desenvolvimento das células germinativas, nos TS e para a maturação final dos espermatozóides, no *epidídimo*. A testosterona é fornecida para as CS, pelas células de Leydig, por meio da membrana basal. Para manter uma concentração local alta de testosterona, as CS formam e secretam, para o lúmen, a *proteína de ligação com andrógeno (ABP)*, a qual age como transportador e reservatório para a testosterona. As CS adultas também produzem a inibina hormonal para regulação da função testicular pela glândula pituitária (Lâmina 152); as CS fetais produzem uma Substância Inibidora Mulleriana (MIS) (Lâmina 160).

FATORES QUE INFLUENCIAM A FORMAÇÃO DOS ESPERMATOZÓIDES

A temperatura é um fator ambiental crítico na formação dos espermatozóides. A espermatogênese é ótima aos 32°C, cinco graus abaixo da temperatura do corpo. Se os testículos ficarem presos junto do corpo, o epitélio germinativo regride, sem nenhum efeito sobre as células de Leydig e sobre a produção de hormônio. O escroto ajuda a manter a temperatura ótima para os testículos, retraindo-se no frio e relaxando no ambiente quente. O sangue que entra nos testículos é mais fresco que o normal por causa dos mecanismos vasculares especiais. Outros fatores físicos como raios X e radiação ionizante também são deletérios para a espermatogênese. A desnutrição, o alcoolismo, os sais de cádmio e algumas drogas reduzem a espermatogênese. O gossipol, um óleo de semente de algodão, quando tomado oralmente ataca as espermátides e pode agir como um contraceptivo masculino específico. A vitamina E é essencial para a espermatogênese nos ratos.

MATURAÇÃO DOS ESPERMATOZÓIDES OCORRE NO EPIDÍDIMO

Os espermatozóides liberados nos TS não estão funcionalmente maduros; não têm motilidade e não conseguem fertilizar um óvulo. A maturidade funcional ocorre principalmente no *epidídimo* e parcialmente no trato feminino (*capacitação*). Os espermatozóides se movem para o epidídimo por intermédio da *rede testicular*, uma rede de condutos anastomosados. O transporte é ajudado por um fluido produzido pelas CS. Os *dutos eferentes* conectam a rede testicular ao epidídimo, um longo enovelado de túbulos que têm três partes: cabeça, segmento médio e cauda. No prazo de 2 semanas, os espermatozóides se movem da parte da cabeça para o segmento médio e, finalmente, para o segmento da cauda, onde se armazenam os espermatozóides funcionalmente maduros. A testosterona e as proteínas especiais, secretadas pelas células da parede do epidídimo, estimulam a maturação dos espermatozóides. Os espermatozóides maduros são expelidos pelos *canais deferentes* sob excitação sexual e ejaculação. Os espermatozóides não utilizados envelhecem e morrem e são removidos por fagocitose.

Número e características dos espermatozóides – Os espermatozóides maduros têm 50μm de comprimento e são altamente móveis. Estes possuem uma cabeça, uma parte média e uma cauda. A cabeça contém o *núcleo* e o *acrossoma*; as *enzimas acrossomais* são essenciais para a penetração no óvulo durante a fertilização (Lâmina 156). A parte média contém as mitocôndrias que fornecem ATP para a motilidade do espermatozóide. A cauda do espermatozóide funciona como um *flagelo* móvel que permite nadar a uma velocidade de cerca de 1mm/min. A produção de espermatozóides começa nos meninos durante a puberdade (14 anos) e continua até a idade avançada, em uma taxa de cerca de 200×10^6 por dia; existe um aumento sazonal no inverno e um declínio regular durante a idade avançada. O número de espermatozóides é crítico para a fertilidade. Cerca de 100×10^6 espermatozóides por mL de sêmen (300×10^6 por ejaculação) são normais para fertilidade apropriada. As contagens de espermatozóides abaixo de 20% do normal são de infertilidade. A contagem diminui em números após ejaculações repetidas.

NC: Use as mesmas cores da lâmina anterior para (A), (D) e (E). Use vermelho para G.

1. Comece com a ilustração no canto superior direito e depois pinte a ilustração grande à esquerda deste.
2. Pinte a ampliação de uma seção de túbulo começando na base do quadrado. As células intersticiais (F) são mostradas fora do túbulo, secretando testosterona (F[1]) para dentro da célula de Sertoli (O), bem como para dentro do capilar sangüíneo adjacente (G). As várias células no interior do túbulo têm seus rótulos de identificação colocados dentro delas e seu citoplasma e núcleo devem ser coloridos. Observe os grandes núcleo e citoplasma das células de Sertoli (8), os quais formam um pano de fundo para as células muito menores à sua volta.
3. Pinte os estágios da espermatogênese começando pelas espermatogônias em divisão (K).

TESTÍCULO A
LÓBULO B
REDE TESTICULAR C
EPIDÍDIMO D
CANAL DEFERENTE E

Ambos os testículos têm muitos lóbulos, cada um contendo túbulos seminíferos (TS) longos e muito enovelados. Estes TS formam os espermatozóides – os gametas masculinos – que são liberados dentro do lúmen dos TS e são transportados para o epidídimo através da rede testicular (ver setas H). No final da maturação no epidídimo, os espermatozóides são expelidos pelos canais deferentes (setas H) durante a ejaculação sexual.

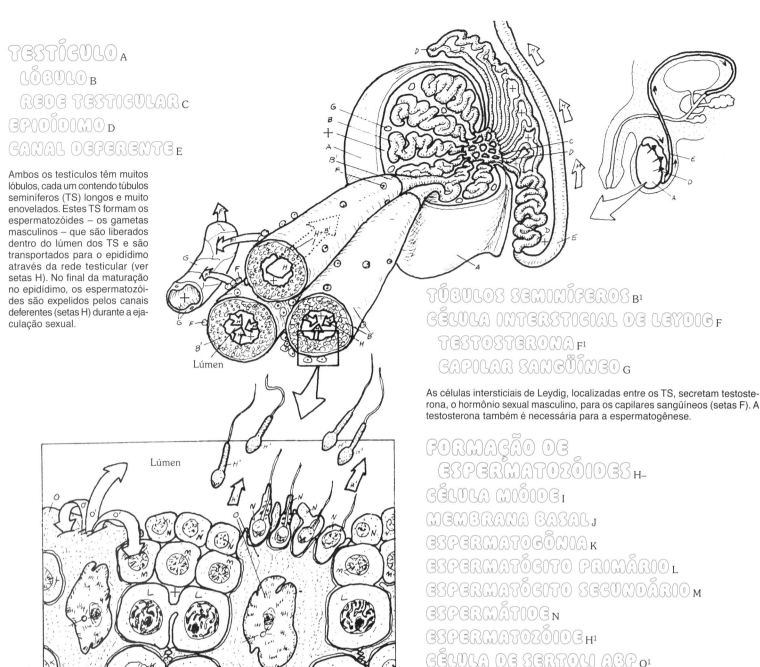

TÚBULOS SEMINÍFEROS B¹
CÉLULA INTERSTICIAL DE LEYDIG F
TESTOSTERONA F¹
CAPILAR SANGÜÍNEO G

As células intersticiais de Leydig, localizadas entre os TS, secretam testosterona, o hormônio sexual masculino, para os capilares sangüíneos (setas F). A testosterona também é necessária para a espermatogênese.

FORMAÇÃO DE ESPERMATOZÓIDES H–
CÉLULA MIÓIDE I
MEMBRANA BASAL J
ESPERMATOGÔNIA K
ESPERMATÓCITO PRIMÁRIO L
ESPERMATÓCITO SECUNDÁRIO M
ESPERMÁTIDE N
ESPERMATOZÓIDE H¹
CÉLULA DE SERTOLI ABP O¹

A espermatogênese ocorre nos TS. A espermatogônia, ligada à membrana basal, passa por sucessivos estágios de divisões mitóticas e meióticas, formando primeiro os espermatócitos primários e secundários, seguidos das espermátides. As espermátides sofrem mudanças morfológicas, formando os espermatozóides (esperma) que são células especializadas, altamente diferenciadas, com um flagelo (cauda) para motilidade. As células de Sertoli formam as proteínas de ligação ao andrógeno e têm papéis cruciais na sustentação da espermatogênese.

ESTÁGIOS DA ESPERMATOGÊNESE H–
46 K¹
CROMOSSOMOS K¹
23 N¹
CROMOSSOMOS N¹

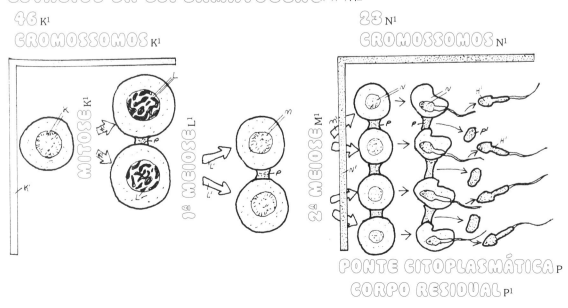

MITOSE K¹
1ª MEIOSE L¹
2ª MEIOSE M¹
PONTE CITOPLASMÁTICA P
CORPO RESIDUAL P¹

Os espermatozóides contêm apenas a metade do número de cromossomos encontrados numa espermatogônia. Esta redução é obtida pela divisão por meiose; as espermatogônias (diplóides) se dividem primeiro por mitose, para produzir espermatócitos primários e preservar sua própria linhagem. Cada espermatócito diplóide (2n) se divide por meiose, formando espermatócitos tetraplóides (4n cromossomos), os quais passam por duas divisões meióticas, a fim de formar quatro espermátides/espermatozóides haplóides (n cromossomos). As pontes citoplasmáticas entre várias células germinativas (um clone) permitem que suas divisões ocorram sincronicamente. Os espermatozóides são liberados dentro do lúmen, desfazendo-se de seus remanescentes citoplasmáticos extras (corpos residuais).

REPRODUÇÃO

FUNÇÕES SEMINAIS E LIBERAÇÃO DE ESPERMATOZÓIDES: RESPOSTAS DE EREÇÃO E EJACULAÇÃO

Sob excitação sexual, os espermatozóides maduros são levados do epidídimo e misturados com secreções das *glândulas sexuais acessórias* para formar o *sêmen*, o qual é expelido por meio da uretra e do orifício uretral na cabeça do pênis.

SÊMEN CONSISTE EM ESPERMATOZÓIDES E SECREÇÕES DAS GLÂNDULAS ACESSÓRIAS MASCULINAS

O *sêmen* é um fluido leitoso, contendo espermatozóides dos testículos mais *plasma seminal* e a secreção das glândulas acessórias masculinas – as *vesículas seminais, a próstata*, as glândulas *de Cowper* ou *bulbouretrais*. As secreções das vesículas seminais e da próstata constituem 60% e 20% do volume do sêmen, respectivamente; os espermatozóides são responsáveis por 10% e o muco e secreção alcalina das glândulas de Cowper formam os demais 10%. O fluido seminal fornece um ambiente adequado para acondicionar os espermatozóides e para sua sobrevivência no trato feminino. As vesículas seminais fornecem nutrientes, principalmente *frutose*, mas também são encontrados *lípides*, alguns *aminoácidos* e *vitaminas B* e *C*. Todos são necessários para atividade e sobrevivência dos espermatozóides. As prostaglandinas, também das vesículas seminais, podem ajudar no transporte dos espermatozóides pela estimulação da musculatura lisa no trato feminino.

A exemplo do sangue, o sêmen coagula quando fora do corpo; este coágulo depois se liquefaz. As proteínas e enzimas (fibrinogênio, fosfatase, fibrinolisina) necessárias para coagulação e lise, são secretadas pela próstata. O sêmen contém zinco e eletrólitos (K^+, Na^+, Ca^{++}, Mg^{++}, HCO_3^- e Cl^-) e mostra um pH algo alcalino, de aproximadamente 7,4 por causa dos tampões de bicarbonato das glândulas de Cowper. O bicarbonato neutraliza a acidez relacionada com as secreções vaginais e com a passagem da urina na uretra; a acidez é deletéria para os espermatozóides.

EREÇÃO PENIANA ENVOLVE RESPOSTA NERVOSA E VASCULAR

A principal função do pênis é assegurar o depósito dos espermatozóides profundamente na vagina, perto do colo uterino. A introdução do pênis e a penetração na vagina se chamam *intromissão*. O pênis é normalmente curto e flácido. Para permitir a intromissão, o pênis desenvolve um estado de *ereção* que o transforma em um órgão duro e alongado, capaz de penetrar a vagina. A ereção ocorre na seqüência da excitação sexual e envolve dilatação de arteríolas do pênis, permitindo entrada substancial de sangue no seu *tecido erétil*. Dois *corpos cavernosos* correm ao longo dos aspectos dorsal e lateral do pênis e um *corpo esponjoso* fica ao longo do seu aspecto ventral; o corpo esponjoso envolve a uretra e preenche a cabeça do pênis (*glande*). O tecido erétil consiste em numerosas pequenas câmaras elásticas de tecido vascular modificado e conectivo que se enchem de sangue.

Ereção é controlada por reflexos espinais e estímulos psicogênicos do cérebro – Durante a excitação sexual, as arteríolas do pênis dilatam e o sangue enche as câmaras dos corpos eréteis, provocando turgência e inflação. A pressão resultante fecha as saídas venosas elásticas, aprisionando o sangue dentro do tecido erétil, levando ao endurecimento do pênis e à ereção. A ereção é obtida por meio de um reflexo espinal somático-autônomo. A glande do pênis contém muitos receptores tácteis cuja estimulação inicia uma resposta reflexa *parassimpática*. O centro nervoso para o controle do reflexo da ereção está nos segmentos sacrais da medula espinal. Fibras parassimpáticas eferentes, nos *nervos esplâncnicos pélvicos*, liberam o neurotransmissor acetilcolina para induzir a vasodilatação das arteríolas do pênis. Outros neurotransmissores que causam vasodilatação das arteríolas do pênis são o polipeptídeo *VIP* e a substância gasosa *ácido nítrico* (NO). Em humanos, a resposta de ereção pode ser induzida pelas influências descendentes a partir do cérebro sobre os centros espinais. Estas respostas são induzidas por visão, som e cheiro, bem como influências físicas, da imaginação e do sonho. As respostas de ansiedade e medo podem facilmente inibir o reflexo da ereção ou interrompê-la.

Disfunção da ereção (impotência) pode ser tratada com drogas – A capacidade reduzida para a ereção do pênis se chama *disfunção erétil* ou *impotência* e ocorre em alguns adultos e muitos homens idosos. No passado, pensava-se que doenças psicológicas fossem a principal causa da impotência, porém, recentemente, deu-se atenção para alterações fisiológicas e vasculares do tecido peniano. A droga Viagra®, hoje em dia usada amplamente para corrigir a disfunção erétil ou para melhorar o desempenho, melhora a função vasodilatadora do neurotransmissor óxido nítrico. As lesões nervosas autônomas, decorrentes do diabetes avançado e não tratado, podem também causar impotência.

EJACULAÇÃO É O REFLEXO DE EXPULSÃO DO SÊMEN

A expulsão do sêmen, do pênis, ocorre em dois estágios, *emissão* e *ejaculação*. A emissão se refere a um movimento dos espermatozóides desde o epidídimo, ao longo do canal deferente, até o *duto ejaculatório*. Este movimento é realizado pelas contrações rítmicas da musculatura lisa da parede do canal deferente. Estes músculos são controlados pelos *nervos simpáticos* dos centros espinais lombares. Sinais simpáticos semelhantes causam contração da próstata e das vesículas seminais, simultaneamente com a chegada do esperma no duto ejaculatório, de maneira que os conteúdos da próstata e das vesículas seminais se somam a estes.

Ejaculação é controlada por nervos e musculaturas lisa e esquelética – Uma vez que o sêmen está no duto ejaculatório, é ativado um novo reflexo para ejaculação, envolvendo fibras motoras somáticas no *nervo pudendo* e a musculatura esquelética *bulboesponjosa* na base do pênis. Contrações repetidas desta musculatura expelem o sêmen através da uretra de maneira pulsátil. Durante a emissão a uretra é pré-lubrificada e lavada por secreções mucóides e alcalinas das glândulas bulbouretrais (de Cowper), as quais facilitam a passagem do sêmen durante a ejaculação e neutralizam o ácido remanescente da passagem da micção passada. As anormalidades nas funções das glândulas de Cowper resultam na ejaculação dolorosa. Os receptores sensoriais para os reflexos de emissão e ejaculação estão localizados principalmente na *glande do pênis*; seus centros estão na medula espinal lombar. Estes centros são menos influenciados pelo cérebro, que os centros da ereção. Como resultado, o reflexo da ejaculação, diferentemente do reflexo da ereção, não pode ser interrompido por estímulos inibitórios do cérebro.

RESPOSTA SEXUAL HUMANA TEM QUATRO FASES

Os corpos dos homens e das mulheres mostram um padrão geral de respostas estereotipadas durante a relação sexual. Reconhecem-se quatro fases que ocorrem consecutivamente. Neste parágrafo se revê o padrão masculino. Na *fase de excitação*, os estímulos eróticos de pênis, região genital e outras zonas erógenas (lábios, axilas, lóbulos das orelhas e virilhas) e/ou influências psíquicas, ativam o reflexo da ereção peniana. Na segunda ou *fase plateau*, aumenta a intensidade da ereção e o reflexo da ejaculação é facilitado. A *fase orgástica* envolve um clímax – completa-se a ejaculação acompanhada por intensas contrações musculares da face e pélvis, do tórax e das áreas da perna. Esta fase é acompanhada por uma intensa sensação de prazer, bem como de acentuadas respostas cardiovasculares e respiratórias. Durante a *fase de resolução final*, o corpo inteiro relaxa e o sangue deixa o pênis que retorna ao seu estado flácido usual.

NC: Use cores escuras para A, C e azul claro para L.
1. Pinte os títulos em ordem conforme você segue a seqüência numerada começando com um aumento na temperatura externa (A') ao baixar o escroto (A) e os testículos (B).
2. Pinte os diagramas de regulação nervosa com o título "Aferências".
3. Pinte as ações do Viagra®, no canto inferior esquerdo.

ESCROTO A
TESTÍCULO B
TÚBULO SEMINÍFERO B¹
ESPERMATOZÓIDE C
EPIDÍDIMO D
CANAL DEFERENTE E
VESÍCULA SEMINAL F
GLÂNDULA PRÓSTATA G
GLÂNDULA BULBOURETRAL H
URETRA I

EREÇÃO DO PÊNIS +
NERVO SENSORIAL J
NERVO PARASSIMPÁTICO K
TECIDO VASCULAR ERÉTIL L

EJACULAÇÃO DO SÊMEN +
NERVO SIMPÁTICO M
MUSCULATURA BULBOESPONJOSA N

(1) A temperatura ótima para a formação de espermatozóides é 32°C, cinco graus abaixo da temperatura do corpo. O escroto mantém os testículos em uma distância apropriada do corpo. (2) A formação de espermatozóides ocorre nos testículos e leva dois meses e meio. (3) Os espermatozóides recém-formados são continuamente liberados para o lúmen dos túbulos seminíferos e transportados para o epidídimo, onde permanecem por duas semanas para amadurecer. (4) As contrações dos canais deferentes transportam os espermatozóides para os dutos ejaculatórios, nos quais se juntam às secreções da próstata e das vesículas seminais e são expelidos pela uretra. (5) As vesículas seminais secretam nutrientes. (6) A próstata secreta proteínas e enzimas para a sobrevivência dos espermatozóides. (7) As glândulas bulbouretrais secretam substâncias alcalinas e lubrificantes para facilitar o transporte dos espermatozóides. (8) A ereção do pênis é uma resposta vasocongestiva dos tecidos eréteis do pênis – o corpo cavernoso e o corpo esponjoso. (9) A musculatura bulboesponjosa expele o esperma pela uretra.

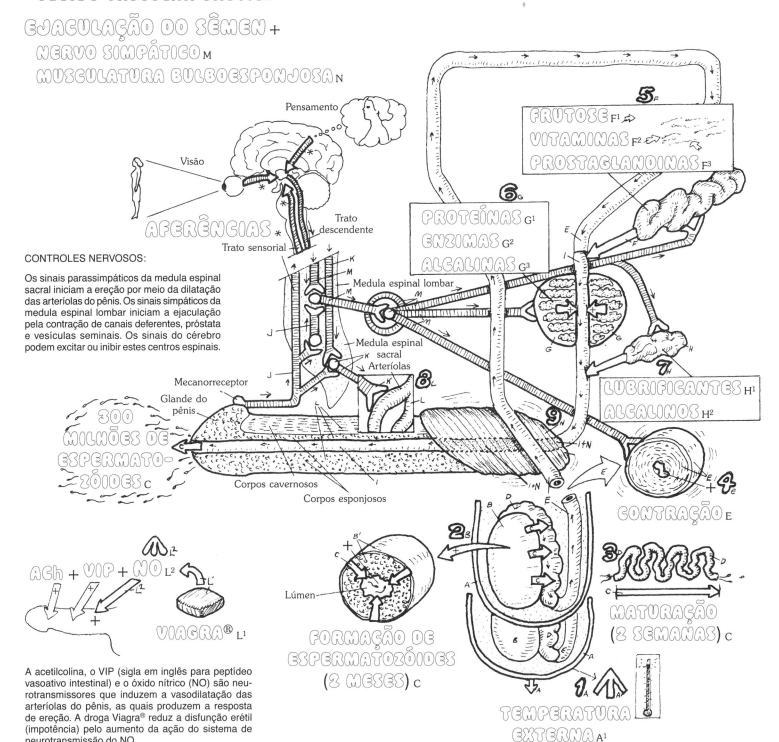

CONTROLES NERVOSOS:

Os sinais parassimpáticos da medula espinal sacral iniciam a ereção por meio da dilatação das arteríolas do pênis. Os sinais simpáticos da medula espinal lombar iniciam a ejaculação pela contração de canais deferentes, próstata e vesículas seminais. Os sinais do cérebro podem excitar ou inibir estes centros espinais.

A acetilcolina, o VIP (sigla em inglês para peptídeo vasoativo intestinal) e o óxido nítrico (NO) são neurotransmissores que induzem a vasodilatação das arteríolas do pênis, as quais produzem a resposta de ereção. A droga Viagra® reduz a disfunção erétil (impotência) pelo aumento da ação do sistema de neurotransmissão do NO.

AÇÕES DA TESTOSTERONA E REGULAÇÃO HORMONAL DOS TESTÍCULOS

A *testosterona* (T) é o principal hormônio testicular secretado pelas *células intersticiais de Leydig* em uma taxa de 10mg por dia. A T é um esteróide feito a partir do colesterol e é o principal andrógeno circulante (hormônio "masculinizante"). Outros esteróides androgênicos são a *diidrotestosterona* (DHT) e a *desidroepiandrosterona* (DHEA). A DHEA é um precursor da síntese da T e é o principal andrógeno da glândula adrenal. A DHT é formada pela conversão da T, pela enzima α-redutase e está presente no plasma e em algumas células do corpo. A potência androgênica da T é menor que a da DHT, porém muito mais alta que a da DHEA.

TESTOSTERONA EXERCE TRÊS TIPOS PRINCIPAIS DE AÇÕES

A T tem efeitos disseminados no corpo, os quais podem ser divididos em três grupos: (1) efeitos na sexualidade e na reprodução do homem adulto; (2) ações no desenvolvimento do sistema reprodutor e do cérebro do homem fetal, bem como orquestração da puberdade masculina e mudanças no crescimento do corpo e no comportamento e (3) efeitos não reprodutivos anabólicos, no adulto.

Estimulação e manutenção do sistema reprodutor masculino – Em homens adultos, a secreção regular de testosterona (1) mantém a espermatogênese e as funções secretórias de órgãos e glândulas sexuais acessórios – epidídimo, próstata e vesículas seminais; (2) mantém as características sexuais secundárias masculinas, incluindo massas muscular e óssea; e (3) promove a libido e outros efeitos cerebrais e mentais.

Ações sobre o homem em desenvolvimento e durante a puberdade – Os testículos do embrião, do feto e do recém-nascido secretam T durante estes estágios. Na criança, os testículos permanecem inativos para recomeçar a trabalhar durante a puberdade. Os órgãos reprodutivos do embrião, a princípio, são sexualmente indiferenciados e bipotenciais. No embrião masculino, a T promove a diferenciação da genitália do tipo masculino. Durante o desenvolvimento fetal, a T promove o desenvolvimento dos sistemas hipotalâmicos do tipo masculino, os quais regulam o controle nervoso dos hormônios reprodutivos e o comportamento sexual masculino.

Durante a puberdade, a secreção da T, em meninos, sobe regularmente a partir dos 10 anos ao longo da adolescência, tendo um pico nos primeiros 20anos. Nos meninos adolescentes, a T promove o crescimento e a maturação dos *órgãos sexuais primários* (por exemplo, testículos e pênis) e *glândulas sexuais acessórias* (como próstata e vesículas seminais) e o desenvolvimento das *características sexuais secundárias* (voz grave, pêlos densos na face e no corpo, crescimento desenvolvido da musculatura e do esqueleto). A T também age sobre o cérebro para promover o amadurecimento final dos centros cerebrais envolvidos na regulação da atividade e do comportamento sexuais. Por isto os meninos imaturos se transformam em homens jovens com espermatozóides férteis e interesse em sexo oposto, atividade sexual e procriação.

Efeitos anabólicos e não reprodutivos – A T tem amplos efeitos anabólicos gerais sobre as células e tecidos do corpo, os quais podem ou não estar relacionados com a masculinidade. Os andrógenos aumentam o anabolismo em muitos tecidos por meio do incremento da síntese de proteínas e o estímulo do crescimento tissular. Níveis ascendentes de T, em meninos adolescentes, aumentam o crescimento ósseo e a deposição do cálcio e aumentam a massa muscular pela acentuação da síntese de proteínas. Entretanto, níveis de pico da T, em meninos pós-adolescentes, induzem ao fechamento das placas epifisárias dos ossos, encerrando, portanto, o crescimento ósseo. Outros efeitos não reprodutivos incluem o aumento no tamanho dos rins e a formação de glóbulos vermelhos na medula óssea. Grandes doses de T são utilizadas para estimular o crescimento tissular em pacientes emaciados e para aumentar a massa muscular em atletas. Contudo, os efeitos colaterais negativos de libido exagerada e fertilidade diminuída (produção espermática) desencorajam tais usos.

Mecanismos celulares das ações da T nos tecidos-alvo – O mecanismo celular da ação da T em seus alvos segue o padrão geral para hormônios esteróides (Lâmina 114). No tecido reprodutivo masculino adulto, a T se difunde para o núcleo da célula-alvo para se ligar com receptores nucleares para andrógeno, possuindo pontos de ligação para T e DNA, iniciando a ação do gene na síntese de mRNA e de proteínas que mediam as ações da T. No cérebro em desenvolvimento, a T é convertida em estrógeno pela aromatase neuronal antes de se ligar ao receptor. Em certos tecidos do corpo, durante a maturação sexual e a puberdade, a T é convertida primeiro em DHT pela α-redutase da célula-alvo; a DHT se liga, então, com o receptor de andrógeno. A afinidade da DHT por receptores de andrógeno é mais alta que a da T.

FUNÇÕES TESTICULARES REGULADAS PELOS HORMÔNIOS PITUITÁRIOS LUTEINIZANTE E FOLICULOESTIMULANTE

As funções dos testículos são controladas pelo LH e pelo FSH, dois hormônios glicoprotéicos gonadotropínicos da glândula pituitária anterior. O LH controla a liberação de T pelas células de Leydig e o FSH age sobre as células de Sertoli, a fim de controlar a espermatogênese. As ações do LH e do FSH seguem estes passos: ligação com os receptores de membrana plasmática → ativação das proteínas G de membrana → ativação da adenilciclase da membrana → formação de AMP cíclico, o qual manifesta os efeitos celulares de LH e FSH sobre as células-alvo (Lâminas 12 e 114).

Hormônio luteinizante controla as células de Leydig e a produção de testosterona – Os níveis plasmáticos estáveis da T, em homens maduros,, são alcançados pelo efeito de retroalimentação negativa da T sobre o *hipotálamo* e sobre a *pituitária anterior*. Uma diminuição do nível de T estimula o hipotálamo a liberar mais *hormônio liberador de gonadotropina* (GnRH), o qual estimula a pituitária anterior a liberar LH para o sangue. O LH estimula as células de Leydig a aumentar a liberação de T. Se os níveis de T aumentarem acima do ponto normal de regulagem, o mesmo mecanismo de retroalimentação diminuirá os níveis de GnRH e de LH e retornará o nível de T ao normal. A liberação do GnRH ocorre aos *pulsos*, a cada 1 a 2 horas, cada pulso durando alguns minutos. As mudanças nos níveis da T alteram a freqüência e a intensidade dos pulsos do GnRH. A secreção pulsátil do LH é crítica, uma vez que a secreção contínua de GnRH dessensibiliza a pituitária, reduzindo os níveis de LH no plasma.

Hormônio foliculoestimulante controla as células de Sertoli e a espermatogênese – A formação de espermatozóides nos testículos é regulada principalmente pela gonadotropina FSH da pituitária anterior. O FSH exerce ações trópicas e tróficas sobre as células de Sertoli, estimulando suas várias funções – principalmente dar sustentação à espermatogênese e à secreção da *proteína de ligação com andrógeno* (ABP). As células de Sertoli, por sua vez, secretam um hormônio peptídico, a *inibina*, que age sobre a pituitária anterior para regular a liberação do FSH por uma retroalimentação negativa. De fato, a inibina tem potencial para ser usada como contraceptivo masculino porque altas doses dela reduzem a produção de espermatozóides por meio da diminuição do FSH. O LH também é importante para a espermatogênese, porém seus efeitos são mediados pela liberação de T que estimula a função da célula de Sertoli (Lâmina 151).

NC: Use vermelho para B e uma cor escura para A.
1. Comece com as funções da testosterona (A) como mostrado pelas três setas a partir de uma célula intersticial (G) na porção central à direita da lâmina.
2. Pinte os títulos no topo da lâmina.

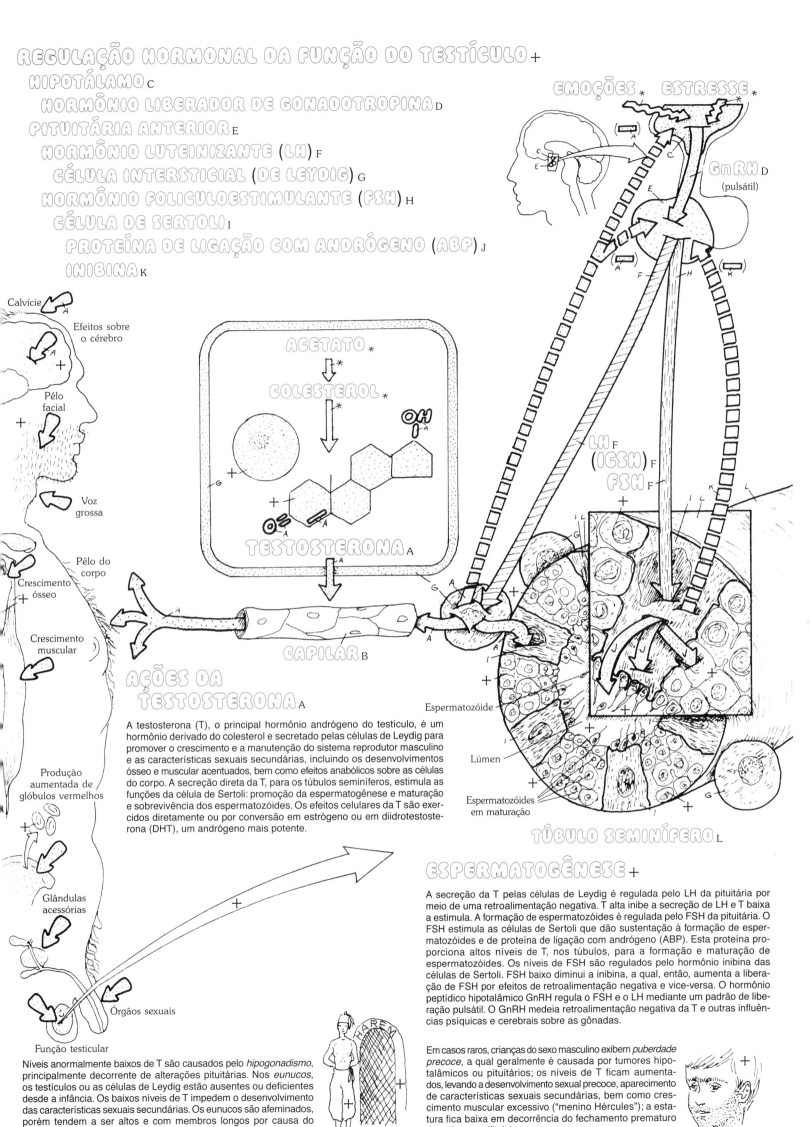

FUNÇÕES DO OVÁRIO: FORMAÇÃO DO ÓVULO E OVULAÇÃO

REPRODUÇÃO

O *ovário* desempenha duas funções: (1) formação, desenvolvimento e liberação do óvulo; e (2) secreção dos hormônios sexuais femininos, *estrógeno* e *progesterona*.

OVÁRIO AJUDA A FORMAR, AMADURECER E LIBERAR O ÓVULO

Oócitos se formam somente antes do nascimento e ocorrem dentro dos folículos – Nos ovários de embriões femininos em desenvolvimento, os *oogônios* proliferam por mitose para formar milhões de *oócitos primários*, mas depois cessam a divisão. Isto está em contraste com os homens, em quem a espermatogônia se divide após a puberdade e ao longo da idade avançada. Os oócitos primários fetais começam a meiose, no entanto, a interrompem no estágio de prófase e permanecem neste estágio de repouso ao longo do nascimento, da infância, até a puberdade, quando retomam a divisão. Cada oócito primário está circundado por uma fina camada de *células da granulosa*, formando o *folículo primordial* ou *primário*. As células foliculares são importantes na nutrição e no desenvolvimento dos oócitos e na sua preparação para a fertilização.

A maioria dos folículos e dos seus oócitos se perde antes da puberdade – O número inicial de folículos primários, 3 milhões por ovário fetal, diminui para cerca de 1 milhão ao nascimento e 100.000 na puberdade, uma perda de mais de 95%. Esta perda é chamada *atresia* e pode ser uma forma de morte celular programada (*apoptose*). A atresia continua, ao longo da maturidade, de maneira que, aos 40 anos, caem para menos de 1.000 e, aos 50 anos, não se encontra nenhum folículo primário ou oócito nos ovários. A perda dos folículos primários é a principal causa da *menopausa*, a cessação dos ciclos menstruais e da fertilidade da mulher, acima dos 50 anos. Uma vez que menos que 500 óvulos serão, ao todo, liberados por uma mulher durante o seu período reprodutivo (15 até 50 anos), as perdas atrésicas de óvulos podem não ser tão importantes. Porém, o envelhecimento dos óvulos e dos folículos pode justificar alterações de desenvolvimento, como a síndrome de Down.

FASES FOLICULAR E LUTEÍNICA DO CICLO OVARIANO

Desenvolvimento e liberação dos óvulos ocorrem em ciclos – Em contraste com a produção de espermatozóides pelo testículo, a qual ocorre continuamente, a maturação e a liberação dos óvulos, nos ovários da mulher madura, ocorre ciclicamente em intervalos de 28 dias. Durante cada ciclo, normalmente um oócito se desenvolve e o óvulo resultante é liberado na metade do ciclo (14º dia). Cerca de 1% dos ciclos ovarianos envolve desenvolvimento de oócito e ovulação múltiplos, resultando no nascimento de gêmeos fraternos, trigêmeos, etc. O ciclo ovariano é a base do ciclo menstrual (Lâmina 154).

Na fase folicular, um folículo amadurece formando células da teca e da granulosa e um antro cheio de fluido – No começo de cada ciclo de 28 dias, alguns folículos primários começam a crescer. Uma semana mais tarde, apenas um – *folículo dominante* – continua o desenvolvimento e os outros regridem. No folículo dominante, as células foliculares proliferam, formando várias camadas de *células da granulosa*, circundando o oócito. Mais tarde, uma outra camada de *células da teca interna* se forma em torno das células da granulosa com uma membrana basal interposta. As células da granulosa formam uma cavidade em torno do oócito chamada *antro* cheia de *fluido antral*; este fluido é rico em algumas proteínas, hormônios e *ácido hialurônico*, uma substância pegajosa. As células da teca interna e da granulosa também produzem *estrógeno*, o hormônio sexual feminino para liberação no sangue e na cavidade antral, respectivamente. Um folículo De Graaf, totalmente maduro, atinge o tamanho de cerca de 2cm. O desenvolvimento do folículo, durante a fase folicular, é regulado pelas gonadotrofinas FSH e LH. O FSH é necessário para a proliferação das células da granulosa e da teca. O LH estimula preferencialmente a secreção do estrógeno. As células da teca interna têm muitos receptores para LH. O estrógeno também ajuda no desenvolvimento folicular.

Zona pelúcida e *cumulus oophorus* circundam o oócito – No folículo De Graaf, o oócito é circundado por uma zona de substância transparente gelatinosa, a *zona pelúcida*. Esta zona, por sua vez, é circundada por uma fina camada de células da granulosa, formando o *cumulus oophorus*, o qual se estende pela principal massa de células da granulosa. O oócito e suas membranas são expostos ao fluido antral que ajuda a nutrir e amadurecer o óvulo em desenvolvimento. Por volta dos 12º a 13º dias do ciclo, o oócito, juntamente com suas camadas de células circundantes, é freqüentemente encontrado a flutuar no antro.

Um surto no nível de hormônio luteinizante e mudanças foliculares internas levam à ovulação – Por volta do 14º dia (metade do ciclo), o *folículo de Graaf* é visto saliente na frágil superfície ovariana, este fólico rompe liberando o oócito com seus apêndices de células foliculares e de fluido antral para dentro da cavidade peritoneal, perto das *fímbrias* da *trompa uterina*. Este evento é chamado *ovulação*. A ovulação é causada pela pressão aumentada do fluido antral e da lise da parede folicular e está associada com a liberação aumentada de histamina, prostaglandinas e enzimas proteolíticas, bem como sangramento no folículo. Um pico de LH, que dura 2 a 3 dias, estimula a ovulação. Este pico e as mudanças cíclicas no LH e no FSH, durante o ciclo, são controlados pelo hormônio de liberação de gonadotropinas GnRH, do hipotálamo, juntamente com efeitos de retroalimentação do estrógeno e do progesterona (Lâmina 155).

Formação e secreções do corpo luteínico constituem a fase luteínica – Após a ovulação, as células foliculares remanescentes formam o *corpo luteínico* (corpo amarelo), o qual secreta, principalmente, progesterona e algum estrógeno e cresce por, pelo menos, uma semana (*corpo luteínico maduro*). A formação do corpo luteínico e o seu crescimento são estimulados pelo hormônio pituitário LH, porém, o FSH também é necessário. Se o óvulo for fertilizado e se formar o embrião, um sinal hormonal semelhante ao LH, do novo embrião (hCG, gonadotropina coriônica humana, Lâmina 157), estimula o corpo luteínico a crescer mais e secretar maiores quantidades de progesterona e de estrógeno para manter a gravidez. Na ausência de fertilização e de hCG, o corpo luteínico degenera até *corpus albicans* (corpo branco).

CRESCIMENTO, MATURAÇÃO E DIVISÕES FINAIS DO ÓVULO

No início da fase folicular, o oócito primário reassume sua divisão meiótica e cresce em tamanho. Altas concentrações de hormônio e de fatores de crescimento no fluido antral podem ajudar o desenvolvimento do óvulo. A primeira divisão meiótica se completa antes da ovulação, formando o oócito secundário e um *corpo polar* (célula). O oócito secundário recebe metade dos cromossomos e todo o citoplasma e o corpo polar recebe pouco citoplasma, porém recebe uma parcela igual de cromossomos. Antes da ovulação, o oócito secundário começa sua segunda divisão meiótica, no entanto, pára na metáfase e o óvulo sofre ovulação. Após a fertilização, o óvulo completa sua segunda divisão meiótica, formando o *pronúcleo feminino* maduro e haplóide e o segundo corpo polar. O primeiro corpo polar pode também se dividir, formando três corpos polares juntos.

NC: Use amarelo para G. Use cores claras no restante.
1. Comece pelo diagrama no canto superior direito e pinte os 2 milhões de "ovos".
2. Pinte a curva gráfica do hormônio folicoestimulante (B¹) e depois o desenvolvimento de somente um folículo, começando pelo folículo primário (B'). Quando alcançar o 14º dia da seqüência, pinte o hormônio luteinizante (G³) e o desenvolvimento do corpo luteínico (G).
3. Pinte os estágios da oogênese ao longo da parte inferior da lâmina.

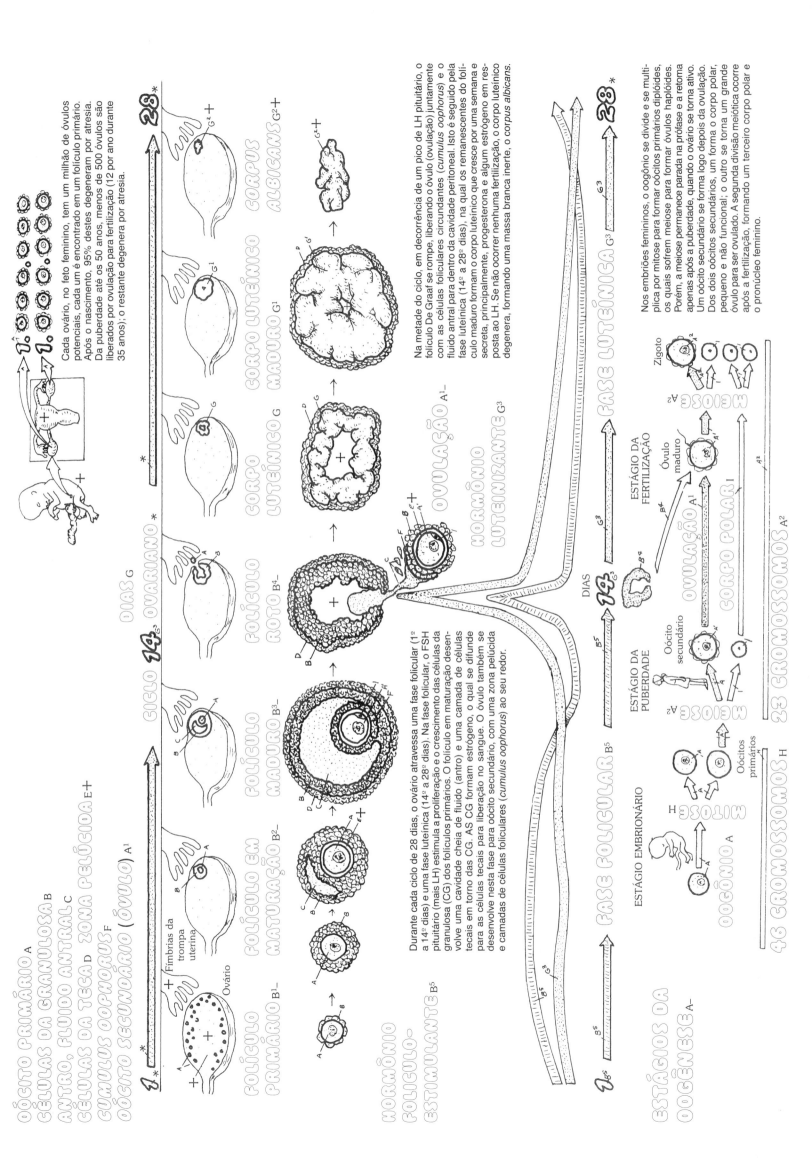

FUNÇÕES DO OVÁRIO: SECREÇÃO E AÇÕES DOS HORMÔNIOS SEXUAIS FEMININOS

O *estrógeno* e o *progesterona* são os hormônios do ovário. São compostos esteróides, derivados, em última análise, do colesterol. O *estradiol*, o mais potente e principal estrógeno secretado tem dois grupos hidroxila; o progesterona tem dois grupos cetônicos. Como hormônios sexuais femininos, estes regulam muitos aspectos de reprodução, sexualidade e características sexuais secundárias femininas.

Células da granulosa e da teca participam da secreção do estrógeno – Em primatas, o estrógeno pode ser formado por *células da granulosa* e da *teca interna* dos folículos ovarianos. A camada de células tecais é vascularizada, permitindo acesso ao colesterol do plasma utilizado para a síntese do estradiol, o qual é liberado para o plasma. A camada das células da granulosa é avascular; estas células não têm acesso ao colesterol do plasma e sintetizam estradiol, convertendo precursores do andrógeno que se difundem a partir da teca. O estrógeno das células da granulosa é liberado no antro do folículo para estimular o crescimento do óvulo. A secreção de estrógeno, pelas células da teca e da granulosa, é estimulada pelo LH e pelo FSH pituitários.

Mudanças cíclicas nas secreções do estrógeno e do progesterona – Durante a *fase folicular*, a secreção de estrógeno aumenta conforme crescem e proliferam as células do folículo; os níveis de pico são alcançados nos 12º a 13º dias do ciclo ovariano. Após a ovulação, diminui a saída de estrógeno em decorrência da transformação do folículo em corpo luteínico, porém, a secreção continua até as terceira e quarta semanas. A secreção de progesterona aumenta após a ovulação, quando o LH estimula a formação do corpo luteínico. As *células luteínicas* do corpo luteínico constituem a fonte de progesterona e têm receptores para gonadotropinas LH e FSH, os quais são necessários para secreção ótima dos esteróides sexuais femininos. O pico da secreção de progesterona ocorre no meio da fase luteínica (20º a 22º dias) e depois declina. Os níveis mais baixos de ambos ocorrem na ausência da fertilização. A gravidez promove a sobrevivência do corpo luteínico e acentuados aumentos na secreção de estrógeno e progesterona.

ENDOMÉTRIO UTERINO APRESENTA UM CICLO MENSAL

As principais ações do estrógeno e do progesterona no sistema reprodutor feminino estão no *endométrio uterino*. Este revestimento mucoso uterino é o local da *implantação* do novo embrião. Para se planejar para a implantação, o endométrio sofre mudanças cíclicas, preparando sua parede para receber o embrião e destruindo esta parede na ausência de fertilização. As mudanças cíclicas endometriais acontecem como efeito das mudanças nos níveis plasmáticos do estrógeno e do progesterona ovarianos e, portanto, segue o padrão do ciclo ovariano.

Estrógeno promove proliferação e espessamento endometriais – O estrógeno estimula as células epiteliais da *camada basal* do endométrio a proliferar, formando uma mucosa espessa e numerosas *glândulas endometriais* (uterinas) com abundantes vasos sangüíneos (*artérias e veias espirais*). Estes eventos constituem a *fase proliferativa* do ciclo endometrial (6º a 14º dias). Na ovulação, o endométrio está totalmente crescido (cerca de 5mm de espessura). O *miométrio*, a camada de musculatura lisa abaixo do endométrio, é menos afetada.

Progesterona promove a secreção das glândulas endometriais – Após a ovulação, níveis crescentes de progesterona, a partir do corpo luteínico, estimulam a glândula endometrial a secretar um suco rico em proteínas e glicogênio que é importante para a sobrevivência e manutenção da pré-implantação e implantação do embrião e para a aderência do embrião implantado. Esta parte do ciclo endometrial, promovida pela ação do progesterona, é chamada *fase secretora* e permanece ao longo dos 14º a 28º dias do ciclo. O progesterono é necessária para sustentar gravidezes.

Menstruação é causada por deiscência e sangramento do tecido endometrial – Na ausência de fertilização, não ocorrem os sinais hormonais do embrião, para sobrevivência do corpo luteínico – isto é, gonadotropina coriônica humana (hCG). O corpo luteínico regride, diminuindo a secreção de estrógeno e de progesterona na parte final da fase secretora. Isto enfraquece o endométrio, reduzindo o fluxo de sangue e causando deficiência local de oxigênio (*fase isquêmica*). Por volta do 28º dia, o endométrio começa a colapsar e descer. Os restos endometriais, juntamente com algum sangue, constituem o *fluxo menstrual* (menstruação). Esta *fase menstrual* dura aproximadamente 5 dias. O crescimento dos folículos e a crescente emissão de estrógeno, durante a próxima fase folicular, encerram a fase menstrual e iniciam a próxima fase proliferativa. Embora a fase menstrual seja a última fase do ciclo menstrual, é costumeiramente representada como a primeira fase (1º a 5º dias).

Menarca e menopausa – Os ciclos menstruais começam na puberdade (*menarca*), normalmente dos 12 até 13 anos de idade. Os primeiros ciclos, em geral, carecem de ovulação. Nos primeiros anos após os 50 anos de idade, os ciclos menstruais cessam (*menopausa*). Este evento é o resultado do esgotamento dos folículos ovarianos e assinala o fim das funções reprodutivas, porém não da atividade sexual. Os ciclos menstruais não ocorrem durante a gravidez e, em muitas mulheres, durante a lactação.

OUTROS EFEITOS DO ESTRÓGENO E DO PROGESTERONA

Efeitos sobre oviduto, endométrio, lactação e regulação por retroalimentação – No oviduto, o estrógeno estimula o desenvolvimento de numerosas dobras de mucosa e cílios, os quais funcionam no transporte do óvulo e do novo embrião. Durante a gravidez, o estrógeno estimula o crescimento da musculatura do útero (miométrio) que qual funciona no parto e nas contrações para o nascimento (Lâmina 158). O estrógeno e o progesterona estimulam o crescimento das glândulas mamárias e fornecem sustentação à lactação (Lâmina 159). O estrógeno é responsável principalmente por efeitos de retroalimentações negativa e positiva sobre o hipotálamo; está envolvido na regulação de sua secreção (Lâmina 155). No cérebro e em outros determinados tecidos, que são alvos dos hormônios andrógenos masculinos, o estrógeno é o verdadeiro hormônio intracelular e media os efeitos androgênicos, uma vez que os andrógenos são convertidos em estrógenos pela aromatase.

Estrógeno promove a puberdade e as características sexuais secundárias nas mulheres – Durante a puberdade, o estrógeno (juntamente com os andrógenos adrenais) estimula a deposição de cálcio nos ossos e o crescimento. Também promove o crescimento de útero, vagina e ovidutos, bem como das glândulas mamárias. O estrógeno é responsável pelo desenvolvimento das características sexuais secundárias em mulheres adolescentes e sua manutenção durante a maturidade. Estas características incluem pele macia, gordura subcutânea aumentada, particularmente em mamas e nádegas, levando ao feitio feminino maduro. O estrógeno promove o crescimento de uma pélvis ampla e o fechamento das placas epifisárias nos ossos longos. Algumas características sexuais secundárias femininas, como voz aguda, ombros estreitos, menores massas óssea e corporal e falta de pêlos faciais e corporais são decorrentes da ausência de andrógenos masculinos.

Estrógeno pode proteger contra doenças do envelhecimento – Os ataques cardíacos provocados por oclusão das coronárias e metabolismo anormal do colesterol são raros em mulheres pré-menopáusicas, no entanto, aumentam nitidamente após a menopausa, quando o estrógeno plasmático é deficiente. O estrógeno no cérebro pode diminuir os efeitos da doença de Alzheimer. A deficiência de estrógeno justifica o acentuado aumento da osteoporose e das fraturas ósseas nas mulheres idosas. O tratamento de reposição de estrógeno pode melhorar estas alterações do envelhecimento.

NC: Use as mesmas cores para o FSH (A) e LH (C), como na lâmina anterior. Use vermelho para E, azul para H.

1. Comece pelo painel inferior e siga a contribuição do FSH para o ciclo ovariano e o crescimento das células foliculares dentro do painel do ciclo do hormônio sexual. Depois faça a parte do LH e da fase luteínica do ciclo ovariano.
2. No canto superior esquerdo da lâmina pinte o diagrama do útero. Pinte a ampliação do corte da parede uterina.

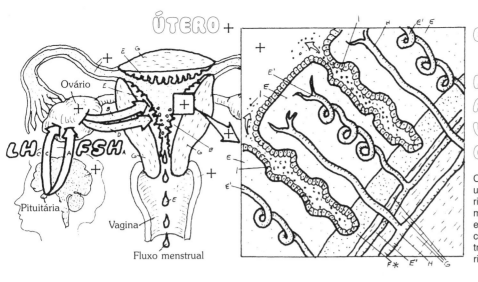

ÚTERO

ENDOMÉTRIO E
CAMADA BASAL F*
MIOMÉTRIO G
ARTÉRIA ESPIRAL E¹
VEIA H
GLÂNDULA UTERINA I

O útero, em forma de pêra, está conectado às trompas uterinas dorsalmente e à vagina ventralmente pelo colo uterino. A parede uterina consiste em duas camadas de miométrio muscular e endométrio mucoso. O endométrio é um epitélio composto de uma camada basal permanente e uma camada funcional que é continuamente construída e reconstruída. Dentro do endométrio estão glândulas uterinas, artérias espirais, veias e epitélio de superfície.

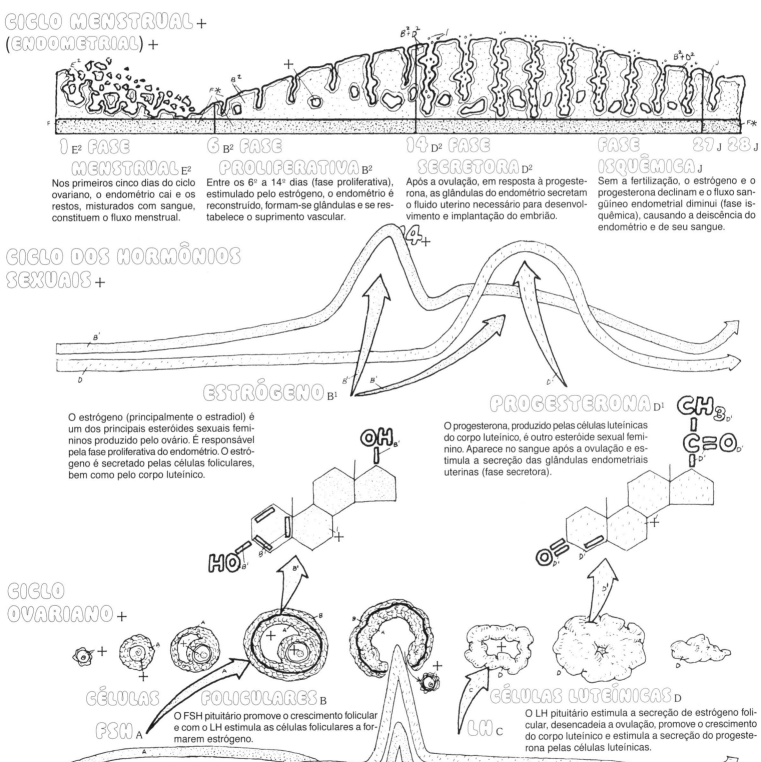

CICLO MENSTRUAL (ENDOMETRIAL)

1 E² FASE MENSTRUAL E²
Nos primeiros cinco dias do ciclo ovariano, o endométrio cai e os restos, misturados com sangue, constituem o fluxo menstrual.

6 B² FASE PROLIFERATIVA B²
Entre os 6º a 14º dias (fase proliferativa), estimulado pelo estrógeno, o endométrio é reconstruído, formam-se glândulas e se restabelece o suprimento vascular.

14 D² FASE SECRETORA D²
Após a ovulação, em resposta à progesterona, as glândulas do endométrio secretam o fluido uterino necessário para desenvolvimento e implantação do embrião.

27 J 28 J FASE ISQUÊMICA J
Sem a fertilização, o estrógeno e o progesterona declinam e o fluxo sangüíneo endometrial diminui (fase isquêmica), causando a deiscência do endométrio e de seu sangue.

CICLO DOS HORMÔNIOS SEXUAIS

ESTRÓGENO B¹
O estrógeno (principalmente o estradiol) é um dos principais esteróides sexuais femininos produzido pelo ovário. É responsável pela fase proliferativa do endométrio. O estrógeno é secretado pelas células foliculares, bem como pelo corpo luteínico.

PROGESTERONA D¹
O progesterona, produzido pelas células luteínicas do corpo luteínico, é outro esteróide sexual feminino. Aparece no sangue após a ovulação e estimula a secreção das glândulas endometriais uterinas (fase secretora).

CICLO OVARIANO

CÉLULAS FOLICULARES B
FSH A
O FSH pituitário promove o crescimento folicular e com o LH estimula as células foliculares a formarem estrógeno.

CÉLULAS LUTEÍNICAS D
LH C
O LH pituitário estimula a secreção de estrógeno folicular, desencadeia a ovulação, promove o crescimento do corpo luteínico e estimula a secreção do progesterona pelas células luteínicas.

1 A FASE FOLICULAR A   **14 C DIAS**   **FASE LUTEÍNICA** C   **28**

REGULAÇÃO HORMONAL DA ATIVIDADE OVARIANA

Nos testículos, a espermatogênese e a secreção de testosterona ocorrem continuamente em uma taxa regular. O *ovário,* entretanto, mostra um padrão cíclico de atividade. Assim, a formação do folículo (incluindo o crescimento do óvulo) e a ovulação, bem como a formação e a regressão do corpo luteínico, ocorrem em seqüência dentro de somente um ciclo, o qual se repete depois. Semelhantemente, a secreção dos hormônios ovarianos, *estrógeno e progesterona,* seguem um padrão cíclico, aparecendo o estrógeno na fase folicular, seguido pelo progesterona na fase luteínica (Lâmina 154). A duração média do ciclo ovariano na mulher madura é de 28 dias. Os ciclos começam na puberdade e se interrompem apenas durante gravidez, lactação e por doença, deixando de existir após a idade dos 50 anos. Nesta lâmina se estuda como os hormônios ovarianos, as gonadotropinas da pituitária anterior e o hipotálamo interagem para assegurar a operação ordenada do ciclo ovariano.

HIPOTÁLAMO E PITUITÁRIA REGULAM OS OVÁRIOS

Gonadotropinas LH e FSH regulam diretamente as funções folicular e luteínica – A pituitária anterior secreta dois hormônios gonadotrópicos que regulam a atividade do ovário. O *hormônio foliculoestimulante* (FSH) e o *hormônio luteinizante* (LH). As gonadotropinas são hormônios glicoprotéicos, secretados pela célula gonadotrópica-basofílica. LH e FSH são necessários para a atividade ovariana, embora cada um haja em diferentes fases do ciclo. O FSH é essencial na proliferação e no crescimento das células da granulosa no início da fase folicular e, mais tarde, para o aumento das células da teca interna.

O LH estimula a produção e a liberação do estrógeno pelas células foliculares, além de induzir ovulação e crescimento do corpo luteínico e sua secreção de progesterona e estrógeno. As gonadotropinas exercem suas ações sobre as células da granulosa e da teca interna por meio da ligação de seus próprios receptores nas membranas plasmáticas, agindo via proteína G → adenilciclase → AMP cíclico (Lâminas 12 e 114). As células jovens da granulosa possuem, principalmente, receptores para FSH, porém as células maduras também carregam receptores para LH. As células da teca interna, de formação tardia, têm receptores para LH e para FSH.

Liberação pulsátil do GnRH do hipotálamo controla o LH e o FSH pituitários – As secreções do LH e do FSH são controladas pelo *hormônio de liberação de gonadotropina* (GnRH), um neuro-hormônio peptídico liberado do hipotálamo. O GnRH é sintetizado pelos neurônios hipotalâmicos com GnRH, os quais liberam GnRH pelos terminais axônicos aos *capilares portais hipofisários* para liberação rápida e direta para as células gonadotrópicas da pituitária anterior. Os receptores para o GnRH são encontrados nas membranas plasmáticas das células gonadotrópicas. A ação do GnRH é mediada pelo cAMP.

A liberação do GnRH é contínua, mas ocorre em pulsos de intervalos de aproximadamente uma hora. Para aumentar a secreção de gonadotropina, a quantidade de GnRH por pulso (amplitude de pulso) ou o número de pulsos (freqüência de pulso) aumenta e vice-versa. Sabe-se também que a liberação do LH se dá em pulsos que ocorrem logo após cada pulso de GnRH, mas a liberação do FSH é menos pulsátil e ocorre mais lentamente. A freqüência e a amplitude dos pulsos do GnRH estão sob controle de dois mecanismos – um "relógio" hipotalâmico que estabelece a duração total do ciclo e o tempo dos principais eventos dentro do ciclo ovariano e um controle de retroalimentação negativa do estrógeno sobre o hipotálamo.

ESTRÓGENO CONTROLA A LIBERAÇÃO DO GnRH POR MEIO DE RETROALIMENTAÇÃO

Retroalimentação negativa no início – Os níveis baixos de estrógeno, no fim do ciclo ovariano, agindo via *retroalimentação negativa,* estimulam o hipotálamo a aumentar sua emissão pulsátil de GnRH. Isto causa o aumento da saída de FSH e LH da pituitária. O FSH sobe agudamente nos primeiros dias e permanece alto por quase toda a fase folicular; o LH mostra uma elevação regular. O FSH e o LH estimulam o crescimento folicular e a secreção do estrógeno. Por volta do 13º dia do ciclo, o nível de estrógeno atinge um pico enquanto o FSH e o LH diminuem por causa da inibição por retroalimentação negativa do estrógeno.

Retroalimentação positiva no meio do ciclo – Neste ponto, um novo mecanismo de *retroalimentação positiva* entra em ação: os níveis altos de estrógeno causam uma acentuada elevação no LH (um pico de LH) e uma elevação moderada nos níveis de FSH. Não se sabe exatamente como a retroalimentação negativa muda para retroalimentação positiva no meio do ciclo. O estrógeno aumentado eleva a freqüência de pulsos de GnRH e, possivelmente, aumenta os receptores de GnRH nas células gonadotrópicas, elevando sua sensibilidade aos pulsos do GnRH. Estes eventos produzem o surto pré-ovulatório da secreção de LH, o qual desencadeia o processo da ovulação dentro de poucas horas.

Retorno da retroalimentação negativa na fase luteínica – Os altos níveis pós-ovulatórios do LH (e também do FSH) promovem o crescimento do corpo luteínico e a liberação do progesterona (com algum estrógeno). No meio dos dias luteínicos, retorna o efeito de retroalimentação negativa. O estrógeno e o progesterona elevados agem para baixar o LH e o FSH na maior parte da fase luteínica. Se o nível de estrógeno for mantido alto, desde o início do ciclo, não ocorrerá ovulação. Esta observação é a base para o uso de compostos semelhantes a estrógenos, nos comprimidos anticoncepcionais (Lâmina 161).

Inibina das células da granulosa do ovário impede a secreção de FSH – Um hormônio protéico, a *inibina,* também possui uma função na regulação ovariana. A inibina é secretada pelas células da granulosa e exerce um efeito de retroalimentação negativa sobre a pituitária para impedir a secreção do FSH. Os níveis de inibina são baixos na fase folicular e são altos na fase luteínica.

Regressão do corpo luteínico marca o fim de um ciclo ovariano – O corpo luteínico começa a regredir, em torno do 25º dia do ciclo. A ausência de sinais hormonais do embrião implantado (hCG) e os reduzidos níveis de LH e FSH indicam a regressão. Numerosos hormônios locais, como as prostaglandinas e as enzimas proteolíticas, promovem a lise do corpo luteínico. A regressão do corpo luteínico reduz a secreção de progesterona e estrógeno. Este evento marca o fim do ciclo ovariano e promove a descida da menstruação do endométrio.

FATORES QUE INFLUENCIAM A FUNÇÃO OVARIANA

Doença, desnutrição, estresse intenso e crises emocionais interferem na operação do ciclo ovariano. O estresse e as crises emocionais agem sobre os centros cerebrais e, desta região, sobre o hipotálamo, interferindo no padrão da liberação do GnRH. A liberação é inibida freqüentemente, provocando redução nos níveis de LH e FSH e conseqüente secreção diminuída dos hormônios sexuais. Dependendo da duração do estresse, o estrógeno reduzido pode causar alterações ou atrasos menstruais (amenorréia secundária) que ocorrem na ausência da proliferação endometrial.

NC: Use as mesmas cores da lâmina anterior para FSH (D), LH (E), estrógeno (G) e progesterona (H). Use cores claras para A e C.
1. Pinte a ilustração grande de controle no centro da lâmina.
2. Pinte os três painéis da parte inferior da lâmina. Pinte apenas as porções acentuadas dos níveis hormonais. Pinte de cinza a porção do endométrio envolvida no período descrito. A linha pontilhada ascendente, no painel da esquerda, representa níveis reduzidos de estrógeno. Observe que as linhas pontilhadas à direita do painel representam a cessação das secreções de LH e FSH.
3. Pinte o diagrama no alto à direita.

HIPOTÁLAMO A
HORMÔNIO LIBERADOR DE GONADOTROPINA (GnRH) B
GLÂNDULA PITUITÁRIA ANTERIOR C
HORMÔNIO FOLICULOESTIMULANTE (FSH) D
HORMÔNIO LUTEINIZANTE (LH) E

OVÁRIO F
ESTRÓGENO G
PROGESTERONA H
INIBINA I

A pituitária anterior libera dois hormônios gonadotropinas, FSH e LH, para regular a atividade ovariana. O FSH e o LH estimulam o crescimento do folículo e sua secreção de estrógeno durante a fase folicular. A ovulação é causada por um surto de LH, o qual também estimula o crescimento do corpo luteínico e a secreção do progesterona durante a fase luteínica. A secreção de gonadotropina da pituitária é controlada pela secreção pulsátil de hormônio liberador de gonadotropina (GnRH), do hipotálamo, mas também é modulada pelos efeitos de retroalimentação dos esteróides sexuais do hipotálamo. As emoções e o estresse perturbam a secreção do GnRH, causando irregularidades na menstruação e no ciclo menstrual.

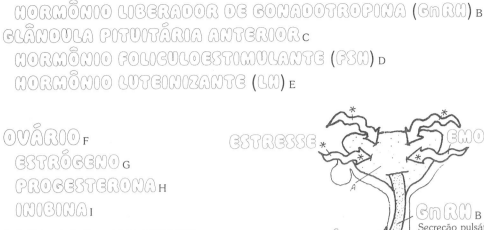

LIBERAÇÃO DA INIBIÇÃO POR RETROALIMENTAÇÃO

RETROALIMENTAÇÃO POSITIVA

RETROALIMENTAÇÃO NEGATIVA

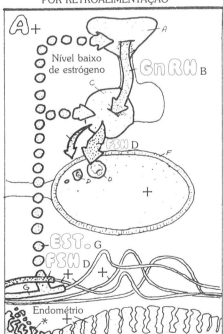

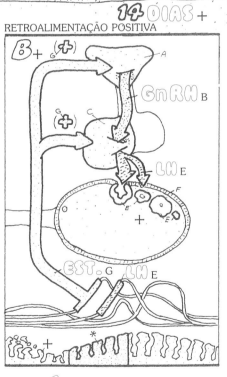

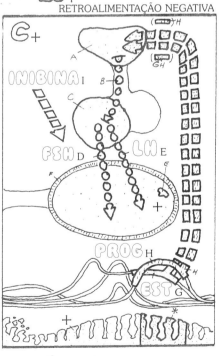

ESTRÓGENO BAIXO G

Os níveis baixos de estrógeno, na fase menstrual, agindo via mecanismo de retroalimentação negativa, aumentam a liberação do GnRH, o qual, por sua vez, aumenta a liberação de FSH e LH (ver também Painel C). Estes estimulam o crescimento folicular e elevam os níveis de estrógeno até seu pico em torno do 13º dia do ciclo ovariano.

ESTRÓGENO ALTO G

Os altos níveis pré-ovulatórios de estrógeno agem via retroalimentação positiva para aumentar a freqüência do pulso de GnRH, a qual desencadeia um surto de liberação de LH por volta do 14º dia. O LH alto provoca a ovulação e o crescimento do corpo luteínico e da sua secreção de progesterona que atinge um pico no 22º dia; a secreção de estrógeno continua em níveis mais baixos. A inibição, pelas células da granulosa, inibe a secreção de FSH na fase luteínica.

ESTRÓGENO G E
PROGESTERONA ALTOS H

Na ausência de fertilização e de um embrião implantado, os altos níveis de estrógeno e progesterona induzem a secreção de LH e FSH pela retroalimentação negativa. Os níveis reduzidos de gonadotropinas causam a regressão do corpo luteínico e a liberação diminuída de esteróides sexuais e, depois, a menstruação. O ciclo continua no Painel A.

FISIOLOGIAS DO ESPERMATOZÓIDE, DO ÓVULO E DA FERTILIZAÇÃO

O espermatozóide e o óvulo, os gametas masculino e feminino, são altamente especializados para suas respectivas funções na fertilização e no primeiro estágio do desenvolvimento. A fertilização ocorre na trompa uterina e envolve liberação de cálcio e ativação do óvulo, fusão dos pronúcleos masculino e feminino e formação do zigoto.

ESPERMATOZÓIDE: ESPECIALIZADO EM MOTILIDADE E FERTILIZAÇÃO DO ÓVULO

O espermatozóide (esperma, célula espermática) humano completamente maduro é altamente especializado para suas funções de motilidade e fertilização do óvulo. Um espermatozóide tem 60μm de comprimento e possui três partes – *cabeça, porção média* e *cauda*. A cabeça contém o núcleo com o material genético – cromatina condensada (DNA). O acrossomo do espermatozóide é um grande lisossomo com enzimas hidrolíticas (por exemplo, *hialuronidase, acrosina*) para lisar as membranas em torno do óvulo e facilitar a penetração do espermatozóide. A porção média tem muitas mitocôndrias. A cauda do espermatozóide, o único flagelo conhecido no corpo, permite os movimentos de natação do espermatozóide.

Espermatozóides são nadadores hábeis, mas se movem ao acaso no trato feminino – Quando depositados na vagina, os espermatozóides entram no canal cervical e nadam através deste para alcançar o útero. Os que permanecem na vagina morrem pela exposição aos ácidos vaginais. O muco cervical é alcalino, portanto ótimo para a sobrevivência dos espermatozóides. No útero, os espermatozóides nadam em todas as direções. Alguns alcançam a trompa uterina, no entanto, muitos acabam em diferentes locais onde envelhecem e morrem. Os espermatozóides nadam a uma velocidade de 3mm/min, o que permite alcançarem a trompa uterina dentro de uma hora. Como alguns espermatozóides alcançam o oviduto em minutos, seu transporte pode ter sido facilitado pelas contrações uterinas, possivelmente induzidas pelas prostaglandinas.

Menos de um espermatozóide em um milhão alcança o óvulo – Dos 300 milhões de espermatozóides depositados na vagina durante o coito, apenas 0,1% alcançam a trompa uterina e menos de 100 alcançam o óvulo. A alta mortalidade e o movimento caótico são algumas razões pelas quais são necessários tantos espermatozóides para a fertilidade, embora apenas um seja suficiente para a fertilização.

ÓVULO: ESPECIALIZADO EM ARMAZENAGEM DE NUTRIENTES E FERTILIZAÇÃO

Óvulo humano contém grandes reservas de nutrientes e várias membranas – Comparado com o espermatozóide, o óvulo humano é um célula muito grande (até 200μm de diâmetro) principalmente por causa de suas grandes reservas de *grânulos citoplasmáticos*, os quais contêm nutrientes para o novo embrião. O óvulo produzido é circundado por uma camada de *células foliculares* (*cumulus oophorus, corona radiata*), que ajuda a sustentar, metabólica e nutricionalmente, o óvulo. As células foliculares são grudadas juntas pelo *ácido hialurônico*, um mucopolissacarídeo pegajoso ("cimento intercelular"). Entre a camada de células foliculares e a membrana plasmática do óvulo se encontra a *zona pelúcida*, uma membrana de 5μm de espessura, feita de uma substância gelatinosa transparente. As células foliculares e o óvulo enviam projeções microvilosas por meio da zona pelúcida, provavelmente para trocar substâncias. A zona pelúcida ajuda na sustentação mecânica do novo embrião e o protege contra anticorpos e macrófagos maternos.

Cílios e contrações da trompa uterina ajudam no transporte do óvulo – Após a ovulação, os movimentos em varredura da trompa uterina e de suas *fímbrias* criam sucção, atraindo o óvulo imóvel (e o *cumulus oophorus*) para dentro da trompa uterina. As contrações da trompa uterina e o constante batimento dos cílios das células epiteliais, das *pregas da mucosa*, propelem o óvulo na direção do útero. O estrógeno é necessário para contração da trompa uterina e para formação e batimento dos cílios. Dentro de horas após a ovulação, o óvulo alcança a ampola da tuba uterina. Neste momento, o óvulo está completamente maduro para a fertilização.

FERTILIZAÇÃO OCORRE NO OVIDUTO E ENVOLVE MÚLTIPLAS INTERAÇÕES ESPERMATOZÓIDE-ÓVULO

Capacitação e reação do acrossomo garantem a liberação da enzima acrossomal – Para penetrar o óvulo, o espermatozóide deve primeiro passar pela *capacitação* que envolve a remoção da capa glicoprotéica acrossomal, a qual impede a liberação prematura das enzimas acrossomal. As substâncias que induzem a capacitação do espermatozóide podem vir do oviduto ou das células foliculares. Quando um espermatozóide capacitado se prepara para penetrar o óvulo, o acrossoma libera suas enzimas (*reação acrossômica*). A hialuronidase lisa o ácido hialurônico, dispersando as células foliculares e permitindo que o espermatozóide prossiga entre estas células. Outras enzimas lisossômicas, como a acrosina, digerem partes da zona pelúcida.

Ligação com receptores de espermatozóide assegura a entrada do espermatozóide e a fertilização – O contato do espermatozóide com a membrana plasmática do óvulo é acentuado pela ligação do espermatozóide com um *receptor para espermatozóide* (ZP-3) específico na zona pelúcida. Depois, ajudada por uma proteína de superfície do espermatozóide chamada *fertilina*, a membrana plasmática do óvulo engloba o espermatozóide que é levado para dentro, cabeça e cauda. Este é o principal estágio da *fertilização*.

Reação de zona forma uma barreira contra a entrada de mais espermatozóides e impede a polispermia – A entrada do primeiro espermatozóide é seguida, imediatamente, pela *reação de zona*, uma modificação química rápida da zona pelúcida que bloqueia a penetração de mais espermatozóides. A causa da reação de zona é a saída de algumas substâncias originadas nos grânulos do citoplasma do óvulo. Uma falha na reação de zona permite a *polispermia*, a qual não é compatível com o desenvolvimento normal. Antes desta barreira permanente, uma barreira imediata e temporária se forma, por meio da mudança no potencial de membrana do óvulo e da liberação de cálcio dentro do citoplasma do óvulo.

Liberação do cálcio desencadeia ativação do óvulo, fusão dos pronúcleos masculino e feminino e formação do zigoto – A liberação aumentada de cálcio, juntamente com a penetração do espermatozóide, resulta na *ativação* do óvulo, incluindo seu despertar metabólico; ocorre também a última divisão meiótica do núcleo do óvulo, expelindo o último corpo polar e formando o *pronúcleo feminino*. Enquanto isto, degenera a cauda do espermatozóide e o núcleo do espermatozóide incha e aumenta, formando o *pronúcleo masculino*. O último estágio da fertilização é a *fusão* dos pronúcleos masculino e feminino, o que resulta na recombinação dos cromossomos dos gametas masculino e feminino e na formação do *núcleo zigoto*.

Longevidade e sobrevivência do espermatozóide e do óvulo – Dentro do trato reprodutor feminino, o espermatozóide pode sobreviver até 4 dias, especialmente aqueles armazenados na mucosa cervical e acolhidos pelo muco cervical. Entretanto, quando congelados apropriadamente, os espermatozóides podem ser mantidos por vários anos e ainda manter a capacidade de fertilizar um óvulo. A armazenagem, por longo prazo, de óvulos humanos recentemente tem se tornado possível. O óvulo possui uma vida mais curta após a ovulação (cerca de 1 dia) e, se não for fertilizado, envelhecerá e degenerará. O tempo ótimo para fertilização é dentro das primeiras 12 horas após a ovulação.

NC: Use cores claras para D, G, H e M-R.
1. Comece pela trompa uterina.
2. Pinte o material sobre espermatozóide (F).
3. Pinte o óvulo e os cinco estágios da fertilização. Observe que a linha pontilhada no último representa a cauda degenerada do espermatozóide.

O espermatozóide depositado na vagina nada através do colo para dentro do útero e até as trompas uterinas. Como o espermatozóide se move em todas as direções, a fertilização necessita de uma quantidade muito grande de espermatozóides. Dos 300 milhões depositados, 0,1% alcançam o oviduto e cerca de 100 alcançam a ampola da trompa uterina para encontrar o óvulo. As contrações uterinas, desencadeadas pelas prostaglandinas, podem facilitar o transporte do espermatozóide.

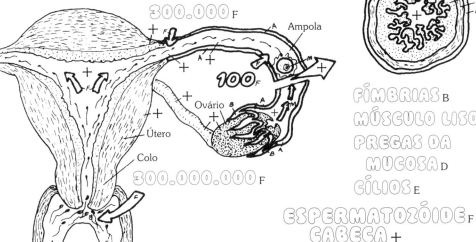

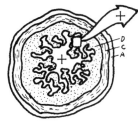

TROMPA UTERINA A

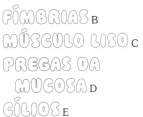

FÍMBRIAS B
MÚSCULO LISO C
PREGAS DA MUCOSA D
CÍLIOS E

O óvulo não tem motilidade própria. As contrações da musculatura lisa da trompa uterina fazem movimentos de varredura das fímbrias, sugando o óvulo eclodido para a cavidade peritoneal dentro da trompa uterina. Estas contrações (mais fortes na ovulação) e o batimento dos cílios (no epitélio mucoso do oviduto) propelem o óvulo na direção do útero.

ESPERMATOZÓIDE F
CABEÇA +
ACROSSOMO G
NÚCLEO H
PESCOÇO +
CENTRÍOLOS I
PARTE MÉDIA +
MITOCÔNDRIA J
CAUDA +
PEÇA PRINCIPAL K
EXTREMIDADE L

Cada espermatozóide possui uma cabeça, um pescoço, uma parte média e uma cauda. Dentro do pescoço está o núcleo com o acrossomo sobre ele. O pescoço contém os centríolos que ancoram as fibrilas contráteis na cauda. A parte média contém as mitocôndrias. Os filamentos axiais (axonemas) correm do pescoço até a extremidade da cauda e fornecem o maquinário para as contrações da cauda, dando mobilidade ao espermatozóide.

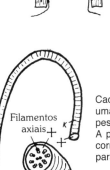

ÓVULO M
(OVO) M
CÉLULA FOLICULAR N
ÁCIDO HIALURÔNICO O
ZONA PELÚCIDA P
CITOPLASMA Q
NÚCLEO R

O óvulo humano é uma célula grande (200μm) circundada por uma membrana gelatinosa transparente (zona pelúcida) e agregados de células foliculares (corona radiata). As células foliculares são grudadas por ácido hialurônico, um mucopolissacarídeo. As células foliculares e o citoplasma do óvulo, metabolicamente, fazem trocas por meio de microvilosidades na zona pelúcida. O citoplasma contém proteína, gordura e grânulos de glicogênio.

CAPACITAÇÃO +

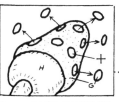

A capacitação, uma reação necessária para a fertilização, refere-se à remoção da capa de glicoproteína que cobre o acrossomo. Ocorre na trompa uterina pela ação de substâncias e enzimas liberadas das células foliculares ou do cumulus oophorus.

REAÇÃO DO ACROSSOMO +

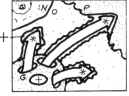

A reação do acrossomo se refere à liberação de enzimas hidrolíticas acrossomal, que lisam as membranas em torno do óvulo, facilitando a entrada do espermatozóide. A hialuronidase lisa o ácido hialurônico, separando as células foliculares. A acrosina digere a zona pelúcida.

FERTILIZAÇÃO +

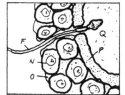

A fusão entre espermatozóide, membrana plasmática e óvulo resulta no engolfamento do espermatozóide inteiro pelo óvulo. A entrada do espermatozóide libera cálcio, ativando o óvulo e desencadeando os principais eventos da fertilização.

REAÇÃO DE ZONA +

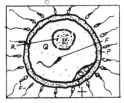

Depois da entrada do espermatozóide, a zona pelúcida sofre mudanças elétricas e químicas, tornando-se impermeável a outros espermatozóides (reação de zona).

FUSÃO DOS PRONÚCLEOS +

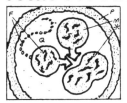

Após a entrada do espermatozóide, o óvulo completa sua segunda divisão meiótica ao expelir o último corpo polar e formar o pronúcleo feminino. A cauda do espermatozóide se degenera e seu núcleo aumenta, formando o pronúcleo masculino. Os dois pronúcleos se fundem para formar o núcleo zigoto.

DESENVOLVIMENTO INICIAL, IMPLANTAÇÃO E INTERAÇÕES EMBRIÃO-MÃE

O indivíduo com diversas células, tecidos e órgãos se origina de somente uma célula – o *zigoto* – e atravessa as fases de embrião, feto, bebê, criança e adolescente, antes de atingir a maturidade.

DESENVOLVIMENTO DO EMBRIÃO NOVO

Em seguida à fertilização, o zigoto sofre *proliferação* celular para aumentar o número de suas células e formar os rudimentos do novo embrião. Nos estágios mais tardios, as células embrionárias sofrem *diferenciação* para formar os diversos tipos de células e de tecidos do corpo.

Divisões de clivagem formam o embrião novo – A proliferação celular se realiza por meio de várias divisões *mitóticas* (clivagem), resultando em embriões com 2, 4, 16 e 32 células-filha chamadas *blastômeros*. Como resultado, o zigoto se transforma em um *embrião jovem* constituído de uma bola de células uniformes (*mórula*). Os blastômeros se tornam cada vez menores em tamanho, uma vez que se utilizam das reservas citoplasmáticas do zigoto e são envolvidos por sua *zona pelúcida* que ainda persiste. Por isto, a mórula é do mesmo tamanho do zigoto.

Embrião novo não é móvel e deve ser transportado para o útero – Durante a clivagem, o embrião novo é propelido na trompa uterina, na direção do útero, pela ação dos cílios do revestimento mucoso e pelas contrações do oviduto. Leva cerca de 4 dias para atravessar a trompa uterina; neste momento, o embrião se encontra no estágio de mórula.

Formação da massa interna de células e diferenciação trofoblástica – Ao entrar no útero, as células embrionárias segregam formando um grupo interno de células (*massa de células internas*) e uma lâmina de células (*trofoblásticas*), os quais circundam uma *cavidade*. Neste estágio (5º dia), o embrião é chamado *blastocisto*. O blastocisto *inicial* ainda tem a zona pelúcida, que logo degenera, permitindo que ele obtenha nutrientes e oxigênio diretamente do fluido uterino. Isto resulta no crescimento do embrião e na formação do *blastocisto tardio*, no qual as células trofoblásticas se tornam achatadas e ativas. Uma camada externa difusa de células sinciciotrofoblásticas com formas mal definidas circunda uma camada interna ordenada de células citotrofoblásticas. As várias partes do trofoblasto mais tarde formarão a *placenta* e as membranas do embrião (por exemplo, o saco amniótico) e as células internas formarão o *embrião*, propriamente.

Implantação envolve a acomodação do embrião blastocístico no endométrio – Por volta dos 6º a 7º dias, o embrião em crescimento começa a se ligar ao útero, a fim de obter nutrientes e oxigênio diretamente do sangue materno. O sinciciotrofoblasto libera enzimas *lisossômicas*, as quais lisam o *endométrio*, permitindo que o blastocisto nele seja inserido. Este evento é chamado *implantação*. Após a implantação, o endométrio cicatriza e cobre o embrião. Como resultado, o embrião humano cresce dentro do endométrio uterino e não na cavidade uterina.

Gravidezes ectópicas não são viáveis – A implantação ocorre normalmente na parede dorsal do útero, porém isto também pode ocorrer em vários *locais ectópicos*, na trompa uterina, no colo ou mesmo na cavidade peritoneal. As gestações ectópicas geralmente não são viáveis. As de localização tubária geram emergências médicas porque o embrião em crescimento e a placenta causam ruptura de vasos e hemorragia interna.

Tecidos embrionários surgem das três camadas germinativas – Uma semana depois da implantação, a massa mais interna de células começa a se diferenciar e forma três camadas germinativas – ectoderma, mesoderma e endoderma. As células destas camadas proliferam, migram e se diferenciam para produzir tecidos e órgãos do embrião em desenvolvimento. O ectoderma produz as células do sistema nervoso e da pele, os tecidos muscular e ósseo se originam no mesoderma e o revestimento interno dos órgãos viscerais se desenvolve a partir do endoderma.

Trofoblasto forma a placenta, o órgão para troca de nutrientes e gases – Após a implantação, o trofoblasto se prolifera para formar as *vilosidades coriônicas*, as quais trocam nutrientes, gases respiratórios e metabólitos com os *vasos sangüíneos maternos* por meio de seios sangüíneos especiais. As vilosidades coriônicas e os vasos maternos formam, mais tarde, a *placenta*, um órgão separado, anatomicamente distinto e fisiologicamente crítico, que serve para as funções essenciais nutritiva e respiratória do embrião e do feto; a placenta também tem células endócrinas que secretam hormônios, para a duração da gravidez (Lâmina 158).

Células trofoblásticas do embrião secretam o hormônio gonadotropina coriônica humana para estimular a sobrevivência e o crescimento do corpo luteínico – Após a implantação, as células do sinciciotrofoblasto, nas vilosidades coriônicas, secretam um hormônio peptídico chamado *gonadotropina coriônica humana* (hCG) para o sangue materno. A hCG é um hormônio glicoprotéico e lembra a estrutura e as propriedades fisiológicas do LH. A hCG se liga aos receptores de LH no corpo luteínico e promove sua sobrevivência e crescimento, além de sua secreção de progesterona e estrógeno. Estes hormônios, por sua vez, mantêm o endométrio em condições ótimas para a gestação. É possível detectar a hCG no sangue materno durante a segunda semana na implantação e na urina três semanas após a implantação; esta possibilidade é a base da maioria dos testes modernos imunoquímicos para gravidez.

GÊMEOS: DESENVOLVIMENTOS DIZIGÓTICO *VERSUS* MONOZIGÓTICO

Desenvolvimento dizigótico forma gêmeos fraternos – Os ciclos ovarianos normalmente envolvem o desenvolvimento de apenas um folículo e a liberação de somente um óvulo durante a ovulação. O crescimento de mais de um folículo resulta em ovulação múltipla e formação de dois ou mais zigotos. Cada um destes se implanta separadamente, formando *gêmeos fraternos* ou *trigêmios* ou mais, não necessariamente do mesmo sexo.

Desenvolvimento monozigótico forma gêmeos idênticos – Se os dois blastômeros de um zigoto se separarem na primeira clivagem ou se a massa interna de células se dividir em duas massas separadas, cada blastômero ou massa de células vai prosseguir para formar um embrião independente. Como estes embriões partilham um *genótipo* comum – isto é, um conjunto inteiro de genes (*genoma*) – eles serão idênticos no sexo e em relação às características físicas (*fenótipo*). Os *gêmeos idênticos* são o resultado deste desenvolvimento comum; podem partilhar uma placenta ou podem ter as suas próprias. A concepção de gêmeos dizigóticos pode ser hereditária, porém, a ocorrência de gêmeos monozigóticos parece ser acidental. A incidência normal de gêmeos é de 1% para gêmeos fraternos e 0,3% (uma em cerca de 300 gestações) para gêmeos idênticos.

NC: Use vermelho para P. Use cores claras sempre, exceto para estruturas L, N e O, as quais recebem cores escuras. Use suas cores mais claras para H e M.

1. Comece pela entrada do óvulo na trompa uterina. Observe que os títulos da zona pelúcida (K) e do corpo polar (L) estão no canto superior direito. Pinte os números dos dias de cinza. Pinte os locais de implantação ectópica (N) (marcados com asterisco grande).
2. Continue com o desenho tridimensional do blastocisto tardio no 6º dia e com o desenho grande no 12º dia. Pinte o endométrio uterino (M) nas ilustrações grandes, antes de pontilhar nas enzimas lisossômicas (O) no 6º dia.
3. Pinte as três influências hormonais na parte inferior da lâmina à direita.
4. Pinte os diagramas ilustrando a formação de gêmeos.

ESTÁGIOS INICIAIS DO DESENVOLVIMENTO +

ÓVULO A
FERTILIZAÇÃO B
ZIGOTO C
ESTÁGIO DE 2 CÉLULAS D
ESTÁGIO DE 4 CÉLULAS E
ESTÁGIO DE 8 CÉLULAS F

MÓRULA G
BLASTOCISTO INICIAL * (5) *
MASSA DE CÉLULAS INTERNAS H
CAVIDADE DO BLASTOCISTO I
TROFOBLASTO J
BLASTOCISTO TARDIO * (6) *

ZONA PELÚCIDA K
CORPOS POLARES L
ENDOMÉTRIO UTERINO M
PONTOS DE IMPLANTAÇÃO ECTÓPICA N

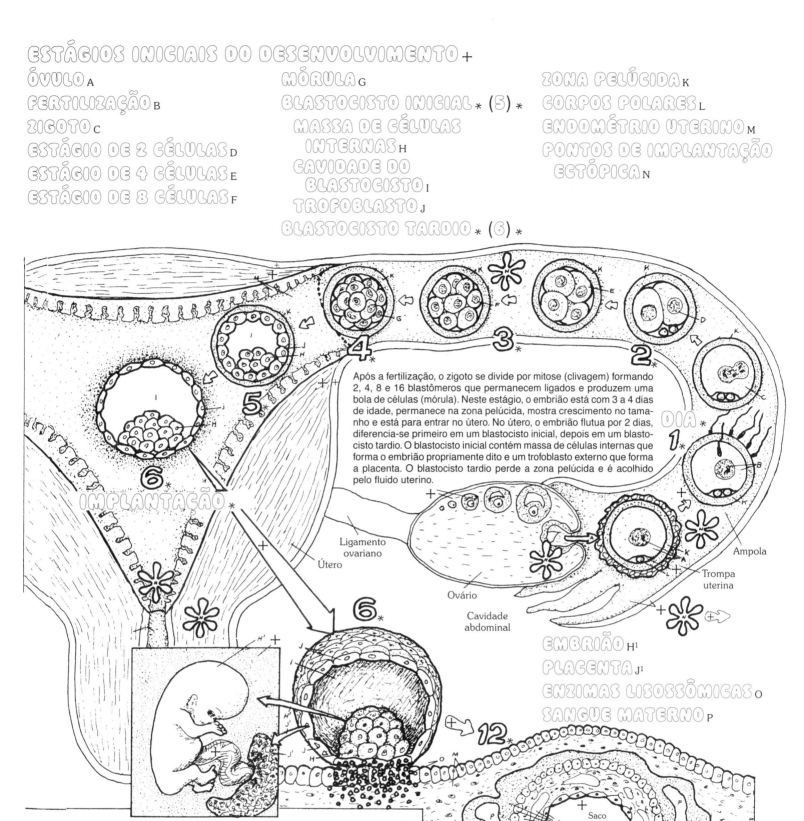

Após a fertilização, o zigoto se divide por mitose (clivagem) formando 2, 4, 8 e 16 blastômeros que permanecem ligados e produzem uma bola de células (mórula). Neste estágio, o embrião está com 3 a 4 dias de idade, permanece na zona pelúcida, mostra crescimento no tamanho e está para entrar no útero. No útero, o embrião flutua por 2 dias, diferencia-se primeiro em um blastocisto inicial, depois em um blastocisto tardio. O blastocisto inicial contém massa de células internas que forma o embrião propriamente dito e um trofoblasto externo que forma a placenta. O blastocisto tardio perde a zona pelúcida e é acolhido pelo fluido uterino.

EMBRIÃO H¹
PLACENTA J¹
ENZIMAS LISOSSÔMICAS O
SANGUE MATERNO P

Por volta dos 6º e 7º dias, o trofoblasto libera enzimas que lisam o endométrio, levando à implantação, que normalmente ocorre na parede dorsal do útero; podem acontecer implantações ectópicas raras na trompa uterina, no colo, etc. Após a implantação, o trofoblasto forma vilosidades coriônicas para trocar nutrientes e gases respiratórios com o sangue materno; o trofoblasto secreta o hCG, estimulando o corpo luteínico.

HCG
ESTRÓGENO *
PROGESTERONA *

FORMAÇÃO DE GÊMEOS

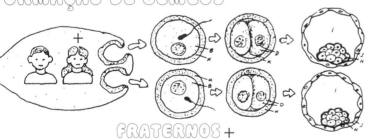

FRATERNOS +

Os gêmeos fraternos (dizigóticos) se formam da fertilização de mais de um óvulo e podem ou não ter o mesmo sexo.

IDÊNTICOS +

Gêmeos idênticos se formam quando os primeiros dois blastômeros se separam ou quando a massa interna de células se parte em duas. Os gêmeos idênticos têm mesmo sexo e genótipo e possuem fenótipos muito semelhantes.

REPRODUÇÃO

A duração da *gravidez* ou *gestação* humana é aproximadamente 270 dias (cerca de 38 semanas) a partir da concepção. A gravidez se divide em três trimestres (períodos de 3 meses de duração). O primeiro, cobre o desenvolvimento do *embrião*, o segundo e o terceiro correspondem ao crescimento e ao desenvolvimento do *feto*. A gravidez envolve grandes mudanças hormonais e metabólicas na mãe. Os mecanismos hormonais maternos e fetais encerram a gravidez pela indução do nascimento (*parto*), o qual ocorre cerca de 284 dias após o primeiro dia anterior a última menstruação antes da gravidez.

HORMÔNIOS DA PLACENTA ESTIMULAM AS TRANSFORMAÇÕES NA GRAVIDEZ

Gonadotropia coriônica humana placentária estimula a formação do corpo luteínico da gravidez – Após a implantação, as células sinciciotrofoblásticas da placenta secretam uma gonadotropina semelhante ao LH (hCG, *gonadotropina coriônica humana*) no sangue materno. A hCG, no sangue materno, é a base para os testes mais modernos de gravidez (Lâmina 157). A hCG ajuda a formar o *corpo luteínico da gravidez* que secreta grandes quantidades de progesterona e de estrógeno no sangue materno. Estes esteróides cessam a menstruação (um conhecido sinal de gravidez) e, por meio de uma retroalimentação negativa, inibem as gonadotropinas pituitárias, impedindo desenvolvimento folicular ulterior e ovulação. O estrógeno e o progesterona maternos estimulam o crescimento e as secreções do endométrio para assegurar o suporte ao desenvolvimento do embrião e promovem o crescimento e a proliferação do *miométrio* (parede uterina de musculatura lisa), bem como das *glândulas mamárias* e do tecido mamário.

Placenta também secreta seis esteróides – Ao final do primeiro trimestre, outras células endócrinas da placenta secretam quantidades crescentes de estrógeno e progesterona para o sangue materno, aumentando o corpo luteínico. A remoção do ovário, durante os segundo e terceiro trimestres, não interrompe a gravidez, uma vez que a placenta pode fornecer os esteróides ovarianos. O nível de hCG atinge um pico durante o primeiro trimestre e cai, gradualmente, deste ponto em diante. Porém, este nível continua a estimular o ovário e a placenta a produzir esteróides sexuais femininos. Estes hormônios continuam a exercer seus efeitos sobre o endométrio e o miométrio uterinos, bem como a estimular algumas das mudanças corporais e metabólicas na mulher grávida – por exemplo, aumento da gordura subcutânea, retenção de fluidos, ganho na gordura e no peso do corpo.

Somatomamotropina coriônica humana placentária inicia a utilização de gordura da mãe e poupa glicose para o feto – Outro hormônio protéico, a *somatomamotropina coriônica humana* (hCS), com propriedades semelhantes às do hormônio de crescimento e da prolactina, é secretado pela placenta para o sangue materno durante a gestação. A hCS antagoniza a ação da insulina materna, poupando glicose e aminoácidos para o feto; a hCS também mobiliza ácidos graxos para os tecidos maternos. O crescimento fetal se reduz, nos casos de deficiência da hCS, por causa da diminuição do suprimento de nutrientes para o feto. A hCS também estimula o crescimento das glândulas mamárias maternas (Lâmina 159).

Eventos importantes dos desenvolvimentos embrionário e fetal e controle do crescimento fetal – Durante o período embrionário (1ª a 8ª semanas), o desenvolvimento consiste, em grande parte, na diferenciação de células e tecidos e na *organogênese*, a formação dos órgãos e sistemas. Os principais órgãos se formam durante as 4ª a 8ª semanas, tornando este período importante e crítico em relação aos efeitos de drogas e outros agentes teratogênicos sobre o desenvolvimento do embrião. No terceiro mês, o embrião passa a ser chamado de *feto*. O período fetal (3º a 9º meses) é caracterizado principalmente pelo crescimento dos tecidos, órgãos e corpo do feto, porém a diferenciação em diversos tecidos e sistemas, como o sistema nervoso, continua a ocorrer. O crescimento fetal é regulado pela *insulina* fetal e pelos *fatores de crescimento semelhantes à insulina* fetal (IGF 1, IGF 2), mas não pelo hormônio do crescimento do feto. Os fetos anencefálicos, que não têm pituitária, são de tamanho corporal normal.

Desenvolvimento funcional do feto e do recém-nascido – Os movimentos do feto podem ser sentidos durante o segundo trimestre. Mais tarde, os reflexos de susto nos fetos podem ser induzidos em resposta a ruídos fortes e súbitos. No terceiro trimestre, os fetos têm olhos abertos e ocasionalmente sugam seus polegares. A maturação de pulmões, sangue e sistema imune e formação de gordura subcutânea continuam durante o terceiro trimestre. Os fetos nascidos antes do termo são chamados *prematuros*. Fetos pré-termo de 8 meses de idade freqüentemente são viáveis, porém a viabilidade de fetos de 5 meses depende de intensos cuidados médicos. Imediatamente após o nascimento, o oxigênio diminuído e o CO_2 elevado no plasma estimulam a respiração e ativam os pulmões do recém-nascido. As *artérias umbilicais* e as veias se fecham, bem como as conexões entre os átrios esquerdo e direito (*forame oval*) e entre as artérias pulmonar e aorta (*duto arterial*), formando o padrão circulatório maduro.

VÁRIOS HORMÔNIOS REGULAM O PARTO

Durante a gravidez, o estrógeno estimula o crescimento do endométrio uterino para dar sustentação ao feto durante a gravidez e expulsá-lo no parto. Contrações uterinas leves começam no quarto mês. As contrações se tornam fortes e rítmicas horas antes do nascimento, resultando na expulsão do feto por meio do colo e da vagina (canal do parto). O nascimento ou o *parto* é regulado por sinais hormonais do feto e da mãe, incluindo o estrógeno, *ocitocina, prostaglandinas* e *relaxina*.

Regulação da instalação do trabalho de parto pode envolver sinais fetais e maternos – O estrógeno aumenta a excitabilidade da musculatura lisa uterina e o progesterona a reduz. Em algumas espécies, uma queda de progesterona, antes do nascimento, permite que o estrógeno estimule as contrações uterinas, iniciando o trabalho. Nas ovelhas e, possivelmente em humanos, o cortisol das glândulas adrenais fetais aumenta antes do parto, é convertido em estrógeno pela placenta e induz as contrações uterinas. As prostaglandinas das glândulas uterinas também induzem as contrações do miométrio no estágio inicial do nascimento.

Reflexo neuro-hormonal envolvendo liberação da ocitocina promove a expulsão fetal – Uma das funções do hormônio da pituitária posterior, *ocitocina,* é estimular a contração uterina. Durante o final da gravidez, o estrógeno induz um aumento de 100 vezes nos *receptores* de ocitocina, permitindo que esta exerça poderosos efeitos contráteis sobre o útero. Durante o primeiro estágio do trabalho de parto, a pressão da cabeça do feto dilata o colo, estimulando os *receptores de estiramento cervical* e ativando um *reflexo neuro-hormonal*. Os nervos sensoriais dos receptores de estiramento cervical estimulam *hipotálamo e pituitária posterior* a liberar ocitocina. A liberação pulsátil de ocitocina aumenta durante o trabalho em decorrência de uma alça de retroalimentação positiva e termina após expulsão fetal e relaxamento do colo. A ocitocina e as prostaglandinas também ajudam a expelir a placenta (*após o nascimento*), o que ocorre logo após o nascimento do bebê e constitui a terceira fase do parto. O parto pode ser induzido por injeções de ocitocina que, com freqüência, são feitas durante o trabalho de parto para ajudar na expulsão. Para facilitar o nascimento, outro hormônio peptídico, a relaxina, é secretado durante a gestação pelo corpo luteínico da gravidez e pela placenta. A relaxina amacia o colo, bem como os ligamentos e as articulações dos órgãos pélvicos.

NC: Pinte os primeiros quatro hormônios (A-D) com as mesmas cores usadas nas lâminas anteriores desta seção. Use uma cor escura para F e N e uma cor clara para (O).
1. Comece pelos títulos da metade superior da lâmina e pinte todo o material no retângulo grande. Pinte a mulher grávida, comece com a secreção de hCG (ou HCG). Observe a grande palavra PLACENTA com uma seta de HCG indicando a secreção e o estímulo para a placenta produzir quantidades maiores dos hormônios representados por uma linha sólida e setas.
2. Pinte o painel de parto. Complete a ilustração da esquerda, antes de prosseguir para a próxima. Observe que a parede do colo não deve ser colorida.

GRAVIDEZ +

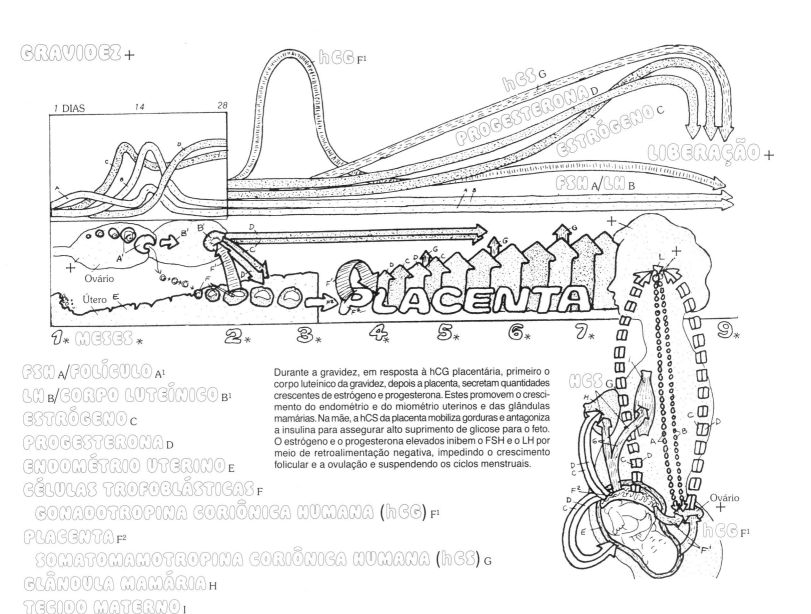

FSH A / **FOLÍCULO** A¹
LH B / **CORPO LUTEÍNICO** B¹
ESTRÓGENO C
PROGESTERONA D
ENDOMÉTRIO UTERINO E
CÉLULAS TROFOBLÁSTICAS F
  GONADOTROPINA CORIÔNICA HUMANA (hCG) F¹
PLACENTA F²
  SOMATOMAMOTROPINA CORIÔNICA HUMANA (hCS) G
GLÂNDULA MAMÁRIA H
TECIDO MATERNO I

Durante a gravidez, em resposta à hCG placentária, primeiro o corpo luteínico da gravidez, depois a placenta, secretam quantidades crescentes de estrógeno e progesterona. Estes promovem o crescimento do endométrio e do miométrio uterinos e das glândulas mamárias. Na mãe, a hCS da placenta mobiliza gorduras e antagoniza a insulina para assegurar alto suprimento de glicose para o feto. O estrógeno e o progesterona elevados inibem o FSH e o LH por meio de retroalimentação negativa, impedindo o crescimento folicular e a ovulação e suspendendo os ciclos menstruais.

PARTO +

O estrógeno da placenta induz as contrações uterinas no início do trabalho e as prostaglandinas, das glândulas uterinas, durante o trabalho. O cortisol das adrenais do feto também pode assinalar o trabalho inicial por sua conversão em estrógeno. O papel da ocitocina no parto envolve um reflexo neuro-hormonal. A pressão da cabeça do feto dilata o colo e estimula os receptores de estiramento, sinalizando para o hipotálamo liberar pulsos de ocitocina da pituitária posterior. A ocitocina se liga com seus receptores (os quais estão aumentados em decorrência da ação do estrógeno) e induz contrações uterinas fortes que forçam o feto para fora. Após a passagem da cabeça, os receptores de estiramento relaxam e a liberação de ocitocina diminui. A ocitocina também ajuda a expelir a placenta ("secundina") e sua injeção pode acentuar contrações fracas de trabalho de parto.

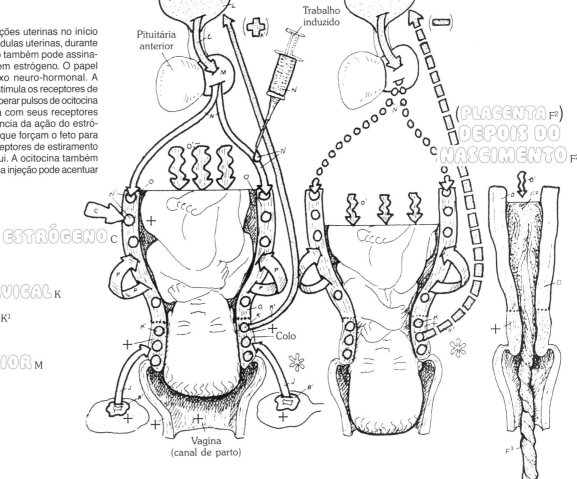

RELAXINA J
RECEPTORES DE ESTIRAMENTO CERVICAL K
NERVO SENSORIAL K¹
HIPOTÁLAMO L
PITUITÁRIA POSTERIOR M
RECEPTORES N¹ **DE OCITOCINA** N
MIOMÉTRIO O
CONTRAÇÃO O¹
PROSTAGLANDINA P

REPRODUÇÃO

REGULAÇÃO DO CRESCIMENTO MAMÁRIO E DA LACTAÇÃO

Os mamíferos, como seu nome implica, são caracterizados por cuidar do recém-nascido diretamente por meio do *leite* secretado pelas *glândulas mamárias* da mãe, as quais são localizadas nas *mamas*. O tamanho das mamas nas mulheres depende do grau de crescimento das glândulas mamárias e da quantidade de *tecido gorduroso* entre os lóbulos glandulares. As glândulas mamárias e as mamas sofrem um crescimento inicial durante a *puberdade*, porém, um crescimento mamário intenso ocorre principalmente durante a *gravidez*. A *lactação* se refere à formação do leite, pelas glândulas mamárias, em seguida ao nascimento da criança.

Glândulas mamárias consistem em alvéolos e dutos – As glândulas mamárias são glândulas exócrinas e possuem numerosos *alvéolos* e *dutos*. As células alveolares extraem matéria-prima (glicose, ácidos graxos e aminoácidos), sintetizam proteínas do leite, a lactose, e outros nutrientes, além de secretar o leite nos *sacos alveolares*. Inicialmente, o leite flui através de pequenos dutos que convergem para formar dutos maiores que se conectam com seus terminais nos mamilos. *Células mioepiteliais*, de musculatura lisa especializada, formam os anéis contráteis em torno dos dutos mamários. As contrações destes dutos forçam o leite para fora. Os mamilos também têm receptores tácteis cuja estimulação, durante a sucção, são importantes para *ejeção* e produção contínua do leite.

HORMÔNIOS CONTROLAM O CRESCIMENTO MAMÁRIO DURANTE VÁRIOS ESTÁGIOS

Estágio da puberdade: o estrógeno estimula o crescimento de dutos e o progesterona estimula o crescimento alveolar – Durante a adolescência, em resposta aos níveis crescentes de esteróides sexuais dos ovários, as glândulas mamárias começam a se desenvolver. O *estrógeno* aumenta o crescimento de dutos e o *progesterona* estimula o desenvolvimento alveolar. Os alvéolos são esparsos nas adolescentes. Vários outros hormônios (*insulina, hormônio do crescimento, prolactina e glicocorticóides adrenais*) também são necessários para as ações bem-sucedidas dos esteróides sexuais sobre o crescimento mamário neste estágio.

Estágio da gravidez: esteróides sexuais, prolactina e somatomamotropina coriônica estimulam intenso crescimento mamário – Durante a gravidez, os altos níveis de estrógeno e de progesterona da placenta, bem como níveis crescentes e elevados de prolactina da pituitária anterior, estimulam um forte desenvolvimento das glândulas mamárias na preparação para a produção de leite. O hormônio placentário *somatomamotropina coriônica (hCS)* (Lâmina 158), o cortisol, a insulina e os hormônios do crescimento, agem em sinergia com os efeitos da prolactina e dos esteróides sexuais.

PROLACTINA REGULA A FORMAÇÃO DO LEITE

Estrógeno reduzido após o nascimento inicia os efeitos estimuladores da prolactina sobre a produção do leite – O hormônio prolactina da pituitária anterior é o principal hormônio que estimula a produção do leite pelas células alveolares, porém este efeito é bloqueado pelos altos níveis de estrógeno da placenta. Os níveis dos esteróides sexuais maternos diminuem agudamente, no nascimento, seguindo a perda da placenta. Esta condição permite que a prolactina estimule livremente a secreção do leite, o que começa em torno dos 1º a 3º dias após o nascimento. O nível de prolactina é mais alto no parto; na mulher lactante, diminui cerca de 50% durante a primeira semana após o parto e atinge os níveis pré-gestacionais cerca de 6 meses depois do parto. Como a prolactina continua a estimular a produção de leite?

Sucção serve como estímulo para a liberação pulsátil de prolactina e produção contínua de leite – Os níveis de prolactina aumentam agudamente após cada episódio de sucção. O estímulo eficaz para a secreção contínua de prolactina e produção de leite é a estimulação produzida pelos receptores tácteis do mamilo. Estes sinais sensoriais excitam os centros hipotalâmicos que controlam a liberação da prolactina, resultando na secreção induzida do *hormônio hipotalâmico inibidor da liberação* para prolactina (dopamina) e num aumento no *hormônio hipotalâmico liberador* para prolactina. Estes efeitos aumentam a liberação pulsátil de prolactina da pituitária anterior, ocasionando a formação contínua de leite. Massagens artificiais regulares dos mamilos terão o mesmo efeito. A ausência prolongada de tal estimulação regular dos mamilos causa um declínio da liberação de prolactina e cessação da produção de leite.

EJEÇÃO DE LEITE ENVOLVE UM REFLEXO NEURO-HORMONAL

Estimulação de mamilo e aferentes do hipotálamo forma a parte nervosa do reflexo – A estimulação mecânica do mamilo também aumenta a ejeção de leite pelos dutos mamários. O leite secretado se acumula nos alvéolos e dutos, porém não fluirá, a menos que se contraiam as células musculares lisas mioepiteliais em torno dos dutos mamários. Isto é iniciado pela ação do hormônio *ocitocina* da glândula pituitária posterior. Um reflexo neuroendócrino controla este processo. Os impulsos sensoriais, gerados pelos estímulos de sucção trafegam pelos nervos aferentes a partir da mama para atingir o cérebro.

Ocitocina da pituitária posterior contrai os dutos mamários e estimula a saída do leite – Isto ativa o sistema hipotálamo-pituitária posterior e promove a liberação de ocitocina no sangue, a qual estimula as células dos dutos a fazer a ejeção do leite. Na ausência de tais estímulos sensoriais dos mamilos, o leite secretado se acumula nas glândulas, causando inflamação dos dutos e dor. Na seqüência, a produção de leite diminui e as mamas secam.

LEITE É UMA RICA FONTE DE NUTRIÇÃO INFANTIL

Leite inicial (colostro) é rico em proteínas e anticorpos – Na ocasião do nascimento e antes do início da formação do leite, as glândulas mamárias secretam pequena quantidade de uma substância espessa chamada *colostro*, a qual não contém gordura e tem pouca água, mas é rica em proteína e outros constituintes do leite. O colostro é uma rica fonte de anticorpos maternos (imunoglobulina A). O intestino do bebê é capaz de absorver as imunoglobulinas que proporcionam imunidade passiva.

Composição do leite humano normal – O leite é uma fonte completa de nutrição para o recém-nascido, particularmente durante o primeiro ano, embora as crianças freqüentemente suguem por 2 anos antes de desmamar. O leite é produzido, inicialmente, em uma taxa de 500mL por dia; esta taxa dobra por volta do sexto mês de lactação. O leite humano contém 88% de água, carboidratos (lactose) e proteínas (caseína, lactoalbuminas) e gorduras (colesterol e ácidos graxos, como o ácido linoléico), bem como vitaminas e sais minerais. A princípio, o leite é mais rico em proteína, porém, mais tarde aumentam as proporções de gordura e lactose. Comparado com o leite da vaca, este é mais rico em lactose, menos em proteína e tem conteúdo gorduroso semelhante. Exceto pelo ferro e pela vitamina D, o conteúdo de minerais e vitaminas tornam o leite humano um alimento completo para o bebê.

NC: Use as mesmas cores da lâmina anterior para estrógeno (F) e progesterona (G).
1. Pinte os estágios do desenvolvimento da mama, completando cada um antes de ir para o próximo. Observe o tamanho aumentado da seta da prolactina (j) para refletir a quantidade maior de fluxo. Observe também que, na ilustração da gravidez, parte da emissão do estrógeno (F) tem o efeito de bloquear o efeito da prolactina (J) sobre a mama. No painel de lactação, a ilustração de uma porção do desenvolvimento da mama mostra a secreção de glóbulos de leite dos alvéolos. Estes são deixados sem colorir.
2. Pinte o gráfico, ilustrando a comparação entre os leites materno e bovino.

ADOLESCÊNCIA *

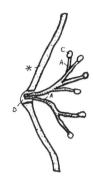

No início da puberdade, as glândulas mamárias estão pouco desenvolvidas e as mamas contêm pequena quantidade de gordura subcutânea. Durante a adolescência, o estrógeno promove o desenvolvimento dos dutos mamários e a deposição de tecido gorduroso e o progesterona induz o desenvolvimento alveolar. Os hormônios do crescimento, os glicocorticóides e a insulina também são necessários. A secreção de prolactina da pituitária anterior é lenta por causa do forte efeito inibidor do hormônio hipotalâmico de inibição.

ADULTO JOVEM *

GRAVIDEZ *

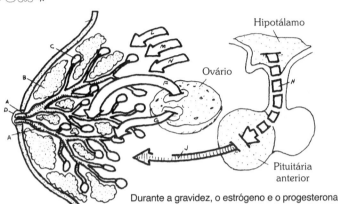

Durante a gravidez, o estrógeno e o progesterona aumentados promovem acentuado crescimento mamário. Os glicocorticóides e a somatomamotropina placentários e a insulina também são necessários para o crescimento do tecido mamário. A prolactina, o hormônio que estimula a produção do leite, aumenta durante a gravidez, porém, os níveis elevados de estrógeno e de progesterona bloqueiam a estimulação dos alvéolos pela prolactina, resultando na ausência de secreção do leite.

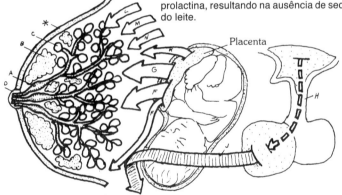

LACTAÇÃO *

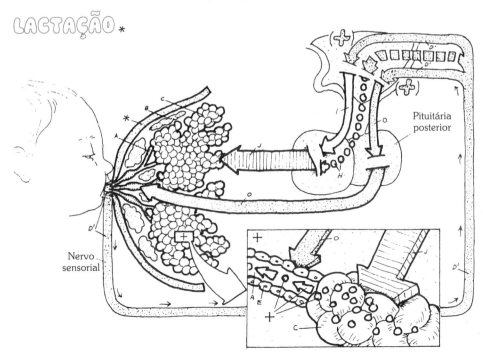

MAMA +
DUTO A
TECIDO GORDUROSO B
ALVÉOLOS C
MAMILO RECEPTOR DE TATO D
CÉLULA MIOEPITELIAL D¹

HORMÔNIOS +
ESTRÓGENO F
PROGESTERONA G
HORMÔNIO INIBIDOR DE PROLACTINA H
HORMÔNIO LIBERADOR DE PROLACTINA I
PROLACTINA J
SOMATOMAMOTROPINA CORIÔNICA HUMANA K
GLICOCORTICÓIDE L
INSULINA M
HORMÔNIO DO CRESCIMENTO N

COMPARAÇÃO DOS LEITES +
MATERNO P
BOVINO Q

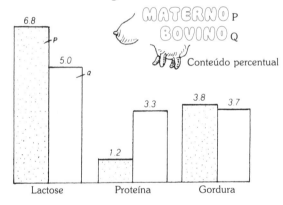

Conteúdo percentual

O leite contém todos os nutrientes necessários para o crescimento do bebê. O leite humano contém carboidratos (lactose), proteínas (caseína, lactoalbuminas), gorduras, minerais e vitaminas. O leite bovino contém os mesmos nutrientes, porém em proporções diferentes.

FORMAÇÃO DO LEITE
PROLACTINA J
EJEÇÃO DO LEITE
OCITOCINA O

Após o nascimento, os níveis de estrógeno e de progesterona caem agudamente por causa da perda da placenta. A prolactina, não mais inibida pelos esteróides sexuais, estimula os alvéolos e a produção do leite. A atividade de sucção do bebê estimula os receptores tácteis do mamilo. Os impulsos sensoriais ativam o hipotálamo e causam a secreção aumentada do hormônio liberador de prolactina. Isto estimula surtos de liberação de prolactina, assegurando a formação de leite. Os estímulos da sucção, pelo bebê, também causam a liberação de ocitocina da pituitária posterior. Então, a ocitocina estimula a contração das células mioepiteliais dos dutos mamários, expulsando o leite pelo mamilo.

DETERMINAÇÃO DO SEXO E DESENVOLVIMENTO SEXUAL

O verdadeiro gênero de um indivíduo está embasado, primariamente, no tipo de cromossomos sexuais (X e Y) que o zigoto possui durante a concepção. As células somáticas dos homens normais têm 22 pares de cromossomos somáticos, mais um cromossomo X e um Y (XY). As mulheres normais têm a combinação 22 + XX. A expressão dos genes específicos, ligados ao sexo, durante as várias fases do desenvolvimento, produz o fenótipo biológico e comportamental da sexualidade. Por isto, como explicado a seguir, o sexo genético humano está determinado na fertilização, no fenótipo das gônadas e da genitália nas 8ª e 12ª semanas embrionárias, respectivamente, no fenótipo sexual do hipotálamo cerebral do período fetal tardio e na maturação final do sistema reprodutor e nas características sexuais secundárias durante a puberdade e a adolescência. O hormônio masculino testosterona (T) tem papéis críticos no desenvolvimento sexual. As ações dos hormônios sexuais sobre a maturação sexual, durante a puberdade, são discutidos nas Lâminas 128 e 152.

Cromossomos X e Y determinam o sexo genético na fertilização – Nos homens, a meiose dos espermatócitos resulta em dois tipos de espermatozóides, um levando o cromossomo X e outro o cromossomo Y. A meiose de oócitos primários na mulher produz apenas óvulos com X. A fertilização do óvulo por um espermatozóide levando um cromossomo X, produz um zigoto XX – isto é, feminino – e um espermatozóide levando um Y, produz um zigoto XY (masculino). O sexo genético é determinado pelo pai.

Espermatozóides X e Y mostram diferenças funcionais – Os espermatozóides levando X ou Y mostram diferenças funcionais; os espermatozóides Y são mais leves e podem nadar mais rapidamente, isso explica porque se formam mais zigotos masculinos, mesmo que sejam iguais os números de espermatozóides X e Y. De fato, a maioria dos embriões abortados espontaneamente são masculinos e a proporção de nascimentos masculinos-femininos é 107 para 100, implicando taxas maiores de concepção masculina. As diferenças entre os espermatozóides X e Y são a base dos esforços para separar os dois tipos de espermatozóides e predeterminar o sexo do embrião.

Gônadas do embrião, a princípio, são sexualmente indiferenciadas e bipotenciais – Por volta da sexta semana, o embrião não mostra nenhum sinal de diferenciação sexual. As gônadas primordiais parecem idênticas nos dois sexos e são sexualmente bipotenciais. Cada gônada tem uma medula e um córtex. Nos geneticamente masculinos, na oitava semana do embrião, o córtex regride e a medula forma o testículo fetal. As células de Leydig e de Sertoli se diferenciam no testículo do feto e secretam testosterona (T) e a Substância Inibidora Mulleriana (MIS), respectivamente. No embrião feminino, a parte medular regride e a cortical se desenvolve como ovário. O ovário fetal não secreta qualquer hormônio.

Genes do cromossomo Y induzem a formação do testículo – A regressão do córtex e a formação do testículo do feto resultam da ação de apenas um *gene determinante do testículo* chamado *gene SRY* (sigla em inglês para região do cromossomo Y, determinante do sexo), localizado no braço curto do cromossomo Y. A expressão deste gene no embrião masculino produz a proteína SRY, a qual age como um fator de transcrição e promove a formação do testículo.

Desenvolvimento do ovário ocorre autonomamente na ausência do gene SRY – Nos embriões femininos não existe o cromossomo Y, portanto, falta o gene SRY. Por isto não se expressa a proteína SRY. Na ausência destas influências, a parte medular da gônada indiferenciada degenera e a parte cortical se desenvolve autonomamente como ovário feminino, em torno da oitava semana de desenvolvimento.

Testosterona e substância inibidora mulleriana do testículo do embrião determinam o desenvolvimento sexual da genitália – Os órgãos sexuais, na 7ª semana do embrião, são indiferenciados e existe o potencial para o desenvolvimento, das direções masculina ou feminina. Na 12ª semana – isto é, o estágio inicial de feto – os órgãos sexuais apropriados se diferenciaram em cada sexo a partir de seu bipotencial primordial. Este desenvolvimento depende das secreções do testículo. A T das células de Leydig é secretada no sangue fetal e age sobre os *dutos de Wolf*, para induzir o desenvolvimento da *genitália interna* masculina (epidídimo, vesícula seminal, canal deferente) dos dois lados. A T também promove o desenvolvimento da *genitália externa* masculina (pênis e escroto); para esta ação, a T é convertida em outro andrógeno, a DHT (diidrotestosterona), pela enzima 5-α-redutase do tecido alvo.

As células de Sertoli liberam a MIS (sigla em inglês para *Substância Inibidora Mulleriana*) ao seu ambiente tissular imediato. A MIS de cada testículo induz a regressão dos *dutos de Müller* (primórdios da genitália feminina); na ausência da T e da MIS – isto é, no embrião feminino – a genitálias femininas interna e externa se desenvolvem autonomamente a partir da diferenciação dos dutos de Müller e de outros primórdios.

Anomalias cromossômicas, enzimáticas e hormonais provocam anormalidade das genitálias – Os embriões sem cromossomos X não sobrevivem, porém, a trissomia de cromossomos X ("superfêmea") não é anormal. Na ausência de um cromossomo Y (XO; síndrome de Turner), as gônadas não se diferenciam, porém a genitália feminina sim; a puberdade não ocorrerá em função da deficiência de hormônio sexual. No padrão XXY (síndrome de Kleinfelter) os testículos, a genitália masculina e as características sexuais secundárias podem se desenvolver, porém os túbulos seminíferos não. A ausência das enzimas 5-α-redutase, convertendo T em DHT, cria a genitália externa feminina em homens (pseudo-hermafroditas masculinos). Os embriões femininos, expostos a altos níveis de andrógenos, de uma fonte fetal ou materna (por exemplo, tumores adrenais), desenvolvem genitália externa masculina e genitália interna alterada (pseudo-hermafroditas femininos).

Testosterona regula a diferenciação sexual do hipotálamo – No desenvolvimento fetal, os mecanismos hipotalâmicos para controle do comportamento sexual e neuroendócrino estão indiferenciados e bipotenciais. A T induz a diferenciação do *hipotálamo de tipo masculino*, promovendo um padrão secretor *contínuo* (não cíclico) de pulsos de GnRH e gonadotropinas FSH e LH. Em roedores, este efeito ocorre no recém-nascido. Uma região hipotalâmica específica, o Núcleo Sexualmente Dimórfico está maior e bem desenvolvido no homem. A T determina este efeito e o comportamento de tipo masculino. As injeções de T, nas ratas recém-nascidas, resulta em um tipo masculino de padrão GnRH e de comportamento sexual. Os efeitos da T sobre o desenvolvimento cerebral são mediados por estrógeno neuronal, o qual é produzido no tecido cerebral a partir da T pela ação da enzima aromatase.

Na ausência da T (como em mulheres normais), o hipotálamo desenvolve espontaneamente os mecanismos reguladores cíclicos e pulsáteis de secreções GnRH, FSH e LH do *tipo feminino*, bem como o comportamento sexual feminino. Efeitos de T semelhantes sobre o desenvolvimento sexual hipotalâmico ocorrem em fetos de macacos; o comportamento é mais afetado que a ciclicidade do GnRH. As diferenças estruturais no hipotálamo de homens e mulheres são conhecidas, mas não os exatos correlatos funcionais e comportamentais.

NC: Use cores bem claras para D, E, J e K. Pinte com cores que se usaram antes para estrógeno (O), progesterona (G), FSH (N) e LH (O).
1. Comece pela parte inferior da lâmina, colorindo o testículo e o ovário maduros e pinte as setas longas que vão pelos lados até a parte superior, onde estas cores se tornam espermatozóides e oócitos primários.
2. Pinte o estágio de embrião, fazendo primeiro o desenvolvimento do testículo. Comece com o testículo mais próximo dos títulos e depois faça o de fora. Observe que, no de fora, exceto pelas células de Leydig (G), toda a estrutura recebe a cor de medula (E).

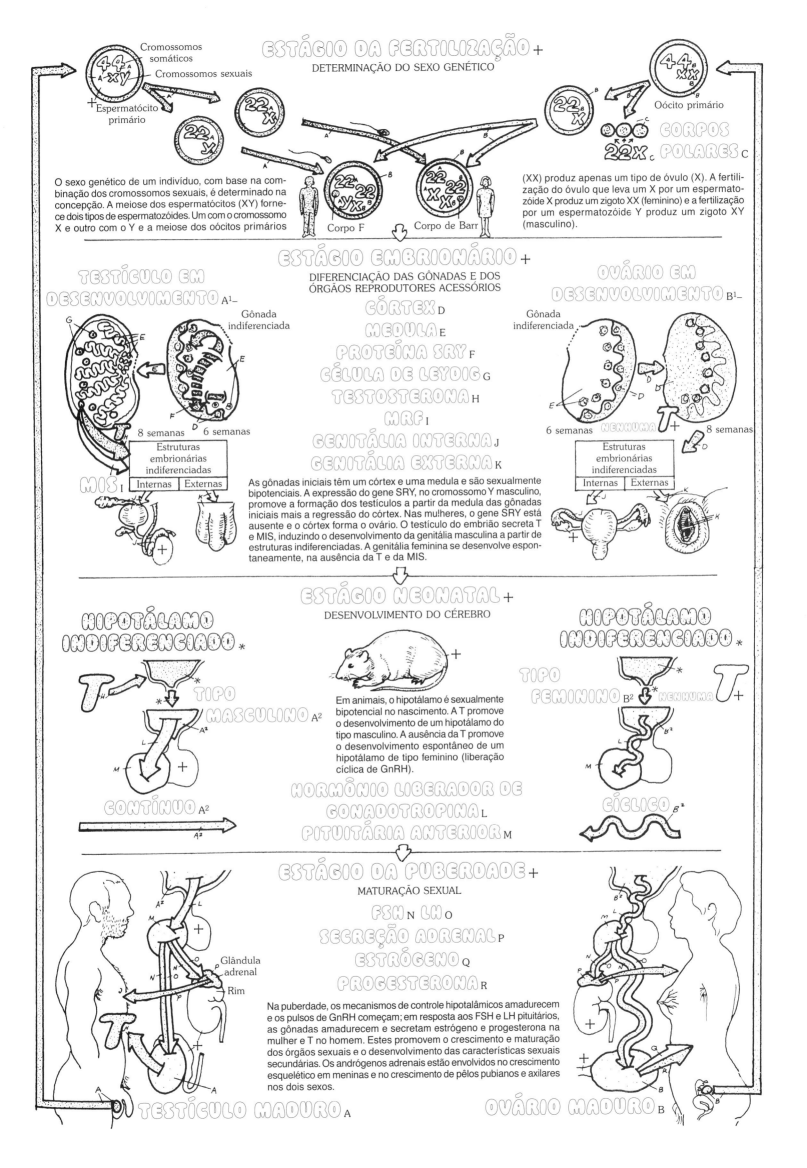

FERTILIDADE E CONTRACEPÇÃO

A fertilidade normal depende do funcionamento apropriado dos sistemas reprodutores em homens e mulheres. Um em cada seis casais tem problema relacionado a infertilidade, o que impede gravidez normal. As causas da infertilidade incluem problemas com espermatozóides, óvulos e ovulação. O tratamento hormonal e a fertilização *in vitro* têm reduzido a infertilidade.

FATORES QUE AFETAM A FERTILIDADE MASCULINA

Número de espermatozóides é importante para a fertilidade masculina – Em homens, uma contagem baixa de espermatozóides e/ou uma elevada proporção de espermatozóides anormais é uma causa importante de esterilidade. A ejaculação masculina normal tem cerca de 300×10^6 espermatozóides (100×10^6/mL de sêmen), mesmo que apenas um espermatozóide seja suficiente para fertilização. Os homens com contagens de espermatozóides 20% abaixo do normal são estéreis; a contagem de espermatozóides entre 20% e 40% do normal aumenta a fertilidade em 50%. A explicação para o elevado número de espermatozóides está detalhada na Lâmina 156.

Freqüência de ejaculação – Uma vez que a taxa de produção de espermatozóides é constante e de cerca de 200×10^6/dia, a ejaculação freqüente leva a um número baixo de espermatozóides na ejaculação e baixa fertilidade. Cerca de 3 a 4 ejaculações por semana estão de acordo com a adequada liberação de espermatozóides do epidídimo e fertilidade normal.

Espermatozóide anormal – Os espermatozóides anormais, sem cauda, com duas caudas ou caudas enroladas, sem cabeça, com duas cabeças ou cabeças pequenas, totalizam cerca de 20% da população de espermatozóides num homem fértil normal; proporções mais altas estão associadas a graus mais altos de infertilidade.

Temperatura alta – A formação do espermatozóide é ótima a 32°C, cinco graus abaixo da temperatura interna do corpo. Se os testículos se mantiverem dentro do corpo ou muito próximo dele, os túbulos seminíferos degeneram e a formação de espermatozóides cessa. As roupas justas, vestidas pelos atletas, podem resultar em diminuição das contagens de espermatozóides e diminuição da fertilidade; ficar 30 minutos num banho quente (43 a 45°C) pode levar a um declínio de 90% no número de espermatozóides.

Outros fatores que afetam a fertilidade masculina – O consumo excessivo de álcool, estresses fortes, desnutrição, algumas infecções (caxumba) e sais de cádmio, bem como o uso de alguns compostos naturais e entorpecentes, diminuem a contagem de espermatozóides e a fertilidade. O gossipol, um composto oleoso da semente de algodão, inibe a espermatogênese involutivamente por meio da inativação das espermátides. O gossipol e o hormônio inibina – conhecido por inibir o FSH, as células de Sertoli e a espermatogênese – são, portanto, anticoncepcionais masculinos potenciais. Os raios X e outras formas de radiação ionizante diminuem a fertilidade masculina. A produção de espermatozóides é mais alta no inverno, independentemente da temperatura do escroto.

FATORES QUE AFETAM A FERTILIDADE FEMININA

Envelhecimento dos espermatozóides e dos óvulos – Os espermatozóides envelhecem no trato feminino, porém, conservam motilidade e a capacidade de fertilizar por até quatro dias; a sobrevivência é melhor no muco cervical. Os óvulos de recente ovulação estão maduros; o melhor tempo para a fertilização está em torno de 12 horas após a ovulação. Depois, os óvulos envelhecem gradualmente e se tornam passados, incapazes de serem fertilizados.

Fertilidade feminina declina com a idade – Uma vez que os oogônios se dividem apenas no período embrionário, os oócitos ovarianos têm a idade da própria mulher. A maioria dos oócitos morre por atresia durante a infância. O declínio continua ao longo da maturidade; por volta dos 50 anos, os ovários não têm mais folículos primários ou oócitos. Como resultado das perdas ovarianas, os ciclos menstruais e a ovulação se tornam irregulares, resultando em um declínio gradual da fertilidade. As taxas de gravidez declinam na mulher a partir dos primeiros 40 anos até os últimos. A partir dos 50 anos quase todas as mulheres são estéreis. Esta é a fase da *menopausa*, caracterizada pela cessação dos ciclos menstruais, da ovulação, da fertilidade e da gravidez. Embora os homens mostrem uma redução da fertilidade, durante a idade avançada, os testículos não mostram mudanças de envelhecimento semelhantes àquelas dos ovários e não existe um equivalente no homem da menopausa feminina. Sabe-se que homens podem gerar filhos até os 80 anos.

Tratamentos hormonais melhoram a fertilidade feminina – As injeções de gonadotropinas FSH e LH ou hCG aumentam o número de folículos em desenvolvimento nos ovários, bem como as chances de sua ovulação e crescimento do corpo luteínico. Como resultado, aumentam a fertilidade e as possibilidades de gravidez. Recentemente, o GnRH purificado e os seus análogos (clomifeno) têm sido usados para aumentar o LH e o FSH endógenos.

Fertilização *in vitro* – Se falharem os tratamentos de fertilidade *in vivo*, os métodos de fertilização *in vitro* podem ser tentados. Como descrito anteriormente, às mulheres se dão hormônios e os óvulos são colhidos do oviduto. Os espermatozóides são coletados, lavados e acrescentados aos óvulos em tubos de vidros ou placas. Após a fertilização, os zigotos com pronúcleos são deixados para se desenvolver até o estágio de 4 a 8 células; vários embriões destes são colocados na cavidade uterina de uma mulher tratada com progesterona e disposta a receber o implante. Os métodos *in vitro* aumentam a probabilidade de gravidez de 0 até 20% – um feito notável, dado que a taxa normal de sucesso em gravidez para casais férteis é de 40%, na melhor das hipóteses. Os tratamentos para infertilidade ocasionalmente resultam em nascimentos múltiplos.

"CONTRACEPÇÃO" SE REFERE A MEDIDAS PARA EVITAR A GRAVIDEZ

A contracepção (ou "controle da natalidade") pode ser obtida por uma variedade de métodos mecânicos e fisiológicos. Os métodos com contraceptivos visam reduzir a fertilidade ou a possibilidade de gravidez pelo impedimento da ovulação, do encontro do espermatozóide e do óvulo, da fertilização ou da implantação.

Método da tabela tem base nos tempos de ovulação e de sobrevivência do espermatozóide – No *método da tabela* se evita o coito durante o período da ovulação, quando a mulher é mais fértil (quatro dias antes e três dias depois da ovulação, em consideração ao tempo de quatro dias de sobrevivência dos espermatozóides no trato feminino). O tempo da ovulação pode ser estimado pela medida da *temperatura basal do corpo*, todas as manhãs, antes de sair da cama. Um a dois dias após a ovulação, a temperatura do corpo se eleva cerca de 0,4°C, partindo de baixos 36,4°C no 13º dia para altos 36,8°C no 22º dia; a elevação é causada pelo aumento pós-ovulatório do progesterona do corpo luteínico.

Comprimidos anticoncepcionais funcionam por inibição da ovulação – As *pílulas anticoncepcionais orais* contêm estrógeno sintético ou estrógeno e progesterona; evitam a ovulação por inibição de retroalimentação da elevação do LH no ciclo e seu surto na ovulação. Toma-se um comprimido por dia, durante 21 dias, a partir do quinto dia da menstruação. A menstruação recomeça um a dois dias depois do último comprimido. As mulheres que desejam engravidar voltam a ter ciclos normais após um e até vários meses depois da interrupção do consumo dos comprimidos. Não se recomenda engravidar dentro de 1 a 3 meses após este período por causa da possibilidade de ovulação e gravidez múltipla decorrente do rebote das gonadotropinas pituitárias. Outros hormônios com potencial como agentes anticoncepcionais são o GnRH e a inibina. Níveis continuamente elevados de GnRH dessensibilizam a pituitária, reduzindo a secreção de LH e FSH e impedindo a ovulação. A inibina reduz o FSH e inibe o crescimento folicular.

NC: Use vermelho para C e cor escura para E.
1. Comece pelos quatro fatores que afetam a fertilidade masculina.
2. Observe a presença do espermatozóide (A) entre os fatores femininos.
3. Pinte os métodos de contracepção.
4. Pinte os dois locais mais comuns de esterilização.

FERTILIDADE

FATORES AFETANDO HOMENS:

NÚMERO DE ESPERMATOZÓIDES

NORMAL:
100.000.000
Por mL de sêmen

ESTÉRIL:
< 20.000.000
Por mL de sêmen

Uma contagem normal de espermatozóides (cerca de 100 milhões/mL de sêmen) é necessária para a fertilidade masculina. Abaixo de 40% do normal, a fertilidade fica reduzida em 50%. Abaixo de 20%, a fertilidade cessa.

EJACULAÇÕES

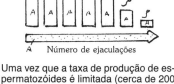

Uma vez que a taxa de produção de espermatozóides é limitada (cerca de 200 milhões/dia), ejaculações repetidas diminuem gradualmente o número de espermatozóides no ejaculado.

ESPERMATOZÓIDE ANORMAL

Cerca de 20% dos espermatozóides são anormais: sem cauda, com duas caudas ou caudas torcidas, sem cabeça, com duas cabeças ou cabeças inchadas. Mais anormalidades diminuem a fertilidade.

TEMPERATURA

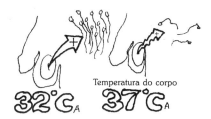

O espermatozóide se forma normalmente a 32°C (5°C abaixo da temperatura do corpo). Se os testículos forem submetidos ao calor, os túbulos seminíferos involuem e degeneram, interrompendo a produção de espermatozóides e causando infertilidade.

FATORES QUE AFETAM MULHERES:

ENVELHECIMENTO DOS ESPERMATOZÓIDES / ÓVULOS

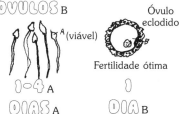

O período ótimo de fertilidade de uma mulher, em cada ciclo mensal, está dentro dos 2 dias da ovulação. O espermatozóide geralmente sobrevive cerca de 1 dia, porém, alguns até 4 dias. A maioria dos óvulos vive cerca de 1 dia e poucos até 2 dias.

IDADE DA MULHER

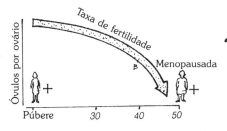

A fertilidade é alta em mulheres, nos seus 20 anos e nos primeiros 30 anos, declinando além dos últimos 30 até níveis muito baixos nos últimos 40 e cessando em torno dos 50 (menopausa).

HORMÔNIOS/FERTILIZAÇÃO IN VITRO

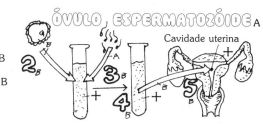

Para a fertilização *in vitro*, a mulher é tratada primeiramente com hormônios (FSH, LH, hCG, GnRH) para aumentar o crescimento folicular e as taxas de ovulação (1). Os óvulos são coletados (2) e misturados com espermatozóides masculinos (3) em um tubo de ensaio (placa) para fertilização (4). Então, os novos embriões são transferidos para o útero da mãe tratada com progesterona e são deixados para implantar (5).

CONTRACEPÇÃO

MÉTODO DA TABELA

- MENSTRUAÇÃO
- VIABILIDADE DO ESPERMATOZÓIDE
- OVULAÇÃO
- VIABILIDADE DO ÓVULO
- DIAS SEGUROS

No método da tabela, evita-se o coito durante a semana na qual a gravidez é mais provável. Este período (4 dias antes da ovulação e 3 dias após) tem base no tempo máximo de sobrevivência dos espermatozóides (4 dias) e do óvulo (2 dias) no trato reprodutor feminino, o que permite a variabilidade de ovulação.

TEMPERATURA BASAL

A temperatura basal do corpo medida pela manhã, antes de se sair da cama, mostra uma elevação de cerca de 0,4°C após a ovulação. Esta elevação indica ovulação e é causada pela secreção do progesterona; dura até a próxima menstruação.

CONTRACEPTIVOS ORAIS

Os contraceptivos orais (comprimidos contendo estrógeno e progesterona sintéticos) são tomados pela mulher durante os 21 dias seguintes à menstruação. A elevação rápida destas substâncias, semelhantes ao estrógeno no sangue, inibe a liberação do FSH e do LH e impede o crescimento folicular e a ovulação.

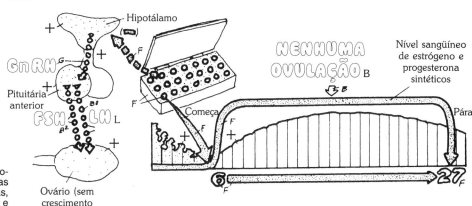

ESTERILIZAÇÃO

LIGADURA DE TROMPAS

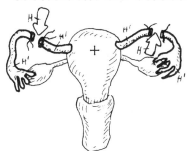

TROMPA UTERINA

A ligadura de trompas (corte, amarração ou cauterização das trompas uterinas) resulta em esterilidade permanente, uma vez que o espermatozóide não pode mais alcançar o óvulo. A ligadura das trompas e a vasectomia (ilustração à direita) têm 50% de chance de reversão.

VASECTOMIA

CANAL DEFERENTE

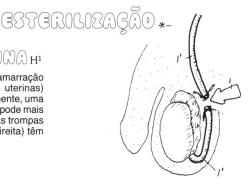

Cortar ou amarrar os dois canais deferentes é uma operação que obstrui permanentemente a liberação de espermatozóides ao longo dos canais deferentes, durante a ejaculação, causando esterilidade masculina.

ÍNDICE REMISSIVO

A

Abdome, 42
Aborto, 129
Ação
    enzimática, 126
    hormonal, 114
Acetilcoenzima A, 6, 133
Acetilcolina, 13, 20, 24, 29, 35, 43, 88, 106, 125
Acetilcolinesterase, 20
Acidez sangüínea, 124
Ácido
    araquidônico, 129
    biliar, 135
    carbônico, 63, 64
    cítrico, ciclo, 6
    cólico, 77
    desoxirribonucléico (ver DNA)
    fólico, 143
    gama-aminobutírico, 88, 97
    graxo, 6, 27, 79, 130, 133, 134, 138
        cadeia, 7
        livre, 118, 127
    hialurônico, 156
    láctico, 27, 27
    ribonucléico (ver RNA)
        de transferência, 4
        mensageiro, 4
Ácinos
    mucosos, 72
    pancreáticos, 122
    serosos, 72
Acromegalia, 118, 121
Acrossomo, 156
Actina, 21, 23-25, 28, 32, 34
Açúcar, 138
    sangüíneo, 122, 128
    simples, 130
Adaptação climática, 137
Adenilciclase, 12, 30, 114
Adenina, 4, 12
Adenosina, 43
    difosfato, 5, 23

Adenosina (*Cont.*)
    monofosfato, 114
        cíclico, 12
    trifosfato, 23, 88, 114, 130
Adolescência, 159
Adrenal, 47, 70, 113
    alterações, 128
Adrenalina, 125
Adulto jovem, batimento cardíaco, 159
Aferência sensorial, 92
Aglomeração, 144
Aglutinação, 144
Aglutinina, 144
Aglutinógeno, 144
Agranulócitos, 146
Agregação plaquetária, 129
Água, 7, 64, 70, 80, 124, 142
    conservação, 66
    soluto e movimentos, 8
Albumina, 40, 59, 136, 142
Alça
    de Henle, 58, 60, 66-68
    de retroalimentação, 62
Alcalinos, 151
Álcool, 133
Aldosterona, 65, 69, 70, 126, 128
Alimento, 81, 109, 137
    captação, 131
    ingestão, 134, 138, 140
    não digerido, 81
Alívio da dor, 94
Alterações
    digestivas, 81
    mentais, 110
Alvéolo, 48, 52, 54
    pumonar, 55
Amido, 130
Amígdala, 105, 108
Amilase pancreática, 76
Amina
    biogênica, 110
    grupo, 136
Aminoácidos, 4, 6, 76, 79, 114, 118, 130-133, 138

Amiodarona, 33
Amnésia senil, 109
Amônia, 64, 67, 136
Ampola, canais auditivos, 103
Anabolismo, 136
Anáfase, 3
Andrógeno, 121, 126, 128
Anemia
    causas, 143
    perniciosa, 143
Anencefalia, 83
Angiotensina, 70, 126
Angiotensinogênio, 70
Anidrase carbônica, 64
Ansiedade, 81, 112
Anticódon, 4
Anticorpos, 41, 144, 146
    classes, 147
Antígeno, 144, 148
    viral, 148
Ânus, 80, 149
Aorta, 32, 77
Aparelho
    de Golgi, 79, 122
    justaglomerular, 62, 70, 126
    vestibular, 103
Apêndice, 80
Aprendizado, 109
    habituação, 109
    instantâneo, 109
Ar
    alveolar, 51
    engolido, 81
Arco
    aórtico, 45
    reflexo, 95
Área
    de superfície, 78
    de Wernicke, 111, 112
    dorso-lateral, 107
    gustativa da língua, 104
    pré-óptica, 107
    ventrolateral, 107
    visual primária, 112

Armazenagem, 133
Arroto, 81
Artéria, 46, 78, 86
   carótida
      externa, 45
      interna, 45
   hepática, 77
   pulmonar, 31, 44
   renal, 58
   sistêmica, 31
Arteríola, 29, 37, 39, 46
   aferente, 58, 62
   dilatação, 43
   eferente, 59, 62, 70
Articulação, 90
Árvore de glicogênio, 123
Astigmatismo, 98
Ataxia, 97
Aterosclerose, 135
Atetose, 97
Atividade
   cardíaca aumentada, 125
   digestiva diminuída, 125
   muscular, 140
Átomo de carbono, 136
Átrio, 31, 32
Audição, 89, 111
Austração, 80
Autócrino, 129
Axônio, 15, 18, 19, 24, 28, 87, 88, 91, 116, 117
   pré-sináptico, 88
   transporte, 21

B

Baço, 142, 143
Bactéria, 80, 81
Bainha de mielina, 18, 86
Barorreceptores, 45, 89
Barreira hemoencefálica, 39
Base
   iônica, 17
   nitrogenada, 4
Basófilos, 146
Basolateral, 64
Bastonetes, 89, 99
Beber, 107
Beta-oxidação, 133
Bexiga, 29, 149
Bicarbonato, 63, 64, 76
Bile, 74, 77, 143
   ações, 77

Bile (*Cont.*)
   cálculos, 77
   colesterol, 77
   produção, 77
Bilirrubina, 77, 143
Blastocisto, 157
Bloqueio cardíaco, 33
Bomba
   de sódio
      efeito único, 67
      -potássio, 10, 11, 17
   muscular, 42
   respiratória, 42
Borda em escova, 64
Broncodilatação, 129
Brônquio, 48
Bronquíolo, 48
Bulbo olfatório, 105, 108
Bypass, 39

C

Cadeia
   peptídica, 143
   respiratória, 5, 6
Caixa torácica, 49
Cal sodada, 137
Calcidiol, 120
Cálcio, 13, 19, 20, 23, 120, 135
   intracelular, 24, 28
   livre, 24
   plasmático, 120
   proteína transportadora, 120
Calcitonina, 120
Calcitriol, 79, 120
Calmodulina, 13, 114
Calor, 89, 92, 138
   ganho, 140
   metabólico, 137
   perda, 140, 141
   produção, 137, 140, 141
Calorímetro, 137
Calvície, 152
Camada gelatinosa,
   canais auditivos, 103
Campo visual, 100
Canal
   anal, 80
   auditivo, 101
   de íon, 88
      controle, 16
   de cálcio, 30
   de potássio, 15

Canal (*Cont.*)
   de Schlemm, 98
   de sódio, 15
   deferente, 149, 150, 151
   Funny, 32
   pós-sinápticos, 19
   semicircular, 101, 103
Canalículos biliares, 77
Câncer, 14
Capacitação, 156
Capilar, 39, 46, 64, 78-80, 119, 124
   filtração e reabsorção, 40
   linfáticos, 41
   peritubular, 58, 59, 62
   portal, 117
   pulmonar, 48
   sangüíneo, 52, 120
Cápsula de Bowman, 58, 59, 60, 62
Captação de aminoácidos, 118
Carboidratos, 6, 7, 71, 138
   fisiologia metabólica, 130
Carboxila, grupo, 136
Carga filtrada, 61
Carótida comum
   direita, 45
   esquerda, 45
Catabolismo, 136
Catecolaminas, 35, 44, 114, 125, 127
   ação, 125
Cavidade
   amniótica, 157
   nasal, 48, 71
   oral, 48, 71
   uterina, 149
Ceco, 80
Célula
   absortiva, 78, 79
   acinares, 74, 76
   amácrinas, 99
   aparelho de Golgi, 1
   basal, 105
   bipolares, 99
   cardíaca, 133
   ciliada, 89, 101-103
   citoesquelética, 1
   citoplasmática, 1
   da glândula-alvo endócrina, 115
   de apoio, 103
   de Leydig, 150, 152, 160
   de memória, 147
   de Purkinje, 97
   de Schwann, 18
   de Sertoli, 150, 152
   de sustentação, 102, 104, 105

Célula (*Cont.*)
   divisão, 3
   do aparelho justaglomerular, 62
   do fígado, 134
   do órgão-alvo, 115
   do sangue, elementos figurados, 142
   endócrina, 73, 114, 129
   endotelial, 39, 145
   epiteliais, 2
   estrutura, 1
   falciforme, 143
   folicular, 119, 156
   fotorreceptoras, 99
   ganglionares, 99
   glandular endócrina, 115
   gordurosa, 133, 134, 140
   granular, 105
   gustativa, 89, 104
   hepática, 77, 123, 130, 133, 135, 136
   horizontais, 99
   infectada, 148
   lisossomos, 1
   magra, 134
   membrana, 1
      estrutura, 7
   mióide, 150
   mitocôndria, 1
   mitral, 105
   muscular, 123, 132, 133
      lisa, 28
   nervosa, 15
   neurossecretora, 116, 118
   núcleo, 1
   óssea, 121
   oxifílica, 120
   parácrina, 113
   parietal, 74
   peroxissomos, 1
   pigmentadas, 99
   plasmática, 147
   pós-sináptica, 20
   principal, 120
   retículo endoplasmático, 1
   secretoras, 78
   somatotrópica, 118
   T, 148
      auxiliares, 146
      exterminadoras, 146
      supressoras, 146
   tirotrópica, 119
   tissular, 55, 57, 113, 129, 136
   -tronco, 143, 146
   tubulares, 60
   vesículas, 1
   zimogênica, 73

Centro
   cardiovasculares, 45
   da alimentação, 138
   da saciedade, 138
   hipotalâmico de regulação
      térmica, 45
   respiratório, 56, 63
Centrossomo, 1
Cerebelo, 83, 97, 103, 107, 110, 112
Cérebro, 46, 82, 84, 95, 100, 109,
   113, 125, 133, 138
   auditivo, 102
   hemisfério
      direito, 111
      esquerdo, 111
   límbico, 108
Cerebrocerebelo, 97
Cetoácidos, 136
Cetoacidose, 124
Cetona, excreção, 133
Cetonúria, 124
Cetose, 124
Ciclo
   de Cori, 130
   menstrual, 154
   ovariano, 154
Cílios, células epiteliais, 2, 48, 105
Cinesina, 21
Circulação
   linfática, 41
   pulmonar, 31, 48
   sangüínea, 74, 113, 114, 123, 129,
      147, 148
   saturação de oxigênio, 53
Citocina, 141, 148
Citocinese, 3
Citoesqueleto, 1
Citoplasma, 156
Citosina, 3, 4
Citosol, 34, 43
Clatrina, 20
Clitóris, 149
Clone, 147
Cloreto de sódio, 66
Co-transporte, 9
Coagulação
   fatores, 145
   sangüínea, 129
      fisiologia, 145
      hemostasia, 145
Coágulo sangüíneo, formação, 145
Cóclea, 101-103
Código genético, 3
Códon, 4

Coenzima A, 6
Colágeno, 121, 136
Colecistocinina, 74
Cólera, 12
Colesterol, 7, 77, 133, 135
   usos, 135
Colículo
   inferior, 112
   superior, 100
Colo, 80, 149
   ascendente, 80
   descendente, 80
   sigmóide, 80
   transverso, 80
Colóide, 119
Coluna
   vertebral, 49
   dorsal, 92
Coma, 124
Combustível, 137
Complacência pulmonar, 50
Complemento, sistema, 147
Complexo
   principal de histocompatibilidade, 148
   QRS, 33
Comportamento, 107
   aprendido, 109
   sexual, 107
Comunicação
   celular, 12-14
   hormonal, formas, 113
Concentração
   molar, 67
   de gases, 52
Condução, 140
Cones, 89, 99
Conjuntiva, 98
Consolidação da memória, 109
Consumo de oxigênio, 112
Contemplação, 112
Contra-transporte, 9
Contracepção, 161
Contraceptivos orais, 161
Contrações, 78
Controle
   hipotalâmico, 117
   motor, 97
      voluntário, 96
   nervoso, 131
   simpáticos sistêmicos, 62
Convecção, 140
Coração, 29, 46, 70, 74, 77, 94, 113,
   134, 138
   atividade elétrica, 33

Coração (*Cont.*)
    bloqueio cardíaco, 33
    controle nervoso, 35
    potencial de ação, 32
Cordão umbilical, 147
Cordoalhas tendíneas, 32
Coréia, 97
Córnea, 98
Corno dorsal, 92
Coróide, 98, 99
Corpo
    aórticos, 89
    carotídeo, 89
    cavernosos, 151
    celular, 19, 87, 88, 91
    cetônicos, 124, 133, 134
    de Herring, 116
    esponjosos, 151
    geniculado
        lateral, 100
        medial, 102
    luteínico, 153
    lúteo, atrofia, 129
    mamilares, 107
    residual, 150
    temperatura, 141
Corpus albicans, 153
Corpúsculo
    de Meissner, 89
    de Pacini, 89, 90
    gustativo, 104
Corrente iônica, 8
Córtex, 58, 67, 83, 94, 97, 106, 112
    adrenal, 65, 70, 125-127, 131, 134
        alterações, 128
    animal, 82
    auditivo, 112
        primário, 102
    cerebral, 45, 82, 106, 108, 110, 141
    de associação, 102, 105, 108
    gustativo, 104
    motor, 96, 97, 112
    olfatório, 105
    pré-motor, 96, 97, 112
    renal, 66
    sensorial, 92, 96, 112
        organização e função, 93
        somático, 93
    suplementar, 96
    visual, 100
Corticosteróides, 126
Cortisol, 117, 126-128, 131, 132, 134
    ações, 127

Costas, 91
Costelas, 142
Crânio, 142
Creatina, 27
Crescimento, 117, 121
    muscular, 152
    ósseo, 152
    sináptico, 109
Cristalino, 98
Cromatina, 4
Cromossomos
    sexuais, 160
    somáticos, 160
Cumulus oophorus, 153
Cúpula, canais auditivos, 103

D

Dano tissular, 94, 146
Débito cardíaco, 44, 45
Decussação, 92
    piramidal, 96
Dedo, 91
Defecação, 80
Defeitos ventilatórios, volume, 51
Deglutição, 72
Demência senil, 109
Dendrito, 88, 15, 19, 90
Dentes, 72
Deposição óssea, 120, 121
Depressão, 110
Desaminação, 136
Desenvolvimento embrionário
    estágios, 157
    inicial, 157
Desfosforilação, 13
Desidratação, 124
Desmossomos, 2
Despertar cerebral, 125
Despolarização, efeitos, 17
Diabetes, 124
Diacilglicerol, 13
Diafragma, 42, 48, 49, 81
Diarréia, 70, 81
Diástole, 38
Dieta, 120
    deficiências, 143
Difusão, 8
Digestão, 71-75, 78-81, 133
    bile, 77
    fígado, 77
    função do pâncreas, 76
    na boca, 72

Digestão (*Cont.*)
    regulação
        hormonal, 74
        nervosa, 75
Digitálicos, 34
Dilatação
    arteriolar, 45
    bronquiolar, 125
    pupilar, 125
Diltiazen, 33
Dineína, 21
Dióxido de carbono, 64
Disco
    de Merkel, 89
    intercalar, 34
Discriminação tátil, 91
Dismetria, 97
Dissacarídeos, 76
DNA, 114
    expressão, 4
    replicação, 3
Doença
    de altitude, 57
    de Alzheimer, 109
    de Parkinson, 97
    de Tay-Sachs, 1
    digestivas, 81
    hemolítica, 144
    mental, 110
Dominância hemisférica, 111
Dopamina, 88
    transmissão, 110
Dor, 89, 92, 94, 112
    central, 94
    fantasma do membro, 94
    fisiologia, 94
    fontes, 94
Down regulation, 14
Drenagem linfática, 40
Droga
    ação, 110
    antipsicótica, 110
    antiarrítmicas, 33
Duodeno, 74, 76-78, 113, 122, 138
Duto
    alveolar, 48
    biliar, 77
        comum, 77
    cístico, 77
    coletor, 58, 64, 68-70
    ejaculatótio, 149
    hepático, 77
    linfático, 41
        torácico, 79

Duto (*Cont.*)
    pancreático, 76, 77, 122
    torácico, 41

E

Edema, 40, 46
Ejaculações, 161
Eletrocardiograma, 33
Eletrodo, 16
Eletroencefalograma, 106
Eletrólitos, 142
Embrião, 157
Eminência mediana, 107
Emoções, 105, 108, 117, 125, 152
Endocitose, 1, 21
Endolinfa, 101
Endométrio, 154
    uterino, 157
Endoneuro, 86
Endossomo, 20
Endotélio, 43
Energia
    entrada, 138
    para exercício, fontes, 27
Enfisema, 52
Enjôo, 103
Enterocinase, 76
Enzima, 72, 122, 130, 136, 151
    digestivas ativas, 76
    lipase, 129
    lisossômicas, 121
    síntese, 127
Eosinófilos, 146
Epidídimo, 149-151
Epiglote, 48, 72
Epinefrina, 29, 30, 35, 125, 131, 132, 134, 141
Epineuro, 86
Epitélio, 48, 104
Equilíbrio, 89, 97
    ácido-base, 63
        regulação renal, 64
    dinâmico, 103
    estático, 103
Eritrócito, 142, 143
Eritropoese, 143
Eritropoetina, 57
    perda, 143
Esclera, 98
Escrita, 111
Escroto, 151
Esfigmomanômetro, 37

Esfíncter, 72
    de Oddi, 77
    esofágico, 81
        inferior, 73
    externo, 80
    interno, 80
    pilórico, 73
    pré-capilares, 39
Esôfago, 71, 72
Espaço intersticial, 62, 64
    fluido, 67
Especialização hemisférica, 111
Espermátide, 150
Espermatócito, 150
Espermatogênese, 152
    estágios, 150
Espermatogônia, 150
Espermatozóide, 149-152, 156, 161
    formação, 150, 151
Espirometria, 137
Espirômetro, 51
Esquizofrenia, 110
Estágio
    do sono, 106
    embrionário, 160
    neonatal, 160
Esterilização, 161
Esterno, 49, 142
Esteróides, 114
    sexuais, 126, 128
        adrenais, 128
Estetoscópio, 38
Estimulação da mão, 112
Estímulo
    condicionado, 109
    extrínsecos, 117
    não condicionado, 109
Estômago, 71, 73, 76, 77, 81, 104, 113, 122, 136
    fisiologia, 73
Estresse, 117, 125, 152, 155
    efeito prolongado, 127
Estrógeno, 117, 126, 128, 154, 155, 157, 159, 160
    liberação, 158
Estruturas
    cerebrais, 83
    límbicas, 108
Éter, 105
Evaporação, 140
Excreção, 61, 143
Exocitose, 1
Expiração, 42, 49
    profunda, 51

F

Fagocitose, 146
Fala, 111
    criativa, 112
    não pensada, 112
Falta de fibras, 81
Faringe, 48, 71, 101
Fascículo
    motor, 86
    sensorial, 86
Fase luteínica, 153
Fator X, 145
Febre, 129
Fechamento epifisário, 121
Fêmur, 142
Fenda pré-sináptica, 88
Fenestrações, 39, 59
Fermentação, 81
Ferritina, 79
Ferro, 143
Fertilidade, 161
    e contracepção, 161
    taxa, 161
Fertilização, 153, 156, 157
    estágio, 160
Fezes, origem, 80
Fibra, 22
    auditivas, 101
    centrífuga, 105
    colágena, 145
    colaterais de reflexo, 92
    de dor, 94
    de Purkinje, 32
    descendentes, 92
    do fuso, 95
    eferente, 95
    muscular, 22, 26
        esquelética, tipos, 27
        fontes de energia, 27
    nervosa, 86, 104
    sensorial, 91, 92
    tipos, 86
Fibrilação, 33, 65
Fibrinogênio, 136, 142, 145
Fígado, 29, 47, 63, 70, 71, 76, 77, 79, 113, 118, 120, 122, 124, 127, 131, 132, 138, 142, 143, 145, 147
Filamento
    de actina, 22, 23
    de miosina, 22
Filtração, 59, 61
Filtrado, 65

Fímbria, 149, 153, 156
Fisiologia
    da fertilização, 156
    do colesterol e lipoproteínas, 135
    do espermatozóide, 156
    do óvulo, 156
    do sangue, aglutinação e grupos, 144
    metabólica, 130-141
Fissura de Sylvius, 83
Flatulência, 81
Fluido
    cerebrospinal, 142
    equilíbrio, 40
    extracelular, 65
    intercelular, 40, 142
    intersticial, 40, 52, 67, 68
    intrapleural, 49
    ocular, 142
Fluxo
    de massa, 8
    sangüíneo, 112
        cerebral, 112
        propriedades, 31
Folículo, maturação, 153
Fome, 138
    centro cerebral, 131
Forças, elétricas, 11
Formação
    celular, 78
    do óvulo e ovulação, 153
    dos espermatozóides, 150
    reticular, 100, 106, 107
Formas de comunicação hormonal, 113
Fosfatase, 13
Fosfato, 23, 27, 64, 114, 120
Fosfatidilinositol, bifosfato de, 13
Fosfocreatina, 27
Fosfolamban, 35
Fosfolipase, 30
Fosfolípide, 7, 129
Fosforilação, 12, 13
    oxidante, 27
Fotorreceptores, 89
Fóvea, 98-100
Freqüência cardíaca, 35, 44
Frio, 89, 92
Frutose, 79, 130, 151
Função
    cerebral, 112
    corporal, 137
    de linguagem, 111
    do ovário, 153
        secreção e ação, 154

Função (Cont.)
    dos testículos, 150
    endócrina, 113
    hipotalâmicas, 107
    seminais e liberação de
        espermatozóides, 151
Fungar, reflexo, 105
Fúria/raiva, 108
Fuso muscular, 89

G

Galactose, 79, 130
Gânglio, 43, 95, 101
    basais, 83, 97, 112
    parassimpático, 29
    simpático, 29, 125
Gás
    expelido, 81
    solubilidade, 52
Gastrina, 74
Gêmeos
    formação, 157
    fraternos, 157
    idênticos, 157
Gigantismo, 118
Giro cingulado, 108
Glândula, 29
    adrenal, 35, 125, 127
    bulbouretral, 149, 151
    digestivas, 71
    de Bowman, 105
    endócrina, 113, 115
    gástrica, 71, 73
    mamária, 147 149, 158
    paratiróide, 120
    pineal, 83, 106
    pituitária, 107, 108
        anterior, 117
    salivar, 71, 72, 109
    serosa, 104
    sudorípara, 140
    tiróide, 119
    uterina, 154
Glaucoma, 98
Glia, 82
Glicerol, 6, 123, 127, 130-134
Glicocorticóide, 126, 159
Glicogênio, 27, 123, 127, 130-133, 136
    reservas, 124
Glicogenólise, 125
Glicólise, 5, 27
Gliconeogênese, 127

Glicorreceptor hipotalâmico, 89
Glicose, 27, 79, 107, 118, 124, 127,
    128, 130, 131, 133, 134, 136
    detector, 123
    máxima tubular, 6
    molécula, 123
    nível, 122
    no sangue, 132
    portão, 124, 130
    sangüínea, 89, 131
    teste de tolerância, 124
Glicosúria, 124
Globo pálido, 97
Globulina, 136, 142
Glóbulo
    branco, 43, 142, 143, 146
        e defesa do corpo, 146
    vermelho, 39, 55, 57, 77, 142-145
        destruição, 143
        produção, 152
Glomérulo, 58, 59, 62, 105
Glote, 72
Glucagon, 122, 132
    ações, 123
    receptor, 123
Glucostato, 131, 132
Glutamato, 88
Gonadotropina coriônica humana, 158
Gordura, 6, 71, 77, 138
    catabolismo, 127
    depósitos, 139
    ganho, 134
    grânulo, 140
    marrom, 140, 141
    metabolismo, 133, 134
    perda, 134
    reservas, 124
Gosto, sentido, 104
    limiares, 104
Gradiente, 8
    de concentração, 8
    de pressão hidrostática, 40
    elétrico, 65
    oncótico, 59
    osmótico, 40
Granulócitos, 146
Gravidez, 158, 159
Grupos sangüíneos, 144
Guanina, 4, 12

H

Hálito cetônico, 124
Helicobacter pylori, 81

Hemácias, 60
Hematócrito, 142
Heme globina, 143
Hemisfério, 97
    cerebrais, 83
Hemofilia, 145
Hemoglobina, 54, 57, 136, 143
    deficiência, 57
    função, 53
    molécula, 53
Hemorragia, 46, 126
Hepatócito, 77
Hiatos juncionais, 2
Hidrólise, 136
Hidrossolúveis, 79
Hidroxiapatita, 121
Hiperfagia, 124
Hipermetropia, 98
Hiperparatiroidismo, 120
Hipoativa, 119
Hipocampo, 109
Hipófise, 66
Hipoglicemia, 128
Hipoparatiroidismo, 120
Hipotálamo, 45, 66, 70, 83, 85, 104, 105, 107, 108, 112, 113, 116-119, 125, 127, 131, 138, 152, 155, 160, 161
    célula neurossecretora, 115
Hipotensão, 128
    ortostática, 46
Hipotonia, 97
Hipóxia, 57
Histamina, 146
Homúnculo, 96
    sensorial, 93
Hormônio, 107, 108, 114, 132, 142, 153
    adrenocorticotrópico, 117, 127, 128, 131, 134
    antidiurético, 66, 69, 116
    corticotrópico, 117
    da pituitária anterior, 117
    da tiróide, 119, 121
    do crescimento, 118, 121, 131, 132, 134, 159
        efeitos metabólicos, 118
    esteróide, 135
    estimulante
        da tiróide, 117, 119, 141
        de melanócitos, 128
    foliculoestimulante, 117, 152, 153, 155, 158, 160, 161

Hormônio (Cont.)
    gonadotrópico, 117
    hipofisário, 117
    hipofiseotrópico, 117
    inibidor de prolactina, 117, 159
    liberador
        da corticotropina, 117, 127, 134
        da gonadotropina, 117, 152, 155, 161
        da tiróide, 117, 119, 141
        de hormônio do crescimento, 117, 118, 134
        de prolactina, 117, 159
    local, 129
    luteinizante, 117, 152, 153, 155, 158, 160, 161
    mamotrópico, 117
    natriurético, 47
    pancreático, 122
    sistêmico, 129
    sexuais, 154
    somatotrópico, 117
    tireotrópico, 117
    tissular local, 113
    trófico, 115
Humor
    aquoso, 98
    vítreo, 98

I

Icterícia, 77
Íleo, 78
Ilhotas de Langerhans, 122
Implantação, 129, 157
Impulso nervoso, 15, 19, 20, 90, 91, 110
    transmissão, 18
Imunidade
    adquirida, 147, 148
        linfócitos B, 147
    passiva, 147
Incapacidade para dormir, 106
Índice de massa corporal, 139
Inibina, 152, 155
Inositol, 13
Inspiração, 42, 49
    profunda, 51
Instinto, 108
Insulina, 122, 123, 132, 159
    ações, 123
    deficiência, 124
    receptor, 123, 124
    síntese e liberação, 122

Interfase, 3
Interneurônio, 84, 95
Intervalo P-R, 33
Intestino, 29, 77, 120, 147
    delgado, 71, 120, 131, 136
        estrutura e motilidade, 78
        mecanismos de absorção, 79
    grosso, 71
        funções, 80
Intolerância à lactose, 81
Inulina, 61
Iodeto I–, 119
Iodo I, 119
Íon
    amônio, 64
    cálcio, 24, 122
    hidrogênio, 63, 64
    potássio, 16
    sódio, 16
Íris, 98

J

Janela
    redonda, 101
    oval, 101
Jejuno, 78
Juventude, crescimento, 121

K

Krebs, ciclo, 130, 133

L

Lábio, 72
    maior, 149
    menor, 149
Lactação, 159
Lactato, 130
Lactose, 81
Laringe, 48
Leite, 81
    da mãe, 147
    ocitocina, ejeção, 159
    prolactina, formação, 159
Leito capilar, 39
Leitura, 111
Lemnisco medial, 92, 104
Leptina, 134, 138
Letargia, 141
Leucócitos, 142
Leucotrienos, 129

Lidocaína, 33
Ligação peptídica, 136
Ligamento ovariano, 157
Linfa, 142
Linfático, 79
Linfócito, 146, 147
    e fagócitos, 41
    T, 148
        e imunidade adquirida, 148
Linfonodo, 41, 148
Língua, 71, 72
Linguagem no cérebro, 111
Lipase pancreática, 76, 77
Lípides, 7
Lipólise, 125, 133
Lipoproteína
    de alta densidade, 135
    de baixa densidade, 135
    de densidade intermediária, 135
    de muito baixa densidade, 135
Lipossolúveis, 79
Lisossoma, 146
Lisossomo peroxissomo, 1
Lisozima, 72
Lobo
    frontal, 108
    temporal, 108, 109
    corticais, 83
Lóbulo flóculo-nodular, 97
Locomoção, 97
Locus ceruleus, 110
Lubrificantes, 151
Lúmen, 65
    do intestino, 79
    tubular, 64
Luz solar, 120

M

Maçã, obesidade, 139
Macrófago, 148
    tissular, 146
Mácula, 103
Mama, 159
Mamilo, 116
Mão fechada, 112
Marca-passo, 32
Mastigação, 72
Mastócitos, 146
Matriz óssea, 121
Maturidade, 121
Mecânica da respiração, 49

Mecanismo de Frank-Starling, 44
    celulares, 114
    de transporte, 79
    extracardíacos, 44
    intracardíacos, 44
    nervosos, 109
Mecanorreceptores, 89
Medo, 81, 108
Medula, 35, 58, 67, 68, 83, 85, 104, 107, 112
    adrenal, 29, 44, 125-127, 131, 141
    espinal, 29, 44, 46, 82, 83, 85, 91-93, 95, 96, 103, 107, 112, 125
        funções, 84
        lombar, 151
        sacral, 151
        organização, 84
    mesencéfalo, 102
    óssea, 57, 143
        vermelha, 142, 145, 146
    renal, 66
Meiose, 150
Melatonina, 106
Membrana, 16
    basal, 59
    basilar, 101, 102
    basolateral, 60, 64
    celular, 1, 17, 64, 65, 129
    da célula-alvo, 114
    do axônio, 18
    fotorreceptora, 99
    plasmática, 135
    pleural, 49
    pós-sináptica, 19, 30, 88
    pré-sináptica, 19, 20, 30, 88
    tectorial, 101, 102
    timpânica, 101
Memória, 109
    alterações, 109
    de curto e longo prazos, 109
    recuperação, 109
Menstruação, 161
Mercaptano, 105
Mercúrio, 37
Mesencéfalo, 83, 92, 100, 107, 110
Metabolismo, 5, 124, 133
    aeróbico, 5
    anaeróbico, 5
    celular, 118, 123
    cerebral, 112
    das gorduras, 133
Metáfase, 3
Metarteríolas, 39

Método da tabela, reprodução, 161
Micela, 77
Micróbios, fagocitose, 146
Microtúbulos, 21
Microvilos, 2
Microvilosidade, 60, 79, 104
Mielina, 135
Mineralocorticóide, 126
Miocárdio, 34
Miofibrila, 22, 34
Mioglobina, 27, 54
Miométrio, 154
Miopia, 98
Miosina, 21, 23-25, 28, 32, 34
Mitocôndria, 1, 27, 34, 140, 156
Mitose, 3, 150
Mixedema, 119
Molécula
    de actina, 22
    de gás, 52
    de miosina, 22
    de odor, 105
    motoras, 21
    sinalizadoras, 12
Monócitos, 146
Monoglicerídeos, 79
Monossacarídeo, 130
Morte, 124
Mórula, 157
Motilidade
    gástrica, 73
    intestinal, 78, 81
Motores
    de miosina, 23
    moleculares, 21
Movimento, 96
    voluntário, 108
    do olho, 112
Muco, 48, 72
Mucosa, 78
    olfatória, 105
    pregas, 156
Muscarina, 30
Musculatura
    abdominal, 80, 81
    bulboesponjosa, 151
    esquelética, 82
    lisa, 129
Músculo, 15-21, 23-28, 30, 89
    cardíaco, 29, 32
        excitação-contração, 34
    circular, 73, 78, 80
    comprimento, no membro, 89

Músculo (*Cont.*)
    contração, 26
    da cabeça, 103
    da expressão, 108
    do corpo, 103
    do olho, 103
    do pescoço, 103
    em repouso, 138
    esquelético, 22, 29, 32, 42, 80, 95, 108
    estiramento, 90
    intercostais
        externos, 49
        internos, 49
    liso, 28, 29, 39, 72, 74, 75, 78, 80, 145, 156
    longitudinal, 73, 78, 80
    oblíquo, 73
    papilar, 32
    relaxamento, 26
    respiratórios, 56
    tensão e comprimento, 25
    tipos, tarefas, 27
    vítreo, 98
    voluntários na cabeça, 85

N

Nanismo, 118
Nefros, 58-60, 120
    distal, 64, 65, 66
        regulação do potássio, 65
    do rim, 124, 126
Nervo, 15-21, 23-28, 30, 63
    aferente, 46, 82, 95
    auditivo, 101, 102
    autônomos, 78
    cranianos, 85
    depressor, 45
    eferente, 95
    espinal, 81, 85, 95, 96
        torácicos, 85
    facial, 104
    glossofaríngeo, 104
    motor, 56, 80
        somáticos, 85
    óptico, 98-100
    periférico, envoltórios, 86
    pós-ganglionar, 125
    pós-sináptico, 110
    parassimpáticos, 29, 35, 85, 98

Nervo (*Cont.*)
    periféricos, 85
        estrutura, 86
        função, 86
    sensorial, 75, 80
        aferentes, 82
            somáticos, 85
    simpático, 29, 35, 43, 46, 98, 137
        e parassimpáticos, 82
    sinusal, 45
    vago, 44, 75, 81, 104
    vestibular, 101, 103
Neuro-hormônio, 113
Neurofisina, 116
Neurônio, 82, 87, 88, 117
    adrenérgico, 30
    inibitório, 91
    motor, 20, 84
        inferior, 96
        superior, 96
    olfatório, 89, 105
    pré-ganglionar, 125
    sensorial, 84, 91, 93
Neurossecreção, 116
Neurotransmissor, 19, 30
    químico, 88
    Tipo I, 87
Neutrófilos, 146
    diapedese, 146
Nicotina, 30
Nistagmo, 103
Níveis de secreção, 118
Nó
    atrioventricular, 32
    sinoatrial, 32
Nocicepção, fisiologia, 94
Nociceptores, 89
Nodos, 41
    de Ranvier, 18
Norepinefrina, 29, 30, 35, 43, 110, 125, 131, 134, 141
Núcleo
    arqueado, 107
    basal, 109
    caudado, 97
    da célula, 143
    gustativo, 104
    motores do mesencéfalo, 103
    paraventricular, 107, 116
    rubro, 97
    salivar, 109
    supra-óptico, 107, 116
    supraquiasmático, 107

Núcleo (*Cont.*)
    ventromedial, 107
    vestibulares, 103
Nutrientes, 142

O

Obesidade, 139
    e controle de peso, 139
    hiperplásica, 139
    hipertrófica, 139
    maçã, 139
    pêra, 139
    tipos, 139
Ocitocina, 116
Odor, 105
Óleo de hortelã, 105
Olfato, 89, 105
Olho, 29, 107
    direito, 100
    dominância, 100
    funções, 98
    movimentos, 97
Oligossacarídeo, 76, 130
Onda
    cerebrais, 106
    P, 33
    sonora, 101, 102
Oócito, 153
Oogênese, 153
Oogônio, 153
Opsina, 99
Orelha, 101
Órgão
    de Corti, 101, 102
    sexuais, 152
    tendíneo de Golgi, 89
    viscerais, 107
Origem, composição e funções do sangue, 142
Osmolaridade, 66, 89
    sangüínea alta, 116
Osmorreceptor, 116
    hipotalâmico, 89
Osmose, 8
Osso, 105, 120
    compacto, 121
    esponjoso, 121
    estrutura e crescimento, 121
Osteoblasto, 120, 121
Osteócito, 121
Osteoclasto, 120, 121
Otiroxina, 119

Otólito, 103
Ouvido, 101
   funções, 101
   externo, 101
   interno, 101
   médio, 101
Ovário, 113, 128, 149, 160
   desenvolvimento, 160
Ovulação, 129, 153, 161
Óvulo, 149, 156, 157
Oxidação dos nutrientes, 137
Óxido nítrico, 43
Oxiemoglobina, 53
Oxigênio, 54, 57
   consumo, 119
   gradientes, 52
   transporte, 57

P

Paladar, 89
Palato, 71
Pâncreas, 71, 74, 76, 113, 124
   exócrino, 122
   endócrino, 122
Papila, 104
   gustativas, 89
Parácrino, 129
Paratiróide, 113
Paratormônio, 120
Parede
   do estômago, 74, 81
   duodenal, 81
   intestinal, 78, 133, 135
Parótida, 72
Parto, 158
   prematuro, 129
Patógenos, 41
Pedúnculo
   hipofisário, 116
   pituitário, 107
   cerebelares, 97
Pele, 89, 92, 135
   pigmentação, 128
   vasoconstrição, 141
Pêlo, ereção, 125
Pélvis, 142
   renal, 58
Pênis, 29, 149
   ereção, 151
Peptídeo, 74, 76, 88, 114
   gastro-inibidor, 74
Pêra, obesidade, 139

Perda da audição, 102
Perforina, 148
Perilinfa, 101
Perineuro, 86
Periósteo, 121
Peristalse, 72, 73, 78
Peristaltismo, 80, 81
Perspiração, 126, 140, 141
   insensível, 140
Peso
   normal, 139
   relativo, 138
Pigmentos biliares, 77, 79
Pilar de Corti, 102
Piloereção, 140, 141
Pineal, 113
Pirogênios endógenos, 141
Piruvato, 27, 130
Pituitária, 113, 116
   anterior, 107, 115, 117-119, 131, 132, 134, 141, 152, 158, 161
   posterior, 107
   hormônios, 116
Placa
   crivosa, 105
   epifisária, 118, 121
Placenta, 147, 157, 158
Plaqueta, 135, 142, 143, 145
   produção, 145
Plasma, 53, 142, 144
   sangüíneo, 40, 62, 144
Plexo
   mioentérico, 78
   submucoso, 78
Pneumonia, 57
Podócitos, 59
Polissacarídeo, 130
Poliúria, 124
Ponte citoplasmática, 150
Ponto receptor, 105
Poro gustativo, 104
Portão de glicose, 123
Postura, 46, 97, 126
Potássio, 17
   controle, 126
   excreção, 126
Potenciais
   de membrana, 11, 35, 65
   sinápticos, somação, 87
Prazer, 108
Pregas, 73
   intestinais, 78
Presbiopia, 98

Pressão, 37
   arterial
      média, 45
      mudança, 62
   coloidosmótica, 40
   de fluxo, 8
   de pulso, 38
   diastólica, 38
   durante a respiração, 49
   hidrostática, 40
   manguito, 38
   oncótica, 40, 59
   osmótica, 8, 40
   respiratórias, 49
   sangüínea, 38, 40, 43, 59, 89, 128
      elevação, 125
   sistólica, 38
Pressorreceptores, 70
Princípio de Fick, 44
Proenzimas, 76
Prófase, 3
Progesterona, 117, 128, 154, 155, 157, 159, 160
   liberação, 158
Proinsulina, 122
Projeções noradrenérgicas, 110
Prolactina, 117, 159
Proliferação celular, 118
Pronúcleos, fusão, 156
Propriocepção, 92
Prostaglandina, 106, 129, 151, 158
   ações, 129
Próstata, 149, 151
Protease pancreática, 76
Proteína, 6, 71, 74, 114, 130, 132, 138, 142
   catabolismo, 127
   citosólicas, 20
   de ancoragem, 20
   de ligação com hormônio, 114
   do gene SRY, 160
   efetora, 88
   G, 12, 13, 35, 43, 88
   metabolismo, 136
   muscular, 136
   permeabilidade, 146
   ras, 14
   regulação, 136
   reservas, 124
   sangüínea, 119
   viral, 148

Proteinocinase, 12, 13, 114
　ativada por mitógeno, 14
Protofilamento, 21
Protrombina, 145
Pseudópodo, 145
Puberdade, 153, 160
Púbis, 149
Pulmão, 29, 42, 48, 49, 57, 63
　comportamento elástico, 50
　difusão de O_2 e CO_2, 52
　espaço morto, 51
　transporte de gás, 52
　tensão superficial, 50
　volumes de ar, 51
Pupila, 98
Pus, desenvolvimento, 146
Putame, 97
Putrefação, 81

Q

Quebra da gordura, 77
Quiasma óptico, 100
Quilomícron, 79, 133, 135
Quimiorreceptor, 56, 74, 75, 89
Quimo, 78, 80
Quimógrafo, 137
Quinina, 104

R

Raça, 144
Radiação, 140
　óptica, 100
　talâmica, 104
Radical, grupo, 136
Raiz do pêlo, 89
Raquíticos, 120
Reabsorção, 59, 61
　óssea, 120, 121
Reação
　diabética, 124
　enzimáticas, 123
Recém-nascido, 144
Receptores, 30
　adrenérgicos, 30
　catalíticos, 14
　colinérgicos, 30
　sensoriais, 90
　tipos, 89
Rede testicular, 150
Reflexo, 95
　barorreceptores, 45, 46

Reflexo (*Cont.*)
　condicionado, 109
　de fuga, 95
　de estiramento, 95
　extensor cruzado, 95
　patelar, 95
　salivares, 104
　vestibuloespinais, 103
　voluntário, 80
Regulação
　da determinação do sexo, 160
　da gravidez, 158
　da ingestão de alimentos, 138
　de lactação, 159
　da temperatura do corpo, 141
　do crescimento mamário, 159
　do desenvolvimento sexual, 160
　do metabolismo das gorduras, 134
　do parto, 158
　endócrina, 113-129
　hormonal, 107, 113-129
　　da atividade ovariana, 155
　　do açúcar sangüíneo, 132
　　níveis, 115
　nervosa do açúcar do sangue, 131
　renal, 63
　respiratória, 63
Relaxamento muscular, 34
Relaxina, 158
Relé, 88
Renina, 70, 126
Reposição, 159
Repouso, 141
Reprodução, 150, 151, 153-155, 157, 158, 160, 161
Reservatório venoso, 42
Resistência, 37, 45
Respiração, 6, 42, 48-57
　controle, 56
　diafragmática, 49
　normal, 51
　torácica, 49
Resposta
　de ereção e ejaculação, 151
　metabólica, 127
　voluntária, 141
Retículo
　endoplasmático, 1, 30, 79
　　rugoso, 114, 122
　sarcoplasmático, 24, 28, 34, 35
Retina, 98, 99, 100
Retinina, 11-cis, 99
Reto, 71, 80, 149

Retorno venoso, 42
Retroalimentação
　negativa, 115
　positiva, 115
　hormonal, 117
Rhesus, sistema, 144
Ribose, 12
Ribossomo, 1, 4
Rim, 29, 47, 58, 63, 70, 113, 120, 138
　equilíbrio, 61
RNA, 114
　mensageiro, 122
　polimerase, 4
Rodopsina, 99

S

Sacarina, 104
Sacarose, 104
Saco
　alveolar, 48
　amniótico, 157
Sáculo, 103
Sais, 79
　biliares, 77, 79
Saliva, 72, 75
　conteúdo e função, 72
　mucosa, 72
　serosa, 72
Sangue, 53, 62, 73, 126, 133, 136, 142
　aglutinação, 144
　arterial, 68
　　pressão, 57
　capilar, 130
　e defesa, 142-148
　estoque venoso, 42
　fluxo, 37
　　regulação, 43
　perda, 143
　pressão, 36, 37
　　arterial, 38
　　controle, 45
　retorno ao coração, 42
　temperatura, 141
　venoso, 68
　volume, 36
Sarcômero, 22
Scala
　media, 101
　tympani, 101
　vestibuli, 101
Secreção, 29, 59, 61
　gástrica, 73

Secretina, 74
Sede, 47, 70
Seio carotídeo, 45
Sêmen, ejaculação, 151
Sensibilidade tátil, 91
Sensores
    da cavidade oral, 138
    de distensão do estômago, 138
Sentidos, 104, 105, 107, 108
Sentimentos, 108
Septo, 105, 108
    interventricular, 32
Serosa, 78
Serotonina, 88, 110
Sexo, 108
    genético, determinação, 160
Shunt, 39
Sinal
    de Trousseau, 120
    dos sensores, 81
    músculo-sensorial, 97
    nervoso, 99
    rítmicos, 117
Sinapse, 15-21, 23-28, 30, 82, 87
    adrenérgicas, 30
    colinérgicas, 30
    neuromuscular, 20
    sistema nervoso central, 88
    tipos, 88
Sinapsina, 20
Síndrome
    adrenogenital, 128
    da angústia respiratória, 50
    de Cushing, 128
    de Zwellinger, 1
Síntese
    de ácido graxo, 123
    de glicogênio, 123
    de proteína, 4, 109, 118, 123
Sinusóide, 77
Sistema
    ascendente de ativação
        reticular, 106
    angiotensina-renina, 70
    cardiovascular, 31, 44, 46
    colinérgico, 106
    de difusão facilitada, 60
    digestivo, 71
    endócrino, 113
    límbico, 83, 104, 105, 107, 110
        estimulação, 108
        funções, 108
        respostas, 108

Sistema (*Cont.*)
    linfático, 41
    nervoso, 84-86, 88-96, 101, 102, 104-112
        autônomo, 29, 85, 113
            intrínseco (entérico), 75
            parassimpático, 108
        central, 82
            sinapses, 88
        excitação e inibição, 87
        funções gerais, 83
    olfatório, 109
        organização funcional, 82
        periférico, 82, 85
    piramidal, 96
        simpático, 127, 131, 134, 141
            adrenérgico, 141
            colinérgico, 141
        autônomo, 30
            simpático, 108
        somático, 29
    reprodutivo, 129
    simpático, 29
    talâmico de projeção difusa, 106
Sístole, 38
Sobrepeso, 139
Sódio, 17, 80, 107
    controle, 126
Solutos, 62
Som, 101
    transmissão, 101
Somatomamotropina coriônica
    humana, 158, 159
    liberação, 158
Somatomedinas, 117, 118
Somatostatina, 117, 118, 122
Sono, 118
    ciclos, 106
    de ondas lentas, 106
    estágio, 106
    geradores, 106
    paradoxal, 106
    REM, 106
    vigília, 106
Soro, 144
Subcórtex, 93
Submucosa, 78
Substância
    branca, 83, 84, 112
    cinzenta, 112
        organização, 84

Substância (*Cont.*)
    inibidora mulleriana, 160
    negra, 97
    nociceptivas, 94
Subtálamo, 97
Suco
    gástrico, 75
    pancreático, 75, 76
Sucrose, 130
Sudorese, 141
Sulco central, 96
Superfície apical, 2
Surfactante, 50
Sussurro, 101

T

Tálamo, 83, 92-94, 97, 104, 107, 112
    células ganglionares, 100
    núcleos reticulares, 106
Tálamo anterior, 108
Tampão, 63, 64
    de plaquetas, formação, 145
Tato, 90, 94
    discriminativo, 92
    grosseiro, 92
Taxa
    de filtração glomerular, 62
    metabólica, 112, 137
        basal, 125, 132
Tecido
    adiposo, 118, 131, 134, 135
    gorduroso, 138
    muscular, 118, 131, 134
    reparação, 146
Telencéfalo, 83, 85
Telófase, 3
Temperatura
    ambiente, 140, 141
    do corpo, 107, 137
        produção e perda de calor, 140
    interna, 89, 140
Tendão, 89
Tensão
    muscular, 25
    superficial, 50
Teoria do portão, 94
Terminação
    bulbar de Krause, 89
    de Ruffini, 89
    nervosa

Terminação (*Cont.*)
    nua (ver também nervo livre), 90
    livre, 89, 94
Terminal
    do axônio, 20, 24
    sináptico, 19, 87
Termômetro, 137
Termorreceptores, 89
Termostato hipotalâmico, 89, 141
Testículo, 113, 128, 149-151, 160
    desenvolvimento, 160
    função, 152
Testosterona, 117, 150, 160
Tetania hipocalcêmica, 120
Tíbia, 142
Timina, 4
Timo, 113
Timosina, 148
Tipagem sangüínea, 144
Tiroglobulina, 119
Tiróide, 113
    hormônios, ações, 119
    receptor nuclear, 114
Tiroideanos, 114
Tirosina, 119
Tirosinocinase, 14
Tiroxina, 117
Tissular, 117
Tórax, 42
Torso de búfalo, 128
Trabalho de parto induzido, 158
Trabéculas carnosas, 32
Transdução sensorial, 90
Transferrina, 79
Transmissão
    química, seqüência, 19
    sináptica, 19
Transporte
    axonal, 21
    de gás carbônico, 53, 55
    de esperma, 129
    de hidrogênio, 55
    de membrana, 9
    de oxigênio, 53-55
Transretinina, 99
Traquéia, 48, 71
Trato
    auditivos, 102
    bulbar, 105
    corticobulbar, 96
    corticospinal, 96
    da coluna posterior, 92

Trato (*Cont.*)
    descendente, 94
    espinotalâmico anterior, 92
    extrapiramidais, 97
    digestivo, 71
    dopaminérgico, 110
    espinotalâmico lateral, 92
    gustativos, 104
    hipotálamo-hipofisário, 116
    olfatórios, 105
    óptico, 100
    piramidal, 97
    respiratório, 48
        estrutura, 48
Tremor de intenção, 97
Trifosfato
    de adenosina, 5, 23, 88, 114, 130
    de inositol, 13
Triglicérides, 76, 123, 133-135
    colesterol, 79
Triiodotironina, 119
Tripsina, 76
Tripsinogênio, 76
Troca de energia, 138
Trocador de contra-corrente, 68
Trombina, 145
Trombocitopenia, 145
Trombócitos, 142
Tromboplastina, 145
Trombose sangüínea, 125
Tromboxano, 129, 145
Trompa, 161
    de Eustáquio, 101
    uterina, 149, 156, 157
Tronco
    cerebral, 70, 83, 85, 106, 108
        centros motores, 108
    nervoso, 86
Tropomiosina, 24, 34
Troponina, 24, 34
Trovão, 101
Tubo digestivo, 75
Tubulina, 21
Túbulo
    distal, 68-70
        fluxo, 62
    proximal, 60, 62, 64, 68
    seminífero, 150-152
    T, 24, 34

U

Úlceras, 81, 129
    pépticas, 81

Unidade
    motora, contração, 26
    sensorial, 91
        somática, 91
Uracil, 4
Uréia, 66, 67, 136
Ureter, 58, 149
Uretra, 149, 151
Urina, 58-60, 65, 69
    hipertônica, 66
Útero, 149, 154, 157
Utrículo, 103

V

Vagina, 149
Valva
    aórtica semilunar, 32
    ileocecal, 80
    pulmonar semilunar, 32
    tricúspide, 32
Vasa recta, 68
Vasectomia, 161
Vaso
    portal, 113
    sangüíneo, 121, 125
        controles, 43
Vasoconstrição, 125, 126, 140, 145
Vasoconstritor, 145
Vasodilatação, 129, 140, 146
    no músculo, 125
Vasopressina, 66
Veia, 70, 78, 86
    cava, 32
    esplênica, 122
    hepática, 77
    porta, 77, 120, 130-132, 136
    pulmonar, 31, 44
    renais, 58
    sistêmicas, 31
Venodilatação, 45
Ventilação, 56
    pulmonar, 51
    volume corrente, 56
Ventrículo, 31, 32
Vênulas, 39
Vermis, 97
Vértebras, 142
Vertigem, 103
Vesícula
    biliar, 71, 74, 76, 77, 122
        função, 77

Vesícula (*Cont.*)
    do neurônio pré-sináptico, 110
    e dutos biliares, 29
    secretora, 122
    seminal, 149, 151
    sináptica, 19, 20, 30, 88
Via aérea, resistência, 49
Viagra, 151
Vias
    sensoriais somáticas, 92
    visuais, 100
Vigíla, 106
Vilosidades, 78

Visual, 112
    espacial, 112
Vitamina, 79
    D, 120
    D_3, 79
    K, deficiência, 145
Volume
    de ar, respiração, 51
    pulmonar, 49, 51
    residual, 44
    sangüíneo, 116
    sistólico, 44

Vômito, 70, 81
    centro, 81
    reflexo, 81

Z

Zigoto, 153, 157
Zona
    de aderência, 2, 60, 62
    fasciculada, 126, 127
    glomerulosa, 126
    pelúcida, 156
    reticulada, 126, 128

NOTAS